脳神経外科バイブルⅣ

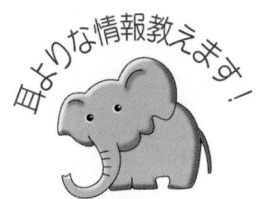

脳腫瘍を究める

旭ヶ丘病院 脳神経外科
前埼玉医科大学助教授

窪田 惺 著

永井書店

序　文

　脳神経外科バイブルシリーズの第4弾は、三大脳神経外科疾患の最後の砦である「脳腫瘍」です。もとより筆者は脳腫瘍の専門家でないので、執筆するにあたり悪戦苦闘の連続で予定より刊行が大幅に遅れましたが、なんとか完成することができました。脳腫瘍のエキスパートの方々からみれば、異論や不十分な箇所があるかも知れませんが、その際にはご意見を編集室へお寄せ頂ければ幸いです。一方、筆者が専門家でない分、専門書にありがちな難解な用語を用いることなく、わかりやすく書きあげることができたのではないかと自負しています。

　本書の構成および特徴は、既刊の「脳神経外科バイブル I、II、III」と基本的には同じで、以下のようになっています。

❶第1章は、脳腫瘍を理解するのに必要な解剖、生理や症候群です。

❷第2章は基本編ともいうべき部門で、基本的な事項や実地臨床でよく遭遇する疾患を中心に記載してあります。

❸第3章は、第2章で取りあげた疾患についてはさらに深く掘り下げて述べるとともに、稀なる疾患についても記載しました。

❹第4章は、読者の方々がベッドサイドや試験勉強のときに役立つようにとの配慮から設けました。第2章や第3章のまとめ、さらには「耳よりな情報」として種々の項目を取りあげてありますので、ご利用下さい。

❺本書のところどころに「快適空間」として、余白部分を設けました。読者の方々のメモ代わりとして、また本書の不足な部分を書き加えるなど、自由に使って頂ければと思っています。

❻既刊の「脳神経外科バイブル I、II、III」で取りあげた項目で、本書においても重要であると思われた箇所については再度取りあげ掲載しましたが、文献については一部割愛しました。

　本書を執筆するにあたり、診断の基礎となる脳腫瘍の発生部位や頻度については「脳腫瘍全国集計調査報告書 (Neurologia medico-chirurgica. Vol. 43, Supplement, 2003)」に従い、また病名については「脳腫瘍全国統計委員会・日本病理学会(編)：臨床・病理脳腫瘍取扱い規約．第2版 (金原出版, 2002)」に則り、さらに用語については「日本脳神経外科学会用語委員会(編)：脳神経外科用語集 (南江堂, 1995)」を参考にしました。

なお組織学的所見については、前兵庫医科大学病院病理部教授窪田　彬博士に助言やご校閲を頂きました。ここに心から感謝の意を捧げます。

　最後に、本書の執筆の機会を与えて下さった永井書店東京店高山　静編集長および編集や校正にご協力頂いた山本美恵子様に心より感謝致します。また、資料の収集や整理にご協力頂いた埼玉医科大学脳神経外科医局秘書井出トク子様に深甚の謝意を表します。

2004年10月

窪田　惺

CONTENTS

第1章 脳腫瘍へのプロローグ

❶脳腫瘍に必要な解剖と機能 — 3

1．脳神経 — 3
　1）視神経 — 3
　2）三叉神経 — 4
　3）顔面神経 — 4
　4）聴神経(第8脳神経) — 5
　5）舌咽神経 — 6
　6）迷走神経 — 6
　7）副神経 — 7
　8）舌下神経 — 7
2．くも膜、くも膜下槽と脳室 — 8
　1）Liliequist膜 — 8
　2）くも膜下槽 — 8
　3）脳室 — 12
3．海綿静脈洞の解剖 — 13
4．頸静脈孔 — 14
5．トルコ鞍と下垂体 — 15
　1）トルコ鞍 — 15
　2）下垂体 — 17
6．脳葉、錐体路および内包 — 23
7．補足運動野 — 24
8．視床 — 25
9．視床下部 — 26
10．松果体 — 27
11．小脳 — 27

❷脳腫瘍に必要な病態生理 — 30

1．頭蓋内圧 — 30
2．頭蓋内圧亢進 — 30
3．脳浮腫 — 33
4．脳ヘルニア — 36
5．脳死と植物状態 — 38
　1）脳死 — 38
　2）植物状態 — 40
6．小脳性無動無言症 — 40
7．中枢性尿崩症 — 42

❸脳腫瘍に関連する症候群・徴候 — 44

1．Aicardi 症候群 — 44
2．Argyll Robertson 徴候 — 44
3．Bálint 症候群 — 45
4．Benedikt 症候群 — 45
5．Bruns 症候群 — 46
6．Castleman 症候群 — 46
7．中枢性塩分喪失症候群 — 47
8．Collet-Sicard 症候群 — 48
9．Cowden 症候群 — 49
10．大後頭孔(大孔)症候群 — 50
11．Down 症候群 — 51
12．Foster Kennedy 症候群 — 52
13．Foville 症候群 — 52
14．Fröhlich 症候群 — 53
15．眼窩尖端症候群 — 53
16．Garcin 症候群 — 53
17．Gardner 症候群 — 54
18．原発性トルコ鞍空洞症候群 — 55
19．Gerstmann 症候群 — 56
20．Gorlin-Goltz 症候群 — 56
21．播種性血管内凝固症候群 — 57
22．非ケトン性高浸透圧性糖尿病性昏睡 — 59
23．Horner 症候群 — 61
24．Jackson 症候群 — 62
25．上眼窩裂症候群 — 63
26．海綿静脈洞症候群 — 64
27．間脳症候群 — 65
28．家族性腫瘍症候群 — 66
29．Klinefelter 症候群 — 67
30．抗利尿ホルモン分泌異常症候群 — 68
31．Korsakoff 症候群 — 71
32．Li-Fraumeni 症候群 — 72
33．Millard-Gubler 症候群 — 73
34．MLF(内側縦束)症候群 — 73
35．Nelson 症候群 — 74
36．Parinaud 症候群 — 74
37．Peillon-Racadot 症候群 — 75
38．Raeder 症候群 — 76
39．離断症候群 — 76
40．Sheehan 症候群 — 76
41．視交叉症候群 — 77
42．失外套症候群 — 77

43. 小脳橋角部症候群	78	
44. Sturge-Weber 症候群	79	
45. 他人の手徴候	80	
46. Tolosa-Hunt 症候群	83	
47. Turcot 症候群	86	
48. Vernet 症候群	88
49. Villaret 症候群	89
50. von Hippel-Lindau 症候群	89
51. ワニの涙症候群	91
52. Weber 症候群	92

第2章　脳腫瘍へズームイン

❶エントランス — 95

1. 定義 … 95
2. 発生頻度と種類 … 95
   1) 全体 … 95
   2) 年齢別発生頻度 … 95
      (1) 小児に好発する脳腫瘍　95
      (2) 成人に好発する脳腫瘍　96
      (3) 高齢者に好発する脳腫瘍　96
   3) 大脳実質内腫瘍の部位別発生頻度 … 96
3. 分類 … 97
4. Vital sign（生命徴候） … 99
5. 主要症状 … 103
6. 脳腫瘍と頭蓋内出血―腫瘍内出血を呈する脳腫瘍― … 104
7. 脳腫瘍と脳動脈瘤の合併 … 108
8. 石灰化をきたす腫瘍 … 110
9. 髄腔内播種 … 111
10. 転移 … 111
11. 混合腫瘍 … 113
12. 腫瘍マーカー … 113
    1) 免疫組織化学的腫瘍マーカー … 113
       (1) 各腫瘍マーカーの意義　113
       (2) 各腫瘍マーカーが陽性となる脳腫瘍　114
    2) 血清学的腫瘍マーカー … 115
    3) 細胞増殖能マーカー … 115
13. 脳腫瘍関連遺伝子 … 115
14. 細胞周期 … 116
15. 細胞死 … 117
16. 画像検査 … 117
    1) 頭部エックス線単純撮影 … 117
       (1) 前後像および側面像　117
       (2) トルコ鞍撮影　118
       (3) Stenvers 撮影　118
       (4) 頸静脈孔撮影　119
    2) 脳血管造影 … 119
    3) エックス線CT … 119
    4) 磁気共鳴画像 … 119
    5) 磁気共鳴スペクトロスコピー（MRS） … 120
    6) 単一フォトン断層撮影 … 120
    7) ポジトロン断層撮影（PET） … 121
17. 生理学的検査 … 123
    1) 脳波（EEG） … 123
    2) 体性感覚誘発電位（SEP）による運動野の同定 … 123
18. Performance status … 124
    1) Karnofsky's performance scale … 124
    2) Eastern Cooperative Oncology Group（ECOG）performance … 124
19. 治療 … 125
    1) 頭蓋内腫瘍に対する治療 … 125
    2) 頭蓋内圧亢進（脳浮腫）に対する治療 … 129
20. 治療効果の判定 … 130
    1) 腫瘍摘出率 … 130
    2) 画像検査像の測定可能病変を指標とした治療効果判定法 … 130
       (1) 効果判定の対象となりうる症例　130
       (2) 対象病変　131
       (3) 効果判定法　131
       (4) 有効度の表現　131
21. 治癒の判定 … 132

❷神経膠腫 — 133

❸星細胞系腫瘍 — 135

1. 総説 … 135
2. 星細胞腫 … 135
   1) 総説 … 135
   2) 各部位の星細胞腫 … 139
      (1) 大脳の星細胞腫　139
      (2) 小脳の星細胞腫　140
      (3) 視路の星細胞腫　142
      (4) 視床下部の星細胞腫　142
      (5) 視床・基底核の星細胞腫　142
      (6) 橋の星細胞腫　142
3. 退形成性（悪性）星細胞腫 … 143
4. 膠芽腫 … 146
5. 毛様細胞性星細胞腫 … 153
6. 多形黄色星細胞腫 … 155
7. 上衣下巨細胞性星細胞腫 … 157

❹乏突起膠細胞系腫瘍 — 159
- 1．乏(稀)突起膠腫 — 159
- 2．退形成性(悪性)乏突起膠腫 — 162

❺上衣系腫瘍 — 165
- 1．総説 — 165
- 2．上衣腫 — 165

❻脈絡叢乳頭腫 — 173

❼中枢性神経細胞腫 — 178

❽胎児性腫瘍 — 182
- 1．総説 — 182
- 2．髄芽腫 — 182
- 3．大脳の原始神経外胚葉性腫瘍 — 189
- 4．脳原発性神経芽腫 — 191

❾髄膜腫 — 193
- 1．総説 — 193
- 2．各部位の髄膜腫 — 212
  - 1) 大脳円蓋部髄膜腫 212
  - 2) 大脳鎌髄膜腫 213
  - 3) 傍矢状洞髄膜腫 213
  - 4) 蝶形骨縁髄膜腫 214
  - 5) 鞍結節部髄膜腫 217
  - 6) 嗅溝髄膜腫 217
  - 7) 脳室内髄膜腫 218
  - 8) 後頭蓋窩髄膜腫 219
    - (1) 概説 219
    - (2) 小脳円蓋部髄膜腫 219
    - (3) 小脳橋角部髄膜腫 220
    - (4) テント髄膜腫 221
    - (5) 斜台部髄膜腫 222
    - (6) 大後頭孔髄膜腫 222

❿血管外皮腫 — 224

⓫下垂体および下垂体近傍腫瘍 — 227
- 1．下垂体前葉から発生する腫瘍 — 227
  - 1) 下垂体腺腫 — 227
    - (1) 総説 227
    - (2) 各下垂体腺腫 239
      - A．ホルモン非産生腺腫(239)
      - B．乳腺刺激ホルモン(プロラクチン)産生腺腫(241)
      - C．成長ホルモン(GH)産生腺腫(245)
      - D．副腎皮質刺激ホルモン産生腺腫(Cushing病)(249)
      - E．甲状腺刺激ホルモン産生腺腫(252)
      - F．性腺刺激ホルモン(ゴナドトロピン)産生腺腫(254)
  - 2) 下垂体癌 — 255
- 2．頭蓋咽頭腫 — 255
- 3．神経下垂体部(鞍上部)ジャーミノーマ — 262

⓬嚢胞および腫瘍類似病変 — 266
- 1．類表皮嚢胞(類表皮腫) — 266
  - 1) 総説 — 266
  - 2) 各部位の類表皮嚢胞 — 271
    - (1) 小脳橋角部類表皮嚢胞 271
    - (2) 傍トルコ鞍部類表皮嚢胞 272
    - (3) 松果体部類表皮嚢胞 272
    - (4) 脳室内類表皮嚢胞 272
- 2．類皮嚢胞(類皮腫) — 273
- 3．ラトケ嚢胞 — 275
- 4．第3脳室コロイド嚢胞 — 279
- 5．視床下部過誤腫 — 280

⓭松果体部腫瘍 — 281
- 1．総説 — 281
- 2．各腫瘍の特徴 — 288
  - 1) Germinoma — 288
  - 2) 成熟奇形腫 — 289
  - 3) 胎児性癌 — 290
  - 4) 松果体実質細胞より発生する腫瘍 — 290
    - (1) 松果体細胞腫 290
    - (2) 松果体芽腫 291
  - 5) 神経膠腫 — 293
  - 6) 松果体嚢胞 — 293

⑭ 神経鞘腫 ———— 296
- Ⅰ．総説 ———— 296
- ２．聴神経鞘腫（第 8 脳神経鞘腫） ———— 298
- ３．三叉神経鞘腫 ———— 306

⑮ 頭蓋内胚細胞腫瘍 ———— 310
- Ⅰ．総説 ———— 310
- ２．各腫瘍 ———— 315
  - 1) Germinoma ———— 315
  - 2) 奇形腫 ———— 317
  - 3) 胎児性癌 ———— 318
  - 4) 絨毛癌 ———— 319
  - 5) 卵黄嚢腫瘍 ———— 320

⑯ 血管芽腫 ———— 322

⑰ 頭蓋内脊索腫 ———— 327

⑱ 頭蓋内脂肪腫 ———— 334

⑲ 脳原発性悪性リンパ腫 ———— 337

⑳ 転移性脳腫瘍 ———— 347
- Ⅰ．総説 ———— 347
- ２．各癌別による転移性腫瘍 ———— 352
  - 1) 肺癌 ———— 352
  - 2) 乳癌 ———— 353
  - 3) 消化器系の癌 ———— 354
    - (1) 概説 354
    - (2) 各腫瘍 355
      - A．食道癌(355)
      - B．胃癌(355)
      - C．大腸癌(355)
  - D．肝癌(356)
  - 4) 甲状腺癌 ———— 356
  - 5) 泌尿・生殖器系の癌 ———— 356
    - (1) 概説 356
    - (2) 各腫瘍 357
      - A．腎癌(357)
      - B．前立腺癌(358)
      - C．絨毛癌(358)
  - 6) 悪性黒色腫 ———— 359

第 3 章　バージョンアップ編

❶ 星細胞系腫瘍 ———— 363
- Ⅰ．星細胞腫の亜型 ———— 363
  - 1) 原線維性星細胞腫 ———— 363
  - 2) 原形質性星細胞腫 ———— 363
  - 3) 肥胖細胞性星細胞腫 ———— 363
- ２．膠芽腫 ———— 364
  - 1) 小脳の膠芽腫 ———— 364
  - 2) 膠芽腫の亜型 ———— 365
    - (1) 巨細胞膠芽腫 365
    - (2) 膠肉腫 366

❷ 上衣系腫瘍 ———— 369
- Ⅰ．上衣腫の亜型 ———— 369
  - 1) 細胞性上衣腫 ———— 369
  - 2) 乳頭状上衣腫 ———— 369
  - 3) 明細胞上衣腫 ———— 369
  - 4) 伸長細胞性上衣腫 ———— 370
- ２．粘液乳頭状上衣腫 ———— 371
- ３．上衣下腫 ———— 371
- ４．退形成性(悪性)上衣腫 ———— 373

❸ 混合神経膠腫 ———— 376
- Ⅰ．総説 ———— 376
- ２．乏突起・星細胞腫 ———— 376
- ３．乏突起・上衣腫 ———— 378

❹ 脈絡叢に発生する腫瘍 — 379

- 1．総説 — 379
- 2．各腫瘍 — 379
  - 1）脳室外脈絡叢乳頭腫 …… 379
    - (1) 概説　379
    - (2) 小脳橋角部脈絡叢乳頭腫　380
    - (3) 大後頭孔脈絡叢乳頭腫　381
    - (4) 鞍上部脈絡叢乳頭腫　382
    - (5) 小脳内脈絡叢乳頭腫　382
  - 2）脈絡叢癌（原発性悪性脈絡叢乳頭腫）… 382
  - 3）脈絡叢への転移性腫瘍 …… 384

❺ 由来不明の神経上皮性腫瘍 — 386

- 1．星芽腫 — 386
- 2．大脳神経膠腫症 — 387

❻ 脳幹部神経膠腫 — 389

- 1．総説 — 389
- 2．小児の脳幹部神経膠腫と成人の脳幹部神経膠腫 — 396
  - 1）小児例 …… 396
  - 2）成人例 …… 398
    - (1) 概説　398
    - (2) 成人によくみられるタイプとその特徴　398
- 3．各部位の特徴 — 399
  - 1）頸髄・延髄の神経膠腫 …… 399
  - 2）橋の神経膠腫 …… 400
  - 3）中脳蓋グリオーマ …… 402

❼ 胎児性腫瘍 — 403

- 1．髄芽腫の亜型 — 403
  - 1）線維形成性髄芽腫 …… 403
  - 2）髄芽筋芽腫 …… 403
  - 3）メラニン性髄芽腫 …… 404
- 2．橋の原始神経外胚葉性腫瘍 — 404
- 3．上衣芽腫 — 405
- 4．髄上皮腫 — 406

❽ 髄膜腫 — 407

- 1．髄膜腫の栄養血管 — 407
- 2．小児の髄膜腫 — 407
- 3．多発性髄膜腫 — 409
- 4．嚢胞性髄膜腫 — 410
- 5．悪性髄膜腫 — 411
- 6．偶発性（無症候性）髄膜腫 — 416
- 7．特殊な部位の髄膜腫 — 419
  - 1）錐体斜台部髄膜腫 …… 419
  - 2）シルビウス裂深部髄膜腫 …… 420
  - 3）頸静脈孔髄膜腫 …… 421
  - 4）視神経鞘髄膜腫 …… 421
- 8．組織学的亜型による髄膜腫 — 422
  - 1）微小嚢胞性髄膜腫 …… 422
  - 2）分泌性髄膜腫 …… 423
  - 3）リンパ球・形質細胞豊富性髄膜腫 …… 424
  - 4）化生性髄膜腫 …… 425
  - 5）脊索腫様髄膜腫 …… 425
  - 6）明細胞髄膜腫 …… 427
  - 7）異型性髄膜腫 …… 428
  - 8）乳頭状髄膜腫 …… 429
  - 9）ラブドイド髄膜腫 …… 430
  - 10）退形成性髄膜腫 …… 430
- 9．髄膜腫の頭蓋外（神経管外）転移 — 431

❾ 頭蓋内（脳）原発性悪性黒色腫 — 433

❿ 下垂体疾患 — 436

- 1．下垂体腫瘍 — 436
  - 1）小児の下垂体腺腫 …… 436
    - (1) 総説　436
    - (2) プロラクチン産生腺腫　437
  - 2）成人男性のプロラクチン産生腺腫 …… 438
  - 3）異所性下垂体腺腫 …… 438
  - 4）無症候（偶発）性下垂体腺腫 …… 440
  - 5）下垂体後葉から発生する腫瘍
    -顆粒細胞腫- …… 441
- 2．下垂体の慢性炎症性疾患—いわゆるリンパ球性下垂体炎— — 442
  - 1）総説 …… 442
  - 2）各炎症性疾患 …… 443
    - (1) リンパ球性下垂体前葉炎　443
    - (2) リンパ球性漏斗・下垂体後葉炎 …… 445
    - (3) Necrotizing infundibulo-hypophysitis
      （壊死性リンパ球性漏斗・下垂体炎）… 446
- 3．原発性トルコ鞍空洞症候群 — 447

⓫ 神経鞘腫 ─────────────────────────── 449

1. 総説 ─── 449
2. 脳神経から発生する神経鞘腫 ─── 450
    1) 感覚神経部から発生する神経鞘腫 …… 450
        (1) 聴神経鞘腫（第8脳神経鞘腫） 450
        (2) 三叉神経鞘腫 450
        (3) 顔面神経鞘腫 450
    2) 混合神経から発生する神経鞘腫
        ―舌咽・迷走神経鞘腫― …………… 452
    3) 運動性神経の神経鞘腫 ……………… 452
        (1) 眼運動神経系の神経鞘腫 452
            A. 概説(452)
            B. 各腫瘍(453)
        (2) 副神経鞘腫 455
        (3) 舌下神経鞘腫 456
3. 脳神経に由来しない神経鞘腫 ─── 457

⓬ 頭蓋内胚細胞腫瘍 ─────────────────── 460

1. 基底核・視床の胚細胞腫瘍 ─── 460
2. トルコ鞍内ジャーミノーマ ─── 462
3. 小脳および小脳橋角部の胚細胞腫瘍 ─── 463
4. 延髄の胚細胞腫瘍 ─── 463

⓭ 神経細胞系および混合神経細胞・膠細胞腫瘍 ───────── 465

1. 神経細胞・膠細胞腫瘍の総説 ─── 465
2. 小脳異形成性神経節細胞腫 (Lhermitte-Duclos病) ─── 465
3. 神経節細胞腫 ─── 467
4. 神経節膠腫 ─── 468
5. 線維形成性乳児神経節膠腫 ─── 470
6. 胚芽異形成性神経上皮腫瘍 (DNT) ─── 472
7. 嗅神経芽腫 ─── 474
8. 脳室外の中枢性神経細胞腫―大脳神経細胞腫 ─── 478

⓮ 悪性リンパ腫 ─────────────────────── 479

1. リンパ系腫瘍全体を対象とした分類 ─── 479
    1) Revised European American Lymphoma (REAL) 分類 ……… 479
    2) 新WHO分類 ……………………… 480
2. 非Hodgkinリンパ腫の病理組織分類―米国がん研究所分類― ─── 481
3. Hodgkin病の病期分類 ─── 481
    1) Ann Arbor病期分類 ……………… 481
    2) Cotswolds分類 …………………… 482
4. 予後予測モデルと成績 ─── 482
    1) 非Hodgkinリンパ腫における国際予後指数と成績 ……………………… 482
        (1) 攻撃型(進行性)非Hodgkinリンパ腫における国際予後指数 482
        (2) 国際予後指数と年齢調整予後指数によるリスク別成績 484
    2) 進行期Hodgkin病における国際予後点数と成績 ………………………… 485
5. 非Hodgkinリンパ腫における治療効果判定基準 ─── 485
6. 特殊な悪性リンパ腫 ─── 486
    1) T細胞性非Hodgkinリンパ腫 ……… 486
    2) 原発性軟膜リンパ腫 ……………… 487
    3) 血管内悪性リンパ腫 ……………… 487
    4) 後天性免疫不全症候群と悪性リンパ腫 ………………………………… 489
        (1) 後天性免疫不全症候群 (AIDS) 489
        (2) AIDS関連悪性リンパ腫 490
            A. 総説(490)
            B. 脳原発性悪性リンパ腫(491)

⓯ 小児の脳腫瘍 ─────────────────────── 494

1. 総説 ─── 494
2. 各腫瘍 ─── 496
    1) 小脳星細胞腫 ……………………… 496
    2) 視神経膠腫 ………………………… 498
    3) 脳幹部神経膠腫 …………………… 498
    4) 視床腫瘍 …………………………… 498
    5) 頭蓋内脊索腫 ……………………… 498
    6) 下垂体腺腫 ………………………… 499
    7) 髄膜腫 ……………………………… 499

⓰ 視床下部過誤腫 ───────────────────── 500

⓱ 高齢者の脳腫瘍 ───────────────────── 506

1. 総説 ─── 506
2. 各脳腫瘍の特徴 ─── 507
    1) 原発性脳腫瘍 ……………………… 507
        (1) 髄膜腫 507
        (2) 神経膠腫 508
        (3) 下垂体腺腫 508
        (4) 悪性リンパ腫 508
    2) 転移性脳腫瘍 ……………………… 509

⓲部位別の脳腫瘍 —————————————————————————— 510

- 1．視路の腫瘍 ———————————————— 510
  - 1) 総説 ……………………………… 510
  - 2) 各腫瘍 …………………………… 510
    - (1) 視路の神経膠腫（視神経膠腫） 510
    - (2) 視神経鞘髄膜腫 514
- 2．視床腫瘍 ———————————————— 516
- 3．視床下部腫瘍 —————————————— 518
  - 1) 総説 ……………………………… 518
  - 2) 各腫瘍の特徴 …………………… 518
    - (1) 過誤腫 518
    - (2) 神経膠腫 518
- 4．トルコ鞍（下垂体）近傍腫瘍 ———— 519
- 5．海綿静脈洞部腫瘍 ———————————— 521
- 6．松果体部腫瘍 —————————————— 522
- 7．脳幹部腫瘍 ———————————————— 522
- 8．小脳橋角部腫瘍 ————————————— 522
  - 1) 総説 ……………………………… 522
  - 2) 各腫瘍 …………………………… 524
    - (1) 聴神経鞘腫 524
    - (2) 髄膜腫 524
    - (3) 類表皮嚢胞 524
    - (4) 三叉神経鞘腫 525
    - (5) 脈絡叢乳頭腫 525
    - (6) 顔面神経鞘腫 525
- 9．頸静脈孔腫瘍 —————————————— 525
  - 1) 総説 ……………………………… 525
  - 2) 各腫瘍 …………………………… 525
    - (1) 頸静脈孔神経鞘腫 525
    - (2) グロムス腫瘍（非クロム親和性傍神経節腫） 529
      - A．総説(529)
      - B．頸静脈小体腫瘍(531)
    - (3) 頸静脈孔髄膜腫 533
- 10．大脳半球腫瘍 —————————————— 533
- 11．小脳腫瘍 ———————————————— 534
- 12．大後頭孔（大孔部）腫瘍 ————————— 534
- 13．脳室内腫瘍 ——————————————— 535
  - 1) 総説 ……………………………… 535
  - 2) 側脳室内腫瘍 …………………… 536
  - 3) 第3脳室内腫瘍 ………………… 537
    - (1) 概説 537
    - (2) 第3脳室脊索腫様膠腫 537
    - (3) 神経膠腫 539
    - (4) 髄膜腫 539
    - (5) 頭蓋咽頭腫 540
    - (6) コロイド嚢胞 540
  - 4) 第4脳室内腫瘍 ………………… 540
- 14．頭蓋底腫瘍 ——————————————— 540

⓳家族性脳腫瘍 —————————————————————————— 542

- 1．総説 ——————————————————— 542
- 2．遺伝性疾患・症候群に伴う脳腫瘍 ——— 542
  - 1) 神経線維腫症(NF)(広義のvon Recklinghausen病) …………… 542
    - (1) 神経線維腫症1型 543
    - (2) 神経線維腫症2型 546
  - 2) von Hipple-Lindau症候群 ……… 549
  - 3) 結節性硬化症 …………………… 549
  - 4) Turcot症候群 …………………… 554
  - 5) Cowden症候群 ………………… 554
  - 6) Li-Fraumeni症候群 …………… 554
  - 7) Gorlin-Goltz症候群 …………… 554
  - 8) 多発性内分泌腫瘍症候群 ……… 554
    - (1) 総説 554
    - (2) 各型の特徴 555
      - A．多発性内分泌腫瘍症候群Ⅰ型(555)
      - B．多発性内分泌腫瘍症候群Ⅱ型(555)
- 3．遺伝性疾患を伴わない家族性脳腫瘍 —— 556

⓴偶発性（無症候性）脳腫瘍 ———————————————————— 558

㉑転移性腫瘍 ——————————————————————————— 559

- 1．下垂体への転移 ————————————— 559
- 2．脈絡叢への転移 ————————————— 559
- 3．髄膜癌腫症 ———————————————— 560

㉒脳の放射線障害 ————————————————————————— 563

- 1．分類 ——————————————————— 563
- 2．一般的事項 ———————————————— 563
- 3．一次障害 ————————————————— 564
  - 1) 急性障害 ………………………… 564
  - 2) 遅発性障害 ……………………… 564
    - (1) 早期遅発障害（亜急性障害） 564
    - (2) 遅発性放射線壊死 565
    - (3) 白質脳症（播種性壊死性脳症） 568
    - (4) 情動・知能障害 569
    - (5) 下垂体前葉の障害 569
    - (6) 視障害 570
    - (7) 脳血管障害 571
- 4．放射線誘発腫瘍—二次障害— ————— 572
- 5．放射線照射による石灰化 ———————— 575

㉓囊胞および腫瘍類似病変 ———— 576
  1．総説 ———— 576
  2．上皮性囊胞 ———— 578
    1）概説 ———— 578
    2）Ependymal cyst（上衣囊胞）———— 578
    3）内胚葉囊胞 ———— 579
  3．非上皮性囊胞 ———— 581

㉔脳腫瘍と鑑別困難な脱髄疾患 ———— 582

第4章 便利編

I．重症度および機能評価分類 ———— 587

1．意識レベルの評価法 ———— 587
  1）成人の意識障害評価法 ———— 587
  2）乳幼児の日本式昏睡尺度 ———— 588
2．体表面積のノモグラム ———— 588
3．徒手筋力テストの評価法 ———— 589
4．髄芽腫の病期分類 ———— 589
5．下垂体腺腫の海綿静脈洞浸潤に関する病期分類 ———— 589
6．Performance status ———— 590
  1）Karnofsky's performance scale ———— 590
  2）Eastern Cooperative Oncology Group (ECOG) performance status ———— 591
7．Barthel index（Barthel 指数）———— 591
8．片麻痺機能テスト—Brunnstrom's recovery stage— ———— 594
  1）肩と肘（上肢）の回復段階 ———— 594
  2）手指の回復段階 ———— 595
  3）下肢の回復段階 ———— 596
9．日常生活動作（ADL）———— 596
10．顔面神経機能の評価法 ———— 597
11．治療効果の判定—有効度の表現法— ———— 597

II．なまけもの編 ———— 598

1．星細胞腫 ———— 598
2．退形成性（悪性）星細胞腫 ———— 598
3．膠芽腫 ———— 598
4．毛様細胞性星細胞腫 ———— 599
5．多形黄色星細胞腫 ———— 599
6．上衣下巨細胞性星細胞腫 ———— 600
7．乏突起膠腫 ———— 600
8．退形成性乏突起膠腫 ———— 600
9．上衣腫 ———— 600
10．退形成性上衣腫 ———— 601
11．上衣芽腫 ———— 601
12．上衣下腫 ———— 601
13．脈絡叢乳頭腫 ———— 602
14．脈絡叢癌 ———— 602
15．混合神経膠腫 ———— 602
16．中枢性神経細胞腫 ———— 602
17．髄芽腫 ———— 602
18．髄上皮腫 ———— 603
19．大脳の原始神経外胚葉性腫瘍 ———— 603
20．脳原発性神経芽腫 ———— 603
21．小脳異形成性神経節細胞腫（Lhermitte-Duclos 病）———— 604
22．神経節細胞腫 ———— 604
23．神経節膠腫 ———— 604
24．線維形成性乳児神経節膠腫 ———— 605
25．胚芽異形成性神経上皮腫瘍（DNT）———— 605
26．嗅神経芽腫 ———— 606
27．星芽腫 ———— 606
28．大脳神経膠腫症 ———— 606
29．髄膜腫 ———— 606
30．囊胞性髄膜腫 ———— 608
31．悪性髄膜腫 ———— 608
32．特殊な部位の髄膜腫 ———— 608
33．小児の髄膜腫 ———— 609
34．偶発性髄膜腫 ———— 609
35．血管外皮腫 ———— 609
36．下垂体腺腫 ———— 610
37．小児の下垂体腺腫 ———— 611
38．異所性下垂体腺腫 ———— 611
39．偶発性下垂体腺腫 ———— 612
40．下垂体後葉から発生する腫瘍（顆粒細胞腫）———— 612
41．下垂体癌 ———— 612
42．リンパ球性下垂体炎 ———— 612
43．原発性トルコ鞍空洞症候群 ———— 613
44．頭蓋咽頭腫 ———— 613
45．頭蓋内胚細胞腫瘍 ———— 614
46．松果体部腫瘍 ———— 615
47．神経鞘腫 ———— 616
48．血管芽腫 ———— 618
49．脊索腫 ———— 619
50．視床下部過誤腫 ———— 619

51．頸静脈小体腫瘍──────620
52．大後頭孔（大孔部）腫瘍──────620
53．類表皮囊胞──────621
54．類皮囊胞──────621
55．ラトケ囊胞──────621
56．第3脳室コロイド囊胞──────622
57．神経腸囊胞──────622
58．脳原発性悪性リンパ腫──────622
59．原発性悪性黒色腫──────623
60．第3脳室脊索腫様膠腫──────624
61．頭蓋内脂肪腫──────624
62．家族性脳腫瘍──────624
63．転移性脳腫瘍──────624
64．下垂体への転移──────625
65．脈絡叢への転移──────625
66．髄膜癌腫症──────625
67．放射線障害──────626

III．耳よりな情報編 ────────── 627

第1章

脳腫瘍へのプロローグ

この章は、脳腫瘍を理解するのに
必要な基本的な解剖、病態生理や症候群などを
中心に述べてあります。
読者の方々に理解しやすいように、
簡潔、かつ興味をもって読んでもらえるように
種々工夫を凝らしてあります。

❶脳腫瘍に必要な解剖と機能

1．脳神経 Cranial nerve

1）視神経 Optic nerve
❶視神経は網膜神経節細胞の軸索から起こる。
❷視神経は中枢神経系の神経路である。
❸視神経線維の微細構造は、脊髄や脳の白質の神経線維のそれに似ている。
　すなわち、
　（ⅰ）Schwann 細胞や神経内膜は存在しない。
　（ⅱ）視神経の軸索の間には神経膠細胞がある。
❹視神経に含まれている神経線維の数は、片側で約 120 万である。
　（ⅰ）視神経は、視覚を伝達するのみならず、瞳孔反射を調節する求心性インパルスも伝達する。
　（ⅱ）視神経は、視神経乳頭の高さで起こり、視交叉の前外側角で終わる。
　（ⅲ）眼球内、眼窩内、視神経管内および頭蓋内の 4 つの部分に分けられる。
　（ⅳ）視神経の軸索は**網膜内**（眼球内）では**無髄**であるが、**篩状板を通ると**（視神経乳頭より後方）**有髄**になる。
　　　　➡髄鞘を構成するのは Schwann 細胞ではなく、稀突起膠細胞（oligodendroglia）である。
　（ⅴ）視神経は眼窩内のまん中でやや内側にカーブし、眼球に入る前に外側にカーブする。
　（ⅵ）視神経の形状は頭蓋側では楕円形で眼窩側では円形である。
　（ⅶ）頭蓋内部（Intracranial portion）の視神経
　　　ⓐ頭蓋内部、すなわち蝶形骨の小翼にある視神経管を出てから視交叉までの視神経で、その長さは 10～15 mm。
　　　ⓑ視神経管を出た視神経はくも膜下腔を後上方、やや内側に走り、第 3 脳室底にある視神経交叉に達する。
　（ⅷ）**視神経の血管分布**
　　　ⓐ視神経管内部；眼動脈からの回帰枝。
　　　ⓑ頭蓋内；内頸動脈の枝である上下垂体動脈と眼動脈からの枝。
　　　ⓒ**血管分布の乏しい領域**
　　　　㋐視神経管内部の視神経。
　　　　　㋥最も血管分布の乏しい領域。
　　　　㋑視神経の中心部（辺縁部よりも血管分布は少ない）。
　　　　　➡したがって、黄斑線維は障害を受けやすい。

2）三叉神経 Trigeminal nerve
❶知覚枝と運動枝からなる最大の混合神経である。
❷主感覚核、脊髄路核、中脳路核および運動核の4つの神経核がある。
　（ⅰ）主感覚核；橋の外側部にあり、触覚に関する線維が入る。
　（ⅱ）脊髄路核；橋、延髄、さらに第3（時に4）頸髄にまで存在し、温痛覚に関する線維が終わる。
　（ⅲ）中脳路核；橋から中脳にわたって存在し、運動覚や位置覚の固有感覚の線維が終わる。
　（ⅳ）運動核；橋で、第4脳室底にある。
❸三叉神経の細胞体は三叉神経節（trigeminal ganglion）内にある。
　（ⅰ）三叉神経節の中枢枝は三叉神経主感覚核および脊髄路核に終わっている。
　（ⅱ）三叉神経節の末梢枝は、第1枝（眼神経）、第2枝（上顎神経）、第3枝（下顎神経）に分かれ、触覚、圧覚や温痛覚の受容器へ行く。
　（ⅲ）触覚は主感覚核への線維で、温痛覚は脊髄路核への線維で、また固有感覚は中脳路核への線維で伝えられる。
❹運動枝の走行
　（ⅰ）橋と中小脳脚の移行部で知覚枝の頭側より脳を出て、小脳橋角槽を通る。
　（ⅱ）知覚枝の内側を走行してMeckel腔に入り、三叉神経節の裏側から第3枝に合流し卵円孔に入る。
❺知覚枝の走行
　（ⅰ）橋と中小脳脚の移行部から脳を出て、小脳橋角槽を通る。
　（ⅱ）Meckel腔に入り三叉神経節（Gasserian ganglion）をつくり、第1枝（眼神経）、第2枝（上顎神経）、第3枝（下顎神経）に分かれる。
　（ⅲ）第1枝は上眼窩裂へ、第2枝は正円孔へ、第3枝は卵円孔へ入る。
　　ⓐ第1枝
　　　㋐三叉神経節の前中央部から起こり、前方に進み海綿静脈洞の外側壁に入る。
　　　㋑海綿静脈洞外側壁内で、動眼神経、滑車神経および外転神経に感覚神経を出す。
　　　㋒その後、鼻毛様体神経（nasociliary nerve）、前頭神経（frontal nerve）および涙腺神経（lacrimal nerve）の3つの枝に分かれたのち、**上眼窩裂を通って眼窩に至る。**
　　ⓑ第2枝
　　　㋐海綿静脈洞外側壁を通って、正円孔から翼口蓋窩に入る。
　　　㋑下眼窩裂を経て眼窩に至る。
　　ⓒ第3枝；卵円孔を通り、側頭下窩に至り下歯槽神経、舌神経に分枝する。

3）顔面神経 Facial nerve
❶顔の表情筋へ行く運動線維と中間神経（味覚線維と分泌線維）の混合神経である。
　（ⅰ）運動枝
　　ⓐ橋被蓋の腹外側にある顔面神経核から出る。
　　ⓑ外転神経核を弧を描いて周り、橋下端の腹外側部より出る。
　　　➡菱形窩に小さな隆起を形成する（→顔面神経丘 colliculus facialis）。

　　　　　ⓒ橋下端の腹外側部より出て、中間神経および第8脳神経と一緒に内耳孔へ入る。
　　　（ⅱ）中間神経 Intermediate nerve
　　　　　ⓐ分泌線維（副交感性、遠心性）；上唾液核から出る。
　　　　　ⓑ味覚線維
　　　　　　㋐味覚線維は膝神経節にある偽単極性細胞の突起である。
　　　　　　㋑この求心性線維の一部は、舌の前2/3の味蕾に由来する。
　　　　　　㋒三叉神経の枝である舌神経(lingual nerve)とともに走り、鼓索神経(Chorda tympani)を通って膝神経節へ行く。
　　　　　　㋓そして、孤束核(solitary tract nucleus)の頭側部に終わる。
　　　　　　㋔味覚には3つの神経（中間神経、舌咽神経と迷走神経）により、両側支配性に中枢へと伝えられる。
　　　　　ⓒ分泌線維および味覚線維は外転神経核を周らないで、運動枝（顔面神経）と第8脳神経との間から脳幹を出る。
　❷運動枝と中間神経は、第8脳神経とともに内耳孔から内耳道内へ入る。
　❸内耳道内で運動枝と中間神経は、まとまって1本の神経幹となり顔面神経管へ入る。
　　　☞第8脳神経と分かれる。
　❹顔面神経が屈曲するところ（顔面神経膝）に膝神経節（geniculate ganglion→偽単極性細胞）がある。
　　　（ⅰ）この膝神経節へ向かう部分で顔面神経管は急に下方へ屈曲している。
　　　（ⅱ）その後、顔面神経管は鼓室の上を走り、尾方へ向きを変え茎乳突孔に達する。
　❺顔面神経管の中で、大錐体神経、アブミ骨筋神経および鼓索神経が出る。
　　　（ⅰ）大錐体神経
　　　　　ⓐ膝神経節から分かれる。
　　　　　ⓑ涙腺や口蓋腺などへ行く分泌線維。
　　　（ⅱ）アブミ骨筋神経；中耳のアブミ骨筋の運動を支配。
　　　（ⅲ）鼓索神経
　　　　　ⓐ舌の前2/3に分布する味覚線維。
　　　　　ⓑ顎下腺や舌下腺などへ行く分泌線維。
　❻顔面神経は茎乳突孔を通って頭蓋外へ出る。
　❼茎乳突孔を出た後、顔面表情筋（口輪筋や眼輪筋）などに枝を出す。

4）聴神経 Acoustic nerve（第8脳神経）

　❶聴覚器に分布する蝸牛根と平衡覚器へ行く前庭根の2つからなる感覚性神経である。
　❷蝸牛神経 Cochlear nerve
　　　（ⅰ）コルチ器官内の蝸牛神経節（ラセン神経節）の双極細胞の中枢枝が蝸牛神経となる。
　　　　　➡末梢枝はコルチ（ラセン）器の有毛細胞に終わる。
　　　（ⅱ）前庭神経とともに内耳孔を通って下小脳脚の後方で脳幹に入り、蝸牛神経腹側核および背側核に達する。ここでニューロンを変える。

　　　　　ⓐ蝸牛神経背側核
　　　　　　　➡ここより下丘、内側膝状体へと向かう。
　　　　　ⓑ蝸牛神経腹側核
　　　　　　　㋐この腹側核からの軸索は台形体線維となり、反対側の台形体背側核や外側毛帯核へ向かう。
　　　　　　　㋑下丘、内側膝状体へと向かう。
　　　（ⅲ）内側膝状体からは、内包後脚を通る聴放線を経て横側頭回（Brodmann area 41）の第一次皮質野（Heschl横回）へ向かう。
　❸前庭神経 Vestibular nerve
　　　（ⅰ）内耳道内の前庭神経節の双極細胞の中枢枝が前庭神経となる。
　　　　　➡末梢枝は半規管、球形嚢および卵形嚢の感覚上皮に終わる。
　　　（ⅱ）蝸牛神経とともに内耳孔を通り延髄と橋の移行部で脳幹に入り、菱形窩底の外側陥凹の下にある前庭神経核に行き、ニューロンを変える。
　　　（ⅲ）脳幹に入る際には、蝸牛神経は背側に、前庭神経は腹側に位置するようになる。

5）舌咽神経 Glossopharyngeal nerve
　❶運動性、知覚性、分泌性（副交感性）および味覚線維を含む混合神経。
　　　（ⅰ）運動線維
　　　　　ⓐ疑核の頭側部から出る。
　　　　　ⓑ茎突咽頭筋を支配する。
　　　（ⅱ）分泌線維および知覚線維
　　　　　ⓐ分泌線維は下唾液核から出る。知覚線維は下神経節から出る（→三叉神経脊髄路核へ）。
　　　　　ⓑ鼓室神経
　　　　　　　㋐鼓室と耳管の粘膜の知覚を司る。
　　　　　　　㋑耳下腺の分泌を司る。
　　　　　ⓒ咽頭枝は、咽頭の知覚を司る。
　　　　　ⓓ舌枝は、舌根部の知覚を支配。
　　　（ⅲ）味覚線維
　　　　　ⓐ下神経節から出て、孤束核に終わる。
　　　　　ⓑ舌枝は、舌の後ろ1/3の味覚を司る。
　❷迷走神経のすぐ上から延髄を出る。
　❸迷走神経とともに頸静脈孔（14頁）を通って頭蓋外へ出る。
　❹頸静脈孔のところで上神経節をつくり、頸静脈孔を出て下神経節をつくる。
　❺内頸動脈と咽頭の外側を下行し、舌根へ舌枝を出す。

6）迷走神経 Vagal nerve
　❶運動性、副交感性、知覚性および味覚線維を含む混合神経。
　　　（ⅰ）運動線維
　　　　　ⓐ疑核に由来する。

　　　　　ⓑ軟口蓋と咽頭の筋（→口蓋帆挙筋、咽頭収縮筋）を支配。
　　　（ⅱ）知覚線維
　　　　　➡後頭蓋窩の硬膜、外耳道の下部と後部、耳介の小部分からの感覚は、上神経節から出て
　　　　　　三叉神経脊髄路核に入る。
　❷背側核は副交感性、疑核は運動性、孤束核は味覚および内臓知覚。
　❸神経線維は延髄の後外側溝から出て、頸静脈孔を通って頭蓋外へ出る。
　❹2つの神経節、すなわち上神経節（頸静脈神経節 ganglion　jugulare）と下神経節（節状神経節
　　ganglion nodosum）とが、頸静脈孔のところにある。

7）副神経 Accessory nerve
　❶胸鎖乳突筋および僧帽筋を支配している純運動性の神経。
　❷2つの神経根、すなわち延髄根と脊髄根とがある。
　❸延髄根
　　（ⅰ）延髄根は疑核より出る。
　　（ⅱ）頸静脈孔のところで脊髄根と分かれ、迷走神経と合流する。
　❹脊髄根
　　（ⅰ）脊髄根は、第1頸髄から第5（あるいは第6）頸髄にある脊髄前角の前外側部の細胞柱から
　　　　始まる。
　　（ⅱ）神経線維は前根と後根の間（歯状靱帯の背側）の頸髄側面から出て、合わさって1本の脊
　　　　髄根となる。
　　（ⅲ）くも膜下腔内を通り、大後頭孔を通って頭蓋内へ入る。
　　（ⅳ）ここで延髄根と合わさって副神経幹となり、頸静脈孔を出るとすぐに分かれる。
　　　　　ⓐ延髄根（疑核からの線維）は内枝として迷走神経へ移る。
　　　　　ⓑ脊髄根（頸髄からの線維）は外枝となり、胸鎖乳突筋と僧帽筋（胸鎖乳突筋を貫いて僧帽筋
　　　　　　に達する）を支配する（同側性）。

8）舌下神経 Hypoglossal nerve
　❶舌筋の運動を司る純運動性の神経。
　❷舌下神経核は菱形窩で、延髄の下1/3の正中近くにある。
　❸神経線維は下オリーブと錐体との間の前外側溝から脳幹を出て、2本の束となり、やがて合わ
　　さって神経幹となる。
　❹舌下神経管を通って頭蓋腔より出る。
　❺迷走神経と内頸動脈の外側を下行する。
　❻茎突舌筋、舌骨舌筋、オトガイ舌筋および舌体の諸筋へ枝を出す。
　❼舌筋の支配は同側性。

2．くも膜、くも膜下槽と脳室 Arachnoid、Subarachnoid cistern and Ventricle

1）Liliequist 膜(Liliequist membrane)
❶Liliequist 膜は、鞍背および後床突起を包んでいるくも膜から生じ、脚間槽と鞍上槽とを分離するくも膜である。
❷鞍背から上方に拡がっている。
❸diencephalic leaf(間脳葉)と mesencephalic leaf(中脳葉)からなる。
　（ⅰ）Diencephalic leaf(membrane)
　　　ⓐ吻側にあるくも膜梁で、乳頭体の後縁で間脳に付着している。
　　　ⓑ外縁は、動眼神経を囲んでいるくも膜鞘に付着している。
　　　ⓒ鞍上槽(視交叉槽 chiasmatic cistern)と脚間槽(interpeduncular cistern)とを分けている。
　　　ⓓdiencephalic leaf の方が、mesencephalic leaf より厚い。
　（ⅱ）Mesencephalic leaf(membrane)
　　　ⓐ脳底動脈寄りで、尾側にあるくも膜梁である。
　　　ⓑ中脳と橋との境界部に付着している。
　　　ⓒ外縁は、動眼神経を囲んでいるくも膜鞘に付着している。
　　　ⓓ脚間槽と橋前槽とを分けている。
　　　ⓔ通常、開口部を有しており、そこを脳底動脈が通過する。

2）くも膜下槽 Subarachnoidl cistern(脳槽 Cistern)
❶定義・概説
　（ⅰ）くも膜下槽(脳槽)とは、くも膜と軟膜との間にあるくも膜下腔(subarachnoid space)の拡大した部分をいう。
　（ⅱ）各脳槽を血管や神経が走行している。
❷脳槽と通過する主要構造物(表1)
　（ⅰ）脳槽は、テント上とテント下のグループに分けられる。
　（ⅱ）テント下の脳槽とは、Liliequist 膜およびテント切痕より下のものをいう。
❸脳底槽(basal cistern)
　➡臨床的に使用される用語であるが、その定義は曖昧である(後藤ら，1998)。
　（ⅰ）橋前槽、視交叉槽、脚間槽をまとめて脳底槽と呼ぶ場合
　（ⅱ）視交叉槽と脚間槽を脳底槽と呼ぶ場合
　（ⅲ）後頭蓋窩、中頭蓋窩の脳槽の総称として用いる場合
　とがある。
　（ⅳ）また、脚間槽と同義語として用いていることもある。

表 1．各脳槽と通過する主要構造物

> 各脳槽の境界や名称は、報告者により必ずしも一致していない。

	テント上の脳槽
Ⓐ頸動脈槽 (carotid cistern)	①頭蓋内の内頸動脈周囲の脳槽をいう。 ②前方は嗅槽(olfactory cistern)、外側は Sylvius 槽、外側後方は大脳脚槽(crural cistern)、内側は鞍上槽(視交叉槽 chiasmatic cistern)、下後方は脚間槽(interpeduncular cistern)と連絡している。 ③内側の鞍上槽とは、くも膜梁が膜状に発達した medial carotid membrane で境され、後下方の脚間槽とは Liliequist 膜により境されている。 ④通過する血管と脳神経 　❶内頸動脈、眼動脈(起始部)、後交通動脈(起始部)および前脈絡叢動脈(起始部)。 　❷通過する脳神経は存在しない。
Ⓑ鞍上槽 (suprasellar cistern)	①視交叉槽(chiasmatic cistern)ともいう。 　❶さらに、前視交叉槽(prechiasmatic cistern)と後視交叉槽(postchiasmatic cistern)とに分けることもある。 　❷側方は medial carotid membrane により頸動脈槽と、後方は乳頭体から下垂体茎後面に膜を張っている diencephalic membrane により脚間槽と境されている。 ②水平断像で五角形、あるいは六角形を呈することから、それぞれ五角槽(pentagon or 5 pointed star)、あるいは六角槽(ダビデの星；Solomon's seal or 6 pointed star)とも称される。 ③前上方では終板槽、後方では橋前槽または脚間槽、外方では Sylvius 槽と連絡する。 ④通過する構造物 　❶前大脳動脈(起始部)、および前交通静脈。 　❷視神経、視交叉および下垂体茎。
Ⓒ嗅槽 (olfactory cistern)	①嗅溝(olfactory sulcus)よりなる、ほとんど隙間ぐらいの脳槽である。 ②前方は篩板で、後方は鞍上槽と頸動脈槽へと連続する。 ③通過する血管と脳神経 　❶嗅動脈(olfactory artery)の一部、前頭眼窩動脈(frontoorbital artery)、嗅静脈および眼窩静脈(orbital vein)。 　❷嗅神経。
Ⓓ終板槽 (lamina terminalis cistern)	①終板の前に存在し、前下方は視交叉上面に始まる。 ②前方は鞍上槽、上方は脳梁槽と連続する。 ③通過する血管と脳神経 　❶前大脳動脈(A1 部と A2 近位部)、前交通動脈、視床下部動脈、Heubner 動脈、前頭極動脈(起始部)、前頭眼窩動脈(起始部)、嗅動脈(起始部)、および前交通の静脈。 　❷通過する脳神経は存在しない。
Ⓔ脳梁槽 (callosal cistern)	①半球間裂の下端、帯状回と脳梁との間で、脳梁膝から脳梁膨大まで、脳梁上面に沿って存在する。 ②3つの部分、すなわち脳梁膝部周囲の前部、脳梁幹部周囲の中央部および脳梁膨大部周囲の後部に分けられる。 ③脳梁周囲槽(pericallosal cistern)とも呼ばれる。 ④前部は終板槽と、後部は四丘体槽と交通する。 ⑤通過する血管と脳神経 　❶前部 　　◆前大脳動脈(末梢)、脳梁周囲動脈(pericallosal artery)、脳梁辺縁動脈(callosomarginal artery)(起始部)、前頭極動脈(frontopolar atery)、および前大脳静脈。 　　◆通過する脳神経は存在しない。 　❷後部 　　◆脳梁周囲動脈、脳梁周囲静脈および後頭静脈。 　　◆通過する脳神経は存在ない。

⒡Sylvius槽 (Sylvian cistern)	①前頭葉、頭頂葉、側頭葉および島との間の脳槽をいう。 ②大脳外側窩槽(cistern of lateral cerebral fossa)とも呼ばれる。 ③内側は頸動脈槽(carotid cistern)と、外側上方は脳表くも膜下腔と連絡している。 　➡頸動脈槽との境界は、前頭葉眼窩面嗅三角部から側頭葉内側面に膜を張っている lateral carotid membrane と称されるくも膜梁である。 ④通過する血管と脳神経 　①中大脳動脈(MⅠ)とその分岐部、中大脳動脈のM2部、中大脳動脈の前側頭枝、レンズ核線条体動脈、浅中大脳静脈(superficial middle cerebral vein＝superficial sylvian vein)、深部中大脳静脈(deep middle cerebral vein＝deep sylvian vein)。 　②通過する脳神経は存在しない。
⒢中間帆槽 (cistern of velum interpositum)	①上方は脳梁、側方は視床、下方は第3脳室上壁で囲まれた脳槽をいう。すなわち、四丘体槽から連続して脳梁の下に沿って前方へ伸びる、上方からみて頂点を前方に向けた三角形の部分である。 ②上方は脳梁周囲槽と、後方は四丘体槽と連絡する。 ③通過する血管と脳神経 　①内側後脈絡叢動脈(medial posterior choroidal artery)、後脳梁動脈(posterior callosal artery)、および内大脳静脈。 　②通過する脳神経は存在しない。
テント上・下にわたる脳槽	
迂回槽 (ambient cistern)	①迂回槽の大きな部分(larger part)はテント下に、小さい部分(smaller part)はテント上にある。 　①テント上迂回槽 　　➡海馬傍回(parahippocampal gyrus)と中脳に挟まれた部分である。 　②テント下迂回槽 　　➡小脳と中脳および橋に挟まれた部分である。 ②前方は脚間槽、大脳脚槽、橋前槽と、下方は小脳橋槽、後方は四丘体槽と交通している。 ③通過する血管と脳神経 　①テント上部 　　◆後大脳動脈とその穿通枝、前脈絡叢動脈、外側および内側脈絡叢動脈(起始部)、および Rosenthal 脳底静脈。 　　❷視索 　②テント下部 　　◆上小脳動脈とその穿通枝。 　　❷滑車神経
テント下の脳槽	
Ⅰ．四丘体槽 (quadrigeminal cistern)	①松果体領域を取り囲む脳槽で、テント切痕後部にある。 ②ガレン大静脈槽(cistern of great vein of Galen)とも呼ばれる。 ③四丘体は、この脳槽の前壁中央にある。 ④天井部分は、脳梁膨大の下面により形成される。 ⑤前方は中間帆槽と、後方は上小脳槽、上方は脳梁槽(後部)、下外側は迂回槽と連絡する。 ⑥通過する血管と脳神経 　①後脳梁周囲動脈、後大脳動脈、内側および外側後脈絡叢動脈、上小脳動脈、Rosenthal 脳底静脈、Galen 静脈および中心前小脳静脈(precentral cerebellar vein)。 　②滑車神経(起始部)
Ⅱ．大脳脚槽 (crural cistern)	①大脳脚に面した部分をいう。 ②外側は鉤(uncus)により、内側は大脳脚、上方は視索により境界されている。 ③後下方で迂回槽と連絡する。 ④通過する血管と脳神経 　①前脈絡叢動脈、内側後脈絡叢動脈、および Rosenthal 脳底静脈。 　②通過する脳神経は存在しない。

III．脚間槽 (interpeduncular cistern)	①大脳脚の間に存在する。 ②後縁は後有孔質、吻側および尾側は Liliequist 膜により境界されている。 ③前方は鞍上槽と、尾側(下方)は橋前槽と、外側は大脳脚槽と連絡する。 ④通過する血管と脳神経 　①脳底動脈(上端)、後交通動脈、後大脳動脈(起始部)、後視床穿通動脈(posterior thalamoperforating artery)、内側後脈絡叢動脈(起始部)、上小脳動脈(起始部)、および Rosenthal 脳底静脈、前橋中脳静脈(anterior ponto-mesencephalic vein)。 　②動眼神経
IV．上小脳槽 (superior cerebellar cistern)	①小脳虫部上面と小脳テントとの間にある。 ②前方は四丘体槽に開口し、後方は、静脈洞交会の下で大槽と交通する。外方は、小脳半球上面のくも膜下腔に移行する。 ③通過する血管と脳神経 　①上小脳動脈の枝、中心前小脳静脈(precentral cerebellar vein)および上小脳虫部静脈(superior vermian vein)。 　②通過する脳神経は存在しない。
V．小脳橋槽 (cerebello-pontine cistern)	①左右の小脳橋角部、すなわち錐体骨後面、小脳および橋の前外側面と小脳テントで囲まれた部位である。橋前槽の外側に位置する。 ②小脳橋角槽(cerebellopontine angle cistern)とも呼ばれる。 ③上方はテント切痕を経て迂回槽に、下方は大槽と延髄槽、内方は橋前槽に連続する。 ④通過する血管と脳神経 　①上小脳動脈、前下小脳動脈、上錐体静脈(superior petrosal vein)、および横橋静脈(transverse pontine vein)。 　②三叉神経、外転神経、顔面神経および聴神経。
VI．小脳延髄槽 (cerebellomedullary cistern)	①延髄外側で、橋・延髄移行部より尾側にある。すなわち、小脳橋槽の下方、延髄前槽の側方にある。 ②後方はオリーブ後縁から小脳二腹小葉にまで拡がり、下縁は大孔まで。 ③前方で、延髄前槽と交通する。 ④通過する血管と脳神経 　①後下小脳動脈 　②舌咽神経、迷走神経および副神経。
VII．橋前槽 (prepontine cistern)	①斜台と橋前面との間に位置する。 ②橋槽(pontine cistern)とも呼ばれる。 ③脚間槽とは、Liliequist 膜の mesencephalic leaf により隔離されている。 ④本槽の下縁は、橋延髄溝(pontmedullary sulcus)のレベル。 ⑤下方は延髄前槽に、上方は脚間槽を介して迂回槽に、両外側は小脳橋槽に、前方は鞍上槽に連続する。 ⑥通過する血管と脳神経 　①前下小脳動脈(起始部)、上小脳動脈(起始部)、脳底動脈および穿通枝、および横橋静脈(transverse pontine vein)。 　②「通過する脳神経は存在しない」との報告と、「外転神経が通過する」との報告とがある。
VIII．延髄前槽 (premedullary cistern)	①橋前槽の下方で、延髄前面(腹側)と斜台下部との間にある。 　①上縁は、橋・延髄移行部である。 　②外側は、小脳延髄槽(cerebellomedullary cistern)で境される。 ②延髄槽(medullary cistern)とも呼ばれる。 ③上方は前方の橋前槽と後外方の小脳橋角槽と、後方は大槽と、下方は前脊髄槽(anterior spinal cistern)と連続する。 ④通過する血管と脳神経 　①椎骨動脈、後下小脳動脈(起始部)および前脊髄動脈。 　②舌下神経
IX．大槽 (cisterna magna)	①小脳と延髄の背側、すなわち小脳下面と後頭骨との間に存在する。 ②前方は小脳谷(小脳扁桃の間)と連続し、また Magendie 孔を通じ第4脳室と交通している。また下方では、後脊髄槽(posterior spinal cistern)と交通している。 ③通過する血管と脳神経 　①後下小脳動脈、および下小脳虫部静脈(inferior vermian vein)。 　②脳神経は通らないが、頸神経(C1、C2)が通過する。

3）脳室 Cerebral ventricle

❶脳室は、胎生期の神経管（neural tube）の内腔から形成される。
❷脳室は脊髄中心管と、また小孔（Luschka 孔、Magendie 孔）によってくも膜下腔と連絡している。
❸脳室は髄液で満たされている。
　➡髄液は、主として脳室の脈絡叢でつくられる。
❹側脳室、第 3 脳室および第 4 脳室とがある。

（ⅰ）**側脳室 Lateral ventricle**

ⓐ左右の大脳半球の内部にあり、大脳基底核や脳梁などに取り囲まれている。
ⓑ左右の側脳室と第 3 脳室を連絡しているのが、1 対の室間孔（Monro 孔）。
　➡Monro 孔は視床前端部と脳弓柱の隙間で、自然孔である。
ⓒ前角、体部、後角、側（下）角、および三角部に分ける。

㋐前角
　①前頭葉内にある。
　②室間孔より前方の部分をいう。
　③外側は尾状核頭、内側は透明中隔、上方は脳梁で、また前方は脳梁膝部、下方は脳梁吻で境されている。

㋑体部
　①前頭葉・頭頂葉内にある。
　②室間孔から脳梁膨大部のレベルまでに相当する。
　③外側は尾状核体部、内側は透明中隔、上方は脳梁体部、下方は視床および脳弓体部で境されている。

㋒後角；後頭葉内にある。

㋓側（下）角
　①側頭葉内にある。
　②内側は脈絡紐や海馬采、下方は側副隆起や海馬、前方は扁桃体で境されている。

㋔三角部
　①体部、側角および後角が合流する部分をいう。
　②脈絡叢糸球（脈絡叢組織の塊）がある。
　　➡脈絡叢は脈絡組織および脳室壁の上衣細胞より形成される。
　③上方は脳梁、内側は鳥距、前方は視床枕、下方は側副三角で境されている。

ⓓ島回を目印とすると、島回は概ね三角形をしているので、それぞれの頂点が側脳室前角、三角部や下角に近接している。

（ⅱ）**第 3 脳室 Third ventricle**

ⓐ間脳 diencephalon（視床と視床下部）の内部にある。
ⓑ側脳室と第 3 脳室とを隔てているのは、脳弓と脈絡組織（tela choroidea）である。
　➡脈絡組織は、軟膜に由来する 2 層の膜様構造物で、この中を内大脳静脈、内側後脈絡叢動脈が走行している。
ⓒ第 3 脳室底前半に漏斗陥凹（infundibular recess）と乳頭体、後部に中脳水道、後交連およ

び手綱交連を認める。
　　　　ⓓ中脳水道（Sylvius水道）を経て第4脳室につながる。
　　　　ⓔ上壁、前壁、下壁、後壁、および側壁から形成されている（本郷ら，1994）。
　　　　　㋐上壁
　　　　　　　①Monro孔から上松果体陥凹（suprapineal recess）まで。
　　　　　　　②最上層は脳弓、2層の脈絡組織、そして血管層（vascular layer）の4層からなる。
　　　　　㋑前壁；視交叉、終板、前交連を経由してMonro孔まで。
　　　　　㋒下壁
　　　　　　　①視交叉から中脳水道まで。
　　　　　　　②前半部は間脳、後半部は中脳により形成されている。
　　　　　㋓後壁
　　　　　　　①上松果体陥凹から中脳水道まで。
　　　　　　　②外側は松果体が四丘体槽に突出し、上方からは脳梁膨大（splenium）、側方からは視床枕、下方からは四丘体と小脳虫部で被われている。
　　　　　㋔側壁；上半部は視床、下半部は視床下部により形成されている。
　　（ⅲ）**第4脳室 Fourth ventricle**
　　　　ⓐ橋・小脳の部分にある。
　　　　ⓑ底（菱形窩）と上壁（第4脳室蓋）とに分けられる。
　　　　　㋐菱形窩の上方2/3は橋の背側部で、下方1/3は延髄の背側部により形成されている。
　　　　　㋑菱形窩の外側縁は、上・下小脳脚および第4脳室紐により形成されている。
　　　　　㋒第4脳室蓋の上半分は、上髄帆と上小脳脚によってつくられている。
　　　　　㋓第4脳室蓋の下半分は、下髄帆と第4脳室脈絡組織によってつくられている。
　　　　ⓒ第4脳室は、底面の橋・延髄以外はすべて小脳半球に囲まれている。
　　　　ⓓ前外側にあるLuschka孔、後方正中にあるMagendie孔でくも膜下腔につながる。
　　　　ⓔ室頂（fastigium）；第4脳室蓋の最も高い部分。

3．海綿静脈洞 Cavernous sinus の解剖

❶トルコ鞍外壁に相当する部位に位置する。
❷海綿静脈洞とは、頭蓋底の固有硬膜（硬膜内層）と、蝶形骨とその近傍の大翼の内骨膜（硬膜外層）によって囲まれた腔（cavernous space）の中を通る静脈路をいう。
❸海綿静脈洞の構造については、大きく分けて2つの意見がある。
　（ⅰ）海綿静脈洞は静脈叢（venous plexus）から発生したもので、連続した1つの大きな腔ではない。すなわち、海綿静脈洞は個別の静脈腔が散在したものであり、その間を間質である結合織と脂肪が埋め、その中を動脈や脳神経が走行している（岡村ら，1998）（図1-A）。
　（ⅱ）海綿静脈洞は1つの連続した腔であり、この中を内頸動脈および外転神経が走行し、外壁（硬膜）内を動眼神経、滑車神経、三叉神経第1枝および第2枝が走行している（Classical cavernous sinus）（図1-B）。

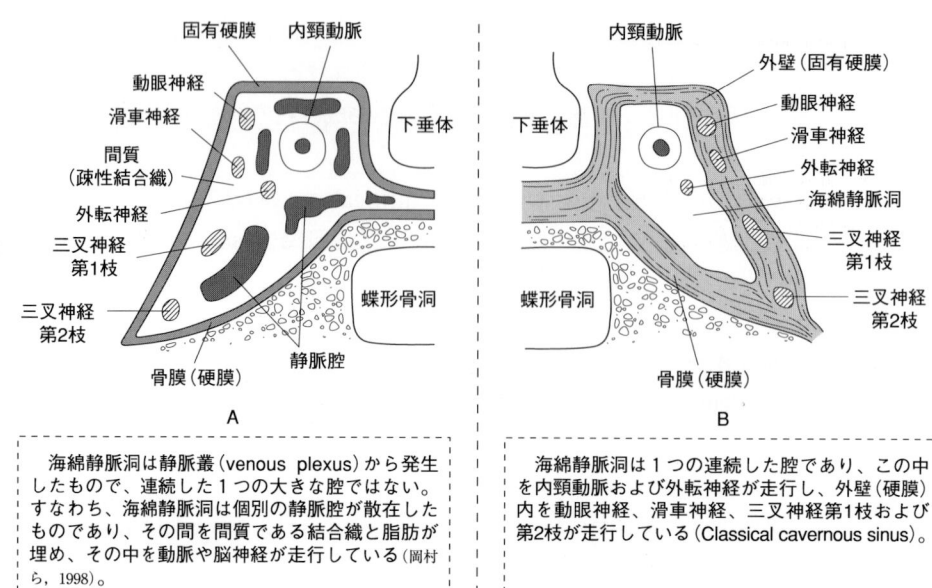

図 1．海綿静脈洞の前額断面図

海綿静脈洞の連絡路は、①海綿間静脈洞 intercavernous sinus（トルコ鞍の前後で両側の海綿静脈洞を連絡する）、②蝶形頭頂静脈洞 sphenoparietal sinus（浅中大脳静脈が流入する）、③上錐体静脈洞 superior petrosal sinus、④下錐体静脈洞 inferior petrosal sinus、⑤脳底静脈叢 basal plexus、⑥上眼静脈 ophthalmic vein、である。

❹海綿静脈洞の連絡路
　（ⅰ）上眼静脈（superior ophthalmic vein）
　（ⅱ）上錐体静脈洞（superior petrosal sinus）
　（ⅲ）下錐体静脈洞（inferior petrosal sinus）
　（ⅳ）蝶形頭頂静脈洞（sphenoparietal sinus）
　（ⅴ）脳底静脈叢（basilar plexus）
　（ⅵ）海綿間静脈洞（intercavernous sinus）；左右の海綿静脈洞を連絡する。
❺海綿静脈洞の内容積（一側）➡ 0.5〜1 cc

4．頸静脈孔 Jugular foramen

❶頸静脈孔（jugular foramen）は錐体と後頭骨により形成される管で、頭蓋外へ開口している。
❷側頭骨と後頭骨の頸静脈孔内突起により、前内方の pars nervosa（神経部）と後外方の pars venosa（静脈部）とに分けられる（図2）。
❸左右非対称性で、右側が優位。

pars nervosa（神経部）	pars venosa（静脈部）
舌咽神経が通る。	①迷走神経と副神経とが通る。 ②内頸静脈と後硬膜動脈（上行咽頭動脈の枝）が通る。 ③静脈部は右側が左側より大きい(Rhotonら, 1975)。

◆下錐体静脈洞は両部を横切って内頸静脈へ流入するが、
　➡半数は舌咽神経と迷走神経との間を通り、内頸静脈（頸静脈上球）に注ぐ。
　➡30％は舌咽神経の前を通る。

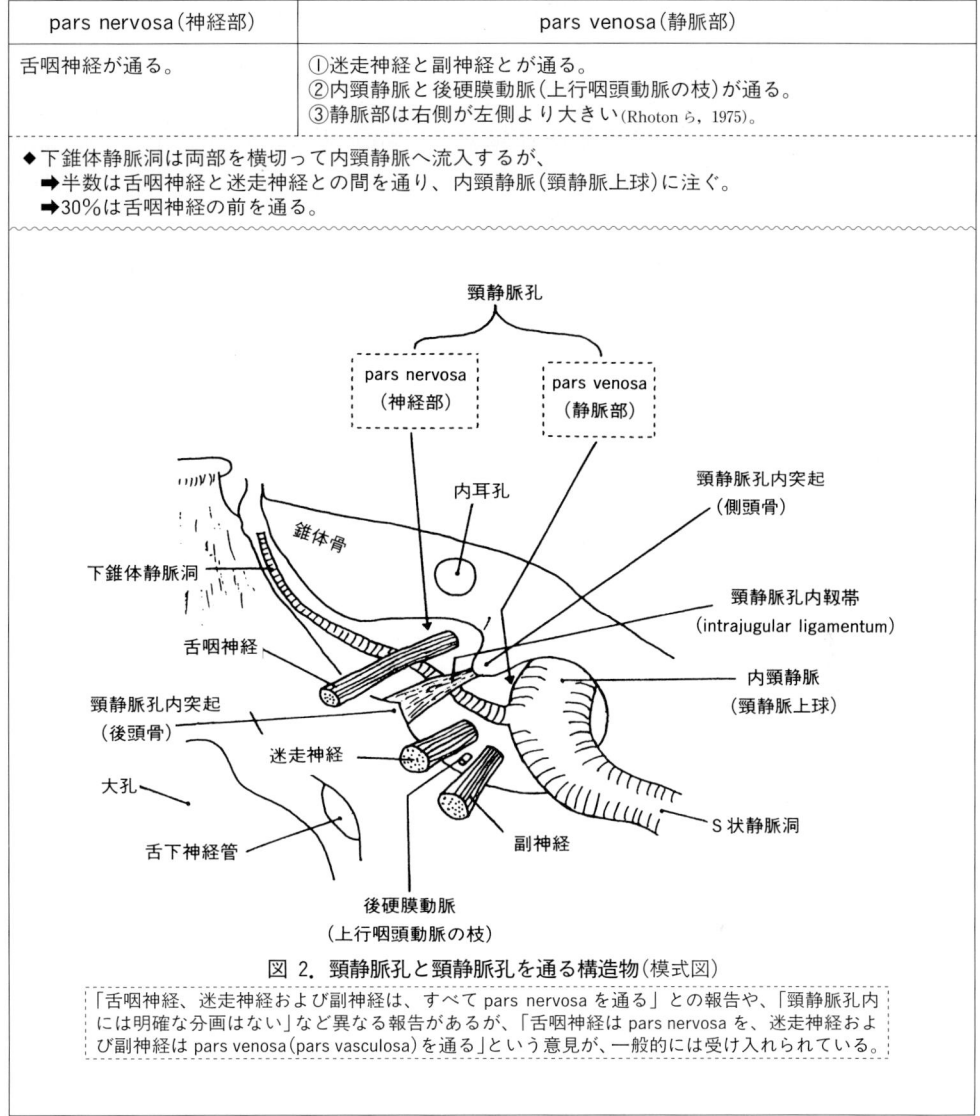

図 2. 頸静脈孔と頸静脈孔を通る構造物（模式図）

「舌咽神経、迷走神経および副神経は、すべて pars nervosa を通る」との報告や、「頸静脈孔内には明確な分画はない」など異なる報告があるが、「舌咽神経は pars nervosa を、迷走神経および副神経は pars venosa(pars vasculosa) を通る」という意見が、一般的には受け入れられている。

5．トルコ鞍と下垂体

1）トルコ鞍 Sella turcica

❶蝶形骨体部にある。
❷その中央部は著しく陥凹しており、下垂体窩（pituitary fossa）と呼ばれる。
　☝下垂体窩には下垂体が入っている。
❸下垂体窩の前方
　（ⅰ）前方にある小突起を**鞍結節**（tuberculum sella）という。
　（ⅱ）鞍結節の前方を横走する溝を**視交叉溝**（chiasmatic sulcus）という。

❹下垂体窩の後方
　（ⅰ）鞍背（dorsum sellae）がある。
　（ⅱ）鞍背の上縁の両端には左右に突出した後床突起がある。
　（ⅲ）鞍背の上面は後頭骨底部の上面とともに斜台（clivus）を形成する。
　　ⓐ斜台を形成する骨
　　　㋐鞍背と斜台上部は蝶形骨の一部よりなる。
　　　㋑斜台下部は後頭骨の basilar part（底部）よりなる。
　　ⓑ斜台は、鞍背から大後頭孔前縁までのやや前方に凹面の斜面で、側方の境界は petro-occipital fissure（錐体後頭裂）より頸静脈結節上を通り、舌下神経管の内側および後頭顆内側である。
　　ⓒ3 領域に分ける（宜保，1996）。
　　　㋐上部斜台
　　　　①錐体骨先端部より上方、三叉神経と外転神経の交点より上方の部分。
　　　　②鞍背、後床突起、海綿静脈洞、および天幕切痕を含む。
　　　㋑中部斜台
　　　　①外転神経の下方より頸静脈孔の pars nervosa までの領域。
　　　　②脳底動脈とその分枝、椎骨脳底動脈合流部、橋が関係する。
　　　　③そのほかに下錐体静脈洞、顔面神経、聴神経や鼻咽頭がある。
　　　㋒下部斜台
　　　　①下位脳神経より下方の部分。
　　　　②後頭顆、大後頭孔、舌下神経管を含む。
　　　　③椎骨動脈、橋延髄移行部、延髄、延髄脊髄移行部、頸静脈、鼻咽頭が関係する。
　　ⓓ斜台硬膜の動脈支配（図 3）
　　　㋐上半部；内頸動脈海綿静脈洞部から分枝する硬膜枝。
　　　㋑下半部；上行咽頭動脈の斜台硬膜枝と椎骨動脈からの斜台への硬膜枝。
❺下垂体窩の両側で蝶形骨大翼の根部に移行する部位に、前後に走る頸動脈溝がある。

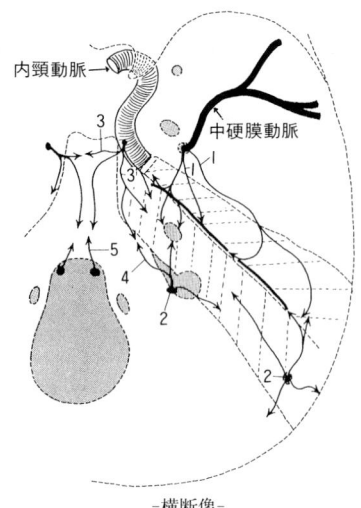

-横断像-

1．中硬膜動脈錐体部硬膜枝
2．上行咽頭動脈および後頭動脈の錐体部硬膜枝
3．内頸動脈海綿静脈洞部より斜台への内側・外側硬膜枝
4．上行咽頭動脈斜台硬膜枝
5．椎骨動脈からの斜台への硬膜枝

図 3．斜台硬膜の動脈支配（Djindjian ら，1978．一部改変）

2）下垂体 Hypophysis（Pituitary gland）

❶下垂体は、下垂体茎により視床下部の正中隆起（median eminence）に連絡している。

❷発生*（瀬口，2001）

（ⅰ）下垂体は外胚葉から発生する。
　　ⓐ口腔外胚葉
　　　㋐口窩（胚の原始口腔 stomodeum）の天蓋（ectodermal roof）が上行して発育した部分。
　　　㋑この部分から腺性下垂体（adenohypophysis；腺部）が形成される。
　　ⓑ神経外胚葉
　　　㋐間脳の神経外胚葉が下降して発育した神経性下垂体芽（neurohypophyseal bud）。
　　　㋑この部分から神経性下垂体（neurohypophysis；神経部）が形成される。

（ⅱ）発生第4週中期
　　➡下垂体囊 hypophyseal pouch（ラトケ囊 Rathke pouch**）と呼ばれる憩室が口窩の天蓋部から突出して、間脳の腹側壁である床部に隣接する。

（ⅲ）発生第5週までラトケ囊は伸長する。また、この発生段階までにラトケ囊は、発育した神経性下垂体芽由来の漏斗（infundibulum）に接着する。

（ⅳ）発生第6週の間に、ラトケ囊と口腔との連絡部は退行し消失する。

（ⅴ）その後、ラトケ囊の**前壁細胞**が増殖して下垂体の**前葉**を形成する。

（ⅵ）ラトケ囊の**後壁細胞**は増殖しない。
　　➡薄くて不明瞭な**中間部**（pars intermedia）として残る。

（ⅶ）神経外胚葉から発生する下垂体領域（間脳の漏斗 infundibulum）は、神経性下垂体と呼ばれる。
　　➡漏斗の遠位端、神経上皮細胞が増殖するにつれて塊状になる。そして、後に分化して神経膠細胞に似た**後葉細胞（pituicyte）**になる。

―――――――――――――――――――――――――――――（チョット役に立つお話）―

*【下垂体の発生】
　下垂体の発生過程は、従来信じられてきたような、下垂体前葉原基が咽頭蓋から頭蓋咽頭管を「上昇」して視床下部に「接触するようになり」発育するのではなく、脳底視床下部に「はじめから接触」していた下垂体原基が下降して発育するとされている（堀ら，2003）。

―――――――――――――――――――――――――――――（チョット役に立つお話）―

**【ラトケ囊とラトケ囊胞】
①ラトケ囊（Rathke's pouch）は、胎生4週頃に原始口窩背側から間脳方向に突出する外胚葉性の憩室様組織である。
　　㋐途中の管状構造を**頭蓋咽頭管**と呼ぶ。
　　　➡頭蓋咽頭管は胎生9週頃には閉鎖し、消失する。
②ラトケ囊は、下垂体前葉、中間葉および隆起部（tuberal part）の前駆物である。

   ③ラトケ嚢は、前壁、後壁およびその中心に裂隙をもっている。
    ➡前壁は増殖して下垂体の前葉と隆起部を形成する。そして後壁は中間葉となり、残りの腔は狭い裂隙(Rathke's cleft)となり、退化する。
     📖ラトケ裂隙は、線毛を有する円柱上皮によって被われ、この上皮には粘液産生能を有する杯細胞(goblet cell)が認められる。
  ②ラトケ嚢胞(Rathke's cleft cyst)は、ラトケ裂隙(Rathke's cleft)が遺残し、その裂隙に粘液が貯留し増大したものである。多くは無症候性であるが、嚢胞の直径が7 mm 以上になると症候性のラトケ嚢胞(symptomatic Rathke's cleft cyst)となる(275頁)。

❸正常下垂体前葉の大きさおよび形態(金柿ら, 2002)
 （ⅰ）男性；思春期で最大となるが、最大でも 8 mm 以内。
 （ⅱ）女性
  ⓐ思春期
   ㋐大きさは、最大 10 mm ほどになる。
   ㋑形態；上方に凸になることが多い。
  ⓑ妊娠後期や産褥期➡大きさが、最大 12 mm ほどにまでなる。

❹下垂体の分類
 ➡口腔上皮由来の腺性下垂体(adenohypophysis)と神経外胚葉由来の神経性下垂体(neurohypophysis)とからなる。
 （ⅰ）腺性下垂体 Adenohypophysis
  ⓐ下垂体の前腹側部を占める。
  ⓑ分類
   ㋐前葉(anterior lobe)*
    ➡腺性下垂体の大部分を占め、各種の前葉ホルモンを分泌する腺細胞からなる。
    ①主部(前部、遠位部 pars distalis)
    ②隆起部(tuberal part)
     ❶漏斗葉(infundibular lobe)とも呼ばれる。
     ❷下垂体茎(柄)下部を取り囲むように存在している部分。
   ㋑中間葉(middle lobe)
    ①神経下垂体に接する狭い部分。
    ②主として、メラニン細胞刺激ホルモン(melanocyte stimulating hormone；MSH)を生産する細胞からなる。
    ③前葉と中間葉との境界は明確ではない。
  ⓒ下垂体神経部と視床下部とは結合織により明瞭に境界されている。

> **ちょっとお耳を拝借**
>
> ①下垂体前葉のホルモン分泌細胞は、前葉内に均一に分布しているのではない。
>   すなわち、
>   ③成長ホルモン(growth hormone；GH)およびプロラクチン(prolactin；PRL)分泌細胞は外側に分布する。
>   ⑤甲状腺刺激ホルモン(thyroid stimulating hormone；TSH)、副腎皮質刺激ホルモン(adrenocorticotropic hormone；ACTH)、卵胞刺激ホルモン/黄体形成ホルモン(follicle stimulating hormone/luteinizing hormone；FSH/LH)分泌細胞は内側部に分布する。
> ②この分布が微小腺腫の局在診断に役立つことがある。
> ③前葉ホルモン分泌細胞(好色素性細胞 chromophil cell)
>   ③好酸性細胞(acidophil cell)
>   ➡成長ホルモンとプロラクチンを分泌する。
>   ◆ somatotroph(成長ホルモン分泌細胞)；成長ホルモンを分泌する大型で、細胞質顆粒の豊富な細胞。
>   ◆ mammotroph；小型でプロラクチンを分泌する細胞。
>   ⑤好塩基性細胞(basophil cell)
>   ➡ACTH、TSH、gonadotropin(性腺刺激ホルモン)を分泌する。
>   ◆ corticotroph；ACTH を分泌する細胞。
>   ◆ thyrotroph；TSH を分泌する細胞。
>   ◆ gonadotroph；LH と FSH を分泌する細胞。
> ④ACTH、MSH、GH、PRL は単純蛋白ホルモンに属し、TSH、LH および FSH は糖蛋白ホルモンに属する。
>   ③糖蛋白ホルモンは、α、β の2つの鎖よりなる。
>   ⑤ホルモン作用を発揮するのは β 鎖で、β-サブユニットによりホルモンの生理作用の性質が決定される。
>   ③α 鎖は種属差に関係したサブユニットで、TSH、LH、FSH に共通である。

(ⅱ)神経性下垂体 Neurohypophysis(後葉 posterior lobe*)
  ⓐ神経外胚葉から発生する下垂体領域(間脳の漏斗 infundibulum)は、神経性下垂体と呼ばれ、視床下部の続きである。
    ➡漏斗は、神経部(pars nervosa)、正中隆起(median eminence)および漏斗茎(infundibular stem；下垂体茎 pituitary stalk)になる。
  ⓑ下垂体は、漏斗茎によって視床下部と連絡している。

---(チョット役に立つお話)

> *【下垂体の前葉と後葉】
> 　下垂体は腺性下垂体と神経性下垂体とに分かれるが、前葉(anterior lobe)、後葉(posterior lobe)という時には、トルコ鞍隔膜より下の部分で、下垂体茎(pituitary stalk)を含まない(武内ら, 1983)。

❺妊娠に伴う下垂体の生理的肥大
　(ⅰ)正常の1.4～1.7倍に増大する。
　(ⅱ)前葉のprolactin産生細胞の肥大と増大によるとされている。
　(ⅲ)妊娠中の血中prolactin値は、非妊娠時の10～20倍にも増加する。
❻下垂体の血管支配
　(ⅰ)動脈系(表2)(図4)
　　ⓐ下垂体は、主に内頸動脈(床突起上部supraclinoid portionおよび海綿静脈洞部)とその枝(後交通動脈、眼動脈)の分枝から血流を受けている。
　　　➡下垂体後葉は、これらの動脈から直接血流を受ける。
　　ⓑ上記の動脈は正中隆起において血管吻合網により下垂体門脈一次叢を形成し、下垂体前葉は主にこの門脈から視床下部ホルモンを含む血流を受ける。
　　ⓒ下垂体の血流は、直接、海綿静脈洞へ流入する。

表2. 下垂体に分布する動脈

前葉	①上下垂体動脈(superior hypophyseal artery) 　ⅰ)前葉への主な血流。 　ⅱ)内頸動脈床突起上部より分枝。 ②被膜動脈(capsular artery)；内頸動脈海綿静脈洞部の分枝。 ③Artery of the inferior cavernous sinus；内頸動脈海綿静脈洞部の分枝。 ④Prechiasmal artery；眼動脈の分枝。
下垂体茎	①上下垂体動脈(superior hypophyseal artery) ②漏斗動脈(infundibular artery)
後葉	①下下垂体動脈(inferior hypophyseal artery) 　ⅰ)後葉への主な血流。 　ⅱ)内頸動脈海綿静脈洞部より分枝する髄膜下垂体動脈幹(meningohypophyseal trunk)の枝。 ②漏斗動脈(infundibular artery)；後交通動脈の分枝。

(※1)両側の上下垂体動脈、漏斗動脈(infundibular artery)およびprechiasmal arteryは、下垂体や下垂体茎の周辺で密に吻合している。これをcirciminfundibular anastomosisという。
(※2)上下垂体動脈は下垂体茎の上部の周囲に1つの動脈輪をつくり、また、下下垂体動脈は下垂体後葉の回りに1つの動脈輪をつくって、漏斗下部にいくつかの枝を与える。
(※3)手術で視神経と内頸動脈との間(optico-carotid space)からアプローチする場合、内頸動脈から分枝している上下垂体動脈を損傷しないように留意する。
(※4)中間葉への血管の分枝は、ほとんど認められない。

　(ⅱ)上および下下垂体動脈の枝は下垂体茎に入り、類洞(sinusoid)を形成する。
　　　➡類洞(sinusoid)からの血液は、門脈を経て下垂体前葉に達する。
　(ⅲ)下垂体門脈血管(hypophyseal portal vessels)
　　ⓐ正中隆起(median eminence)の毛細血管床と腺性下垂体の毛細血管床との間を走るの

　　　　で、門脈と呼ばれる。
　　　ⓑlong portal vessel と short portal vessel
　　　　とがある。
　　　ⓒ神経ホルモンは、門脈を経て腺性下垂体へ
　　　　達する。
　　　ⓓ門脈は、下垂体前葉の二次毛細血管叢(sec-
　　　　ondary capillary plexus)のもとをなして
　　　　いる。
　　(ⅳ)静脈系
　　　　➡前葉からの静脈は後下方に集まり、後葉
　　　　　からの静脈とともに下垂体静脈(pitui-
　　　　　tary vein)となって海綿静脈洞へ流れる。

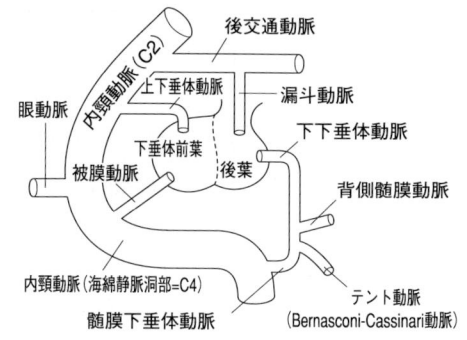

図 4. 下垂体に分布する動脈の模式図
(宜保ら，1991．一部改変)

下垂体前葉は上下垂体動脈、後葉は下下垂体動脈が主に灌流する。
その他、被膜動脈は前葉に、漏斗動脈は後葉に分布する。

❼分泌されるホルモン
(ⅰ)**下垂体前葉ホルモン**
　　ⓐ下垂体前葉ホルモンは、視床下部からの放出ホルモンあるいは抑制ホルモンの支配下にある。
　　ⓑまた、標的器官と下垂体および視床下部との間には negative feedback 機構がある。
　　　➡すなわち、標的器官から分泌されるホルモンの血中濃度が低下すると、視床下部放出ホルモンおよび下垂体前葉ホルモンの分泌が増加し、常に血中のホルモン濃度を一定の範囲内に保つようになっている。
　　ⓒ各種ホルモン
　　　㋐成長ホルモン(growth hormone；GH)
　　　　①GH は、視床下部の成長ホルモン放出ホルモン(GH releasing hormone；GHRH)によって促進的に、成長ホルモン分泌抑制ホルモン(GH inhibiting hormone；GHIH＝somatotropin releasing inhibiting hormone；**somatostatin**)によって抑制的に制御されている。
　　　　②GHRH は弓状核(arcuate nucleus)の神経細胞で、somatostatin は第3脳室周囲にある室周囲核(periventricular nucleus)で産生される。
　　　　③GH は、下垂体前葉の成長ホルモン分泌細胞(somatotroph)から分泌される。
　　　　④GH は、睡眠時、運動や食事などで分泌が増加する。
　　　　⑤加齢とともに GH の分泌は減少する。
　　　　⑥GH の作用は somatomedin C(インスリン様成長因子 insulin-like growth factor Ⅰ；IGF-Ⅰ)を介して発現されるが、IGF-Ⅰは下垂体において GH 分泌を抑制し、視床下部からの somatostatin の分泌を促す。
　　　㋑乳腺刺激ホルモン(prolactin；PRL)
　　　　①PRL は、視床下部のプロラクチン放出促進因子(prolactin releasing factor；PRF)とプロラクチン分泌抑制因子(prolactin inhibiting factor；PIF)によって調節されているが、**PIF が主になって PRL 分泌を調節**している。
　　　　☞したがって、視床下部が障害されると分泌が増加する唯一の下垂体ホルモンである。

②PRL の分泌は、睡眠によって増強し、覚醒前に頂値となる。
　　　③PRL 分泌は、睡眠のほか、けいれん、ストレス、運動、妊娠や種々の薬剤でも増強される。
　　　④PRL は乳腺の発育と乳汁分泌の役割を担っている。
　　　⑤PRL は脈動性に分泌される（通常、1日に4～14個のピークをもつ）。
　　　⑥PRL は摂食後1時間以内に急激な上昇が起こる。
　　　⑦PRL は妊娠中に次第に増加し、満期で最高となり、出産後4～6カ月で正常に戻る。
　　　⑧Estrogen は、PRL の分泌を促進させる。
　　ⓒ甲状腺刺激ホルモン（thyroid stimulating hormone；TSH）
　　　①TSH の分泌は、視床下部の甲状腺刺激ホルモン放出ホルモン（thyrotropin releasing hormone；TRH）と甲状腺ホルモンによって制御されている。
　　　②TSH は室傍核の神経細胞で産生される。
　　　③糖蛋白（glycoprotein）ホルモンである。
　　　④TSH は夜間に軽度増加するが、食事、運動やストレスの影響は受けない。
　　ⓓ副腎皮質刺激ホルモン（adrenocorticotropic hormone；ACTH）
　　　①ACTH の分泌は、視床下部の ACTH 放出ホルモン（副腎皮質刺激ホルモン放出ホルモン corticotropin releasing hormone；CRH）により促進される。
　　　②CRH は室傍核の小細胞群で産生される。
　　　③ACTH の分泌はストレス刺激により増加する。
　　ⓔ性腺刺激ホルモン（gonadotropin）
　　　①性腺刺激ホルモンは、視床下部の性腺刺激ホルモン放出ホルモン（gonadotropin releasing hormone；Gn-RH）によって促進され、性腺から産生される inhibin（インヒビン）（睾丸ホルモンの一種）、estrogen や androgen によって抑制される。
　　　②性腺刺激ホルモンは、黄体形成ホルモン（luteinizing hormone；LH）と卵胞刺激ホルモン（follicle stimulating hormone）の2つからなる糖蛋白ホルモンである。
　（ⅱ）中間葉から分泌されるホルモン➡メラニン細胞刺激ホルモン
　（ⅲ）下垂体後葉から分泌されるホルモン
　　ⓐ抗利尿ホルモン（antidiuretic hormone；ADH＝vasopressin）
　　　⑦主に、視床下部の視索上核でつくられる。
　　　④ADH の分泌は、血漿浸透圧の低下により浸透圧受容体を介して、また急激な循環血液量の低下は圧受容体を介して促進される。
　　ⓑOxytocin
　　　⑦主に、視床下部の室旁核でつくられる。
　　　④子宮収縮作用や乳汁分泌作用を有する。

6．脳葉、錐体路および内包

❶脳葉 Cerebral lobe

（ⅰ）脳は、前頭葉、頭頂葉、側頭葉および後頭葉の4領域に大別される。

（ⅱ）各脳葉は、脳溝によって区切られている。

　　ⓐ前頭葉；下方はSylvius裂（外側溝）により側頭葉と、後方は中心溝（Rolando溝）により頭頂葉と境されている。

　　ⓑ頭頂葉；前方は中心溝と、後方は頭頂後頭溝により境されている。

　　ⓒ側頭葉；Sylvius裂以下の部分。

　　ⓓ後頭葉；頭頂後頭溝より後方の部分。

❷錐体路 Pyramidal tract（図5）

（ⅰ）皮質脊髄路（corticospinal tract）を意味する。

（ⅱ）大脳皮質運動野からの線維が中心になる。

　　➡Brodmann 4野からの線維のほかに、Brodmann 6野（運動前野、補足運動野）、さらには頭頂葉（Brodmann 3、1、2野）からの線維もきている。

（ⅲ）内包後脚を通る。

（ⅳ）中脳の大脳脚の中1/3を走行する。

（ⅴ）70〜90％の線維が延髄下部あるいは頸髄上部で交叉（→錐体交叉）して反対側へ行き、外側皮質脊髄路となって脊髄側索を下行する。

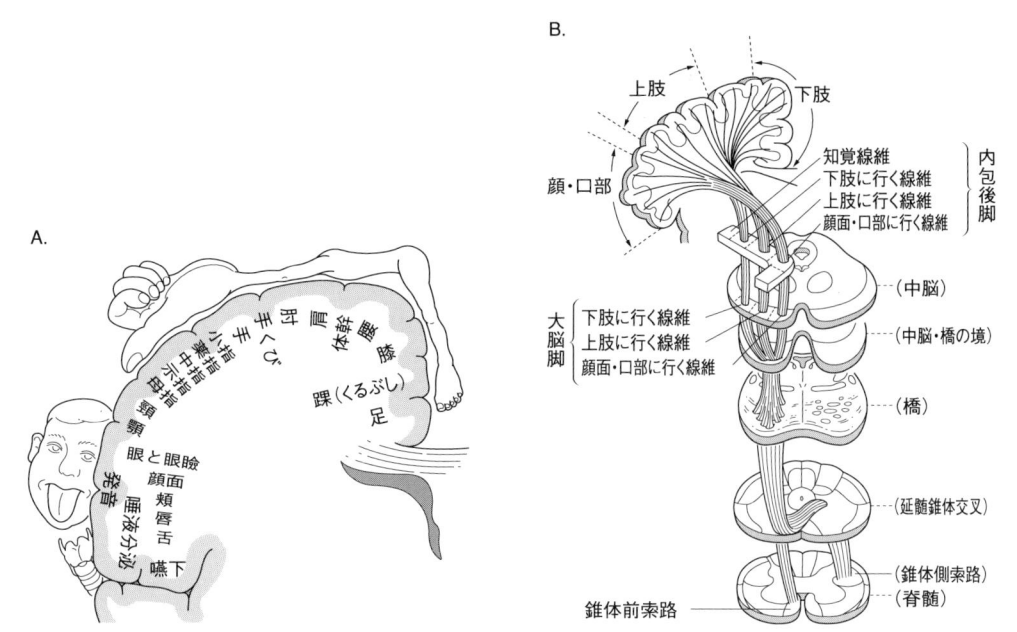

図5．運動領野の身体部位局在と錐体路の諸高における分布
A：運動領野における身体部位局在（佐藤ら，1987）
B：錐体路の諸高における分布（平山，1979，一部改変）

❸内包 Internal capsule（図6）
  （ⅰ）大脳皮質と脳幹や脊髄とを連絡する投射線維が、レンズ核、尾状核および視床によって挟まれる部分をいう。
  （ⅱ）多数の神経路が通っており、錐体路は代表的伝導路である。
  （ⅲ）水平断では、「＜」の字形を呈している。
    ⓐ前脚（anterior limb）；前頭橋路が通る。
    ⓑ膝（genu）；皮質核路（皮質延髄路）が通る。
    ⓒ後脚（posterior limb）；皮質赤核線維、皮質脊髄路（錐体路）、視床放線、皮質橋線維、聴放線や視放線が通る。
  （ⅳ）動脈支配
    ⓐ前脚；内側線条体動脈（medial striate artery）と Heubner 動脈。
    ⓑ膝および後脚（前1/3）；レンズ核線条体動脈
    ⓒ後脚（後部）；前脈絡叢動脈

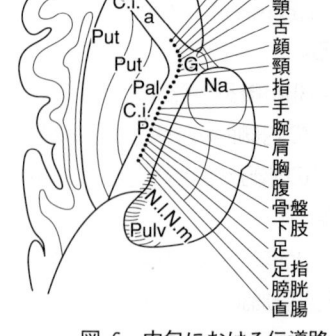

N.c＝尾状核
G＝内包膝部
Put＝被殻
Na＝視床前核
N.m＝視床内側核
C.i.a＝内包前脚
C.i.p＝内包後脚
Pal＝淡蒼球
N.l＝視床外側核
Pulv＝視床枕

図6．内包における伝導路（田崎ら，2000）

7．補足運動野 Supplementary motor area

❶運動前野（premotor area；Brodmann's area 6）の一部である。
❷前頭葉内側面の一次運動野下肢領域の前方に位置する。
❸視床前腹側核（ventral anterior nucleus；VA）からの連絡がある。
❹両側の前部帯状回と相互に線維連絡がある。
❺機能
  （ⅰ）発言の開始に重要。
  （ⅱ）随意運動の企画（planning）、開始（initiation）や制御に関与。
❻支配動脈；脳梁周囲動脈または脳梁辺縁動脈の枝。
❼補足運動野の損傷の原因
  （ⅰ）脳腫瘍（神経膠腫や髄膜腫）
  （ⅱ）脳血管障害（梗塞や皮質下出血）
❽補足運動野の症状（森，1995）
  （ⅰ）一過性の運動無視（麻痺によらない肢の不使用現象）
  （ⅱ）運動の開始が困難。
  （ⅲ）Alien hand sign（80頁）
  （ⅳ）一過性の運動保続
    🖝運動保続とは、単純な動作を不随意に反復し意図的に止められない状態をいう。
  （ⅴ）発語の減少、自発言語の減少や発語開始困難。

8. 視床 Thalamus

❶視床は、多数の神経細胞が形成する視床核が集まってできた灰白質塊で、間脳の最大の部分である。

❷室間孔と後交連との間にある。

❸視床の内側面の一部分が、第3脳室の両側で癒合している。

☞この部分を視床間橋(中間質 massa intermedia)という。

❹機能

(ⅰ)感覚の中継核(嗅覚を除く)。

(ⅱ)運動野や小脳などと連絡があり運動を制御。

(ⅲ)上行性網様体賦活系の中継核。

❺視床の諸核(図7-A)

➡Y字型の白質板である内側髄板(internal medullary lamina)により、視床前核群、内側核群、および外側核群に分けられる。

(ⅰ)前核群(anterior nucleus group)

➡前核(anterior nucleus；A)で、乳頭体から線維(→乳頭体視床束＝Vicq d'Azyr 路)を受ける。大脳辺縁系と関連している。

(ⅱ)内側核群(medial nucleus group)

➡背内側核(dorsomedial nucleus；DM)で、前頭葉と連絡している。

(ⅲ)正中核群(midline nuclear group)

(ⅳ)髄板内核群➡正中中心核(centromedian nucleus；CM)で、網様体から線維を受ける。

(ⅴ)外側(背側)核群(lateral nucleus group)

ⓐ背側外側核(lateral dorsal nucleus；LD)；辺縁系と関連。

ⓑ後外側核(lateral posterior nucleus；LP)；視床の他の核から線維を受け、頭頂連合野に連絡する。

ⓒ視床枕(pulvinar)

(ⅵ)腹側核群(ventral nucleus group)

ⓐ前腹側核(ventral anterior nucleus；VA)；淡蒼球、大脳皮質運動前野と連絡。

ⓑ外側腹側核(ventral lateral nucleus；VL)；小脳核から線維を受け、大脳皮質運動野に投射。

ⓒ後腹側核(ventral posterior nucleus；VP)

➡体性感覚の中継核。

㋐後外側腹側核(ventral posterolateral nucleus；VPL)；内側毛帯と脊髄視床路の線維を受ける。中間腹側核(ventral intermediate nucleus；Vim)は、VPLの吻側部(pars oralis)と同じである。

㋑後内側腹側核(ventral posteromedial nucleus；VPM)；三叉神経視床路の線維を受ける。

(ⅶ)後核群(posterior nucleus group)

ⓐ内側膝状体(medial geniculate body；MGB)

ⓑ聴覚の中継核。
　　　㋑下丘からの神経線維を受けて、聴放線を出す。
　　ⓒ外側膝状体(lateral geniculate body；LGB)；視覚の中継核。
❻視床の血管（図7-B）

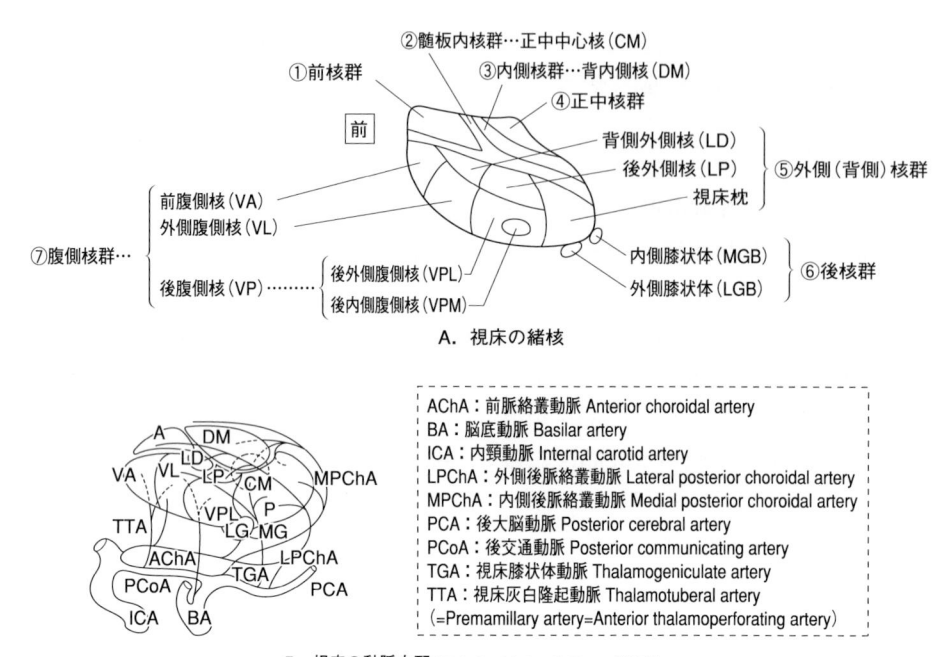

A．視床の諸核

B．視床の動脈支配 (Takahashi ら，1985．一部改変)
図 7．視床の諸核と血管支配

9．視床下部 Hypothalamus

❶間脳の最も腹側に位置し、第3脳室の下壁と外側壁を形成。
❷第3脳室が漏斗状に下垂体に向かい、突出している部分の左右の壁に沿った細胞集団を含む組織。
　　☞第3脳室壁内の灰白質、漏斗および乳頭体を含む第3脳室底が視床下部を形成している。
❸視床下部の拡がりは、視交叉の領域から乳頭体の後縁まで。
❹正中断面では、第3脳室側壁の視床下溝より下の部分である。
❺漏斗茎を介して下垂体と連絡している。
❻腹側面で肉眼的に観察できる構造物
　　➡視交叉、漏斗、灰白隆起、および乳頭体。
❼第3脳室底を形成している部分は、灰白隆起の正中隆起(median eminence)である。
❽機能；自律神経系、内臓機能、および内分泌系の中枢。
❾諸核
　（ⅰ）前部
　　　ⓐ視索前核；性腺刺激ホルモン分泌の制御。

ⓑ視交叉上核；網膜からの刺激を受ける。昼夜のリズムに関与。
ⓒ室傍核；主に oxytocin を分泌。
ⓓ視索上核；主に vasopressin(antidiuretic hormone；ADH)を分泌。
（ⅱ）中部
ⓐ背内側核；空腹中枢
ⓑ腹内側核；満腹中枢
ⓒ漏斗核；下垂体前葉ホルモン調節因子を分泌。
ⓓ外側核；交感神経系
（ⅲ）後部
ⓐ後核；交感神経系
ⓑ乳頭体；大脳辺縁系の一部を形成する。

10. 松果体 Pineal body

❶松果体は第3脳室後壁が背側に膨隆してできた構造物。
❷melatonin を含み、視床下部を介して性腺刺激ホルモンの放出を抑制する。
❸視交叉上核（視床下部）が交感神経を介して松果体を制御している。

11. 小脳 Cerebellum

❶橋と延髄の背側にある。
❷3対の小脳脚で脳幹と結合している。
すなわち、
（ⅰ）上小脳脚（結合腕）➡中脳
（ⅱ）中小脳脚（橋腕）➡橋
（ⅲ）下小脳脚（索状体）➡延髄
❸上方は、小脳テントにより大脳と分離されている。
❹小脳表面には「葉 Folia（脳回）」が横走しており、小脳裂（cerebellar fissure）により互いに境されている。
❺両側の小脳半球に取り囲まれている真ん中の部分を**小脳虫部**（cerebellar vermis）という。
❻小脳腹側面（前面）の中・下小脳脚の尾部には、一対の片葉（flocculus）があり、茎により小脳虫部の一部、すなわち小節（nodulus）と結合している（→**片葉小節葉** flocculonodular lobe）。
　　☝片葉小節葉は後外側溝の下方。
❼系統発生的分類
（ⅰ）**原小脳** Archeocerebellum
ⓐ系統発生的に最も古い部分。
ⓑ前庭神経核と線維結合しており（**前庭小脳**とも呼ばれる）、身体の平衡と関連。
ⓒ片葉小節葉（および小舌の部分）がこれに相当する。
（ⅱ）**古小脳** Paleocerebellum

ⓐ求心路は主として脊髄からくる（→**脊髄小脳**とも呼ばれる）。
　　　ⓑ筋緊張の調節、姿勢保持や歩行の制御を司る。
　　　ⓒ前葉*虫部である中心小葉と山頂、後葉*虫部である虫部垂と虫部錐体がこれに相当する。
　（ⅲ）**新小脳 Neocerebellum**
　　　ⓐ系統発生的に最も新しい部分。
　　　ⓑ大脳皮質と密接な関係があり（←皮質小脳路）、随意運動の微調整を行う。
　　　ⓒ両側の小脳半球が相当。
　　　ⓓ**橋小脳**とも呼ばれる。

（チョット役に立つお話）

*【小脳の前葉と後葉】
①第一裂によって前（上）と後（下）とに分けられる。
②前葉は第一裂より上部、後葉は第一裂より下方で後外側溝までをいう。

---

❽**小脳の内景**
　➡小脳皮質（灰白質）と髄質（白質）とからなる。
（ⅰ）**小脳皮質（灰白質）**
　　ⓐ最外層の分子層、その次は Purkinje 細胞層、最内層の顆粒層の３層に区別される。
　　ⓑ分子層（molecular layer）
　　　㋐樹状突起や軸索からなる。
　　　㋑籠細胞（basket cell）がある。
　　　　☞Purkinje 細胞に抑制的に働く。
　　ⓒPurkinje 細胞層
　　　㋐Purkinje 細胞がある。
　　　㋑Purkinje 細胞の軸索は小脳皮質から白質を通り小脳核に向かう。
　　　㋒Purkinje 細胞は、小脳皮質から遠心性インパルスを出しうる唯一の細胞。
　　　㋓登上線維（climbing fiber）は Purkinje 細胞と直接シナプス結合する。
　　　㋔苔状線維（mossy fiber）は、顆粒細胞を介して Purkinje 細胞と間接的にシナプス結合する。
　　ⓓ顆粒層（granular layer）
　　　㋐顆粒細胞や Golgi 細胞がある。
　　　㋑顆粒細胞は Purkinje 細胞に連絡する求心性の神経細胞。
　　　㋒Golgi 細胞は顆粒細胞を抑制する。
（ⅱ）**小脳髄質（白質）**
　　ⓐ神経線維と小脳核がある。
　　ⓑ**小脳核**
　　　㋐４つの核、すなわち室頂核、球状核、栓状核、歯状核（dentate nucleus）があり、有対である。
　　　㋑室頂核 Fastigial nucleus

　　　　①第4脳室の天井部（背側）にある。
　　　　②片葉小節葉からの求心性線維が入っている。
　　　　③遠心性線維は下小脳脚を通って前庭神経核へと向かう。
　　㋺球状核 Globose nucleus と栓状核 Emboliform nucleus
　　　　①古小脳（paleocerebellum）からの求心路が入っている。
　　　　②遠心性線維は上小脳脚を経て反対側の赤核へ行く。
　　㋩歯状核 Dentate nucleus
　　　　①最大の小脳核である。
　　　　②新小脳からの求心性線維が入っている。
　　　　③遠心性線維は上小脳脚を経て反対側の赤核や視床へ向かう。
❾線維連絡
　（ⅰ）求心路
　　　ⓐ前庭小脳路（vestibulocerebellar tract）；前庭小脳（原小脳）への入力線維。
　　　ⓑ脊髄小脳路（spinocerebellar tract）
　　　　㋑後脊髄小脳路と前脊髄小脳路とがある。
　　　　㋺古小脳への入力線維。
　　　　㋩筋や腱の深部感覚を小脳に送る経路。
　　　ⓒオリーブ小脳路（olivocerebellar tract）および橋小脳路（pontocerebellar tract）
　　　　㋑新小脳への入力線維である。
　　　　㋺オリーブ小脳路
　　　　　　①オリーブ小脳路の線維終末は登上線維である。
　　　　　　②大脳皮質や脊髄からの情報を新小脳へ伝える。
　　　　㋩橋小脳路；大脳皮質からの情報を新小脳へ伝える。
　（ⅱ）遠心路
　　　ⓐ小脳からの遠心路は Purkinje 細胞から起こる。
　　　ⓑ前庭小脳（原小脳）からの遠心線維は下小脳脚を、古小脳（脊髄小脳）および新小脳からの
　　　　遠心線維は上小脳脚を通る。

❷脳腫瘍に必要な病態生理

1．頭蓋内圧 Intracranial pressure(ICP)

❶頭蓋内圧とは頭蓋腔内の圧をいう。
　（ⅰ）頭蓋容積（約1,500 ml）は一定であるために、頭蓋内容物の容積変化によって上下する。
　　　➡頭蓋内容物は脳実質（87％）、髄液（9％）および血管内血液（4％）である。
　（ⅱ）頭蓋内圧＝脳容積＋頭蓋内血液量＋頭蓋内髄液量
❷頭蓋内圧は、一般には脳室または腰椎穿刺による髄液圧を指し、mmH₂O、またはmmHg（1 mmHg＝13.6 mmH₂O）で表す。その他、硬膜外、硬膜下やくも膜下腔でも測定される（硬膜外圧≦硬膜下圧≦脳室内圧）。
　➡**脳室内圧**は、**最も正確に頭蓋内圧を反映**しているが、脳室が狭小化している場合には測定が困難であり、また感染の危険性もある。
❸側臥位では、頭蓋内圧と腰椎レベルの髄液圧は等しい。
　（ⅰ）最も一般的な頭蓋内圧測定法は、側臥位で腰部髄液圧を測定することである。
　（ⅱ）頭蓋内から脊髄くも膜下腔への正常な髄液の流れが障害されると、腰椎での髄液圧は頭蓋内圧を正確に反映しなくなる。
❹正常値
　（ⅰ）側臥位での腰部脳脊髄髄液圧の正常値
　　　ⓐ成人；60〜180 mmH₂O
　　　ⓑ小児；40〜100 mmH₂O
　（ⅱ）脳室穿刺による髄液圧
　　　➡側臥位でMonro孔の高さで、50〜80 mmH₂Oである。

2．頭蓋内圧亢進 Increased intracranial pressure(IICP)

❶定義
　➡200 mmH₂O（15 mmHg）以上をいう。
❷頭蓋内圧の上昇
　（ⅰ）脳組織量、頭蓋内髄液量、頭蓋内血液量の三者のうちの1つの容積が増大したり、占拠性病変（space occupying lesion）が発生すると、頭蓋内圧は上昇する。
　（ⅱ）一般に、占拠性病変（腫瘤）の容積が150 mlを超えると、頭蓋内圧は上昇する。
❸頭蓋内圧の波形
　（ⅰ）正常では呼吸性・心拍性の拍動が、基本圧の上に小さく重畳した波形を示す。
　（ⅱ）頭蓋内圧が高くなると、呼吸性・心拍性拍動の振幅が増加する。

(iii) 頭蓋内圧亢進時の圧波 (pressure wave)

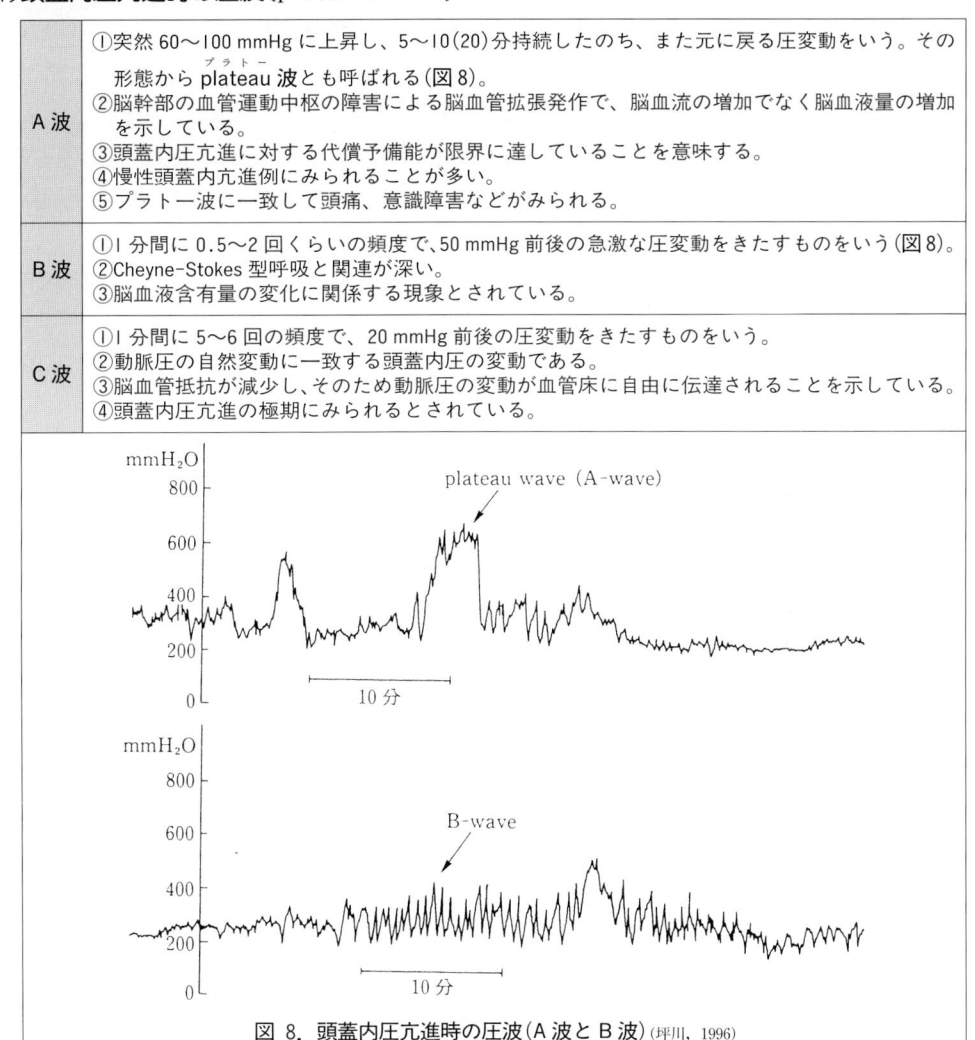

A波	①突然 60～100 mmHg に上昇し、5～10(20)分持続したのち、また元に戻る圧変動をいう。その形態から plateau 波(プラトー)とも呼ばれる(図8)。 ②脳幹部の血管運動中枢の障害による脳血管拡張発作で、脳血流の増加でなく脳血液量の増加を示している。 ③頭蓋内圧亢進に対する代償予備能が限界に達していることを意味する。 ④慢性頭蓋内圧亢進例にみられることが多い。 ⑤プラトー波に一致して頭痛、意識障害などがみられる。
B波	①1分間に 0.5～2 回くらいの頻度で、50 mmHg 前後の急激な圧変動をきたすものをいう(図8)。 ②Cheyne-Stokes 型呼吸と関連が深い。 ③脳血液含有量の変化に関係する現象とされている。
C波	①1分間に 5～6 回の頻度で、20 mmHg 前後の圧変動をきたすものをいう。 ②動脈圧の自然変動に一致する頭蓋内圧の変動である。 ③脳血管抵抗が減少し、そのため動脈圧の変動が血管床に自由に伝達されることを示している。 ④頭蓋内圧亢進の極期にみられるとされている。

図 8. 頭蓋内圧亢進時の圧波(A波とB波) (坪川, 1996)

❹頭蓋内圧亢進による病態

①脳の循環障害の発生	脳血流量は**脳灌流圧***に比例するので、頭蓋内圧が高くなると脳循環障害が発生する。
②脳浮腫の発生	脳血流の低下は糖や酸素を脳に供給し難くなり、脳代謝障害が発生し、**脳浮腫 Brain edema** を誘発する。
③脳ヘルニアの発生	脳浮腫が発生すると、さらに脳の容積が増大し、ついには**脳ヘルニア Cerebral herniation**(36頁)へと移行する。
頭蓋内圧が上昇して、 　①20 mmHg になると、脳血流量は低下し、細胞のエネルギー代謝は崩壊する。 　②40 mmHg 以上になると、脳灌流圧はさらに低下、**Cushing 反応****の出現、脳ヘルニアの起こる危険性が高くなる。 　　➡40 mmHg が脳灌流圧低下により脳血流量が低下する限界 ICP である。 　③平均血圧に達すると、脳血流は停止する。	

❺頭蓋内圧亢進症状(103頁)

―――――――――――――――――――――――――――――――（チョット役に立つお話）―

*【脳灌流圧 Cerebral perfusion pressure(CPP)】
①脳灌流圧は全身血圧と頭蓋内圧との差(**CPP＝平均血圧－頭蓋内圧**)で、頭蓋内の血管床に血液を通過させる圧力である(平均血圧＝拡張期血圧＋脈圧/3)。
②脳灌流圧が 50～150 mmHg(平均血圧；60～160 mmHg)の範囲の間で変動する場合には、脳血管抵抗がそれに応じて変化し脳血流量は一定に保たれる(図 **9**)。これを**自動調節能**(autoregulation)という。
③脳灌流圧が 40 mmHg 以下では、脳の非可逆的障害が発生する可能性が高い。

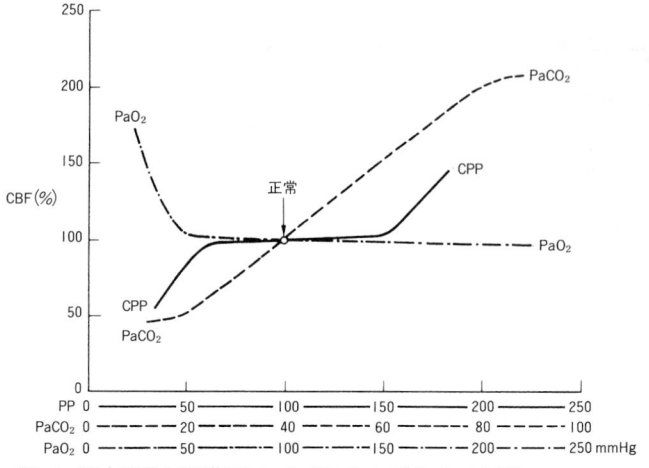

図 9．脳血流量と脳灌流圧、$PaCO_2$ および PaO_2 の関係 (亀山, 1996)
CPP, PP；脳灌流圧

―――――――――――――――――――――――――――――――（チョット役に立つお話）―

**【Cushing 反応 Cushing response(Cushing 現象)】
①定義；頭蓋内圧が急激(acute)、かつ急速(rapidly)に上昇した際にみられる収縮期血圧の上昇(systemic hypertension)をいう。
②この全身血圧の上昇に心拍数の減少(徐脈)と呼吸障害が加わったものを、Cushing 3 徴(triad)という(黒岩, 2002)。
③発生機序
　　①頭蓋内圧亢進により延髄の血管運動中枢(vasomotor center)に乏血が及ぶため、血圧上昇により脳幹部への血流を維持しようとする機構。
　　②交感神経機能の亢進による。
④血圧上昇(黒岩, 2002)
　　①3 徴の中で最後に出現する。
　　②頭蓋内圧亢進による脳灌流圧の低下によって、脳血流量が低下し始めた時点で認められる。
　　③臨床的には髄液圧が 450 mmH_2O を超えると、脳血流は低下し血圧が上昇すると

されているが、そうでない症例もある。
④実験例
- ◆初期；頭蓋内圧の上昇➡徐脈と全身血圧の低下（副交感神経の緊張）。
- ◆さらなる頭蓋内圧の上昇➡呼吸数の減少、徐脈・不整脈・脈圧の増加。
- ◆最後に、血圧が上昇。
  - 血圧上昇時点では脳血管の自動調節能は消失し、血圧が直接頭蓋内圧に反映する。

楽々講座　Monro-Kellie doctorine と Monro-Kellie-Burrows hypothesis

①Monro-Kellie doctorine
　①頭蓋内構成要素は脳組織と血管床内の血液の２つで、その構成要素は常に一定であるとの説。
　②血液量の変化により脳実質を保護する。
②Monro-Kellie-Burrows hypothesis
　①Burrows は髄液が頭蓋内構成要素として重要と考えた。
　②頭蓋内占拠性病変が増大しても、それと同量の血液または髄液が移動することにより、常に頭蓋内構成要素の総合容積が一定となるとの説。

3．脳浮腫 Brain edema

❶定義
➡種々の病因により脳組織の水分量が増加し、これにより脳容積が増加した状態をいう。

❷種類

血管原性浮腫 (Vasogenic edema)	①定義；脳の毛細血管内皮細胞の障害により血管壁の透過性が亢進し、すなわち**血液脳関門***が**破綻**し、血管内の血漿成分が細胞外腔（間質）に漏出したものをいう。 ②主に**白質**にみられ、軸索の走行に沿って拡がる傾向がある。 ③脳浮腫の大部分を占める。 ④浮腫の形態(前原ら、1993) 　(ⅰ)浮腫液の移動に対して最も抵抗の強いところは、皮質や基底核の灰白質構造で、次いで脳室壁である。したがってこのような構造に境界されて、浮腫の形態は決まる。 　(ⅱ)主病巣が白質の中央部にあり、しかも浮腫が半径 2 cm 以下の場合には、浮腫は主病巣を取り囲む円形の形態を示す。 　(ⅲ)半径が 4 cm 程度に達すると、いずれかの外側縁が脳表側の皮髄境界に接するので、浮腫は**手指状**の形態を示すようになり、内側縁が側脳室壁や基底核に達すると直線的な境界を呈する。 ⑤原因 　(ⅰ)血液脳関門の障害により脳毛細血管の透過性が亢進し生じる。 　　①腫瘍や外傷による脳血液関門の破壊。 　　②VEGF (vascular endothelial growth factor)が血管透過性に関与(→亢進させる)。 　(ⅱ)臨床的には、頭部外傷、脳腫瘍、脳出血や脳膿瘍などの疾患で生じる。 　　①原則として、主病巣の大きさと脳浮腫の程度とは、明らかな関係はないが、 　　　◆脳膿瘍では、病巣の大きさの割には浮腫が顕著である。 　　　◆膠芽腫や転移性脳腫瘍では強い浮腫がみられる。 　　　◆髄膜腫では、比較的強い浮腫を認める。 　　②脳腫瘍によって生じた脳浮腫を**腫瘍性脳浮腫**といい、血管原性浮腫に属する。 　　　➡腫瘍が比較的限局し、腫瘍周囲に浮腫がみられる場合を**腫瘍周囲浮腫**(peritumoral edema)という。

血管原性浮腫 (Vasogenic edema)	③頭部外傷による脳浮腫を**挫傷性浮腫**と呼ぶが、その病態は血管原性浮腫である。 ⑥浮腫の消退 　①脳室の髄液に吸収されるか、浸透圧により局所的に吸収されるかして脳毛細血管へ吸収される。 　②浮腫は、一般に、腫瘍摘出後消退するが、時に術後2〜3カ月残存することがある。
細胞毒性浮腫 (Cytotoxic edema)	①定義；脳細胞膜の機能異常により、細胞内の水分が増加しているものをいう。 ②浮腫は、原則として**脳表や基底核**などの灰白質に認められる。 ③細胞外腔の拡張はなく、**血液脳関門は障害されていない**。 ④血管内皮細胞、グリア・神経細胞などの脳組織の細胞成分が腫脹している。 ⑤原因 　①脳のエネルギー代謝障害により、細胞膜のイオン能動輸送に障害をきたし、細胞内へのNaの逆流とそれに伴う水の細胞内貯留により生じる。 　②低(無)酸素症、虚血初期、薬物中毒や一酸化炭素中毒などにより脳が一次的に障害されたときにみられる。 ⑥頭部外傷によって生じる細胞毒性浮腫は、虚血性浮腫であることが多い。 ⑦単純エックス線CT 　①大脳皮質や基底核に淡い低吸収域を認める。 　②通常、**両側性でびまん性**。
間質性浮腫 (Interstitial edema)	①定義；髄液の流出路の閉塞や髄液産生過剰などにより水頭症が生じると、脳室内圧が上昇し、**髄液は脳室壁から脳室周囲白質の細胞外腔に浸透する**。これが間質性浮腫である(→**水頭症性浮腫** hydrocephalic edema)。 ②神経膠細胞が脳室周辺白質に漏出した水分を吸収するが、それを超えた水分は細胞間隙に拡散していく。 ③特に、**側脳室前角外側部に顕著**である。
虚血性浮腫 (Ischemic edema)	①血管原性浮腫と細胞毒性浮腫の両者の特徴をもつものをいう。 ②浮腫は、**白質・灰白質の両者**に及んでいる。 ③虚血性脳血管障害の急性期にみられる。

※正常脳の水分は、灰白質で80%、白質で70%を占める。

(チョット役に立つお話)

*【血液脳関門 Blood-brain barrier(BBB)】
①物質が血中より脳へ移行するにあたって、必須なもののみを選択的に脳細胞へ移行させる機構である。すなわち、神経系の内部環境の homeostasis(恒常性)(ホメオスターシス)を保つために必要な物質の出し入れを制御する機構である。
　①水、グルコース、酸素、二酸化炭素や脂質溶解物質などは容易に通過する。
　②Na^+やK^+は通過が遅い。
　③ヘモグロビン、フィブリノーゲンや抗体などは、ほとんど通過しない。
②本態は、毛細血管内皮細胞、基底膜およびその周囲の星状膠細胞突起で構成される組織である。
③脳の barrier 機構は、胎生8〜10週で既に形成され、その後成熟する。
④中枢神経系の毛細血管の内皮細胞間は**密着帯**(tight junction)と呼ばれる密な細胞間結合を有し、密着帯はベルト状に連続することにより**閉鎖帯**(zona occluda)を形成する(正常脳毛細血管内皮細胞は、一部を除き小窓形成 fenestration を欠く→**無窓性** non-fenestrated)。
　①これにより、細胞間の液体の拡散を防いでいる。
　②脳腫瘍の血管(柴田, 1992)

◆星細胞腫、膠芽腫、上衣腫および髄芽腫
　　➡基本的には無窓血管であり、形態学的にはBBBを有する正常血管に類似。
◆髄膜腫、聴神経鞘腫、血管芽腫、悪性リンパ腫、悪性黒色腫、卵黄嚢腫瘍および転移性脳腫瘍
　　➡基本的には有窓血管。

⑤BBBにより、脳組織は正常な代謝が保持されている。
⑥中分子量以上の分子は、脂溶性でないとBBBは通過できない。
⑦BBBは脳循環には影響を与えない。
⑧BBBの障害、すなわち血管透過性の亢進が**脳浮腫の発生**に関与している。
　　🔖酸素欠乏、灌流圧低下、虚血、出血、炎症や腫瘍などでBBBの破綻が起こる。
⑨BBBを欠く組織➡脳室周囲器官群**

―――――――――――――――――――――（チョット役に立つお話）―

【脳室周囲器官群 Circumventricular organ】
①脳室周囲器官群は第3脳室壁を中心として、脳室のところどころに存在する吸収、あるいは分泌機能をもつと考えられる器官群である。
②脳室周囲器官群には以下のものがある。
　①交連下器官（subcommissural organ）
　　◆後交連（posterior commissure）直下にある。
　　◆背の高い円柱上皮をなす上衣細胞で、主に構成されている。
　②脳弓下器官（subfornical organ）
　③終板器官
　　◆第3脳室前壁を構成する終板（lamina terminalis）のほぼ正中腹側にある。
　　◆上衣細胞、神経細胞、神経膠細胞および血管よりなる。
　④松果体（pineal body）
　⑤神経下垂体（下垂体後葉）
　⑥下垂体漏斗部（infundibulum）
　⑦正中隆起（median eminence）➡灰白隆起の一部で、正中線で視交叉のすぐ後ろにある膨らみ。
　⑧灰白隆起（tuber cinereum）
　⑨下丘陥凹器官（organ of the inferior collicular recess）
　⑩傍室器官（paraventricular organ）➡第3脳室側壁中央部にある。
　⑪最後野（area postrema）➡嘔吐に関する重要な統合領域で、第4脳室尾側部に1対ある。
　⑫脈絡叢結合組織
　　　※最後野は、第4脳室尾側部に1対あるが、ほかは正中に沿って対をなさない。
③脳室周囲器官群への血流
　①類洞様の有窓毛細血管からなる。

　　　　➡但し、交連下器官は有窓毛細血管をもたない(後藤，1984)。
　　②毛細血管の内皮細胞間には、**閉鎖帯を認めない。**
　　　　◆すなわち、BBBを欠く組織の毛細血管内皮には密着帯を認めない。
　　　　◆そのため、血中蛋白質、ペプチドやモノアミンなどが容易に出入りできる。
④脳室周囲器官群を被っている上衣細胞
　①通常の上衣細胞と異なり、細胞間結合が**閉鎖帯を有する。**
　②**有尾上衣細胞*****と呼ばれる長い突起をもった特殊な上衣細胞が多い。

──────────────────────────────（チョット役に立つお話）──

***【有尾上衣細胞 Tanycyte】
①Tanycyte(有尾上衣細胞)は、脳室壁や脊髄中心管壁を形成する上衣細胞の中で、特に細長い突起を脳や脊髄実質の方へ伸ばしている細胞をいう。
　①1層あるいは数層からなる。
　②goblet-shaped(盃形、ワイングラス形)である。
　③線毛(cilia)をもたず、脳室内や脊髄中心管内に向かって太い棍棒状突起を出す。一方、脳内や脊髄内に向かっては、細長い突起を出す。
②第3脳室の外側壁から腹側壁に多くみられる。
　①特に、第3脳室底の漏斗陥凹(infundibular recess)に多くみられる。
　②突起の終末は、下垂体門脈系の血管壁や視床下部の灰白隆起(tuber cinereum)や漏斗核 infundibular nucleus(=弓状核 arcuate nucleus)などに終わる。
③髄液中の物質を吸収し、それを神経細胞や門脈血管の中に送る機能をもっている。

4．脳ヘルニア Cerebral herniation

❶定義
　➡頭蓋腔内は一定の容積しかないため、脳病変により頭蓋内圧亢進が起こると、その圧の逃げ場がほとんどないため、脳組織の一部はテント切痕や大孔などへ嵌入する。これを**脳ヘルニア**という。
❷種類と各症状
　➡臨床上重要なものは、中心性経テント切痕ヘルニア、鉤ヘルニア、上行性テント切痕ヘルニアおよび小脳扁桃ヘルニア(大孔ヘルニア)の4つである。

中心性経テント切痕ヘルニア (central transtentorial herniation)	①大脳の両側半球あるいは正中部に病変があり、テント上腔の圧が高い場合に生じる。 ②間脳および中脳(上部)がテント切痕を越えてテント下へ落ち込む。 ③臨床症状は間脳障害から始まり、続いて中脳、橋、延髄へと進み、死の転帰をとる。
鉤ヘルニア (uncal herniation)	①一側の大脳半球に病変があり、テント上腔の圧が高い場合に生じる。 ②鉤回がテント切痕と脳幹の間に嵌入する。 ③最初の症状は、病側の動眼神経麻痺である。

上行性テント切痕ヘルニア (upward tentorial herniation)	①後頭蓋窩に病変があり、テント下腔の圧がテント上腔圧に対して高いときに生じる。 ②種類 　①小脳型；上部小脳虫部がテント切痕内に嵌入するもの。 　②脳幹型；脳幹がテント切痕内に嵌入するもの。 ③症状 　①眼球の外転障害；外転神経がGruber靱帯で屈曲されて出現する。 　②動眼神経麻痺 　③上方注視麻痺；四丘体が嵌入した脳組織により障害されて出現する。 　④意識障害
小脳扁桃(大孔)ヘルニア (tonsillar or foraminal herniation)	①後頭蓋窩に病変があり、テント下腔の圧が脊柱管内圧に対して高いときに生じる。 ②小脳扁桃が大孔内に嵌入する。 ③症状は、項部硬直、血圧上昇、意識障害や呼吸停止などである。

❸脳ヘルニア

（ⅰ）テント上・下の**頭蓋内圧差**が10 mmHgを超えると生じる。

（ⅱ）頭蓋内圧が60 mmHg(816 mmH$_2$O)以上になると、脳ヘルニアの症状を呈するようになる。

❹画像所見

鉤ヘルニア	①単純エックス線CT所見 　①鞍上槽外側部の消失。 　②病側の迂回槽の拡大、および対側の迂回槽の狭小化・消失。 　③対側の側脳室の拡大、特に下角の拡大。 　④病側の後大脳動脈領域の低吸収域。 ②脳血管造影所見 　➡頸動脈造影側面像で後交通動脈の屈曲や狭窄像。
上行性 テント切痕 ヘルニア	①単純エックス線CT所見 　①四丘体槽後部の変形・消失。 　②松果体部周囲の髄液腔の変形。 　③中脳水道閉塞による水頭症。 　④病側の上小脳動脈領域の低吸収域。 ②脳血管造影所見 　➡椎骨動脈造影側面像で、上小脳動脈が後大脳動脈より上方へ挙上する(小脳型)。
小脳扁桃 (大孔) ヘルニア	〔脳血管造影所見〕 　➡椎骨動脈造影側面像で、後下小脳動脈扁桃枝が大孔より下方(脊柱管内)へ偏位する。

楽々講座

Kernohan圧痕（カーノハン）

①定義：鉤ヘルニアにより反対側の大脳脚が対側小脳テント縁に圧迫されることにより、反対側の大脳脚に'くびれ'が生じることをいう。
②症状：**鉤ヘルニアと同側の片麻痺**と同側の動眼神経麻痺。
　　通常は、鉤ヘルニアと同側の動眼神経麻痺と反対側の片麻痺。

楽々講座

Duret出血（デュレー）

①鉤ヘルニアや中心性経テント切痕ヘルニアが進行することによって生じる、二次性の脳幹出血をいう。
②出血の範囲
　①通常、中脳より橋中部までに限られる。
　②橋下部に及ぶことは少ない。
③出血は**正中線に強く、線状出血が多い**のが特徴。

5．脳死 Brain death と植物状態 Vegetative state

1）脳死 Brain death

❶定義
　➡脳幹を含めた全脳の機能の不可逆的喪失、すなわち回復不可能な脳機能の喪失した状態をいう。

❷脳死判定とするための**必須条件**
　（ⅰ）前提条件を完全に満たすこと。
　（ⅱ）除外例を完全に除外すること。
　（ⅲ）生命徴候を確認すること。
　（ⅳ）脳死と判定するための必須項目の検査結果がすべて判定基準と一致すること。

> ➡（ⅰ）～（ⅲ）の条件が満たされない場合は、脳死判定を開始しない。
> 　（ⅳ）での検査結果が判定基準と一致しない場合は、その時点で脳死判定を中止する。

❸前提条件
　（ⅰ）器質的脳障害により深昏睡および無呼吸をきたしている症例。
　（ⅱ）原疾患が確実に診断されている症例。
　（ⅲ）現在行い得るすべての適切な治療をもってしても、回復の可能性がまったくないと判断される症例。

❹除外例
　（ⅰ）脳死と類似した状態になり得る症例
　　　ⓐ急性薬物中毒
　　　ⓑ低体温、直腸温、食道温の深部温が32℃以下。
　　　ⓒ代謝・内分泌障害
　（ⅱ）15歳未満の小児；臓器の移植に関する法律施行規則では医学的観点から6歳未満の者を除外しているが、法的な本人の意思確認の観点からは15歳未満の者の法的脳死判定は行わない。
　（ⅲ）知的障害者など、本人の意思表示が有効でないと思われる症例。

> （**註**）脳幹反射検査実施不能例（眼球や角膜の高度損傷や欠損のある症例、鼓膜損傷のある症例など）や無呼吸テストの実施が不可能あるいは極めて困難とあらかじめ判断される症例においては、当面脳死判定は見合わせる。

❺生命徴候の確認
　（ⅰ）体温；直腸温、食道温などの深部温が32℃以下でないこと。
　（ⅱ）血圧；収縮期血圧が90 mmHg以上であること。
　（ⅲ）心拍、心電図などの確認；重篤な不整脈がないこと。

❻脳死と判定するための**必須項目（判定基準）**
（ⅰ）深昏睡（JCS；300、GCS；3）
（ⅱ）両側瞳孔径 4 mm 以上、瞳孔固定。
（ⅲ）脳幹反射の消失

> ⓐ対光反射の消失、ⓑ角膜反射の消失、ⓒ毛様脊髄反射の消失、
> ⓓ眼球頭反射の消失、ⓔ前庭反射の消失、ⓕ咽頭反射の消失、
> ⓖ咳反射の消失。

（ⅳ）平坦脳波
　　ⓐ平坦脳波とは、脳波記録時一定の技術水準を守り、脳波計の内部雑音（2μV 程度）を超える脳波が存在しないことをいう。
　　ⓑ2μV の脳波をみるには、脳波計の感度を 4〜5 倍に上げる必要がある。
（ⅴ）自発呼吸の消失；人工呼吸器で維持されている状態。
　　ⓐ脳死判定の最後に行う。
　　ⓑ脳死診断のための必須不可欠な検査である。
　　ⓒ純酸素投与下では心血管系に異常をきたすことなく、40〜60 分にかけての長時間の無呼吸状態を維持できる。
　　ⓓ$PaCO_2$ レベル 60 mmHg は、呼吸中枢を刺激するに十分な値である。
　　ⓔ$PaCO_2$ は、無呼吸テスト中、1 分間に 2〜3 mmHg 上昇する（体温が低いと上昇度合いが少ない）。
　　ⓕPaO_2 は、無呼吸テスト中、1 分間に約 6 mmHg 減少する。
（ⅵ）Lazarus（ラザロ）徴候
　　ⓐ人工呼吸器をはずした後に、時にみられる上肢の自動運動（脊髄由来）であり、真の自発運動と誤らないことが必要である。
　　ⓑイエスを蘇らせた男 Lazarus に因んで、このように呼ばれる。
　　ⓒこの運動は下肢にはみられない。
　　ⓓLazarus 徴候とは、次のような運動である。すなわち、人工呼吸器をはずして 4〜8 分の間に、
　　　①上肢や体幹に鳥肌が出現し、上肢が小刻みに震え始め、
　　　②30 秒以内に両上肢が肘関節で屈曲し、両手は胸骨部の方に動き、
　　　③次いで手が頸、顎にまで動き、両手を胸の前で合わせ、最後に両手が体幹両脇に戻る。

❼観察時間
　➡第 1 回目の脳死判定が終了した時点から **6 時間以上**を経過した時点で、第 2 回目の脳死判定を開始する。
❽脳死の判定時刻 ➡第 2 回目の脳死判定終了時をもって脳死と判定する。

2）植物状態 Vegetative state
❶定義
　➡重篤な脳損傷により昏睡に陥った患者が、救命処置の結果脳幹機能が回復し覚醒するようになったものの、大脳半球の永続的な障害が依然続いている状態をいう。
❷運動や感覚などの動物的機能や精神活動は失っているが、食物の消化・吸収・排泄、心肺機能などの植物性機能は残されている。
❸睡眠・覚醒の反応はある。
❹植物状態という言葉は、医学用語というよりは medicosocial な言葉として提案された。すなわち、行政的対応を迫る意味で用いられた。
❺脳幹機能を含む脳機能の全般的、不可逆的喪失による**脳死とはまったく異なる病態**である。
❻**診断基準**

>（ⅰ）自力での移動不能。
>（ⅱ）自力での摂食不能。
>（ⅲ）糞尿は失禁状態。
>（ⅳ）目で物を追うことはできるが、認識はできない。
>（ⅴ）「手を握れ」、「口を開けろ」などの簡単な命令に応じることもあるが、それ以上の意思の疎通はできない。
>（ⅵ）声は出すが、意味のある発語はない。
>（ⅶ）以上の **6 項目を満たす状態が、3 カ月以上経過**した場合。

❼社会復帰は皆無に等しい。
❽失外套症候群(77 頁)との異同
　（ⅰ）ほぼ類似の状態である。
　（ⅱ）植物状態は、元来持続性のものとされているが、一部これから脱却する症例がある。この点で、失外套症候群との間には重畳・移行がある。
　（ⅲ）植物状態は、外傷をはじめとする大脳の広汎な損傷で初期に昏睡となり、その後失外套症候群を経たりしながら長期生存する場合を指す。

6．小脳性無動無言症 Cerebellar mutism

❶定義・概念
　➡通常、小児の小脳腫瘍摘出後に生ずる、完全であるが一過性の無言、およびそれに続く構語障害(dysarthria)をいう。
❷頻度；小児の後頭蓋窩腫瘍手術例の 10％前後。
❸特徴
　（ⅰ）2～10 歳の小児。
　（ⅱ）症状
　　　ⓐ意識は清明である。

　　　　ⓑ下位脳神経麻痺は認めない。
　　　　ⓒ長経路徴候 long tract sign（運動や感覚伝導路などの障害による症状）は認めない。
　　　　ⓓ理解力は保持され、意志の表出も可能。
　　　　ⓔ症状は、一過性。
　　（ⅲ）ほとんどが、後頭蓋窩腫瘍の手術後に発生する。
❹好発年齢
　　（ⅰ）ほとんどが（90％）、10歳以下の小児。
　　（ⅱ）2〜10歳。
❺無言症発生までの期間
　　➡手術後0〜6日（平均1.7日）。
❻無言症の持続期間
　　➡2週間〜6カ月（平均；8週）。
❼原疾患
　　（ⅰ）後頭蓋窩腫瘍によることが最も多い。
　　　　ⓐ腫瘍の種類(川西ら，1994)
　　　　　㋐髄芽腫によることが最も多い（約半数）。
　　　　　㋑以下、囊胞性星細胞腫（cystic astrocytoma）＞上衣腫（ependymoma）。
　　　　ⓑ腫瘍の大きさ(Catsman-Berrevoetsら，1999)
　　　　　㋐髄芽腫では、腫瘍が大きいもの（＞直径5cm）に発生しやすい。
　　　　　㋑他の腫瘍では、大きさと相関関係はない。
　　　　ⓒ腫瘍の部位➡正中部のものに多い(Catsman-Berrevoetsら，1999)。
　　（ⅱ）その他、血管障害（例；動静脈奇形）。
❽発生機序
　　（ⅰ）浮腫（edema）
　　（ⅱ）虚血←小脳を支配している動脈の術後の血管攣縮（spasm）による虚血。
❾障害部位
　　➡歯状核（dentate nucleus）、あるいは歯状核視床皮質回路（dentatothalamocortical circuitry）の障害が最も有力。
　　（ⅰ）小脳半球内側、特に左側。
　　（ⅱ）上小脳虫部（superior vermis）
　　（ⅲ）脳幹➡橋被蓋（pontine tegmentum）
❿症状
　　（ⅰ）無言←意識は清明。
　　（ⅱ）無言症の回復後、重篤な構語障害を認める。
　　　　➡構語障害は一過性で、1〜3カ月で完全に回復する。
⓫性別➡性差はない。
⓬危険因子
　　（ⅰ）小脳虫部、（ⅱ）腫瘍、（ⅲ）小児

7．中枢性尿崩症 Central diabetes insipidus

❶定義；下垂体後葉からの抗利尿ホルモン（antidiuretic hormome；ADH）の分泌低下により、腎の集合管における水の再吸収が障害されて多尿が起こる病態をいう。

❷分類
　➡一次性と二次性（症候性、あるいは続発性）とに分類されるが、二次性が多い。
　（ⅰ）一次性（原発性）
　　　　➡ADH の分泌障害だけがみられ、ほかの視床下部下垂体系に異常を認めないもの。
　　　ⓐ特発性
　　　　㋐頻度；尿崩症全体の 25％
　　　　㋑原因不明のもので、一次性の大部分を占める。
　　　ⓑ家族性
　　　　㋐抗利尿ホルモンの合成障害による。
　　　　㋑幼児期に始まることが多い。
　　　　㋒常染色体優性遺伝形式をとる。
　（ⅱ）二次性（続発性）
　　　ⓐ機序
　　　　㋐視床下部下垂体系の器質性疾患のために生じる。
　　　　㋑下垂体後葉（neurohypophysis）および視床下部は障害されているが、下垂体前葉機能が正常な場合に生じる。
　　　ⓑ疾患
　　　　➡続発性尿崩症の原因は脳腫瘍が約半数を占め、最も多い。
　　　　㋐Germinoma が最も多い（40％）。特に神経下垂体部（鞍上部）germinoma。
　　　　㋑次いで、頭蓋咽頭腫（30％）。

❸好発年齢
　（ⅰ）特発性；10～70 歳まで幅広い年齢に分布する。
　（ⅱ）続発性；15～25 歳にピークがある。

❹初発症状と症状
　（ⅰ）多尿、口渇で発症することが多い。
　（ⅱ）主要症状；多飲、多尿。

❺診断に必要な検査データ
　（ⅰ）多尿
　　　➡250 ml/時間、あるいは 3,000 ml/日以上。小児では 1 日 3,000 ml/m^2（体表面積）以上。
　（ⅱ）尿比重＜1.010
　（ⅲ）尿浸透圧＜血清浸透圧
　（ⅳ）血清 ADH；比較的低値

❻MRI
　（ⅰ）矢状断が有用。
　（ⅱ）T1 強調画像で下垂体（後葉）高信号の消失。

❼診断
　➡尿量が 5 ml/kg/時間以上、尿比重が 1.005 以下で、尿浸透圧が血清浸透圧より低値であれば尿崩症と診断される。

❽治療
　（ⅰ）下垂体後葉ホルモン製剤
　　　ⓐPitressin®
　　　　㋐急性尿崩症の治療の第一選択薬。
　　　　㋑平滑筋収縮作用がある。
　　　ⓑDesmopressin®
　　　　㋐慢性尿崩症の治療の第一選択薬。
　　　　㋑抗利尿作用選択性が高く、血中半減期が約 2 時間と長い。
　　　　㋒通常、約 12 時間で効力を失う。
　　　　㋓血管収縮作用（昇圧作用）が極めて弱く、他の平滑筋に及ぼす影響も少ない。
　（ⅱ）下垂体機能不全（副腎皮質機能不全や甲状腺機能不全）例では、ホルモン補充療法を行った後、desmopressin® を投与する。
　（ⅲ）不全型尿崩症（ある程度内因性 vasopressin の分泌能が残存するもの）で、糖尿病合併例では、抗利尿ホルモンの作用を増強させる chlorpropamide を投与。
　（ⅳ）抗利尿ホルモン分泌促進作用を有する carbamazepine の投与。
　（ⅴ）抗利尿ホルモンの作用を増強する indometacin の投与。

❸ 脳腫瘍に関連する症候群・徴候

1．Aicardi 症候群

❶定義；特有な網脈絡異常（網脈絡膜ラクナ）、点頭てんかん（West 症候群）、脳梁欠損を3主徴とする症候群をいう。

❷遺伝形式

（ⅰ）家族発生は皆無で、全例孤発例（→すなわち、突然変異）。

（ⅱ）遺伝子解析の発達により、X連鎖優性遺伝と考えられている。

　　ⓐこの形式では、父親からすべての娘に伝わるが、息子には伝わらない。

　　ⓑ母親からは1/2の確率で娘と息子に伝わる。

　　ⓒ因みに、X連鎖遺伝（X-linked inheritance）とはX染色体上に変異遺伝子があるものをいう。

❸性別；ほとんどは女児に発症する。

❹症状

（ⅰ）眼症状

　　ⓐ網脈絡異常；乳頭周辺にみられる多発性、通常両側性の黄・白色円形斑をいう。

　　ⓑその他の眼症状；小眼球症、虹彩癒着や視神経形成不全など。

（ⅱ）点頭てんかん（West 症候群）

（ⅲ）知能障害（全例）

❺骨格異常；肋骨の異常（肋骨欠損、第13肋骨など）、脊椎の異常（側弯症、半椎体、楔状椎、二分脊椎など）をみることが多い。

❻合併奇形

　➡異所性皮質（cortical heteropia）、脳室拡大、非対称性脳回異常、小脳奇形、脈絡叢の囊胞・乳頭腫、Dandy-Walker 症候群など。

2．Argyll Robertson 徴候

❶定義；対光反射は消失しているが、近見反射（輻輳・調節反射）は正常に保たれているのをいう。

　➡このような状態を、**対光近見反射解離（light-near dissociation）**という。

❷原因；中脳上部の腫瘍や血管障害、神経梅毒、脳炎や多発性硬化症など。

❸病巣部位；上丘の高さで中脳水道周辺。

❹症状・所見

> （ⅰ）瞳孔は原則的には縮小している（3 mm 以内が多い）。
>   ⓐ縮瞳の有無の検査は暗所で行う。
>   ➡正常人の瞳孔は暗所で散大するが、Argyll Robertson 瞳孔は光の量により瞳孔径が変化しない。
>   ⓑほとんどが両側性である。
> （ⅱ）直接および間接の対光反射は消失している（あるいは不十分）。 ┐
> （ⅲ）近見反応は正常である。   ├ 対光近見反射解離
> （ⅳ）視機能は保たれている。   ┘

●必要不可欠の条件

（ⅴ）散瞳薬に対する散瞳は不十分。
（ⅵ）不整形瞳孔

3．Bálint（バーリント）症候群

❶定義；精神性注視麻痺、視覚性運動失調、および視覚性注意障害をきたす症候群をいう。
❷原因；脳梗塞、外傷、脳腫瘍、一酸化中毒、脳炎、Alzheimer 病など。
❸病巣部位；両側の頭頂・後頭葉の広範な領域および脳梁後部。
❹症状
　（ⅰ）**精神性注視麻痺**
　　　➡視線が1つの対象に固定している。すなわち眼球運動に制限がないにもかかわらず、興味の対象への注視を随意的に移すことができない。凝視していないときには視線はあちこち動く。
　（ⅱ）**視覚性運動失調**（視覚失調）
　　　ⓐ視野内にある物をつかもうとして手を出しても、大きく見当がはずれ、うまくつかめない。丁度、暗がりの中で物を探す場合のような、手さぐりの仕草を示す。
　　　　☞視覚中枢と手の運動中枢を連絡する経路が障害されて生じる。
　　　ⓑ感覚障害や運動障害はない。
　（ⅲ）**視覚性**（空間性）**注意障害**
　　　ⓐ注視した狭い視野にしか注意が払われず、新たに視野に入ってくる対象に気がつかない。したがって患者は注視している対象の数 cm 右、あるいは左にある物に気づかない。
　　　ⓑまた、視野内の2個以上の対象のうち1個しか見えない。

4．Benedikt（ベネディクト）症候群

❶定義；一側の赤核およびその周辺の破壊により、患側の動眼神経麻痺と、反体側の上下肢の不随意運動および半身の不全運動麻痺をきたす症候群をいう。
❷名称；**赤核症候群**とも呼ばれる。

❸原因
　（ⅰ）脳梗塞によることが多い。
　（ⅱ）その他、出血、腫瘍や脳炎など。
❹病巣部位；赤核を中心とした部位。
❺症状
　（ⅰ）患側の動眼神経麻痺←髄内神経根の障害。
　（ⅱ）反対側上下肢の振戦、舞踏病あるいはアテトーゼ様の不随意運動を伴う不全片麻痺。
　　　ⓐ不随意運動
　　　　㋐絶えず休みなく生じ、運動企図に際して増強する。
　　　　㋑歯状核―赤核―視床路の障害とされている。
　　　ⓑ運動麻痺
　　　　➡真の錐体路障害ではなく、赤核の破壊による筋緊張亢進による運動障害で、一見麻痺としてみえる。

5．Bruns 症候群

❶定義・概念
　（ⅰ）頭の位置の変化によって、激しい頭痛、嘔吐、ひどいめまいの発作を周期的にきたすものをいう。
　（ⅱ）発作と発作との間に症状のない時期がある。
❷原因
　（ⅰ）第4脳室あるいはその周囲の腫瘍によることが最も多い。
　（ⅱ）その他、第4脳室あるいはその周囲の脳血管障害や多発性硬化症。
　（ⅲ）第3脳室や側脳室の腫瘍。
❸発生機序
　（ⅰ）頭位の変化による脳室系の閉塞と脳脊髄液流の遮断によるとの説が最も有力。
　（ⅱ）その他、第4脳室内の嚢胞の位置の変化と脳室系の周期的な閉塞説。
　（ⅲ）腫瘍とその周囲におけるうっ血説。

6．Castleman 症候群

❶定義・概念
　（ⅰ）Castleman 病
　　　ⓐ胸腺に似ている縦隔のリンパ腫瘤をいう。
　　　ⓑhyaline-vascular type（硝子化・血管型）と plasma cell type（形質細胞型）の2つの亜型がある。
　　　　㋐hyaline-vascular type（硝子化・血管型）
　　　　　①ほとんど（90％）が、このタイプである。
　　　　　②著明な血管の増殖と硝子化が特徴。

③臨床的には無症状のことが多い。
        ⑦plasma cell type（形質細胞型）
            ①濾胞間組織に形質細胞の集簇がみられる。
            ②血液学的異常を伴うことが多い。
            ③臨床症状；発熱、発汗や疲労など。
    （ⅱ）Castleman 症候群
        ➡Castleman 病の plasma cell type（形質細胞型）に、肝脾腫、鉄剤抵抗性の低色素性小球性貧血、成長遅延および性発達障害、免疫グロブリン異常（bone marrow plasmacytosis with dysgammaglobulinemia）や脳腫瘍（→髄膜腫）を伴っているものをいう。
❷徴候
    （ⅰ）低色素性小球性貧血；ほとんどの例で認められる。
    （ⅱ）肝脾腫
    （ⅲ）成長遅延・性発達障害
    （ⅳ）免疫グロブリン異常

7．中枢性塩分喪失症候群 Cerebral salt wasting syndrome

❶定義・概念
    （ⅰ）頭蓋内疾患による腎臓からのナトリウム喪失、およびそれに伴う水の喪失をいう。
    （ⅱ）低ナトリウム血症と細胞外液量の減少をきたす。
        ⬅すなわち、尿中ナトリウム排泄過多を伴う低ナトリウム血症である。
    （ⅲ）**循環血漿量は減少**（hypovolemia）。
❷発生機序・病態
    （ⅰ）発生機序（説）
        ➡不明であるが、以下のような説がある。
        ⓐbrain natriuretic peptide（BNP；脳ナトリウム利尿ペプチド）の分泌亢進説。
            ☞BNP は、aldosterone 抑制作用を有する。
        ⓑ視床下部から腎尿細管への神経支配の破綻説。
        ⓒ心房性ナトリウム利尿ホルモン分泌説。
    （ⅱ）**低張性脱水**をきたしている。
    （ⅲ）血中 ADH（antidiuretic hormone）値➡正常か低値。
❸くも膜下出血後に合併する低ナトリウム血症の多くは（80％）、本症候群である。
    ➡本症候群は、くも膜下出血例では day 7〜9 に発症する傾向がある（小笠原ら, 1998）。
❹症状
    （ⅰ）錯乱（confusion）、（ⅱ）意識障害、（ⅲ）けいれん、（ⅳ）食欲不振、（ⅴ）嘔気・嘔吐、（ⅵ）無感情（apathy）、（ⅶ）脱力（weakness）
❺鑑別診断
    ➡SIADH との鑑別が必要。
        ☞両者の決定的な相違は、循環血漿量にある（表 3）。

表 3．Cerebral salt wasting syndrome と SIADH との鑑別(Harrigan, 1996 より抜粋)

	Cerebral salt wasting syndrome	SIADH
①循環血漿量(Plasma volume)	減少	増加
②塩分バランス(Salt balance)	負(Negative)	さまざま(Variable)
③脱水の症状・徴候 (Signs and symptoms of dehydration)	有(Present)	無(Absent)
④体重(Weight)	減少	増加または不変
⑤中心静脈圧(Central venous pressure)	低下	上昇または正常
⑥Hematocrit	増加	減少または不変
⑦浸透圧(Osmolarity)	上昇または正常	減少
⑧血清蛋白濃度 (Serum protein concentration)	増加	正常
⑨尿中 Na 濃度(Urine sodium concentration)	著明に増加	増加
⑩血清 K 値 (Serum potassium concentration)	増加または不変	減少または不変
⑪血清尿酸値 (Serum uric acid concentration)	正常	減少

細胞外液量の減少と負の塩分バランスが、Cerebral salt wasting syndrome の最も重要な所見である。

❻治療
　（ⅰ）NaCl の補給。
　　　ⓐナトリウムの補給法は、経静脈的ではなく、経口的に投与する。
　　　　（理由）高張な NaCl の静脈内投与が volume expansion（循環血液量の増加）を引き起こし、ナトリウム利尿を促進するため。
　　　ⓑ食塩 15～20 g/日
　（ⅱ）水分の補充
　　　　➡本症は hypovolemia なので、水分を制限するとくも膜下出血の脳血管攣縮を悪化させ、脳虚血を引き起こす。
　（ⅲ）鉱質コルチコイド(Fludrocortisone)の投与。

8．Collet-Sicard 症候群

❶定義
　（ⅰ）一側性・末梢性・多発性の下部脳神経障害による症候群の１つである。
　（ⅱ）病変と同側の舌咽神経、迷走神経、副神経および舌下神経症候の組み合わせをいう。
❷原因
　➡ほとんどが腫瘍で、その中では、悪性腫瘍の転移や浸潤によることが多い(60%)。
❸予後；原疾患による。

9．Cowden 症候群(コーデン)

❶定義・概念
　（ⅰ）常染色体**優性遺伝**の多発性の過誤腫(hamartoma)や腫瘍性疾患を合併するものをいう。
　（ⅱ）一般に、**皮膚科学的基準**、すなわち顔面の多発性丘疹、口腔粘膜の乳頭腫症、四肢末端や手掌足底の角化性丘疹**により定義**される。
　（ⅲ）しばしば、全身の過誤腫や乳腺、甲状腺および泌尿生殖器の腫瘍性病変で発現する。
　（ⅳ）母斑症(phakomatosis)の1つである。

❷名称
　（ⅰ）**多発性過誤腫症候群**(multiple hamartoma syndrome)とも呼ばれる。
　（ⅱ）**家族性腫瘍症候群**(Familial tumor syndrome)**の1つである**。

❸遺伝
　（ⅰ）遺伝形式➡常染色体優性遺伝
　（ⅱ）原因遺伝子➡第10番染色体上の癌抑制遺伝子。

❹好発年齢；通常、20歳までに発病する。

❺臨床像
　（ⅰ）**皮膚と粘膜の過誤腫が特徴。**
　　ⓐ顔面の多発性丘疹、口腔粘膜の乳頭腫症、四肢末端や手掌足底の角化性丘疹。
　　ⓑ**特徴的な皮膚病変**➡外毛根鞘腫(trichilemmoma)
　（ⅱ）内部臓器(大部分は甲状腺、乳腺や女性の泌尿生殖器。その他、胃腸管、神経系や眼)の過誤腫。
　（ⅲ）顔面頭蓋骨異常および骨格異常
　　　　➡巨頭症(macrocrania；本症の50〜80%)、アデノイド顔貌、高位口蓋、脊柱後弯(kyphosis)。
　（ⅳ）**皮膚以外で過誤腫や腫瘍が最も普通にみられる部位は、甲状腺。**
　　　　➡症例の2/3に、甲状腺に病変(甲状腺腫 goiter か甲状腺癌 thyroid adenoma が大部分)を認める。
　（ⅴ）本症の女性例の3/4は、**乳腺に病変**を認める。
　　　　➡本症の女性例の30%は**浸潤性導管癌**(ductal carcinoma；**乳癌**の組織型の一型で、癌細胞が乳管壁を破り管外に増殖・浸潤するもの)で、このうち1/3は**両側の乳癌**である。
　（ⅵ）眼の異常；白内障、色素線条(angioid streak)や血管異常が多い。

❻Lhermitte-Duclos 病(レルミッテ・デュクロス)(465頁)の1/3にみられる。

❼合併疾患
　（ⅰ）悪性腫瘍、特に**乳癌**(女性)を合併する。
　（ⅱ）巨脳症(megalencephaly)；20〜70%
　（ⅲ）その他の中枢神経病変；異所性灰白質、水頭症、くも膜下出血、動静脈奇形、髄膜腫、神経鞘腫(neurinoma)や神経線維腫(neurofibroma)。
　（ⅳ）骨格異常

10. 大後頭孔(大孔)症候群 Foramen magnum syndrome

❶定義；大後頭孔部の病変により生じる症状・症候の総称である。
❷腫瘍の種類；髄膜腫、神経鞘腫、血管芽腫や脈絡叢乳頭腫など。
❸初発症状
　➡後頭部・後頸部痛、上肢のしびれの側と腫瘍側とは一致する。
　(ⅰ)後頭部・後頸部痛が最も多い(40〜75%)。
　(ⅱ)次いで、上肢遠位部のしびれや異常感覚(dysesthesia)(20〜40%)。
❹特徴的症状・徴候
　(ⅰ)後頭部・後頸部痛
　　　ⓐ一側性
　　　ⓑ痛みは、頸神経根(C2)の圧迫あるいは牽引による。
　　　ⓒ痛みは持続性で、咳や腹圧を加えたり、頸部の前屈により増強する。
　(ⅱ)後頭部(C2領域)、または後頭部から肩にかけての領域(cape distribution)の表在感覚の低下。
　(ⅲ)上肢〜手指のしびれや dysesthesia
　　　ⓐcold dysesthesia(氷冷感)が特徴的で、この場合腫瘍は、脊髄の前方あるいは前側方に存在する(柳ら, 1989)。
　　　ⓑ温痛覚は消失するが、冷覚は過敏となり、冷刺激は冷たいと知覚されずに痛みとして感ずるようになる。
　(ⅳ)深部感覚障害
　　　ⓐStereoanesthesia(非皮質性の立体感覚障害)
　　　　ⓐ上位頸髄障害による立体感覚障害では、手指の振動覚と位置覚とが消失するが、皮膚書字覚(skin writing sense)は保たれている。
　　　　ⓑ頭頂葉障害では、皮膚書字覚も障害される。
　　　ⓑPiano-playing finger(ピアノ演奏様指)
　　　　➡患者に上肢を伸ばして両手指を広げて水平に保持させると、深部感覚障害のために手指の位置を一定に保つことができず、指が上下・左右に不随意に動き、あたかもピアノを弾いているような動きをする。
　(ⅴ)手の運動拙劣(clumsiness of hand)；(例)ボタンをかけたり、はずしたりするのが拙劣。
　(ⅵ)手固有筋の筋萎縮
　　　ⓐ出現頻度；20〜50%
　　　ⓑ腫瘍側と同側に出現。
　　　ⓒfalse localizing sign(偽性局所徴候)
　　　ⓓ発生機序(説)
　　　　㋐前脊髄動脈の圧迫によるとの説(→動脈圧迫説)
　　　　㋑静脈の還流不全によるとの説(→静脈説)
　　　　㋒脊髄前角や皮質脊髄路の直接障害によるとの説(→直接障害説)
　(ⅶ)副神経(第11脳神経)麻痺

　　　　ⓐ胸鎖乳突筋、僧帽筋の萎縮や筋力低下。
　　　　ⓑ下位脳神経のうち、最も頻度が高い。
❺運動障害や感覚障害は、下肢より上肢により強く出現するのが特徴。
❻病状が進行すると、上肢により強い四肢麻痺や歩行障害が出現する。
　　　☞呼吸障害は末期の徴候。

11. Down 症候群

❶定義；21番染色体の1本過剰に由来する精神薄弱を代表とする症候群をいう。
❷頻度；1,000の出産に対して1人。
❸名称；21トリソミー症候群(trisomy 21 syndrome)、蒙古症(Mongolism)とも呼ばれる。
❹染色体構成
　　（ⅰ）患児の90〜95％➡標準型21トリソミー
　　（ⅱ）患児の3〜5％➡転座型トリソミー
　　（ⅲ）患児の1％前後➡正常細胞と21トリソミーのモザイク型。
❺誘因
　　（ⅰ）出産時の母親の年齢と関係する。
　　（ⅱ）母親の年齢が45歳を超えると、発生率が高くなる。
　　　　ⓐ 20〜29歳；0.1％
　　　　ⓑ 45歳；4％
❻危険率；1人 Down 症が生まれて、次回に Down 症が生まれる危険率は1〜2％
❼症状
　　（ⅰ）特異な顔貌。
　　（ⅱ）耳の変形。
　　（ⅲ）筋緊張低下
　　（ⅳ）心奇形
　　（ⅴ）小指単一屈曲線
　　（ⅵ）手掌の猿線。
❽合併疾患
　　（ⅰ）合併症としては白血病が有名で、高頻度にみられる。
　　（ⅱ）中枢神経系の異常として、しばしば小脳片葉小節葉に異所性灰白質(heterotopia)がみら
　　　　れる。
　　（ⅲ）脳腫瘍
　　　　ⓐ合併頻度は稀である。
　　　　ⓑ合併する脳腫瘍の中では、胚細胞腫瘍が最も多い(Nakashima ら, 1997；Tanabe ら, 1997)。
　　　　　㋐ Down 症で脳腫瘍を合併する症例の43％を占める。
　　　　　㋑人種；発生例は、現在のところ、すべて日本人である。
　　　　　㋒好発年齢；ほとんどが、小児。
　　　　　㋓性別；男児に多い。

㋐発生部位
　　　　　①基底核部が 67％を占め、最も多い。
　　　　　②次いで、後頭蓋窩。
　　㋑腫瘍の種類；奇形腫が多い。
　　㋒治療；化学療法が中心。

12. Foster Kennedy 症候群

❶定義・概念
（ⅰ）病側の一次性視神経萎縮（中心暗点を伴う）、病側の嗅覚脱失および対側のうっ血乳頭の3徴候をいう。
（ⅱ）本症候群の主症状は、視神経萎縮とうっ血乳頭。
❷原因
（ⅰ）前頭蓋窩の腫瘍で最も多くみられる。
　　➡70％は腫瘍が原因で、一番多いのは、髄膜腫（蝶形骨縁髄膜腫や嗅溝髄膜腫）。
（ⅱ）血管障害、炎症や水頭症などの非腫瘍性病変（30％）。
❸発生機序
（ⅰ）視神経萎縮および嗅覚脱失は、腫瘍による視神経および嗅神経への直接（機械的）圧迫による。
（ⅱ）対側のうっ血乳頭は、腫瘍の増大による頭蓋内圧亢進で生じる。

13. Foville 症候群

❶定義；橋下部背側障害による病変側の末梢性顔面神経麻痺、水平注視麻痺と反対側の上下肢の運動麻痺をきたす病態をいう。
❷原因
（ⅰ）小児では橋腫瘍によることが多い。
（ⅱ）成人では血管障害によることが多い。
（ⅲ）その他、炎症や多発性硬化症。
❸病巣部位；下部橋被蓋（橋背部）の障害。
❹症状
（ⅰ）病変と同側の末梢性顔面神経麻痺。
（ⅱ）患側（顔面神経麻痺側）への側方注視麻痺。 ……………… 特徴
（ⅲ）病変と反対側の上下肢の運動不全麻痺（不定）。
　　➡運動麻痺の発生機序については、より底部の錐体路の一過性の障害説と中心被蓋路（束）の病変説とがある。

14. Fröhlich 症候群

❶概念；視床下部ー下垂体周辺の腫瘍（稀に炎症、血行障害や外傷）、肥満、性器発育不全を主徴とするものをいう。
❷症状；肥満や性器発育不全。

15. 眼窩尖端症候群 Orbital apex syndrome

❶定義・概念
　（ⅰ）眼窩尖端部の病変により生じる視神経、動眼神経、滑車神経、外転神経、三叉神経第１枝（涙腺神経、前頭神経や鼻毛様体神経）、および眼動脈や眼窩静脈の障害をいう。
　（ⅱ）すなわち、上眼窩裂症候群（63頁）に視神経障害が加わったものである。
　（ⅲ）**外転神経から障害される**傾向が強い。
❷原因
　（ⅰ）腫瘍（副鼻腔原発の癌、粘液嚢腫や蝶形骨縁髄膜腫など）
　（ⅱ）外傷、炎症。
❸病巣部位；眼窩尖端部
❹症状
　（ⅰ）視力障害
　（ⅱ）外眼筋麻痺
　（ⅲ）内眼筋麻痺
　（ⅳ）眼瞼下垂
　（ⅴ）三叉神経第１枝領域（前額部、鼻翼部、上眼瞼、角膜や結膜）の疼痛や知覚障害。
❺鑑別診断
　➡海綿静脈洞症候群や上眼窩裂症候群との鑑別。
　　　眼窩尖端症候群では、視神経障害を認める。

16. Garcin 症候群

❶定義；頭蓋底部の腫瘍、稀に頭蓋底骨折や脳底部髄膜炎により多数の脳神経が一側性に、広汎に障害されるものをいう。
❷名称；脳神経汎半側麻痺症候群（syndrome of unilateral global paralysis of cranial nerve）とも呼ばれる。
❸原因
　（ⅰ）頭蓋底部の腫瘍が最も多い。
　　　ⓐ頭蓋底部に原発する腫瘍（骨肉腫や線維肉腫）。
　　　ⓑ鼻咽腔、副鼻腔や耳などに原発した腫瘍（扁平上皮癌、リンパ肉腫や細網肉腫など）の頭蓋底への浸潤。
　　　ⓒ遠隔臓器原発の悪性腫瘍（乳癌、肺癌や横紋筋肉腫）の頭蓋底部への転移。

(ⅱ)稀に、頭蓋底骨折、脳底部髄膜炎や多発性神経炎。
❹症状
　(ⅰ)**多数の脳神経が一側性に障害**される。
　　ⓐ一側性の脳神経麻痺については厳格に規定されたものではないが、過半数、**少なくとも7個以上の脳神経麻痺**が必要である。
　　ⓑ**三叉神経麻痺、外転神経麻痺で初発**することが多い。
　　ⓒ一側のすべての脳神経麻痺が同時に出現するのではなく、頭蓋底部を病変が拡大するに従って、隣接する脳神経障害が次々と生じる。
　　ⓓ**外転神経が最も抵抗性が弱く、**一方、**聴神経は最も抵抗性が強い。**
　(ⅱ)うっ血乳頭などの頭蓋内圧亢進症状を伴わない。
　(ⅲ)四肢の感覚障害や運動麻痺などの脳実質障害を呈さない。
　　　🔑硬膜外に沿って病変(硬膜外病変)が進行するため。
❺頭部エックス線単純撮影
　➡頭蓋底部に骨破壊像を認める。
❻予後；不良

17. Gardner症候群(ガードナー)

❶定義・概念
　(ⅰ)大腸腺腫性ポリープ症(adenomatous polyposis)に、骨腫および軟部組織腫瘍を合併する家族性疾患をいう。
　(ⅱ)家族性大腸腺腫性ポリープ症(familial adenomatous polyposis)の一亜型と考えられている。
❷遺伝形式；常染色体優性遺伝
❸分類
　(ⅰ)完全型
　　　➡大腸ポリープ症、骨腫および軟部組織腫瘍の3徴候をすべてそろえたものをいう。
　(ⅱ)不完全型
　　　➡定義に関する見解は完全に一致していないが、「大腸ポリープ症と骨腫か軟部組織腫瘍のいずれかを併存するもの」をいう。
　　　　🔑完全型のみを、Gardner症候群とすべきであるとの意見もある。
❹臨床像と特徴
　➡本症の特徴は、大腸ポリープ症に消化管外腫瘍性随伴病変を家族性に発生することである。
　(ⅰ)骨腫
　　ⓐ主として扁平骨、長管骨にみられる。
　　　㋑大部分は頭蓋骨(顔面骨を含む)に発生する。
　　　　①下顎骨(特に角部)および頭蓋骨に最も多く、同頻度にみられる。
　　　　②頭蓋骨では圧倒的に前頭骨に多くみられる。
　　　㋺次いで、長管骨。

ⓑ大部分は良性の骨腫で、一部外骨腫であるが、ある年齢に達すると変化しない。
　　　ⓒ悪性化することはないとされている。
　　　ⓓ骨腫は、Gardner 症候群の特徴的な病変というより、家族性大腸腺腫性ポリープ症の随伴病変の1つと考えられている。
　（ⅱ）ポリープ
　　　ⓐ大腸のみならず、十二指腸や小腸にも高率に認められる。
　　　ⓑ大腸のポリープは小さくて比較的均一で、無茎性のポリープが大腸全体にびまん性に密生していることが多い。
　　　ⓒ経過中に、高率に大腸癌を合併する。
　　　ⓓ大腸ポリープは、骨腫や軟部組織腫瘍の出現より遅いとされている。
　　　ⓔ20 歳代や 30 歳代に発症するものが多い。
　　　ⓕ大腸ポリープの組織学的所見は腺腫であるが、半数に悪性化がみられる。
　（ⅲ）皮膚の軟部組織腫瘍
　　　　➡皮膚の囊腫と線維組織腫瘍である。
　　　ⓐ皮膚の囊腫
　　　　㋐類表皮腫と粉瘤が大部分。
　　　　㋑顔面、四肢、体幹に多発する。
　　　ⓑ線維性腫瘍
　　　　㋐線維腫と desmoid（デスモイド）が大部分を占める。
　　　　㋑desmoid
　　　　　①瘢痕部にできることが多い。
　　　　　②術後創部や腸間膜、後腹膜に発生する。
　　　ⓒポリープより先に出現し、出産時や小児期に既に気づかれていることが多い。
　（ⅳ）歯芽の異常（埋没歯、歯芽囊胞や過剰歯など）も高頻度にみられる。
❺性別；男性に多い（男性：女性＝2：1）。
❻治療；手術による摘出術。

18. 原発性トルコ鞍空洞症候群 Primary empty sella syndrome

❶定義
　（ⅰ）鞍隔膜の開口部が先天的に大きくて、トルコ鞍内が髄液で満たされ、症状を呈するものをいう。
　（ⅱ）一方、下垂体がなんらかの原因で萎縮し（壊死、放射線治療後）、その結果生ずるものを二次性トルコ鞍空洞症候群（secondary empty sella syndrome）という。
❷好発年齢；40～60 歳
❸性別；肥満女性に多くみられる。
❹症状
　（ⅰ）視力・視野障害
　（ⅱ）頭蓋内圧亢進症状

（ⅲ）髄液鼻漏
❺頭部エックス線単純写真（448頁の図9）；トルコ鞍の風船様拡大。
❻エックス線CT
　　　（ⅰ）単純CT；トルコ鞍内に低吸収域。
　　　（ⅱ）造影CT；増強効果はみられない。
❼MRI（448頁の図10）
　　　（ⅰ）T1強調画像；トルコ鞍内に低信号（髄液と同信号）。
　　　（ⅱ）T2強調画像；高信号
❽治療；手術によりトルコ内に筋肉片を充填する。

19. Gerstmann症候群

❶定義；手指失認、左右識別障害、失計算および失書の4症状を呈する症候群をいう。
❷病巣部位
　　　（ⅰ）優位半球の角回や縁上回を含む頭頂－後頭－側頭葉を結ぶ連合野。
　　　（ⅱ）劣位半球病変でも不完全な本症候群を呈することがある。
　　　（ⅲ）病変が広範囲のときには完全な本症候群を呈し、小範囲のときには不全型を呈することが多い。
❸4徴候
　　　（ⅰ）失計算（acalculia）
　　　　　ⓐ数字はわかるが、計算が障害される。
　　　　　ⓑ暗算も筆算も障害される。
　　　（ⅱ）左右識別障害（right-left disorientation）
　　　　　➡自己および他人の身体部分の左右を間違える。
　　　（ⅲ）手指失認（finger agnosia）
　　　　　ⓐ最も大切な徴候で、本症候群における**中核的存在**である。
　　　　　ⓑ自分の指および他人の指の認知障害で、検者が触れた指を呼称したり、命ぜられた指を提示したりすることができない。
　　　　　ⓒ拇指・小指は、通常正しく認知・呼称できるが、示指、中指、環指の呼称・認知のできないことが多い。
　　　　　ⓓ手指失認は両側性にみられる。
　　　（ⅳ）失書（字が書けない）（agraphia）
　　　　　ⓐ失読や失語を伴わない書字の障害。
　　　　　ⓑ自発書字や書き取りが障害される。

20. Gorlin-Goltz症候群

❶定義・概念
　　　➡**多発性基底細胞癌**、手掌足底の点状陥凹、**顎骨嚢胞**、頭蓋内石灰化像、骨格奇形などを主症

状として、全身に多彩な病変を合併する遺伝性疾患をいう。
❷名称；**基底細胞母斑症候群**(nevoid basal cell carcinoma syndrome；basal cell nevus syndrome)とも呼ばれる。
❸頻度
　（ⅰ）本症候群における髄芽腫(mdulloblastoma)の発生頻度；4％
　（ⅱ）髄芽腫患者における本症候群の発生頻度；1〜2％
❹遺伝形式
　（ⅰ）常染色体優性遺伝
　（ⅱ）60％は、家族歴のない孤発例（突然変異）。
❺性別；女性に多い（男性は稀）。
❻主要症状・徴候(Gorlin, 1987)
　（ⅰ）顔貌
　　　ⓐ頭位の拡大による特徴的な顔貌（70％）。
　　　ⓑ前頭部と両側の頭頂部が膨隆し、眼球が陥凹。
　　　ⓒ軽度の両眼隔離(hyperterolism)。
　（ⅱ）皮膚
　　　ⓐ基底細胞癌(nevoid basal-cell carcinoma)が特徴。
　　　ⓑ思春期〜35歳の間に発生する。
　（ⅲ）顎骨囊胞(jaw cyst)；再発率は30〜60％と高い。
　（ⅳ）**中枢神経系**
　　　ⓐ**髄芽腫**
　　　　㋐頻度；20％
　　　　㋑半数が2歳までに発症。
　　　ⓑ精神発達遅滞
　（ⅴ）筋・骨格系
　　　ⓐ頭部の拡大や扁平頭蓋。
　　　ⓑ大脳鎌の石灰化；85％の頻度。
　　　ⓒトルコ鞍隔膜の石灰化（トルコ鞍のbridge）；60〜80％
　　　ⓓ小脳テントの石灰化；40％
　　　ⓔ錐体床突起靱帯(petroclinoid ligament)の石灰化；20％
　　　ⓕ第4指の中手骨が短い(short fourth metacarpal)；平均20％の頻度。
　　　ⓖ二分肋骨、潜在性二分脊椎（頸椎や胸椎）や脊柱側弯。

21. 播種性血管内凝固症候群
Disseminated intravascular coagulation(DIC)

❶定義・概念
　（ⅰ）血管内の血液の凝固性が異常に亢進し、諸臓器に播種性の微小血栓（フィブリン血栓）が形成され、その結果虚血性臓器障害をきたすものをいう。

（ⅱ）全身性に微小血栓が多発すると微小血栓による微小循環の閉塞による組織壊死や臓器障害をきたすとともに、その結果として凝固因子や血小板が消費され、出血傾向をきたす。
　　（ⅲ）脳には組織トロンボプラスチンが多いこと、また意識障害のために肝炎などの感染症を併発しやすいので、DICを起こしやすい。
❷基礎疾患（DICを生じやすい疾患）
　（ⅰ）癌、（ⅱ）悪性リンパ腫、（ⅲ）重症感染症、（ⅳ）白血病、（ⅴ）胎盤早期剥離、など。
❸診断基準（表4、5）
　（ⅰ）基礎疾患が存在すること。
　（ⅱ）血小板数の低下。
　（ⅲ）FDP（fibrin degradation product）やDダイマーの増加。

表4．DICの診断基準(坂田, 1999)

	得点	
Ⅰ．基礎疾患		Ⅴ．診断のための補助的検査成績、所見
あり	1	1）可溶性フィブリンモノマー陽性
なし	0	2）D-Dダイマーの高値
Ⅱ．臨床症状		3）トロンビン-アンチトロンビンⅢ複合体の高値
1）出血症状（注1）		4）プラスミン-α_2プラスミンインヒビター複合の高値
あり	1	5）病態の進展に伴う得点の増加傾向の出現、特に数日内での血小板数あるいはフィブリノゲンの急激な減少傾向ないしFDPの急激な増加傾向の出現
なし	0	
2）臓器症状		6）抗凝固療法による改善
あり	1	Ⅵ．注1：白血病および類縁疾患、再生不良性貧血、抗腫瘍薬投与後など骨髄巨核球減少が顕著で、高度の血小板減少をみる場合は、血小板数および出血症状の項は0点とし、判定はⅣ-2）に従う
なし	0	
Ⅲ．検査成績		
1）血清FDP値（μg/ml）		
40≦	3	
20≦　　＜40	2	注2．基礎疾患が肝疾患の場合は以下のとおりとする
10≦　　＜20	1	
10＞	0	a．肝硬変および肝硬変に近い病態の慢性肝炎（組織上小葉改築傾向を認める慢性肝炎）の場合には、総得点から3点減点したうえで、Ⅳ-1）の判定基準に従う
2）血小板数（×10³/μl）（注1）		
50≧	3	
80≧　　＞50	2	
120≧　　＞80	1	
120＜	0	b．劇症肝炎および上記を除く肝疾患の場合は、本診断基準をそのまま適用する
3）血漿フィブリノゲン濃度（mg/dl）		
100≧	2	
150≧　　＞100	1	注3：DICの疑われる患者で、Ⅴ診断のための補助的検査成績、所見のうち2項目以上満たせばDICと判定する
150＜	0	
4）プロトロンビン時間		
時間比（正常対照値で割った値）		Ⅶ．除外規定
1.67≦	2	1）本診断基準は新生児、産科領域のDICの診断には適用しない
1.25≦　　＜1.67	1	
1.25＞	0	2）本診断基準は劇症肝炎のDICの診断には適用しない
Ⅳ．判定（注2）		
1）7点以上　　DIC		
6点　　DICの疑い（注3）		
5点以下　　DICの可能性少ない		
2）白血病その他注1に該当する疾患		
4点以上　　DIC		
3点　　DICの疑い（注3）		
2点以下　　DICの可能性少ない		

表 5. 小児の DIC の診断基準(山田ら, 1990)

①基礎疾患があること		
②出血が認められること		
③検査所見		
（ⅰ）血小板数($\times 10^4/\mu l$)		
ⓐ15〜10		1
ⓑ10 以下		2
（ⅱ）フィブリノーゲン(mg/dl)		
ⓐ150〜100		1
ⓑ100 以下		2
（ⅲ）FDP(μg/ml)		
ⓐ10〜40		1
ⓑ40 以上		2
4 点以上	definite DIC	
3 点	probable DIC	

❹治療
　（ⅰ）基礎疾患の治療。
　（ⅱ）抗凝固療法
　　　ⓐヘパリンの投与
　　　　　㋐血中 antithrombin Ⅲ レベルが 70%以下のときは、antithrombin Ⅲ 製剤の併用が必要である。
　　　　　㋑活性化部分トロンボプラスチン時間を、1.5〜2 倍を目安とする。
　　　ⓑAntithrombin Ⅲ 製剤の投与。
　　　ⓒ蛋白分解酵素インヒビターの投与
　　　　　➡gabexate mesilate(FOY®)、nafamostat mesilate(Futhan®)の投与。
　　　【特徴】
　　　　　㋐直接の抗凝固作用を有する(血中の antithrombin Ⅲ の存在を必要としない)。
　　　　　㋑血中の半減期は、ヘパリンより短い。
　　　　　㋒抗凝固作用は、ヘパリンより弱い。

22. 非ケトン性高浸透圧性糖尿病性昏睡
Nonketotic hyperosmolar diabetic coma

❶定義
　➡ケトアシドーシスを伴わないで(非ケトン性)、高血糖、高血漿浸透圧、脱水を呈する症候群をいう。
❷既往歴；糖尿病の既往がないものが半数以上。
❸基礎疾患；腎疾患、高血圧、心不全を有する者に多い。
❹誘因
　（ⅰ）感染症；肺炎、尿路感染症や敗血症など。
　（ⅱ）消化管出血、腎不全や火傷など。
　（ⅲ）脳血管障害

59

（ⅳ）薬剤
　　　　ⓐ副腎皮質ステロイド薬
　　　　　➡糖新生増加と膵臓におけるglucose産生増加、末梢ではglucoseの利用の抑制。
　　　　ⓑdiphenylhydantoin
　　　　　㋐大量投与（25 mg/kg）により高血糖をきたすことがある。
　　　　　㋑glucoseの組織への取り込みを著明に阻止する。
　　　　　㋒インスリンの分泌を抑制する。
　　　　ⓒmannitol® や glyceol® などの高浸透圧液。
　　　　ⓓthiazide系利尿薬やfurosemide。
　　（ⅴ）水分制限
　　（ⅵ）高蛋白経管栄養や中心静脈高カロリー輸液。
　　（ⅶ）長期のglucose輸液。
❺病態；インスリン不足が基盤。
❻非ケトン性である理由
　　（ⅰ）インスリンの分泌が血糖の上昇を抑制するには不十分であるが、脂肪組織からの脂肪酸動員を抑制するには十分であるとの説。
　　（ⅱ）肝でのケトン体合成系の異常説。
　　（ⅲ）高血糖、高浸透圧そのものがケトーシスを抑制するとの説。
❼好発年齢；50～60歳以上の中年から高齢者に多い。
❽性差はない。
❾症状
　　（ⅰ）無気力、多尿、嘔吐、食欲不振などの症状が先行する。
　　（ⅱ）意識障害（昏睡）
　　　　➡意識障害の程度は、血糖値よりも血漿浸透圧値に相関する。
　　（ⅲ）けいれん
　　（ⅳ）局所神経症状
❿検査成績および所見

　　（ⅰ）著明な高血糖（600 mg/dl以上）。
　　（ⅱ）著明な高浸透圧血漿（350 mOsm/kg以上）。
　　（ⅲ）高度な脱水。
　　（ⅳ）ケトーシスやアシドーシスはないかあっても軽度。

　　特徴ですよ～

　　（ⅴ）血清Na値、血中尿素窒素は上昇していることが多い。
⓫治療
　　（ⅰ）水分の補給。
　　（ⅱ）インスリンの投与。
　　　　➡昏睡から回復後は、ほとんどの例でインスリンを必要としない。
　　（ⅲ）dopamine（低用量）の投与。

⓬死亡率
　（ⅰ）全体；40％
　（ⅱ）脳外科疾患に合併した場合；70％と高率。
⓭予後を左右する因子
　➡血糖値や血漿浸透圧値そのものではなく、それらの急速な変化。

23. Horner症候群（ホルネル）

❶定義
　➡眼、顔面への交感神経系遠心路の障害により種々の症状を呈するものをいう。
❷原因
　（ⅰ）中枢神経系病変
　　ⓐ血管障害（出血、梗塞）が多い。
　　ⓑその他、多発性硬化症、脳腫瘍、脳炎や脊髄空洞症など。
　（ⅱ）節前線維の障害
　　ⓐ外傷
　　ⓑ肺尖部の癌や頸部の悪性腫瘍。
　（ⅲ）節後線維、特に内頸動脈サイフォン部、三叉神経節周囲の病変
　　ⓐ腫瘍、外傷、動脈瘤やヘルペス感染など。
　　ⓑ内頸動脈での交感神経線維の麻痺では、発汗障害はない。
　　　㋐顔面への汗腺への線維は外頸動脈とともに走るためである。
　　　㋑但し、前額部では内頸動脈上の交感神経線維が分布しているので、この部位のみの発汗障害がみられることがある。
❸交感神経の遠心路（図10）

一次ニューロン	視床下部から同側の脳幹を経て下部頸髄～上部胸髄側角の**毛様体脊髄中枢**（C_8、Th_1、Th_2）に至る経路（中脳および橋では背側で中心灰白質に近い内側部を、橋下部延髄では背外側を下行する）。
二次ニューロン（節前線維）	毛様体脊髄中枢から前根を経て胸部交感神経幹を上行し、上頸交感神経節に至る経路。
三次ニューロン（節後線維）	上頸交感神経節からの三次ニューロン（節後線維）は、以下の2つの経路に分かれる。 ①一方は、外頸動脈に沿って上行し顔面や硬膜に至る（この領域の動脈の拡張・収縮、発汗作用などを支配する）。 ②もう一方は、内頸動脈にからみつきながら頭蓋内に入る。 　ここからも2つに分かれる。 　①1つは眼動脈や動眼神経とともに眼窩内に入り、眼瞼の瞼板筋と涙腺および眼窩内血管壁を支配する。 　②他は三叉神経第Ⅰ枝と一緒になったあと、長毛様体神経となって強膜内に入り瞳孔散大筋に終わる。

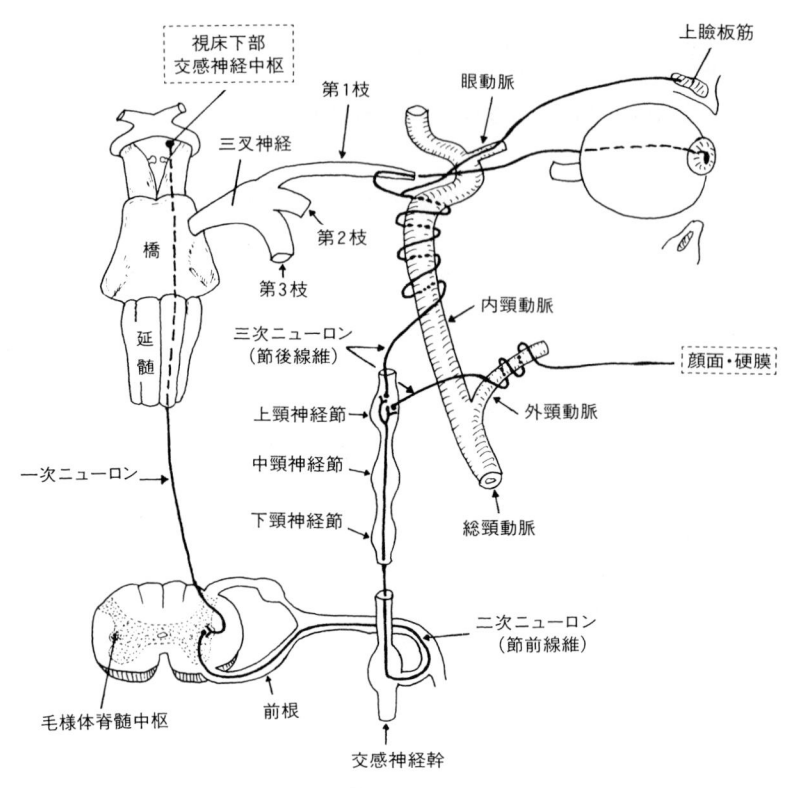

図 10. 交感神経遠心路（模式図）

❹病巣部位；上記のいずれの部位に障害があっても生じる。
❺症状

> （ⅰ）病側の縮瞳（瞳孔散大筋の麻痺）➡軽度
> （ⅱ）病側の眼瞼下垂（上瞼板筋の麻痺）、または眼裂狭小（上および下瞼板筋の麻痺）
>   ➡本症候群の眼瞼下垂は動眼神経麻痺時の完全麻痺と異なり、瞳孔の上縁にわずかにかかる程度である。
> （ⅲ）病側の眼球陥凹。

症状
3兄弟

（ⅳ）顔面、頸部や上肢の発汗減少（汗腺に分布する交感神経の障害）
  ➡中枢性の Horenr 症候群ではみられるが、節後線維による Horner 症候群ではみられないか、あっても顔面の一部（前額部）にとどまる。

24. Jackson（ジャクソン）症候群

❶定義；病変と同側の迷走神経、副神経および舌下神経症候の組み合わせをいう。
❷障害部位；延髄あるいは神経根。

25. 上眼窩裂症候群 Superior orbital fissure syndrome

❶定義；上眼窩裂*の中を走る動眼神経、滑車神経および外転神経障害による一側の全眼筋麻痺と、三叉神経第1枝領域の知覚障害を呈するものをいう。
❷原因；血管障害、腫瘍（副鼻腔や鼻咽腔原発のものが多い）や外傷など。
❸外転神経から障害される傾向が強い。
❹障害されている脳神経より、海綿静脈洞症候群と本症候群とを鑑別することは困難である。

――――――――――――――――――――（チョット役に立つお話）――

*【上眼窩裂 Superior orbital fissure】
①上眼窩裂は蝶形骨の小翼と大翼との間にあり、後内側端が膨らんだコンマの形を呈している。
　⓵上壁は蝶形骨小翼である。
　⓶下壁は蝶形骨大翼である。
　⓷内壁は蝶形骨体部である。
　⓸外壁は蝶形骨大翼と小翼の収束部である。
②内側壁の後方で、上眼窩裂と下眼窩裂とは合して1つになる。
③上眼窩裂は眼窩上壁と外側壁の境の後方にあり、眼窩の最奥部（眼窩尖端 orbital apex）をつくる。
④上眼窩裂は中頭蓋窩と連絡している。
⑤上眼窩裂の長さは、平均 15 mm である。
⑥上眼窩裂の最も広い部分は、内側端である。
⑦上眼窩裂の下縁のほぼ中央に、外直筋の付着部となる小さな突起がある。上眼窩裂の内側端を橋渡ししてこの小さな突起に付着しているのが、四直筋（外直筋、内直筋、上直筋、下直筋）の起始部である**総腱輪**（common tendinous ring）である（図11）。
　⓵上眼窩裂は総腱輪によって2つの部分に分かれる（図11）。
　⓶総腱輪は、眼窩尖端における眼窩骨膜の肥厚であり、外直筋、内直筋、上直筋、下直筋の4直筋の起始部である。
　⓷総腱輪は、**Zinn 腱輪**（annulus tendines of Zinn）とも呼ばれる。
　⓸総腱輪は、視神経管と上眼窩裂内側部を囲んでいる。
⑧上眼窩裂には、涙腺神経（三叉神経第1枝の枝）、前頭神経（三叉神経第1枝の枝）、滑車神経、動眼神経の上枝と下枝、鼻毛様体神経（三叉神経第1枝の枝）、外転神経、毛様体神経節に向かう交感神経根および上眼静脈（superior ophthalmic vein）が通っている。このうち、
　⓵下内側部（Zinn 腱輪の中）を通るものは、動眼神経の上枝と下枝、鼻毛様体神経、外転神経および毛様体神経節に向かう交感神経枝である（図11）。
　⓶上外側部（Zinn 腱輪の外）を通るものは、涙腺神経、前頭神経、滑車神経および上眼静脈である（図11）。

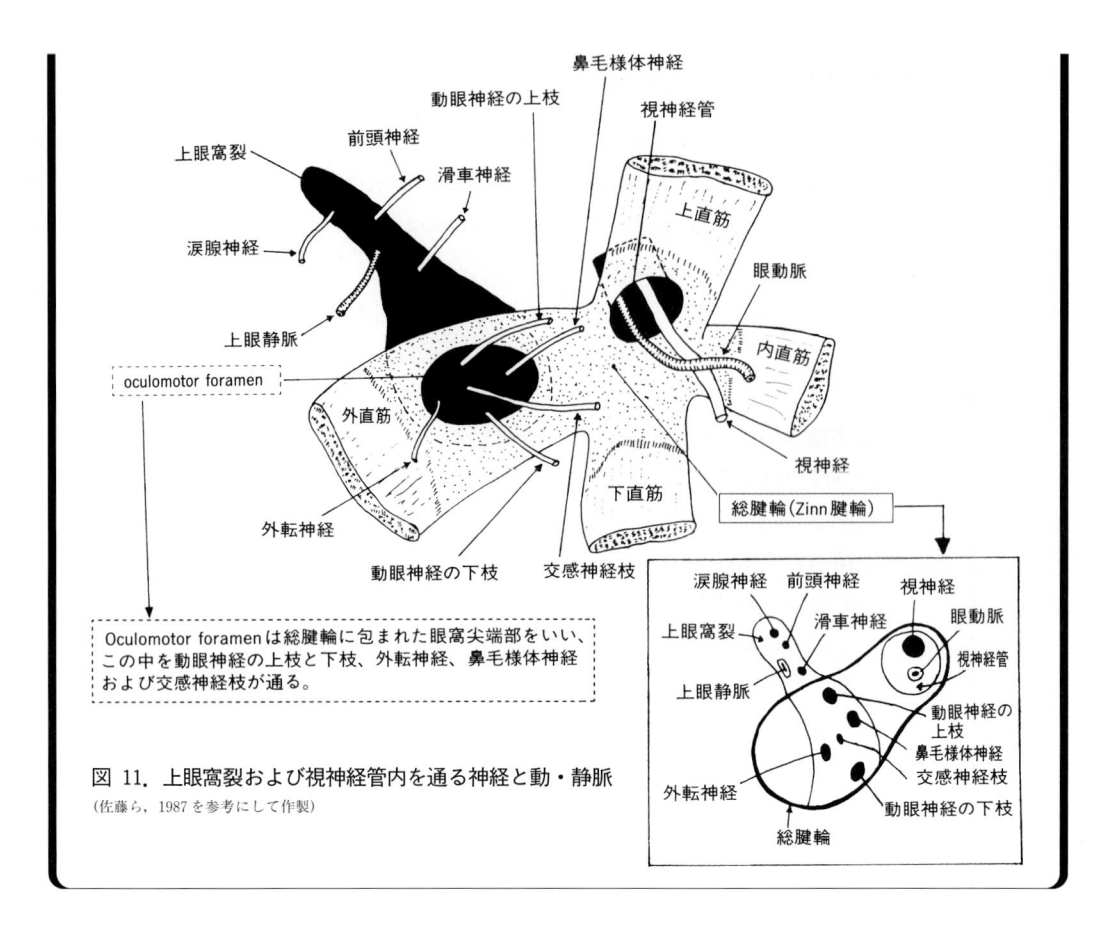

図 11．上眼窩裂および視神経管内を通る神経と動・静脈
（佐藤ら，1987を参考にして作製）

26．海綿静脈洞症候群 Cavernous sinus syndrome

❶定義
　➡海綿静脈洞を通る動眼神経、滑車神経、外転神経および三叉神経の障害および同側の眼球突出や眼瞼・眼球結膜の充血・浮腫をきたすものをいう。
❷名称；Foix(フォア)症候群、海綿静脈洞外壁症候群とも呼ばれる。
❸原因
　（ⅰ）腫瘍によることが最も多い。
　　　➡副鼻腔や鼻咽腔原発の腫瘍が最も多い。その他、下垂体腫瘍や髄膜腫。
　（ⅱ）血管障害；内頸動脈海綿静脈洞部動脈瘤や内頸動脈海綿静脈洞瘻。
　（ⅲ）炎症
　　　ⓐ海綿静脈洞血栓性静脈炎（cavernous sinus thrombophlebitis）や副鼻腔炎。
　　　ⓑ副鼻腔炎では外転神経麻痺を示すことが多い。
　（ⅳ）外傷

❹分類(Jefferson, 1938)

前部型 (anterior cavernous sinus syndrome)	三叉神経第1枝の障害と動眼神経上枝の麻痺、あるいは動眼・滑車・外転神経麻痺。
中部型 (middle cavernous sinus syndrome)	三叉神経第1枝と第2枝の障害、および通常、動眼・滑車・外転神経麻痺。
後部型 (posterior cavernous sinus syndrome)	①三叉神経第1枝、第2枝および第3枝の障害に動眼・滑車・外転神経麻痺(時には外転神経麻痺のみ)を伴うもの。 ②三叉神経の運動根は、障害されることも免がれることもある。

❺症状
　➡症状は同側性。
　（ⅰ）眼筋麻痺と眼瞼下垂。
　（ⅱ）眼窩部を中心とした三叉神経第1枝・第2枝領域の激痛(または麻痺)。
　（ⅲ）眼球突出
　（ⅳ）眼瞼・眼球結膜の充血・浮腫。
❻障害されている脳神経より上眼窩裂症候群との鑑別は困難である。

27. 間脳症候群 Diencephalic syndrome(Russell's syndrome)

❶概説；著明なるいそうと成長ホルモン(growth hormone；GH)の異常高値を特徴とし、主に視床下部の腫瘍により惹起される症候群をいう。
❷原因疾患
　（ⅰ）すべて脳腫瘍。
　（ⅱ）通常、視神経や視床下部・第3脳室前半部の低異型度神経膠腫(low-grade glioma)で、ほとんどが星細胞腫。
❸発生機序(説)；不明であるが、視床下部前部の圧迫が共通所見。
❹発症年齢；3カ月〜2歳が大部分。
❺性別；男児に多い(56％)(Poussaint ら, 1997)。
❻症状・徴候
　（ⅰ）**著明なるいそう**(marked emaciation)。
　　ⓐ**皮下脂肪組織の完全消失**がるいそうの本態。
　　ⓑ実験的には、視床下部の外側核の破壊によりるいそうが生じる(←因みに、正中部の障害は肥満を生じる)。
　（ⅱ）外観とは逆に、患児は**動作が活発**(多動性)で、易刺激性、多幸的である。
　（ⅲ）貧血はないのに皮膚は蒼白。
　（ⅳ）嘔吐
❼成長ホルモン(GH)
　（ⅰ）血中 GH 値は高値を示す。
　　　➡異常高値であるにもかかわらず、先端巨大症や巨人症はきたさない。
　　　　本症候群における GH は、正常な GH と異なる生物学的作用を有するとされている。

（ⅱ）GH はインスリン負荷やブドウ糖負荷に対して反応性を示さないか、奇異反応（paradoxical response）を呈する。
（ⅲ）手術や放射線治療後に、血中 GH 値は低下あるいは正常化し、体重の増加をきたす。
❽腫瘍のエックス線 CT 所見
　（ⅰ）単純 CT；等〜軽度高吸収域
　（ⅱ）造影 CT；均質に増強。
❾腫瘍の MRI 所見
　（ⅰ）単純 CT
　　　ⓐT 1 強調画像；低〜等信号
　　　ⓑT 2 強調画像；高信号
　（ⅱ）造影 CT；均質に増強。
❿治療
　（ⅰ）外科的治療（手術による摘出）
　　　➡部位的に全摘出は困難なことが多い。
　（ⅱ）放射線治療
　　　ⓐ標準的放射線治療（conventional radiotherapy）
　　　ⓑ定位放射線照射（stereotactic irradiation）
⓫予後；腫瘍は組織学的には良性であるが、臨床的には予後不良。

28. 家族性腫瘍症候群 Familiar tumor syndrome（542 頁）

❶定義
　➡腫瘍が家族性にみられるものをいう。
❷分類
　（ⅰ）遺伝性
　（ⅱ）非遺伝性
❸種類
　（ⅰ）多発性内分泌腫瘍症候群（multiple endocrine neoplasia syndrome）（554 頁）
　（ⅱ）色素沈着異常と多発性腫瘍を伴う遺伝子症候群
　　　ⓐCarney complex（カーニー）
　　　ⓑCowden 症候群（多発性過誤腫症候群；49 頁）
　（ⅲ）von Hippel-Lindau 症候群（89 頁）
　（ⅳ）神経線維腫症（neurofibromatosis）（542 頁）
　（ⅴ）結節性硬化症（tuberous sclerosis）（549 頁）
　（ⅵ）Gorlin 症候群（家族性皮膚基底細胞癌症候群 Basal cell nervus syndrome；Gorlin-Goltz syndrome）（56 頁）
　（ⅶ）Turcot 症候群（86 頁）

29. Klinefelter症候群

❶定義・概念
　（ⅰ）類宦官症体型、女性化乳房、小睾丸、不妊や血中ゴナドトロピン値の上昇などを呈する症候群をいう。
　（ⅱ）X染色体を2つ以上、Y染色体を1つ以上をもつ染色体異常に基づく疾患。
　（ⅲ）思春期以降に進行性に起こる精巣の硝子化・線維化を特徴とする性染色体異常による疾患。

❷頻度
　（ⅰ）男児出生の500人に1人（男性の0.2％）。
　（ⅱ）男性不妊および原発性精巣機能低下症の原因として最も頻度が高い。
　（ⅲ）男性性染色体異常の中で最も頻度の高い疾患。
　（ⅳ）精神薄弱患者中では、男児100人に1人の割合で発生。

❸原因
　（ⅰ）通常、性染色体の異常により発生する。
　（ⅱ）精子あるいは卵子の形成過程において、減数分裂における性染色体の不分離によるとされている。
　　　☞不分離のX染色体は、母親由来と父親由来の両方がある。

❹性染色体
　（ⅰ）性染色体構成は、少なくとも2本のX染色体と1本のY染色体よりなる。
　（ⅱ）47,XXYが最も多く（85％）、基本型。
　（ⅲ）モザイクや亜型もある➡46,XY/47,XXY、48,XXXYや49,XXXXYなど。

❺人種および地域差はない。

❻性別；男性に発生する。

❼症状
　（ⅰ）精巣の萎縮；ほぼ全例にみられる。
　（ⅱ）無精子症；ほぼ全例にみられる。
　（ⅲ）女性化乳房；思春期以降で、40％の頻度にみられる。
　（ⅳ）知能障害
　　　ⓐ軽度なことが多い。
　　　ⓑX染色体が3つ以上になると知能障害は必発。

❽内分泌学的所見
　➡思春期前は正常で、思春期になると異常所見が出る。
　（ⅰ）血中testosteroneは正常下限、あるいは低下。
　（ⅱ）血中および尿中gonadotropinは高値。
　　　☞特に、FSH（follicle stimulating hormone；卵胞刺激ホルモン）が高値。

❾治療；すべて対症療法。

❿予後；本症候群にみられる精巣変化は非可逆的。

⓫合併疾患・奇形

（ⅰ）白血病などの血液疾患が多い。
（ⅱ）生殖腺外（extragonadal）に発生する胚細胞腫瘍。
　　ⓐ生殖腺外の部位としては、縦隔が最も多く、次いで松果体部。
　　ⓑ頭蓋内胚細胞腫瘍は、germinoma が多く、松果体部だけでなく、神経下垂体部（鞍上部）、延髄（背側）や脊髄にみられる。
（ⅲ）乳癌
（ⅳ）奇形；両眼隔離症、第5指弯曲など。

30. 抗利尿ホルモン分泌異常症候群 Syndrome of inappropriate secretion of antidiuretic hormone（SIADH）

❶定義
（ⅰ）不適切な抗利尿ホルモン（antidiuretic hormone；ADH）の分泌により、摂取水分が蓄積され、相対的な低ナトリウム血症（稀釈性の低ナトリウム血症；dilutional hyponatremia）をきたす症候群をいう。
（ⅱ）Na 喪失型の循環血液量の減少は認めない。
❷名称；Schwartz-Bartter（シュヴァルツ・バーター）症候群とも呼ばれる。
❸病態
（ⅰ）本症候群は、低ナトリウム血症にもかかわらず血中 ADH が多いのであるが、必ずしも ADH が過剰に分泌しているとは限らない。
（ⅱ）この分泌異常とは、低浸透圧血症があれば正常では抑制される ADH の分泌が抑制されないで、持続して分泌される状態を意味している。
（ⅲ）細胞外液量の増加による稀釈性の低ナトリウム血症（dilutional hyponatremia）である。
　　➡ナトリウム喪失による低ナトリウム血症ではない！
❹原因
（ⅰ）悪性腫瘍
　　ⓐ気管支癌（ことに燕麦細胞癌）が大部分。
　　ⓑその他、膵癌、白血病、悪性リンパ腫など。
（ⅱ）肺疾患（肺炎、閉塞性肺疾患、肺結核、肺膿瘍など）
（ⅲ）中枢神経系疾患
　　➡髄膜炎、頭部外傷、脳炎、脳膿瘍、くも膜下出血や脳出血など。
　　ⓐ髄膜炎では、特に小児で、また結核性髄膜炎に多い。
　　ⓑ頭部外傷患者の5％にみられる。
　　ⓒくも膜下出血例では、中枢性塩分喪失症候群（cerebral salt wasting syndrome）を除外することが必要。
（ⅳ）薬物（carbamazepine＝Tegretol®、vincristine＝Oncovin®、haloperidol＝Serenace®、chlorpromazine＝Contomin®、amitriptyline＝Tryptanol®、imipramine＝Tofranil® など）

❺症状
　（ⅰ）嗜眠、（ⅱ）錯乱、（ⅲ）口渇、（ⅳ）けいれん、（ⅴ）嘔吐、（ⅵ）食欲低下、（ⅶ）倦怠感
❻診断基準（表6）
　（ⅰ）脱水の所見を認めない。
　（ⅱ）低浸透圧血症を伴う低ナトリウム血症。
　（ⅲ）低ナトリウム血症にもかかわらず尿中ナトリウム排泄が持続している。
　（ⅳ）循環血漿量は正常あるいは軽度増加。
　（ⅴ）血漿浸透圧の低値を認めるが、尿浸透圧は低下していない。
　（ⅵ）腎機能や副腎機能は正常。
　（ⅶ）低ナトリウム血症を発生する原因の明らかな疾患を除外する。

表6．SIADHの診断の手引き（大磯，2001）

Ⅰ．主症候
1）倦怠感、食欲低下がある。 　2）脱水の所見を認めない。
Ⅱ．検査所見
1）低ナトリウム血症：血清ナトリウム濃度は135 mEq/l を下回る。 　2）低浸透圧血症：血漿浸透圧は270 mOsm/kg を下回る。 　3）高張尿：尿浸透圧は300 mOsm/kg を上回る。 　4）ナトリウム利尿の持続：尿中ナトリウム濃度は20 mEq/l 以上である。 　5）腎機能正常：血清クレアチニンは1.2 mg/dl 以下である。 　6）副腎皮質機能正常：血清コルチゾールは6 μg/dl 以上である。
Ⅲ．参考所見
1）原疾患の診断が確定していることが診断上の参考となる。 　2）血漿レニン活性は5 ng/ml/h 以下であることが多い。 　3）血清尿酸値は5 mg/dl 以下であることが多い。 　4）尿中カリクレイン排泄量が増加する。 　5）水分摂取を制限をすると脱水が進行することなく、低ナトリウム血症が改善する。 　6）血漿ADH濃度の上昇を認める。但し、血漿ADH濃度は多くの低ナトリウム血症で相対的高値を示すので、これのみで独立した診断基準とすることは困難である。
［診断基準］ ①確実例：Ⅱで1）～6）の所見があり、かつ脱水の所見を認めないもの。 ②疑い例：Ⅱで1）～6）の所見があるが、軽度の脱水を認めるもの。

❼重症度の判定（加藤，2003）
　（ⅰ）血清ナトリウム、意識障害、筋肉けいれん、全身状態の4項目により分類される。
　（ⅱ）重症例では、血清ナトリウム値 114 mEq/l 以下、Japan Coma Scale Ⅱ～Ⅲの意識障害、全身けいれん、高度の全身症状のいずれかがある。
❽鑑別診断
　➡中枢性塩分喪失症候群（cerebral salt wasting syndrome；47頁）
　　➡【鑑別のポイント】低ナトリウム血症がナトリウム絶対量の不足による場合は中枢性塩分喪失症候群であり、水分過多による稀釈性の場合はSIADHである。
❾治療
　（ⅰ）原因疾患の治療。
　（ⅱ）水制限（fluid restriction）
　　ⓐ本症の診断および治療として最も有用で、まず初めに行う治療法である。

ⓑ全身状態の悪化をきたさないように、15〜20 ml/kg（小児では 1 l/m²/日）に制限する。
（ⅲ）ナトリウムの補充
　　　ⓐ大量のナトリウムの投与は低ナトリウム血症を改善しないが、全体のナトリウム量の低下を是正するため、200 mEq/日以上の投与は必要である。
　　　ⓑ尿中へ喪失したナトリウムに相当する食塩水を補充する。
　　　ⓒ低ナトリウム血症の急速な補正は、**橋中心髄鞘崩壊(central pontine myelinolysis)**をきたす。
　　　　㋐補正の至適速度については明確な規定はないが、血清ナトリウム値が 1 時間に 0.7 mEq/l より速く上昇しないように補正する(Harrigan, 1996)。
　　　　㋑1 日の血清ナトリウムの増加量を、最大 20 mEq/l を超えないようにする(Harrigan, 1996)。
　　　　㋒血清ナトリウムの増加量を、1 日 10 mEq/l 以下に留める。
　　　　㋓補正目標値も正常下限値である 135 mEq/l よりも低く設定し、通常 125 mEq/l 前後まで補正する(大磯, 2001)。
（ⅳ）鉱質コルチコイド（Fludrocortisone フルドロコルチゾン）の投与。
　　　➡SIADH の診断基準からは必要のない治療法であるが、高齢者で水制限が行いにくい場合には、本剤を投与する。
（ⅴ）Furosemide フロセミド の投与
　　　ⓐFurosemide 10〜20 mg を随時、静脈注射する。
　　　　➡水分を喪失させて dilution を解消する。
　　　ⓑ重篤な病態の改善に、Furosemide 投与と高張食塩水の静脈内投与を組み合わせる(加藤, 2003)。
（ⅵ）本症候群によるけいれん発作に対して、けいれん攣薬は無効。

楽々講座　　**低ナトリウム血症に関する事項**(天野, 2002)

①一般に、血清ナトリウムが 130 mEq/l 以下になると倦怠感や食欲不振などの症状が出現し、血清ナトリウムが 120 mEq/l 以下で意識障害、特に 110 mEq/l 以下で昏睡になる。
②しかし、急性低ナトリウム血症（2 日以内に低 Na 血症に至る場合）では、慢性ナトリウム血症に比べて、神経症状をはるかにきたしやすい。
③脳梗塞など脳内病変のある場合には、血清ナトリウム値が 120 mEq/l 以上であっても、意識障害をきたす。
④低ナトリウム血症の脳への影響は、特に閉経前の女性で強い。
　　低ナトリウム時に脳組織が適応することを女性ホルモンが遅らせることが、脳浮腫などが出現しやすい原因とされている。
⑤高齢者では、低ナトリウム血症による意識障害が出やすい。
⑥低ナトリウム血症の治療に際して、低ナトリウム血症の持続時間が長い慢性例や消耗の著しい患者で、補正スピードが速いと橋中央に脱髄巣が出現しやすい
　（　←　橋中心髄鞘崩壊 central pontine myelinolysis　）。時に、橋以外に脱髄巣が出現することがあるが、extrapontine myelinolysis と呼ばれる。

橋中心髄鞘崩壊（図 12-A）
　ⓐ主に低ナトリウム血症の**急速補正**によって生じる脱髄性疾患（合併症）。
　ⓑ発生機序；中枢神経系が 48 時間以上低浸透圧血症にさらされると、脳浮腫を防ぐため神経細胞内に生体反応により低浸透圧状態に適応する機構が発現するが、この機構が高張食塩水の急速補正により崩れ、細胞内脱水などの機序により発生するとされている(大磯, 2001)。
　ⓒ基礎疾患；慢性アルコール中毒、低栄養状態や肝疾患など。

ⓓ発生部位
　　　①橋中心部に病変が生じることが多い。
　　　②時に、基底核、視床、外包や深部白質などの橋外に髄鞘融解症(→**橋外髄鞘融解症**
　　　　Extrapontine myelinolysis；図12-B)をきたすことがある。
　　ⓔ症状；意識障害、四肢麻痺、精神症状など。
　　ⓕMRI (藤原, 2003)
　　　①臨床症状の発現と比べ、画像所見の出現は遅延する。
　　　②増強効果を認めない。
　　　③所見
　　　　◆橋
　　　　・T2強調画像；左右対称性の高信号(T1強調画像；低信号)。
　　　　　➡一般に横走線維が強く障害され、縦走線維は保たれるため、病変内に皮質脊
　　　　　　髄路が正常信号として認められる場合、高信号の形は"三又状"あるいは"こう
　　　　　　もりの翼状(bat wing)"となる。
　　　　・病変部は橋底部で、境界は不明瞭。
　　　　・橋腹側辺縁部や橋被蓋は、保たれている。
　　　　◆橋外(基底核、視床や外包など)
　　　　・T2強調画像；左右対称性の高信号(T1強調画像；低信号)。
　　　　・視床では、外側部に病変が認められることが多い。

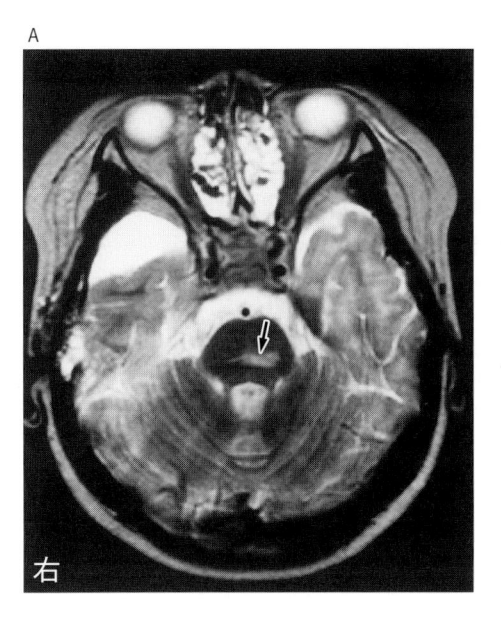

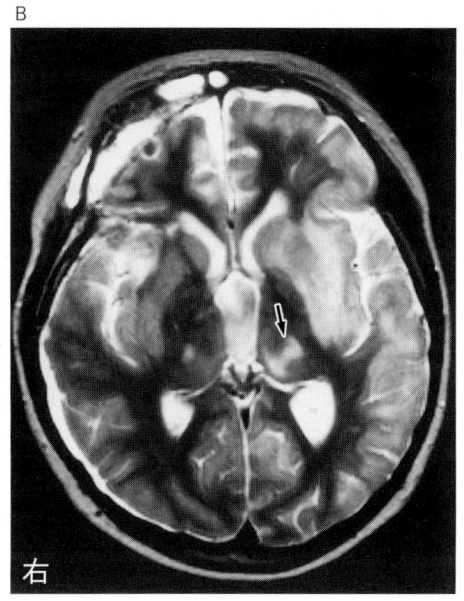

図12. Pontine & Extrapontine myelinolysis の MRI
　A；橋中心髄鞘崩壊例のT2強調画像で、橋に高信号を認める(→)。
　B；橋外髄鞘融解症例のT2強調画像で、左視床に高信号を認める(→)。

31. Korsakoff(Korsakov)症候群

❶定義・概念

　(ⅰ)**見当識障害**(disorientation)、**近時記憶の障害**(recent memory disturbance)、**健忘**
　　 (amnesia)および**作話**(confabulation)の4徴候からなる症候群をいう。
　(ⅱ)作話は伴わなくても、本症候群に加えられる。

❷名称
　➡健忘症候群(amnestic syndrome)と同義語に用いられる場合と、健忘症候群の1型として

　　　　用いられる場合とがある。
　❸原因
　　（ⅰ）頭部外傷、脳炎、脳腫瘍や脳血管障害など。
　　（ⅱ）アルコール中毒
　❹障害部位
　　（ⅰ）Papezの回路、すなわち、海馬→脳弓→乳頭体→視床前核→帯状回→海馬
　　（ⅱ）Yakovlevの回路、すなわち、側頭葉皮質前部（38野）→扁桃核→視床背内側核→前頭葉眼窩皮質→鈎状束→側頭葉皮質前部
　　の障害により生じる。
　❺主症状
　　（ⅰ）見当識障害（日時や場所がわからなくなること）
　　（ⅱ）近時記憶の障害
　　　　ⓐ最近の出来事の記憶と再生の障害をいう。
　　　　ⓑ本症候群の中核をなす症状。
　　　　ⓒ即時記憶（immediate memory）は保たれている。
　　　　　➡即時記憶とは、新しく与えられた情報を数秒～数十秒間保持する機能をいう。
　　（ⅲ）健忘
　　　　　➡前向性健忘（anterograde amnesia）および逆向性健忘（retrograde amnesia）のいずれも認められるが、特に**逆向性健忘**が著明。
　　（ⅳ）作話（記憶の脱落した部分を補うかのように、架空のつくり話をすること）

32. Li-Fraumeni症候群

　❶定義・概念
　　（ⅰ）通常発症しない若年者に、乳癌、軟部組織肉腫や骨肉腫などの多発性悪性新生物が生じる遺伝性疾患をいう。
　　（ⅱ）多発悪性新生物として、その他、白血病や副腎癌などで、15％に神経系に発生する。
　❷遺伝
　　（ⅰ）常染色体優性遺伝
　　　　　➡癌抑制遺伝子TP 53の胚細胞変異が原因とされている。
　　（ⅱ）TP 53に変異がみられないものが30％程度ある。
　❸特徴
　　（ⅰ）常染色体優性遺伝
　　（ⅱ）若年発症
　　（ⅲ）6つの悪性腫瘍（骨肉腫、軟部組織肉腫、乳癌、脳腫瘍、白血病、副腎癌）が多発あるいは重複発生する。
　❹発生機序（説）
　　　➡染色体17 p 13にある癌抑制遺伝子TP 53は生来変異をもっているために、このような腫瘍が発生するとの説。

❺好発年齢(徳永ら，1995)
　➡80%は45歳以下。
　（ⅰ）14歳以下；22%
　（ⅱ）15～44歳；52%
　（ⅲ）45歳以上；27%
❻診断(長谷川ら，2003)
　➡45歳以前の発症の患者で、
　（ⅰ）1親等に45歳以前の腫瘍の家族歴がある場合、あるいは
　（ⅱ）2親等以内に肉腫、または45歳以前の癌の家族歴がある場合
　に本症を疑う。
❼合併する中枢神経系腫瘍
　（ⅰ）髄芽腫
　（ⅱ）脈絡叢癌
　（ⅲ）星細胞腫

33. Millard-Gubler 症候群

❶定義；片側の橋下部腹側障害により、病変と同側の末梢性顔面神経麻痺と病変と反対側の上下肢の運動麻痺をきたす症候群をいう。
❷名称；**下交代性片麻痺**、橋下部腹側症候群や顔面神経交代性片麻痺とも呼ばれる。
❸原因
　（ⅰ）腫瘍によることが多い。
　（ⅱ）脳血管障害
　　　ⓐ梗塞や小出血による。
　　　ⓑ梗塞では、多発性梗塞例が多い。
❹病巣部位；橋下部腹側
❺症状
　（ⅰ）病変と同側の末梢性顔面神経麻痺。
　（ⅱ）病変と反対側の上下肢の運動麻痺。
　（ⅲ）多くは、顔面と同側の外転神経麻痺を伴う。
　　　☞解剖学的に近接しているので合併することが多い。

34. MLF（内側縦束）症候群 Medial longitudinal fasciculus syndrome

❶定義；内側縦束（medial longitudinal fasciculus；MLF）の障害による特徴的な眼球運動障害をいう。
❷名称；**核間性眼筋麻痺**（internuclear ophthalmoplegia）とも呼ばれる。
❸原因
　（ⅰ）脳幹の血管障害（血栓性梗塞）

　　　　　ⓐ片側性が多い。
　　　　　ⓑ虚血の場合は一過性のことが多い
　　（ⅱ）腫瘍；外転神経麻痺を伴うことが多い。
　　（ⅲ）多発性硬化症；両側性のMLF症候群が多い。
　　（ⅳ）外傷
❹病巣部位
　　（ⅰ）内転障害を示す側の橋。
　　（ⅱ）動眼神経核と外転神経核とを連絡する内側縦束が障害されて生じる。
❺症状

> （ⅰ）側方注視時の患側眼球の内転障害。
> （ⅱ）反対側（健側）眼球の外転時の眼振。
> （ⅲ）輻輳の障害はない（輻輳時内転可能）。

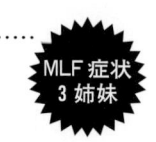

MLF症状
3姉妹

35. Nelson症候群

❶概念；Cushing病の治療として副腎を摘出した後にACTH産生腺腫が発生するのをいう。
❷診断基準
　　（ⅰ）Cushing病であったこと
　　（ⅱ）副腎の剔出術を受けていること
　　（ⅲ）下垂体腺腫が存在すること
　　（ⅳ）腺腫よりACTHの過剰産生が生じていること
　　の4項目。

36. Parinaud症候群

❶定義・概念
　　（ⅰ）眼球の垂直方向への共同注視麻痺に輻輳麻痺を伴う核上性麻痺をいう。
　　（ⅱ）垂直への共同注視麻痺は、上方、下方、あるいは上下方注視麻痺であるが、上方注視麻痺が最も多い。
❷原因疾患
　　（ⅰ）視床、脳幹や松果体部の腫瘍によることが最も多い。
　　（ⅱ）次いで、脳血管障害である。
　　（ⅲ）その他、外傷、水頭症、脳炎や多発性硬化症など。
❸病巣部位
　　（ⅰ）垂直注視麻痺の責任病巣
　　　　ⓐ四丘体（中脳）、Cajal間質核、Darkshevich（Darkschewitsch）核や後交連核などの障害とされている。

ⓑ最近では、内側縦束吻側間質核(rostral interstitial nucleus of the medial longitudinal fasciculus；riMLF、中脳網様体の中にあり、赤核の吻内側にある)が重要視されている。
（ⅱ）輻輳麻痺の責任病巣
　　➡Perlia核とされていたが、現在では否定的で責任病巣は不明である。
❹瞳孔は、通常、散大している。

ちょっとお目を拝借

【人形の目試験 Doll's eye test】

①Parinaud症候群を認めた症例に対して行う。
②Parinaud症候群を呈する患者では、随意的には眼球を上方に動かすことはできないが、核上性麻痺であるため不随意的には眼球は上下に動く（→**人形の目試験陽性**）。
③検査方法
　①患者の眼前にある検者の指を見させる。
　②「これから頭を前屈するが、指を凝視するように」と指示する。
　③患者の頭を被動的に前屈させる。
　④頭を前屈させても、両眼が上方を向いて指を凝視し続ければ、本試験陽性である。
④判定
　①核上性麻痺（障害が大脳皮質と眼筋運動神経核の間にある）；陽性
　　☞Parinaud症候群患者では、陽性。
　②核性麻痺および核下性麻痺；陰性

---

37. Peillon-Racadot症候群
　　　ペーロン・ラカド

❶概念
　➡下垂体腺腫で無月経の患者にホルモン療法を行うと、頭痛、視力障害などの下垂体腺腫症状の発現、あるいは悪化をきたすのをいう。
❷発生機序
（ⅰ）Estrogen治療のみならず、gonadotropin治療中にも生じる。
（ⅱ）血中estrogen値が過剰に上昇することにより生じるとされている。
　　ⓐEstrogenによる腫瘍増殖作用説。
　　ⓑEstrogenによる腫瘍内血管の脆弱化説。
❸下垂体腺腫の種類；プロラクチン産生腺腫、ホルモン非産生腺腫や成長ホルモン産生腺腫にみられる。

38. Raeder症候群

❶定義
　➡傍三叉神経領域における病変によって、三叉神経障害（第1枝が最も障害されやすい）および交感神経障害（瞳孔交感神経枝が最も障害されやすい）を呈するものをいう。
❷名称；傍三叉神経症候群（paratrigeminal syndrome）とも呼ばれる。
❸性別；男性に多い。
❹症状
　（ⅰ）三叉神経第1枝領域を中心とする持続性の疼痛。
　（ⅱ）不全型のHorner症候群（61頁）➡眼瞼下垂、縮瞳はみられるが、顔面の発汗消失がない。
　（ⅲ）時に、動眼神経、滑車神経や外転神経の障害を伴うこともある。

39. 離断症候群 Disconnection syndrome

❶定義
　➡1つの大脳半球内のみにとどまる連合路（association pathway）、あるいは2つの大脳半球を結ぶ連合路の損傷によって生ずる諸症状をいう。
❷分類と症状

半球内離断症候群	➡左右の大脳半球のいずれか一方の、大脳半球内の皮質間を連絡する連合線維の損傷によって生ずる諸症状をいう。 ①伝導失語◀左弓状束の損傷による。 ②超皮質性混合型失語 　↪左半球内の言語領と左半球内の他の大脳部分を連絡する、神経線維の損傷による。 ③連合型視覚失認◀両側下縦束の損傷による。
半球間離断症候群	➡左右の大脳半球の皮質間を連絡する脳梁、前交連などほとんどすべての交連線維束が切断されたときに生じる諸症状をいう。 ①左視野の呼称障害。 ②左視野の失読。 ③左手の失書。 ④左手の失行。 ⑤2語音同時聴取テスト（dichotic listening test）で、左耳に与えられた刺激が抑制される。 　➡2語音同時聴取テストとは、両方の耳に異なる言語刺激を同時に聞かせ、どのような刺激が聞こえてきたかを口答させる方法。

40. Sheehan症候群

❶定義・概念
　（ⅰ）分娩時の出血に基づく下垂体前葉壊死による汎下垂体機能低下症をいう。
　（ⅱ）出産直後の血圧低下の程度と長さに相関するとされている。
❷頻度；分娩時大出血、ショックをきたした症例の10～30％
❸初発症状
　（ⅰ）産後にみられる乳腺の萎縮と、それに伴う完全な泌乳の停止◀重要な初発症状！

（ⅱ）無気力、易疲労感。
❹症状
　（ⅰ）下垂体壊死の程度と症状の発現(鈴木ら, 1979)
　　　ⓐ下垂体壊死が50%以下➡無症状
　　　ⓑ下垂体壊死が60～75%➡軽度の症状が発現。
　　　ⓒ下垂体壊死が90%以上➡典型的な症状が発現。
　（ⅱ）各症状
　　　ⓐ性腺機能低下症状➡外陰・腟・子宮の萎縮、無月経。
　　　ⓑ甲状腺機能低下症状➡動作が緩慢、皮膚乾燥、耐寒性の低下。
　　　ⓒ副腎皮質機能低下症状➡全身倦怠感、低血糖、低血圧。
❺内分泌学的検査
　➡下垂体前葉ホルモン値の低下。すなわち、血中の成長ホルモン、甲状腺刺激ホルモン、プロラクチン(prolactin)、副腎皮質刺激ホルモン(ACTH)および性腺刺激ホルモン(gonadotropin)値の低下。
❻治療；各欠乏ホルモンの補充。

41. 視交叉症候群 Optic chiasm syndrome

❶定義；視交叉付近あるいは視交叉の病変により、視交叉を中心とする視覚路が障害されて生じる症候群をいう。
❷原因
　（ⅰ）視交叉部近傍の腫瘍(下垂体腺腫、髄膜腫や頭蓋咽頭腫など)が最も多い。
　（ⅱ）その他、動脈瘤や外傷など。
❸症状・所見
　（ⅰ）視力障害
　（ⅱ）視野障害
　　　ⓐ両耳側半盲
　　　　　ｂ視交叉部における交叉線維の障害。
　　　ⓑJunction scotoma(連合暗点)
　　　　　㋐同側の眼の耳側半盲性中心暗点と対側の上耳側の1/4視野欠損をいう。
　　　　　㋑視交叉の前部の障害による。
　　　　　　ｂ同側の黄斑部線維と対側の下鼻側網膜(耳側上部1/4視野)からの線維が、視交叉部で膝状になって対側視神経部へ少し前方に突出していることによる。

42. 失外套症候群 Apallic syndrome

❶概念
　（ⅰ）失外套症候群とは、大脳皮質(外套)の広汎な損傷による臨床症状をいい、失語―失認―失行といった概念に近いものである。

（ⅱ）これに対して無動性無言症(akinetic mutism)は、意識障害に基づいた概念である。
　❷症状
　　（ⅰ）無言、無動。
　　（ⅱ）意思の疎通が不能。
　　（ⅲ）睡眠・覚醒のリズムはある。
　　（ⅳ）嚥下などの植物機能は保たれている。
　❸失外套症候群と無動性無言症の比較
　　（ⅰ）失外套症候群も無動性無言症も、植物状態の一種である。
　　（ⅱ）失外套症候群と無動性無言症との共通点
　　　　ⓐ無動無言である。
　　　　ⓑ睡眠・覚醒の区別はある。
　　　　ⓒ屎尿は失禁状態。
　　（ⅲ）失外套症候群と無動性無言症の相違（表 7）

　　　表 7．失外套症候群と無動性無言症の相違（吉田、1993 より作製）

無動性無言症 Akinetic mutism	失外套症候群 Apallic syndrome
①前頭葉（両側の帯状回）や間脳の障害。 ➡機能的な言葉。	①両側の広汎な大脳皮質（外套）の破壊による。 ➡器質的障害部位を示す言葉。 ➡失行、失認と同列に提唱された概念的な要素が強い。
②追視する例が多い。	②視線は固定、または不規則に動く。
③筋緊張；多くは、弛緩。	③筋緊張；多くは亢進。
④除皮質姿勢(decorticate posture)などの姿勢異常をとることは稀。	④除皮質姿勢(decorticate posture)をとることが多い。
⑤脳波所見；高振幅徐波が、特に前頭部優位に広汎性に出現する。	⑤脳波所見；多様（平坦脳波に近いもの、広汎性の低振幅、あるいは高振幅徐波など）。
⑥持続時間；1年以内に死亡する例が多い。	⑥持続時間；年余に及ぶ例がある。
⑦転帰；一時的には著明な改善もある。	⑦転帰；不完全だが、著明に回復する例がある。
	⑧植物状態に比べ回復する可能性が高い。
	⑨無動・無言症より重症。
	⑩植物状態と同じと考えてよい。

43. 小脳橋角部症候群 Cerebello-pontine angle syndrome

　❶定義・概念
　　（ⅰ）小脳橋角部の病変により引き起こされる種々の神経症状をいう。
　　（ⅱ）小脳橋角部(cerebello-pontine angle；C-P angle)とは、橋の前外側面、延髄外側、小脳腹側、錐体骨後面および後頭蓋窩に囲まれた領域をいう。
　❷原因疾患
　　➡原因疾患としては、聴神経鞘腫（第8脳神経鞘腫）が最も多い。
　　（ⅰ）腫瘍

　　　　ⓐ聴神経鞘腫、ⓑ髄膜腫、ⓒ類表皮嚢胞、ⓓ三叉神経鞘腫、など。
　（ⅱ）血管性病変
　　　　ⓐ脳動脈瘤、ⓑ脳動静脈奇形、など。
　（ⅲ）その他
　　　　ⓐくも膜嚢胞、ⓑ髄膜炎、など。
❸症状
　（ⅰ）耳鳴、難聴。
　（ⅱ）顔面神経麻痺
　（ⅲ）三叉神経障害➡顔面の知覚低下や角膜反射の低下。
　（ⅳ）小脳症状

44. Sturge-Weber 症候群
　　　　　スタージ・ウエーバー

❶概念；生下時に認める顔面母斑と、同側の大脳の脳軟膜血管腫（leptomeningeal angiomatosis）を有し、時に同側の眼の脈絡血管異常を伴う病態をいう。
❷名称；Sturge-Weber-Dimitri 病、脳三叉神経血管腫症（encephalotrigeminal angiomatosis）や脳顔面血管腫症（encephalofacial angiomatosis）とも呼ばれる。
　　　　　　　　　ディミトリ
❸遺伝形式
　➡大部分は散在性例であるが、常染色体劣性あるいは優性遺伝の報告もある。
❹症状・徴候
　（ⅰ）顔面、特に三叉神経第1枝領域である前額部の母斑（ぶどう酒様母斑 portwine nevus、または火焔状母斑 nevus flammeus）。
　（ⅱ）早期発症のてんかん発作。
　（ⅲ）顔面母斑と対側の片麻痺ないし半身の発育不全。
　（ⅳ）母斑と同側の緑内障ないし牛眼。
　（ⅴ）同側半盲
　（ⅵ）知能発育障害
❺頭部エックス線単純撮影（乳幼児以後）
　（ⅰ）後頭部に平行に走る**二重輪郭曲線石灰化**（double contoured curvilinear calcification；**レール様石灰化** tram-line, or railroad track calcification）の所見（図13）が主。
　（ⅱ）患側の脳萎縮による頭蓋骨の肥厚と頭蓋の狭小。

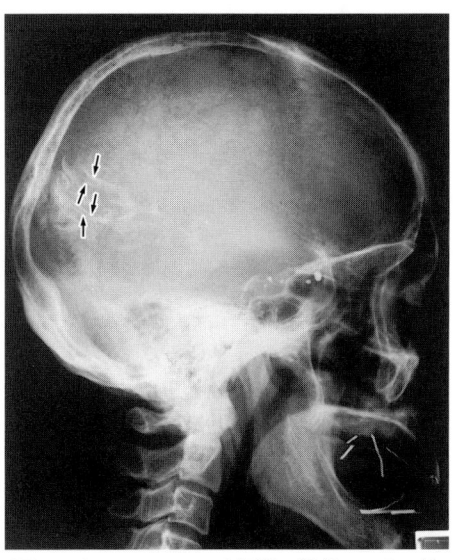

図 13. Sturge-Weber 症候群の頭部エックス線単純撮影（側面像）

後頭部にレール様石灰化陰影を認める（→）。

45. 他人の手徴候 Signe de la main étrangère

❶定義
　（ⅰ）背中に手を回し左手を右手でつかんだときに、明らかな感覚障害がないのに**自らの左手を自分のものではなく、他人の手と誤って解釈する**のをいう。
　（ⅱ）すなわち、自分の右手で自分の左手を握っているのに、**あたかも他人が握っているよう**に感じる現象をいう。
❷名称；英語圏で使用されている"Alien hand sign（他人の手徴候）*"と、内容はまったく異なる。
❸左手の自己所属感の喪失である。
❹半側身体失認類似現象、あるいは触覚消去（tactle extinction）類似現象で、知覚受容面の障害である。
❺病変部位；脳梁で、半球間離断症候群の1つである。

――――――――――――――――――――――――（チョット役に立つお話）――

*【Alien hand sign と My hand sign】
Ⅰ．Alien hand sign
①定義・概念
　ⓘ一側の手が、他人の手の如く、不随意的、無目的な動作を行う現象、すなわち**自分の意志に反して手が勝手に振る舞う現象**であり、運動異常症（movement disorder）によらないものをいう。
　　（例）左手で自分の髪や衣服をひっぱたり、つまんだりする。
　ⓘⓘこの異常行動は、自分の意志で止めることができず、止めるためにはもう一方の手で抑制しなければならない（図 14）。
　ⓘⓘⓘ行為障害である。

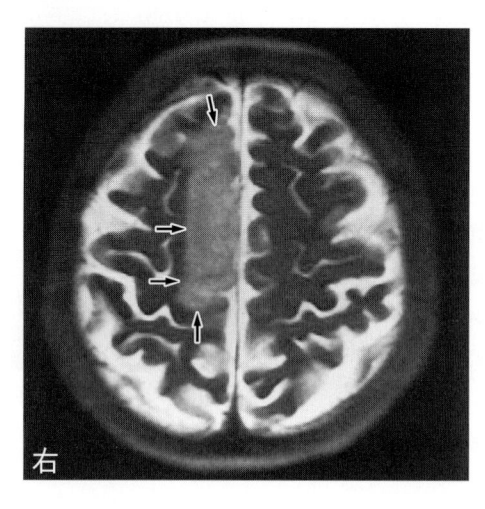

図 14．Alien hand を呈した脳梗塞例
（ヘリオス会病院森田仁士博士，増田俊和博士のご厚意により提供）

患者は、左手で絶えず自分の衣類をたくし上げており、右手はそれを止めさせようと左手をつかんだり、叩いたりする現象を認めた。MRI T2強調画像では、右前大脳動脈領域に梗塞巣による高信号域を認める（→）。

②日本語の名称
　ⓘ「他人の手徴候」との邦訳もあるが、Signe de la main étrangère と間違い、混乱

する。
②Alien hand sign と Signe de la main étrangère とは内容が異なるので、原文をそのまま用いるか、邦訳を用いる場合には両者を併記する方がよい。

③用語の混乱と類縁症候との鑑別
➡「一側の手が本人の意志に反して不随意に行動する」という症状が alien hand sign と一致することから、**以下の徴候が同義語のように扱われ、用語の混乱**がみられる。

◇①**道具の強迫的使用**（compulsive manipulation of tool）
　❶定義・概念
　　・目の前の道具を見るか触ると、本人の意志とは無関係に**右手**がそれを**強迫的**に使用してしまう状態をいう。
　　・右手が意志に反してはいるが、目的に向かう行動をとる。
　❷病巣部位
　　➡前頭葉内側面（脳梁膝部の吻側部とその周囲の前部帯状回、上前頭回中部白質）で、ほぼ全例が左側。
　❸右利き患者にみられる。
　❹強迫的使用は**右手のみに生じる。**
　❺右手には、同時に強い把握現象を伴う。
　❻半球間離断症候群の性格を有している。

②**拮抗失行**（diagonistic dyspraxia）
　❶定義
　　・意図された右手の運動に触発されて、左手が不随意に反対目的の行動をとる状態をいう。
　　・すなわち、**右手と左手の動作が拮抗**する状態をいう（例；右手でドアを開けると左手が閉める）。
　　・因みに、失行とは運動麻痺や不随意運動などの運動障害がなく、且つ行うべき動作も十分わかっているのに、これを行うことができない状態をいう。
　❷左手が意志に逆らって、右手とは反対目的に行動する現象である。
　❸病巣部位➡脳梁（膝部と体部前半）および補足運動野を含む前頭葉内側面。
　❹ほとんどが右利き患者にみられる。
　❺把握現象はみられない。
　❻拮抗失行は左手が右手とは反対目的の行動をするのであり、左手が目的不明の行動をする alien hand sign とは区別される。

③**使用現象**（utilization behavior）
　❶定義
　　➡道具を患者の前に置くと、命令されないのにそれをつかみ使用してしまう現象をいう。
　❷病巣部位
　　・両側前頭葉底部の眼窩回と尾状核頭部が重視されている。

・脳梁前方部の関与も示唆されている。
- ❸強迫的な使用ではなく、道具の提示が患者にとっては「道具を使用しろ」との命令となっている。
- ❹両手に発現する。
- ❺両手に把握現象を伴う。
- ❻前頭葉病変に伴って、頭頂葉に対する前頭葉の抑制機能が障害されて生ずるとされている。

④以上のことを踏まえて、Alien hand sign を、
- ◆田中(1991)は、「拮抗失行にも道具の強迫的使用にも属さない異常行動、例えばある程度まとまりのある行動をとるが、道具の強迫的使用まで至らない現象、あるいは一側の手に持っている物を他側の手が奪い去ろうとするなど、一見拮抗失行に類似した現象であるが、病的把握現象の延長線上に位置すると思われる異常行動、あるいはその行動自体があまり意味をもたない異常行動」と、定義している。
- ◆森(1985)は、「右側(劣位側)病変により左手に生ずる症状」と、定義している。

④病巣部位
　①前頭葉内側面
　②左半球、右半球、両側半球といずれの半球の損傷でも生じる。

⑤分類(Feinberg ら，1992)
　①Callosal alien hand syndrome(脳梁タイプ)
　　❶脳梁前部損傷(anterior callosal lesion)のみにより生じるもの。
　　❷非利き手(nondominant hand)に出現する。
　　❸半球離断症候群として説明可能。
　　❹両手間の抗争(intermanual conflict；一側の手が他側の手に対して反対目的の行動をとるもの)を特徴とする。
　②Frontal alien hand syndrome(半球タイプ)
　　❶補足運動野(supplementary motor area)、帯状回前部や内側前頭前皮質(medial prefrontal cortex)、および脳梁前部(anterior corpus callosum)の損傷により生じるもので、ほとんどが優位半球側。
　　❷利き手(dominant hand)に出現する。
　　　←大脳優位性のパターンとは無関係に、病巣と反体側の手に現れるという報告もある(Leiguarda ら，1989)。
　　❸利き手の随意運動に対する劣位半球からの抑制が解放されることに加えて、利き手の探索反射(exploratory reflex)が亢進することにより生じる。
　　❹把握反射、模索反射(groping reflex)や道具の強迫的使用を伴う。

⑥一般的特徴
　①通常、左手にみられる。
　②右利き患者にみられる。
　③道具の強迫的使用のようにまとまった行動はみられないし、動作も道具の使用に

限られているわけではない。
  II．My hand sign（自分の手徴候）
  ①定義
    ➡「Signe de la main étrangère（他人の手徴候）」とは逆に、右手で他人の手を握ったときにその手を自分の手と誤って解釈するのをいう。
  ②知覚受容面の障害である。
  ③損傷部位➡脳梁

46．Tolosa-Hunt 症候群（トロサ・ハント）

❶定義
　（ⅰ）一側のうがつような眼窩部痛（三叉神経第1枝）、引き続いて眼球運動障害、眼瞼下垂を急激にきたすもので、
　（ⅱ）再発を繰り返すが、副腎皮質ステロイド薬の投与で劇的に軽快する症候群をいう。
　　　　　⇐Steroid-responsive painful ophthalmoplegia！
❷名称；Painful ophthalmoplegiea（**有痛性眼筋麻痺**）とも呼ばれる。
❸原因；非特異的炎症性肉芽腫
❹病巣部位
　（ⅰ）海綿静脈洞前部
　（ⅱ）上眼窩裂
　（ⅲ）眼窩尖端部
❺好発年齢
　（ⅰ）20〜70 歳
　（ⅱ）40 歳代が最も多い。
　　　➡女性の方がやや高年発症。
❻性別；男性：女性＝1：1.5 で、**女性**に多い。
❼発症様式および初発症状
　（ⅰ）急性発症が多い（90％）。
　（ⅱ）初発症状としては、眼部痛、複視および頭痛が多い。
❽症状・所見

Ⓐうがつような顔面・眼窩部痛（三叉神経第1枝）	①疼痛の部位は、眼窩後部が最も多い。 ②眼窩部痛から1日〜1週間くらい遅れて複視が出現する。 ③疼痛の性状は持続性のものが最も多い（70％）。
Ⓑ眼運動神経障害	①動眼神経麻痺が最も多い（90％）。 　①眼瞼下垂と上転障害を示す上枝麻痺と、 　②内転、下転、内上転制限に散瞳が加わる下枝麻痺がそれぞれ単独で出現することがある。 　③副交感神経が障害されると、散瞳や対光反射障害をきたす。 ②次いで、外転神経麻痺（85％）。 ③滑車神経麻痺（50％）
Ⓒ通常、視力・視野障害はないが、時に（20％）侵されることもある。	

Ⓓ三叉神経障害	①第１枝の障害が多い。 ②時に第２枝の障害がみられるが、第３枝の障害をきたすことはない。
Ⓔ赤沈の亢進	半数にみられる。

❾脳血管造影所見

　（ⅰ）異常所見を呈する頻度；30％

　（ⅱ）所見；内頸動脈サイフォン部の狭窄像や壁の不整など。

❿眼窩静脈撮影

　（ⅰ）異常所見を呈する頻度；80％

　（ⅱ）所見

　　ⓐ半数に、上眼静脈の狭窄像がみられる。

　　ⓑ海綿静脈洞の造影不良(70％)。

⓫エックス線 CT

　（ⅰ）造影 CT；海綿静脈洞部に増強効果をみることが多い。

　（ⅱ）副腎皮質ステロイド治療により異常所見が消失する。

⓬MRI

　（ⅰ）信号変化

　　ⓐT１強調画像

　　　㋐眼窩内脂肪組織と比較して低信号。

　　　㋑外眼筋や脳灰白質と等信号。

　　ⓑT２強調画像；脳灰白質に対して等信号（あるいは軽度高信号）。

　　ⓒ造影 MRI；増強される。

　（ⅱ）患側の海綿静脈洞の拡大。

　（ⅲ）病変部が海綿静脈洞部から眼窩尖端部にかけて進展していることが多い。

⓭診断

　（ⅰ）Hunt ら(1961)の診断基準

> ⓐ疼痛は眼筋麻痺に数日先行するか、後になるまで出現しないこともある。
> 　➡発作性の拍動性の片側頭痛でなく、眼球後部の持続性疼痛で、'咬みちぎられるような(gnawing)'、あるいは'きりでもまれるような(boring)' と表現される(Pain may precede the ophthalmoplegia by several days, or may not appear until some time later. It is not a throbbing hemicrania occurring in paroxysms, but a steady pain behind the eye that is often described as "gnawing" or "boring")。
> ⓑ動眼神経のみならず、滑車神経、外転神経や三叉神経第１枝も侵す。内頸動脈周囲の交感神経線維や視神経が侵されることもある(Neurological involvement is not confined to the third nerve, but may include the fourth, sixth, and first division of the fifth cranial nerves. Periarterial sympathetic fibers and the

ⓑ optic nerve may be involved)。
ⓒ 症状は数日ないし数週間持続する(The symptoms last for days or weeks)。
ⓓ 自然緩解があるが、時に神経学的脱落症状が残る(Spontaneous remission occurs, sometimes with residual neurological deficit)。
ⓔ 数カ月ないし数年の間隔で再発する(Attacks recur at intervals of months or years)。
ⓕ 脳血管造影や試験開頭を含む徹底的検査を行っても、海綿静脈洞以外に病変は認められない。また全身的反応はみられない(Exhaustive studies, including angiography and surgical exploration, have produced no evidence of involvement of structures outside the cavernous sinus. There is no systemic reaction)。

〔診断の追加事項(Hunt, 1976)〕
Ⓐ 神経脱落症状は、海綿静脈洞前部と上眼窩裂に関係している(The neurological deficit should relate to the anterior cavernous sinus and superior orbital fissure)。
Ⓑ 良性のステロイド感受性肉芽腫以外の病態を、できるだけ除外する必要がある(It is necessary to exclude, insofar as possible, conditions other than a benign steroid-sensitive granuloma)。

(ⅱ) 厚生省研究班の診断の手引き(**表8**)

表 8. 厚生省研究班の診断の手引き(後藤, 1982)

A) 1) 本症は眼痛あるいは頭痛を伴う眼球運動障害である。
　 2) 眼筋麻痺は糖尿病、膠原病、特異性炎症などの全身性疾患と直接の因果関係をもたない。
　 3) 小児より高齢者に及ぶが、20〜50歳代に発症することが多い。
　 4) 性差はない。
　 5) 疼痛の出現は眼筋麻痺に数日先行することが多いが、同時あるいはそれ以後に出現することもある。
　 6) 一側性のⅢ、Ⅳ、Ⅴ₁、Ⅵ脳神経障害が種々の組み合わせでみられる。稀に両側性障害を認め、また再発時に病側が交代することがある。Ⅱ、Ⅴ₂₋₃脳神経障害も稀にみられる。
　 7) 発作は数日〜数週間持続しその後寛解するが、数カ月〜数年後に再発することがある。
　 8) 血沈の中等度亢進、微熱など軽度の非特異性炎症症状を伴うことがある。
　 9) 髄液には著変を認めないことが多い。

B) ステロイド薬投与により疼痛および神経障害は48時間以内に著明に改善する。

C) 診断上、眼静脈(海綿静脈洞)撮影、および頸動脈撮影が必須である。
　 1) 静脈撮影：上眼静脈の上眼窩裂部の閉塞、壁不整を認め、海綿静脈洞は造影されないか、造影不良である。
　 2) 内頸動脈撮影：内頸動脈海綿静脈洞部の内腔狭窄を認めることがある。動脈瘤、占拠性病変などを示す所見はない。
　 3) CTスキャン(頭部、眼窩)上、他疾患を除外できる。

D) 病理学的には海綿静脈洞およびその周辺に非特異性炎症性肉芽腫を認める。

診断の基準：Aを参考とし下記に分類する。開頭術剖検を行ったものはDを参考にして別途に検討する。
確診：A1、A2、B、Cのすべてを満たすもの。
疑診：A1、A2を満たし、かつBまたはCも満たすもの。

⑭海綿静脈洞症候群との鑑別
　（ⅰ）障害されている脳神経から鑑別することは困難である。
　（ⅱ）しかし、Tolosa-Hunt症候群は眼痛で発症すること、緩解と再発を繰り返すこと、副腎皮質ステロイド薬が著効することより、鑑別可能である。
⑮治療
　（ⅰ）副腎皮質ステロイド薬の投与
　　　　ⓐPredonisone 60 mg/日、あるいはbetamethazone 16 mg/日から開始する。
　　　　ⓑ疼痛消失後漸減し（tapering）、1～2週間後に中止する。
　（ⅱ）疼痛（眼窩部痛）は、一般に、副腎皮質ステロイド薬の投与後48時間以内に完全に消失する。
　　　　➡神経症状はやや遅れて回復するものが多い。
⑯予後；一般に良好。
⑰再発；約1/3の症例にみられる。

47. Turcot症候群（ターコット）

❶定義
　（ⅰ）大腸腺腫性ポリープ症（adenomatous polyposis）に中枢神経系腫瘍を合併する疾患をいう。
　　　　➡大腸ポリープ症（polyposis）とは、大腸粘膜全域に多数（100個以上）のポリープを有するものをいう。
　（ⅱ）Gliomaを併存しない限り、真の（典型的）Turcot症候群とはいわない。
❷名称；Glioma-polyposis症候群とも呼ばれる。
❸頻度；稀
❹遺伝
　（ⅰ）**常染色体劣性遺伝**とされているが、孤発例で遺伝形式の推定できない例もある。
　　　　➡同胞内に発症しているものは、劣性遺伝と推定されている。
　（ⅱ）責任遺伝子；染色体5番長腕（5q）
　　　　　　　　　　↳神経膠腫では異常がみつかることは少ない。
❺分類（表9）
　（ⅰ）Type 1；定型的Turcot症候群
　（ⅱ）Type 2
　　　　ⓐ家族性大腸腺腫性ポリープ症（familiar adenomatous polyposis）の家系の一員に脳腫瘍を合併したもの。
　　　　　㋐家族性大腸腺腫性ポリープ症の腫瘍多発素因の1つの表現形として、偶然脳腫瘍が合併したもの。
　　　　　㋑家族性大腸腺腫性ポリープ症におけるポリープ数は平均1,000個で、200個未満は稀。
　　　　ⓑ20歳以下での大腸癌の合併は1%以下と少ない。
　　　　ⓒ本タイプを「Turcot症候群に含めるべきではない」との意見もある（Parafら, 1997）。

表 9．Turcot 症候群の分類(Paraf ら，1997 より引用・翻訳)

	Type 1	Type 2
①家族歴	通常、同胞にみられる。	ポリポーシスの家系。
②血族結婚	22％にみられる。	なし
③遺伝形式	常染色体劣性遺伝	常染色体優性遺伝
④大腸ポリープ	ⓐポリープの数は比較的少ない(100個未満)。 ⓑ大きい(3 cm 以上)。 ⓒ癌化をきたすことが多く、かつ若年者に発症する(56％)。 ⓓポリポーシスの家族歴はない	ⓐポリープの数は多い。 ⓑ小さい。 ⓒポリポーシスの家族歴を有する。
⑤中枢神経系腫瘍	ⓐ星細胞腫や膠芽腫が多い。 ⓑ20 歳未満の若年者にみられることが多い。	髄芽腫が多い。
⑥皮膚病変	半数に合併し、主にカフェオレ斑(café au lait spot)を認める(38％)。	合併することは少ない(21％)。

❻好発年齢；若年者(10〜19 歳)

❼性別；性差はない。

❽症状

　（ⅰ）消化器症状；下血、下痢や腹痛など。

　（ⅱ）中枢神経症状；意識障害や運動麻痺など。

❾定型的 Turcot 症候群の特徴

　（ⅰ）大腸病変

　　　ⓐポリープの数は少ないが(100 個未満)、大きい傾向にある(最大径 3 cm 以上)。

　　　ⓑ若年(20 歳未満)で癌化する。

　（ⅱ）同胞例が多い。

　（ⅲ）両親に血族結婚がみられる。

　（ⅳ）皮膚病変；カフェオレ斑(café au lait spot)や色素性母斑の合併が多い。

　（ⅴ）合併疾患

　　　ⓐ中枢神経系腫瘍の合併

　　　　㋐ほとんどが、脳に発生(大脳半球が大部分で、時に小脳や脳幹)。

　　　　　①膠芽腫(glioblastoma)、星細胞腫(astrocytoma)が多い。

　　　　　②次いで、髄芽腫(medulloblastoma)。

　　　　　　➡髄芽腫は、家族性大腸腺腫性ポリープ症に合併することが多い。

　　　　㋑稀に、脊髄(→膠芽腫)に発生。

　　　ⓑ中枢神経系以外の合併疾患

　　　　㋐胃・十二指腸・小腸の腫瘍や内分泌系腫瘍の合併を認める。

　　　　㋑骨腫や線維腫、デスモイド腫瘍の合併例はない。

(註)髄膜腫、下垂体腫瘍、悪性リンパ腫や転移性脳腫瘍の合併例については、glioma を併存しない限り、Turcot症候群から除外した方がよいとの報告がある(伊藤ら, 1981；大里ら, 1983)。

❿鑑別診断

（ⅰ）Gardner 症候群(54 頁)；下顎の潜在性骨腫と網膜色素上皮肥厚が鑑別上重要。

（ⅱ）Cowden 症候群(49 頁)

⓫治療；大腸癌になる前に、大腸切除を施行。

⓬予後；不良

楽々講座　**本邦における典型的 Turcot 症候群**(藤原ら, 1999)

①性差はない。
②ほとんどが、21 歳以下の若年発症である。
③発症形態；大腸癌が先行するものが多い。
④初発腫瘍から次の腫瘍を発症するまでの期間；1〜2 年
⑤Turcot 症候群と診断されてからの生存期間；平均 1.7 年(0〜4 年)と短い。
⑥脳腫瘍の種類
　㋐星細胞腫が最も多い。
　㋑次いで、膠芽腫。

---

48. Vernet 症候群（バーネット）

❶定義・概念

（ⅰ）一側性、末梢性、および多発性の下位脳神経障害による症候群の１つである。
　　　　頸静脈孔領域における末梢性の下位脳神経麻痺。

（ⅱ）病変と同側の舌咽神経、迷走神経および副神経障害による症候群をいう。

❷名称；**頸静脈孔症候群(jugular foramen syndrome)** とも呼ばれる。

❸原因

（ⅰ）外傷；刺創、銃創や頭蓋底骨折であるが、本症候群の原因としては少ない。

（ⅱ）頭蓋底部の腫瘍；神経鞘腫、脊索腫、髄膜腫や転移性腫瘍などで、頻度として多い。

（ⅲ）炎症(髄膜炎など)

（ⅳ）血管障害(頸静脈の血栓性静脈炎、動静脈奇形など)

❹責任病巣；頸静脈孔部であり、延髄ではない。

❺症状

（ⅰ）患側の軟口蓋、咽頭、喉頭の運動麻痺(←舌咽・迷走神経障害)、ならびにそれによるカーテン徴候('アー' と発生したとき、上咽頭収縮筋の一側麻痺のため、ちょうどカーテンを閉めるように咽頭後壁が健側に引っ張られる現象をいう←舌咽神経障害)、嗄声(←迷走神経障害)、嚥下障害(←舌咽・迷走神経障害)。

（ⅱ）患側の舌の後ろ 1/3 の味覚および知覚障害(←舌咽神経障害)。

（ⅲ）胸鎖乳突筋と僧帽筋の麻痺や萎縮(←副神経障害)。

（ⅳ）錐体路徴候などの長経路徴候を伴わない。

49. Villaret 症候群(ビラレ)

❶定義・概念
　（ⅰ）一側性・末梢性・多発性の下部脳神経障害による症候群の１つである。
　（ⅱ）病変と同側の舌咽神経、迷走神経、副神経および舌下神経障害に Horner 症候群の加わったものをいう。
❷原因
　➡ほとんどが腫瘍で、その中では、悪性腫瘍の転移や浸潤によることが多い（60％）。
❸予後；原疾患による。

50. von Hippel-Lindau 症候群(フォン・ヒッペル・リンダウ)

❶定義・概念
　（ⅰ）網膜血管芽腫（von Hippel 病）と、小脳、延髄や脊髄の単発性または多発性の血管芽腫を合併したもので、さらには、他臓器（脾臓、副腎、膵臓、腎臓など）に腫瘍や囊胞を合併する遺伝性疾患をいう。
　（ⅱ）広義の von Hippel-Lindau 症候群；中枢神経系に血管芽腫が多発する例、中枢神経系は単発であっても特有の内臓疾患を伴っている症例(中村, 1987)。
　（ⅲ）不全型；網膜の血管芽腫を伴わない例(中村, 1987)。
　（ⅳ）母斑症（phacomatosis）の１つである。
❷名称
　➡通常、網膜の血管芽腫を von Hippel 病、小脳の血管芽腫を Lindau 病（322 頁）、両者の合併を von Hippel-Lindau 症候群と呼ぶ。
❸頻度
　（ⅰ）全体；36,000～39,000 人に１例。
　（ⅱ）小脳の血管芽腫（Lindau 病）に網膜血管芽腫（von Hippel 病）を合併する率；10～20％
　（ⅲ）網膜の血管芽腫；本症候群の約半数にみられ、その 1/3 は多発性。
❹遺伝
　（ⅰ）遺伝形式；常染色体優性遺伝
　（ⅱ）浸透率（65 歳まで）；80～90％(Couch ら, 2000)
　（ⅲ）家族発生率；10～20％
　（ⅳ）原因遺伝子；染色体 3 番の短腕（3 p 25-p 26）の欠損が関与。
❺分類(Choyke ら, 1995)
　（ⅰ）Type Ⅰ（von Hippel-Lindau without pheochromocytomas）
　　　ⓐ網膜および中枢神経系の血管芽腫、腎臓の囊胞や癌および膵囊胞は認めるが、**褐色細胞腫を伴わないもの**。
　　　ⓑ最も普通にみられるタイプ。
　（ⅱ）Type Ⅱ（von Hippel-Lindau with pheochromocytomas）
　　　ⓐType ⅡA

㋐網膜および中枢神経系の血管芽腫に加えて褐色細胞腫および膵腫瘍(ランゲルハンス島腫瘍)は認めるが、膵臓の嚢胞性病変や腎嚢胞・癌は存在しないもの。
　　　㋑2番目に多いタイプ。
　　ⓑType ⅡB
　　　㋐網膜および中枢神経系の血管芽腫、褐色細胞腫、腎疾患および膵疾患を認めるもの。
　　　㋑稀なタイプ。
❻好発年齢
　(ⅰ)10〜60歳(ピークは30歳代)
　(ⅱ)遺伝継代していくにつれて、その発症年齢が若くなる。
❼性別；性差はない(Conwayら, 2001)。
❽病変部位
　(ⅰ)中枢神経系の血管芽腫(hemangioblastoma)(Choykeら, 1995；Conwayら, 2001)
　　ⓐ頻度；本症候群の20〜70%
　　ⓑvon Hippel-Lindau症候群では、2.1年に1個ずつ新しい中枢神経系の血管芽腫が出現する(Conwayら, 2001)。
　　ⓒ発生部位
　　　㋐小脳に最も多く(53%)、次いで脊髄(47%)、延髄(7%)である。
　　　　←本症候群では、脊髄の血管芽腫の頻度が散発例に比べて高い。
　　　㋑しばしば、多発性。
　　ⓓ部位別特徴
　　　㋐小脳血管芽腫
　　　　①頻度；von Hippel-Lindau症候群患者の44〜72%
　　　　②von Hippel-Lindau症候群に伴う小脳血管芽腫は、散発性の小脳血管芽腫より若年発症であり、多発性の頻度も高く(53%の頻度)、また予後も不良である。
　　　　③嚢胞性の頻度は、von Hippel-Lindau症候群例でも散発例でも変わらない。
　　　㋑延髄血管芽腫
　　　　①頻度；von Hippel-Lindau症候群患者の5%
　　　　②延髄最後野(area postrema)に好発し、血管に富む。
　(ⅱ)眼球
　　　➡網膜に血管芽腫。
　　ⓐvon Hippel-Lindau症候群患者の半数に、網膜血管芽腫が最初に発現する。
　　ⓑ頻度；von Hippel-Lindau症候群患者の45〜59%
　　ⓒしばしば、多発性、両側性(半数)で、再発する。
　　ⓓ血管芽腫は網膜の周辺にみられる。
　　ⓔ放置すると、網膜剥離や出血をきたす。
　　ⓕ治療；レーザーによる光凝固。
　(ⅲ)内臓疾患
　　ⓐ腎臓
　　　㋐腎嚢胞(50〜70%)と腎細胞癌(25〜45%)。

ⓐ腎細胞癌
　　　　㋐発見されたときには既に、30〜50％の症例でリンパ節や肝臓に転移している。
　　　　㋑本症候群患者の15〜50％は、腎細胞癌により死亡(Couchら, 2000)。
　　ⓑ副腎および傍神経節(paraganglion)
　　　➡褐色細胞腫(pheochromocytoma)。すなわち、
　　　㋐頻度；7〜20％
　　　㋑両側性、多発性が多い。
　　　㋒無症状のことが多く、血清のカテコールアミンの上昇も認めない。
　　ⓒ膵臓疾患
　　　㋐von Hippel-Lindau症候群の病変の中で、最も少ない。
　　　㋑膵嚢胞が最も多い。その他、膵腫瘍。
　（ⅳ）副睾丸；囊腺腫(cystadenoma)(頻度；10〜26％)
❾各病変の診断時平均年齢(Choykeら, 1995)
　（ⅰ）網膜血管芽腫；25歳
　（ⅱ）小脳血管芽腫；30歳
　（ⅲ）腎細胞癌；37歳
❿診断基準(Choykeら, 1995)
　（ⅰ）中枢神経または網膜血管芽腫の家族歴があり、以下の病変を1つ以上認める場合。
　　ⓐ中枢神経または網膜の血管芽腫。
　　ⓑ腹部臓器病変；腎腫瘍、膵嚢胞または腫瘍、褐色細胞腫、副睾丸の乳頭状囊腺腫(papillary cystadenoma)。
　（ⅱ）家族歴にvon Hippel-Lindau病を疑わせる所見がない場合には、以下のいずれかの場合。
　　ⓐ中枢神経または網膜の血管芽腫2つ以上。
　　ⓑ中枢神経または網膜の血管芽腫1つと腹部臓器病変(腎腫瘍、膵嚢胞または腫瘍、褐色細胞腫、副睾丸の乳頭状囊腺腫)1つ以上。
⓫予後(Choykeら, 1995)
　（ⅰ）死亡年齢(中央値)；49歳
　（ⅱ）死因
　　ⓐ小脳血管芽腫が死因の第1位(53％)。
　　ⓑ次いで、腎細胞癌の転移(32％)。

51．ワニの涙症候群 Crocodile tears syndrome

❶定義
　➡食事のときに流涙が起こる現象、すなわち患者が食事を始めると眼から流涙が起こり、食事が終わると流涙が止まる現象をいう。
❷「ワニの涙」の語源
　➡「ワニは、獲物の体を食べた後に泣きながらその頭まで食べ尽くす」ということからきてい

る。

❸発現機序

　（ⅰ）神経再生の過程で軸索の道を間違うためとの説。
　　　　➡唾液神経線維が再生する際に大錐体神経に迷入するとの説。
　（ⅱ）下唾液核から舌咽神経を経て耳神経節に至る正常な唾液神経線維からの発芽が、大錐体神経に入って涙腺に達し発症するとの説。
　（ⅲ）中間神経内の自律神経線維の脱髄による求心路―遠心路線維間の短絡説。

❹流涙を起こす刺激

　（ⅰ）味覚刺激が重要である。
　　　　➡一般に、食物の味の種類に関係しないことが多いが、味の差を述べている報告もある。
　（ⅱ）咀嚼運動や舌などの機械的刺激では流涙は起こらない。

❺発現時期と発現側

　（ⅰ）通常、末梢性顔面神経麻痺後、数週ないし数カ月後（回復期）にみられる。
　（ⅱ）多くは、流涙は顔面神経麻痺のある側に生じる。

52. Weber 症候群（ウエーバー）

❶名称；**上交代性片麻痺**（hemiplegia alternans superior）とも呼ばれる。
❷原因；梗塞、出血、腫瘍、脱髄疾患、外傷など。
❸病巣部位；中脳腹内側
❹症状

　（ⅰ）患側の動眼神経麻痺。
　（ⅱ）反対側の片麻痺（顔面＝中枢型、舌を含む）。

第2章

脳腫瘍へズームイン

この章は脳腫瘍の
基本編ともいうべき部門です。
各疾患の基本的事項を
記載してありますが、
高度な内容も盛り込んであります。

❶エントランス

1．定義

❶頭蓋内腫瘍(intracranial tumor)とは、頭蓋内に発生するあらゆる新生物(neoplasm)をいう。
❷原発性脳腫瘍(狭義の脳腫瘍)とは、頭蓋内を構成している組織より発生する腫瘍をいう。
❸転移性脳腫瘍とは、他臓器の悪性新生物が頭蓋内へ転移するものをいう。

2．発生頻度と種類

1）全体
❶脳腫瘍の年間発生頻度(日本脳腫瘍全国集計, vol. 10, 2000)
　（ⅰ）全体；人口10万人に対して12.76人。
　（ⅱ）性別
　　　ⓐ男性；人口10万人に対して11.99人。
　　　ⓑ女性；人口10万人に対して13.46人。
❷原発性脳腫瘍別発生頻度(日本脳腫瘍全国集計, vol. 11, 2003)
　（ⅰ）神経膠腫(glioma)が最も多く(27.3%)、次いで髄膜腫(26.9%)、下垂体腺腫(17.9%)、神経鞘腫(10.4%)の順。
　（ⅱ）神経膠腫の中で最も発生頻度が高いのは膠芽腫(glioblastoma)で、次いで星細胞腫(astrocytoma)、悪性星細胞腫(malignant astrocytoma)、髄芽腫(medulloblastoma)、乏(稀)突起膠腫(oligodendroglioma)、上衣腫(ependymoma)の順。

2）年齢別発生頻度(日本脳腫瘍全国集計, vol. 11, 2003)
(1) 小児に好発する脳腫瘍
❶小児原発性脳腫瘍の発生頻度；原発性脳腫瘍の7.8%
❷好発する脳腫瘍
　（ⅰ）全体
　　　ⓐ星細胞腫(astrocytoma)が第1位(小児原発性脳腫瘍の19.0%)。
　　　ⓑ髄芽腫(medulloblastoma)が第2位(11.9%)。
　　　ⓒ以下、germinoma(胚腫；9.5%)＞頭蓋咽頭腫(craniopharyngioma；8.9%)＞退形成性星細胞腫(anaplastic astrocytoma；5.7%)＞上衣腫(ependymoma；4.5%)。
　（ⅱ）乳児(1歳未満)
　　　ⓐ星細胞腫(astrocytoma)が小児原発性脳腫瘍の14.6%で、第1位。
　　　ⓑ脈絡叢乳頭腫(choroid plexus papilloma)が、12.9%で第2位。

ⓒ以下、髄芽腫(10.3%)＞退形成性上衣腫(6.9%)＞退形成性星細胞腫(6.4%)。
❸性別
　（ⅰ）全体；やや男児に多い(男児：女児＝1.3：1)。
　（ⅱ）年齢別；10歳では、明らかに男児に多い(男児：女児＝1.6：1)。
❹腫瘍の局在
　（ⅰ）全体；テント上に多い(テント上：テント下＝1.5：1)。
　（ⅱ）年齢別
　　　ⓐ1歳未満、3歳および8歳以上➡テント上(13歳が最も多い)
　　　ⓑ2歳と6歳➡テント上とテント下の発生頻度は、ほぼ同じ。
　　　ⓒ1歳、4歳、5歳および7歳➡テント下(5歳が最も多い)

(2) 成人(15〜69歳)に好発する脳腫瘍
❶脳腫瘍全体
　（ⅰ）髄膜腫が最も多い(25%)。
　（ⅱ）次いで、転移性脳腫瘍(20%)。
　（ⅲ）以下、下垂体腺腫(19%)＞神経鞘腫(12%)＞膠芽腫(8%)。
❷原発性脳腫瘍
　（ⅰ）髄膜腫が最も多い(31%)。
　（ⅱ）次いで、下垂体腺腫(24%)。
　（ⅲ）以下、神経鞘腫(14%)＞膠芽腫(11%)＞星細胞腫(9%)。

(3) 高齢者(70歳以上)に好発する脳腫瘍
❶脳腫瘍全体
　（ⅰ）髄膜腫が最も多い(30%)。
　（ⅱ）次いで、転移性脳腫瘍(29%)。
　（ⅲ）以下、膠芽腫(19%)＞下垂体腺腫(6%)＞神経鞘腫(5%)＞悪性リンパ腫(4%)。
❷原発性脳腫瘍
　（ⅰ）髄膜腫が最も多い(42%)。
　（ⅱ）次いで、膠芽腫(27%)。
　（ⅲ）以下、下垂体腺腫(9%)＞神経鞘腫(7%)＞悪性リンパ腫(6%)。

3）大脳実質内腫瘍の部位別発生頻度 (日本脳腫瘍全国集計, vol.11, 2003)
❶前頭葉
　（ⅰ）膠芽腫が最も多い(33.6%)。
　（ⅱ）以下、星細胞腫(25.8%)＞退形成性星細胞腫(18.7%)＞悪性リンパ腫(7.4%)。
❷頭頂葉
　（ⅰ）膠芽腫が最も多い(43.1%)。
　（ⅱ）以下、星細胞腫(20.8%)＞退形成性星細胞腫(18.6%)＞悪性リンパ腫(8.1%)。
❸側頭葉

（ⅰ）膠芽腫が最も多い（43.0％）。
　　（ⅱ）以下、星細胞腫（21.8％）＞退形成性星細胞腫（17.0％）＞悪性リンパ腫（5.5％）。
❹後頭葉
　　（ⅰ）膠芽腫が最も多い（45.8）。
　　（ⅱ）以下、星細胞腫（15.3％）＞退形成性星細胞腫（14.1％）＞悪性リンパ腫（13.3％）。

3．分類

❶全体
　➡原発性脳腫瘍（以下、脳腫瘍と略す）と転移性脳腫瘍とに分ける。
❷中枢神経系腫瘍のWHO（World Health Organization）分類 (Kleihuesら，1993より引用・抜粋・翻訳)

> 1．Tumours of neuroepithelial tissue（神経上皮性腫瘍）
> 　①Astrocytic tumours（星細胞系腫瘍）
> 　②Oligodendroglial tumours（乏突起膠細胞系腫瘍）
> 　　　ⓐOligodendroglioma（乏突起膠腫）
> 　　　ⓑAnaplastic（Malignant）oligodendroglioma
> 　　　　｛退形成性（悪性）乏突起膠腫｝
> 　③Ependymal tumours（上衣系腫瘍）
> 　④Mixed gliomas（混合神経膠腫）
> 　⑤Choroid plexus tumours（脈絡叢腫瘍）
> 　　　ⓐChoroid plexus papilloma（脈絡叢乳頭腫）
> 　　　ⓑChoroid plexus carcinoma（脈絡叢癌）
> 　⑥Neuroepithelial tumours of uncertain origin（由来不明の神経上皮性腫瘍）
> 　　　ⓐAstroblastoma（星芽腫）
> 　　　ⓑPolar spongioblastoma（極性海綿芽細胞腫）
> 　　　ⓒGliomatosis cerebri（大脳神経膠腫症）
> 　⑦Neuronal and mixed neuronal-glial tumours
> 　　　（神経細胞系および混合神経細胞・膠細胞腫瘍）
> 　　　ⓐGangliocytoma（神経節細胞腫）
> 　　　ⓑDysplastic gangliocytoma of cerebellum（Lhermitte-Duclos）
> 　　　　｛小脳の異形成性神経節細胞腫（レルミット・ダクロス病）｝
> 　　　ⓒDesmoplastic infantile ganglioglioma（線維形成性乳児神経節膠腫）
> 　　　ⓓDysembryoplastic neuroepithelial tumour（胚芽異形成性神経上皮腫瘍）
> 　　　ⓔGanglioglioma（神経節膠腫）
> 　　　ⓕCentral neurocytoma（中枢性神経細胞腫）

⑧Olfactory neuroblastoma(Aesthesioneuroblastoma)
　　　　｛嗅神経芽腫(鼻腔神経芽細胞腫)｝
　　⑧Pineal parenchymal tumours(松果体実質腫瘍)
　　　　ⓐPineocytoma(松果体細胞腫)
　　　　ⓑPineoblastoma(松果体芽腫)
　　⑨Embryonal tumours(胎児性腫瘍)
　　　　ⓐNeuroblastoma(神経芽腫)
　　　　ⓑEpendymoblastoma(上衣芽腫)
　　　　ⓒPrimitive neuroectodermal tumours(PNETs)(原始神経外胚葉性腫瘍)
２．Tumours of cranial and spinal nerves(脳神経および脊髄神経腫瘍)
　　①Schwannoma(シュワン細胞腫)
　　②Neurofibroma(神経線維腫)
　　③Malignant peripheral nerve sheath tumour(MPNST)(悪性末梢神経鞘腫)
３．Tumours of the meninges(髄膜の腫瘍)
　　①Tumours of meningothelial cells(髄膜細胞性腫瘍)
　　　　ⓐMeningioma(髄膜腫)
　　　　ⓑAtypical meningioma(異型性髄膜腫)
　　　　ⓒPapillary meningioma(乳頭状髄膜腫)
　　　　ⓓAnaplastic (malignant) meningioma｛退形成性(悪性)髄膜腫｝
　　②Mesenchymal, non-meningothelial tumours(非髄膜性、髄膜腫以外の間葉系腫瘍)
　　　　ⓐBenign neoplasms(良性腫瘍)
　　　　　　①Lipoma(脂肪腫)
　　　　　　②Fibrous histiocytoma(線維性組織球腫)
　　　　ⓑMalignant neoplasms(悪性腫瘍)
　　　　　　①Hemangiopericytoma(血管外皮腫)
　　　　　　②Chondrosarcoma(軟骨肉腫)
　　　　　　③Meningeal sarcomatosis(髄膜肉腫症)
　　③Primary melanocytic lesions(原発性黒色素細胞性病変)
　　　　ⓐMelanocytoma(メラニン細胞腫)
　　　　ⓑMalignant melanoma(悪性黒色腫)
　　④Tumours of uncertain histogenesis(組織発生不明の腫瘍)
　　　　➡Haemangioblastoma(血管芽腫)
４．Lymphomas and haemopoietic neoplasms(リンパ腫および造血細胞性腫瘍)
　　①Malignant lymphomas(悪性リンパ腫)
　　②Plasmacytoma(形質細胞腫)

5．Germ cell tumours（胚細胞腫瘍）
　　①Germinoma｛ジャーミノーマ（胚腫）｝
　　②Embryonal carcinoma（胎児性癌）
　　③York sac tumour（卵黄囊腫瘍）｛Endodermal sinus tumour（内胚葉洞腫瘍）｝
　　④Choriocarcinoma（絨毛癌）
　　⑤Teratoma（奇形腫）
　　　ⓐImmature（未熟型）
　　　ⓑMature（成熟型）
　　　ⓒTeratoma with malignant tranformation（悪性転化の奇形腫）
　　　ⓓMixed germ cell tumours（混合性胚細胞腫瘍）
　6．Cysts and tumour-like lesions（囊胞および腫瘍類似病変）
　　①Rathke cleft cyst（ラトケ囊胞）
　　②Epidermoid cyst（類表皮囊胞）
　　③Dermoid cyst（類皮囊胞）
　　④Colloid cyst of the third ventricle（第3脳室コロイド囊胞）
　　⑤Enterogenous cyst（腸囊胞）
　　⑥Neuroglial cyst（神経膠細胞囊胞）
　　⑦Granular cell tumour（Choristoma、Pituicytoma）｛顆粒細胞腫（分離腫、下垂体細胞腫）｝
　　⑧Hypothalamic neuronal hamartoma（視床下部神経性過誤腫）
　7．Tumours of the sellar region（トルコ鞍部腫瘍）
　　①Pituitary adenoma（下垂体腺腫）
　　②Pituitary carcinoma（下垂体癌）
　　③Craniopharyngioma（頭蓋咽頭腫）
　8．Local extensions from regional tumours（周囲組織より頭蓋内へ浸潤する腫瘍）
　　①Paraganglioma（Chemodectoma）｛傍神経節腫（化学感受体腫）｝
　　②Chordoma（脊索腫）
　　③Chondroma（軟骨腫）
　9．Metastatic tumours（転移性脳腫瘍）
　10．Unclassified tumours（分類不能の腫瘍）

4．Vital sign（生命徴候）
　バイタル　サイン

❶生体が生きている状態を示す指標である。
❷vital sign とは、**意識**、**血圧**、**脈拍**、**呼吸**、および**体温**を指す。
　（ⅰ）意識レベルの評価法

ⓐ 成人の意識障害評価法
　㋐ 日本式昏睡尺度 Japan coma scale(JCS)(表 1)
　㋑ Glasgow coma scale(GCS)(表 2)

表 1. Japan coma scale (太田, 1997)

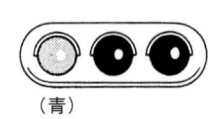

（青）

Ⅰ．刺激しないでも覚醒している状態（1桁で表現）
　　(delirium, confusion, senselessness)
　　1．大体意識清明だが、今1つはっきりしない。
　　2．見当識障害がある。
　　3．自分の名前、生年月日が言えない。

（黄）

Ⅱ．刺激すると覚醒する状態―刺激を止めると眠り込む―
　　（2桁で表現）
　　(stupor, lethargy, hypersomnia, somnolence, drowsiness)
　　10．普通の呼びかけで容易に開眼する。
　　　　〔合目的な運動（例えば、右手を握れ、離せ）
　　　　　をするし言葉も出るが間違いが多い。〕*
　　20．大きな声または体を揺さぶることにより開眼する。
　　　　〔簡単な命令に応ずる。例えば離握手〕*
　　30．痛み刺激を加えつつ呼びかけを繰り返すと辛うじて
　　　　開眼する。

（赤）

Ⅲ．刺激をしても覚醒しない状態（3桁で表現）
　　(deep coma, coma, semicoma)
　　100．痛み刺激に対し、はらいのけるような動作をする。
　　200．痛み刺激で少し手足を動かしたり、顔をしかめる。
　　300．痛み刺激に反応しない。
　　註　R：Restlessness；I：Incontinence
　　　　A：Akinetic mutism，apallic state
　　例：100-I；20-R

*なんらかの理由で開眼できない場合

表 2. Glagow coma scale (GCS) (Jennett ら, 1977)

A．Eye opening（開眼）		B．Best verbal response（発語）		C．Best motor response（運動機能）	
Spontaneous（自発的に）	4	Orientated（見当識良好）	5	Obeys（命令に従う）	6
To speech（音声により）	3	Confused conversation（会話混乱）	4	Localises（痛み刺激部位に手足をもってくる）	5
To pain（疼痛により）	2	Inappropriate words（言語混乱）	3	Withdraws（逃避）	4
				Abnormal Flexion（異常屈曲）	3
Nil（開眼せず）	1	Incomprehensible sounds（理解不明の声）	2	Extends（四肢伸展反応）	2
		Nil（発語せず）	1	Nil（まったく動かさない）	1

A、B、C 各項の評価の総和をもって意識障害の重症度とする。
すなわち、
A＋B＋C＝3〜15
正常(Normal)＝15点、深昏睡(Deep coma)＝3点

ⓑ 小児の意識障害評価法（小児昏睡尺度）
　㋐ Paediatric coma scale (表 3)

表 3. Paediatric coma scale (Simpson ら, 1982)

	5 歳より上 (＞5 years)	2 歳より 5 歳まで (＞2〜5 years)	1 歳より 2 歳まで (＞1〜2 years)	6 カ月より 12 カ月まで (＞6〜12 months)	生後より 6 カ月まで (birth〜6 months)
Eye opening ◆ Spontaneously（自発的に）	4	4	4	4	4
◆ To speech（呼びかけにより）	3	3	3	3	3
◆ To pain（疼痛により）	2	2	2	2	2
◆ None（開眼せず）	1	1	1	1	1
Best verbal response（発語） ◆ Orientated（指南力）	5	×	×	×	×
◆ Words（言葉をしゃべる）	4	4	4	×	×
◆ Vocal sounds（雑音を発する）	3	3	3	3	×
◆ Cries（泣く）	2	2	2	2	2
◆ None（発語せず）	1	1	1	1	1
Best motor response（運動機能） ◆ Obeys commands（命令に従う）	5	5	×	×	×
◆ Localise pain（疼痛部の認識可能）	4	4	4	4	×
◆ Flexion to pain（疼痛刺激に対して屈曲）	3	3	3	3	3
◆ Extension to pain（疼痛刺激に対して伸展）	2	2	2	2	2
◆ None（全く動かず）	1	1	1	1	1
最高得点（満点）	14	13	12	11	9

〔発語機能に関して〕
①指南力障害の有無は 5 歳より上の小児では検査できるが、5 歳以下の小児では検査することはできない。
②したがって、1 歳より上で 5 歳以下の幼児では言葉を発すれば 4 点で満点とし、6 カ月より 12 カ月までの乳児では何か音声を発すれば 3 点で満点とする。

〔運動機能に関して〕
①2 歳より上の小児では検者の命令に従って四肢を動かすことができるが、2 歳以下の小児では不可能である。
②したがって、6 カ月より上で 2 歳までの乳幼児では疼痛部位を認識できれば 4 点で満点とし、生後から 6 カ月までの新生児および乳児では疼痛刺激に対して四肢を屈曲することができれば 3 点で満点とする。

㋑Glasgow coma scale を小児用に改良したものである。
㋺表 3 の如く、発語および運動機能に対しては年齢により判定法が若干異なり、したがって最高点（満点）も異なる。
　㋐Children's coma score(CCS)（表 4）
　㋑乳幼児の日本式昏睡尺度（表 5）
　　➡Japan coma scale(JCS)を小児用に改変したものである。
（ⅱ）血圧；循環動態を知る上で最も重要な指標である。
（ⅲ）呼吸異常パターン（表 6）
（ⅳ）体温➡脳幹部損傷例では、40℃以上の過高熱を呈する。
❸vital sign は循環動態の総和として捉えられる。

表 4．Children's coma score (Raimondi ら，1984)

Ocular response(O) （眼球反応）		Verbal response(V) （言語反応）		Motor response(M) （運動反応）	
pursuit （目で物を追う）	4			flexes & extends （自発的に手足を曲げたり、伸ばしたりできる）	4
extraocular muscle(EOM) intact, reactive pupils （外眼筋麻痺はなく、対光反射も正常）	3	cries （泣く）	3	withdraw from painful stimuli （痛み刺激に対して逃避運動あり）	3
fixed pupils or EOM impaired （対光反射消失、または外眼筋不全麻痺）	2	spontaneous respirations （自発呼吸）	2	hypertonic （筋緊張亢進）	2
fixed pupils and EOM paralized （対光反射消失、かつ外眼筋も麻痺）	1	apneic （無呼吸）	1	flaccid （弛緩）	1

表 5．乳幼児の日本式昏睡尺度 (坂本，1978)

Ⅰ．刺激しないでも覚醒している状態 　0．正常 　1．あやすと笑う。但し不十分で声を出して笑わない。　　　　　　　　　　（ 1） 　2．あやしても笑わないが視線は合う。　　　　　　　　　　　　　　　　（ 2） 　3．母親と視線が合わない。　　　　　　　　　　　　　　　　　　　　　（ 3）
Ⅱ．刺激すると覚醒する状態（刺激を止めると眠り込む） 　1．飲み物を見せると飲もうとする。あるいは、乳首を見せればほしがって吸う。（ 10） 　2．呼びかけると開眼して目を向ける。　　　　　　　　　　　　　　　　（ 20） 　3．呼びかけを繰り返すと辛うじて開眼する。　　　　　　　　　　　　　（ 30）
Ⅲ．刺激をしても覚醒しない状態 　1．痛み刺激に対し、はらいのけるような動作をする。　　　　　　　　　（100） 　2．痛み刺激で少し手足を動かしたり顔をしかめたりする。　　　　　　　（200） 　3．痛み刺激に反応しない。　　　　　　　　　　　　　　　　　　　　　（300）

表 6．種々の呼吸異常パターンと責任病巣(挿入図はPlumら，1986による)

呼吸の型	特徴	責任病巣
Cheyne-Stokes呼吸	過呼吸と無呼吸とが規則的に増強、減少を繰り返す呼吸。	大脳半球深部あるいは間脳の両側の機能障害。
中枢性過呼吸 (central neurogenic hyperventilation)	規則的で、深くて速い呼吸。	中脳下部と橋の中1/3との間の被蓋(tegmentum)の障害(破壊)。
持続性吸息呼吸 (apneustic breathing)	◆いっぱいに空気を吸い込んでは止まる呼吸(呼息が障害され、吸息が持続する呼吸パターン)。 ◆通常、呼吸は吸息のまま2〜3秒停止する。	橋中部あるいは橋尾部の障害。
群発性呼吸 (cluster breathing)	呼吸が数回群発した後、不規則な呼吸停止となるパターン。	橋下部あるいは延髄上部の障害。
失調性呼吸 (ataxic breathing)	完全に不規則な呼吸。	延髄の障害。

5．主要症状

❶頭蓋内圧亢進症状
　（ⅰ）急性頭蓋内圧亢進症状
　　　ⓐ急激な頭蓋内圧亢進によって起こる症状で、高血圧性脳出や急性外傷性頭蓋内血腫などでみられる。放置すると脳ヘルニア(36頁)になる。
　　　ⓑ症状
　　　　㋐徐脈(圧迫脈→充実した緩徐な脈)
　　　　㋑血圧上昇・脈圧増加
　　　　㋒ゆっくり深い呼吸。
　　　　㋓意識障害➡通常、脳ヘルニアにより生じる。

この時期を過ぎると

①頻脈、不整脈、微弱。
②血圧下降、脈圧縮小。
③呼吸；不規則、あえぎ、あるいは停止。

（ⅱ）慢性頭蓋内圧亢進症状
　　ⓐ緩徐な頭蓋内圧亢進によって起こる症状で、脳腫瘍や慢性硬膜下血腫などでみられる。
　　ⓑ症状
　　　➡早朝頭痛、噴射性嘔吐およびうっ血乳頭（図1）が3徴候。
　　　㋐早朝頭痛（morning headache）
　　　　①朝、目を覚ましたときの頭痛。
　　　　②夜間の$PaCO_2$の蓄積により脳血流量が増加し、頭痛を起こす。
　　　㋑噴射性嘔吐（projectile vomiting）
　　　　➡嘔心を伴わず、突然噴出する嘔吐。
　　　㋒うっ血乳頭（papilledema）
　　　㋓外転神経麻痺
　　　㋔意識障害（病期の進行とともに）
❷局所症状（巣症状）
　（ⅰ）脳腫瘍が発生した部位の神経症状をいう。
　（ⅱ）例えば、片麻痺、失語症や失認など。

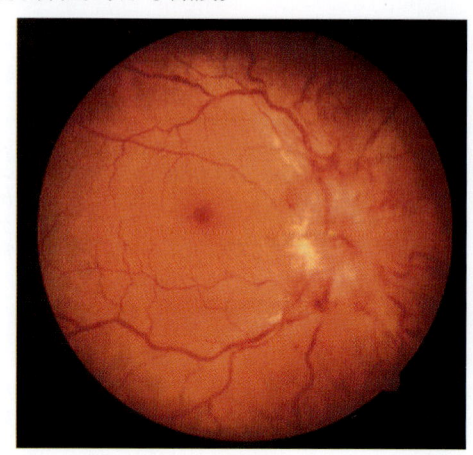

図1．うっ血乳頭の眼底写真

6．脳腫瘍と頭蓋内出血－腫瘍内出血を呈する脳腫瘍－

❶定義
　（ⅰ）脳腫瘍に起因して生じる頭蓋内出血（硬膜下血腫、くも膜下出血や脳出血）をいう。
　（ⅱ）腫瘍内出血とは、脳腫瘍組織内に出血をきたすものをいう。
❷発生頻度
　（ⅰ）全体
　　　ⓐ剖検；0.9〜9％
　　　ⓑ単純エックス線CT；2〜6％
　（ⅱ）疾患別
　　　ⓐ脳腫瘍の1〜14％
　　　　㋐神経膠腫の4〜12％
　　　　㋑下垂体腺腫の9〜16％
　　　　㋒転移性脳腫瘍の3〜14％
　　　ⓑ特発性脳出血の6〜10％

(ⅲ)組織型(種類)別による頻度(表7)

表7. 頭蓋内出血を呈する脳腫瘍

脳腫瘍の種類	頭蓋内出血の頻度(%) (Wakaiら，1982)	腫瘍内出血(肉眼的出血)の頻度(%)(Kondziolkaら，1987)
膠芽腫(glioblastoma)	7.8	6.4
悪性星細胞腫(malignant astrocytoma)		6.1
星細胞腫(astrocytoma)	4.5	10.9
混合神経膠腫(mixed glioma)	20	(mixed oligodendroglioma/astrocytoma) 29.2
乏突起膠腫(oligodendroglioma)	7.0	14.3
上衣腫(ependymoma)	8.8(悪性を含む)	0
脈絡叢乳頭腫(choroid plexus papilloma)	16.7	0
髄芽腫(medulloblastoma)	1.6	0
下垂体腺腫(pituitary adenoma)	15.8	(対象より除外)
頭蓋咽頭腫(craniopharyngioma)	3.3	0
神経鞘腫(neurinoma)	0	0
髄膜腫(meningioma)	1.3	0.5
胚腫(germinoma)	0	0
脊索腫(chordoma)	0	0
血管芽腫(hemangioblastoma)	0	0
悪性リンパ腫(malignant lymphoma)	0	5.3
転移性脳腫瘍(metastatic tumor)	2.9	転移癌(metastatic carcinoma) 3.0 / 転移性黒色腫(metastatic melanoma) 35.7

頻度(%)は、各腫瘍に対する出血の占める割合を表す。

❸概説
(ⅰ)一般に病理学的に悪性度の高い脳腫瘍(転移性脳腫瘍や膠芽腫)に出血を生じやすいとされているが、乏突起膠腫や下垂体腺腫などの良性腫瘍においても頻度が高い。
(ⅱ)成人より小児の方が出血する頻度が高い。
(ⅲ)腫瘍内出血をきたしやすい脳腫瘍の種類
　　ⓐ原発性脳腫瘍
　　　㋐神経膠腫(glioma)が最も出血の頻度が高く、出血例の約半数を占める。
　　　　➡膠芽腫、星細胞腫、乏突起膠腫、上衣腫や脈絡叢乳頭腫。
　　　㋑その他、下垂体腺腫、胚細胞腫瘍(絨毛癌および胎児性癌)の頻度が高い。
　　ⓑ転移性脳腫瘍

           ⑦絨毛癌(choriocarcinoma)や悪性黒色腫(malignant melanoma)の出血の頻
             度が高い。
           ⑦その他、気管支癌(肺癌)、腎癌や甲状腺癌。
     (ⅳ)くも膜下出血(Wongら, 1983)
        ⓐ頻度
           ⑦小児頭蓋内腫瘍の3.6%
           ⑦小児のくも膜下出血例の26%は、脳腫瘍が原因(→髄芽腫が最も多い)。
              ☞成人では1〜6%
        ⓑくも膜下出血を引き起こす脳腫瘍は、成人より小児に多い。
     (ⅴ)転移性脳腫瘍の出血部位と特徴(石井ら, 2000)
        ⓐ出血部位
           ⑦腫瘍の辺縁部に出血する。
           ⑦腫瘍と脳組織との境界に出血する。
           ⑦壊死に陥った周辺脳組織に出血する。
        ⓑ特徴
           ⑦悪性度が高い。
           ⑦血管新生に富む。
           ⑦血管周辺と血管内の腫瘍浸潤が著明。
     (ⅵ)再出血をきたす(25%)。
❹発生部位
     (ⅰ)テント上に多い(80%)。
     (ⅱ)出血部位とその頻度(Wakaiら, 1982)
        ⓐ腫瘍内出血の発生頻度
           ⑦頭蓋内出血例の67%
           ⑦脳腫瘍の1.6%
        ⓑ隣接する脳内血腫の発生頻度
           ⑦頭蓋内出血例の16%
           ⑦脳腫瘍の0.4〜2%
        ⓒくも膜下出血の発生頻度
           ⑦頭蓋内出血例の16%
           ⑦脳腫瘍の0.4〜3%
        ⓓ硬膜下血腫の発生頻度
           ⑦頭蓋内出血例の2%
           ⑦脳腫瘍の0.05%

❺発生機序・誘因

悪性腫瘍例	①腫瘍内血管の内皮細胞が増殖して血管を閉塞し、その結果壊死が生じ、出血する。 ②未熟で脆弱な腫瘍内血管が腫瘍の急激な増大により破綻。 ③腫瘍細胞の血管壁への浸潤による血管の破綻。 ④腫瘍壊死による血管周囲支持組織の消失→出血。 ⑤頭蓋内圧亢進による静脈還流障害。 ⑥手術や放射線治療の影響。 ⑦頭部外傷
良性腫瘍例	①腫瘍の増大に伴う流入動脈の肥大拡張による血管壁の菲薄・脆弱化→血圧の変動→出血 ②腫瘍内に存在する異常血管の破綻。 ③腫瘍の圧迫による脳表血管のうっ血→出血。 ④血管壁の硝子化と石灰化→出血 ⑤腫瘍周囲の新生血管からの出血。 ⑥頭蓋内圧亢進による静脈還流障害。 ⑦手術や放射線治療の影響。 ⑧頭部外傷

❻発症形式と出血前の症状
 （ⅰ）初発症状
  ➡急激発症、すなわち出血による症状が多い（一般に1/3～1/2で、転移性脳腫瘍に限ると2/3）。
 （ⅱ）出血前の症状
  ⓐ無症状
  ⓑ脳腫瘍の症状（進行性の神経脱落症状）。

❼症状
 （ⅰ）頭痛、嘔吐。
 （ⅱ）意識障害

❽好発年齢
  ➡下垂体腺腫を除いた脳腫瘍では、出血は14歳以下に多い(Wakaiら, 1982)。

❾エックス線CT
 （ⅰ）特徴的所見(Littleら, 1979)
  ⓐ腫瘍部（低あるいは高吸収域）は中心部に存在し、血腫は多発性で小さく、腫瘍の辺縁部に存在する。
  ⓑ通常、周囲に広汎な脳浮腫を伴う。
  ⓒ出血部位が高血圧性脳出血の好発部位と異なる。
  ⓓ造影CT；通常、腫瘍の辺縁部が増強され、出血部と一致する。

（ⅱ）分類(Zimmermanら, 1980)

Type 1	Solid hematoma （凝血塊）	1 A	他の原因による血腫と区別できないタイプ。
		1 B	①血腫の辺縁の腫瘍部が造影剤により増強される。 ②しばしば、転移性腫瘍にみられる。
Type 2	Central hemorrhage （中心性出血）		➡このタイプは、神経膠腫にみられることが多く、通常、造影CTにより血腫周囲にある腫瘍を描出できる。
		2 A	①腫瘍の壊死腔内に出血。 ②造影CT；やや不整な厚い壁が描出される。
		2 B	①腫瘍の活動性が比較的低い充実性の部分に出血する。 ②通常、腫瘍の中心部内に不規則な、小出血巣を数カ所に認める。 ③造影CT 　①増強の有無は、腫瘍の種類により異なる。 　②血腫の周囲の腫瘍部が増強される場合と、増強されない場合とがある。
Type 3	Hemorrhagic infarction （出血性梗塞）	3 A	①出血前に腫瘍の中心部が壊死となっている。 ②梗塞部は辺縁に限局。 ③出血は中心部の腔内に生じ、血液・液体面(blood/fluid level)を形成することがある。 ④造影CT；腫瘍の非梗塞部が増強されることもある。
		3 B	①腫瘍の全部あるいは大部分が梗塞巣。 ②梗塞部は、血腫と同じ密度(density)ではない。

❿MRI―脳腫瘍による脳出血の特徴―(Atlasら, 1987)

　（ⅰ）信号強度が不均質(heterogeneity)。

　　　ⓐ血腫以外の信号、すなわち腫瘍組織の信号強度を認める。

　　　ⓑさまざまな時期の血腫の信号強度を認める。

　（ⅱ）血腫周囲に明瞭な、あるいは持続する脳浮腫像を認める。

　（ⅲ）血腫に隣接する脳に、リング状の低信号域(hemosiderin rim)を認めない。

⓫脳腫瘍の診断―血腫内に脳腫瘍が存在していることの診断―

　（ⅰ）困難なことが多い。

　（ⅱ）MRI所見が有用。すなわち**腫瘍内出血のMRI所見**は、

　　　ⓐ不均一な信号強度。

　　　ⓑ腫瘍に一致した出血とは異なる組織の存在。

　　　ⓒヘモジデリンの減少あるいは消失。

　　　ⓓ遅発性の血腫。

　　　ⓔ高度な、あるいは頑固な浮腫。

⓬予後➡腫瘍の悪性度による。

7．脳腫瘍と脳動脈瘤の合併

❶頻度

　（ⅰ）原発性脳腫瘍の0.3～4％

　（ⅱ）脳腫瘍に脳動脈瘤を合併した症例の26％

　（ⅲ）下垂体腺腫の7％

（ⅳ）頭蓋咽頭腫の3％
❷脳動脈瘤の発生機序
　（ⅰ）胎生期の異常によるとの説。
　（ⅱ）腫瘍摘出時の血管損傷説➡仮性動脈瘤を形成。
　（ⅲ）脳腫瘍に対する放射線治療による血管損傷説。
　（ⅳ）成長ホルモン関係説
　　　　➡先端肥大症における血中成長ホルモンの持続的高値は、動脈硬化や動脈壁の変
　　　　　性をきたすとの説。
　（ⅴ）血流増加による異常負担説。
　　　　⬅髄膜腫や膠芽腫など末梢部に血流増大をきたす腫瘍が存在する場合。
　（ⅵ）偶然の合併説。
❸脳腫瘍の種類
　➡髄膜腫、下垂体腺腫および神経膠腫の三者に脳動脈瘤の合併が多い。
　　すなわち、
　（ⅰ）髄膜腫；28～31％に脳動脈瘤を合併。
　（ⅱ）下垂体腺腫
　　　ⓐ 20～30％に脳動脈瘤を合併。
　　　ⓑ先端巨大症(acromegaly)やprolactinoma(プロラクチン産生腺腫)は、嫌色素腺
　　　　腫(chromophobe adenoma)よりも脳動脈瘤を合併する頻度が高い傾向にある。
　（ⅲ）神経膠腫；20～28％に脳動脈瘤を合併。
❹合併する脳動脈瘤
　（ⅰ）発生部位
　　　ⓐ全体(Pia ら, 1972)
　　　　㋐全症例➡内頸動脈瘤が最も多い。
　　　　㋑円蓋部腫瘍(convexity tumor)➡中大脳動脈瘤が多い。
　　　　㋒頭蓋底部腫瘍(basal tumor)
　　　　　①椎骨脳底動脈領域の動脈瘤が多い。
　　　　　②内頸動脈瘤が比較的多い。すなわち、
　　　　　　❶内頸動脈瘤は、前大脳動脈瘤や中大脳動脈瘤に比較して、より多い。
　　　　　　❷内頸動脈瘤は、円蓋部の腫瘍に比べて頭蓋底部の腫瘍に2倍多く発生する。
　　　ⓑ腫瘍別
　　　　㋐髄膜腫
　　　　　①全体➡内頸動脈瘤が最も多く、次いで中大脳動脈瘤。
　　　　　②頭蓋底部の髄膜腫
　　　　　　❶内頸動脈瘤が多い。
　　　　　　❷多発性脳動脈瘤が多い。
　　　　㋑下垂体腺腫
　　　　　①下垂体腺腫近傍のWillis輪、すなわち内頸動脈瘤(海綿静脈洞部や床突起上
　　　　　　部)が最も多く、次いで前大脳動脈瘤。

　　　　　ⓑ動脈瘤は下垂体腺腫に接触していない。
　　　　ⓒ神経膠腫➡中大脳動脈瘤が最も多く、次いで内頸動脈瘤。
　　（ⅱ）動脈瘤は、腫瘍と同側に多い(Pia ら，1972)。
　　（ⅲ）髄膜腫や膠芽腫などの血管に富む腫瘍では、動脈瘤の発生は腫瘍の流入動脈に多
　　　　くみられる(Pia ら，1972)。
　　（ⅳ）巨大脳動脈瘤の発生は稀。
❺初発症状(Pia ら，1972)
　　（ⅰ）脳腫瘍による症状が、69％と最も多い。
　　　　➡したがって、未破裂のものが多い。
　　（ⅱ）次いで、脳動脈瘤による症状(22％)。
　　（ⅲ）両者（脳腫瘍および脳動脈瘤）の症状；6％

8．石灰化をきたす腫瘍

❶石灰化の頻度
　　（ⅰ）頭部エックス線単純撮影による頻度；1～7％
　　（ⅱ）エックス線 CT による頻度；3～15％
❷石灰化の形態による分類
　　（ⅰ）小石灰化巣が不規則に散在し、境界が不鮮明なもの。
　　（ⅱ）顆粒状の石灰化巣が一様に密に集合し、境界は鮮明で腫瘍全体の形状を示すもの。
　　　　ⓐ髄膜腫にかなり特異的にみられる。
　　　　ⓑその他、上衣腫、脈絡叢乳頭腫や頭蓋咽頭腫にみられる。
　　（ⅲ）境界明瞭な濃い均等な石灰陰影が腫瘍全体にわたるもの。
　　　　ⓐ石灰量が多いためエックス線がほとんど透過せず、**脳石 brain stone**（→病理学的
　　　　　および放射線学的に確定診断に至らない脳内の石灰化巣をいう）と呼ばれるもの。
　　　　ⓑ髄膜腫にかなり特異的にみられる。
　　　　ⓒ脳内出血、硬膜下血腫や血管奇形などにもみられる。
　　（ⅳ）腫瘍辺縁の一部を示す曲線状の石灰化像で、被膜が石灰化したもの。
　　　　➡髄膜腫、下垂体腺腫、頭蓋咽頭腫や類表皮嚢胞などにみられる。
❸腫瘍の種類
　　➡石灰化は、良性腫瘍に高頻度にみられる。
　　（ⅰ）テント上腫瘍(Martins, 1952)
　　　　ⓐ頭蓋咽頭腫の石灰化の頻度が最も高い(67％)。
　　　　ⓑ次いで、乏突起膠腫(53％)。
　　　　ⓒ以下、松果体部腫瘍(42％)＞脈絡叢乳頭腫(33％)＞上衣腫(32％)。
　　　　ⓓ星細胞腫；15％
　　　　ⓔ膠芽腫；6％
　　（ⅱ）テント下腫瘍(Martins, 1952)
　　　　ⓐ脈絡叢乳頭腫の頻度が最も高い(33％)。

ⓑ次いで、髄膜腫(27%)。
　　　ⓒ以下、小脳星細胞腫(12.8%)≧上衣腫(12.5%)。
　　　ⓓ髄芽腫；6%
　　　ⓔ聴神経鞘腫；通常、石灰化を認めない。
　（iii）転移性脳腫瘍(テント上・下を含めて)；稀で、1～3%

9．髄腔内播種 Dissemination in cerebrospinal fluid

❶定義・概念
　（ⅰ）腫瘍細胞が脳脊髄液によって媒介され、組織の表面に生着し増殖する病態をいう。
　（ⅱ）原発巣と播種した部位とは非連続性である。
❷播種部位による分類
　（ⅰ）脳室内播種、（ⅱ）髄膜播種、（ⅲ）大槽内播種
❸播種する脳腫瘍と播種の頻度
　（ⅰ）松果体芽腫(pineoblastoma)；全松果体芽腫の 70%
　（ⅱ）悪性リンパ腫(malignant lymphoma)；全悪性リンパ腫の 30～40%
　（ⅲ）髄芽腫(medulloblastoma)；全髄芽腫の 19%
　（ⅳ）脈絡叢乳頭腫(choroid plexus papilloma)；全脈絡叢乳頭腫の 10～20%
　（ⅴ）胚細胞腫瘍
　　　ⓐGerminoma；全 germinoma の 10%前後(4～20%)。
　　　ⓑ卵黄嚢腫瘍；全卵黄嚢腫瘍の 20%
　　　ⓒ胎児性癌；全胎児性癌の 40%
　（ⅵ）上衣腫(ependymoma)；全上衣腫の 5%
　（ⅶ）膠芽腫(glioblastoma)；全膠芽腫の 3%
　（ⅷ）星細胞腫(astrocytoma)；全星細胞腫の 2.5%
　（ⅸ）乏突起膠腫(oligodendroglioma)；全乏突起膠腫の 2%

10．転移 Metastasis

❶定義；原発巣と連続性のない部位に腫瘍塊を形成し、増殖するものをいう。
❷分類
　（ⅰ）脳内への転移。
　（ⅱ）神経管外転移(extraneural metastasis)
　　　➡原発巣と同じ腫瘍が頭蓋外臓器へ非連続性に出現するものをいう。
❸脳への転移率の高い腫瘍；悪性黒色腫、絨毛癌、肺癌、乳癌、腎癌。
❹神経管外転移 Extraneural metastasis(**頭蓋外転移** Extracranial metastasis)
　（ⅰ）神経膠腫の転移頻度；神経外胚葉性腫瘍(神経膠腫)全体の 0.4%
　（ⅱ）神経管外に転移しやすい脳腫瘍*(武田ら, 1971)
　　　ⓐ膠芽腫が最も多い(全神経管外転移例の 40～65%)。

ⓑ次いで、髄芽腫（全神経管外転移例の20〜25％）。
　　ⓒ上衣腫（全神経管外転移例の3〜20％）

> ＊(著者註)；本症例の中には、膠肉腫(gliosarcoma)や絨毛癌は発生率が低いため含まれていないが、これらの神経管外への転移率は膠芽腫より高い。

(ⅲ)神経管外転移例の特徴と転移形成の要因(武田ら, 1971)
　　ⓐ神経管外転移例のほとんどが手術や放射線治療を受けている(→ artificial metastasis)。
　　　㋐artificial metastasis の経路は、開頭部の頭蓋外軟部組織であることが、最も多い。すなわち、
　　　　①手術操作により、腫瘍細胞が中枢神経系または頭蓋外組織の血管への混入する機会がつくられること。
　　　　②手術時に頭皮に腫瘍細胞が埋め込まれ、増殖した細胞がリンパ行性に拡がること。
　　　　③手術に際し減圧術の目的で骨弁除去が行われることにより、腫瘍が頭蓋外へ向かって膨出し、頭蓋外リンパ系と接触する機会がつくられること。
　　　㋑手術や放射線治療により生存期間が延長し、転移形成の機会が増えること。
　　ⓑ自然に発生した神経管外転移(→ spontaneous metastasis)は極めて稀。
(ⅳ)神経管外転移が**稀な理由**
　　ⓐ脳にはリンパ管がないこと。
　　ⓑ中枢神経系の静脈が腫瘍により圧迫され、早期に閉塞されること。
　　ⓒ神経膠腫細胞の血管内侵入像が稀なこと。
　　ⓓ脳腫瘍患者は、転移を生じるのに十分な期間生存しないこと。
　　ⓔ脳腫瘍細胞が、神経管外の他臓器で生存しにくいこと。
(ⅴ)神経管外転移の部位
　　ⓐ全体(Glasauer ら, 1963)
　　　㋐肺および胸膜に最も多い(33％)。
　　　㋑次いで、種々の部位のリンパ節(23％)。
　　　㋒以下、肝臓(14％)＞脊椎およびその他の骨(9％)＞腎臓(6％)。
　　ⓑ疾患別
　　　㋐**神経膠腫**(膠芽腫や星細胞腫)；**肺**が最も多く(60％)、次いでリンパ節(51％)。
　　　㋑**髄芽腫**；脊椎およびその他の**骨**が最も多く(78％)、次いでリンパ節(33％)。
(ⅵ)神経管外転移の**診断基準**(Weiss, 1955)
　　ⓐ腫瘍組織が中枢神経系原発腫瘍の組織学的特徴を示すこと。
　　ⓑ臨床経過上、初発症状がこの中枢神経系腫瘍によること。
　　ⓒ剖検により、他の原発性腫瘍病変を除外すること。
　　ⓓ中枢神経系腫瘍と遠隔転移腫瘍が形態学的に一致すること。

11. 混合腫瘍 Mixed tumor

❶定義・概念
- ➡自然経過のうちに**発生起源が異なる**2つあるいはそれ以上の腫瘍組織が、**独立して**混じて認められるものを混合腫瘍（広義）という。
  - （ⅰ）混合腫瘍（狭義）
    - ➡肉眼的に1つの腫瘍の中に、組織学的に明らかに異なる2つあるいはそれ以上の腫瘍が、同時に存在するものをいう。
  - （ⅱ）collision tumor（衝突腫瘍）
    - ⓐ重複腫瘍 double tumor（2カ所の異なる臓器・組織に腫瘍がみられる場合をいう）の特殊型で、2カ所の臓器・組織に発生した腫瘍が一方に転移した場合、それぞれが相接してみられる場合をいう。または、
    - ⓑ同一臓器に発生した異なる組織像を示す腫瘍が、相接して認められる場合をいう。

❷分類(Rubinstein, 1964)
- （ⅰ）Mixed glioma（混合神経膠腫）（376頁）
- （ⅱ）Ganglioglioma（神経節膠腫）
  - ⓐ神経細胞要素（neuronal element）と膠細胞要素（glial element）が同居するもの。
  - ⓑglial elementは、大部分が星状膠細胞（astrocyte）。
- （ⅲ）Mixed gliomas and sarcomas（混合神経膠腫・肉腫）；神経膠腫と肉腫とが混在するもの。

❸発生機序(Kim ら, 1997)
- （ⅰ）2種類の腫瘍の衝突説（collision hypothesis）
  - ➡2つの異なる腫瘍が、時を異にして独立して発生し、早く発生した方の腫瘍が他方の腫瘍を包み込む。
- （ⅱ）共通の発生母地（common progenitor cell）から2つの腫瘍へと分化する（bidirectional differentiation）との説。

❹画像上は1つの腫瘍塊である。

❺髄膜腫との混合腫瘍
- （ⅰ）星細胞腫（astrocytoma）、神経鞘腫（schwannoma）や奇形腫（teratoma）。
- （ⅱ）多くは、neurofibromatosis type 2（546頁）の症例に認められる。

12. 腫瘍マーカー Tumor marker

腫瘍マーカーとは、正常組織でも発現はみられるが腫瘍組織においてその発現量に増大のみられる腫瘍関連物質をいう。

1）免疫組織化学的腫瘍マーカー
(1) 各腫瘍マーカーの意義
❶S-100 protein
- （ⅰ）glia細胞に多く認められる。

（ⅱ）末梢神経組織では、主として Schwann 細胞に存在する。
（ⅲ）S-100 蛋白量は、一般に、未分化型星細胞腫では分化型に比べて低値。
❷Glial fibrillary acidic protein(GFAP)
　（ⅰ）glia 細胞の中間線維である glial filament の構成成分。
　（ⅱ）種特異性はなく、細胞質に存在する。
　（ⅲ）神経膠腫(glioma)に最も有用なマーカー。
❸Vimentin；間葉系由来細胞の中間線維を構成する蛋白。
❹神経細胞性腫瘍マーカー
　（ⅰ）Synaptophysin
　　　ⓐシナプス前小胞膜を構成する糖蛋白。
　　　ⓑ正常組織で存在する部位
　　　　㋐脳・脊髄・網膜のシナプス存在部位、㋑副腎髄質、㋒膵臓ランゲルハンス島細胞、㋓下垂体前葉細胞、など。
　（ⅱ）Neuron-specific enolase(NSE)；正常脳では神経細胞の細胞質にのみ局在する。
　（ⅲ）Neurofilament(NF)protein；神経細胞に特有な中間径線維蛋白。
❺Leu 7
　（ⅰ）乏突起膠腫、星細胞腫、膠芽腫や神経細胞腫で陽性。
　（ⅱ）正常組織で存在する部位；Schwann 細胞、稀突起膠細胞、神経内分泌細胞や髄鞘。
❻Epithelial membrane antigen(EMA)
　（ⅰ）cytokeratin とともに上皮細胞のよいマーカー。
　（ⅱ）正常組織で存在する部位；髄膜上皮細胞、上衣腫。
❼Cytokeratin
　（ⅰ）cytokeratin は、上皮細胞に存在する中間径細線維を構成する蛋白。
　（ⅱ）腫瘍では、上皮細胞への分化を知る目的で検索される。

（2）各腫瘍マーカーが陽性となる脳腫瘍 (田渕, 1988；平戸ら, 1991 を参考にして作成)

glial fibrillary acidic protein(GFAP)	星細胞腫、上衣腫、乏突起膠腫（一部の症例）
S-100 protein	神経鞘腫、星細胞腫、上衣腫、脈絡叢乳頭腫
neuron specific enolase(NSE)	星細胞腫、乏突起膠腫、上衣腫、神経細胞性腫瘍
vimentin	髄膜腫、星細胞腫、膠芽腫、上衣腫、脈絡叢乳頭腫、神経鞘腫、血管芽腫
cytokeratin	頭蓋咽頭腫、脊索腫、脈絡叢乳頭腫、上衣腫（一部）、髄膜腫（一部）
epithelial membrane antigen(EMA)	髄膜腫、脊索腫、脈絡叢乳頭腫、血管外皮腫、星細胞腫、膠芽腫、上衣腫、脈絡叢乳頭腫
Leu 7	乏突起膠腫、神経鞘腫、星細胞腫、膠芽腫、神経細胞腫
synaptophysin	神経細胞腫、神経節細胞腫、神経節膠腫、神経節芽腫、松果体細胞腫、松果体芽腫、髄芽腫
neurofilament protein(NFP)	上衣下巨細胞性星細胞腫、多形黄色星細胞腫、神経細胞性腫瘍、松果体実質性細胞

2）血清学的腫瘍マーカー
❶AFP(alpha-fetoprotein)；卵黄嚢腫瘍で上昇。
❷HCG(human chorionic gonadotropin)；絨毛癌で上昇。
❸CEA(carcinoembryonic antigen)；内胚葉由来臓器の癌で上昇。
❹Placental alkaline phosphatase(PLAP)；Germinoma や Germinoma with syncytiotrophoblastic giant cell(STGC)で上昇。
❺LDH(lactate dehydrogenase)；悪性リンパ腫、肝癌や肺小細胞癌で上昇。

3）細胞増殖能マーカー
❶Bromodeoxyuridine(BrdU)による S 期細胞の標識
　（ⅰ）BrdU(thymidine の誘導体)は、DNA 合成期に複製される DNA に、thymidine の代わりに取り込まれる。
　（ⅱ）BrdU を認識するモノクロール抗体によって免疫組織化学的手法により染色する。
❷増殖細胞に発現する核抗原を認識する抗体 Ki-67 による核標識率が用いられる。
　（ⅰ）MIB-1 index は、G1 初期を除く細胞周期に安定して発現する核抗原 Ki-67/MIB-1 に対する特異抗体を用いて免疫染色した場合に、染色陽性となる細胞の割合をいう(國德ら，2001)。
　（ⅱ）この値が大きいことは、増殖中の細胞が多いことを意味する。
❸DNA polymerase α
　（ⅰ）DNA polymerase α は DNA 合成に関与する酵素。
　（ⅱ）細胞周期の G1 から M 期を通じて発現する。

13．脳腫瘍関連遺伝子

❶腫瘍化に関連する遺伝子(永根，2003)
　（ⅰ）腫瘍(癌)遺伝子；その遺伝子の機能が増強されるような遺伝子異常が腫瘍化を促進するものをいう。
　（ⅱ）腫瘍(癌)抑制遺伝子；その遺伝子が不活化されることで腫瘍が促進される遺伝子をいう。
❷代表的な脳腫瘍の遺伝子異常・欠失(永根，2003)
　（ⅰ）星細胞腫(astrocytoma)、膠芽腫(glioblastoma)
　　　　➡EGFR、染色体 10 番長腕の欠失{LOH(loss of heterozygosity＝ヘテロ接合性の消失)10 q}、染色体 19 番長腕の欠失(LOH 19 q)、染色体 22 番長腕の欠失(LOH 22 q)。
　（ⅱ）視神経膠腫(optic nerve glioma)➡NF 1
　（ⅲ）乏突起膠腫(oligodendroglioma)➡LOH 19 q、染色体 1 番短腕の欠失(LOH 1 p)。
　（ⅳ）髄芽腫(medulloblastoma)➡c-myc、染色体 17 番長腕の欠失(LOH 17 q)。
　（ⅴ）神経鞘腫(schwannoma)、髄膜腫(meningioma)➡NF 2

（ⅵ）血管芽腫（hemangioblastoma）➡VHL

14. 細胞周期 Cell cycle

❶すべての腫瘍は、増殖部（proliferating pool；30～40％）と非増殖部（non-proliferating pool；60～70％）をもっている。
❷腫瘍は、proliferating pool においてはほぼ一定した細胞周期をもって分裂している。
　（ⅰ）細胞の分裂準備状態により4つの phase に分けられる（図2）。
　　ⓐG1期（G1 phase）；分裂が終了してから次の分裂のために DNA の合成を始めるまでの時期（細胞分裂後休止期）。
　　ⓑS期（synthesis phase）；実際に DNA の合成を行っている時期（DNA 合成期）。
　　ⓒG2期（G2 phase）；DNA の重複を完了させてから分裂が開始されるまでの時期（合成後休止期）。
　　ⓓM期（mitosis phase）；実際に細胞が分裂している時期（分裂期）。
　（ⅱ）細胞周期は、常に G1 → S → G2 → M の順に回り、逆行することはない。
　（ⅲ）分裂に関係のない、細胞周期の停止している細胞は G0 期にある。

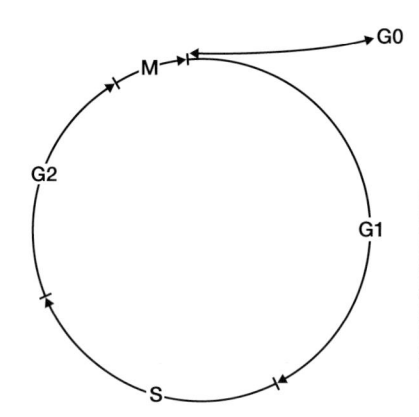

- S 期特異的薬剤；シタラビン、6-MP、メトトレキサートなど。
- M 期特異的薬剤；ビンクリスチン、ビンブラスチンなど。
- 細胞周期に非特異的な薬剤；アルキル化薬（プロカルバジンやダカルバジンなど）、白金製剤、抗腫瘍性抗生物質など。
（水島, 2003）

図 2．細胞周期と抗悪性腫瘍の作用

15. 細胞死

❶呼吸やそれに伴う酵素系の働きの停止が細胞死を規定する。
❷細胞死は 2 つの特徴的変化、すなわち apoptosis（アポトーシス）と necrosis（壊死）により生じる。

　（ⅰ）Apoptosis
　　　ⓐ核の濃縮・クロマチン DNA の規則的断片化と細胞自身の縮小・断片化を生ずる能動的な死の過程である(永根, 2001)。
　　　ⓑ生体における細胞死は、主として apoptosis の形態をとる。
　（ⅱ）壊死 Necrosis (永根, 2001)
　　　ⓐ細胞膜の直接的な傷害やイオンチャンネルの変化により、細胞内小器官の膨化が生じ、細胞全体が膨化する。
　　　ⓑ次いで、細胞膜の破綻をきたし、細胞融解が生じて破裂に至る受動的な死である。
　（ⅲ）プログラム細胞死 Programmed cell death (橋本, 1995)
　　　ⓐ細胞は自らを殺す機構をもっており、それを抑制するシグナルにより生存している。
　　　ⓑこのような自らを殺すような死に方をプログラム細胞死という。
　　　ⓒプログラム細胞死と apoptosis は同義語ではない。
　　　　㋐プログラム細胞死は細胞の運命を示す概念的用語である。
　　　　㋑Apoptosis は形態変化を示す実質的用語である。

16. 画像検査

1）頭部エックス線単純撮影
（1）前後像および側面像
❶異常陰影の有無；（例）石灰化や融解像など。
❷血管溝の拡大
❸頭蓋内圧亢進による変化；指圧痕（図 3）や縫合線の離開。
❹側面像における蝶形骨平面の厚さ（幅）；正常では 2 mm 以下。

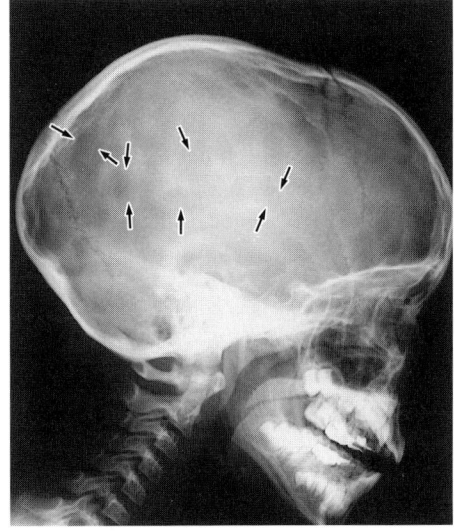

図 3．指圧痕の頭部エックス線単純撮影（側面像）
髄芽腫例で、指圧痕を認める（→）。

(2) トルコ鞍撮影

❶ **大きさと面積**(図4)
 (ⅰ)前後径の上限；17 mm
 (ⅱ)深さの上限；13 mm
 (ⅲ)面積の上限；130 mm²

❷ **辺縁線とその変化**(桑原ら, 1984)
 (ⅰ)トルコ鞍底の骨皮質は、頭部エックス線上、白い陰影として認められる。これを**辺縁線**という。
 (ⅱ)辺縁線の変化
  ⓐ慢性頭蓋内圧亢進例やトルコ鞍内腫瘍では、まずこの辺縁線が不明瞭となる。
  ⓑ変化の起こり方
   ㋐まず、トルコ鞍底後半から鞍背の辺縁線が消失。
    (理由)トルコ鞍底前半部は、蝶形骨洞の骨皮質と合わさっているので硬い。一方後半部は、髄質に富んでいるので比較的軟らかい。
   ㋑次いで、辺縁線全体の消失。
   ㋒最後に、鞍背の脱灰。

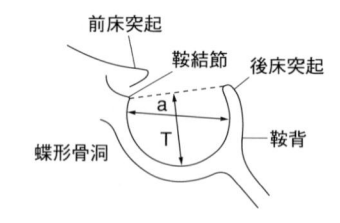

図4. トルコ鞍の大きさと面積(堀野, 1983)
1. 面積計による
2. 計算による
 a：前後径（前後方向の最大径）
 T：深さ（鞍結節と鞍背の上端を結ぶ線から鞍底までの最長径）
正常範囲＝a：17 mm以下、T：13 mm以下
 面積 130 mm²以下

❸ **各疾患におけるトルコ鞍の変化**
 (ⅰ)風船状拡大(ballooning)
  ⓐ下垂体腫瘍を代表とするトルコ鞍内腫瘍でみられる。
  ⓑトルコ鞍が丸みをもって、風船状に拡大するのをいう。
 (ⅱ)二重底(double floor)
  ⓐ鞍内腫瘍が一方に偏って発育した場合にみられる。
  ⓑ前後像では、トルコ鞍底が一方に傾いてみえる。
  ⓒ側面像では、トルコ鞍底が二重となる。
 (ⅲ)皿状拡大(saucer-like configuration)
  ⓐ鞍上部腫瘍(例；頭蓋咽頭腫)でみられる。
  ⓑ側面像で、トルコ鞍の入口が広くなり、上下に押しつぶされたような形を呈する。
 (ⅳ)J型あるいはω型トルコ鞍(J-or ω-shaped sella)
  ⓐ視神経膠腫でみられる。
  ⓑ視交叉溝(chiasmatic sulcus)が拡大し凹状となり、トルコ鞍が側面像で'J型'あるいは'ω型'を呈する。

(3) Stenvers(錐体内耳道)撮影

❶ 腹臥位または座位で撮影する後前または前後方向斜位撮影である。
❷ 腹臥位で後前方向撮影では、前額部をカセッテにつけ正中面(矢状面)を検側へ40°〜45°回旋させ、OM線は垂直にする。

❸エックス線はカセッテに対して垂直で、非検側乳様突起と外後頭隆起を結んだ線の外後頭隆起側1/3の点に入射する。

(4) 頸静脈孔撮影（Porcherの撮影法）
❶仰臥位で、ドイツ水平線が垂直線と40°をなすように頭部を後屈させ、検側の反対側へ25°回す。
❷エックス線の中心は、検側の下顎骨筋突起へ入射する。

2）脳血管造影
❶腫瘍陰影
❷主要血管の圧排像

3）エックス線CT
❶単純CT像の表現法
　（ⅰ）等吸収域(isodensity area)；脳実質と等しい色調で描出される部位。
　（ⅱ）高吸収域(high density area)；脳実質より白く描出される部位。
　（ⅲ）低吸収域(low density area)；脳実質より黒く描出される部位。
❷リング状増強効果(ring enhancement)を示す疾患
　（ⅰ）神経膠芽腫；厚みが不均一な凹凸不整のリング。
　（ⅱ）脳膿瘍；厚みが均一な円形のリング。
　（ⅲ）転移性脳腫瘍
　　　ⓐ脳膿瘍と同様、厚みが均一な円形のリング。
　　　ⓑしたがって、リングの形態より脳膿瘍と鑑別することは困難。
　（ⅳ）神経鞘腫
　（ⅴ）星細胞腫
　（ⅵ）脳梗塞；発症後7～10日目頃よりみられる。
　（ⅶ）脳内血腫；血腫吸収期にみられる。

4）磁気共鳴画像 Magnetic resonance image(MRI)
❶脳の解剖学的情報を提供する。
❷脳腫瘍は、一般にT1強調画像で低信号、T2強調画像で高信号を呈する。
❸特別な信号強度を呈する病変
　（ⅰ）髄膜腫➡T1、T2強調画像とも、等信号。
　（ⅱ）悪性黒色腫➡T1強調画像で高信号、T2強調画像で低信号。
　（ⅲ）脂肪腫➡T1強調画像で高信号。
　（ⅳ）高蛋白の嚢腫➡T1強調画像で高信号。
　（ⅴ）石灰化
　　　ⓐT1、T2強調画像とも無信号で、その描出は困難。
　　　ⓑしたがって、MRIによる石灰化の描出能はエックス線CTより劣る。

❹T１強調画像で高信号を呈する病変
　　（ⅰ）亜急性期や慢性期の出血、（ⅱ）メラニン、（ⅲ）脂肪、（ⅳ）蛋白濃度の高い溶液、（ⅴ）石灰化。
❺T２強調画像で低信号を呈する病変
　　（ⅰ）さまざまな時期の出血、（ⅱ）石灰化、（ⅲ）蛋白濃度の高い溶液。
❻拡散強調画像 Diffusion-weighted imaging(DWI)
　　（ⅰ）膠芽腫や転移性脳腫瘍のような壊死や囊胞を伴う腫瘍では、通常、低信号。
　　（ⅱ）脳膿瘍では、高信号。

5）磁気共鳴スペクトロスコピー Magnetic resonance spectroscopy(MRS)
❶脳の代謝的情報を提供する。
❷^{31}P-MRS と ^{1}H-MRS(proton MRS)とがある。
❸脳虚血(江口, 2002)
　　（ⅰ）^{31}P-MRS 所見
　　　　ⓐATP(adenosine triphosphate)および PCr(phosphocreatine)が減少。
　　　　ⓑPi(inorganic phosphate)が増加。
　　　　ⓒしたがって、PCr/Pi 比が低下。
　　（ⅱ）^{1}H-MRS 所見
　　　　ⓐNAA(N-acetyl-aspartate)が減少。
　　　　ⓑLac(lactate；乳酸)が増加。
❹悪性脳腫瘍の ^{1}H-MRS 所見(江口, 2002)
　　（ⅰ）NAA(N-acetyl-aspartate)が高度減少～消失。
　　（ⅱ）Lactate が中等度増加。
　　（ⅲ）Cho(コリン化合物 choline-containing compounds)が高度に増加。
　　（ⅳ）したがって、NAA/Cho 比が低下。
❺脳膿瘍の ^{1}H-MRS 所見(Nakaiso ら, 2002)
　　（ⅰ）acetate、lactate および amino acid の存在。
　　（ⅱ）正常脳に存在する NAA(N-acetyl-aspartate)、Cho(choline-containing compounds)および Cr(creatine)は消失。
❻腫瘍の再発か放射線壊死かの鑑別には、^{1}H-MRS が有用。

6）単一フォトン断層撮影
Single photon emission computed tomography(SPECT)
❶概説
　➡γ(ガンマ)線を放出する放射線核種から出る単一光子(single photon)分布を体外より測定し、computer によって断層像を再構築し脳内分布を画像化する。
❷検査の意義
　　（ⅰ）良性腫瘍か悪性腫瘍かの判定。
　　（ⅱ）腫瘍の血流状態。

(ⅲ)再発腫瘍か放射線壊死かの判定。
　❸主な Tracer(測定用核種)
　　(ⅰ)^{201}Tl-chloride(塩化タリウム；^{201}Tl)
　　　ⓐ脳腫瘍の診断に用いられる。
　　　ⓑ正常脳に取り込まれず、腫瘍の描出に優れている。
　　　ⓒグリオーマに関しては、集積の程度と悪性度とは相関する(田村, 1995)。
　　　　㋐良性グリオーマでは集積はみられない。
　　　　　📝但し、毛様細胞性星細胞腫(pilocytic astrocytoma)では高集積を示す。
　　　　㋑悪性グリオーマでは集積を示す。
　　(ⅱ)^{99m}Tc-hexamethylpropyleneamine oxime(^{99m}Tc-HMPAO)；脳血流の評価に用いられる。
　❹臨床例(田村, 1995)
　　(ⅰ)良性グリオーマ➡^{201}Tl SPECT では、早期・後期画像とも集積を示さない。
　　(ⅱ)悪性グリオーマ➡^{201}Tl SPECT では、早期・後期画像とも集積を示すが、後期画像の方がより鮮明。
　　(ⅲ)転移性脳腫瘍、脳原発性悪性リンパ腫、頭蓋内胚細胞腫瘍➡^{201}Tl SPECT では、高集積を示す。
　　(ⅳ)髄膜腫、下垂体腺腫および聴神経鞘腫の良性腫瘍➡^{201}Tl SPECT では、高集積を示す。
　　(ⅴ)再発腫瘍か放射線壊死かの鑑別➡^{201}Tl SPECT の後期画像で高集積を認めれば再発。

7) ポジトロン断層撮影 Positron emission computed tomography (PET)

❶概説
　(ⅰ)核医学診断法である。
　(ⅱ)陽電子(positron)の核種で標識した化合物を投与し、computed tomography 画像を作成する検査法。
　(ⅲ)血流、酸素代謝、ブドウ糖代謝、アミノ酸代謝などを測定でき、腫瘍自体の生理的・生化学的情報を提供する。
　(ⅳ)低侵襲で反復検査が可能なので、病変の経時的変化や治療効果の評価が可能。
❷主な Tracer(測定用核種)(峯浦ら, 2002)
　(ⅰ)脳循環量；$C^{15}O_2$ と $C^{15}O$ ガス、$H_2^{15}O$
　(ⅱ)酸素代謝；$^{15}O_2$ ガス
　(ⅲ)糖代謝；^{18}Fluorine-fluorodeoxyglucose(^{18}F-FDG)
　　ⓐ^{18}F-FDG は、正常脳組織と腫瘍部の代謝活性を、定性的かつ定量的に評価するために用いられる。
　　ⓑ^{18}F-FDG は、病変の機能亢進および低下の指標として用いられる。
　　　㋐悪性腫瘍では解糖系の代謝が高く、^{18}F-FDG の集積は病変の活性を反映している。

ⓐ脳腫瘍の放射線・化学療法後に^{18}F-FDG の取り込みが減少している場合には、治療の効果があると判定する。
　　　ⓒ^{18}F-FDG は、病変の細胞生存度や腫瘍の悪性度を表す。
　（iv）アミノ酸代謝；L-methyl-^{11}C-methionine(^{11}C-Met)と^{18}F-fluoro-phenylalanine(^{18}F-Phe)。
　　　ⓐMethionine の集積は、腫瘍細胞の蛋白合成能を反映せず、アミノ酸の取り込み能を反映している。
　　　ⓑ^{11}C-Met は生きた腫瘍細胞自体に取り込まれのに対して、^{18}F-FDG は腫瘍細胞以外のもの（例；macrophage）にも多く取り込まれる。
　　　ⓒ^{11}C-Met の集積は、腫瘍の残存および周囲への浸潤範囲を反映している。
　（v）ドパミン代謝；^{11}C-N-methylspiperone(^{11}C-NMSP)や^{18}F-fluorodopa。
　　　ⓐ^{11}C-NMSP により、プロラクチン産生腺腫の描出が可能。
　　　ⓑ^{11}C-NMSP は、ブロモクリプチンによる治療効果の早期評価が可能。

❸半減期(峯浦ら, 2002)
　（i）^{15}O；2分
　（ii）^{11}C；20分
　（iii）^{18}F；110分

❹臨床例
　（i）脳腫瘍では、^{18}F-FDG-PET と^{11}C-Met-PET が用いられる。
　　　➡^{18}F-FDG は腫瘍の悪性度の評価に、^{11}C-Met は腫瘍の伸展範囲の評価に、主として用いられる。
　（ii）神経膠腫では、腫瘍部で血液量(cerebral blood volume)が増加するが、酸素摂取率(oxygen extraction fraction；OEF)や酸素代謝率(metabolic rate of oxygen)は低下し、さらに悪性度に応じて、その程度が著しくなる。
　（iii）^{18}F-FDG-PET は、術前の悪性度の評価に用いられる。
　　　➡神経膠腫の悪性度が高くなると、^{18}F-FDG の集積が亢進する。
　（iv）^{18}F-FDG-PET は、腫瘍の再発と放射線壊死との鑑別に有用。
　　　➡^{18}F-FDG の集積を認めた場合には、腫瘍の再発。
　（v）^{18}F-FDG-PET は、放射線治療や化学療法の効果判定に用いられる。
　（vi）methionine-PET では、比較的低異型度(low grade)の神経膠腫でも集積を認める例が多い。
　　　ⓐmethionine-PET での集積は、血液脳関門の破綻による要素は少なく、アミノ酸輸送の亢進を反映している(藤巻ら, 2003)。
　　　ⓑmethionine-PETは腫瘍の診断に関しては感度はよいが、特異性にやや劣る(藤巻ら, 2003)。

17．生理学的検査

1）脳波 Electroencephalogram(EEG)
❶脳波は、脳の多数の神経細胞活動を2つの電極間の電位変動として記録したものである。
❷所見
　(ⅰ)多形δ波(polymorphous delta wave)や平坦脳波(覚醒時)
　　　🔍病変が脳の表層にあり皮質を直接侵している場合に認められる。
　(ⅱ)単一律動δ波(monorhythmic delta wave)(覚醒時)
　　　ⓐ病変が中脳や間脳などの正中線近くにある場合に認められる。
　　　ⓑ特に、間欠的に出現するものを intermittent rhythmic delta activity(IRDA)と呼ぶ。
　　　　➡通常、両側前頭部に同期性に出現するが、一側性の場合は病変と反対側に出現することが多い。
　　　　　🔍前頭部に比較的規則正しいδ波を認めるものを、Frontal intermittent rhythmic delta activity(FIRDA)という。
　(ⅲ)多形δ波にα波やθ波の混在(覚醒時)
　　　🔍病変が中間の深さ、すなわち皮質下表層や中層にあり、皮質を直接侵していない場合に認められる。

2）体性感覚誘発電位(somatosensory evoked potential；SEP)による運動野の同定
　➡手術中に簡単に運動野を同定する方法として、体性感覚誘発電位(SEP)を用いる方法がある(図5)。すなわち、
❶術中、正中神経を手関節部で刺激し、大脳皮質上から SEP を記録する。
❷各波形が記録されるが、N 19 と P 20 は中心溝を跨いで極性が逆転する。
❸この極性の逆転現象を利用すれば、中心溝の位置の同定が可能である。

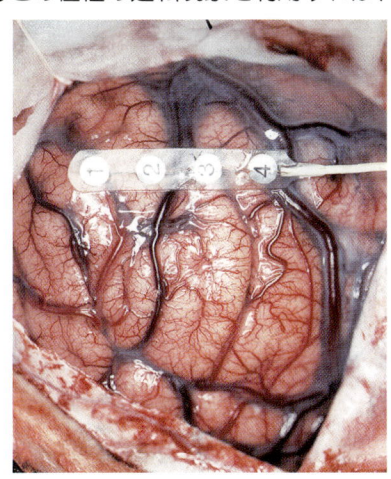

A．記録部位

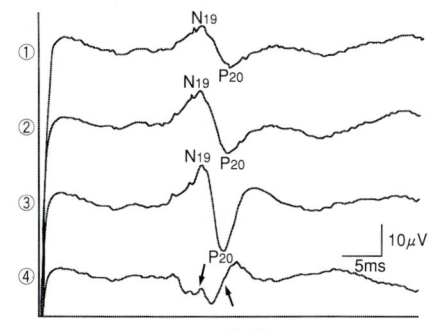

B．波形

図5．SEP による運動野の同定の実例

術中に正中神経を手関節部で刺激し、脳表においた記録電極で記録する(A)。
中心溝を跨いで N 19 と P 20 の極性の逆転がみられる(B の矢印)。
本症例では、A の記録電極③と④との間の溝が中心溝である。

18. Performance status

1) Karnofsky's performance scale (Karnofskyら，1949より翻訳・引用)

Condition（状態）	%	Comments（解説）
A：Able to carry on normal activity and to work. No special care is needed. （日常活動を営むことができ、働くこともできる。特別な看護を必要としない）	100	Normal, no complaints ; no evidence of disease. （正常で、訴えはまったくない。病気をまったく認めない）
	90	Able to carry on normal activity ; minor signs or symptoms of disease. （疾患による軽い症状や徴候はあるが、日常活動を営むことはできる）
	80	Normal activity with effort, some signs or symptoms of disease. （かなりの症状や徴候はあるが、努力により日常活動は可能）
B：Unable to work. Able to live at home, care for most personal needs. A varying degree of assistance is needed. （家庭での生活はできるが、働くことはできない。大部分の人は、自分自身に必要なことはできるが、種々の程度の介助が必要）	70	Cares for self. Unable to carry on normal activity or to do active work. （自分自身の世話はできるが、日常活動や活動的な仕事はできない）
	60	Requires occasional assistance, but is able to care for most of his needs. （自分に必要なことはできるが、時々介助が必要である）
	50	Requires considerable assistance and frequent medical care. （かなりの介助が必要であり、頻回に医学的管理が必要）
C：Unable to care for self. Requires equivalent of institutional or hospital care. Disease may be progressing rapidly. （自分自身に対して世話をすることはできない。施設あるいは病院での管理が必要。病気は急速に進行する可能性がある）	40	Disabled, requires special care and assistance. （身体が不自由で、特別な管理や介助が必要）
	30	Severely disabled, hospitalization is indicated although death not imminent. （重篤な身体障害がある。死は差し迫ってはいないが、入院が指示される）
	20	Hospitalization necessary, very sick, active supportive treatment necessary. （非常に重症で、入院・積極的な治療が必要）
	10	Moribund, fatal processes progressing rapidly. （瀕死の状態で、致死的な過程が急速に進行している）
	0	Dead （死亡）

2) Eastern Cooperative Oncology Group(ECOG)performance status (Shippら，1993より引用・翻訳)

0	No symptoms （無症状）
1	Symptoms but ambulatory （症状はあるが、歩行可能）
2	Bedridden less than half the day （臥床しているが、臥床時間は1日の半分未満）
3	Bedridden half the day or longer （1日の半分以上、臥床）
4	Chronically bedridden and required assistance with activities of daily living （1日中臥床し、日常の生活に介助が必要）

①ECOGが0あるいは1 ➡ 歩行可能(ambulatory)で、Karnofsky score 80％以上に相当。
②ECOGが2、3あるいは4 ➡ 歩行不能(not ambulatory)で、Karnofsky score 70％以下に相当。

19. 治療

➡手術による摘出が原則。

1）頭蓋内腫瘍に対する治療

❶外科的治療

（ⅰ）摘出術（全摘出、亜全摘出、部分摘出など）

（ⅱ）手術に役立つランドマーク

　ⓐ中心溝および外側溝の位置を頭蓋骨上に捉える方法（図6）

　ⓑ Trautmann 三角（Trautmann's triangle）

　　㋐S状静脈洞、上錐体静脈洞および後半器官の切線によって区切られた側頭骨の部分をいう。

　　㋑Retrolabyrinthine triangle ともいう。

　ⓒ外側乳様三角（outer mastoid triangle）

　　➡頬骨弓根、乳様突起先端、および asterion（ラムダ縫合、後頭乳突縫合、頭頂乳突縫合の合流点）でつくられた三角をいう。

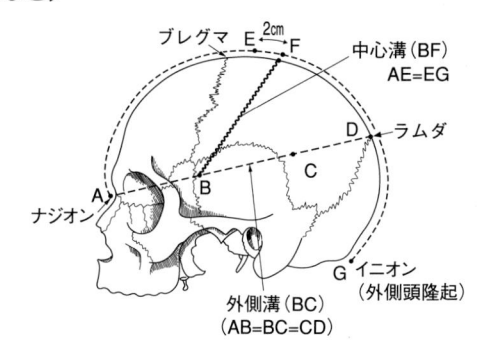

図6．中心溝および外側溝の位置を頭蓋骨上に捉える方法（佐藤ら，1987）

❷放射線治療（radiation therapy、radiotherapy）

（ⅰ）標準的放射線治療（conventional radiotheraphy）

　ⓐエックス線発生装置である直線加速器（linear accelerator；LINAC）を用いる。

　ⓑ分割照射で行う。

　　➡1日2 Gy、週5日、6～8週間というのが一般的。

　ⓒ脳の最小組織耐容線量

　　㋐治療5年以内に5％の頻度で合併症を生じる線量をいう{Tissue Tolerance Dose（TTD）$_{5/5}$}➡全脳照射では60 Gy

　　㋑1回の線量が2 Gyを超えると、脳の耐容線量は急激に低下する。

　　㋒因みに、最大組織耐容線量（TTD$_{50/5}$）とは治療5年以内に50％の頻度で合併症を生じる線量をいう。

　ⓓ3歳未満の小児では、照射すべきではない。

　ⓔ放射線感受性

　　㋐**感受性の高い腫瘍**➡ Germinoma、髄芽腫や悪性リンパ腫など。

　　㋑感受性は低いが有効とされている腫瘍➡膠芽腫、星細胞腫、上衣腫、下垂体腺腫や頭蓋咽頭腫など。

　　㋒照射効果の主体は、腫瘍の血管障害による乏血性壊死（凝固壊死）であり、腫瘍細胞に対する直接作用ではない。したがって、

　　㋓残存細胞群は照射により増殖が停止している像であり、致死的障害ではない。

　　　　㋺増殖能力を保持しているため、再発の源となる。
　　　　㋩再発の90％以上は、原発部局所再発である(松谷, 1989)。
　(ⅱ)定位放射線照射(stereotactic irradiation)
　　　➡細い放射線治療ビームを三次元座標で正確に定めた小病変に集中的に照射する方法で、治療中の固定精度を1mm以内に保つものをいう。
　　ⓐ定位放射線外科療法(stereotactic radiosurgery)
　　　㋑概念
　　　　①これは、放射線を小さな範囲に集中させ、この焦点に目標部位が正確に一致するように定位的手法を用いて位置決めと固定を行って、1回で照射する方法である。
　　　　②線量の集中度が非常に高いこと、一度に高線量を照射して目標部位を破壊できることが、従来の分割照射と異なる点である。
　　　㋺γ-knifeが該当する。
　　　　①γ-knifeは、コバルト線源から出るγ線が散乱せずに中心に焦点を結ぶようにつくられている。
　　　　②定位的手法を用いて位置決めと頭部の固定を行って照射する。
　　　　③一度に高線量を照射して目標(病巣)部位を破壊。
　　　　④適応病変
　　　　　❶病変の大きさ➡直径25mmくらいまで(理想的には20mm以下)が適応。
　　　　　❷適応疾患
　　　　　　・良性腫瘍(例；聴神経鞘腫)や動静脈奇形など。
　　　　　　・悪性脳腫瘍は、第一選択とはならない。
　　　　　❸1回照射で治療する場合、聴神経鞘腫における顔面神経の耐容線量は12Gy、下垂体病変における視交叉の耐容線量は8〜10Gy (青山ら, 2003)
　　　　⑤急性期合併症
　　　　　❶頻度；2〜35％
　　　　　❷頭痛、けいれん、嘔気・嘔吐で、いずれも一過性。
　　ⓑ定位放射線療法(stereotactic radiotheraphy)
　　　㋑高エネルギー**エックス線発生装置**である直線加速器(linear accerelator；LINAC)を用いて行う方法が該当する。
　　　㋺照射時間が長いため**分割照射**で治療する。
　　　㋩LINAC(直線加速器)を自由に回転させて照射する方法である(多門回転照射法)。
　　　㋥適応と治療効果は、γ-knifeと同じ。
　　ⓒ Cyberknife (サイバーナイフ)
　　　㋑ロボットとLINACを組み合わせた定位放射線治療専用機。
　　　㋺頭部をフレームで固定せずに治療を行える(→患者の肉体的・精神的苦痛を軽減できる)。
　　　㋩高精度に多門照射が可能。

ⓕ複雑な形状の腫瘍に対しても、比較的均一な照射が可能。
　　ⓖ治療中患者が動いても１cm以下の動きであれば、ロボットが自動的に患者を追跡し照射が可能。
　　　　🔑患者の位置認識システム（target locating system；TLS）をもっている。
　　ⓗ高精度で分割照射が可能。
❸化学療法
　（ⅰ）化学療法剤としては、血液脳関門（BBB；34頁）を通る薬剤の方が有効。
　　ⓐ腫瘍中心部はBBBが破壊されているが、周囲脳への浸潤域ではBBBは保たれている。
　　ⓑ一般に、脂溶性薬剤はBBBを通過しやすいが、水溶性薬剤は通過し難い。
　（ⅱ）化学療法剤は、
　　ⓐ腫瘍細胞の分裂のある時期にのみ作用するcell cycle specific drug、すなわちproliferating pool cellに選択的に効果のある薬剤と、
　　ⓑcell cycle non-specific drug、すなわちproliferating、non-proliferatingの別なく効果のある薬剤、
　　の２つに大別される。
　　➡cell cycle specific drugよりは、cell cycle non-specific drugの方が有効。
　（ⅲ）悪性脳腫瘍に対する化学療法のほとんどは、手術あるいは放射線治療の後で行う。
　　　　🔑残存腫瘍量が少ないほど、化学療法の効果は上がる。
　（ⅳ）化学療法剤
　　ⓐ各化学療法剤のBBB通過性と薬剤特性（表8）
　　ⓑ主な化学療法剤の特徴（山下, 1986；松谷, 2002）
　　　ⓐACNU（ニドラン®）
　　　　①cell cycle non-specific（CCNS）な薬剤。
　　　　②膠芽腫の第一選択薬剤。
　　　ⓑVincristine（オンコビン®）
　　　　①cell cycle specificな薬剤。
　　　　②悪性神経膠腫にはACNUと併用。
　　　ⓒ白金製剤（cisplatin、carboplatin）
　　　　①胚細胞腫瘍に効果がある。
　　　　②腎臓と消化器に対する副作用はcisplatinの方がやや強く、骨髄抑制はcarboplatinの方が強い。
　　　　③cisplatinはBBBを通過しない。
　　　ⓓmethotrexate
　　　　①非脂溶性
　　　　②血中から髄液への移行が悪い。
　　　ⓔβ-interferon
　　　　①膠芽腫、星細胞腫、髄芽腫に適応が認められている。
　　　　②発熱が必発なので、注射前に解熱剤を投与する。

表 8. 化学療法剤の BBB 通過性と薬剤特性(佐野, 1979 による)

	CCNS or CCS	BBB
①Alkylating agents(アルキル化薬)		
ⓐCyclophosphamide	CCNS	−
◆Endoxan(Ex)		
ⓑNitrosoureas		
BCNU	CCNS	＋
CCNU	CCNS	＋
Methyl-CCNU(Me-CCNU)	CCNS	＋
PCNU***	CCNS	＋
Nimustine(ACNU)	CCNS	＋
ⓒProcarbazine	CCNS	＋
ⓓImidazol carboxymide*		
DTIC**, DIC***	CCNS	＋
BIC***	CCNS	＋
ⓔDianhydrogalactiol*	CCNS？	＋
DAG***		
②Antimetabolites(代謝拮抗薬)		
ⓐMethotrexate(MTX)	CCS	−
ⓑ5-Fuorouracil(5 FU)	CCS	−
ⓒFutraful(FT-207)	CCS	＋
ⓓCytarabin(Ara-C)	CCS	−
③Antibiotics(抗生物質)		
ⓐMitomycin C(MMC)	CCNS	−
ⓑBleomycin(BLM)	CCS	−
ⓒDaunomycin(DM)	CCNS	−
ⓓAdriamycin(ADM)	CCNS	−
ⓔMithramycin	CCNS	−
④Plant alkaloids(植物アルカロイド)		
ⓐVincristine(VCR)	CCS	＋
ⓑVM-26***	CCS	＋
⑤Miscellaneous agents(その他)		
◆Hydroxyurea	CCS	＋

*probable alkylating agent
＋；BBB を通過する、−；BBB を通過しない
CCS；cell cylce specific、CCNS；cell cycle non-specific

**(著者註)；DTIC＝dacarbazine

***(著者註)
PCNU；l-(2-chloroethyl)-3-(2, 6-dioxo-3-piperidyl)-l-nitrosourea
DIC；5-(3, 3-dimethyl-l-triazenyl) imidazole-4-carboxamide
BIC；5-[3, 3-bis(2-chloroethyl)-l-triazenyl] imidazole-4-carboxamide
DAG；l, 2：5, 6-dianhydrogalacitol
VM-26：teniposide(epipodophyllotoxin)
以上の薬剤は、本邦では市販されていない。

(ⅴ)Glioma(神経膠腫)の化学療法抵抗性の要因(松谷, 1989)

　ⓐGlioma の組織多様性。

　ⓑ腫瘍の局所血流量が低いこと。

　　➡Glioma の局所血流量は正常白質と灰白質との中間で、薬剤の到達性はよくない。

(ⅵ)副作用(松谷, 2002)

　ⓐ骨髄障害

　　㋐白血球の障害が最も早く出現する。

ⓐ以下、血小板＞赤血球。
　　ⓑ口内炎、悪心・嘔吐。
　　ⓒ腎障害；cisplatin がその代表。
　　ⓓ出血性膀胱炎；ifosfamide がその代表。
　　ⓔ末梢神経障害；vincristine がその代表で、四肢末端から近位部に及ぶ感覚・運動障害。

2）頭蓋内圧亢進（脳浮腫）に対する治療

❶治療の目標(太田ら, 2000)

（ⅰ）頭蓋内圧を 20〜25 mmHg 以下に保つ。

①頭位挙上 Head elevation	①頭位挙上は、脳からの静脈灌流を促進すること、および髄液を頭蓋内腔から脊髄くも膜下腔へ静水力学的(hydrostatic)に移動させ、その結果頭蓋内圧が低下する。 ②頭部を 15°〜30°挙上させる semi-Fowler（セミ・ファウラー）体位にする。 ◆頭部を 30°以上挙上すると、脳灌流圧(cerebral perfusion pressure；CPP)が低下して逆効果である。
	※頭部を水平位にすることが脳灌流圧を最高に保つとの報告(Rosner ら, 1986)もあるが、Feldman ら(1992)は、30°の挙上は脳灌流圧および脳血流量を減少させることなく頭蓋内圧を低下させると報告している。
②呼吸管理	➡気道の確保と酸素の投与 ①PaO_2 を 80〜120 mmHg に維持する。 ②低酸素状態は脳浮腫を助長させ、頭蓋内圧を亢進させる。 ③低酸素状態は虚血領域を増大させ、脳機能の可逆性を減じる。
③過換気療法	①$PaCO_2$ を 35 mmHg 前後の軽度過換気(hyperventilation)にする。 ②血中の炭酸ガス濃度の低下は脳血管を収縮させ、血液量を減少させる。その結果、頭蓋内圧が下降する。 ③本療法は、小児では成人よりはるかに有効である。 ◆成人では、過度な過換気療法は脳血管を収縮させ脳虚血をもたらすので有害である（$PaCO_2$ を 23 mmHg 以下にしない）。 ◆小児では、$PaCO_2$ を 25 mmHg にまで下げても、脳虚血を起こすことなく頭蓋内圧を下降させることができる(Bruce ら, 1979)。 　◆小児の頭蓋内圧亢進は、もともと過量の脳血流量で脳組織が灌流されているため。
④脳圧下降薬の投与	➡ Glyceol（グリセオール）や Mannitol（マンニトール）（表 9）の投与。 ①浸透圧性利尿作用により、脳水分を排除する。 ②有効投与量は通常、0.25〜1.0 g/kg ③脳浮腫例では血液脳関門(34頁)が破壊されており、脱水剤は容易に浮腫組織に移行する。 　➡したがって脳浮腫例では、血液脳関門が正常に保たれている正常脳組織から脱水されることにより、頭蓋内圧が下降する。 ④頭蓋内圧亢進時における脳血流量の低下は、脱水剤の投与により脳血管内皮細胞および赤血球の脱水により改善される。
⑤副腎皮質ステロイド薬の投与	➡脳腫瘍（血管原性脳浮腫）に対しては、有効。

（ⅱ）脳灌流圧を 70 mmHg 以上に保つ。

❷治療
　（ⅰ）保存的治療
　（ⅱ）外科的治療
　　ⓐ原因疾患に対する根本的治療（脳腫瘍の摘出）。

ⓑ髄液の排除
　　㋐脳室ドレナージ（ventricular drainage）
　　㋑脳室腹腔シャント（ventriculo-peritoneal shunt）
ⓒ外減圧術（骨片を除去する）や内減圧術（前頭葉や側頭葉の一部を切除する）。

表 9．Mannitol（マンニトール）と Glyceol（グリセオール）

1．Mannitol
①Mannitol は、頭蓋内圧を減少させるとともに、脳微小循環を改善させることで脳保護作用を有する。
　➡ 0.25〜0.5 g/kg の少量で頭蓋内圧を減少させる。
②Mannitol の急速（約 30 分かけて）注入は、血管内容量の増加により脳血流量および頭蓋内圧は増加する。
　①したがって、頭蓋内圧上昇が高度な症例では急速注入は避けるべきである。
　②20〜30 分で 0.5 g/kg を越えない速度で注入すべきである。
③頭蓋内圧亢進が高度な症例では、Mannitol 500 ml に続けて Glyceol 200〜300 ml を投与することにより、反跳現象*を軽減することができる。

2．Mannitol と Glyceol の比較（本郷, 1996 より抜粋）

	Glyceol	Mannitol
効果発現までの時間	1 時間	投与中より
効果持続時間	6 時間	3 時間
反跳現象	弱い	強い

＊【反跳現象 Rebound phenomenon】
　高浸透圧薬を投与した際、高浸透圧薬は血中から速やかに排泄されるが、脳組織内からの排泄は遅れる。その結果、脳組織内の高浸透圧薬の濃度が血中より高くなり、水分が逆に脳組織内に移行する。この現象を反跳現象（rebound phenomenon）という。

20．治療効果の判定

1）腫瘍摘出率（脳腫瘍全国統計委員会・日本病理学会, 2002）

➡手術所見を参考にして、術前・術後の画像検査像を比較して算出する。

表示	摘出率（肉眼的）
全摘出（total removal）	100%
亜全摘出（subtotal removal）	95%≦、＜100%
部分摘出（partial removal）	5%≦、＜95%
生検（biopsy）	病理組織診断標本採取のみ

2）画像検査像の測定可能病変を指標とした治療効果判定法（脳腫瘍全国統計委員会・日本病理学会, 2002）

(1) 効果判定の対象となりうる症例
❶組織診断の確定したもの。
❷測定可能な他覚的病変のあるもの。

❸重篤な合併症のないもの。
❹治療後4週間以上生存可能と判断されるもの。
❺再発例の場合は、先行治療の影響が認められないもの。

(2) 対象病変
❶2方向測定可能な病変（CTスキャン、血管写など）。
❷測定不能または測定困難であるが、評価可能な病変。
　（ⅰ）cystを伴いその周辺にenhanceされる部分があり、測定困難な病変。
　（ⅱ）不規則にenhanceされ、測定困難なもの。
　（ⅲ）enhanceされないが、二次的病変による評価可能なもの（二次的病変とは浮腫、脳室の変形、midline shiftなどを指す）。

(3) 効果判定法
❶2方向測定可能な場合。
❷縮小率の算出法
　（ⅰ）腫瘍の長径とそれに直角に交わる最大経の積を算出する（CTスキャン上腫瘍が多層に描出される場合には、その総和とする）。
　（ⅱ）病巣が2つ以上の場合は、それぞれの積の総和を算出する。
　（ⅲ）算出方法（治療前；A、B、C、………、治療後；a+b+c………）

$$縮小率 = \frac{(A-a)+(B-b)+(C-c)+\cdots\cdots}{A+B+C\cdots\cdots} \times 100$$

$$= 100 - \frac{a+b+c\cdots\cdots}{A+B+C\cdots\cdots} \times 100 (\%)$$

(4) 有効度の表現

著効 Complete response (CR)	測定可能病変または評価可能病変が消失し、かつその状態が4週間以上継続したもの。
有効 Partial response (PR)	①2方向測定可能病変の積の総和が全体として50％以上縮小するとともに、腫瘍による二次的病変の増悪もなく、かつその状態が4週間以上継続したもの。 ②評価可能病変が明らかに50％以上改善し、腫瘍による二次的病変の増悪もなく、かつその状態が4週間以上継続したもの。
不変 No change (NC)	①2方向測定可能病変の積の総和が全体として50％未満の縮小、または25％未満の増大があるが、腫瘍による二次的病変の増悪もなく、かつその状態が4週間以上継続したもの。 ②評価可能病変がPRの条件を満たさないが、腫瘍による二次的病変の増悪もなく、かつその状態が4週間以上継続したもの。
（注）CR・PRの条件に満たないがNCの基準よりやや奏効度が高いと評価される症例（2方向測定可能病変の25～50％未満の縮小を認める症例、または50％以上の縮小の持続が4週に満たない症例）は、minor response (MR) として別途に記録してもよい。但し、MRは奏効率の算定には加えない。	
進行 Progressive disease (PD)	①測定可能病変の積の総和が25％以上増大したもの。 ②評価可能病変が明らかに増悪したもの。 ③新病変の出現したもの。

21．治癒の判定

❶Collins らは(1956)、Wilms 腫瘍の患者を解析し、❷のように結論している。
　➡Wilms 腫瘍が選ばれた理由は、小児期に比較的多い腫瘍であることと、診断基準が明確であることによる。
❷診断確定時の年齢に胎内での腫瘍発育期間(9 カ月)を加えた期間を過ぎても再発がない場合、治癒と判定できる。
　　(例)5 歳で診断された場合、術後 5 年 9 カ月再発がなければ治癒と判定。

快適空間

★好きなように使ってね！

❷神経膠腫 Glioma（グリオーマ）

定義	❶狭義➡glia 細胞に由来する腫瘍をいう。 ❷広義 　（ⅰ）神経管を構成する神経上皮細胞に由来する腫瘍（神経上皮性腫瘍全体）を指す。 　（ⅱ）神経上皮（neuroepithelium）からは神経細胞と星状膠細胞（astrocyte）、稀突起膠細胞（oligodendroglia）、上衣細胞（ependymal cell）や脈絡叢（choroid plexus）などの glia が分化する。
頻度	❶原発性脳腫瘍の 27.3％（日本脳腫瘍全国集計, vol.11, 2003） ❷年間発生頻度（日本脳腫瘍全国集計, vol.10, 2000） 　（ⅰ）全体；人口 10 万人に 3.50 人。 　（ⅱ）性別 　　ⓐ男性；人口 10 万人に 4.12 人。 　　ⓑ女性；人口 10 万人に 2.93 人。
性別	男性に多い（男性：女性＝1.4：1）（日本脳腫瘍全国集計, vol.10, 2000）。
MRI 所見	悪性度の高い神経膠腫の MRI 所見は以下のとおりである（町田, 1998）。 ❶基本型 　（ⅰ）T 1 強調画像；低信号 　（ⅱ）T 2 強調画像；高信号 ❷最も活動性の高い部分 　（ⅰ）T 1 強調画像；膠芽腫の方が星細胞腫より高い信号強度を呈する。 　（ⅱ）T 2 強調画像；等～軽度高信号
悪性度	❶神経膠腫の細胞生物学的悪性度は、その病理組織像に深く関係している。 ❷表現法 　（ⅰ）WHO grade；grade Ⅰ、grade Ⅱ、grade Ⅲ、grade Ⅳの 4 段階に分ける。 　（ⅱ）Low grade glioma（低異型度神経膠腫）と High grade glioma（高異型度神経膠腫） 　　ⓐ low grade glioma ➡WHO grade Ⅰと grade Ⅱの神経膠腫をいう。 　　ⓑ high grade glioma ➡grade Ⅲと grade Ⅳの神経膠腫をいう。 　（ⅲ）Benign glioma（良性神経膠腫）と Malignant glioma（悪性神経膠腫） 　　ⓐ benign glioma ➡low grade glioma を指している。 　　ⓑ malignant glioma ➡high grade glioma を指している。
悪性神経膠腫の倍加時間（doubling time）*	15.0～21.1 日（Yamashita ら, 1983）

―――――（チョット役に立つお話）―――
*【腫瘍倍加時間 Doubling time】
　腫瘍が2倍になるまでの時間で、癌細胞の場合、細胞の死による損失が起こらないとすると、倍加時間は世代時間と一致する。

放射線治療　❶神経膠腫は、放射線治療により腫瘍が死滅しても凝固壊死（coagulation necrosis）となり、吸収されずに占拠性病変（mass leson）として残存するのが特徴。
❷悪性神経膠腫に対して有効。

予後　❶規定する因子
（ⅰ）年齢
　　ⓐ乳児期患者の生存率は悪い。
　　ⓑ70歳以上の高齢者では、予後不良。
（ⅱ）臨床的悪性度（Karnofsky performance status）
（ⅲ）手術摘出率（残存腫瘍量）；低異型度（low grade）であればあるほど、手術摘出率の予後に及ぼす影響が強くなる。
（ⅳ）組織像（病理診断）
❷良好な因子
（ⅰ）全体
　　ⓐ若年者⬅高齢者は予後不良。
　　ⓑ術前の performance status が良好であること。
　　ⓒ手術による摘出度が高いもの（⬅術後の残存腫瘍が少ないもの）。
（ⅱ）低異型度神経膠腫（low grade glioma）(Shawら，2002)
　　ⓐ腫瘍の大きさ➡腫瘍が小さいもの（<5 cm）。
　　ⓑ年齢➡40歳未満の若い人。
　　ⓒ組織型➡乏突起膠腫（oligodendroglioma）あるいは乏突起膠腫主体の混合神経膠腫。

❸ 星細胞系腫瘍 Astrocytic tumors

1．総説

定義・概念
❶星状膠細胞(astrocyte)を起源とする腫瘍をいう。
❷星状膠細胞と類似の形態を示す。

WHO分類
(Kleihuesら，1993より引用・翻訳)

①Astrocytoma(星細胞腫)
　［Variants(亜型)］
　　①Fibrillary(原線維性)
　　②Protoplasmic(原形質性)
　　③Gemistocytic(肥胖細胞性)
②Anaplastic (malignant) astrocytoma｛退形成性(悪性)星細胞腫｝
③Glioblastoma(膠芽腫)
　［Variants(亜型)］
　　①Giant cell glioblastoma(巨細胞膠芽腫)
　　②Gliosarcoma(膠肉腫)
④Pilocytic astrocytoma(毛様細胞性星細胞腫)
⑤Pleomorphic xanthoastrocytoma(多形黄色星細胞腫)
⑥Subependymal giant cell astrocytoma(上衣下巨細胞性星細胞腫)
　(Tuberous sclerosis 結節性硬化症)

2．星細胞腫 Astrocytoma

1) 総説

定義 分化した星状膠細胞からなる腫瘍をいう。

頻度 ❶全体
　(ⅰ)原発性脳腫瘍の7.5%(日本脳腫瘍全国集計, vol.11, 2003)
　(ⅱ)神経膠腫の27.5%で、膠芽腫に次いで多い(日本脳腫瘍全国集計, vol.11, 2003)。
❷小児
　➡小児原発性脳腫瘍の19.0%で、第1位(日本脳腫瘍全国集計, vol.11, 2003)。

名称 ❶星細胞系腫瘍の総称としての星細胞腫との混同を避けるために、**びまん性星細胞腫(diffuse astrocytoma)**と呼ばれることもある。
❷低異型度星細胞腫(low-grade astrocytoma)を、単に星細胞腫(astrocytoma)と呼ぶこともある。

亜型(variants) 主な構成細胞の特徴により、以下のように分類される。
❶原線維性星細胞腫 Fibrillary astrocytoma(363頁)
　(ⅰ)最も多い。

　　　　（ⅱ）構成している腫瘍細胞の突起が長く、細胞質に乏しい星細胞腫をいう。
　　　　（ⅲ）大脳半球の（びまん性）星細胞腫は、通常原線維型（fibrillary type）である。
　❷原形質性星細胞腫 Protoplasmic astrocytoma（363頁）
　　　➡灰白質を構成する protoplasmic astrocyte（原形質性星状膠細胞）が腫瘍性に増殖したもの。
　❸肥胖細胞性星細胞腫 Gemistocytic astrocytoma（363頁）
　　　➡好酸性で大きな原形質と偏在する核をもつ星細胞腫をいう。

性質・特徴
❶浸潤性格を有する。
　➡浸潤性格の極めて軽微な毛様細胞性星細胞腫（pilocytic astrocytoma；153頁）と区別して、びまん性星細胞腫（diffuse astrocytoma）と呼ぶ。
❷典型的な星細胞腫は、**脳表に露出**している（図7）。
　　白質深部に発生することは極めて稀。
❸典型像は、皮髄境界に発生点を有する。
❹小脳の星細胞腫
　（ⅰ）神経膠腫の中で最も良性な腫瘍。
　（ⅱ）嚢胞性のものが多く、その壁に腫瘍細胞が集まっている結節（→壁在結節 mural nodule）がある。
　　　　壁在結節は軟らかく、血管に富む。
　（ⅲ）嚢胞内容液は、黄色透明な液で室温に放置すると凝固する。
❺視神経膠腫➡20～30％に von Recklinghausen 病を合併。

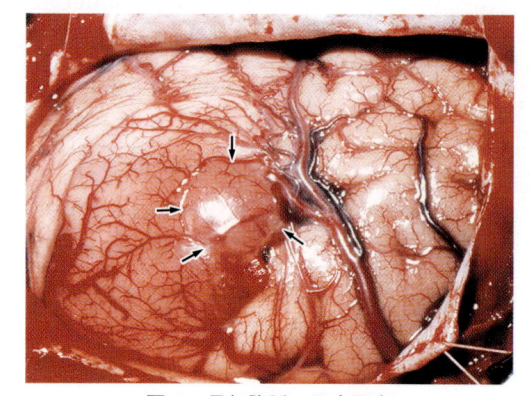

図7．星細胞腫の術中写真
典型的な星細胞腫は、本例のように脳表に露出している（→）。

好発年齢
（日本脳腫瘍全国集計，vol. 11, 2003）
❶成人に好発する。
　（ⅰ）15～69歳の発生頻度；74％
　（ⅱ）ピークは40～44歳（9.3％）
　（ⅲ）したがって、膠芽腫より若年層に発生する。
❷小児期にも20％の発生をみる。

性別
性差はないか、やや男性に多い（男性：女性＝1.15：1）（日本脳腫瘍全国集計，vol. 11, 2003）。

好発部位
❶小児
　（ⅰ）小脳；小脳半球に多い。
　（ⅱ）脳幹
　（ⅲ）視路
❷成人；大脳半球で、前頭葉に最も多く、以下、側頭葉＞頭頂葉＞後頭葉。

症状	発生部位により異なる。

大脳	初発症状としては、てんかん発作が多い。
小脳	小脳症状
視路	①眼窩内の視神経 　　①眼球突出 　　②一側の視力・視野障害 ②視交叉 　　①視力・視野障害 　　②水頭症（← Monro 孔閉塞による） 　　③尿崩症（42 頁）、傾眠および肥満。
視床下部	①間脳症候群（65 頁） ②Monro 孔閉塞による頭蓋内亢進症状。 ③多飲や口渇。
脳幹	①複視（←外転神経麻痺） ②顔面神経麻痺 ③鼻声や嚥下障害（←迷走神経麻痺）。 ④錐体路症状

脳血管造影　❶通常、無血管野。
　　　　　　❷悪性のものほど腫瘍陰影が証明されやすい。

エックス線 CT　❶単純 CT
　　　　　　　（ⅰ）通常、低吸収域（図 8-A）。
　　　　　　　　　➡悪性度が増すと、混合吸収域や高吸収域。
　　　　　　　（ⅱ）石灰化；15～20％の頻度。
　　　　　　　（ⅲ）腫瘍周囲の浮腫像（低吸収域）は、軽度かみられない。
　　　　　　❷造影 CT
　　　　　　　（ⅰ）通常、増強効果を認めない（図 8-B）。
　　　　　　　（ⅱ）悪性例では、増強効果を認める。

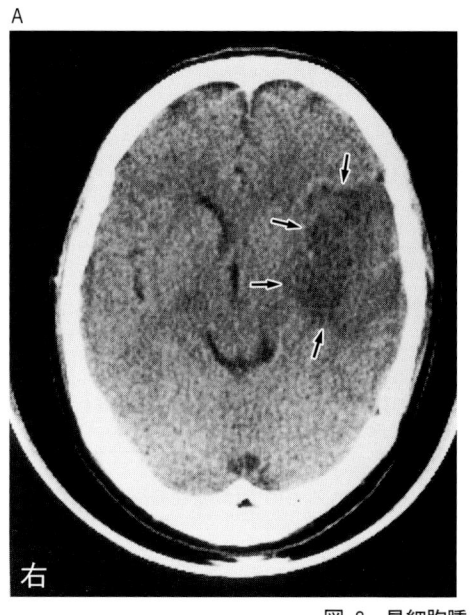

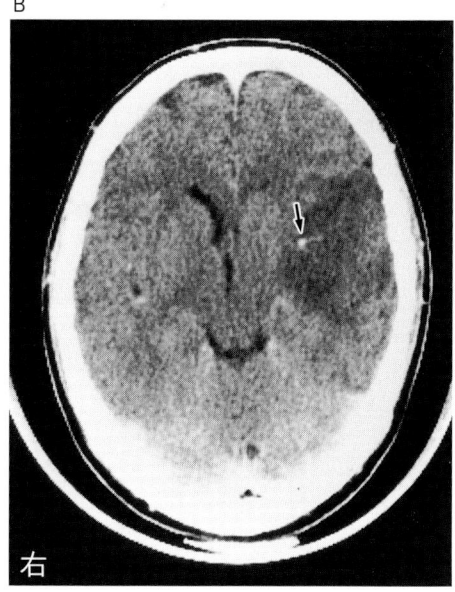

図 8. 星細胞腫のエックス線 CT
A（単純 CT）；左側頭葉に低吸収域を認める（→）。
B（造影 CT）；ごく一部が点状に増強される（→）以外、大部分は増強されない。

MRI　❶単純 MRI
　　　（ⅰ）T1強調画像
　　　　　ⓐ低信号が定型的(図 9-A)。
　　　　　ⓑ分化度が低下するにつれて信号強度は均一でなくなる。
　　　（ⅱ）T2強調画像；高信号
　　　❷造影 MRI
　　　（ⅰ）通常、増強効果を認めない(図 9-B)。
　　　（ⅱ）悪性例では、増強される。

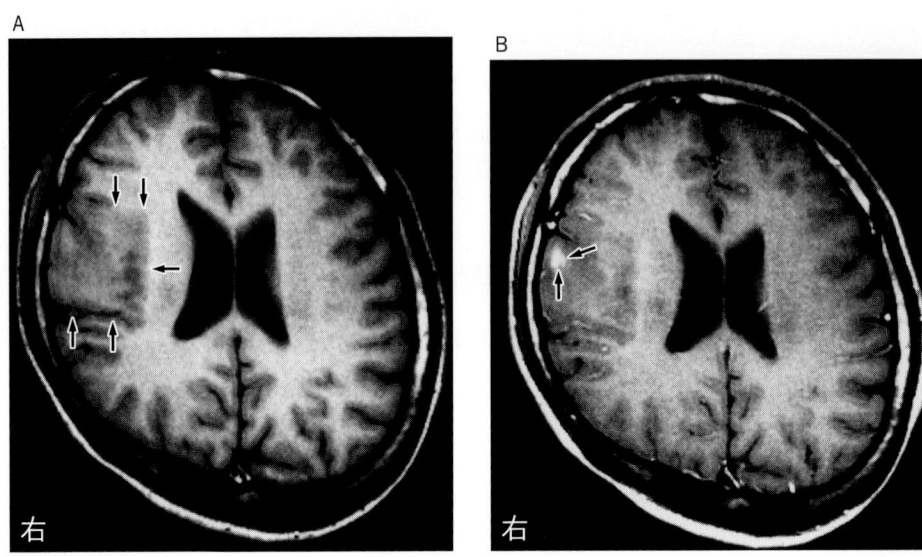

図 9. 星細胞腫の MRI
A（単純 MRI）；T1強調画像で左側頭葉に低信号域を認める（→）。
B（造影 MRI）；ごく一部が点状に増強される（→）以外、大部分は増強されない。

治療・治療方針　❶全体
　　　（ⅰ）外科的治療（手術による摘出）
　　　（ⅱ）放射線治療
　　　（ⅲ）化学療法；ACNU(nimustine hydrochloride)が中心。
　　　❷各部位の星細胞腫の治療と治療方針

大脳の星細胞腫	①手術；浸潤性腫瘍であるので全摘出は不可能。 ②可能な限り、広範囲に腫瘍を摘出する。 　➡MRIでの腫瘍辺縁より少なくとも1cm離れた部分まで摘出する。 ③術後、放射線治療および化学療法。
小脳の壁在結節を有する嚢胞性星細胞腫	①壁在結節を摘出する。 ②嚢胞壁が造影されるものでは、壁在結節とともに嚢胞壁も一緒に摘出する。
橋や視床下部の星細胞腫	①放射線治療が中心。 ②脳室拡大のある例では、脳室腹腔吻合術。
視路の星細胞腫	①一側の視神経に限局している症例➡全剔出が可能。 ②視交叉部発生例➡全摘出は不可能で、部分摘出後放射線治療を行う。

病理学的所見	❶肉眼的所見 　（ⅰ）灰白色あるいは白色の腫瘍で、通常充実性。 　（ⅱ）周囲の脳組織との境界は不明瞭。 ❷組織学的所見 　（ⅰ）組織全体が主として星状膠細胞で構成されている。 　（ⅱ）細胞密度は低〜中程度。 　（ⅲ）小脳、脳幹、視床下部や視交叉に発生したものでは原線維性星細胞腫（363頁）と呼ばれるタイプが多い。 　（ⅳ）大脳に発生したものでは原形質性星細胞腫（363頁）と呼ばれるタイプが多い。 ❸WHO grade Ⅱ
免疫組織化学的所見	GFAP陽性
MIB-1陽性率	4％以下（脳腫瘍取扱い規約, 2002）。
予後	❶5年生存率；65％前後。 ❷生存期間中央値（median survival ← 50％生存期間）；7〜9年
予後良好因子 （松谷, 2002）	❶若年者 ❷全摘出例 ❸術前の神経症状が良好な症例。

2）各部位の星細胞腫

(1) 大脳の星細胞腫 Cerebral astrocytoma

症状	初発症状としては、てんかん発作が多い。
治療・治療方針	❶手術；浸潤性腫瘍であるので全摘出は不可能。 ❷可能な限り、広範囲に腫瘍を摘出する。 　➡MRIでの腫瘍辺縁より少なくとも1cm離れた部分まで摘出する。 ❸術後、放射線治療および化学療法を施行。
予後・成績	本邦におけるテント上星細胞腫の5年生存率（表10）

表10．テント上星細胞腫の5年累積生存率（日本脳腫瘍全国集計, vol.11, 2003より作成）

手術例	全摘出群	亜全摘出群 （95％摘出）	部分摘出群		生検術あるいは 部分摘出群
			（75％摘出）	（50％摘出）	
	85.0％	69.9％	57.7％	58.8％	55.2％

手術± 放射線治療	≧95％摘出群		50〜75％摘出群		全症例	
	手術のみ	手術＋ 放射線治療	手術のみ	手術＋ 放射線治療	手術 単独群	手術＋ 放射線治療群
	86.1％	67.3％	60.6％	57.2％	71.7％	57.9％

この表より、
(1) 手術摘出度が5年生存率に影響を及ぼす。
　↳手術による摘出率が高いと、高い生存率をもたらす。
(2) 術後の標準的放射線治療
　①多くのバイアスが入るため、術後の放射線治療の効果についての評価は難しい。
　②限局性星細胞腫では、確実に摘出されたものでは術後放射線治療を行わないこともあるため、非照射群の生存率が高くなっている。

再発	成人例では、80％が再発時に悪性転化している。

（2）小脳の星細胞腫 Cerebellar astrocytoma

頻度	20歳以下の後頭蓋窩腫瘍の1/3を占める。
好発年齢	❶小児期に好発する（平均年齢；12〜14歳）。
	❷成人例は20％と少ない。
症状	❶頭蓋内圧亢進症状
	❷小脳症状
特徴	❶gliomaの中で最も良性な腫瘍。
	❷囊胞性のものが多く、その壁に腫瘍細胞が集まっている結節（壁在結節 mural nodule）がある。
	❸囊胞内容液は黄色透明な、蛋白含有量の多い液で、放置するとゼラチン様に固まる。
	❹石灰化を認める（20％）。
	❺悪性変化をきたすことは極めて稀。
好発部位	小脳半球と虫部とは、ほぼ同じ頻度に発生。
エックス線CT	❶単純CT（図10-A）
	（ⅰ）囊胞；低吸収域
	（ⅱ）壁在結節；等吸収域
	➡結節は小脳の深部、すなわち第4脳室側にあり、かつ血管芽腫のそれに比べて大きいことが多い。
	☞この点が血管芽腫との1つの鑑別点（322頁）。
	❷造影CT（図10-B）
	（ⅰ）壁在結節；増強される。

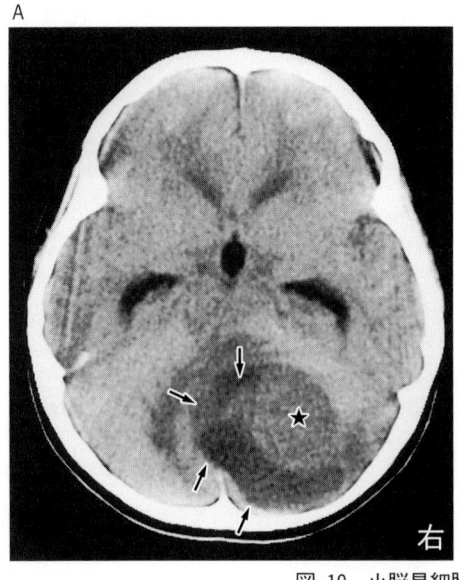

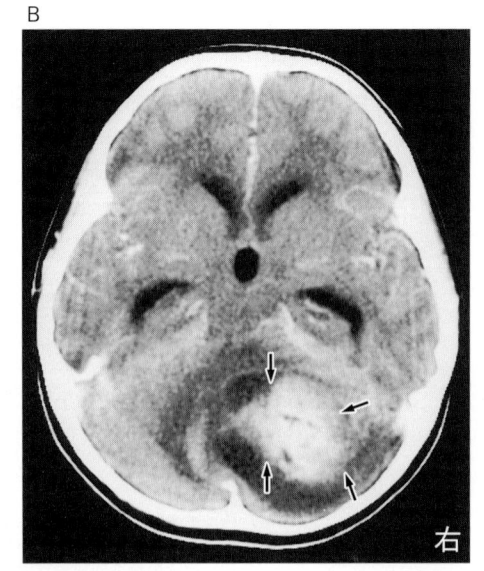

図10．小脳星細胞腫のエックス線CT

A（単純CT）；小脳正中部から右小脳半球にかけて等吸収域（★）と、その周囲に囊胞による低吸収域（→）を認める。
B（造影CT）；単純CTで等吸収域の部分がほぼ均質に増強される（→）。

	（ⅱ）囊胞壁；増強される場合と増強されない場合とがある。
MRI	❶単純 MRI
	（ⅰ）T１強調画像
	ⓐ囊胞；低信号
	ⓑ壁在結節；軽度低信号〜等信号
	（ⅱ）T２強調画像
	ⓐ囊胞；著明な高信号
	ⓑ壁在結節；軽度高信号
	❷造影 MRI
	（ⅰ）壁在結節；増強される。
	（ⅱ）囊胞壁；増強される場合と増強されない場合とがある。
治療	❶外科的治療（手術による摘出）
	➡壁在結節をとる。囊胞壁が造影されるものでは、壁在結節とともに囊胞壁も一緒に摘出する。
	❷放射線治療；非全摘出例に対して施行。
病理学的所見	❶肉眼的所見
	（ⅰ）境界明瞭な腫瘍で、圧排性に発育。
	（ⅱ）浸潤性性格は極めて弱い。
	❷組織学的所見
	（ⅰ）毛様細胞性星細胞腫（pilocytic astrocytoma）のことが多い（80％）。
	📖毛様細胞性星細胞腫が主であるが、多くの場合、原線維性星細胞腫（fibrillary astrocytoma）や原形質性星細胞腫（protoplasmic astrocytoma）が部分的に混在している。
	（ⅱ）20％は、毛様細胞性星細胞腫よりも原線維性星細胞腫に近い所見が主体をなす。
	📖青年期の症例に多く、また充実性のものに多い。
予後・成績	❶壁在結節をとれば永久治癒が得られる。
	➡全摘出例の 10〜20 年生存率；90〜100％
	❷非全摘出例；10〜20 年の追跡で、半数が死亡。
	❸テント下星細胞腫の 5 年生存率（表 11）

表 11．テント下星細胞腫の 5 年相対生存率（日本脳腫瘍全国集計，vol. 11，2003 より作成）

手術例	全摘出群	亜全摘出群（95％摘出）	部分摘出群		生検術あるいは部分摘出群
			（75％摘出）	（50％摘出）	
	96.8％	86.0％	79.2％	65.4％	43.5％

手術±放射線治療	≧95％摘出群		50〜75％摘出群		全症例	
	手術のみ	手術＋放射線治療	手術のみ	摘出＋放射線治療	手術単独群	手術＋放射線治療群
	94.6％	83.8％	80.4％	71.2％	85.1％	61.1％

再発率	❶全摘出例；20％
	❷非全摘出例；35～75％（再発までの期間は、平均2～3年）

（3）視路の星細胞腫 Astrocytoma in visual pathway（510頁）

定義・概念	❶視路から発生する星細胞腫をいう。
	❷視路から発生する神経膠腫の主体は毛様細胞性星細胞腫（pilocytic astrocytoma）である。
頻度	星細胞腫の1.7％が視交叉部に、0.9％が視神経に局在する。
症状・治療	視路の神経膠腫（510頁）参照。

（4）視床下部の星細胞腫 Astroctytoma in hypothalamus（518頁）

症状	❶間脳症候群（65頁）
	❷Monro孔閉塞による頭蓋内亢進症状。
	❸多飲や口渇。
エックス線CT	❶単純CT；低吸収域
	❷造影CT；均質に増強される。
MRI	❶単純MRI
	（ⅰ）T1強調画像：等信号
	（ⅱ）T2強調画像；高信号
	❷造影MRI；増強される。

（5）視床・基底核の星細胞腫 Astrocytoma in thalamus and basal ganglia（516頁）

症状	❶けいれん発作
	❷局所症状
	❸頭蓋内圧亢進症状
治療	❶外科的治療；摘出術、定位的生検術。
	❷放射線治療
	❸化学療法
予後	不良（治療後3年以内に死亡することが多い）

（6）橋の星細胞腫 Astrocytoma in pons（400頁）

症状	❶複視
	❷顔面神経麻痺
	❸鼻声や嚥下障害。
	❹錐体路症状
治療	❶放射線治療が中心。
	❷脳室拡大のある例；脳室腹腔吻合術
予後	❶1年生存率；50％以下

❷生存期間中央値；12 カ月以下

3．退形成性(悪性)星細胞腫 Anaplastic(Malignant)astrocytoma

定義 退形成*の明らかな星細胞腫をいう。

―――（チョット役に立つお話）―――
*【退形成 Anaplasia】
①退形成とは、正常の分化過程における、より未分化な胎児期の方向への逆行をいう。
②基準
　ⓐ核分裂像の増加。
　ⓑ中等度あるいは高度の細胞密度。
　ⓒ核の異型性（atypia）
　ⓓ壊死巣はみられない（←膠芽腫ではみられる）。

頻度
(日本脳腫瘍全国集計, vol. 11, 2003)
❶全体
　(ⅰ)原発性脳腫瘍の 4.8％
　(ⅱ)神経膠腫の 17.6％
❷小児
　➡小児原発性脳腫瘍の 5.7％

好発年齢
❶50～69 歳が約 40％を占める(日本脳腫瘍全国集計, vol. 11, 2003)。
　(ⅰ)ピークは 60～64 歳(10.8％)。
　(ⅱ)次いで、50～59 歳(9.9％)。
❷したがって、星細胞腫（良性型）より高齢者に好発する。

性別 男性：女性＝1.3：1 で、男性に多い(日本脳腫瘍全国集計, vol. 11, 2003)。

好発部位
❶前頭葉が最も多い。
❷以下、側頭葉＞頭頂葉。
❸後頭蓋窩は稀であるが、小児の脳幹にも発生する。

脳血管造影所見	❶腫瘍陰影を認めることが多い(図11)。 ❷動静脈短絡や早期静脈(early venous filling)の出現。
エックス線 CT	❶単純 CT 　(ⅰ)低吸収域(辺縁明瞭)のことが多い。 　　　➡悪性度が高くなると辺縁は不整となる。 　(ⅱ)次いで、低吸収域〜高吸収域の混在。 　　　➡悪性度が高くなると不均質となる。 　(ⅲ)腫瘍周囲に浮腫による低吸収域(軽度から中等度)を認める。 　　　➡悪性度が高くなると高度となる。 ❷造影 CT；増強されるが、悪性度が高くなると増強効果は顕著となる。
MRI	❶単純 MRI 　(ⅰ)T1強調画像(図12-A)；不均質で、低〜等信号が混在。 　(ⅱ)T2強調画像 　　　ⓐ高信号が典型的。 　　　ⓑ壁は等信号。 ❷造影 MRI(図12-B)；リング状あるいは結節状に増強される。

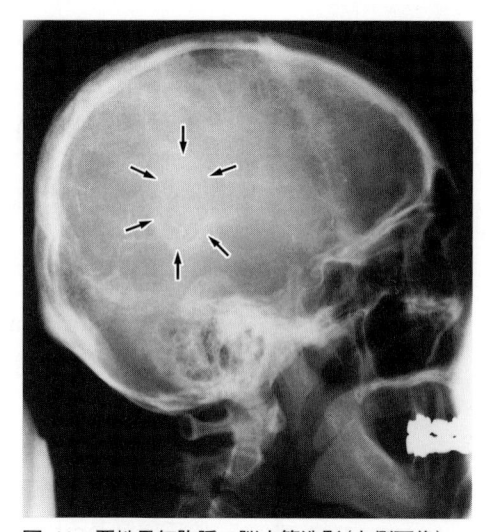

図 11. 悪性星細胞腫の脳血管造影(右側面像)
静脈相で、右側頭部後方に腫瘍陰影を認める(→)。

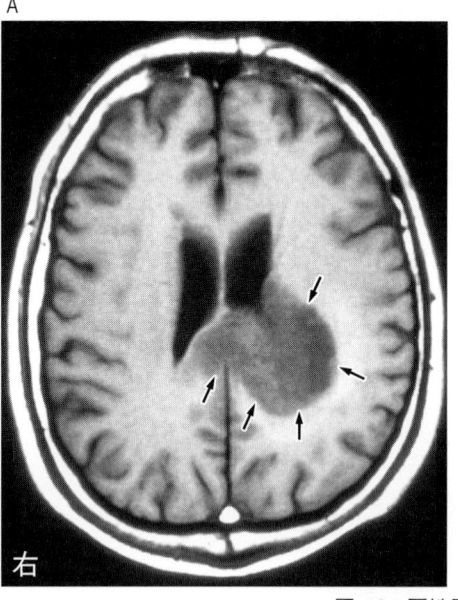

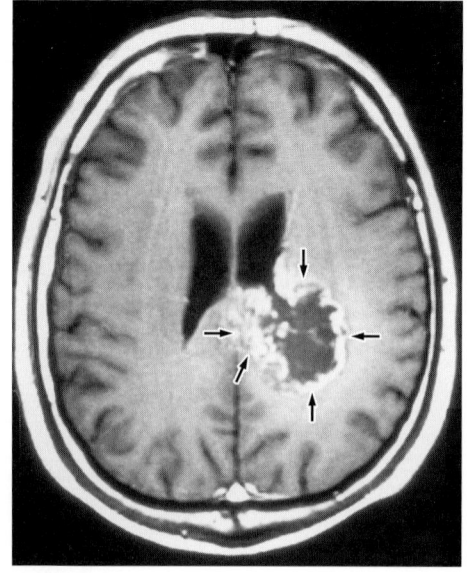

A　　　　　　　　　　　　B

図 12. 悪性星細胞腫の MRI
A(単純 MRI)；T1強調画像で左頭頂葉深部に低〜等信号域を認める(→)。
B(造影 MRI)；不均質に増強される(→)。

治療	❶手術
	❷放射線治療
	❸化学療法
病理学的所見	❶肉眼的所見
	（ⅰ）周囲との境界は不明瞭で、びまん性に浸潤傾向を示すことが多い。
	（ⅱ）囊胞を認める。
	（ⅲ）白質線維に沿って伸展する傾向がある。
	➡皮質表面への広範浸潤は稀。
	（ⅳ）髄腔内播種をきたす。
	❷組織学的所見
	➡星状膠細胞の特徴を示す腫瘍細胞からなるが、以下の所見を認める。
	（ⅰ）細胞密度が高く、異型性に富む。
	（ⅱ）核分裂像を認める。
	（ⅲ）血管内皮細胞の増殖（微小血管増殖）を認める。
	（ⅳ）柵状配列を伴う壊死はみられない。
	❸WHO grade Ⅲ
MIB-1 陽性率	5～10%（脳腫瘍取扱い規約，2002）
免疫組織化学的所見	❶GFAP；陽性
	❷S-100 protein；陽性
	❸vimentin；陽性
予後・成績	❶不良で、5年生存率は20%前後。
	❷本邦におけるテント上悪性星細胞腫の5年生存率（表12）

表 12．テント上悪性星細胞腫の5年累積生存率(日本脳腫瘍全国集計，vol. 11，2003より作成)

手術例	全摘出群	亜全摘出群 （95%摘出）	部分摘出群		生検術あるいは 部分摘出群
			（75%摘出）	（50%摘出）	
	45.8%	32.8%	22.6%	16.8%	16.1%

手術± 放射線治療	≧95%摘出群		50～75%摘出群		全症例	
	手術のみ	手術＋ 放射線治療	手術のみ	手術＋ 放射線治療	手術 単独群	手術＋ 放射線治療群
	44.0%	34.5%	21.1%	20.9%	25.4%	23.3%

化学療法例	5 FU or Tegafur 投与群	ACNU 投与群	ACNU＋Vincristine 投与群	未投与群
	18.2%	24.7%	25.4%	23.4%

❸本邦におけるテント下悪性星細胞腫の 5 年生存率（表 13）

表 13. テント下悪性星細胞腫の 5 年累積生存率（日本脳腫瘍全国集計, vol. 11, 2003 より作成）

手術例	全摘出群	亜全摘出群（95%摘出）	部分摘出群 (75%摘出)	部分摘出群 (50%摘出)	生検術あるいは部分摘出群
	100.0%*	46.2%	28.0%	9.7%	16.5%

手術±放射線治療	≧95%摘出群 手術のみ	≧95%摘出群 手術+放射線治療	50〜75%摘出群 手術のみ	50〜75%摘出群 手術+放射線治療	全症例 手術単独群	全症例 手術+放射線治療群
	54.9%	55.7%	9.1%	28.1%	23.5%	26.9%

*（著者註）；全摘出群の症例数が少ないことによる。

4．膠芽腫 Glioblastoma

定義・概念　❶脳内に浸潤性破壊性に増殖し、退形成（anaplasia）が高頻度にみられる腫瘍をいう。
❷すなわち、星状膠細胞（astrocyte）由来の極端に未分化な腫瘍で、一部に星細胞腫の特徴が残されている。

頻度　❶原発性脳腫瘍の 9.0%（日本脳腫瘍全国集計, vol. 11, 2003）
❷神経膠腫（glioma）の 33.1%を占め、最も多い。

名称　肉眼的にも組織学的にも多彩な形態像を示すので、多形膠芽腫（glioblastoma multiforme）とも呼ばれる。

分類　❶原発性膠芽腫 Primary glioblastoma（De novo glioblastoma）
（ⅰ）前駆病変を認めず、初発時に膠芽腫（glioblastoma）の病理像を呈するものをいう。
（ⅱ）高齢者に多い。
（ⅲ）臨床的および組織学的に先行する病変が不明。
（ⅳ）臨床経過が短く、予後は極めて不良。
❷続発性膠芽腫 Secondary glioblastoma
（ⅰ）星細胞腫の先行性病変が経過中に膠芽腫へと悪性転化するものをいう。
（ⅱ）より若年者に多い。
（ⅲ）星細胞腫に遺伝子変化が加わり膠芽腫になるとされている。

性質・特徴

❶ 発生部位は深部白質であり、**脳表に露出することは少ない。**
　➡ 時に、脳表型の膠芽腫が存在する。
❷ 一般に、皮質下を浸潤性に広範に拡がる。
❸ 浸潤性格が強く、前頭葉から脳梁(corpus callosum)を介して反対側の大脳半球に**蝶型**(butterfly shape)に発育する(図13)。
❹ 成人の代表的な原発性の悪性腫瘍。
❺ 易出血性で、しばしば腫瘍内出血を認める。
❻ 髄腔内播種；全膠芽腫の3％
❼ 多発性は稀(0.5～1％)であるが、多中心性(multicentric；3～8％)*に発生することがある。

好発年齢
(日本脳腫瘍全国集計, vol.11, 2003)

❶ 55～69歳が41.7％を占める。
❷ 60～64歳がピーク(14.9％)。

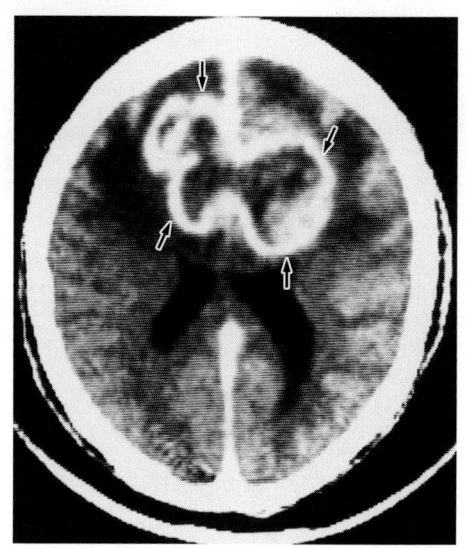

図 13. 蝶型発育の膠芽腫(造影CT)(→)
(窪田惺著, 脳神経外科ビジュアルノート. 金原出版, 2003 より許可を得て転載)

―――――――――(チョット役に立つお話)―――

＊脳腫瘍における多発性と多中心性について
➡ 多発性(広義)脳腫瘍とは、2個以上の脳腫瘍が発生することをいう。
①多発性(狭義)
　①交連神経路や連合神経路を経由しての伸展、髄液播種、あるいは脳内転移などによって生じる複数の腫瘍をいう。
　②すなわち、同一腫瘍の連続性病変である。
　③頻度；神経膠腫全体の10％前後(Batzdorfら, 1963)。
②多中心性(multicentric)
　①いずれの伸展形式によっても連続性の考えられない、異なった脳葉や半球に存在する複数の脳腫瘍をいう。
　　☞すなわち、各腫瘍がまったく独立して形成されたと考えられるもの。
　②脳内転移や2つの腫瘍間の連続性を否定する必要がある。
　③多中心性か脳内転移かを決定することは難しいが、それぞれの組織像が異なっていれば多中心性と考えてよい。
　④頻度；神経膠腫全体の2.4％(Batzdorfら, 1963)
　⑤組織像
　　◆同一の組織像を示すのが一般的で、異なる組織像を呈することは極めて稀。
　　◆膠芽腫や退形成性星細胞腫が多い。
　⑥特徴；中年に好発し、経過が速い。

|楽々講座|【異種多発性脳腫瘍について(宮城ら, 1995)】|

①頻度；原発性の異なる腫瘍の多発性脳腫瘍(母斑症を伴わない例)の頻度は、原発性脳腫瘍の0.1～0.4%と稀。
②発生機序(説)
　①胚葉や芽組織の異形性。
　②胎生期の遺残細胞の腫瘍化。
　③1つの腫瘍が他の腫瘍を誘発する。
　④頻度の高い腫瘍の偶然の合併。
③腫瘍の組み合わせ
　➡組み合わせは、各脳腫瘍の発生頻度に影響を受ける。
　①神経膠腫と髄膜腫との組み合わせが最も多い(半数)。
　　　その中の45%は、近接して存在する。
　②次いで、髄膜腫と神経鞘腫。
　③以下、髄膜腫と下垂体腺腫＞神経膠腫と下垂体腺腫＞神経膠腫と神経鞘腫。

性別	男性：女性＝1.4：1で、男性に多い(日本脳腫瘍全国集計, vol.11, 2003)。
好発部位(日本脳腫瘍全国集計, vol.11, 2003)	❶大脳半球白質に好発する。 （ⅰ）前頭葉に最も多く(35.4%)、次いで側頭葉(24.8%)、頭頂葉(17.8%)の順。 （ⅱ）後頭葉は少ない(5.8%)。 ❷小脳は稀(2.2%)。
初発症状	❶頭痛が最も多い(40%)。 ❷次いで、けいれん(30%)。
脳血管造影	❶汚い腫瘍陰影(tumor stain)(図14)。 ❷動静脈短絡や早期静脈(early venous filling)の出現。 ❸異常血管の出現。
エックス線CT	❶単純CT(図15-A) （ⅰ）低(壊死部)～高吸収域(出血部や細胞密度の高い部分)との混在、あるいは低吸収域を認めることが多い。 （ⅱ）腫瘍周囲は、著明な浮腫による低吸収域(perifocal low density)。 ❷造影CT(図15-B) （ⅰ）特徴的な**花輪型(garland shape)**のリング状増強効果を認めることが多い(80%)。 　➡壁の厚い不規則なリングで、この点が脳膿瘍や転移性脳腫瘍との鑑別点。 （ⅱ）時に(20%)、結節状。

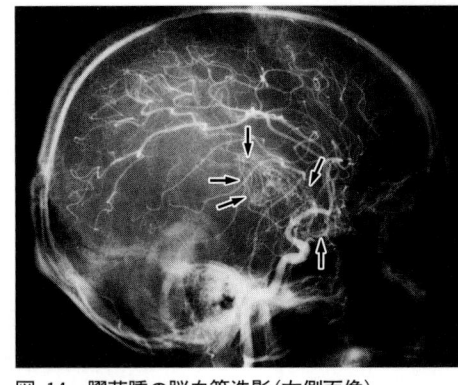

図14. 膠芽腫の脳血管造影(右側面像)
右側頭部に異常血管の増生と腫瘍陰影を認める(→)。

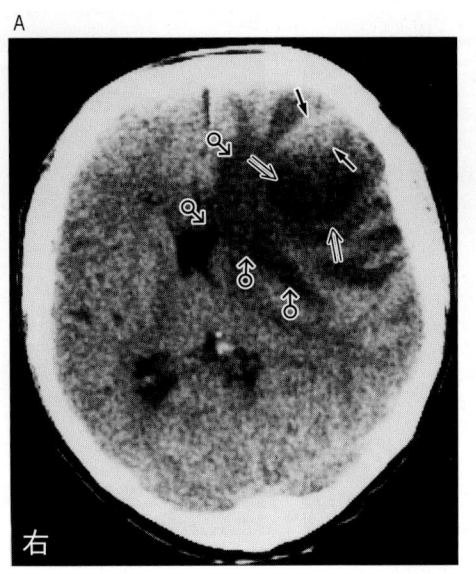

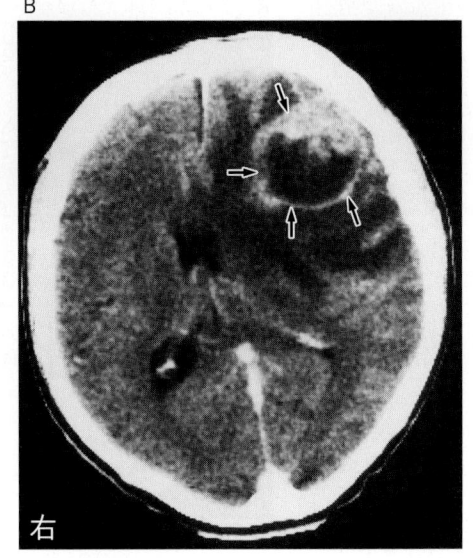

図 15．膠芽腫のエックス線 CT

A（単純 CT）；左前頭葉に高吸収域（→）と低吸収域（⇒）、および腫瘍周囲に脳浮腫による低吸収域（♂）を認める。
B（造影 CT）；不規則なリング状増強効果を認める（→）。

MRI　❶単純 MRI（図 16-A）
　　　➡出血、嚢胞内容の性状、壊死巣などにより多彩な信号強度を呈する。
　　（ⅰ）基本型
　　　　ⓐT1強調画像；低信号
　　　　ⓑT2強調画像；高信号
　　（ⅱ）充実部
　　　　ⓐT1強調画像；等信号
　　　　ⓑT2強調画像；等〜軽度高信号
　　（ⅲ）壊死部
　　　　ⓐT1強調画像；著明な低信号。
　　　　ⓑT2強調画像；強い高信号。
　　（ⅳ）血流豊富な症例➡flow void（無信号域）
　　（ⅴ）拡散強調画像；通常、低信号。
　　❷造影 MRI（図 16-B）
　　（ⅰ）不規則なリング状増強効果（garland shape）を認める。
　　（ⅱ）脳表にまで波及している例では、dural tail sign（203 頁）を認めることがある。

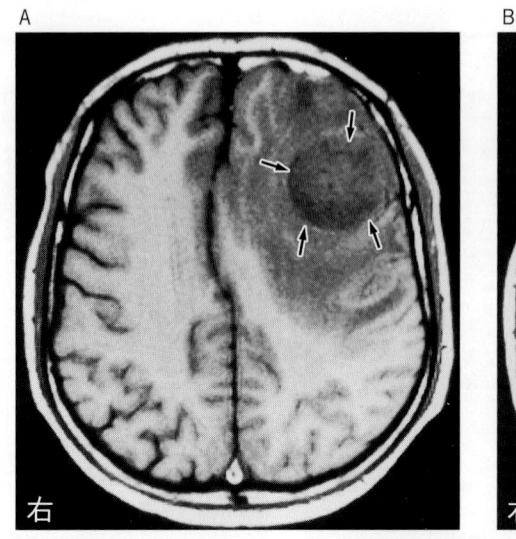

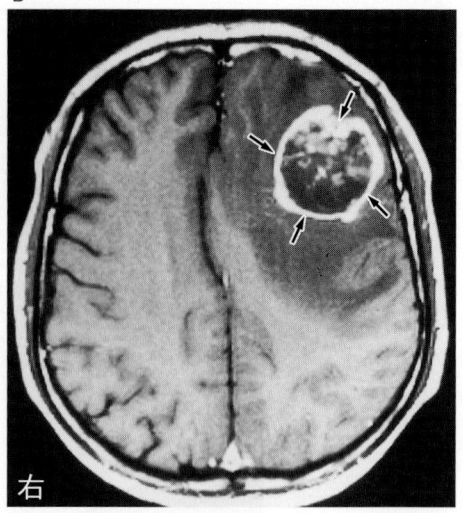

図 16. 膠芽腫の MRI
A（単純 MRI）；T1 強調画像で右前頭葉に低〜等信号域を認める（→）。
B（造影 MRI）；不規則なリング状増強効果を認める（→）。

治療　❶頭蓋内圧のコントロール
　　（ⅰ）内科的治療
　　　　ⓐmannitol® や glyceol® の投与。
　　　　ⓑ副腎皮質ステロイド薬の投与。
　　（ⅱ）外科的治療；外減圧術や内減圧術。
❷腫瘍の摘出術
　　（ⅰ）浸潤性腫瘍なので全摘出は困難。
　　（ⅱ）可能な限り、広範囲に腫瘍を摘出する。
　　　　ⓐMRI での腫瘍辺縁より少なくとも 1 cm 離れた部分まで摘出する。
　　　　ⓑ放射線治療や化学療法前の腫瘍が小さいほど、その効果は上がる。
❸放射線治療
　　（ⅰ）局所照射が原則。
　　（ⅱ）照射野；腫瘍外縁＋4 cm、あるいは周囲低吸収域＋3 cm の範囲。
　　（ⅲ）照射線量；60 Gy
❹化学療法
　　➡塩酸ニムスチン（nimustine hydrochloride；ACNU）が中心。
　　（ⅰ）放射線治療との併用による相乗効果を期待。
　　（ⅱ）放射線治療後にも生存・残存している腫瘍細胞の増殖・抑制。

病理学的所見　❶肉眼的所見
　　（ⅰ）腫瘍内部は不規則で、壊死や小囊胞を有する。

（ⅱ）通常、腫瘍は脳表に露出していない。
　（ⅲ）脳回は腫大している。
❷組織学的所見（図17）
　（ⅰ）細胞密度は高く、腫瘍細胞は多種多様の形態（多形性 pleomorphism）を示す。
　（ⅱ）**偽柵状配列（pseudopalisading）（図17-A）**
　　　☞腫瘍内の壊死巣の周囲に核が柵状に配列している像をいう。
　（ⅲ）核分裂像、奇怪な細胞（bizarre cell）や多核の巨細胞（図17-B）がみられることもある。
　（ⅳ）一部に星細胞腫の特徴を有している。
　（ⅴ）血管内皮細胞の増殖 endothelial proliferation（微小血管増殖）（図17-C）
　（ⅵ）Perivascular lymphocytic cuffing（図17-D）
　　　➡血管周囲にリンパ球の細胞浸潤像がみられる。
❸WHO grade Ⅳ

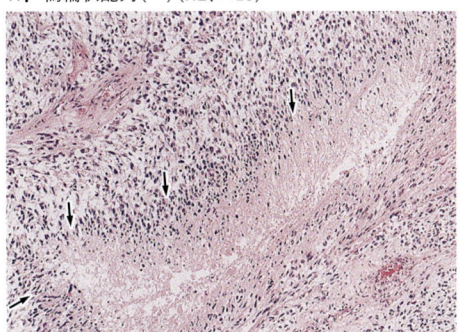

A．偽柵状配列（→）（HE、×25）　　　　B．大小種々の細胞と巨細胞（→）（HE、×100）

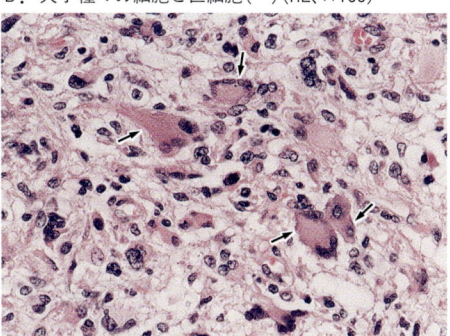

C．血管と血管内皮細胞の増殖（→）（HE、×100）　　D．Perivascular lymphocytic cuffing（→）（HE、×25）

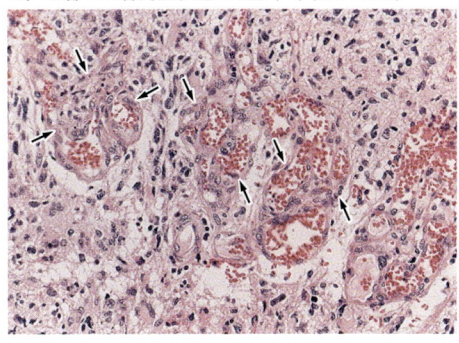

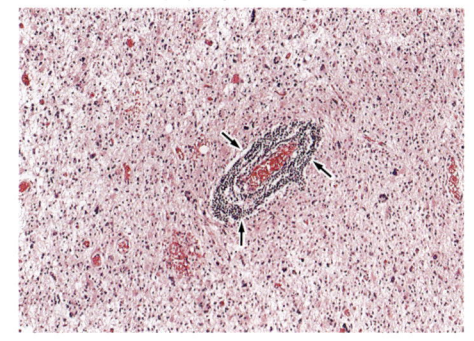

図17．膠芽腫の組織像

MIB-1 陽性率	15％以上（脳腫瘍取扱い規約，2002）。
倍加時間（doubling time）	30日前後（松谷，1996）
免疫組織化学的所見	❶GFAP；陽性（一部の細胞） ❷S-100 protein；陽性（一部の細胞）

予後・成績　❶極めて不良。
　　　　　　（ⅰ）一般に、生存期間中央値は 12～14 カ月。
　　　　　　（ⅱ）24 カ月平均生存率；8～12％
　　　　　　（ⅲ）術後の生存期間中央値；8 カ月(Forsting ら, 1993)
　　　　　　（ⅳ）75 歳以上の高齢者では、65 歳未満に比べて予後不良。
　　　　　❷本邦における 5 年累積生存率(表 14)

表 14. 膠芽腫の 5 年累積生存率(日本脳腫瘍全国集計，vol. 11, 2003 より作成)

手術例	全摘出群	亜全摘出群 （95％摘出）	部分摘出群		生検術あるいは 部分摘出群
			（75％摘出）	（50％摘出）	
	18.2％	10.8％	6.9％	4.4％	4.5％

手術± 放射線治療	≧95％摘出群		50～75％摘出群		全症例	
	手術のみ	手術＋ 放射線治療	手術のみ	手術＋ 放射線治療	手術 単独群	手術＋ 放射線治療群
	13.0％	12.6％	4.2％	6.6％	6.1％	8.2％

化学療法例	Bleomycin 投与群	ACNU 投与群	ACNU＋Vincristine 投与群	未投与群
	7.3％	8.9％	7.2％	7.6％

　　　　　　手術による摘出度が高いと、高い生存率をもたらす。

神経管外転移　❶転移率；全膠芽腫の 0.3％
　　　　　　❷転移部位
　　　　　　（ⅰ）肺が最も多い(61％)。
　　　　　　（ⅱ）次いで、リンパ節(47％)。
　　　　　　（ⅲ）以下、骨(27％)＞腹腔内臓器(21％)。
再発　　　　ほとんどが腫瘍原発部および辺縁部。

ちょっとお耳を拝借

【Scherer's secondary structure(脳腫瘍取扱い規約, 2002)】
①概念；腫瘍細胞が脳実質内へ顕著な浸潤を示すことにより、二次
　的な組織パターンが出現するのをいう。
②所見
　①大脳皮質の神経細胞周囲への腫瘍細胞集積像。
　②軟膜直下への腫瘍細胞集積像。
　③脳室上衣下への腫瘍細胞集積像。
　④血管周囲への腫瘍細胞集積像。
　⑤有髄線維間に浸潤する腫瘍細胞が双極性の細長い形態をとる
　　所見。
③膠芽腫や退形成性星細胞腫にみられる。

5．毛様細胞性星細胞腫 Pilocytic astrocytoma

定義 毛様の細長い突起をもつ双極または単極の紡錘形細胞からなる星細胞腫をいう。

頻度 神経膠腫の5～10％

分類 ❶Juvenile type（若年型）
　　➡毛様の細長い突起をもつ紡錘形の細胞が血管を中心に並列する充実部と、細胞密度の低い嚢胞性の部分との両者の組織像を呈するものをいう。
❷Adult type（成人型）
　（ⅰ）毛様の細長い突起をもつ紡錘形の細胞が血管を中心に並列する充実部のみの組織像からなるものをいう。
　（ⅱ）本タイプは、juvenile type より少ない。

好発年齢 小児や青年。

性別 性差はない。

好発部位 ➡第3脳室や第4脳室の周囲に好発する。すなわち、
❶小脳（虫部に多い）、視神経・視交叉や視床下部に多い。
　➡視神経毛様細胞性星細胞腫の1/3は、神経線維腫症（neurofibromatosis；NF）1型患者にみられる。
❷その他、視床や脳幹。
❸大脳半球には少ない（松谷, 1996）。
　（ⅰ）頻度
　　　ⓐ小児；小児のテント上腫瘍の11％
　　　ⓑ成人；成人の星細胞腫全体の7％で、小児より稀。
　（ⅱ）好発部位；側頭葉（小児例、成人例とも）
　（ⅲ）小児では、ほとんどが壁在結節を有する嚢胞性腫瘍。
　（ⅳ）予後；良好（小児例、成人例とも）

症状 ❶頭蓋内圧亢進症状
❷局所症状

エックス線CT ❶単純CT
　（ⅰ）充実部；軽度低～等吸収域
　（ⅱ）嚢胞部；低吸収域（髄液より軽度高い）、あるいは等吸収域。
　（ⅲ）石灰化；10％
❷造影CT
　（ⅰ）通常、均質で著明に増強される。
　（ⅱ）嚢胞壁は、通常、造影されない。

MRI ❶単純MRI
　（ⅰ）T1強調画像
　　　ⓐ充実部；軽度低信号、あるいは等信号。
　　　ⓑ嚢胞部；低信号（髄液より軽度高い低信号）

　　　　　　　　　（ⅱ）T2強調画像
　　　　　　　　　　　ⓐ充実部；軽度高信号
　　　　　　　　　　　ⓑ嚢胞部；高信号
　　　　　　　❷造影MRI
　　　　　　　　　（ⅰ）充実部；著明に増強される。
　　　　　　　　　（ⅱ）嚢胞壁；増強効果は認められない。
治療　　　　❶外科的治療（手術による摘出）
　　　　　　❷化学療法；手術による摘出が不可能な場合に有効。
病理学的所見　❶肉眼的所見
　　　　　　　　（ⅰ）限局性の軟らかい腫瘤。
　　　　　　　　（ⅱ）しばしば嚢胞を合併する。
　　　　　　　　　　　➡嚢胞壁には壁在結節（mural nodule）を認める。
　　　　　　　　（ⅲ）浸潤性の少ない腫瘍。
　　　　　　　　（ⅳ）くも膜下腔にしばしば伸展する。
　　　　　　❷組織学的所見
　　　　　　　　（ⅰ）**二相性組織像**（biphasic pattern）が特徴。すなわち、
　　　　　　　　　ⓐ毛様の細長い双極性突起をもつ紡錘形の細胞が血管を中心に並列する**充実部**と、
　　　　　　　　　ⓑ細胞密度が低く細胞間に**嚢胞変性を伴う海綿状部分**とが交代にみられる。
　　　　　　　　（ⅱ）充実部には、しばしばRosenthal fiber（ローゼンタール）がみられる。
　　　　　　　　　　　➡Rosenthal fiberは、好酸性の均質な無構造な棍棒状のものをいう。
　　　　　　　　（ⅲ）海綿状部には好酸性顆粒小体（eosinophilic granular body）、すなわち弱好酸性の微細な顆粒を満たしている小体がみられる。
　　　　　　❸WHO grade Ⅰ
免疫組織化学的所見　GFAP；陽性（但し、嚢胞変性部の腫瘍細胞の胞体は陰性）
MIB-1陽性率　1％（平均）(脳腫瘍取扱い規約, 2002)
予後　　　　❶良好
　　　　　　　　（ⅰ）他の星細胞腫より生存期間は長い。
　　　　　　　　　　　☝小脳および視神経に発生する症例の予後は、すべての神経膠腫のうち最も良好である。
　　　　　　　　（ⅱ）経過観察のみの10年生存率；80％(青木, 1998)
　　　　　　　　（ⅲ）自然治癒傾向を示すことがある。
　　　　　　❷全摘出できれば完治可能。
　　　　　　　　　☝周囲組織への浸潤が軽度なため、神経膠腫の中では例外的に全摘出により治癒が得られる。

6．多形黄色星細胞腫 Pleomorphic xanthoastrocytoma

定義	大脳半球の表層に発生し、腫瘍細胞の多形性（pleomorphism）が著明で、細胞質内に脂肪滴がみられる星細胞腫をいう。
頻度	全神経膠腫の 0.8％(川野, 1991)と非常に稀。
名称	最初、meningocerebral glioma と呼ばれた。
発生起源	❶subpial astrocyte（軟膜下星状膠細胞）説 ❷desmoplasia 説(川野, 1991) 　➡脳表近くに発生した通常の星細胞腫がくも膜下腔に浸潤し、meningeal desmoplasia をきたし、発生するとの説。
特徴	❶大脳半球の**脳表に好発**する。 ❷腫瘍は**表在性**で、くも膜下腔に伸展。 　➡皮質と直上の軟膜に接して発育するが、**硬膜には浸潤しない。** ❸腫瘍細胞は星細胞腫の特徴を有する。 ❹しばしば(70％)**囊胞を形成**し、囊胞壁に壁在結節を認めることが多い。 ❺組織像は一見悪性にみえるが、比較的良性の臨床経過をとる。
好発年齢	小児と 30 歳以下の若年者がほとんど（平均年齢；13 歳）。 🔖通常の星細胞腫に比べて、際立って**若い**。
性別	性差はない。
好発部位 (川野, 1991)	❶**側頭葉に最も多い**（50％）。 ❷次いで、頭頂葉（25％）＞前頭葉（21％）＞後頭葉（4％）の順。 ❸小脳発生例の報告はない。
症状	❶**けいれん**（てんかん）が最も多い（70〜80％）。 　➡初発症状としても最も頻度が高い。 ❷頭蓋内圧亢進症状（半数）
脳血管造影	圧迫所見のみで、腫瘍陰影を認めない。
エックス線 CT	❶単純 CT 　➡半数は、囊胞に壁在結節を伴うパターン。 　（ⅰ）囊胞部；低吸収域 　（ⅱ）充実部；低〜等吸収域 ❷造影 CT；充実部が均質、著明に増強される。
MRI	❶単純 MRI 　（ⅰ）囊胞部 　　ⓐT1強調画像；低信号 　　ⓑT2強調画像；高信号 　（ⅱ）充実部 　　ⓐT1強調画像；低〜等信号 　　ⓑT2強調画像；等〜高信号 ❷造影 MRI；充実部が均質に増強される。

鑑別診断	毛様細胞性星細胞腫（pilocytic astrocytoma）
治療	❶外科的治療

❶外科的治療
　➡第一選択で、手術により全摘出が可能。
❷放射線治療（局所）
　➡有効性は確立されていない。
　（ⅰ）術後の放射線照射と再発との間に差を認めない。
　（ⅱ）全摘出ができなかった症例の術後、および再発例（→再手術＋放射線治療）に施行。

病理学的所見
❶肉眼的所見
　（ⅰ）脳との境界は明瞭なことが多い。
　（ⅱ）腫瘍は一般に硬く、ゴム様。
　（ⅲ）高率に（70〜80％）囊胞を合併する。
　　　ⓐ内溶液は、黄色調で透明なことが多い。
　　　ⓑ半数に、囊胞壁に結節を認める。
　（ⅳ）腫瘍の大半がくも膜下腔に存在することもある。
❷組織学的所見
　（ⅰ）星状膠細胞由来の腫瘍で、細胞密度は中等度〜高度。
　（ⅱ）大型の腫瘍細胞質内に**脂肪滴（lipid droplet）**を含んだ xanthoma cell（黄色腫細胞）を認める。
　（ⅲ）**好酸性顆粒小体（eosinophilic granular body）**をしばしば認める。
　（ⅳ）desmoplasia（線維形成）を伴うことも多い。
　（ⅴ）多核や bizarre（奇妙）な核の**巨細胞を認める**。
　（ⅵ）細胞間に多数の reticulin fiber（細網線維）を認める。
　（ⅶ）腫瘍細胞の多形性（pleomorphism）は著明であるが、分裂像、壊死像や血管内皮細胞の**増殖像は極めて少ない**。
❸WHO grade Ⅱ

MIB-1 陽性率　1％以下（脳腫瘍取扱い規約, 2002）

免疫組織化学的所見
❶S-100 protein；陽性
❷GFAP；陽性
❸vimentin；陽性

予後
❶一般に良好。
　📖術後 6〜7 年は再発しない。
❷再発例もみられる（30％）。

悪性変化
❶頻度
　（ⅰ）全体；10〜25％の頻度。
　（ⅱ）再発例の 60〜70％
❷膠芽腫にも転化しうる。

7．上衣下巨細胞性星細胞腫 Subependymal giant cell astrocytoma

定義 脳室壁に発生し、肥胖性星細胞様あるいは神経細胞様の大型細胞や小型の紡錘形細胞の増殖からなる腫瘍をいう。

頻度 小児脳腫瘍全体の1.4％

特徴 ❶ほとんどが結節性硬化症(549頁)に合併。
➡稀に、結節性硬化症の症状・徴候なしに発生＊。
❷結節性硬化症の3.4～17％に脳腫瘍を合併し、その80％が上衣下巨細胞性星細胞腫である。
　📖結節硬化症患者の6～16％に上衣下巨細胞性星細胞腫を認める。
❸水頭症を合併する(← Monro 孔閉塞による)。
❹発育速度は遅く、大多数は良性。

―――――――――――――――――――――――（チョット役に立つお話）―
＊【結節性硬化症を伴わない上衣下巨細胞性星細胞腫(渡邊ら，2003)】
①家族発生例はなく、すべて孤発例。
②診断時年齢(平均)；19.6±13.5歳で、結節性硬化症を伴う例より若干高い。
③初発症状；全例、閉塞性水頭症あるいは頭蓋内圧亢進症状。
④発生部位；側脳室や第3脳室以外に、大脳基底核や頭頂葉の脳室以外の部位にも発生。
⑤予後；良好

発生起源 ❶神経細胞由来説
❷germinal matrix cell と同様な多分化能を有する細胞由来説。
❸glia 細胞由来説

好発年齢 20歳以下の若年者(平均年齢；13.5歳)がほとんど。

性別 性差はない。

好発部位 ❶大部分は(95％)、側脳室壁。
➡Monro 孔付近の側脳室内側から発生することが圧倒的に多い。
❷稀に(5％)、第3脳室壁。

症状 頭蓋内圧亢進症状や水頭症の症状・徴候。

頭部エックス線単純撮影 石灰化が2/3の症例にみられる。

脳血管造影 軽度あるいは中等度の腫瘍陰影を認める(特に、後期動脈相)。

エックス線CT ❶単純CT
（ⅰ）等、あるいは軽度低吸収域。
（ⅱ）内部に石灰化や嚢胞を認める。
❷造影CT；強く、不均質に増強される。

MRI ❶単純MRI

（ⅰ）T1強調画像；不均質な軽度低信号〜等信号。
（ⅱ）T2強調画像；不均質な等〜高信号。
❷造影MRI；強く、不均質に増強される。

治療 ➡外科的治療
❶腫瘍摘出術
❷水頭症例に対しては、シャント術。

病理学的所見 ❶肉眼的所見
（ⅰ）境界明瞭な丸い腫瘤。
（ⅱ）脳室壁から脳室内に向かって、緩徐に発育する。
❷組織学的所見
➡結節性硬化症の脳室内に隆起した脳室上衣下結節の組織所見と同様。
（ⅰ）腫瘍細胞はglia細胞と神経細胞の両方の形質を示すことが多い。
（ⅱ）特徴的な構成細胞
ⓐ神経細胞様の大型細胞。
ⓑ肥胖細胞性星状膠細胞（gemistocytic astrocyte）様の大型細胞。
ⓒ小型の紡錘形細胞。
（ⅲ）しばしば石灰化像や嚢胞を認める。
❸WHO grade Ⅰ

MIB-1陽性率 1％以下（脳腫瘍取扱い規約, 2002）。

免疫組織化学的所見 ❶一定しない。
❷結節性硬化症に合併した症例の免疫組織学的所見（川崎ら, 1999）
（ⅰ）巨細胞
➡NSE陽性率が高い。すなわち、
ⓐGFAP陽性率；50％
ⓑNSE陽性率；94％
ⓒS-100 protein陽性率；69％
（ⅱ）紡錘形細胞
ⓐGFAP陽性率；82％
ⓑNSE陽性率；77％
ⓒS-100 protein陽性率；83％

予後 ❶一般に良好。
❷悪性転化も稀（5％）。

❹乏突起膠細胞系腫瘍 Oligodendroglial tumors

1．乏(稀)突起膠腫 Oligodendroglioma

定義 稀突起膠細胞(oligodendroglia)に類似の細胞からなる腫瘍をいう。

頻度
❶原発性脳腫瘍の 0.9%(日本脳腫瘍全国集計, vol.11, 2003)
❷Glioma の 3.4%(日本脳腫瘍全国集計, vol.11, 2003)

好発年齢
(日本脳腫瘍全国集計, vol.11, 2003)
❶40～44 歳にピークがある(13.8%)。
❷次いで、40～49 歳と 50～54 歳にピークがある(各 11.1%)

性別 性差はない(日本脳腫瘍全国集計, vol.11, 2003)。

好発部位
(日本脳腫瘍全国集計, vol.11, 2003)
ほとんどがテント上に発生する。
❶前頭葉が半数以上(57.3%)を占め、最も多い。
❷以下、側頭葉(12.4%)＞脳室系(10.3%)*＞頭頂葉(9.1%)＞脳梁(2.6%)。

> **ちょっとお耳を拝借**
> *乏突起膠腫の脳室内発生例は稀で、以前、光学顕微鏡で脳室内乏突起膠腫と診断されていたもののほとんどが、電子顕微鏡所見および免疫組織化学的所見より中枢性神経細胞腫(central neurocytoma；178頁)であるとされている。

症状
❶初発症状
　(ⅰ)けいれん発作が最も多い(74%)。
　(ⅱ)次いで、頭痛(23%)。
❷3 徴候
　(ⅰ)けいれん発作
　(ⅱ)頭痛
　(ⅲ)性格変化

頭部エックス線単純撮影
❶石灰化が 30～70%にみられる(図 18)。
❷頭蓋骨内板の陥凹を認めることがある。

脳血管造影 一般に、無血管野。

図 18．乏突起膠腫の頭部エックス線単純撮影前後像
(窪田惺著，脳神経外科ビジュアルノート．金原出版，2003 より許可を得て転載)

左側頭・頭頂部に石灰化を認める(→)。

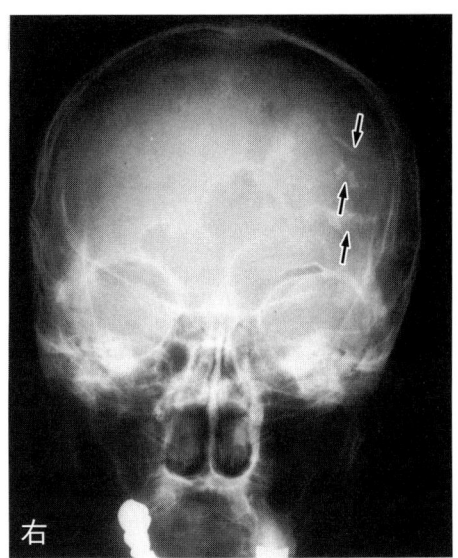

エックス線 CT　❶単純 CT（図 19-A）
　　　　　　　（ⅰ）等～低吸収域
　　　　　　　　　➡低吸収域が定型的で、最も多い（60％）。
　　　　　　　（ⅱ）石灰化
　　　　　　　　　ⓐ石灰化の頻度；90％
　　　　　　　　　ⓑ石灰化は腫瘍辺縁部にみられることが多い。
　　　　　　　（ⅲ）脳浮腫の所見を認めることは比較的少ない（30％）。
　　　　　　　（ⅳ）時に（20％）、脳表側への発育により頭蓋骨内板にホタテ貝状陥凹（scalloped erosion）を認める。
　　　　　　❷造影 CT（図 19-B）
　　　　　　　（ⅰ）約半数に増強効果を認める。
　　　　　　　（ⅱ）不均質で、軽度に増強される。

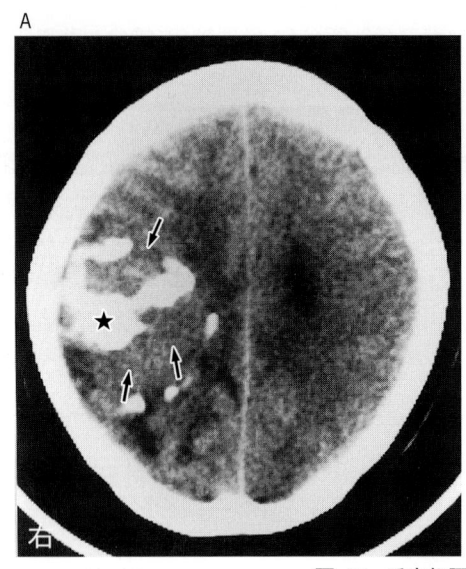

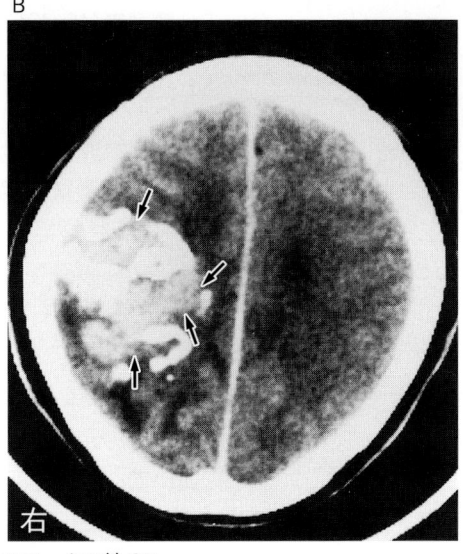

図 19. 乏突起膠腫のエックス線 CT
(窪田惺著, 脳神経外科ビジュアルノート. 金原出版, 2003 より許可を得て転載)

A（単純 CT）；右頭頂葉に石灰化による高吸収域（★）と等吸収域（→）とを認める。
B（造影 CT）；単純 CT の等吸収域（充実部）は、ほぼ均質に増強される。

MRI　　　❶単純 MRI
　　　　　　（ⅰ）T 1 強調画像；低信号のことが多い。
　　　　　　（ⅱ）T 2 強調画像；高信号
　　　　　❷造影 CT；部分的あるいは斑状に増強される。
治療　　　❶外科的治療；可能な限り摘出する。
　　　　　❷術後、放射線治療（局所照射）。
病理学的所見　❶肉眼的所見
　　　　　　　（ⅰ）充実性で、脳実質と同程度かやや硬い。
　　　　　　　（ⅱ）大脳皮質から白質深部に向かって発育することが多い。
　　　　　　　（ⅲ）浸潤性の腫瘍で、脳表のくも膜、硬膜に浸潤する。

(ⅳ)腫瘍内出血の頻度が高い(104頁)。
❷組織学的所見(図20)
　(ⅰ)細胞質が明るい。
　　　➡核の周囲、すなわち細胞質が白く抜けてみえるので、**perinuclear halo** という(←**目玉焼き像** fried egg appearance)。
　(ⅱ)**蜂窩構造 Honeycomb appearance**
　　　➡密に増殖した目玉焼き像(fried egg appearance)の腫瘍細胞が、膠原線維や血管に小葉状に分画された所見をいう。
　(ⅲ)細胞密度はやや高い。
　(ⅳ)石灰沈着を認める。
　　　➡**石灰化の頻度が高く**(110頁)、多くは血管壁内あるいはそのすぐ近傍に存在する。
　(ⅴ)中心部に壊死巣を認める。
　(ⅵ)間質(腫瘍細胞間)には、鳥小屋の金網を思わせる網目状の毛細血管網、すなわち **chicken wire pattern(鶏小屋の金網像)** がみられる。
　(ⅶ)診断に役立つその他の所見
　　　➡腫瘍細胞の大脳灰白質(皮質)への浸潤部で、以下のような所見がみられる。
　　ⓐ腫瘍細胞が神経細胞を取り囲む像(perineuronal satellitosis；衛星形成)がみられる。
　　ⓑ腫瘍細胞の血管周囲への集積像(perivascular accumulation)。
　　ⓒ腫瘍細胞の軟膜下への集積像(subpial aggregation)。
　(ⅷ)約半数は、他の腫瘍成分を含んでいる。
　　　➡星細胞腫の成分を含むことが最も多いが、上衣腫成分を含むこともある(混合グリオーマ；376頁)。
❸WHO grade Ⅱ

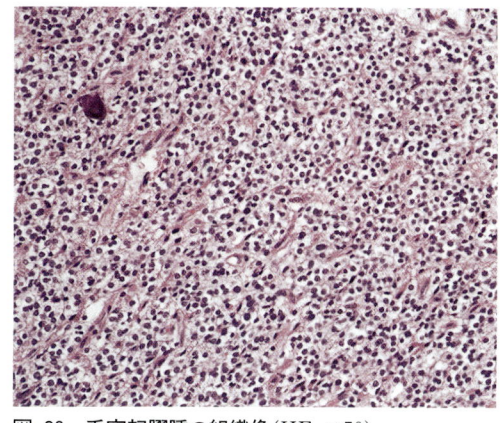

図20. 乏突起膠腫の組織像(HE、×50)
perinuclear halo(目玉焼き像)および蜂窩構造を認める。

免疫組織化学的所見	❶S-100 protein；陽性 ❷vimentin；陽性 ❸Leu-7；陽性 ❹GFAP；数10〜50%に陽性。
MIB-1 陽性率	5%以下（脳腫瘍取扱い規約, 2002）
腫瘍マーカー	特異的なマーカーはない。
分子生物学的所見 (Reifenberger ら, 2000)	❶染色体19番長腕(19 q)の欠失；高頻度(50〜80%)にみられる。 ❷染色体1番短腕(1 p)の欠失；高頻度(40〜92%)にみられる。
予後因子・予後	❶テント上発生例の予後良好因子(Shawら, 1992) 　(ⅰ)年齢；20歳未満 　(ⅱ)腫瘍の発生部位；前頭葉または頭頂葉。 　(ⅲ)石灰化の存在。 　(ⅳ)造影CT；増強効果を認めないこと。 　(ⅴ)組織学的に低異型度の症例。 　(ⅵ)手術による肉眼的全摘出例(gross total resection)。 　(ⅶ)照射線量が5000 cGy、あるいはそれ以上の症例。 ❷本邦における5年生存率(表15) 　(ⅰ)5年生存率は80%前後。 　(ⅱ)照射群と非照射群とでは差がない。
再発例	組織学的には異型度を増す。

表 15. 乏突起膠腫の5年累積生存率（日本脳腫瘍全国集計, vol.11, 2003 より作成）

手術例	全摘出群	亜全摘出群 (95%摘出)	部分摘出群		生検術あるいは 部分摘出群
			(75%摘出)	(50%摘出)	
	89.0%	81.5%	75.4%	71.3%	74.0%

手術± 放射線治療	≧95%摘出群		50〜75%摘出群		全症例	
	手術のみ	手術＋ 放射線治療	手術のみ	手術＋ 放射線治療	手術 単独群	手術＋ 放射線治療群
	80.1%	86.9%	78.1%	72.3%	79.3%	77.5%

2．退形成性(悪性)乏突起膠腫
Anaplastic(Malignant)oliogdentroglioma

定義・概念	明らかな退形成変化を示す乏突起膠腫で、悪性型である。
頻度 (日本脳腫瘍全国集計, vol.11, 2003)	❶原発性脳腫瘍の0.2% ❷全乏突起膠腫の15.8%
好発年齢 (日本脳腫瘍全国集計, vol.11, 2003)	❶55〜59歳と60〜64歳にピークがある(各14.1%)。 ❷次いで、45〜49歳にピーク(13.0%)。

性別	男性：女性＝2.5：1で、男性に多い(日本脳腫瘍全国集計, vol.11, 2003)。
MRI(図21)	❶単純MRI 　（ⅰ）T1強調画像；低信号 　（ⅱ）T2強調画像；高信号 ❷造影CT；不均質に増強される。

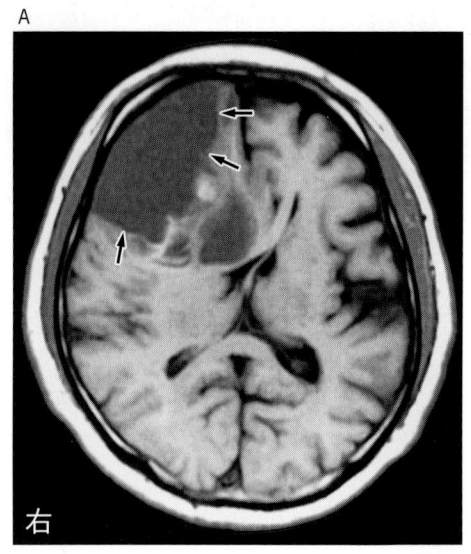

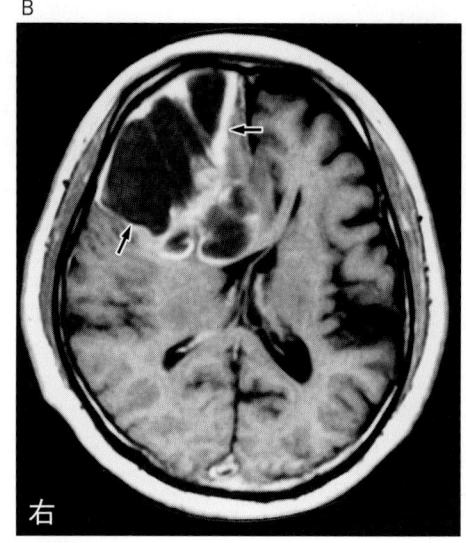

図21．退形成性乏突起膠腫のMRI
A（単純MRI）；T1強調画像で右前頭葉に低信号を認める（→）。
B（造影MRI）；不均質に増強される（→）。

治療	❶外科的治療；可能な限り摘出する。 ❷放射線治療
病理学的所見	❶肉眼的所見 　（ⅰ）比較的限局した腫瘤。 　（ⅱ）壊死や出血を伴う。 ❷組織学的所見(脳腫瘍取扱い規約, 2002) 　➡診断基準；以下の6項目のうち3項目以上あるもの。 　（ⅰ）細胞密度の増加。 　（ⅱ）核の異型；核の形の不整、クロマチン増加、核・細胞質比の増加、核小体腫大。 　（ⅲ）核分裂像の増加。 　（ⅳ）狭く暗調な細胞質。 　（ⅴ）微小血管増殖（血管内皮細胞の増殖） 　（ⅵ）壊死巣 ❸WHO grade Ⅲ
MIB-1陽性率	10％以上が多い(脳腫瘍取扱い規約, 2002)。

予後・成績　❶最近の5年生存率はよい（70％前後）。
　　　　　　❷本邦における5年生存率（表16）

表 16．退形成性乏突起膠腫の5年累積生存率（日本脳腫瘍全国集計，vol.11, 2003 より作成）

手術例	全摘出群	亜全摘出群（95％摘出）	部分摘出群		生検術あるいは部分摘出群
			（75％摘出）	（50％摘出）	
	100.0％	61.2％	58.6％	31.7％	17.2％

手術±放射線治療	≧95％摘出群		50〜75％摘出群		全症例	
	手術のみ	手術＋放射線治療	手術のみ	摘出＋放射線治療	手術単独群	手術＋放射線治療群
	66.7％	76.9％	34.7％	60.6％	44.3％	59.7％

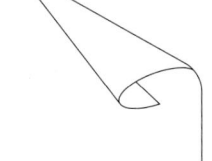

快適空間

★好きなように使ってね！

❺ 上衣系腫瘍 Ependymal tumors

1．総説

定義
脳室壁や脊髄中心管内の上衣細胞や終糸より発生する腫瘍をいう。

WHO 分類
(Kleihues ら，1993 より引用・翻訳)

①Ependymoma（上衣腫）
　［Variants（亜型）］
　　①Cellular（細胞性）
　　②Papillary（乳頭状）
　　③Clear cell（明細胞性）
②Anaplastic (malignant) ependymoma｛退形成性（悪性）上衣腫｝
③Myxopapillary ependymoma（粘液乳頭状上衣腫）
④Subependymoma（上衣下腫）

2．上衣腫 Ependymoma

定義・概念
❶脳室壁を構成している上衣細胞（ependymal cell）から発生する腫瘍をいう。
❷上衣細胞は上皮性細胞であり、他方、発生学的には glia 細胞の一種という二重性格を有する。
　📖その腫瘍である上衣腫においてもその性格は表現されている。

頻度
(日本脳腫瘍全国集計，vol. 11，2003)

❶全体
　（ⅰ）原発性脳腫瘍の 0.8％
　（ⅱ）神経膠腫の 3.0％
❷小児
　➡小児原発性脳腫瘍の 4.5％で、第 6 位。
❸後頭蓋窩に発生する上衣腫；全後頭蓋窩腫瘍の 9〜15％

名称
(Kawano ら，1998)

❶従来、上衣腫は cellular type、epithelial type、そして時に papillary type に分類されていたが、WHO 分類では、これらの大部分は単に 'ependymoma' と呼ばれる。
❷papillary type は、亜型として、別に考えられている。

分類

側脳室発生例	①脳室型；側脳室内に発育するもの。 ②傍脳室型；側脳室に接した脳実質内に発育するもの。
後頭蓋窩発生例 (Ikezaki ら，1993)	①第 4 脳室底正中部型(mid-floor type) 　①腫瘍は、第 4 脳室底の下半分から発生。 　②主に、第 4 脳室髄条(striae medullares；舌下神経三角や迷走神経三角)より下に浸潤。 　③腫瘍の大部分は第 4 脳室内にあり、Magendie 孔を通って大槽へ伸展する。さらに、延髄背側面に沿って下方の上位頸椎管内へ拡がる。また、中脳水道へ伸展することもある。 ②第 4 脳室外側型(lateral type) 　①腫瘍は、前庭野や外側陥凹の第 4 脳室外側部から発生。

後頭蓋窩発生例 (Ikezaki ら, 1993)	②腫瘍は mid-floor type のように下方伸展のみならず、Luschka 孔を通って小脳延髄槽 (cerebellomedullary cistern) や小脳橋角槽 (cerebellopontine cistern) へ伸展する。 ➡外側陥凹や Magendie 孔から小脳橋角槽や大槽へ伸展するものを plastic ependymoma (可塑性上衣腫) と呼ぶ。 ③このタイプは、しばしば下小脳脚を巻き込んでいる。 ④全摘出は極めて困難。 ③第 4 脳室蓋型 (roof type) ①腫瘍は、第 4 脳室の天井、すなわち下髄帆 (inferior medullary velum) から発生する。 ②全摘出は容易。

遺伝子
❶複数の染色体異常の関与が示唆されている。
❷複数の染色体の中でも、**22 番染色体**に上衣腫の発生に関与する癌抑制遺伝子が存在する可能性がある。

性質・特徴
❶脳室系に発生するため水頭症を起こしやすい。
❷石灰化を伴いやすい。
　➡テント下で 25〜50%、テント上では 40〜50%
❸髄腔内播種をきたす(5%)。
　（ⅰ）テント下(第 4 脳室)発生例が大多数を占める。
　（ⅱ）ほとんどが悪性型。
　　　➡悪性のテント下例では、50% 以上。
　（ⅲ）テント上発生例では、良性、悪性とも播種することはほとんどない(Sanford ら, 1985)。
❹腫瘍内出血；0〜13% の頻度で、少ない。
❺テント上発生例
　（ⅰ）脳室内腫瘍
　　　➡脳室内に限局することは稀で(15〜25%)、脳実質内に伸展することが多い。
　　ⓐ脳室内限局型は、乳頭様で血管に富む。
　　ⓑ脳実質内伸展型は実質性であるが、しばしば石灰化や嚢胞を形成する。
　（ⅱ）脳実質内腫瘍(supratentorial lobar or extraventricular ependymoma)
　　ⓐ脳実質内に発生するものをいう(テント上上衣腫の 20%)。
　　ⓑ好発年齢；小児と成人の二相性で、やや小児に多い。
　　ⓒ性差はない。
❻第 4 脳室内発生例
　（ⅰ）Magendie 孔より大槽、さらには頸椎管内(第 3 頸椎レベル)へ下方伸展することが多い(60〜70%)。
　（ⅱ）15% は、Luschka 孔より小脳橋角部へ伸展。
　　　➡このようなくも膜下腔への伸展例は、"溶けた蝋"のように第 4 脳室の Luschka 孔や Magendie 孔より流れ出てくも膜下腔を埋めていくので、**plastic ependymoma**(可塑性上衣腫)と呼ばれる(頻度は 10% 程度で、腫瘍細胞は周囲の脳神経と明確に境界されている)。
❼テント下発生例では通常、充実性であるが、テント上発生例では嚢胞形成を認めることが多い。

好発年齢	❶日本脳腫瘍全国集計(vol. 11, 2003) 　　（ⅰ）あらゆる年齢層に発生するが、小児期に多い（44％）。 　　（ⅱ）5～9歳にピーク（14.4％）。 ❷発生部位による好発年齢の差 　　（ⅰ）第4脳室、第3脳室、側脳室および脊柱管内の順で、年齢分布は次第に年長児へ移る(大井, 1983)。 　　（ⅱ）後頭蓋窩発生例は、3歳未満の乳幼児に好発。 　　（ⅲ）テント上発生例は、3歳以上の小児に好発。
性別	性差はない。
好発部位	2/3は後頭蓋窩（大多数が第4脳室）、1/3はテント上に発生。 ❶第4脳室に最も多い（60％）。 　　（ⅰ）第4脳室底の尾側に多い。 　　（ⅱ）第4脳室発生例は小児に多い。 ❷次いで、側脳室、第3脳室の順。 ❸その他、脊髄（終糸より発生し、成人の腰・仙部に好発）にも発生。
症状	❶頭蓋内亢進症状（頭痛、嘔心・嘔吐、頭囲拡大など）が主体。 　　　髄液の通過障害による。 ❷小脳症状 ❸下位脳神経麻痺 ❹不機嫌 ❺発達遅延
頭部エックス線 単純撮影	時に、石灰化を認める（テント上；20％、テント下；10％）。
脳血管造影	❶主に、圧排所見。 ❷時に、腫瘍陰影。
エックス線CT	❶単純CT（図22-A） 　　（ⅰ）等～高吸収域、それらの混合吸収域とさまざま。 　　　　ⓐ全体(Naidichら, 1977) 　　　　　㋐混合吸収域が55％と最も多い。 　　　　　㋑次いで、高吸収域（37％）＞等吸収域（9％）の順。 　　　　ⓑ部位別 　　　　　㋐テント下発生例；等吸収域が最も多い（80％）。 　　　　　㋑テント上発生例；低吸収域が多い（56％）。 　　（ⅱ）石灰化を認める。 　　　　ⓐ小さく、斑点状で円形の石灰化。 　　　　ⓑ頻度；テント下で25～50％、テント上では40～50％ 　　（ⅲ）囊胞形成を認める（22～55％）。 　　　　➡テント上病変に多くみられる。 　　（ⅳ）第4脳室発生例では、時に、髄液や浮腫による低吸収域が腫瘍周囲を取り巻いて

いる像（peritumoral halo）がみられる。
（ⅴ）腫瘍周囲の浮腫；テント下で弱く、テント上で強い。
（ⅵ）水頭症
➡テント下ではほぼ全例に、テント上では比較的少ない（45％）。
❷造影 CT（図 22-B）
➡中程度に、リング状あるいは均質に増強される。

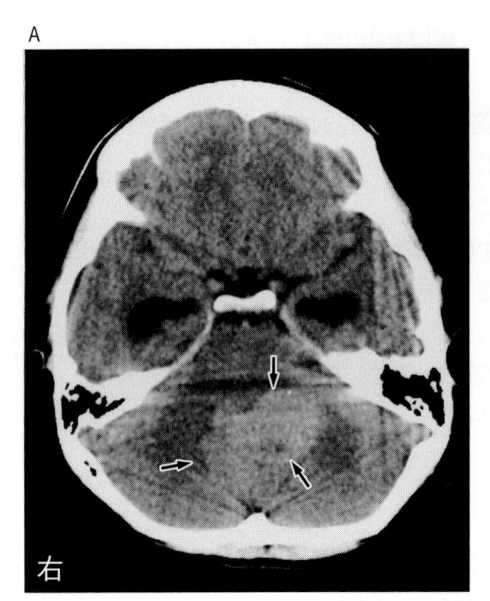

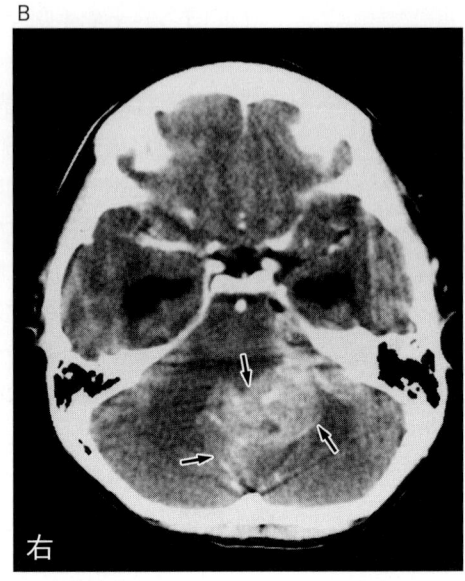

図 22．上衣腫のエックス線 CT
A（単純 CT）；小脳のほぼ正中部に等吸収域を認める（→）。
B（造影 CT）；淡く増強される（→）。

MRI　❶単純 MRI
➡基本的には、充実部はＴ１強調画像は低信号、Ｔ２強調画像は高信号。
（ⅰ）Ｔ１強調画像
　ⓐ等〜低信号
　ⓑテント下では等信号が多い（60％）。
　ⓒ側面像で腫瘍の上に、拡張した第４脳室上部と中脳水道下部が帽子をかぶったよ
　　うにみえる（Capping fourth ventricle）(Tortor-Donati ら，1995)。
（ⅱ）Ｔ２強調画像；不均質な等〜高信号。
　ⓐ不均質性は、腫瘍内の methemoglobin、hemosiderin、壊死や石灰化による。
　ⓑ第４脳室発生例では均質で、等信号が多い（70％）。
❷造影 MRI；均質に、中程度に増強される。
❸第４脳室発生例で、その伸展状態を描出するには、MRI 矢状断像が最もよい。

鑑別診断　小児の第4脳室発生例では、髄芽腫との鑑別が必要（表17）。
　　➡拡散強調画像（DWI）が有用。

表 17．髄芽腫と上衣腫との CT 上の鑑別（中城ら，1992 を参照にして作成）

①単純 CT 上の鑑別点
　①上衣腫は、髄芽腫より大きいことが多い。
　②上衣腫は、分葉状の腫瘤が典型的である。
　③上衣腫は、小脳正中線上から小脳橋角部までの偏側性をもって、左右非対称性に発育するのが特徴。
　　➡これに対して、髄芽腫は正中線上で対称性。
　④腫瘍周囲の低吸収域（peritumoral low density or halo）は、髄芽腫に多く認められる。
　⑤上衣腫の方が石灰化の頻度が高い（上衣腫；50%、髄芽腫；6～15%）。
②造影 CT 上の鑑別点
　➡上衣腫は不均質に増強されるのに対して、髄芽腫は均質に増強される。

治療　❶原則
　　（ⅰ）手術により、可能な限り摘出する。
　　　　　←全摘出は困難なことが多い。
　　（ⅱ）術後、残存腫瘍に対して放射線治療（局所照射）。
　　（ⅲ）3歳以下の乳幼児
　　　　ⓐまず、化学療法*を施行する。
　　　　ⓑ放射線治療は3歳を過ぎてから施行する。
❷組織型別治療法
　　（ⅰ）良性例；全摘出例では、術後放射線治療の必要はない。
　　（ⅱ）悪性例

特徴　　　　ⓐ全脳・全脊髄に放射線を照射（摘出度は問わない）。………… 必須！
　　　　ⓑ照射後、化学療法を施行（化学療法の有効性は不明）。
❸播種例➡全脳・全脊髄に放射線を照射。
❹残存腫瘍例（組織学的悪性度は問わない）
　　➡術後、局所に放射線照射。

―――――――――――――――――――――――（チョット役に立つお話）―

*【上衣腫における化学療法】
①上衣腫や星細胞腫は、一般に、抗癌剤に比較的抵抗性である（→ relatively chemotherapy-resistant tumor）。
②3歳未満の上衣腫例に対する術後の抗癌剤（cyclophosphamide と vincristine）の効果については、著効率（complete response rate）と有効率（partial response rate）は48%であり、髄芽腫例と同様の成績であるとの報告がある（Duffner ら，1993）。一方、小児の後頭蓋窩上衣腫に対する抗癌剤｛lomustine**、vincristine と predonisone｝の投与の有無は、生存率に影響を与えないとの報告もある（Evans ら，1996）。
③白金製剤（cisplatin、carboplatin）を基礎とした化学療法は、進行性や再発性の上衣腫に対して効果があるとの報告もある（Bouffet ら，1999；Gornet ら，1999）。

169

    **(著者註)lomustine；1-(2-chloroethyl)-3-cyclohexyl-1-nitrosourea＝CCNUで、本邦では市販されていない。

病理学的所見

❶肉眼的所見
　(ⅰ)灰色あるいは赤灰色で、軟らかい腫瘍。
　(ⅱ)表面は乳頭状で、通常、周囲組織との境界は明瞭。

❷組織学的所見(図23)
　(ⅰ)管腔を取り囲む上皮様細胞配列(epithelial arrangement)。
　　ⓐ上衣腫に**最も特徴的な構造**。
　　ⓑ管腔が小さいものは真性ロゼット(上衣ロゼット)、やや大きなものは上衣細管(ependymal tubule)、さらに広い腔なものは上衣管(ependymal canal)と呼ばれるが、本質的な相違はない。
　(ⅱ)ロゼット形成 Rosette formation
　　ⓐ真性ロゼット True rosette(上衣ロゼット Ependymal rosette)
　　　㋐細長い人参様、あるいは円柱状の腫瘍細胞が管腔を囲んで並ぶ像。
　　　㋑腔に面してに線毛(cilia)と小毛体{**blepharoplast**→細胞内にみられる小顆粒で、線毛の基底小体に一致する。燐タングステン酸・ヘマトキシリン(phosphotungustic acid-hematoxylin＝PTAH)染色で濃染される}がある。
　　　㋒出現頻度は血管周囲性偽ロゼットより低いが(半数以下)、上衣腫の確実な証拠となる。
　　ⓑ血管周囲性偽ロゼット Perivascular pseudorosette
　　　㋐腫瘍細胞が血管に向かって先細りの突起を伸ばし、血管を放射状に取り囲んでいる像。
　　　㋑核と血管との間には**無核帯**(nuclear free zone)が存在する。
　　　　➡細胞突起は長いので血管近傍は細胞突起のみからなり、核のない領域(無核帯)となる。

❸WHO grade Ⅱ

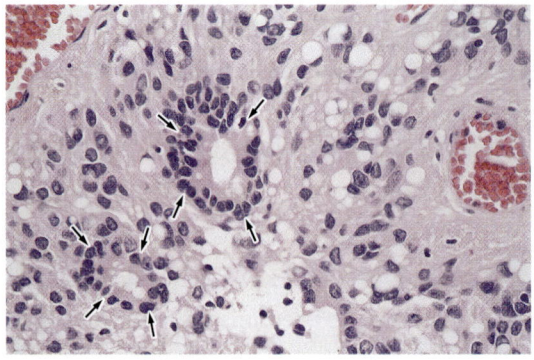

図23．上衣腫の組織像(HE、×100)
上衣ロゼット(ependymal rosette)を認める(→)。

| 免疫組織化学的所見 | ❶GFAP(glial fibrillary acidic protein)；陽性
（ⅰ）グリア線維の産生が多い血管周囲性偽ロゼットの部分が陽性。
（ⅱ）上衣ロゼットの部は陰性か、一部の細胞が陽性(小川，1986)。
❷S-100 protein；陽性
❸vimentin；陽性
❹EMA(epithelial membrane antigen)；陽性(←管腔に面している細胞膜) |
|---|---|
| 予後・成績 | ❶5年生存率；70％前後
❷本邦における5年累積生存率(表18)
（ⅰ）全摘出例；80％
（ⅱ）部分摘出群；手術単独群より放射線治療併用群の方がよい。
（ⅲ）手術摘出度が5年生存率に影響を及ぼす。
❸5歳以下の小児例(82％は高異型度腫瘍)(Grillら，2001)
➡放射線照射を推奨していない。
（ⅰ）完全摘出＋化学療法➡4年生存率は74％
（ⅱ）不完全摘出＋化学療法➡4年生存率は35％
❹タイプ別の5年累積生存率(Ikezakiら，1993)
➡外側型は第4脳室底部型に比べて、生存率は低い。
　　外側型は脳神経や脳幹を巻き込んでおり、全摘出が困難なため不良。 |

表 18．上衣腫の5年累積生存率(日本脳腫瘍全国集計，vol.11，2003 より作成)

手術例	全摘出群	亜全摘出群(95％摘出)	部分摘出群		生検術あるいは部分摘出群
			(75％摘出)	(50％摘出)	
	80.3％	73.7％	58.7％	41.3％	55.9％

手術±放射線治療	≧95％摘出群		50〜75％摘出群		全症例	
	手術のみ	手術＋放射線治療	手術のみ	手術＋放射線治療	手術単独群	手術＋放射線治療群
	85.3％	70.9％	31.6％	60.4％	74.4％	66.6％

| 予後因子 | ❶小児のテント下例における予後良好因子
➡以下の因子は5年生存率を改善させる(Nazarら，1990)。
（ⅰ）全摘出例
（ⅱ）非浸潤性腫瘍
　　➡下位脳神経障害や脳幹、小脳実質内への浸潤がない例。
（ⅲ）6歳以上の小児。
（ⅳ）組織学的に良性な症例。すなわち、
　　ⓐ強拡大10視野あたり核分裂像が0または1個。
　　ⓑ細胞密度が高くない。
　　ⓒ壊死巣を認めない。
❷予後悪化因子 |
|---|---|

(ⅰ)2歳未満の乳幼児例。
(ⅱ)亜全摘出例
(ⅲ)髄腔内播種例
(ⅳ)脳幹症状や下位脳神経障害を認める例(←浸潤性の腫瘍)。
(ⅴ)組織学的に悪性な症例。

再発　ほとんどが、原発部位に再発(組織型は問わない)。

快適空間

★好きなように使ってね！

❻脈絡叢乳頭腫 Choroid plexus papilloma

定義 　脈絡叢上皮細胞から発生する高分化な腫瘍をいう。

頻度
(日本脳腫瘍全国集計，vol. 11, 2003)

❶全体
　（ⅰ）原発性脳腫瘍の0.3%
　（ⅱ）神経膠腫の1.0%
❷小児
　➡小児原発性脳腫瘍の1.5%
❸側脳室内腫瘍の10.2%（悪性例を含む）。

特徴

❶腫瘍は脳室内へ限局しており、境界は明瞭で、通常脳実質内へは浸潤しない（←8%に脳内浸潤像を認める）。
❷髄腔内播種をきたす（10〜20%）。
　（ⅰ）播種は側脳室発生例に多い(Herren, 1941 ; Bohm ら，1961)
　（ⅱ）1/3は、1〜9歳の間に生じる(Herren, 1941)。
　（ⅲ）遠隔部への播種は、通常、術後数ヵ月後あるいは数年後に生じる。
❸第4脳室発生例は、Magendie孔やLuschka孔より脳室外へ伸展する傾向がある。
❹嚢胞（cyst）は、手術例の20%にみられる。

好発年齢
(日本脳腫瘍全国集計，vol. 11, 2003)

❶全年齢層に発生するが、**小児期に多い（42.5%）**。
❷年代別
　（ⅰ）0歳；20.5%と最も多い（小児例の約半数を占める）。
　（ⅱ）以下、20〜24歳（8.9%）＞55〜59歳（8.2%）＞3歳（6.8%）＞40〜44歳（6.2%）。

性別
(日本脳腫瘍全国集計，vol. 11, 2003)

❶全体；男性：女性＝1.2：1で、やや男性に多い。
❷小児期；男児：女児＝1.8：1で、男児に多い。

好発部位

| 脳室内脈絡叢乳頭腫 Intraventricular choroid plexus papilloma | ➡ほとんどが脳室内に発生する。
①全体
　（ⅰ）「第4脳室が最も多く（45〜60%）、次いで側脳室（32〜42%）」との報告が多い(Fortuna ら, 1979)。
　　ⓐ第4脳室発生例
　　　①主座；第4脳室上半部
　　　②水頭症を早期にきたすため、腫瘍は小さいことが多い。
　　ⓑ側脳室発生例
　　　①主座；三角部から下角部。
　　　②発見時には巨大なことが多い。
　（ⅱ）第3脳室
　　ⓐ頻度；3〜10%
　　ⓑ主座；前上方
　　ⓒ好発年齢；ほとんどが1歳以下。
②年代別
　（ⅰ）**成人**；第4脳室に多い（側脳室例の1.5〜2倍）。
　（ⅱ）**小児**
　　ⓐ側脳室に最も多い（70〜75%）。
　　　①左側に多いとされている。
　　　②三角部（trigone）に多い。
　　　③両側性の頻度；2〜7%
　　ⓑ以下、第4脳室（15%）＞第3脳室（4〜8%）。
　　ⓒ年代が上がるにつれて、第4脳室発生例が増加する。 |

脳室外脈絡叢乳頭腫 Extraventricular choroid plexus papilloma (379頁)		➡稀 ①小脳橋角部；最も多く、脳室外脈絡叢乳頭腫の大部分を占める。 ②大孔部(大槽) ③鞍上部 ④小脳半球内 ⑤前頭葉内

※〔多発性 Multiple〕
　①頻度；4%
　②側脳室と第3脳室、第3脳室と第4脳室など。

症状		
	全体	➡頭蓋内圧亢進症状や水頭症の徴候が主体。 ①頭痛、嘔吐、うっ血乳頭、頭囲拡大、大泉門の膨隆など。 ②水頭症は、症例の70%に認める。 ③水頭症の発生機序 　①腫瘍による髄液の過剰産生。 　②腫瘍による髄液流通路の閉塞(←特に、第3脳室および第4脳室発生例では腫瘍による直接の圧迫)。 　③腫瘍からの出血によるくも膜顆粒での髄液の吸収障害。
年代別	小児	①頭囲拡大や大泉門の膨隆。 ②頭痛 ③歩行不安定 ④不機嫌
	成人	①頭痛が最も多い症状。 ②脳神経(外転神経〜迷走神経)麻痺症状も1/3にみられる。
発生部位別	側脳室、第3、4脳室発生例	水頭症や頭蓋内圧亢進症状が主体。
	小脳橋角部発生例(380頁)	脳神経麻痺症状

頭部エックス線単純撮影

❶時に(4〜13%)、石灰化を認める。
　➡石灰化陰影は斑点状(stippled configuration)。
❷小児では、縫合線の離開。

脳血管造影

❶水頭症の所見。
❷腫瘍陰影を認める。
　(ⅰ)微細な粒状の腫瘍陰影。
　(ⅱ)流入動脈
　　ⓐ側脳室発生例；前脈絡叢動脈(anterior choroidal artery)や外側後脈絡叢動脈(lateral posterior choroidal artery)。
　　ⓑ第3脳室発生例；内側後脈絡叢動脈(medial posterior choroidal artery)、時に外側後脈絡叢動脈(lateral posterior choroidal artery)。
　　ⓒ第4脳室発生例；後下小脳動脈の虫部枝(vermian branch of posterior inferior cerebellar artery)、時に上小脳動脈の前中心枝(precentral branch of superior cerebellar artery ←上虫部枝 superior vermian branch から分枝)。

エックス線CT

❶単純CT
　(ⅰ)等、あるいは軽度高吸収域が多い(3/4)。
　　ⓐ側脳室や第4脳室発生例➡高吸収域のことが多い。
　　ⓑ第3脳室発生例➡等吸収域のことが多い。

　　　　　　　ⓒ小脳橋角部発生例➡さまざま（低、等、混合、あるいは高吸収域）
　　　（ⅱ）20〜30％に石灰化を認める。
　　　　　　ⓐ石灰化は、第4脳室発生例に高頻度。
　　　　　　ⓑ小児では、石灰化を認めることは少ない。
　　　（ⅲ）脳室拡大（➡水頭症）
　　　　　　ⓐ水頭症の発生機序
　　　　　　　㋐腫瘍による髄液路の閉塞による場合
　　　　　　　　　➡第3脳室や第4脳室発生例に多くみられる。
　　　　　　　㋑腫瘍による髄液の過剰分泌による場合（←小児や若年者）
　　　　　　　　　➡側脳室発生例に多くみられる。
　　　　　　ⓑ閉塞が間欠的であると、突発的に水頭症が生じる。
　　❷造影CT；均質に、著明に増強される。

MRI　❶単純MRI
　　　（ⅰ）T1強調画像
　　　　　　➡一般に、等信号が多い。
　　　　　ⓐ年代別（Girardotら，1990）
　　　　　　㋐小児；等信号
　　　　　　㋑成人；軽度低信号
　　　　　ⓑ部位別（矢原ら，1998）
　　　　　　㋐側脳室や第3脳室発生例；等信号
　　　　　　㋑第4脳室や小脳橋角部発生例；低〜等信号
　　　（ⅱ）T2強調画像
　　　　　　➡等、あるいは高信号。
　　　（ⅲ）腫瘍内に無信号域（flow void）を認めることがある。
　　　　　ⓐ特に乳児（infant）では、しばしば認められる。
　　　　　ⓑ無信号域は、流入動脈（feeding artery）や流出静脈（draining vein）に一致する。
　　　（ⅳ）成人例の約半数に、腫瘍周囲に浮腫像を認める。
　　❷造影MRI
　　　（ⅰ）均質に、著明に増強される。
　　　（ⅱ）腫瘍が正常脈絡叢に付着しているのが明瞭となる。

鑑別診断　❶上衣腫（ependymoma）
　　　（ⅰ）上衣腫における単純CTおよびMRI所見は、不均質である。
　　　（ⅱ）上衣腫では、造影される程度が弱い。
　　❷髄芽腫（medulloblastoma）
　　　　➡髄芽腫の好発部位は小脳虫部であり、第4脳室外である。
　　❸松果体部腫瘍
　　　（ⅰ）第3脳室後半部に発生する脈絡叢乳頭腫との鑑別が必要。
　　　（ⅱ）松果体部腫瘍では、第3脳室後壁を形成する構造物（松果体や後交連など）が破壊
　　　　　されている。一方脈絡叢乳頭腫では、これらの構造物は保たれている場合が多い。

治療　❶外科的治療
　　　　（ⅰ）手術による摘出が第一選択。
　　　　　　ⓐ術前に、流入動脈の塞栓術（embolization）を行うことがある。
　　　　　　ⓑ第3脳室発生例の手術アプローチ
　　　　　　　㋐経皮質・経脳室到達法（transcortical-transventricular approach）
　　　　　　　㋑大脳半球間裂・経脳梁到達法（interhemispheric transcallosal approach）
　　　　（ⅱ）水頭症合併例
　　　　　　ⓐシャント手術
　　　　　　ⓑ全摘出例でも、術後、シャント術が半数に必要になる。
　　　❷放射線治療
　　　　（ⅰ）一般に、放射線感受性は低い。
　　　　（ⅱ）再発例に対しては、放射線治療が行われる。

病理学的所見　❶肉眼的所見
　　　　（ⅰ）圧排性に発育。
　　　　（ⅱ）外観は凹凸不整で、カリフラワー状。
　　　　（ⅲ）周囲組織との境界は明瞭で、表面はピンク色、あるいは赤灰色（reddish-gray）。
　　　　（ⅳ）軟らかく、もろく、ちぎれやすい。
　　　　（ⅴ）血管に富み、易出血性。
　　　　（ⅵ）石灰化を認めることがある。
　　　❷組織学的所見（図24）
　　　　（ⅰ）正常脈絡組織と類似し、乳頭様構造を呈する。
　　　　（ⅱ）腫瘍細胞は、一層の円柱または立方上皮細胞層からなり、血管に富む狭い間質に
　　　　　　沿って乳頭状に発育する。
　　　　（ⅲ）腫瘍細胞は、基底膜で裏打ちされている。
　　　　（ⅳ）間質は結合組織で、多数の血管を認める。
　　　❸WHO grade Ⅰ

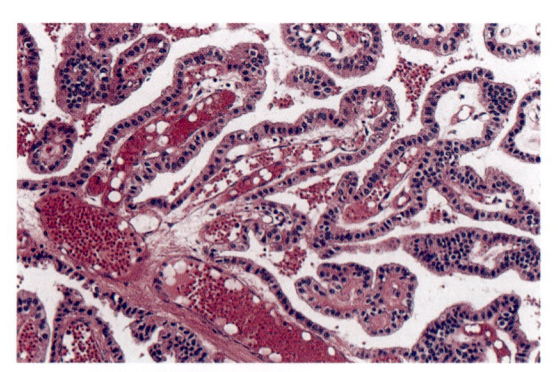

図24．脈絡叢乳頭腫の組織像（HE、×100）
（写真は、前兵庫医科大学病院病理部教授窪田彬博士のご厚意により提供）

免疫組織化学的所見	上皮細胞と glia 細胞両者の特徴を兼ねている。 ❶cytokeratin；陽性 ❷transthyretin(TTR) 　（ⅰ）TTR は脈絡叢に発現する prealbumin。 　（ⅱ）**脈絡叢乳頭腫のよいマーカーで、陽性。** 　（ⅲ）脈絡叢癌(382頁)では陽性率は減少する。 ❸EMA(epithelial membrane antigen)；陽性 ❹vimentin；陽性 ❺S-100 protein；陽性
MIB-1 陽性率	1.9〜3.7%（平均）
予後因子・予後	❶良好；5年生存率(1980年以降)は84〜100% ❷時に再発を認める。 　📖完全摘出例においても認めることがある。 ❸予後に最も影響を与えるのは、周術期死亡。 ❹小児例におけるQOL(quality of life；生活の質)低下因子(→精神発達遅延やけいれんなどを発生しやすい因子) 　（ⅰ）罹病期間が長い例。 　（ⅱ）術後水頭症が遷延する例。
関連症候群	Aicardi 症候群(44頁)、Down 症候群(51頁)、von Hippel-Lindau 症候群(89頁)や Li-Fraumeni 症候群(72頁)。

快適空間

★好きなように使ってね！

❼中枢性神経細胞腫 Central neurocytoma

定義・概念
❶神経細胞への分化を示す細胞からなる腫瘍で、主として側脳室内に発生するものをいう。
❷神経細胞腫（neurocytoma）の大部分が脳室内、すなわち正中あるいは正中近くに存在するために、'Central' という語が用いられている。
❸脳室以外（視床や脳実質内）に発生する同様の腫瘍は、extraventricular central neurocytoma（脳室外中枢性神経細胞腫）あるいは cerebral neurocytoma（大脳神経細胞腫）と呼ばれる（478頁）。
　➡ 悪性度がやや高い傾向にある。

頻度（峯浦, 2000）
❶脳腫瘍全体の 0.1～1%
❷脳室内腫瘍全体の 10%

発生母地（説）
❶透明中隔（septum pellucidum）に散在している神経細胞より発生するとの説。
❷Monro 孔近傍の側脳室外側壁に接する subependymal germinal matrix cell（上衣下胚芽母細胞）より発生するとの説➡この説が有力。

特徴
❶成人に発生する脳室内腫瘍。
　➡ 脳室壁に沿って鋳型状に発育するので、前後径が最大であることが多い。
❷石灰化や嚢胞（半数以上）を認めることが多い。
❸放射線に感受性が高い。
❹組織学的には、高分化の良性腫瘍。

好発年齢
ほとんどが（80%）、20～40歳。
　思春期以前の年少者と 50 歳以上が少ない。

性別
「性差はない」との報告と、「男性に多い」との報告とがある。

初発症状
❶頭痛が最も多い（60%）。
❷次いで、頭蓋内圧亢進症状（40%）。

症状
❶頭蓋内圧亢進症状が主体。
❷けいれん
❸局所症状は乏しい。

好発部位
❶側脳室前半部が圧倒的に多い（80%）。
　（ⅰ）側脳室壁あるいは透明中隔（両者は、ほぼ同等の発生率）。
　（ⅱ）第 3 脳室に伸展する例も 1/4 程度ある。
　（ⅲ）側脳室では、左側に多い（Eng ら, 1997）。
❷第 3 脳室のみに発生するのは稀（5%未満）。

脳血管造影
❶腫瘍陰影は認められないことが多い。
❷腫瘍陰影が認められる場合の腫瘍への血行供給
　（ⅰ）内側および外側レンズ核線条体動脈（medial and lateral lenticulostriate artery）
　（ⅱ）前および後視床穿通動脈（anterior and posterior thalamoperforating artery）

（ⅲ）視床膝状体動脈(thalamogeniculate artery)
（ⅳ）前および後脈絡叢動脈(anterior and posterior choroidal artery)

エックス線 CT

❶単純 CT（図 25-A）
（ⅰ）等～軽度高吸収域
（ⅱ）水頭症の所見。
（ⅲ）周囲に脳浮腫像は認めない
（ⅳ）石灰化を 50～60％に認める。
　　　└→点在性で散在性が多い。
（ⅴ）小嚢胞を 65～70％に認める。
❷造影 CT（図 25-B）；不均質に、軽度増強される。

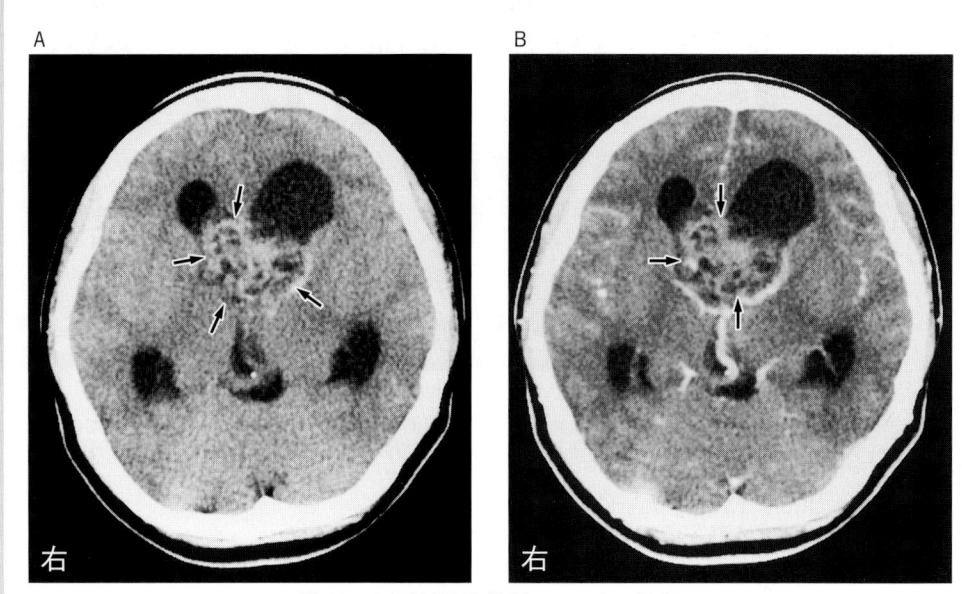

図 25. 中枢性神経細胞腫のエックス線 CT
A（単純 CT）；Monro 孔付近に軽度高吸収域と低吸収域の混合吸収域を認める(→)。
B（造影 CT）；本症例では、腫瘍本体はほとんど増強されない(→)。

MRI ❶単純 MRI(図 26-A)
　　　（ⅰ）不均質な混合信号のことが多く、'soap bubble' と形容される。
　　　（ⅱ）T1、T2強調画像とも、等〜軽度高信号を示す傾向がある。
　　　　　➡腫瘍血管が多い場合には、flow void の所見がみられる。
❷造影 MRI(図 26-B)；不均質に、軽度増強される。

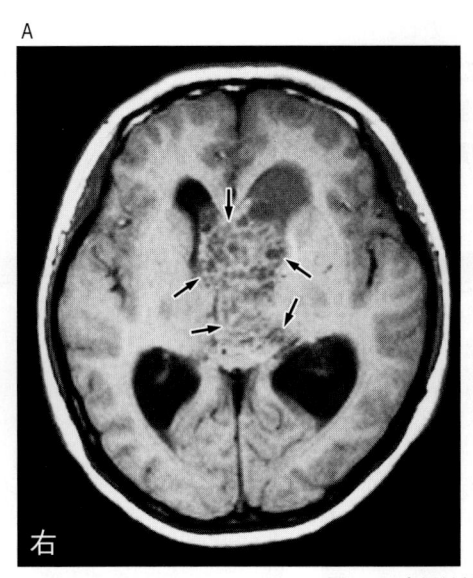

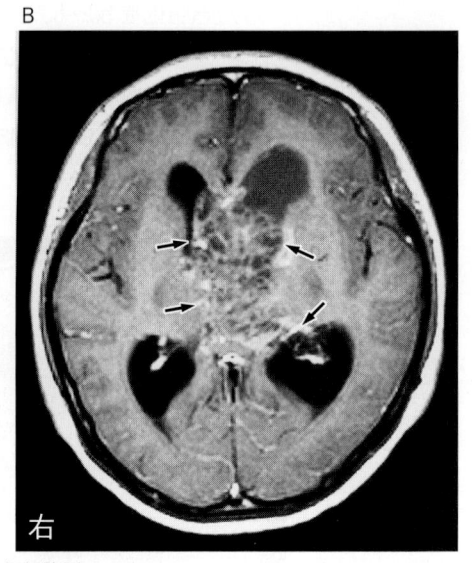

図 26．中枢性神経細胞腫の MRI
A（単純 MRI）；T1強調画像で Monro 孔付近に混合信号域を認める(→)。
B（造影 MRI）；ごく軽度増強される(→)。

鑑別診断　上衣腫との鑑別は、画像上困難。
治療　❶外科的治療➡手術による全摘出。
❷標準的放射線治療
　　（ⅰ）放射性感受性が高い。
　　（ⅱ）術後照射については意見の一致をみていないが、一般に
　　　　ⓐ術後、腫瘍の残存例や再発例に対して放射線治療。
　　　　　➡腫瘍の縮小は、亜全摘出例で放射線照射後 6 カ月〜2 年目にかけて始まる。
　　　　ⓑ全摘出例に対しては不要。
❸γ-knife
　　➡亜全摘出例および再発例での縮小率(追跡期間；12〜99 カ月)；48〜81%
　　　　　　　　　　　　　　　　　　　　　　　　　　(Cobery ら，2001)

病理学的所見　❶肉眼的所見
（ⅰ）脳室壁に付着部をもつ。
（ⅱ）脳室内に発育する充実性腫瘍。
（ⅲ）周囲組織への浸潤は少ない。

❷組織学的所見
　（ⅰ）小型の均一な腫瘍細胞が敷石状に配列する。
　（ⅱ）乏突起膠腫類似の**蜂巣状構造(honeycomb appearance)**を示す。
　（ⅲ）血管周囲性偽ロゼットを認める。
　　　ⓐしたがって、上衣腫(ependymoma)に似る。
　　　ⓑNeuroblastoma(神経芽腫)に特徴的な Homer Wright rosette(186頁)を認める頻度は少ない。
　（ⅳ）無細胞と無核の線維状構造が島状に存在する**好酸性線維性無細胞野が特徴**(峯浦, 2000)。
　（ⅴ）しばしば石灰沈着や小嚢胞を認める。
❸WHO grade Ⅱ
❹電子顕微鏡所見
　（ⅰ）成熟シナプスの存在。
　（ⅱ）microtubule(微小管)、神経突起やシナプス前後の dense-core vesicle や clear vesicle など神経分泌小胞の存在。

免疫組織化学的所見
❶synaptophysin；陽性
❷NSE(neuron-specific enolase)；陽性
❸NFP(neurofilament protein)；陰性のことが多い。
❹GFAP；陰性のことが多い。
❺vimentin；陰性

MIB-1 陽性率
ほとんどが 1%以下で、低い(峯浦, 2000)。

予後因子(峯浦, 2000)
❶高齢者；予後不良
❷MIB-1 が 2%以上の症例；再発率が高い。

予後
❶一般に良好。
❷5年生存率
　（ⅰ）全体；80～90%
　　　➡腫瘍摘出度に依存する(全摘出例は亜全摘出例よりよい)。
　（ⅱ）亜全摘出例(峯浦, 2000)
　　　　➡放射線治療併用例で88%、非併用例で71%

❽胎児性腫瘍 Embryonal tumors

1．総説

定義　神経上皮以前の発生段階にある未分化な細胞より発生する腫瘍をいう。
分類　❶髄上皮腫(medulloepithelioma)(406頁)
　　　❷神経芽腫(neuroblastoma)
　　　　〔亜型〕神経節芽腫(gangalioneuroblastoma)
　　　❸上衣芽腫(ependymoblastoma)(405頁)
　　　❹原始神経外胚葉性腫瘍(primitive neuroectodermal tumours；PNETs)
　　　　（ⅰ）髄芽腫(medulloblastoma)
　　　　　　ⓐ亜型
　　　　　　　㋐線維形成性髄芽腫(desmoplastic medulloblastoma)
　　　　　　　㋑髄芽筋芽腫(medullomyoblastoma)
　　　　　　　㋒メラニン性髄芽腫(melanotic medulloblastoma)
　　　　　　ⓑ胎児性腫瘍の中で最も頻度の高い腫瘍。
　　　　（ⅱ）大脳あるいは脊髄のPNET(cerebral or spinal PNETs)
悪性度　❶すべて高い悪性度を示す。
　　　　❷WHO grade Ⅳ

2．髄芽腫 Medulloblastoma

定義・概念　❶神経管を構成する原始髄上皮に類似の構造を有する腫瘍をいう。
　　　　　　❷WHO分類では、胎児性腫瘍の中の原始神経外胚葉性腫瘍(PNETs)に含まれる。
　　　　　　❸小脳に発生するPNETである。
頻度
(日本脳腫瘍全国集計, vol.11, 2003)
　❶全体；原発性脳腫瘍の1.2％
　❷小児；小児原発性脳腫瘍の11.9％で、星細胞腫に次いで第2位。
特徴　❶小児の代表的な悪性腫瘍。
　　　❷放射線・化学療法への感受性が比較的高い。
　　　❸症状の発現が速い。
　　　❹**髄腔内播種**の頻度が高い(19％)(図27-A、B)。
　　　❺組織型
　　　　（ⅰ）小児の小脳虫部発生例では、古典的な髄芽腫が大多数。
　　　　（ⅱ）成人の小脳半球発生例では、**線維形成性髄芽腫**(desmoplastic medulloblastoma(403頁)が多い。

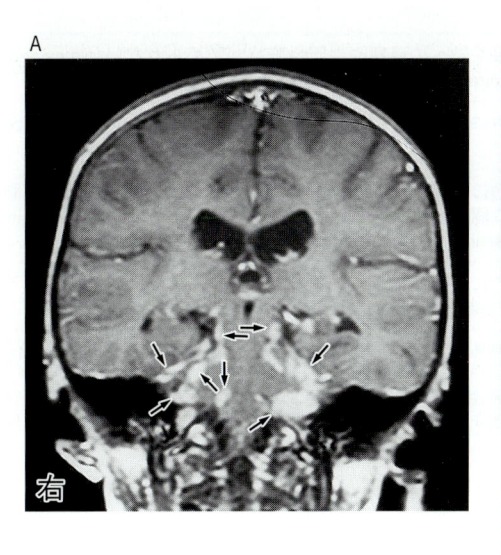

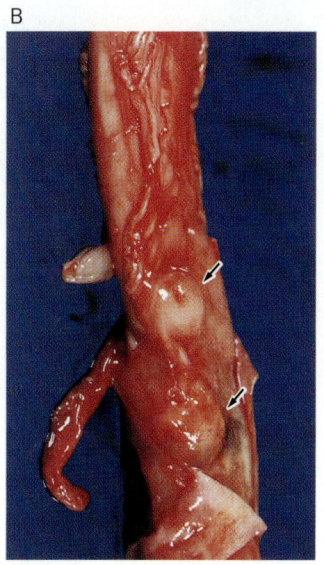

図 27．髄芽腫の髄腔内播種例
A（造影 MRI 冠状断像）；頭蓋内くも膜下腔に多数の増強される部分を認める（→）。
B（剖検例）；脊髄に結節状の腫瘤（播種）を認める（→）。

発生起源（説）	❶胎生期の第 4 脳室天蓋にある未分化細胞（神経上皮 neuroepithelium）より発生するとの説。 ❷小脳の外顆粒層細胞（胎生期から生後約 1 年まで残存）が腫瘍化するとの説。
遺伝子	染色体 17 番短腕に（17 p）、髄芽腫の発生に関与する癌抑制遺伝子の存在が示唆されている。
病期分類（表 19）	表 19．髄芽腫の病期分類（Chang ら，1969 より引用・翻訳）

病期 (staging)		
T_1		腫瘍の直径は 3 cm 未満。腫瘍は小脳虫部および第 4 脳室天蓋の中心部に限局し、小脳半球に認めることは稀（Tumor less than 3 cm in diameter and limited to the classic midline position in the vermis, the roof of the fourth ventricle, and less frequently to the cerebellar hemisphere）。
T_2		腫瘍の直径は 3 cm 以上。腫瘍は 1 カ所の周辺構造へ浸潤しているか、あるいは第 4 脳室を一部充満している（Tumor more than 3 cm in diameter, further invading one adjacent structure or partially filling the fourth ventricle）。
T_3		T_{3a} と T_{3b} に細分類される（It may be subdivided into T_{3a} and T_{3b}）。
	T_{3a}	腫瘍は 2 つの近接組織へ浸潤しているか、あるいは中脳水道、マジャンディー孔やルシュカ孔への伸展を伴って第 4 脳室を完全に充満している。したがって著明な水頭症を認める（Tumor further invading two adjacent structures or completely filling the fourth ventricle with extension into the aqueduct of Sylvius, foramen of Magendie, or foramen of Luschka, thus producing marked internal hydrocephalus）。
	T_{3b}	腫瘍は第 4 脳室底あるいは脳幹部から発生し、第 4 脳室を充満している（Tumor arising from the floor of the fourth ventricle or brain stem and filling the fourth ventricle）。
T_4		腫瘍は中脳水道を経て第 3 脳室や中脳へ拡がっているか、あるいは上位頸髄へ伸展している（Tumor further spreading through the aqueduct of Sylvius to involve the third ventricle or midbrain, or tumor extending to the upper cervical cord）。

M_0	くも膜下腔への播種や血行性転移が認められない(No evidence of gross subarachnoid or hematogenous metastasis)。
M_1	髄液中に光顕上腫瘍細胞が認められる(Microscopic tumor cells found in cerebrospinal fluid)。
M_2	肉眼的にわかる結節性の播種が小脳および大脳のくも膜下腔、あるいは第3脳室や側脳室に認められる(Gross nodular seedings demonstrated in the cerebellar, cerebral subarachnoid space, or in the third or lateral ventricle)。
M_3	肉眼的にわかる結節性の播種が脊髄くも膜下腔に認められる(Gross nodular seeding in spinal subarachnoid space)。
M_4	神経管外(中枢神経外)転移を認める(Extraneuroaxial metastasis)。

T；原発性腫瘍で、腫瘍の大きさおよび浸潤程度により T_1、T_2、T_3、および T_4 に再分類する。
M；転移を表す。転移の程度により M_0、M_1、M_2、M_3、および M_4 に再分類する。

好発年齢(日本脳腫瘍全国集計, vol. 11, 2003)
ほとんどが(86%)、14歳以下の小児。
❶5～9歳に最も多い(33.4%)。
❷次いで、10～14歳(20.3%)。

性別
男児に多い(男児：女児＝1.6：1)(日本脳腫瘍全国集計, vol. 11, 2003)。

好発部位
❶小脳虫部に圧倒的に多い(70.5%)。
❷次いで、第4脳室(16.8%)、小脳半球(8.0%)の順(日本脳腫瘍全国集計, vol. 11, 2003)。
❸年齢が長じるに従って、小脳半球に発生する割合が高くなる。
❹成人では、小脳半球に生じるものが多い(Koci ら, 1993)。

症状
❶小脳症状
❷頭蓋内圧亢進症状

椎骨動脈造影
主要な流入動脈は、後下小脳動脈(PICA)の脈絡叢枝。

エックス線CT
❶単純CT(図28)
　(ⅰ)均質な高吸収域のことが多い(60～70%)。
　　➡30%が等吸収域。
　(ⅱ)腫瘍前縁に、第4脳室内の髄液を示す低吸収域を認める。
　(ⅲ)嚢胞形成を17～38%の頻度で認める。
　(ⅳ)水頭症の所見を認めることが多い(75%)。
❷造影CT；比較的均質に、中等度に増強される。

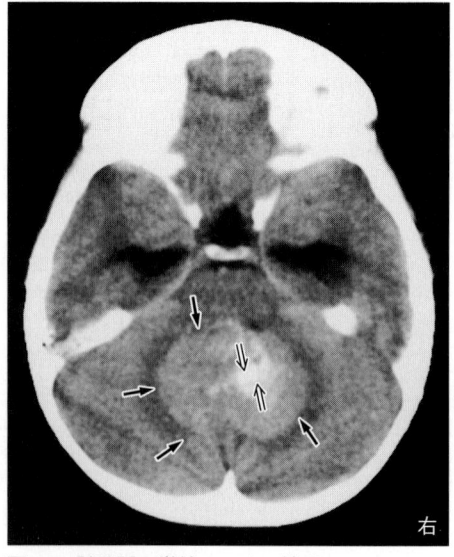

図 28. 髄芽腫の単純エックス線CT
小脳正中部に等吸収域(→)とその内部に高吸収域(⇒)を認める。

MRI ❶単純 MRI（図 29-A）
　（ⅰ）T1強調画像；低信号が多い。
　（ⅱ）T2強調画像；等〜高信号
　（ⅲ）プロトン密度強調画像；高信号
❷造影 MRI*（図 29-B）；やや不均質に増強される。
❸矢状断像（図 29-B）
　➡腫瘍の主座は第4脳室下半部であるので、第4脳室上部と中脳水道の拡大を伴うことが多く、この所見は矢状断像で観察できる。
❹拡散強調画像（DWI）；髄芽腫は高信号となり、上衣腫と鑑別可能。

―――――――――――――――――――――――（チョット役に立つお話）―

*【髄芽腫の造影 MRI について】
髄芽腫の造影 MRI 所見については、成書には「均質に、中等度造影される」と記載されているが、荒川らの報告(2003)によると以下のごとくである。
①造影所見
　㋑著明に増強される群；37.5%
　㋺中等度増強群；30%
　㋩軽度増強群；25%
　㋥増強されない群；7.5%
であり、増強効果の弱い例や増強されない例が意外と多い（2群を合わせて32.5%）と報告している。
②古典的髄芽腫と線維形成性髄芽腫との間には、造影程度の差はない。

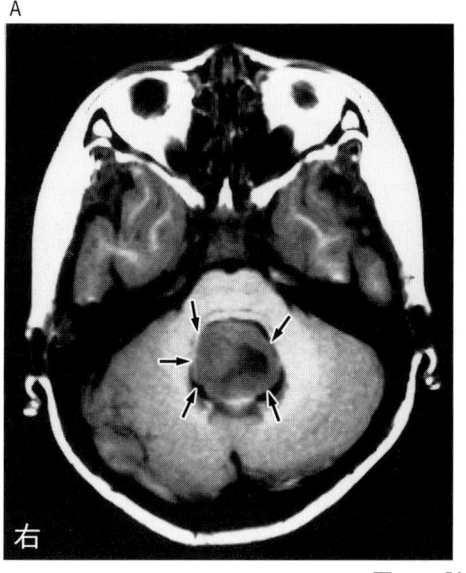

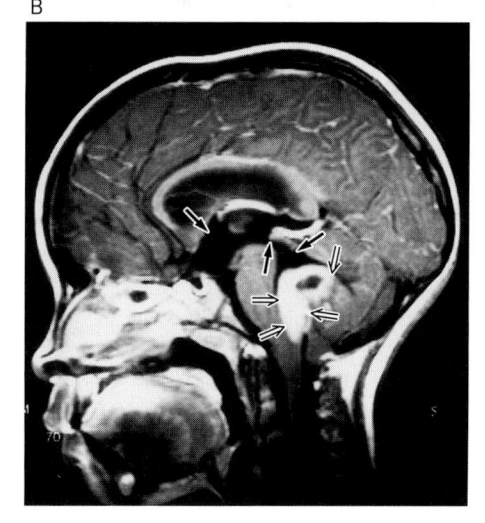

図 29. 髄芽腫の MRI

A（単純 MRI 水平断像）；T1強調画像で第4脳室内に低信号域を認める（→）。
B（造影 MRI 矢状断像）；腫瘤はほぼ均質に増強される（⇒）。また、第4脳室上部、中脳水道および第3脳室の拡大が明瞭に描出されている（→）。

|鑑別診断|❶上衣腫（169頁の表17参照）
❷脈絡叢乳頭腫（173頁）
❸充実性の星細胞腫
|治療|❶手術的治療
　（ⅰ）腫瘍摘出術；可能な限り腫瘍を摘出する。
　（ⅱ）水頭症合併例では、脳室・腹腔吻合術。
❷放射線治療（全脳・全脊髄照射）
　（ⅰ）全脳と全脊髄に30〜40 Gy、後頭蓋窩に20〜30 Gyを追加（総量50〜60 Gy）。
　（ⅱ）乳幼児（3歳未満）では放射線治療の時期を遅らせ、化学療法を先行させる。
　　　📖放射線照射による精神知能発達遅延を防止するため。
❸化学療法；vincristine、procarbazine、cisplatinやetopsideなど。
|病理学的所見|❶肉眼的所見
　（ⅰ）灰白色または暗赤色の腫瘍で、軟らかく脆い。
　（ⅱ）境界明瞭で、被膜はもたない。
　（ⅲ）石灰化の頻度は低い（6〜15％）。
❷組織学的所見（図30）
　（ⅰ）細胞密度が極めて高い。
　（ⅱ）細胞質の極めて乏しい小円形の細胞。
　（ⅲ）核はクロマチンに富み、分裂像を認める。
　（ⅳ）ロゼット（rosette）
　　　ⓐ血管周囲性偽ロゼット（perivascular pseudorosette）はしばしばみられる。
　　　ⓑ Homer Wight rosetteがみられることもある（40％）。
　　　　㋐Homer Wright rosetteとは、ロゼットの中心に管腔がなく、花冠状に並んだ
　　　　　腫瘍細胞がその突起を花冠の中心に向かって伸ばしている細胞配列をいう。
　　　　㋑未分化な神経細胞系の腫瘍に観察される。
　（ⅴ）血管内皮細胞の増生は認めない。
❸WHO grade Ⅳ

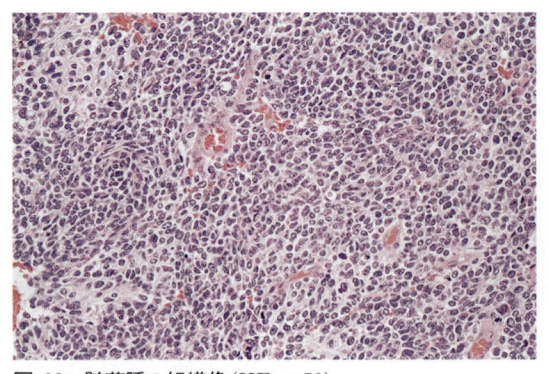

図 30．髄芽腫の組織像（HE、×50）

免疫組織化学的所見	❶synaptophysin；陽性 ❷neurofilament；陽性 ❸NSE；陽性 ❹GFAP；陽性
予後	❶5年生存率；50〜60% ❷本邦における5年生存率（表20） 　（ⅰ）全摘出例；67% 　（ⅱ）手術＋術後放射線治療例；40〜50%

表 20. 髄芽腫の5年累積生存率（日本脳腫瘍全国集計，vol.11，2003 より作成）

手術例	全摘出群	亜全摘出群（95%摘出）	部分摘出群		生検術あるいは部分摘出群
			（75%摘出）	（50%摘出）	
	66.5%	42.1%	33.5%	50.3%	53.1%
手術±放射線治療	≧95%摘出群		50〜75%摘出群		全症例	
	手術のみ	手術＋放射線治療	手術のみ	手術＋放射線治療	手術単独群	手術＋放射線治療群
	45.4%	51.8%	27.6%	41.1%	39.5%	47.7%
化学療法例	5 FU または Tegafur 投与群	Methotrexate 投与群	ACNU 投与群	ACNU＋Vincristine 投与群	未投与群
	51.9%	44.9%	48.5%	53.8%	43.0%

予後不良因子	❶治療開始時年齢が3歳以下。 ❷術後の残存腫瘍が $1.5\,cm^2$ 以上。 ❸Chang らの分類（表19）で M_1 stage 以上。 ❹治療時に髄腔内播種をきたしている症例。
関連遺伝子	❶c-myc ❷染色体17番長腕（17 q）
再発	❶局所再発率；50〜70% ❷再発までの期間 　（ⅰ）初回手術より1年（中央値）。 　（ⅱ）大多数が2年以内に再発。 ❸再発部位；後頭蓋窩に最も多い。 　　成人例では、再発は原発部位よりも遠位の中枢神経系に生じやすいとされている。 ❹再発後の余命；1年以内（中央値）
神経管外転移 (Kleinman ら, 1981)	❶頻度；5%と稀。 ❷転移部位 　（ⅰ）骨転移が最も多い（剖検例の頻度；82%）。 　　ⓐ骨盤が最も多い。 　　　剖検例では脊椎骨が最も多く、次いで骨盤。

　　　　　ⓑ次いで、大腿骨＞脊椎骨＞肋骨。
　　（ⅱ）次いで、リンパ節転移（65％）。
　　　　　➡頸部リンパ節が最も多く、次いで腹腔内リンパ節。
　　（ⅲ）内臓（40％）
　　　　　➡ほとんどが骨転移を伴っている。
　　　　ⓐ肝臓が最も多い。
　　　　ⓑ次いで、肺＞膵臓の順。
　　　　　☝肺への転移はシャント術例に多く、非シャント術例の3～4倍。
❸症状➡疼痛が最も多い。
❹骨のエックス線単純撮影
　　➡骨増殖像を呈することが多い（骨増殖像は融解像の2倍）。

関連症候群　Gorlin-Goltz 症候群（56頁）
☝髄芽腫全体の1.2％にGorlin-Goltz症候群を合併する。

【楽々講座】　　　　　【3歳未満の小児の髄芽腫】

①頻度（2歳以下）；全髄芽腫の19.1％（日本脳腫瘍全国集計, vol.11, 2003）。
②治療；3歳未満の症例には化学療法を先行し、照射は3歳を過ぎてから行う。
③予後
　①5歳以上の小児より不良。
　②2歳以下の症例
　　❶1年生存率；20～30％
　　❷5年生存率；18％以下
　　❸生存期間中央値；21ヵ月

【成人の髄芽腫 Adult medulloblastoma】

①頻度（日本脳腫瘍全国集計, vol.11, 2003）
　①15歳以上の発生頻度；髄芽腫全体の14.2％
　②20歳以上；7.3％
　③50歳以上；極めて稀（0.9％）
②発生起源（説）；外顆粒層から発生するとされている。
③好発年齢（15歳以上）（日本脳腫瘍全国集計, vol.11, 2003）
　①15～19歳が最も多い。
　②以下、20～24歳＞25～29歳。
④性別（15歳以上）；男性：女性＝1.4：1で、男性に多い（日本脳腫瘍全国集計, vol.11, 2003）。
⑤好発部位
　①小脳半球に多い（50～70％）。
　②外側で、背側面に多い。
⑥ほとんどが限局型である。
⑦エックス線CT
　①単純CT
　　❶ほとんどが（80～90％）、高吸収域。
　　❷囊胞や壊死による低吸収域を認めることが多い（80％）。
　　❸石灰化を半数に認める。
　②造影CT；軽度増強される。
⑧MRI
　①単純MRI
　　❶T1強調画像；低信号のことが多い。
　　❷T2強調画像；高信号のことが多い。
　②造影MRI；増強される。
⑨組織型
　①classical typeが多い（70％）。

　　　　②desmoplastic type（線維形成型）（30～50%）
　　　　　➡小児例と比べると desmoplastic type が多い（小児では約 20%）。
　　⑩予後
　　　　①生存率；小児例と変わらないとされているが、小児例よりよいとの報告もある
　　　　　（Abacioglu ら，2002）。
　　　　②成人女性例は、男性例より生存期間が長い（Maleci ら，1992）。
　　⑪再発；半数が 2 年以後に再発。
　　　　📖小児例では、大多数が 2 年以内に再発。
　　⑫神経管外転移（Rochkind ら，1991）
　　　　①頻度；7.1%
　　　　②転移部位
　　　　　❶骨が最も多い（77%）➡小児でも骨が最も多い（78%）。
　　　　　❷次いで、リンパ節（33%）。
　　　　　❸以下、肺（17%）＞筋肉（13%）の順。
　　　　③転移発見後からの生存期間；9.5 カ月（Rochkind ら，1991）。

3．大脳の原始神経外胚葉性腫瘍
Cerebral primitive neuroectodermal tumor (cerebral PNET)

定義 大脳半球に発生する未分化な腫瘍のうち、髄芽腫や松果体芽腫などの旧知の未分化腫瘍群のいずれにも属さないものをいう。

頻度 ❶原発性脳腫瘍の 1% 以下。

❷大脳半球腫瘍の 2～3%

特徴 ❶小児の大脳半球に発生する。

❷髄腔内播種をきたしやすい。

❸極めて悪性度が高い。

好発年齢 ❶5 歳以下に好発する。

❷ほとんどが（80%）、10 歳以下。

➡新生児や乳幼児にも好発する（生後 2 カ月以内の脳腫瘍の 18% を占める）。

性別 性差はない。

症状 ❶頭蓋内圧亢進症状（頭痛、頭囲拡大など）

❷けいれん

好発部位 ❶ほとんどが（75%）、大脳半球の皮質下に発生する。

➡皮質下から深部の基底核や視床、すなわち側脳室に近接した領域に伸展する傾向がある。

（ⅰ）前頭葉が最も多い。

（ⅱ）次いで、頭頂葉、側頭葉。

❷時に、脳梁、側脳室や視床下部に発生。

❸多発は稀。

脳血管造影 ❶腫瘍陰影を半数に認める。

❷無血管野（avascular area）；24%

❸異常血管；24%

| エックス線CT
（図31） | ❶単純CT
（ⅰ）高吸収域を示す傾向があるが、等吸収域と高吸収域との混在が最も多い（80％）。
（ⅱ）半数に、壊死や囊胞による低吸収域を認める。
（ⅲ）石灰化は60％に認める。
（ⅳ）脳浮腫像は乏しい。
❷造影CT；実質部は均質に増強される。

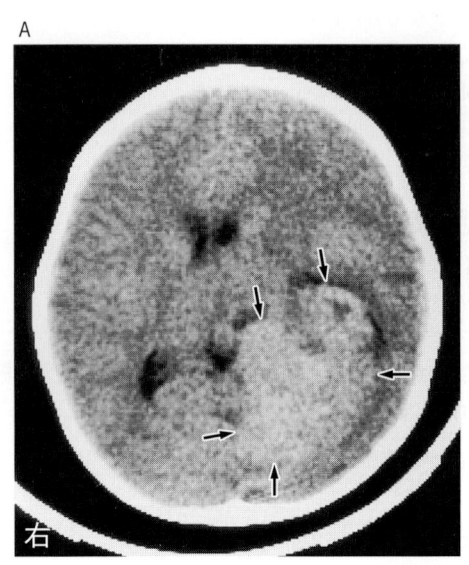

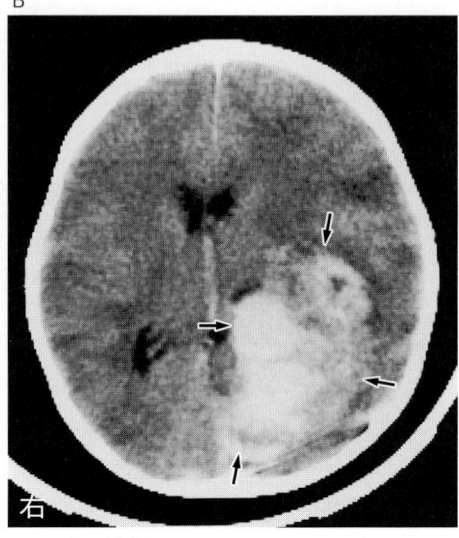

図31．大脳PNETのエックス線CT
A（単純CT）；左後頭葉に軽度高吸収域を認める（→）。
B（造影CT）；ほぼ均質に増強される（→）。 |
| --- | --- |
| MRI | ❶単純MRI
（ⅰ）T1強調画像
　　ⓐ低信号と高信号の混合信号。
　　ⓑ充実性部分は軽度低信号。
（ⅱ）T2強調画像；低信号と高信号の混合信号。
❷造影MRI；軽度から中等度に増強される。 |
| 治療 | ❶手術
❷放射線治療
（ⅰ）全脳・全脊髄
（ⅱ）3歳以下の患児では、化学療法を先行させる。
❸化学療法 |
| 病理学的所見 | ❶肉眼的所見
（ⅰ）境界は明瞭。
（ⅱ）圧排性（expansive）に発育する。
　　➡組織学的には浸潤性（invasive）。
（ⅲ）腫瘍内に出血（8％）、壊死や囊胞（半数）を認める。 |

　　　　　　（ⅳ）髄腔内播種をきたしやすい。
　　　　❷組織学的所見
　　　　　（ⅰ）極めて未分化な小型の円形細胞が密に増殖している。
　　　　　（ⅱ）異型性、壊死巣や核分裂像などの悪性所見に富む。
予後　❶全体；5年生存率は30％
　　　❷年代別（平均生存期間）
　　　　（ⅰ）乳幼児；7〜10カ月
　　　　（ⅱ）成人；2年

4．脳原発性神経芽腫 Primary cerebral neuroblastoma

定義　最も未熟な形態である神経芽細胞（neuroblast）より発生する脳原発のものをいう。
頻度　❶原発性脳腫瘍の0.1％と稀（日本脳腫瘍全国集計，vol. 11, 2003）。
　　　❷生後2カ月以内に発生する先天性脳腫瘍の中では20％を占める。
特徴　❶巨大、かつ分葉状の腫瘍である。
　　　❷境界明瞭で、硬い腫瘍。
　　　❸半数に、嚢胞を伴う。
　　　❹しばしば石灰化、出血や壊死巣を認める。
　　　❺髄腔内播種の頻度が高い（40％）。
好発年齢　❶5〜9歳にピーク（12.0％）（日本脳腫瘍全国集計，vol. 11, 2003）。
　　　❷次いで、0歳、25〜29歳、35〜39歳と55〜59歳（各8.0％）。
性別　男性に多い（男性：女性＝1.5：1）（日本脳腫瘍全国集計，vol. 11, 2003）。
好発部位　❶大脳半球のどの部位にも発生するが、
　　　　　（ⅰ）前頭葉や頭頂葉に多い。
　　　　　　➡深部白質（脳室近傍）に好発する。
　　　　　（ⅱ）左側にやや多い。
　　　❷第3脳室底も比較的好発部位。
症状　❶頭蓋内圧亢進症状
　　　❷発生部位の局所症状。
尿所見　脳原発例では、catecholamineとその代謝産物（vanillyl mandelic acid＝VMAやhomovanillic acid＝HVA）の異常増加を認めることはほとんどない。
脳血管造影　❶通常、無血管野で圧排効果（mass effect）のみ。
　　　❷時に、血管陰影を認める。
エックス線CT　❶単純CT
　　　　　（ⅰ）低〜等吸収域
　　　　　（ⅱ）石灰化を半数に認める。
　　　❷造影CT；ほぼ均質に増強される。
MRI　❶単純MRI
　　　（ⅰ）T1強調画像；低〜等信号

　　　　　　　　　（ⅱ）T2強調画像；高信号
　　　　　　　❷造影MRI；不均質に増強される。
　　治療　　❶外科的治療；壁在結節を有するものでは全摘出可能。
　　　　　　　❷放射線治療
　　　　　　　　（ⅰ）術後、局所照射（全摘出例に対しても）。
　　　　　　　　（ⅱ）髄液細胞診で陽性の場合➡全脳・全脊髄照射
　　　　　　　❸化学療法；残存腫瘍がある場合には、放射線治療後に化学療法を施行。
病理学的所見　❶肉眼的所見
　　　　　　　　（ⅰ）囊胞と充実性とが半々に認める。
　　　　　　　　　　　➡囊胞壁には1～数個の結節（mural nodule）を認める。
　　　　　　　　（ⅱ）しばしば壊死巣や出血巣を認める。
　　　　　　　❷組織学的所見
　　　　　　　　（ⅰ）腫瘍細胞は未熟な小型の円形細胞で、密に増殖している。
　　　　　　　　（ⅱ）分裂像も多くみられる。
　　　　　　　　（ⅲ）成熟した神経細胞への分化もみられる。
　　　　　　　　（ⅳ）間質の所見（結合織の量や分布）より3型に分類される(Hortenら、1976)。
　　　　　　　　　　ⓐ古典型 Classical type
　　　　　　　　　　　㋐線維性間質は最も乏しいもので、血管周囲のみにみられる。
　　　　　　　　　　　㋑Homer Wright rosette（186頁）が多くみられる。
　　　　　　　　　　　㋒**神経細胞**がよくみられる。
　　　　　　　　　　ⓑ線維形成型 Desmoplastic type
　　　　　　　　　　　㋐線維性間質は最も多くみられる。
　　　　　　　　　　　㋑Homer Wright rosette はわずかしかみられない。
　　　　　　　　　　ⓒ移行型 Transitional type
　　　　　　　　　　　㋐ⓐとⓑとの中間型。
　　　　　　　　　　　㋑中等度に発達した線維性間質により、腫瘍は小葉に分画されている。
免疫組織化学的所見　❶synaptophysin；陽性
　　　　　　　❷NSE（neuron specific enolase）；陽性
　　予後　　❶一般に、不良。
　　　　　　　❷成熟した神経細胞への分化がみられる場合には、比較的よい。
　再発率　　40%（6カ月～7年の追跡期間）
髄腔内播種　40%の頻度。
神経管外転移　頸部リンパ節や肺。

❾髄膜腫 Meningioma

1．総説

定義・概説
❶くも膜表層細胞(arachnoid cap cell)から発生する腫瘍をいう。
❷したがって、通常、くも膜表層細胞が密集して存在するくも膜顆粒やくも膜絨毛が本腫瘍の発生母地となる。
❸髄膜腫は、組織学的にはくも膜腫瘍(arachnoid tumor)であるが、解剖学的にはくも膜を圧排・膨張させる硬膜病変(dural lesion)である(Ciricら, 1993)。
❹硬膜に付着部(dural attachment)を有するものが典型例であるが、時に硬膜に付着部をもたないものもある(420頁)。

頻度
❶原発性脳腫瘍の26.2%(日本脳腫瘍全国集計, vol. 11, 2003)。
❷年間発生頻度(日本脳腫瘍全国集計, vol. 10, 2000)
　(ⅰ)全体；人口10万人に対して3.01人。
　(ⅱ)性別
　　ⓐ男性；人口10万人に対して1.74人。
　　ⓑ女性；人口10万人に対して4.15人。

分類

症状の有無による分類	①無症候性髄膜腫(asymptomatic or incidental meningioma、416頁) 　➡他の疾患や健康診断において、エックス線CTやMRIで偶然発見されたもので、髄膜腫による症状が出現していないものをいう。 ②症候性髄膜腫(symptomatic meningioma) 　➡腫瘍による症状のあるものをいう。
部位による分類	①頭蓋冠髄膜腫(図32) 　➡大脳円蓋部髄膜腫、傍矢状洞髄膜腫や大脳鎌髄膜腫。 ②頭蓋底髄膜腫 　①前頭蓋窩 　　❶嗅溝髄膜腫 　　❷鞍結節部髄膜腫 　②中頭蓋窩 　　❶蝶形骨縁髄膜腫 　　❷海綿静脈洞部髄膜腫 　③後頭蓋窩(posterior fossa meningioma) 　　❶小脳円蓋部髄膜腫(cerebellar convexity meningioma) 　　❷小脳橋角部髄膜腫(cerebello-pontine angle meningioma) 　　❸テント髄膜腫(tentorial meningioma) 　　❹斜台部髄膜腫(clival meningioma) 　　❺大孔髄膜腫(foramen magnum meningioma)
組織学的亜型による分類	➡髄膜皮型および移行型で約70%を占める。 ①髄膜皮型(meningothelial or syncytial type)(図33-A) 　①髄膜腫の基本的な型で、紡錘形や多角形細胞が上皮様に配列している。 　②HE染色で細胞間に境がみられない(細胞同志が合体癒合しているような外観を呈する)ため、**合胞体型**(syncytial type)とも呼ばれる。 　③whorl formation(渦巻き形成)を認める。 　　➡whorl形成とは、 　　❶腫瘍細胞(あるいは正常のくも膜細胞)が自らを包み込むように渦巻き状となる求心性構造をいう。 　　❷その中心部は、腫瘍細胞、血管や膠原線維である。 　　❸石灰化や硝子化が、しばしばみられる。 　　❹whorl全体が石灰化したものをpsammoma body(砂粒状石灰化小体)という。

|組織学的亜型による分類|

　④頻度；38％と最も多い(Rohringerら，1989)
　⑤WHO grade Ⅰ
②線維型(fibrous or fibroblastic type)(図33-B)
　①細長い紡錘形の線維性の腫瘍細胞からなり、柵状に流れて(平行に波打つように)配列しているものをいう。
　②時に、whorl形成やpsammoma bodyがみられる。
　③頻度；7％(Rohringerら，1989)
　④石灰化が認められる。
　⑤WHO grade Ⅰ
③移行型(transitional or mixed type)
　①光顕的に、髄膜皮型と線維型とが共存している組織像を呈するものをいう。
　②細長い細胞質をもつ細胞が多くなり、whorl形成(毛細血管が中心)が顕著で、psammoma bodyもよくみられる。
　③頻度；33％(Rohringerら，1989)
　④石灰化が認められる。
　⑤WHO grade Ⅰ
④砂粒腫型(psammomatous type)
　①多数のpsammoma bodyが出現する髄膜腫をいう。
　　◆石灰化小体であるpsammoma bodyは、硝子様変性の部分に石灰が沈着したものである。
　　◆psammoma bodyはwhorl(渦巻き)状に配列した髄膜腫細胞が石灰化したもので、whorlの中心部にみられる。
　②腫瘍細胞はwhorlを伴う移行型(transitional type)の像を呈することが多い。
　③発育は比較的遅く、長い経過のものにみられ、悪性化は稀。
　④脊髄に発生するものに多くみられる。
　⑤頻度；4％(Rohringerら，1989)
　⑥WHO grade Ⅰ
⑤血管腫型(angiomatous type)
　①典型的な髄膜腫の組織像の中に大小多数の血管を認めるもので、通常、髄膜皮性髄膜腫(meningothelial meningioma)の中の大部分あるいは一部に、非常に豊富な血管増生をみた場合に**血管腫性髄膜腫**と呼ぶ。
　②小血管が多く、血管壁は硝子化していることが多い。
　③whorl形成やpsammoma bodyはみられない。
　④頻度；2％(Rohringerら，1989)
　⑤再発はほとんどない。
　⑥WHO grade Ⅰ
⑥微小嚢胞型(microcystic type)(422頁)
　①髄膜腫細胞間に多数の嚢胞様空隙を認めるものをいう。
　②通常、whorl形成やpsammoma bodyはみられない。
　③WHO grade Ⅰ
⑦分泌型(secretary type)(423頁)
　①PAS(periodic acid-Schiff)陽性の封入体をもつ髄膜腫をいう。
　②封入体は偽砂粒体(pseudopsammoma body)と呼ばれる。
　③WHO grade Ⅰ
⑧リンパ球・形質細胞豊富型(lymphoplasmacyte-rich type)(424頁)
　①リンパ球と形質細胞の浸潤が著明な髄膜腫をいう。
　②リンパ球・形質細胞型(lymphoplasmacyte type)とも呼ばれる。
　③WHO grade Ⅰ
⑨化生型(metaplastic type)(425頁)
　①髄膜皮性や線維性、あるいは移行性髄膜腫が骨、軟骨、粘液様変性や黄色腫様変性などの間葉系への化生を遂げたものをいう。
　②反応性に著明に骨形成を伴うものを骨形成性髄膜腫(osseous meningioma)、軟骨形成を伴うものを軟骨形成性髄膜腫(cartilaginous meningioma)、粘液様変性(myxoid change)が著明なものを類粘液性髄膜腫(myxoid meningioma)という。
　③WHO grade Ⅰ
⑩脊索腫様型(chordoid type)(425頁)
　①脊索腫に類似した組織像を呈するものをいう。
　②WHO grade Ⅱ
⑪明細胞型(clear cell type)(427頁)
　①腫瘍細胞体が明るく抜けている髄膜腫をいう。
　②whorl形成などの髄膜腫の特徴的な所見を欠く。

組織学的亜型による分類	③WHO grade II ⑫**異型型**(atypical type)(428頁) 　①高い分裂能(強拡大10視野あたり4個以上の核分裂像)を有する髄膜腫、または 　②次の所見のうち、3つ以上あるもの。 　　❶配列の特徴がない一様なシート状増殖。 　　❷高い細胞密度。 　　❸核・細胞質比(nuclear-cytoplasmic ratio)の高い小型細胞。 　　❹明瞭な核小体。 　　❺壊死巣 　③WHO grade II ⑬**乳頭状型**(papillary type)(429頁) 　①乳頭状に増殖をするものをいう。 　②小児にみられる。 　③約半数に再発を認め、30%に神経管(頭蓋)外転移を認める。 　④上皮系組織のマーカーで、髄膜腫で陽性のEMA(epithelial membrane antigen)は、このタイプにおいても陽性となる。 　⑤WHO grade III ⑭**ラブドイド型**(rhabdoid type)(430頁) 　①rhabdoid cellへの変化を示す髄膜腫をいう。 　②高い増殖能を示す。 　③WHO grade III ⑮**退形成型**(anaplastic type)(430頁) 　①定義；異型性髄膜腫にみられる異常所見が高度にあり、明らかに悪性の組織学的特徴を示すものをいう。 　②多数の核分裂像(強拡大10視野中20個以上)がみられる。 　③whorl形成などの髄膜腫の基本形態は認められる。 　④生存期間中央値；2年未満 　⑤WHO grade III
組織学的異型性の程度による分類	①良性型(benign type) ②悪性型(malignant type)(411頁) 　①定義；組織学的に異型性を示し、臨床的には増殖が速く、摘出後短期間に再発したり、中枢神経系以外へ遠隔転移するなどの像を示すものをいう。 　②頻度；1.4〜11.1% 　③種類 　　❶異型性髄膜腫(atypical meningioma)(428頁) 　　　➡細胞密度が高く、強拡大10視野あたり4個以上の核分裂像、壊死巣、シート状増殖などを認める髄膜腫をいう。 　　❷退形成髄膜腫(anaplastic meningioma) 　　❸乳頭状髄膜腫(papillary meningioma) 　④血行性に肺や肝臓に転移する。
手術所見による分類 (Salpietroら, 1994)	➡脳と腫瘍との境界面を、顕微鏡手術所見より3型に分類するが、これらのtypeとエックス線CT所見とはよく相関する。 ① smooth type(平滑型) 　①腫瘍と脳との境界は、くも膜下腔により明瞭である。 　②腫瘍の脳からの剥離は容易(顕微鏡使用)。 　③このタイプは、エックス線CTで浮腫を認めないものに対応。 ② transitional type(移行型) 　①しばしば、腫瘍と脳との間に血管が巻き込まれている。 　②くも膜は非常に薄く、腫瘍と極度に癒着している。 　③時に(14%)、軟膜・くも膜の断裂(大脳皮質の破壊)が認められる。 　④顕微鏡による剥離は困難であるが、可能。 　⑤このタイプは、エックス線CTでhalo-like hypodensity(201頁)に対応。 ③ invasive type(浸潤型) 　①腫瘍・脳との境界面を血管が横切っているのが、このタイプの特徴。 　②軟膜は存在するが、ある部分では腫瘍と極端に癒着している。 　③大脳皮質が破壊されている。 　④腫瘍の脳からの顕微鏡による正確な剥離は不可能。 　⑤このタイプは、エックス線CTでfinger-like hypodensity(手指状の低吸収)(201頁)に対応。

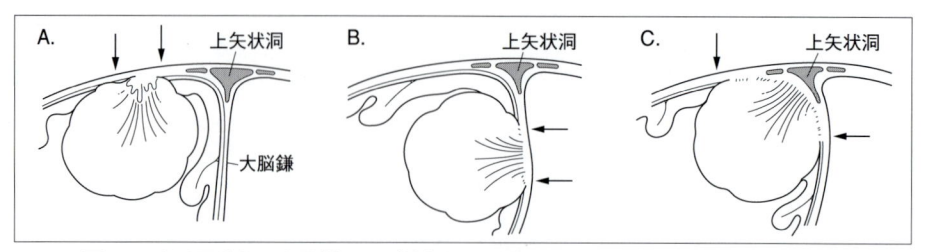

図 32．大脳円蓋部、大脳鎌および傍矢状洞髄膜腫の模式図(Cushing ら，1969．一部改変)

A；大脳円蓋部髄膜腫、B；大脳鎌髄膜腫、C；傍矢状洞髄膜腫。
→は付着部を示す。

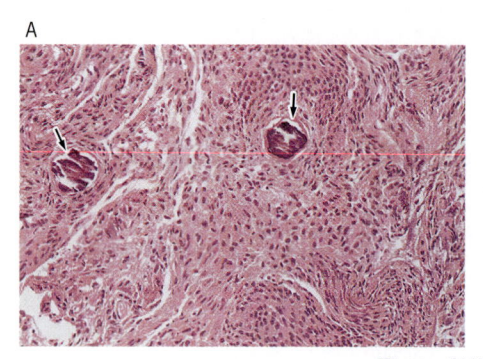

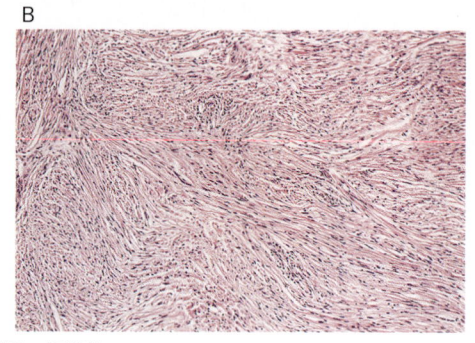

図 33．髄膜腫の組織像

A；Meningothelial type(HE，×50)
・シート状に配列した腫瘍細胞とその一部に whorl 形成がみられる。
・whorl の中心部に丸い石灰化(→)が認められ、psammoma body という。
B；Fibrous type(HE，×25)

好発年齢
(日本脳腫瘍全国集計，vol. 11，2003)

❶基本的には成人の腫瘍。
➡50～69 歳に好発する(55％)。
❷69 歳までは、加齢とともに頻度は増加する。

性別
女性に多い(男性：女性＝1：2.8)(日本脳腫瘍全国集計，vol. 11，2003)。

好発部位と頻度
円蓋部に最も多く、次いで大脳鎌、傍矢状洞、蝶形骨縁、テントの順(**表 21**)。

表 21．本邦における髄膜腫の部位別発生頻度
(日本脳腫瘍全国集計，vol. 11，2003)

発生部位	頻度(％)
1．大脳円蓋部(cerebral convexity)	25.7
（ⅰ）前頭部(frontal)	14.2
（ⅱ）頭頂部(parietal)	6.8
（ⅲ）側頭部(temporal)	2.9
（ⅳ）後頭部(occipital)	1.3
（ⅴ）シルビウス裂(Sylvian fissure)	0.3
2．大脳鎌(falx)	11.6
（ⅰ）前 1/3(anterior 1/3)	5.5
（ⅱ）中 1/3(middle 1/3)	3.3
（ⅲ）後 1/3(posterior 1/3)	2.5

表 21. 続き

3．傍矢状洞(parasagittal)	11.5
（ⅰ）中 1/3(middle 1/3)	5.4
（ⅱ）前 1/3(anterior 1/3)	3.9
（ⅲ）後 1/3(posterior 1/3)	2.1
4．蝶形骨縁(sphenoid ridge)	10.3
（ⅰ）内側 1/3(medial 1/3)	4.6
（ⅱ）外側 1/3(lateral 1/3)	2.8
（ⅲ）中 1/3(middle 1/3)	2.4
5．テント(tentorium)	7.5
6．傍鞍部(parasellar)	7.3
（ⅰ）鞍結節(tuberculum sellae)*	5.5
（ⅱ）蝶形骨平面(plunum sphenoidale)*	1.3
（ⅲ）鞍内(intrasellar)	0.2
7．小脳橋角部(cerebello-pontine angle)	6.3
8．嗅溝(olfactory groove)	3.6
9．中頭蓋窩(middle fossa)	2.5
10．小脳円蓋部(cerebellar convexity)	2.3
11．斜台(clivus)	1.63
12．脳室(ventricle)	1.59
（ⅰ）側脳室(lateral ventricle)	1.4
（ⅱ）第 3 脳室(third ventricle)	0.1
（ⅲ）第 4 脳室(fourth ventricle)	0.1
13．大孔(foramen magnum)	1.1

*（著者註）
1．鞍結節部、視交叉溝あるいは前床突起から発生する髄膜腫を鞍上部髄膜腫(suprasellar meningioma)というが、通常、鞍結節部髄膜腫と蝶形骨平面髄膜腫を併せて鞍上部髄膜腫という。
2．鞍上部髄膜腫(suprasellar meningioma)は、meningioma of anterior chiasmatic angle と呼ばれることもある(Wiggli ら、1975)。

多発性 1〜3%

症状 発生部位により異なる(各部位の髄膜腫を参照)。

一般に、

❶頭蓋内圧亢進症状
　➡局所症状を伴うことも伴わないこともある。
❷局所症状
　➡片麻痺や失語などで、けいれんを伴う場合と伴わない場合とがある。
❸けいれん*(30〜70%)
❹脳神経障害

頭部エックス線
単純・断層撮影
❶血管溝の拡大。
❷石灰化**(3〜10%)
❸頭蓋骨の過骨(hyperostosis)や骨破壊(osteolysis)
　（ⅰ）過骨像
　　　ⓐ頻度；10〜60%

―――――――――――――――――――（チョット役に立つお話）―

＊テント上髄膜腫における"けいれん"(Chozickら, 1996)

①テント上髄膜腫によくみられる症状である（30〜70％）。
　①全身の硬直性・間代性けいれんが最も多い（60％）。
　②次いで、局所性けいれん（37％）。
　③複雑部分発作；8％
②術前、"けいれん"を起こしやすい部位
　①前頭部底部（subfrontal）、頭頂部および錐体部。
　②傍矢状洞（特に中1/3）および円蓋部(Chanら, 1984)。
③髄膜腫摘出後の"けいれん"の消失頻度
　➡術前"けいれん"のみられた患者の44〜62％
④術後、新たに発生する"けいれん"
　①発生頻度
　　➡術前"けいれん"を認めなかった症例の6〜43％
　②発生因子
　　❶亜全摘出例
　　❷異型性髄膜腫（atypical meningioma）
　　❸永続する合併症例
　　❹腫瘍再発例
　　❺多数回手術例
　　❻頭頂部発生例
　　❼術後の水頭症
⑤術前"けいれん"を認めるテント状髄膜腫に対しては、手術によりけいれんを改善させることが可能。

ⓑ過骨像は、鞍結節部髄膜腫や嗅溝髄膜腫のように前頭蓋底に発生するものでは高率に認められる。
ⓒ前頭蓋底正中部の過骨像
　➡2型に分ける(Lee, 1976)。
㋐びまん性（diffuse）
　［亜型（subtype）］
　①亜鈴型
　②一部に透亮像を伴うもの。
　③表面平滑なもの。
㋑軽微なもの（mild）あるいは局在性（localized）
　［亜型（subtype）］
　①鋸歯型
　②一部に透亮像を伴うもの。
ⓓ蝶形骨縁髄膜腫➡ en plaque（216頁）

ⓔ過骨像を呈するものに、再発例は有意に少ない(Olmstedら，1977)。
　　ⓕ反応性および腫瘍性のいずれでも生じる。
　（ⅱ）骨破壊像
　　ⓐ頻度；10～17％
　　ⓑ腫瘍の浸潤による。
　　ⓒ悪性例に多いとされている。
❹Blistering（水疱状骨変化）（30％）（図 34）
　（ⅰ）副鼻腔の含気部（通常、後篩骨洞、時に蝶形骨洞）が火傷の"水ぶくれ"のように、頭蓋内腔へ膨隆（→ herniation）している所見をいう。
　（ⅱ）通常、その部に過骨像（hyperostosis）を伴うので、骨硬化像内へ突出している状態となる（➡過骨像内に泡状の透亮像を認める所見を呈する）。
　（ⅲ）鞍結節部髄膜腫や蝶形骨平面髄膜腫にみられる。

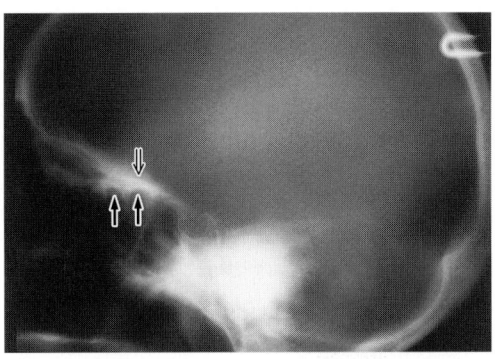

図 34．髄膜腫の頭部エックス線断層撮影（側面像）
(窪田惺著，脳神経外科ビジュアルノート．金原出版，2003 より許可を得て転載)

蝶形骨平面の過骨像（⇒）と、過骨像内へ後篩骨洞が突出している像（→）、すなわち blistering を認める。

――――――――（チョット役に立つお話）――――――――
髄膜腫の頭部エックス線単純撮影における石灰化像(竹内，1973)
➡石灰化の形態より 4 型に分類される。
①第 1 型
　①小石灰沈着巣が不規則に散在し、境界が不鮮明なもの。
　②腫瘍の一部の石灰化を示している。
　③髄膜腫に特徴的な所見ではない。
②第 2 型
　①顆粒状の石灰化像が密に、一様に集合し、あたかも均等な構造を示すようにみえる。
　②境界も鮮明で、辺縁も平滑なため腫瘍全体の形状を捉え得る。
　③髄膜腫にかなり特異的な所見であるが、上衣腫、脈絡叢乳頭腫や頭蓋咽頭腫などにもみられる。

③第 3 型
　ⓐ濃い均等な石灰陰影で、境界も明瞭である。
　ⓑ腫瘍全体の大きさを示している。
　ⓒ石灰量が多いためエックス線は通過しない。
　ⓓ Brain stone(**脳石**)と呼ばれる石灰化像は、この型である。
　ⓔ髄膜腫にかなり特異的な所見であるが、脳出血巣にもみられる。

④第 4 型
　ⓐ曲線状の石灰化像である。
　ⓑ腫瘍の辺縁の一部の石灰化で、被膜の石灰化の場合にみられる。
　ⓒ髄膜腫に特徴的な所見ではない。

脳血管造影
（図 35）

❶基本的には、外頸動脈より栄養されている。
　☞選択的外頸動脈造影が重要。
　（ⅰ）**サンバースト像**（sun-burst appearance）（図 35-A）
　　ⓐ外頸動脈からの栄養血管（通常中硬膜動脈）が、ある一点から腫瘍の中心部へ放散し、放射状に腫瘍が造影される所見をいう。
　　ⓑ輝く太陽の光に似ているので、このように呼ばれる。
　（ⅱ）均等、かつ境界鮮明な腫瘍陰影（tumor stain）（図 35-B）。
　（ⅲ）悪性型では、静脈の早期出現（early venous filling）を認める。

❷側脳室、嗅溝、鞍結節や小脳テントより発生する髄膜腫
　➡内頸動脈の枝より血液供給を受ける（407 頁）。すなわち、
　（ⅰ）側脳室髄膜腫➡脈絡叢動脈
　（ⅱ）嗅溝髄膜腫や鞍結節部髄膜腫➡篩骨動脈（眼動脈の枝）
　（ⅲ）テント髄膜腫➡テント動脈（tentorial artery＝Bernasconi-Cassinari's artery；内頸動脈の枝）

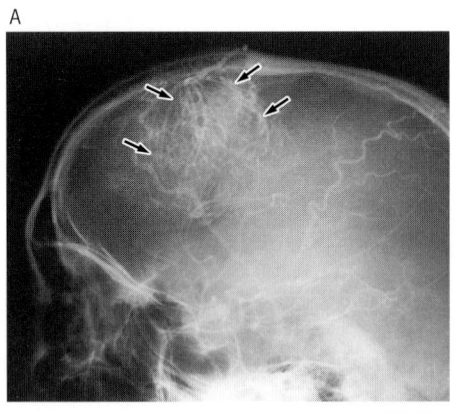

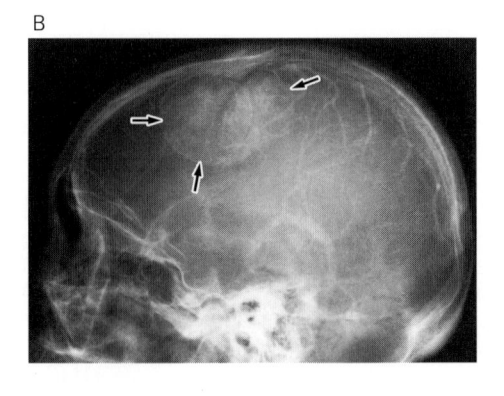

図 35．髄膜腫の脳血管造影（側面像）
(窪田惺著，脳神経外科ビジュアルノート．金原出版，2003 より許可を得て転載)

A；Sunburst appearance（→）
B；静脈相で境界鮮明な腫瘍陰影を認める（→）。

エックス線 CT　髄膜腫の 90％はエックス線 CT により、正確に診断できる。

❶単純 CT（図 36-A）
 （ⅰ）腫瘍部
　　ⓐ高吸収域を呈することが最も多い（60〜70％）。
　　ⓑ等吸収域（20〜30％）
　　ⓒ辺縁明瞭で平滑。
 （ⅱ）White matter buckling sign (George ら, 1980)
　　ⓐ白質が内方へアコーディオン状に圧縮されている所見をいう。
　　　➡白質は正常では葉状を呈しているが、外側に髄外病変が存在すると、その部分の白質は内方へ圧排され（inward compression＝'buckling'）、葉状の形態も消失する（図 37）。
　　ⓑ髄外病変を示す所見である。
　　　㋐髄膜腫の中では、外側の大脳円蓋部髄膜腫に最も高頻度にみられる。
　　　㋑髄外腫瘍では、腫瘍が脳へ直接浸潤していない限り、腫瘍と脳実質との間に灰白質が介在し、灰白質・白質境界部も偏位するだけで破綻はない。
 （ⅲ）石灰化（20〜30％）
 （ⅳ）腫瘍周囲に脳浮腫による低吸収を認める（60〜75％）。
　　ⓐ腫瘍周囲の低吸収は、2 型に分類される(Salpietro ら, 1994)。
　　　㋐perifocal halo-like hypodensity
　　　　➡腫瘍に近接して、かさ状の低吸収域を限局性に認めるもの。
　　　㋑hemispheric finger-like hypodensity
　　　　➡大脳半球に手指状の低吸収域を認めるもの。
　　ⓑ中等度・重度の浮腫像；20〜50％の頻度。
❷造影 CT（図 36-B）
 （ⅰ）腫瘍部は均質、かつ著明に増強される。
 （ⅱ）稀に、腫瘍周囲の脳組織が増強されることがある。

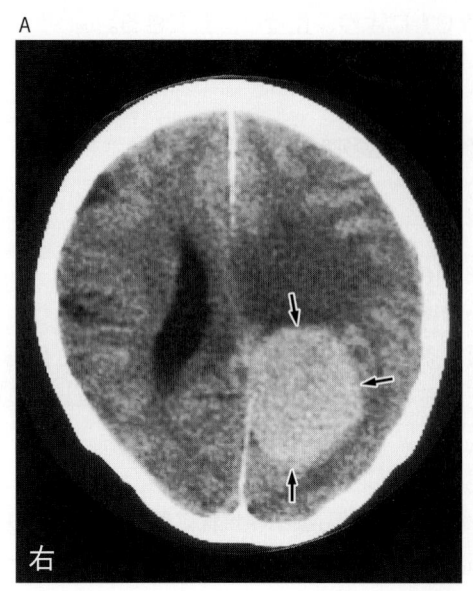

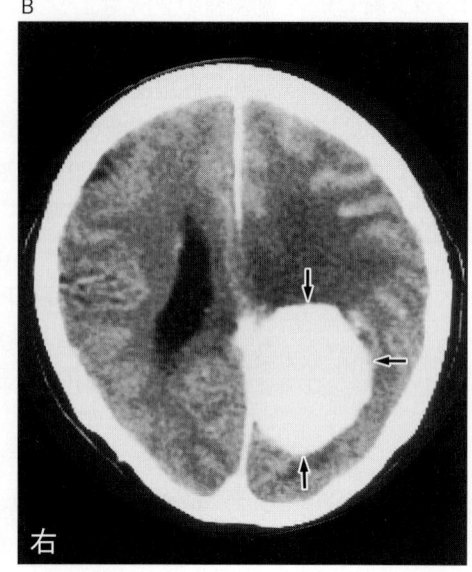

図 36. 髄膜腫のエックス線 CT

A（単純 CT）；左後頭葉に高吸収域を認める（→）。
B（造影 CT）；均質に増強される（→）。

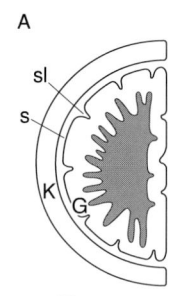

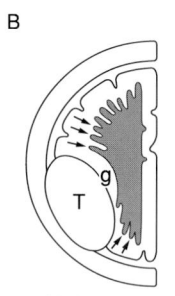

図 37. White matter buckling sign の模式図
(George ら, 1980)

A（正常）；黒い部分は葉状の白質（半卵円中心）で、'やまあらし' の形をしており、灰白質の中にくい込んでいる。
B (white matter bucking sign)
・白質は正常では葉状を呈しているが（→）、外側に髄外病変が存在すると、その部分の白質は内方へ圧排され、葉状の形態も消失する。
・髄外腫瘍（T）では、腫瘍が脳へ直接浸潤していない限り、腫瘍と脳実質との間に灰白質（g）が介在し、灰白質・白質境界部も偏位するだけで破綻はない。
略語；s＝くも膜下腔、sl＝脳溝、K＝頭蓋骨、G、g＝灰白質、T＝腫瘍

MRI			
	単純MRI	T1強調画像	①T1強調画像と増殖能、病理組織所見との相関はないとされている。 ②所見(図38-A) 　①軽度低〜等信号が多い。 　　❶等信号が多い(60〜70%)。 　　❷次いで、軽度低信号(30〜40%)。 　　❸著明な低信号(10%)。 　②腫瘍と脳との境界部に低信号陰影(low intensity band；peritumoral band)が、70%の頻度でみられる。 　　➡このlow intensity bandは、脳実質外腫瘍により拡張した髄液腔、硬膜や軟膜の血管構造を表している。
		T2強調画像	①所見(図38-B) 　①等〜軽度高信号が多い。 　　❶等信号が50〜75%と最も多い。 　　❷次いで高信号(20〜44%)。 　　❸低信号(10〜20%)。 　②腫瘍内部や辺縁に、栄養血管によるflow void(無信号域)を認めることがある。 ②T2信号強度と腫瘍の性質との関係 　①低信号➡線維成分が多い。 　②等信号➡硬い腫瘍のことが多い。 　③高信号(Chenら, 1992) 　　❶血管に富む腫瘍。 　　❷軟らかい腫瘍。 　　❸細胞に異型性がある腫瘍。 　　❹脳への浸潤がみられる腫瘍。 ③T2信号強度と増殖能との関係 　➡低信号を呈するものは、増殖能は低い(Nakasuら, 1995)。 ④T2信号強度と組織型との関係(Elsterら, 1989) 　➡75%以上で相関する。 　①著明な低信号➡線維型(fibrous type)あるいは移行型(transitional type)の要素からなる。 　②著明な高信号➡髄膜皮型(meningothelial type)あるいは血管腫型(angiomatous type)の要素からなる。
		〔CSF cleft sign (Sheporaitisら, 1992)〕	①MRI T1強調画像での腫瘍周囲の低吸収縁(low-intensity rim)をいう(図38-A)。 ②これは、腫瘍と脳実質との間に介在する髄液腔、すなわち腫瘍を取り囲む髄液腔である。 ③単純CTのwhite matter buckling signとともに、髄外病変を示す所見。
	造影MRI		①著明、均質に増強される(図38-C)。 ②dural tail sign(flare sign, or meningeal tail sign)を認める(図38-C)。 　①定義・概念 　　❶腫瘍付着部に連続する硬膜あるいは腫瘍に近接する肥厚した硬膜が、線状かつ均質に増強され、かつ腫瘍から離れるに従って、"しっぽ(tail)"のように増強効果が薄くなっていく所見をいう。 　　❷tail部は、腫瘍本体よりも強く増強される。 　②出現頻度 　　❶髄膜腫の60〜70%で最も高頻度にみられる。 　　❷脳表に接する髄膜腫以外の脳腫瘍；8〜16%の頻度。 　③発生機序 　　❶腫瘍の硬膜への浸潤説(→60%に硬膜内に腫瘍細胞を認める)。 　　❷結合組織の反応性増生説。 　　❸腫瘍付着部近傍の硬膜血管の透過性亢進説。 　　❹硬膜の新生血管説。 　④dural tail signを呈する疾患 　　❶髄膜腫に高頻度にみられる(60〜70%)。 　　　➡dural tail signの出現と髄膜腫の大きさや発生部位との間には有意な相関はないが、通常、円蓋部髄膜腫(convexity meningioma)に高頻度に認められ、後頭蓋窩では少ない。 　　❷その他➡脳表に接する膠芽腫、転移性腫瘍、悪性リンパ腫、聴神経鞘腫や多発性骨髄腫、癌の硬膜転移や頭蓋骨腫瘍など。
	腫瘍周囲の脳浮腫像 (peritumoral edema)		①一部、組織型と相関する。 ②所見(Elsterら, 1989) 　①軽度あるいは中等度の浮腫像➡線維型(fibrous type)あるいは移行型(transitional type)。 　②高度な浮腫像➡髄膜皮型(meningothelial type)あるいは血管腫型(angiomatous type)。

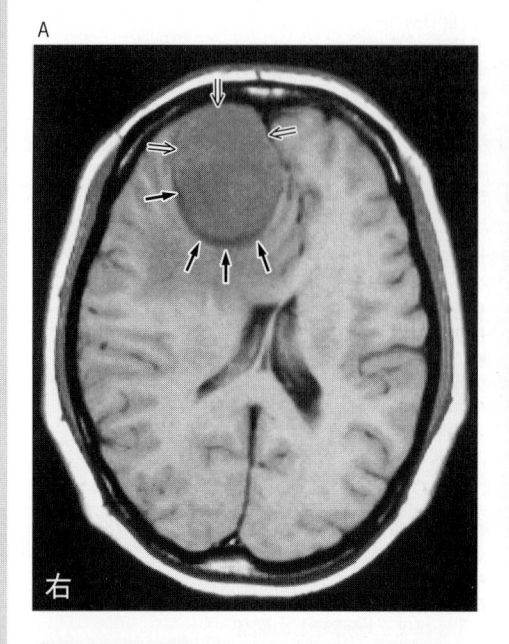

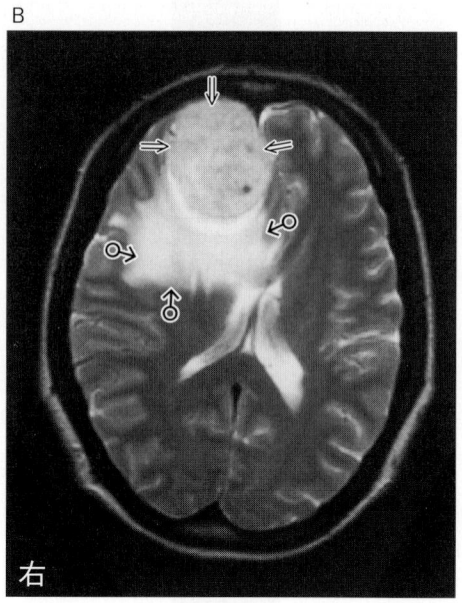

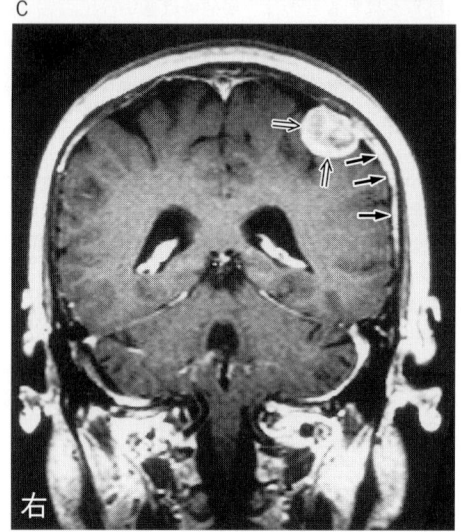

図 38. 髄膜腫の MRI

A（単純 MRI）；T１強調画像で右前頭葉に球形の等信号域の腫瘤（⇒）とその周囲に帯状の低信号域、すなわち Cleft sign（→）を認める。
B（単純 MRI）；T２強調画像で高信号域の腫瘤（⇒）と腫瘤周囲に高信号域の脳浮腫像（♂）を認める。
C（造影 MRI）；腫瘤は均質に増強される（⇒）。また腫瘍付着部の硬膜は線状に増強され、かつ腫瘍から離れるに従って増強効果が薄くなっていく"dural tail sign"を認める（→）。

楽々講座 髄膜腫の増殖能と画像との関係（Nakasu ら，1995）

Ki-67 抗原に対する MIB-1 抗体を用いて髄膜腫の増殖能と臨床放射線学的特徴を比較検討した報告では、増殖能の高い腫瘍は以下のとおりである。
①分葉形のもの（lobulated shape）。
②腫瘍周囲に中等度から重度の浮腫像がみられる例。
③脳との境界が不鮮明な腫瘍。
④石灰化を認めないもの。

鑑別診断 ❶鞍結節部髄膜腫➡下垂体腫瘍との鑑別が必要。
❷小脳橋角部髄膜腫➡聴神経腫瘍との鑑別が必要。

治療・成績 ❶外科的治療
　（ⅰ）手術による腫瘍全摘出術。
　　　ⓐ術前に、流入動脈の塞栓術（embolization）を行うこともある。
　　　ⓑ腫瘍が重要な血管や神経などに癒着している症例では、全摘出は困難。
　（ⅱ）腫瘍が浸潤している骨や硬膜も含めて摘出する。
❷放射線治療（radiation therapy）
　（ⅰ）標準的放射線治療
　　　ⓐ照射線量；50～60 Gy
　　　ⓑ適応症例
　　　　㋐全摘出できなかった残存腫瘍例。
　　　　㋑再発例
　　　ⓒ効果
　　　　㋐概説
　　　　　①亜全摘出例に対して有効。
　　　　　　◆5年生存率；85％
　　　　　　◆5年後の再発率；10～25％（←非照射例では40～60％）
　　　　　②合併症の発現頻度；4～20％
　　　　㋑頭蓋底髄膜腫例（非全摘出例）(Nutting ら，1999)
　　　　　➡全摘出例とほぼ同等の成績。すなわち、
　　　　　①生存率
　　　　　　◆5年生存率➡83％
　　　　　　◆10年生存率➡71％
　　　　　②再発率
　　　　　　◆5年後の再発率➡8％
　　　　　　◆10年後の再発率➡17％
　　　　㋒残存腫瘍の大きさが予後に関与(Connell ら，1999)。
　　　　　すなわち、
　　　　　①5 cm 以上の大きさの残存腫瘍に放射線治療
　　　　　　➡5年後の再発率は60％
　　　　　②5 cm 未満の大きさの残存腫瘍に放射線治療
　　　　　　➡5年後の再発率は7％
　（ⅱ）定位放射線照射（stereotactic irradiation）（表22）

表 22．髄膜腫に対する定位放射線照射の適応と成績

	γ-knife	LINAC(linear accelerator)
適応症例	①腫瘍の平均直径が3 cm以下の症例。 ②腫瘍辺縁と視神経あるいは視交叉との距離が少なくとも5 mm離れている症例。 ③円蓋部以外の髄膜腫。 ④高齢者 ⑤合併症のある症例(手術に耐えられない症例)。 (Kondziolkaら，1999)	①腫瘍の最大径が35 mm以下の症例。 ②腫瘍が視神経あるいは視交叉から5 mm以上離れている症例。 ③外科的切除が危険な場合。 ④患者が手術を拒否した場合(Hakimら，1998)。
成績	①髄膜腫全体(Kondziolkaら，1999) 　①5〜10年間の臨床的腫瘍制御率；93% 　②大きさの変化 　　❶縮小例；63% 　　❷不変例(発育停止例)；32% 　　❸増大例；5% 　③新しい神経症状の発現 　　❶頻度；5% 　　❷発生時期；3年以内に発生する。 ②頭蓋底髄膜腫(skull base meningioma) 　①照射による腫瘍の変化(Eustacchioら，2002) 　　❶5〜9.8年間の腫瘍制御率；98.3% 　　❷大きさの変化 　　　◆縮小例；60.3%の頻度。 　　　◆不変例(発育停止例)；38.9%の頻度。 　　　◆増大例；0.8%の頻度。 　②合併症 　　❶頻度；0〜6% 　　❷三叉神経障害(顔面痛、感覚低下)や動眼神経麻痺など。 ③海綿静脈洞髄膜腫 　①2〜3年間の腫瘍制御率；74〜100% 　②大きさの変化 　　❶縮小例；30〜56%の頻度。 　　❷不変例；44〜64%の頻度。 　　❸増大例；0〜6%の頻度。 ④悪性髄膜腫；腫瘍制御率は75%	①5年間の腫瘍制御率；89.3%(Hakimら，1998) ②永続する神経症状の発現率；5〜6%

病理学的所見　❶肉眼的所見

　　（ⅰ）血管に富む球形、または半円形の良性腫瘍。

　　（ⅱ）硬く、結節状で被膜を有する境界鮮明な充実性腫瘍。

　　　　　　←時に(2〜5%)、嚢胞性(cystic)(410頁)。

　　（ⅲ）硬膜(脳室内では脈絡叢あるいは脈絡組織 tela choroidea)に強く付着。

　　（ⅳ）脳実質を押しのけるように発育し、通常、脳実質内へは浸潤しないが、時に
　　　　（25〜45%）、軟膜を破壊し脳内へ浸潤(413頁)することがある。

　　（ⅴ）腫瘍内出血は稀(5%)。

❷組織学的所見

　　（ⅰ）基本構造(図33-A)

　　　　ⓐwhorl formation(渦巻き形成)

　　　　　➡細胞が玉ねぎの切り口のように渦状に配列する像をいう。

　　　　ⓑ合胞体(syncytium)

　　　　　㋐数個以上の細胞が集合し、細胞間が癒合したようにみえる像をいう。

　　　　　　　ⓑ合胞体が広大になると、石を敷きつめたようにsheet状となる。
　　　　　　　ⓒsheet（敷き石）状配列；whorlなどの特徴的な構築の喪失を意味する。
　　　　　　　ⓓstream（柵）状配列
　　　　（ⅱ）間質（stroma）
　　　　　　　ⓐ膠原線維、弾力線維や好銀線維。
　　　　　　　ⓑ血管
　　　　　　　ⓒ石灰化（→ psammomatous meningioma）
❸WHO grade Ⅰ

|MIB-1 陽性率|
❶通常の髄膜腫；平均3.8%(Maierら, 1997)
❷異型性（atypical type）
　　（ⅰ）平均7.2%(Maierら, 1997)
　　（ⅱ）5%以上であれば、異型性髄膜腫（atypical meningioma）を疑う(平戸, 2003)。
❸退形成型（anaplastic type）
　　（ⅰ）平均14.7%(Maierら, 1997)
　　（ⅱ）10%以上であれば、退形成性髄膜腫（anaplastic meningioma）を疑う(平戸, 2003)。

|免疫組織化学的所見|
間葉系と上皮性の両者の性格を有する。すなわち、
❶vimentin；陽性
❷EMA（epithelial membrane antigen）；陽性

|細胞生物学的所見|
染色体第22番長腕（22q）の欠失を認める。

|悪性転化|
ほとんどが初回手術後ある一定期間をおいて再発した時点で、悪性転化（malignant transformation）している。
❶悪性転化率；初回手術後2年以内に13%(Araiら, 1998)
❷p53蛋白；悪性変化をきたした再発例に観察される(Araiら, 1998)。
❸悪性転化をきたす因子
　　（ⅰ）手術による刺激。
　　（ⅱ）放射線照射
　　（ⅲ）ウイルス感染
　　（ⅳ）染色体および遺伝子の異常。
❹悪性転化例の組織学的所見
　　（ⅰ）初回手術時
　　　　ⓐ髄膜皮型（meningothelial type）
　　　　ⓑ移行型（transitional type）
　　（ⅱ）再発時；異型性髄膜腫（atypical meningioma）

|予後因子・予後|
❶良好
　　［本邦における5年累積生存率(日本脳腫瘍全国集計, vol.11, 2003)］
　　（ⅰ）全摘出例；94.2%
　　（ⅱ）95%摘出例；92.7%
　　（ⅲ）50%摘出例；83.4%
❷「治癒」と判定する期間

　　　　　➡全摘出例では 10 年間再発がない場合、治癒と判定される。
　　　❸予後に影響を及ぼす因子(Nishizaki ら, 1994)
　　　　　➡年齢は影響しない(← 70 歳以上と 70 歳未満とで成績に差はない)。
　　　　（ⅰ）術前の神経脱落症状
　　　　（ⅱ）組織学的悪性度
　　　　（ⅲ）多数回手術
　　　❹高齢者(80〜89 歳)の予後不良因子(Mastronardi ら, 1995)
　　　　（ⅰ）重大な全身性の合併症を有する症例。
　　　　（ⅱ）Karnofsky performance scale が 60 以下の症例。
　　　　（ⅲ）腫瘍の最大直径が 5 cm を超える症例。
再発　❶再発率
　　　　➡摘出度と関係する。
　　　（ⅰ）全体(5 年後の再発率)
　　　　　ⓐ全摘出例；0〜30％
　　　　　ⓑ亜全摘出例
　　　　　　㋐手術のみ；30〜70％
　　　　　　㋑手術＋放射線治療；15〜30％
　　　（ⅱ）残存腫瘍と再発率
　　　　　ⓐStafford らの報告(1998)
　　　　　　㋐肉眼的に全摘出された場合
　　　　　　　①5 年後の再発率；12％
　　　　　　　②10 年後の再発率；25％
　　　　　　㋑肉眼的に全摘出されなかった場合
　　　　　　　①5 年後の再発率；39％
　　　　　　　②10 年後の再発率；61％
　　　　　ⓑSimpson の報告(1957)
　　　　　　➡手術による腫瘍摘出度を 5 段階に分け、残存腫瘍量と再発率との関係を報告(表 23)。
　　　　　ⓒ全摘出後(Simpson grade Ⅰ およびⅡ)の再発率(Mahmood ら, 1994)
　　　　　　㋐全摘出後の腫瘍の再出現を再発(recurrence)とし、亜全摘出後の腫瘍の増大を再増大(regrowth)とし、両者を厳密に区別している。
　　　　　　㋑5 年および 10 年後の再発率は、ともに 2％
　　　（ⅲ）発生部位別摘出率と再発の頻度
　　　　　ⓐChan らの報告(1984)(表 24)
　　　　　ⓑMirimanoff らの報告(1985)(表 25)
　　　（ⅳ）再発時に悪性所見のある症例➡再発例の 10〜40％
　　　❷再発までの期間
　　　　（ⅰ）全体(平均)；5〜6 年

表 23. 髄膜腫の手術内容と再発率との関係(Simpson, 1957 より引用・翻訳)

Grade of resection (程度)	Extent of resection (切除範囲)	Frequency of recurrence (%) (再発の頻度)
Grade I	This is a macroscopically complete removal of the tumour, with excision of its dural attachment, and of any abnormal bone. (腫瘍の付着している硬膜および周囲の異常骨を含めての腫瘍の肉眼的完全摘出)	9
Grade II	This denotes a macroscopically complete removal of the tumour and of its visible extensions, with endothermy coagulation (usually to the point of charring) of its dural attachment. (腫瘍の肉眼的全摘出に加えて、硬膜付着部を電気凝固―通常、炭化するまで―したもの)	16
Grade III	This denotes a macroscopically complete removal of the intradural tumour, without resection or coagulation of its dural attachment, or alternatively, of its extradural extensions, e.g., an invaded sinus or hyperostotic bone. (腫瘍は肉眼的に全摘出するが、硬膜付着部の切除や電気凝固は行わない、あるいは硬膜外への伸展部、例えば腫瘍が浸潤している静脈洞や過骨部の除去や電気凝固は行わない)	29
Grade IV	This denotes a partial removal, leaving intradural tumour in situ. (腫瘍の部分切除で、腫瘍は残存)	39
Grade V	This is a simple decompression, with or without biopsy. (生検の有無にかかわらず、単なる減圧術のみ施行)	89

表 24. 髄膜腫の部位と摘出度による再発頻度(Chan ら, 1984 より抜粋引用・翻訳)

Tumor location (発生部位)	Grade I	Grade II	Grade III	Grade IV	Grade V
Parasagittal area/falx (傍矢状洞/大脳鎌)	13	32	/	40	/
Convexity (円蓋部)	14	33	/	/	/
Sphenoid ridge (蝶形骨縁)	0	21	40	40	/
Posterior fossa (後頭蓋窩)	0	7	/	39	100
Olfactory groove (嗅溝)	0	0	/	50	/
Tuberculum sellae (鞍結節部)	0	14	/	25	/
Intraventricular (脳室内)	0	/	100	100	/
Total	11	22	50	37	100

Grade は Simpson の分類。

表 25. 髄膜腫の発生部位別摘出率と再発率(Mirimanoff ら，1985 より引用・翻訳)

Location （発生部位）	Total resection rate(%) （全摘出できた症例の%）	Recurrence rate at 5 and 10 years(%) （再発の頻度）	
		5 年	10 年
Convexity （円蓋部）	96	3	25
Parasagittal area/falx （傍矢状洞/大脳鎌）	76	18	24
Sphenoid ridge （蝶形骨縁）	28	34	54
Parasellar region （傍鞍部）	57	19	35
Olfactory groove （嗅溝）	77	30	41
Total （全摘出例全体）	64	7	20

亜全摘出例	Subtotal resection rate(%) （亜全摘出できた症例の%）	Recurrence rate at 5 and 10 years(%) （再発率）	
		5 年	10 年
Total （亜全摘出例全体）	36	37	55

（ⅱ）治療別（中央値）(Barbaro ら，1987)
　　ⓐ手術（亜全摘出）のみ；5.5 年（66 カ月）
　　ⓑ手術（亜全摘出）＋放射線治療；10.4 年（125 カ月）
（ⅲ）組織別（中央値）(Jääskeläinen ら，1986)
　　ⓐ良性型；7.5 年
　　ⓑ異型性（atypical）；2.4 年
　　ⓒ退形成性（anaplastic）；3.5 年
❸再発形式
　➡局所再発、すなわち初回発生部位と同じ部位に再発することが多い。
❹再発しやすい因子
　（ⅰ）全体(Stafford ら，1998)
　　ⓐ非全摘出例
　　ⓑ40 歳以下の若年者。
　　ⓒ強拡大 10 視野で 4 個以上の核分裂像を有する症例。
　　ⓓ男性
　（ⅱ）全摘出例における再発因子
　　➡全摘出例でも以下の因子があれば、5 年で 40％の症例が再発する(Stafford ら，1998)。
　　ⓐ脳への浸潤を認める症例。
　　ⓑ強拡大 10 視野で 4 個以上の核分裂像を有する症例。
　　ⓒ次の 4 つの像のうち 3 つを認めるもの。

　　　　㋑シート状発育
　　　　㋕大きな核小体（macronucleoli）
　　　　㋔高い細胞密度
　　　　㋐小型細胞（small cell）
　（ⅲ）再発しやすい組織型
　　　　➡再発は、基本的には組織型より手術の摘出度により決まる。
　　　　ⓐ一般に、悪性髄膜腫は再発しやすい。
　　　　ⓑどの組織型が再発しやすいかについては、意見の一致をみていないが、関連性が
　　　　　ないとの報告が多い。
　　　　　　🔳髄膜皮型（meningothelial type）が再発しやすく、線維型（fibrous type）は最も
　　　　　　　再発しにくいとの報告もある（Jellingerら、1975）。
❺再発時の組織型
　（ⅰ）基本的な組織型は変化しない。
　（ⅱ）再発を繰り返すうちに、悪性変化をきたす例もある。
❻再発例の腫瘍容積の倍加時間（doubling time）（Jääskeläinen、1985）
　（ⅰ）良性髄膜腫（benign meningioma）；138～1,045日（平均；415日）
　（ⅱ）異型性髄膜腫（atypical meningioma）；34～551日（平均；178日）
　（ⅲ）退形成性髄膜腫（anaplastic meningioma）；30～472日（205日）
❼再発をきたすMIB-1 indexの閾値；髄膜腫全般としては、およそ3～4%程度（森下ら、2002）。

神経管外転移　❶頻度；極めて稀で、髄膜腫の0.2%
　　　　　　　❷転移形式；通常、血行性。
　　　　　　　❸転移部位；肺が最も多い。

楽々講座　　　　　　　　　髄膜腫の頭蓋内出血

①頻度；髄膜腫の1.3%と稀（Wakaiら、1982）。
②発生（出血）機序
　①腫瘍内に存在する異常血管の破綻。
　②腫瘍の増大に伴う栄養動脈の肥大拡張による血管壁の菲薄・脆弱化→血圧の変動→破綻・出血。
　③腫瘍の発育・増大による腫瘍周囲の静脈や静脈洞の圧迫や損傷。
③出血部位
　➡報告者により異なる。
　①Kohliらの報告（1984）
　　◆くも膜下出血が最も多い（30%）。
　　◆以下、脳内出血（28.3%）＞脳内出血と脳実質外血腫との合併（24%）＞硬膜下血腫（11%）。
　②兜らの報告（1987）
　　◆脳内出血が最も多い（45%）。
　　◆以下、くも膜下出血（30%）＞硬膜下血腫（10%）＞腫瘍内出血（9%）。
　③Wakaiらの報告（1982）
　　◆腫瘍内出血が最も多い（75%）。
　　◆くも膜下出血（25%）
④性別；性差はない。
⑤症状
　①激しい頭痛
　②意識障害
　③片麻痺
⑥腫瘍発生部位と出血の関係
　①全体
　　◆一般に、発生部位との関係はないとされている。

❷円蓋部髄膜腫(convexity meningioma)が最も出血しやすく、次いで傍矢状洞(parasagittal)＞脳室内発生例、との報告もある(Kohliら, 1984)。
　②髄膜腫全体の発生部位別比率との比較(Helleら, 1980)
　　➡髄膜腫全体の発生頻度と比べると、
　　❶脳室内発生例の比率が最も高い。
　　❷以下、傍矢状洞＞蝶形骨縁＞円蓋部。
⑦組織型と出血との関係
　①全体
　　❶髄膜皮型(meningothelial type)が最も多い(35～50％)。
　　❷以下、線維型(10～18％)＞血管腫型(7～13％)＞移行型(4～10％)。
　②髄膜腫全体の組織別比率との比較(Helleら, 1980)
　　❶髄膜腫全体の発生頻度と比べると、悪性髄膜腫の比率が最も高い。
　　❷次いで、血管腫型と線維型。

2．各部位の髄膜腫

1）大脳円蓋部髄膜腫 Cerebral convexity meningioma

定義・概念
❶大脳円蓋部のくも膜より発生するものをいう。
❷大脳円蓋部の硬膜に付着部を有する(196頁 図32-A、図39)。

頻度
髄膜腫の25.7％を占め、最も多い(日本脳腫瘍全国集計, vol.11, 2003)。

好発部位
❶全体
　(ⅰ)正中近傍(parasagittal)、冠状縫合直下や前頭葉―側頭葉境界部に多い。
　(ⅱ)75％は、中心溝より前方に発生する。
❷部位別(日本脳腫瘍全国集計, vol.11, 2003)
　(ⅰ)前頭部が最も多い(55.1％)。
　(ⅱ)以下、頭頂部(26.3％)＞側頭部(11.3％)＞後頭部(5.5％)。

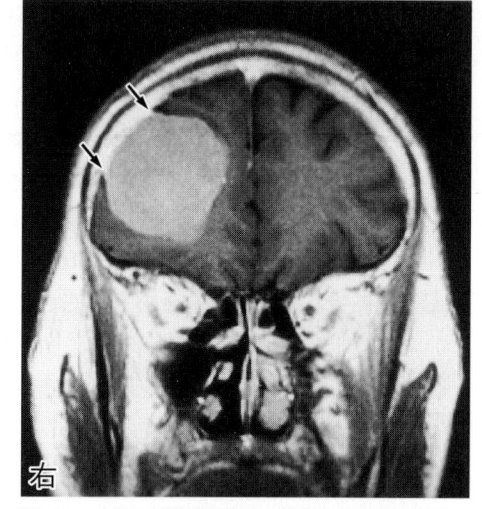

図39．大脳円蓋部髄膜腫の造影MRI冠状断像
右大脳円蓋部の硬膜に付着部を有する(→)。

症状
❶前頭部発生例
　(ⅰ)片麻痺および精神症状が最も多い。
　(ⅱ)けいれん；全身性けいれんのことが多い。
❷頭頂部発生例
　(ⅰ)片麻痺が最も多い。
　(ⅱ)けいれん；焦点性けいれんのことが多い。
　(ⅲ)感覚障害
❸側頭部発生例
　(ⅰ)片麻痺
　(ⅱ)精神症状
　(ⅲ)けいれん；全身性けいれんのことが多い。
❹後頭部発生例

(ⅰ)視野障害が最も多い。
(ⅱ)次いで、片麻痺。
(ⅲ)精神症状と感覚障害。

脳血管造影 流入動脈は浅側頭動脈、中硬膜動脈や後頭動脈。

2）大脳鎌髄膜腫 Falx meningioma

定義・概念 ❶大脳鎌より発生(付着部を有する)するものをいう(196頁 図32-B、図40)。
❷大脳鎌を貫いて発育するものが10%にみられる。

頻度 髄膜腫の11.6%で、2番目に多い(日本脳腫瘍全国集計, vol.11, 2003)。

発生部位 ❶好発部位
(ⅰ)前1/3が最も多い(47.2%)。
(ⅱ)以下、中1/3(28.7%)＞後1/3(21.6%)。
❷両側性発育(亜鈴型 dumbbell type)が少なくない。

症状 ❶けいれん
❷精神症状
❸下肢の運動麻痺、特に両側性。

脳血管造影 流入動脈は中硬膜動脈が主。

図40．大脳鎌髄膜腫の造影 MRI 冠状断像
大脳鎌に付着部を有する(→)。

3）傍矢状洞髄膜腫 Parasagittal meningioma

定義・概念 ❶上矢状静脈洞壁より発生(付着部を有する)するものをいう(196頁 図32-C)。
❷症例の40%に、上矢状静脈洞内への浸潤を認める。

頻度 髄膜腫の11.5%で、3番目に多い(日本脳腫瘍全国集計, vol.11, 2003)。

好発部位(日本脳腫瘍全国集計, vol.11, 2003) ❶上矢状静脈洞*の中1/3(冠状縫合からラムダ縫合まで)が最も多い(46.9%)。
❷以下、前1/3(33.6%)＞後1/3(18.6%)。

──────（チョット役に立つお話）──
　*上矢状静脈洞を3つの部分に分ける。すなわち、
　①鶏冠(crista galli)から冠状縫合までの前1/3。
　②冠状縫合からラムダ縫合までの中1/3。
　③ラムダ縫合から静脈洞交会(torcular Herophili)までの後1/3。

症状 ❶下肢のけいれんや運動麻痺。
❷同名半盲

脳血管造影 流入動脈は中硬膜動脈が主。

治療　外科的治療；前1/3 からの発生例では、上矢状静脈洞を含んで全摘出できる。

4）蝶形骨縁髄膜腫 Sphenoidal ridge meningioma

定義　蝶形骨縁の髄膜より発生するものをいう（図41）。

頻度　髄膜腫の10.3%で、4番目に多い(日本脳腫瘍全国集計, vol. 11, 2003)。

好発部位(図42)と特徴

❶ 外側型（蝶形骨大翼型 pterional* type）
　（ⅰ）蝶形骨縁の外側1/3 から発生するもの。
　（ⅱ）蝶形骨大翼の外側部で側頭骨との結合部付近に生じる。
　（ⅲ）26.8%で、2番目に多い(日本脳腫瘍全国集計, vol. 11, 2003)。
　（ⅳ）約半数がen plaque（板状）**となる。

❷ 中央型（蝶形骨翼型 alar type）
　（ⅰ）蝶形骨縁の中1/3 から発生するもの。
　（ⅱ）23.4%で、最も少ない(日本脳腫瘍全国集計, vol. 11, 2003)。

❸ 内側型（前床突起型 clinoidal type）
　（ⅰ）蝶形骨縁の内側1/3 から発生するもの。
　（ⅱ）44.9%で、最も多い(日本脳腫瘍全国集計, vol. 11, 2003)。
　（ⅲ）内頸動脈や中大脳動脈を巻き込む。
　（ⅳ）海綿静脈洞への浸潤も多くみられる。

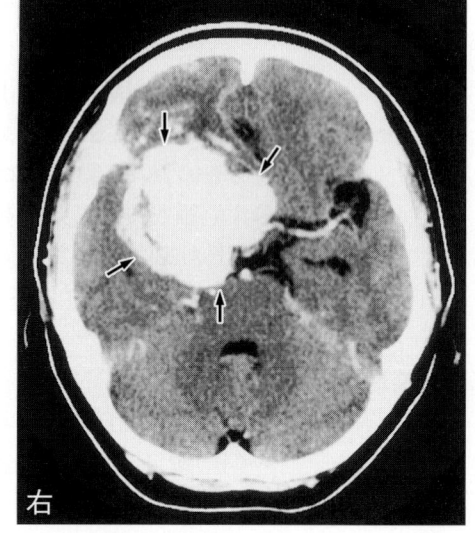

図41．蝶形骨縁髄膜腫の造影CT
右蝶形骨縁を中心に大きな腫瘍を認める（→）。

―――――――（チョット役に立つお話）―――
*【Pterion 蝶形骨・頭頂骨・側頭骨の接合部】
①頭蓋骨側壁の最も薄い部分で、頭頂骨の前下端が蝶形骨大翼と結合しているところをいう。
②テリオンは、中硬膜動脈の前枝の上にある。
③テリオンは、頭蓋の表面では頬骨前頭突起の後方約2.5 cm、頬骨弓の上方約4 cm のところにある。

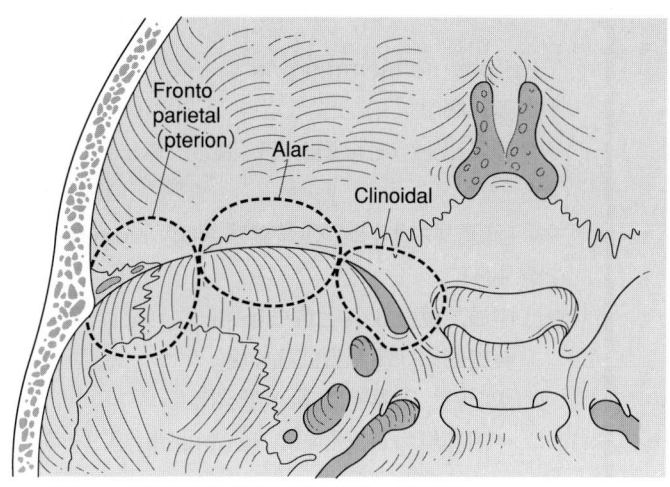

図 42. 蝶形骨縁髄膜腫の発生部位の模式図(Cushing ら，1969)
蝶形骨縁を外 1/3、中 1/3、内 1/3 の 3 つの部分に分ける。

症状	❶Clinoidal type(前床突起型)の症状 　(ⅰ)眼球突出 　(ⅱ)上眼窩裂症候群(63 頁) ❷Alar type(蝶形骨翼型)の症状 　(ⅰ)眼球突出 　(ⅱ)精神症状 　(ⅲ)片麻痺 　(ⅳ)頭蓋内圧亢進症状 ❸Pterional type(蝶形骨大翼型) 　➡かなり大きくなるまで症状は出現しない。 　　☝その際の症状は、頭蓋内圧亢進症状。
脳血管造影	❶Pterional type(外 1/3 型)の流入動脈；中硬膜動脈が主。 ❷Clinoidal type(内 1/3 型)の流入動脈 　(ⅰ)眼動脈の枝が最も多い(→後篩骨動脈)。 　(ⅱ)内頸動脈 C 2、C 4 部からの枝。

──(チョット役に立つお話)──

En plaque meningioma

①定義・概念
　①硬膜に沿って平坦あるいはカーペット(シート)状に発育する髄膜腫をいう。
　②腫瘍に隣接する頭蓋骨は過骨(hyperostosis)を起こす(13〜50％)。

②発生部位
　①中頭蓋窩が80％と最も多い。
　　➡蝶形骨縁髄膜腫に高頻度。
　②次いで、円蓋部に多い(18％)。
　　➡円蓋部の en plaque meningioma に伴う過骨は、冠状縫合近傍に認められることが多い。

③頭部エックス線単純撮影
　➡骨肥厚像を認めるが、4型に分ける(Kim ら, 1987)。
　①均質型(homogenous pattern)；過骨が均質で、頭蓋骨内板、板間および外板の区別ができない。
　②骨膜型(periosteal pattern)；過骨が外板と内板、あるいはそのどちらかに認められるもの。
　③3層型(three-layer pattern)；過骨は外板、板間および内板の3層すべてに認められるが、その程度は板間が内板や外板より軽い。すなわち、均質でなく、3層を区別することができる。
　④板間型(diploic pattern)；板間に過骨を認めるもの。

④エックス線CT
　①単純CT
　　❶脳への圧排所見を認める。
　　❷脳浮腫像を認めることは少ない(10％)。
　②造影CT；硬膜(腫瘍)が増強される。

⑤造影MRI
　①硬膜(腫瘍)が増強される
　②dural tail sign(203頁)がみられる。
　③硬膜から頭蓋骨内に向かう炎状の線条の造影所見を認める(樫村ら, 1997)。

⑥鑑別診断
　①線維性骨形成異常症(fibrous dysplasia)
　　❶通常、頭蓋骨内板は正常で、内板の内方への突出は認めない。
　　❷fibrous dysplasia の過骨表面は平滑であるのに対して、en plaque meningioma の過骨表面は不規則(irregularity)。
　②骨腫(osteoma)
　　❶骨腫は、通常、頭蓋骨外板から発生する。
　　❷骨腫は板間に伸展しない。

　　　　　　　　❸骨腫は縫合線を越えて伸展しないのに対して、en plaque meningioma
　　　　　　　　　による過骨は縫合線を越える場合がある。
　　　　　　　④原発性頭蓋骨内髄膜腫（primary intraosseous meningioma）
　　　　　　　　➡鑑別は困難である。
　　　　　　　　❶en plaque meningioma は、一般に頭蓋骨外から発生し、二次的に頭蓋
　　　　　　　　　骨の肥厚をきたしたものである。
　　　　　　　　❷原発性頭蓋骨内髄膜腫は頭蓋骨の板間層から発生し、通常腫瘍は頭蓋骨
　　　　　　　　　内に限局し、硬膜に浸潤していない。
　　　　　　　⑦治療；頭蓋骨および硬膜を含めて腫瘍を摘出する。

5）鞍結節部髄膜腫 Tuberculum sellae meningioma

定義 鞍結節部や視交叉溝の髄膜より発生するものをいう（図43）。

頻度 髄膜腫の5.5%（日本脳腫瘍全国集計, vol.11, 2003）。

名称 鞍結節部髄膜腫と蝶形骨平面髄膜腫を合わせて**鞍上部髄膜腫**（suprasellar meningioma）という。

症状
❶視力・視野障害←非対称性
❷視床下部症状（尿崩症、電解質異常）や下垂体前葉ホルモン（内分泌）障害は、通常出現しない。

頭部エックス線単純撮影
❶鞍結節部の肥厚。
❷Blistering（水疱状骨変化）（199頁）

脳血管造影 後篩骨動脈（posterior ethmoidal artery←眼動脈の枝）が主な流入動脈。

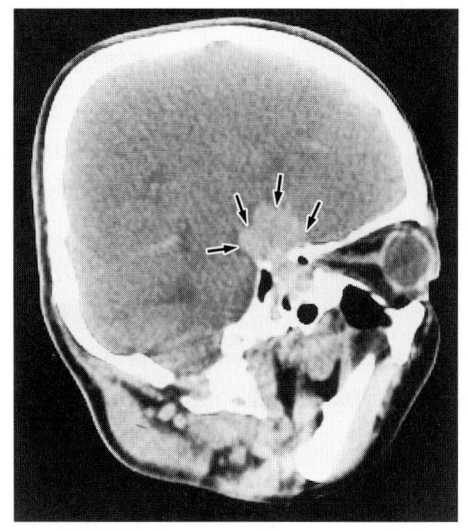

図43．鞍結節部髄膜腫の造影CT矢状断像
（窪田惺著，脳神経外科ビジュアルノート，金原出版，2003より許可を得て転載）
鞍結節部に付着部を有する腫瘤を認める（→）。

6）嗅溝髄膜腫 Olfactory groove meningioma

定義 嗅溝の髄膜（篩板 lamina cribrosa）より発生するものをいう（図44）。

頻度 髄膜腫の3.6%（日本脳腫瘍全国集計, vol.11, 2003）。

性質・特徴 多くの場合、両側性（左右対称形）に発育する。

症状
❶嗅覚脱失
❷精神症状
❸視力・視野障害
❹時に（20%）、Foster Kennedy 症候群（52頁）

頭部エックス線 ❶鶏冠（crista galli）の骨肥厚。

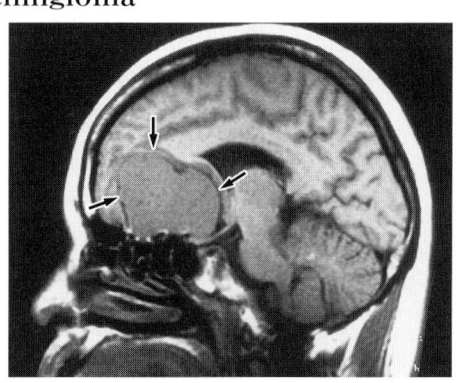

図44．嗅溝髄膜腫の単純MRI矢状断像
前頭蓋底にT1強調画像で等信号域の大きな腫瘤を認める（→）。

単純撮影	❷篩骨篩板(lamina cribrosa)の菲薄化。
脳血管造影	❶眼動脈の枝である篩骨動脈(ethmoidal artery)。
	❷中硬膜動脈

7）脳室内髄膜腫 Intraventricular meningioma

定義・概説	脳室内の脈絡叢に随伴するくも膜より発生する髄膜腫をいう。
	➡脈絡叢の髄膜腫は、神経線維腫症(548頁)で高頻度にみられる。
	両側側脳室の脈絡叢に沿ってソーセージ状の細長い形をとり、しかも強い石灰化を示すのが特徴。
頻度	❶全体；髄膜腫の1.6%(日本脳腫瘍全国集計, vol.11, 2003)
	❷部位別頻度(日本脳腫瘍全国集計, vol.11, 2003)
	ⓐ側脳室
	㋐髄膜腫全体の1.4%
	㋑脳室系髄膜腫の88.0%を占め、圧倒的に多い。
	ⓑ第3脳室
	㋐髄膜腫全体の0.1%
	㋑脳室系髄膜腫の6.0%
	ⓒ第4脳室
	㋐髄膜腫全体の0.1%
	㋑脳室系髄膜腫の5.5%
好発年齢	比較的若年者(30歳代)に多い。
好発部位	❶ほとんどが(90%)側脳室内に発生する(図45-A)。
	（ⅰ）三角部に多い。
	（ⅱ）左側に多い。
	❷次いで、第3脳室
	❸第4脳室；非常に稀(図45-B)。
症状	❶頭蓋内圧亢進症状
	❷片麻痺
	❸視野障害
脳血管造影	側脳室内発生例では前・後脈絡叢動脈が栄養動脈で、腫瘍陰影を認める。
エックス線CT	❶単純CT；高吸収域
	❷造影CT；均質に、著明に増強される。
MRI	❶単純MRI
	（ⅰ）T1強調画像；低〜等信号
	（ⅱ）T2強調画像；等〜高信号
	❷造影CT；均質に、著明に増強される。
治療	外科的治療➡全摘出可能
予後	良好

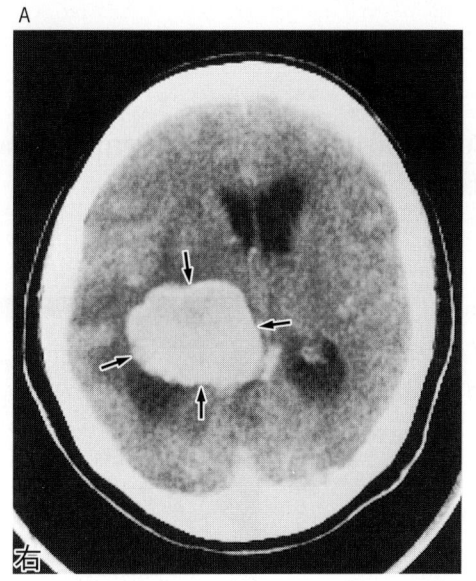

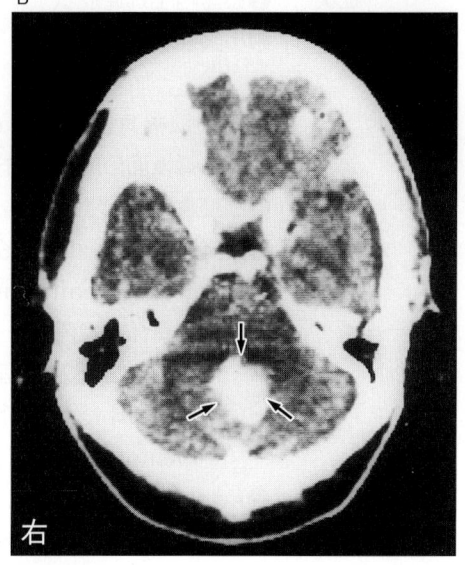

図 45．脳室内髄膜腫の造影 CT

A；右側脳室三角部に均質に増強される腫瘤を認める（→）。
(窪田惺著，脳神経外科ビジュアルノート，金原出版，2003 より許可を得て転載)
B；第4脳室に均質に増強される腫瘤を認める（→）。

8）後頭蓋窩髄膜腫 Posterior fossa meningioma

(1) 概説

概念　後頭蓋窩に発生する髄膜腫をいう。
頻度　髄膜腫の 20％
分類　❶全体
　　　（ⅰ）小脳円蓋部髄膜腫
　　　（ⅱ）小脳橋角部髄膜腫；後頭蓋窩髄膜腫の中で最も多い。
　　　（ⅲ）テント髄膜腫
　　　（ⅳ）斜台部髄膜腫
　　　（ⅴ）大孔髄膜腫
　　　❷手術の難易度による分類(大畑ら，2002)
　　　（ⅰ）三叉神経や顔面・聴神経より**外側**に発生するもの
　　　　　←全摘出が比較的容易。
　　　（ⅱ）三叉神経や顔面・聴神経より**内側**に発生するもの
　　　　　←外科的切除が非常に困難。

(2) 小脳円蓋部髄膜腫 Cerebellar convexity meningioma

定義　小脳円蓋部のくも膜より発生するものをいう。
頻度　❶髄膜腫の 2.3％(日本脳腫瘍全国集計，vol.11, 2003)
　　　❷後頭蓋窩髄膜腫の 12％
好発部位　横静脈洞やS状静脈洞に接する円蓋部より発生することが多い。

症状　❶頭蓋内圧亢進症状
　　　❷小脳症状

（3）小脳橋角部髄膜腫 Cerebello-pontine angle meningioma

定義　❶錐体骨後面の内耳孔付近の髄膜より発生する髄膜腫をいう。

頻度　❶髄膜腫の 6.3%（日本脳腫瘍全国集計, vol. 11, 2003）
　　　❷後頭蓋窩髄膜腫の 34%

分類　❶Premeatal meningioma
　　　　（ⅰ）内耳孔より内側、すなわち錐体骨尖端近くに起源を有するもの（図46）。
　　　　（ⅱ）錐体斜台部髄膜腫（petroclival meningioma；419頁）に属する。
　　　❷Retromeatal meningioma
　　　　➡内耳孔より外側、すなわち顔面・聴神経より外側に起源を有するもの。

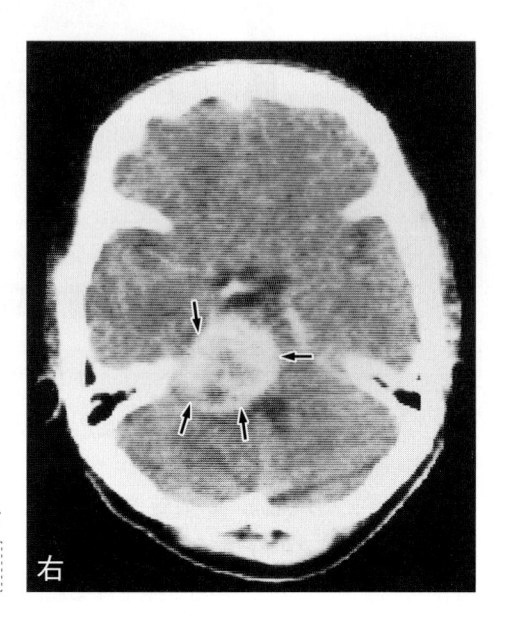

図 46．小脳橋角部髄膜腫の造影CT
内耳孔より内側の、錐体骨尖端近くから発生している premeatal meningioma（→）。

症状　❶頭蓋内圧亢進症状が著明で、聴力は後で侵される。
　　　❷前庭機能は多少とも残存している。
　　　❸顔面神経麻痺（末梢型）
　　　❹三叉神経障害

頭部エックス線単純撮影　❶錐体骨の破壊あるいは骨増殖像。
　　　❷通常、内耳道の拡大はない。

脳血管造影　流入動脈は、主に上行咽頭動脈、中硬膜動脈や後頭動脈であるが、上行咽頭動脈のことが最も多い。

エックス線CT　❶単純CT
　　　　➡半球状で**錐体骨に広く接着**し、等〜高吸収域。
　　　❷造影CT；強く、均質に増強される。

MRI　❶単純MRI
　　　（ⅰ）T1強調画像；軽度低〜等信号
　　　（ⅱ）T2強調画像
　　　　　ⓐ等〜軽度高信号
　　　　　ⓑ腫瘍内部や辺縁に、栄養血管による flow void（無信号域）を認めることがある。
　　　❷造影MRI

(ⅰ)均質に増強される。
(ⅱ)dural tail sign(203 頁)を認める。

鑑別診断　聴神経鞘腫との鑑別(524 頁の表 18)。
治療　外科的治療(手術による摘出)
　　　　顔面神経および聴神経は、腫瘍の手前側にあることが多い(宜保ら, 1991)。

(4) テント髄膜腫 Tentorial meningioma

定義・概説　❶テントより発生するものをいう(図 47)。
❷小脳テントを貫いて発育するものが 10%にみられる。

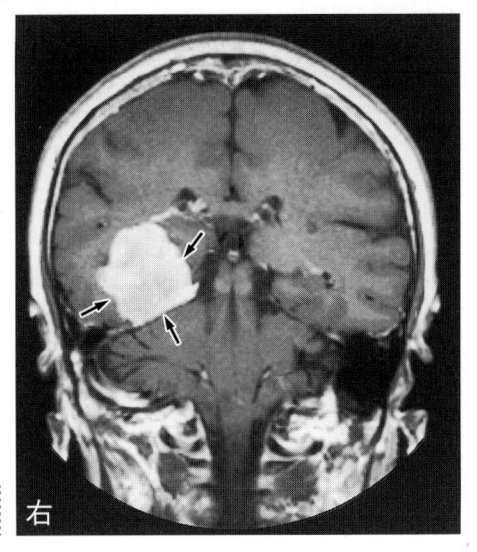

図 47．テント髄膜腫の造影 MRI
右側のテントからテント上に発育する腫瘤を認める(→)。

頻度　❶髄膜腫の 7.5%(日本脳腫瘍全国集計, vol. 11, 2003)
❷後頭蓋窩髄膜腫の 40%

分類　❶内側型(medial type)(→ tentorial edge meningioma)
(ⅰ)小脳テントの遊離縁(free edge)や錐体・斜台靱帯(petro-clival ligament)に起源を有するもの。
(ⅱ)時に、本タイプと錐体斜台部髄膜腫(petroclival meningioma)との区別が不明瞭なことがある。
❷外側型(lateral type)；横静脈洞あるいは S 状静脈洞付近から発生するタイプ。
❸大脳鎌テント接合部型(falcotentorial type)；大脳鎌と小脳テントの接点近傍に発生し、四丘体槽方向に発育する。

好発部位　❶内側型(テントが錐体骨稜に接する部位)が最も多い。
❷次いで、外側型(横静脈洞と S 状静脈洞の分岐部)。
❸稀に、大脳鎌テント接合部型。

症状　❶頭痛；初発症状として最も多い。
❷頭蓋内圧亢進症状
❸三叉神経痛
❹片麻痺や失調性歩行。
❺聴力障害

脳血管造影　❶腫瘍陰影を認める。
　　　　　　❷流入動脈
　　　　　　　（ⅰ）テント動脈（Bernasconi-Cassinari's artery）
　　　　　　　（ⅱ）髄膜下垂体動脈（meningohypophyseal artery）
　　　　　　　（ⅲ）後頭動脈
　　　　　　　（ⅳ）後髄膜動脈（posterior meningeal artery）
　　　　　　　（ⅴ）椎骨動脈硬膜枝
治療　　　　❶外科的治療
　　　　　　　（ⅰ）retromastoid（lateral suboccipital）approach
　　　　　　　（ⅱ）transpetrosal approach
　　　　　　❷γ-knife

(5) 斜台部髄膜腫 Clival meningioma

定義・概念　❶斜台部の髄膜より発生するものをいう（図48）。
　　　　　　❷錐体斜台部髄膜腫（petroclival meningioma；419頁）に属する。
頻度　　　　❶髄膜腫の1.6%（日本脳腫瘍全国集計, vol.11, 2003）
　　　　　　❷後頭蓋窩髄膜腫の9%
症状　　　　❶後頭部痛
　　　　　　❷聴力障害
　　　　　　❸嚥下障害
　　　　　　❹失調性歩行
　　　　　　❺眩暈

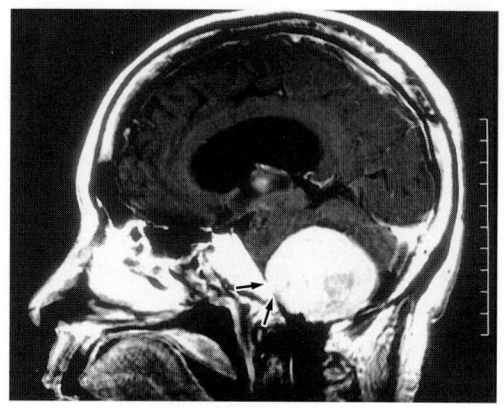

図48. 斜台部髄膜腫の造影MRI矢状断像
斜台部に付着部（→）を有する大きな腫瘤を認める。

(6) 大後頭孔髄膜腫 Foramen magnum meningioma

定義・概念　❶大後頭孔部に発生する髄膜腫をいう（図49）。
　　　　　　❷斜台部下1/3に発生するものも含める。
頻度　　　　❶髄膜腫の1.1%（日本脳腫瘍全国集計, vol.11, 2003）
　　　　　　❷後頭蓋窩髄膜腫の6%
分類　　　　❶Spinocranial type
　　　　　　　（ⅰ）頻度；65%
　　　　　　　（ⅱ）上位頸椎管内に発生し（腫瘍の付着部が大後頭孔より下方にあり）、大後頭孔の方へ上方・伸展するタイプ。
　　　　　　❷Craniospinal type
　　　　　　　（ⅰ）頻度；32%
　　　　　　　（ⅱ）後頭蓋窩内に発生し（腫瘍の付着部が大後頭孔より上方にあり）、大後頭孔の方へ下方・伸展するタイプ。

好発年齢	平均年齢は51歳。
好発部位	大後頭孔前部に発生することが多い。
症状	❶後頭部痛や項部硬直。
	❷筋力低下；非対称性の四肢麻痺で、患側の上肢麻痺が最も強く出る。
	❸頸髄症状
	❹下位脳神経障害；斜台の方にまで伸展した場合。
治療	❶外科的治療（手術による摘出）
	❷手術アプローチ
	（ⅰ）transcondylar approach（経後頭顆到達法）
	➡腫瘍が大後頭孔の前方にある場合。
	（ⅱ）conventional suboccipital approach（通常の後頭下到達法）
	➡腫瘍が大後頭孔の後方にある場合。

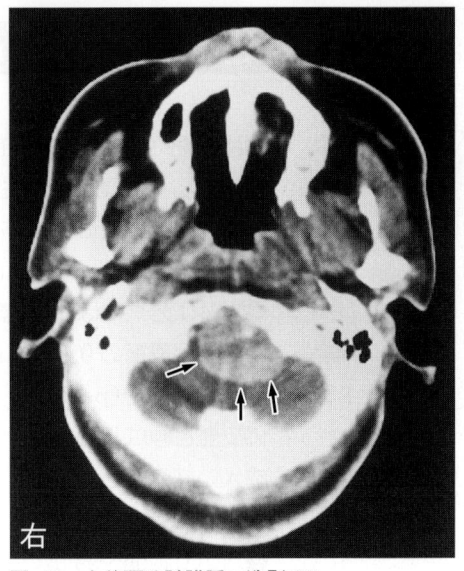

図49．大後頭孔髄膜腫の造影CT
大後頭孔付近に増強される腫瘤を認める（→）。

快適空間

★好きなように使ってね！

❿血管外皮腫 Hemangiopericytoma

定義・概念	❶腫瘍細胞間に多数の血管腔が介在する発生母地不明の腫瘍をいう。 ❷主として髄膜から発生する悪性の充実性腫瘍。 　➡中枢神経系に発生する場合は、**髄膜に付着**している場合が多い。 ❸non-meningothelial cell より発生する腫瘍の1つである。 ❹WHO 分類では、「髄膜の腫瘍」の「組織発生不明の腫瘍」に分類されている。
頻度	原発性脳腫瘍の 0.2%(日本脳腫瘍全国集計, vol. 11, 2003)
名称	血管外皮細胞(pericyte →血管の外側を構成)から由来すると考えられてきたので血管外皮腫と呼ばれる。
好発年齢 (日本脳腫瘍全国集計, vol. 11, 2003)	成人に好発する。 ❶45～49 歳にピークがある(13.8%)。 ❷次いで、55～59 歳(10.6%)。
性別	性差はない(日本脳腫瘍全国集計, vol. 11, 2003)。
好発部位	❶テント上に多い(60～85%)。 　(ⅰ)上矢状静脈洞壁および大脳鎌部に発生することが多い。 　　　**静脈洞**(dural sinus)**に沿って発育する傾向がある。** 　(ⅱ)後頭部に多いとの報告があるが、髄膜腫と同様との報告もある。 ❷多発例が多い。
症状	❶頭蓋内圧亢進症状 ❷発生部位の局所症状。
頭部エックス線 単純撮影	頭蓋骨の破壊像。
脳血管造影	❶長く持続する腫瘍陰影、あるいは corkscrew 状の血管網を認める。 ❷流入動脈 　➡外頸動脈の硬膜枝と内頸動脈の両方から血液供給を受ける。 ❸早期流出静脈(early venous drainage)を認めることは稀。
エックス線 CT	❶単純 CT 　(ⅰ)高吸収域 　(ⅱ)脳浮腫像は乏しい。 　(ⅲ)石灰化はみられない。 ❷造影 CT；均質、あるいはリング状に増強される。
MRI	❶単純 MRI 　(ⅰ)T1強調画像；等信号 　(ⅱ)T2強調画像；等信号 ❷造影 MRI；均質、あるいはリング状に増強される。
治療	❶外科的治療➡手術による摘出。 ❷放射線治療

　　　　　　　　　　（ⅰ）放射線感受性が高いとされている。
　　　　　　　　　　（ⅱ）標準的放射線治療（60 Gy）
　　　　　　　　　　　　ⓐ術前照射が行われることがある。
　　　　　　　　　　　　　☞術中の出血予防や腫瘍縮小の目的で。
　　　　　　　　　　　　ⓑ全摘出例に対しても施行。
　　　　　　　　　　　　ⓒ効果
　　　　　　　　　　　　　➡5年再発率に差を認める（照射群；38%、非照射群；90%）。
　　　　　　　　　　（ⅲ）定位放射線外科療法（stereotactic radiosurgery）
　　　　　　　❸化学療法；再発例に対して無効。
病理学的所見　　❶肉眼的所見
　　　　　　　　　　（ⅰ）硬膜と付着していることが多く、硬膜腫瘍として発育する。
　　　　　　　　　　　➡脳実質内発生は極めて稀。
　　　　　　　　　　（ⅱ）石灰化を呈することは、極めて稀。
　　　　　　　❷組織学的所見
　　　　　　　　　　（ⅰ）紡錘形あるいは楕円形の細胞が、細い血管腔を囲むように配列している。
　　　　　　　　　　（ⅱ）細長く枝分かれする血管腔は、**鹿の角状（staghorn appearance）**と呼ばれる。
　　　　　　　　　　（ⅲ）Sheet状に増殖する。
　　　　　　　　　　（ⅳ）個々の腫瘍細胞を取り囲むようなreticulin fiberの形成がみられる。
　　　　　　　　　　（ⅴ）腫瘍細胞は毛細血管壁に密に接する。
　　　　　　　❸WHO grade ⅡまたはⅢ
免疫組織化学的所見　❶vimentin；陽性
　　　　　　　❷S-100 protein；陰性
　　　　　　　❸epithelial membrane antigen（EMA）；陰性
MIB-1陽性率　数%以上。
　　　予後　　❶一般に不良。
　　　　　　　　　　（ⅰ）5年生存率；67%（Guthrieら, 1989）
　　　　　　　　　　　☞本邦の脳腫瘍全国集計（vol. 11, 2003）では、87.4%
　　　　　　　　　　（ⅱ）10年生存率；40%（Guthrieら, 1989）
　　　　　　　❷全摘出を行えても再発および転移することが多い。
　　　再発　　❶再発率は極めて高い（Guthrieら, 1989）。
　　　　　　　　　　（ⅰ）5年で65%
　　　　　　　　　　（ⅱ）10年で76%
　　　　　　　❷再発までの期間；平均4年
　　　　　　　❸再発に影響を及ぼす因子
　　　　　　　　　　（ⅰ）悪性度の高い症例。
　　　　　　　　　　（ⅱ）摘出術後に放射線治療を施行しなかった症例。
神経管外転移　❶頻度；14〜30%
　　　　　　　❷転移部位
　　　　　　　　　　（ⅰ）骨に最も多い。

（ⅱ）次いで、肺と肝臓（同頻度）。

❸転移時期；初回手術後約8年（平均）

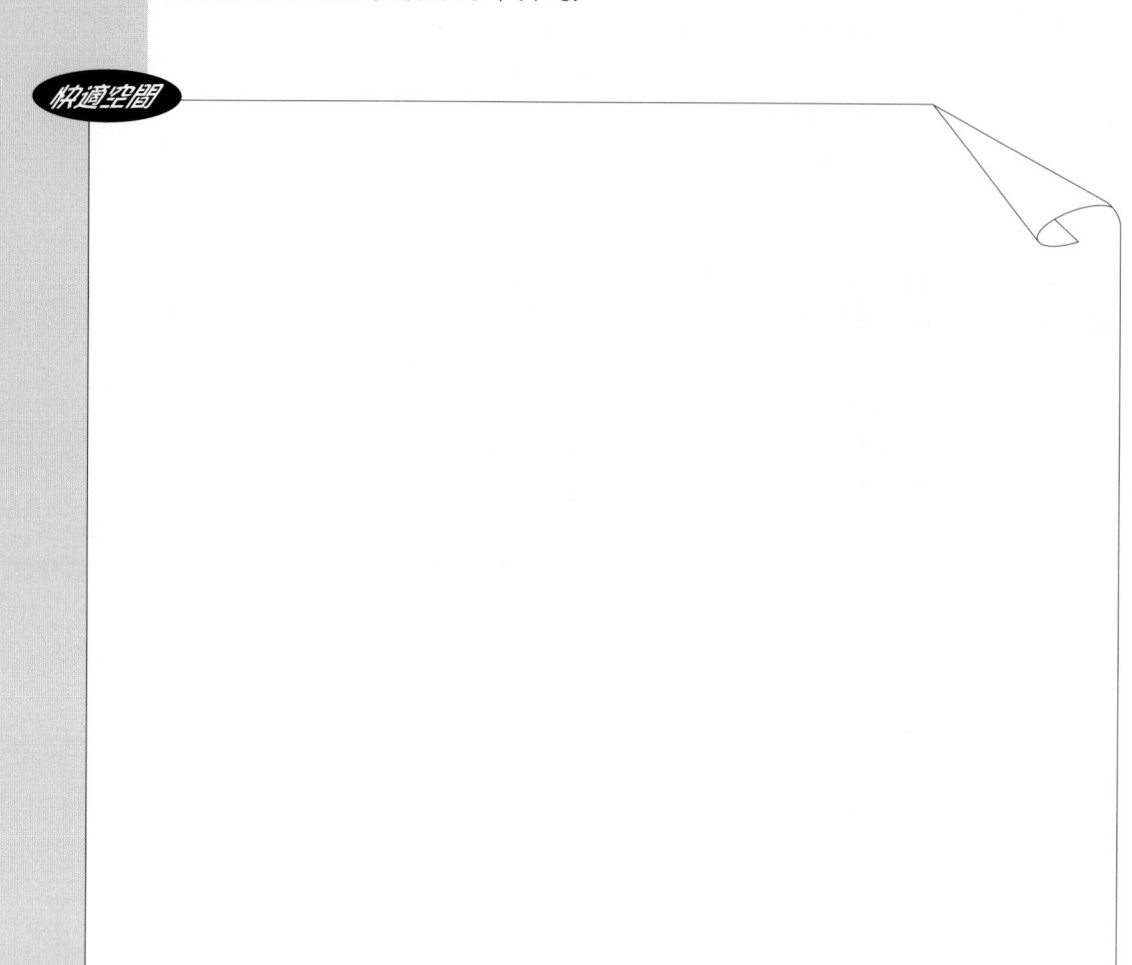

快適空間

★好きなように使ってね！

⓫下垂体および下垂体近傍腫瘍
Tumors of the sellar and parasellar region

1．下垂体前葉から発生する腫瘍

１）下垂体腺腫 Pituitary adenoma
（1）総説

定義・概念
❶下垂体前葉の腺細胞から発生する腫瘍をいう。
❷下垂体被膜を越え、海綿静脈洞や蝶形骨洞など周囲組織へ連続的に浸潤するものを浸潤性腺腫(invasive adenoma)という。
❸2種類以上のホルモンを産生する腺腫を、plurihormonal adenoma(多ホルモン産生腺腫)*という。

頻度
❶原発性脳腫瘍の17.9%(日本脳腫瘍全国集計, vol.11, 2003)
❷年間発生頻度(日本脳腫瘍全国集計, vol.10, 2000)
　（ⅰ）全体；人口10万人に対して2.19人。
　（ⅱ）性別
　　　ⓐ男性；人口10万人に対して1.95人。
　　　ⓑ女性；人口10万人に対して2.45人。
❸腺腫別頻度(日本脳腫瘍全国集計, vol.11, 2003)
　（ⅰ）ホルモン非産生腺腫(non-functioning adenoma)が最も多い。
　　　➡下垂体腺腫の44.7%
　（ⅱ）次いで、プロラクチン産生腺腫(prolactin-producing adenoma)
　　　➡下垂体腺腫の25.5%で、2番目に多い。
　（ⅲ）成長ホルモン産生腺腫(growth hormone-producing adenoma)
　　　➡下垂体腺腫の22.1%
　（ⅳ）副腎皮質刺激ホルモン産生腺腫{adrenocorticotrophic hormone(ACTH)-producing adenoma}
　　　➡下垂体腺腫の5.5%
　（ⅴ）その他のホルモン産生腺腫；下垂体腺腫の2.1%

―――――――――――――――――――（チョット役に立つお話）―
*【多ホルモン産生腺腫 Plurihormonal adenoma】
①概念；複数(2種類以上)のホルモン産生細胞が混在する腫瘍をいう。
②頻度；下垂体腺腫の外科的切除例の14%
③組み合わせ
　ⓘGHとPRLとの組み合わせが最も多い(←同じグループのGHとPRLなどの組み合わせは含まないこともある)。
　　→GHとPRLの多ホルモン産生腺腫は、さらに以下のように分けられる。

　　　　　❶ acidophil stem cell adenoma(好酸性幹細胞腺腫)
　　　　　　・プロラクチン細胞と成長ホルモン細胞の共通の母細胞から発生する未分化な腫瘍。
　　　　　　・腫瘍細胞がRPLとGHの両方に陽性を示すもの{→単一の腺腫細胞からなるmonomorphous adenoma(単一構造腺腫)}。
　　　　　　・比較的短い経過をとり、浸潤性破壊性の大きな腫瘤をつくる。
　　　　　❷ mammosomatotroph cell adenoma(乳腺成長ホルモン分泌細胞腺腫)
　　　　　　・腫瘍細胞がPRLとGHの両者を産生するが、よく分化した細胞形態を示すもの。
　　　　　　・単一の腺腫細胞からなるmonomorphous adenoma(単一構造腺腫)。
　　　　　❸ mixed GH cell-PRL cell adenoma(GH-PRL混合細胞腺腫)；異なる2種の腺腫細胞よりなるplurimorphous adenoma(多構造腺腫)。
　　　　②unclassified plurihormonal adenoma
　　　　　❶ GHとPRL以外の組み合わせをいう。
　　　　　❷頻度；下垂体腺腫全体の3%
　　　　④多ホルモン産生腺腫の75%は、巨大腺腫(macroadenoma)。
　　　　⑤多ホルモン産生腺腫の半数は、周囲組織に浸潤している。

分類　❶大きさによる分類
　　　（ⅰ）**微小腺腫(microadenoma)**➡最大直径が1cm未満の腺腫をいう。
　　　（ⅱ）**巨大腺腫(macroadenoma)**➡最大直径が1cm以上の腺腫をいう。
　　❷ホルモン産生能による機能分類
　　　（ⅰ）ホルモン産生腺腫(functioning adenoma)
　　　　　　➡腫瘍細胞がホルモンを分泌しているもの。
　　　　ⓐ乳腺刺激ホルモン(プロラクチン)産生腺腫(prolactin-producing adenoma)
　　　　ⓑ成長ホルモン産生腺腫(growth hormone-producing adenoma)
　　　　ⓒ副腎皮質刺激ホルモン(ACTH)産生腺腫(ACTH-producing adenoma；Cushing病)
　　　　ⓓ甲状腺刺激ホルモン(TSH)産生腺腫(TSH-producing adenoma)
　　　　ⓔ性腺刺激ホルモン産生腺腫(gonadotropin-producing adenoma)
　　　（ⅱ）ホルモン非産生腺腫(non-functioning adenoma)
　　　　　　➡明らかなホルモン分泌を示さず、臨床的に下垂体前葉ホルモンの過剰症候を示さないものをいう。
　　❸染色性による分類(古典的組織学的分類)
　　　（ⅰ）好色素性腺腫(chromophil adenoma)
　　　　ⓐ好酸性腺腫(acidophil or eosinophil adenoma)
　　　　　➡Hematoxylin-eosin染色により腺腫細胞がEosin(酸性色素)に染まるものをいう。
　　　　ⓑ好塩基性腺腫(basophil adenoma)

➡Hematoxylin-eosin 染色により腺腫細胞が Hematoxylin（塩基性色素）に染まるものをいう。
（ⅱ）嫌色素性腺腫（chromophobe adenoma）
　　　➡Hematoxylin-eosin 染色により腺腫細胞が Eosin（酸性色素）にも Hematoxylin（塩基性色素）にも染まらないものをいう。
❹鞍外伸展（extrasellar extension）の分類
（ⅰ）トルコ鞍外の腫瘍の容積がトルコ鞍内のそれと同じかそれ以上の場合を鞍外伸展という。
（ⅱ）伸展の方向により、以下のように分ける。
　　ⓐfrontal extension
　　　㋐前頭蓋窩あるいは前頭葉内に侵入しているもの。
　　　㋑嗅覚障害、精神障害やけいれんをきたす。
　　ⓑhypothalamic extension
　　　㋐視床下部を著明に圧迫しているもの。
　　　㋑多尿、多飲や嗜眠を呈する。
　　ⓒparasellar extension
　　　㋐傍トルコ鞍部や海綿静脈洞部へ伸展しているもの。
　　　㋑頻度；全下垂体腺腫の 6～10%
　　　㋒動眼神経麻痺、外転神経麻痺や三叉神経麻痺を呈する。
　　　㋓下垂体機能不全や視野障害を欠くことが多い。
　　　㋔若年発症例に多い。
　　ⓓtemporal extension
　　　㋐側頭葉内あるいは中頭蓋窩へ伸展しているもの。
　　　㋑同名性上 1/4 盲を呈する。
　　ⓔposterior extension
　　　㋐トルコ鞍より後方へ伸展しているもの。
　　　㋑小脳症状、水頭症や脳神経麻痺を呈する。
　　ⓕnasopharyngeal extension
　　　㋐トルコ鞍底を破壊し、副鼻腔や上咽頭部へ伸展しているもの。
　　　㋑鼻閉や髄液鼻漏を呈する。

楽々講座　【染色性による分類とホルモン産生能による分類との関係(Elster, 1988)】

染色性による分類	ホルモン産生能による分類
好酸性腺腫	大部分、成長ホルモン産生腺腫
	一部、プロラクチン産生腺腫あるいはプロラクチンと成長ホルモンの混合腺腫
好塩基性腺腫	ほぼ、ACTH 産生腺腫
嫌色素性腺腫	60%；プロラクチン産生腺腫
	20%；ホルモン非産生腺腫
	20%；ACTH、TSH、FSH あるいは FSH/LH 産生腺腫

性質・特徴	❶腫瘍は軟らかくて、易出血性で、緩徐に発育する良性腫瘍。 ❷ホルモン非産生腺腫、成長ホルモン産生腺腫、甲状腺刺激ホルモン産生腺腫や男性の乳腺刺激ホルモン産生腺腫は、巨大腺腫（macroadenoma）のことが多い。 ❸副腎皮質刺激ホルモン産生腺腫は、微小腺腫（microadenoma）のことが多い。 ❹時に、組織学的に微小石灰沈着を認めることがある（→ pituitary stone）。 　（ⅰ）プロラクチン（PRL）産生腺腫に最も多い（栗坂ら、1986）。 　（ⅱ）以下、GH産生腺腫＞PRL＋GH産生腺腫＞ACTH産生腺腫（栗坂ら、1986）。 ❺微小腺腫（microadenoma）の分布は、ホルモン分泌細胞の分布とある程度相関がある。すなわち、 　（ⅰ）プロラクチンおよびGH産生腺腫は下垂体の外側部に多い。 　（ⅱ）TSH産生腺腫は正中部に位置する傾向がある。
好発年齢	❶全体；成人に好発する。 ❷種類別の好発年齢（日本脳腫瘍全国集計, vol.11, 2003） 　（ⅰ）ホルモン非産生腺腫；55～59歳にピーク（14.2％）。 　（ⅱ）ホルモン産生腺腫 　　　ⓐプロラクチン産生腺腫；25～29歳にピーク（20.5％）。 　　　ⓑ成長ホルモン産生腺腫；45～49歳にピーク（15.0％）。 　　　ⓒACTH産生腺腫；35～39歳にピーク（13.9％）。
性別 （日本脳腫瘍全国集計, vol.11, 2003）	❶プロラクチン産生腺腫とACTH産生腺腫 　➡女性に多い（男性：女性＝1：3）。 ❷甲状腺刺激ホルモン産生腺腫➡やや女性に多い。 ❸ホルモン非産生腺腫と成長ホルモン産生腺腫➡性差なし。
症状	❶一般的症状 　（ⅰ）下垂体機能障害 　（ⅱ）視力・視野障害（両耳側半盲） ❷各腺腫の症状（239～255頁）

> **ちょっとお耳を拝借**
>
> **【下垂体腺腫における血中ホルモン値低下の順番（Cosmanら、1989）】**
> ①まず最初に、血中GH（growth hormone）値とFSH/LH（follicle stimulating hormone/luteinizing hormone）値が低下。
> ②次いで、TSH（thyroid stimulating hormone）値とACTH（adrenocorticotrophic hormone）値が低下。
> ③PRL（prolactin）値の低下が最後であり、また低下することは稀。

頭部エックス線 単純撮影	❶トルコ鞍の風船状拡大（ballooning sella）（図50-A） ❷トルコ鞍底の二重陰影（double floor）（図50-B）や菲薄化 　➡Prolactinomaは、他の腺腫に比して鞍底の破壊の程度が強い。
脳血管造影	❶前後像；前大脳動脈水平部（A1）の挙上（図51-A）

楽々講座

下垂体卒中 Pituitary apoplexy

①概念
　ⓐ下垂体腺腫内に出血あるいは梗塞が生じ、その結果引き起こされる病態をいう。
　ⓑ出血によることが多く、梗塞は稀。
②頻度
　ⓐ下垂体腺腫手術例の 0.6〜12.3%(Onestiら, 1990)
　ⓑ症候性の下垂体卒中；下垂体腺腫の 9%(Wakaiら, 1981)
③原因・誘因
　ⓐ通常、特発性(spontaneous)。
　ⓑ誘因
　　①25%に誘因が認められる。
　　②放射線照射、内分泌負荷試験、頭部外傷、妊娠、bromocriptine やピル服用、頭蓋内圧の急激な変化など。
　　　➡内分泌負荷試験が誘因のものでは、insulin、TRH および LH-RH の三者同時負荷試験が用いられており、また、ほとんどが薬物の静脈内投与中に発症している。
④症状
　ⓐ下垂体腺腫内に出血が生じることにより腫瘍容積が増大し、無症状のものが**急激に発症**したり、あるいは以前からあった症状が急激に増悪する。
　ⓑ症状は、数時間から 2 日以内に完成する。
　ⓒ各症状
　　①全体
　　　❶頭痛が 60〜90%と最も多い(→初発症状で、通常、嘔吐や髄膜刺激症状を伴う)。
　　　❷視力・視野障害(55〜70%)
　　　❸眼球運動障害(→動眼神経麻痺が最も多い)
　　　❹意識障害
　　　❺下垂体前葉機能低下
　　　❻尿崩症(一過性の頻度は 4%、永続性の頻度は 2%)
　　②腺腫の膨隆方向による症状
　　　❶上方へ膨隆した場合➡視力障害や視野障害で、通常、意識障害を伴う。
　　　❷側方へ膨隆した場合➡外眼筋麻痺や三叉神経障害など。
　　　❸下方へ膨張した場合➡無症状、あるいは鼻出血。
⑤腺腫内出血例の約 40%は無症状である。
⑥下垂体卒中をきたしやすい腺腫
　ⓐMohr らの報告(1982)
　　①プロラクチン産生腺腫(prolactinoma)が最も多い。
　　　➡出血例の 42%、prolactionma 例の 12%
　　②次いで、ホルモン非産生腺腫(non-functioning adenoma)
　　　➡出血例の 28%、ホルモン非産生腺腫の 13%
　　③成長ホルモン産生腺腫(growth hormone-producing adenoma)
　　　➡出血例の 13%で、成長ホルモン産生腺腫の 5%
　ⓑWakai らの報告(1981)
　　①腺腫別で有意差はない。
　　②有意差はないが、ホルモン非産生腺腫が最も多く、以下、プロラクチン産生腺腫＞成長ホルモン産生腺腫。
⑦腫瘍の大きさ
　➡「大きい腺腫に発生しやすい」、「大きさとは関係ない」の両者の報告がある。
⑧性別
　➡「男性に多い」、「性差はない」との報告がある。
⑨微小腺腫(microadenoma)例での出血は、ピル服用者や妊娠促進ホルモン剤服用者に多い。
⑩bromocriptine 服用患者は、非服用者に比して腺腫内出血をきたす頻度が有意に高い(服用者；45%、非服用者；13%)(Yousemら, 1989)。
⑪ホルモン産生腺腫例では、出血により腫瘍組織が崩壊するため、異常ホルモン値が低下することがある。
⑫治療
　ⓐ視力低下例は、緊急手術(経蝶形骨洞法により)。
　ⓑ副腎皮質ステロイド薬の投与。
⑬予後
　ⓐ一般に、緊急手術(減圧術)により予後は良好。
　ⓑ失明例(blindness)は、予後不良。

〔小児下垂体卒中の特徴(木村ら, 1989)〕

ⓐ男児に多い。
ⓑ頭痛、視力障害で発症するものが多く、下垂体卒中発作が初発症状であるものが多い。
ⓒ鞍外伸展を示すものに多い。
ⓓホルモン産生腫瘍と非ホルモン産生腫瘍との間に差はみられない。

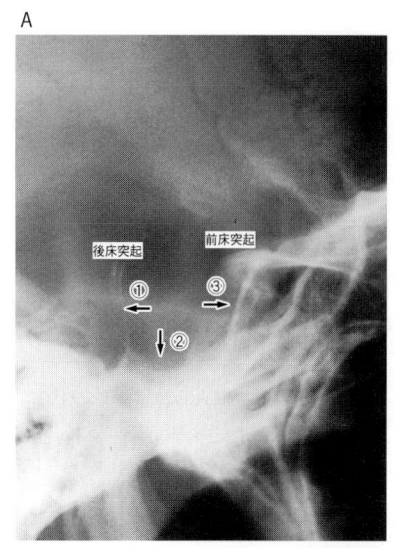

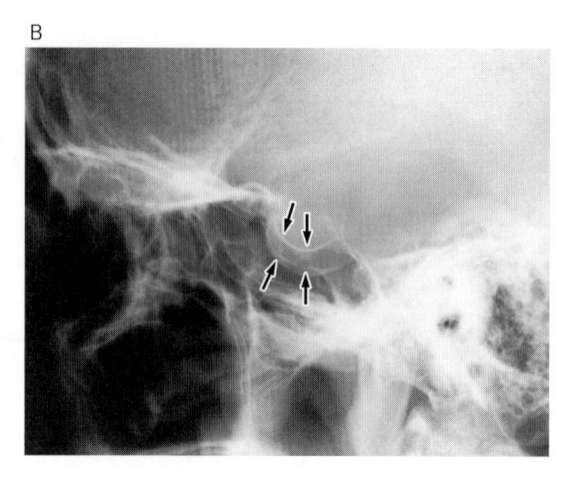

図 50. 下垂体腺腫の頭部エックス線単純撮影（側面像）
(窪田惺著, 脳神経外科ビジュアルノート. 金原出版, 2003 より許可を得て転載)

A；トルコ鞍の風船状の拡大を認める。通常、①、②、③の順に拡大していく。
B；トルコ鞍底の二重陰影を認める（→）。

❷側面像（図 51-B）
（ⅰ）内頚動脈海綿洞部でポケット形成（pocket formation）。
　　トルコ鞍が拡大することによる内頚動脈海綿静脈洞部とトルコ鞍底との間の間隙をポケット形成という。
（ⅱ）内頚動脈**サイフォン部の開大**（opening siphon）。

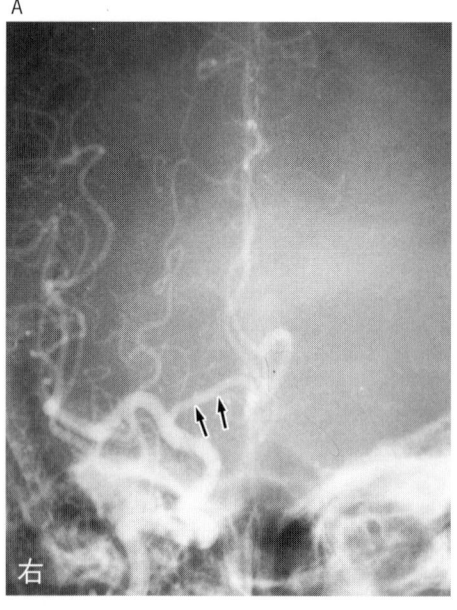

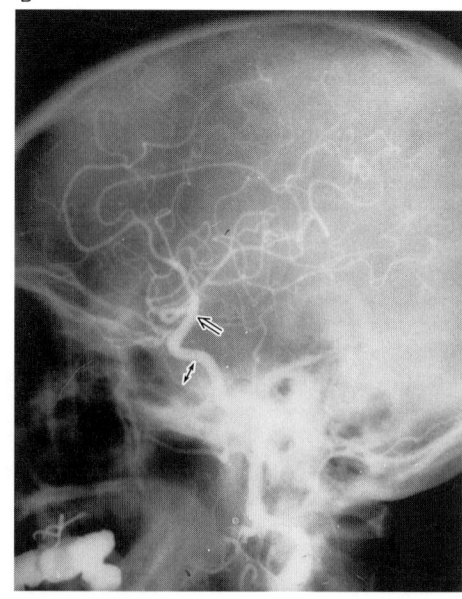

図 51. 下垂体腺腫の脳血管造影
A（前後像）；右 A1 部の挙上を認める（→）。
B（側面像）；サイフォン部の開大（⇒）とポケット形成（←→）を認める。

エックス線CT　❶微小腺腫
　　　　　（ⅰ）単純CT；軽度低吸収域を示すが、診断困難ことが多い。
　　　　　（ⅱ）造影CT；著明に造影される正常下垂体前葉内の陰影欠損像として描出される
　　　　　　　（**低造影域** less enhanced area）。
　　　　　　　　☞冠状断が有用。
　　　　❷巨大腺腫（図52）

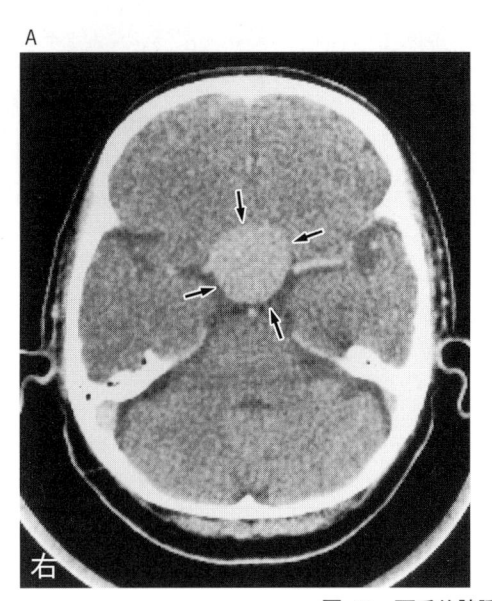

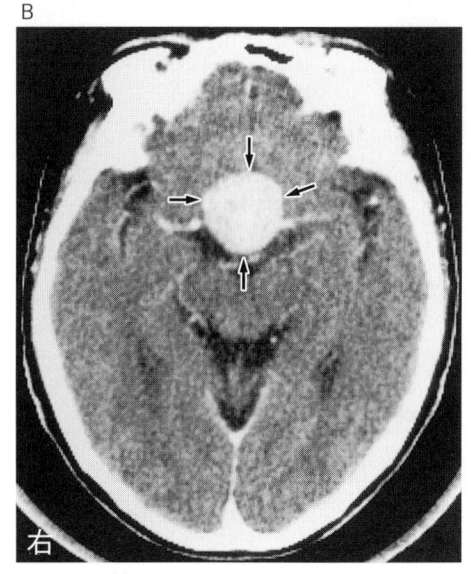

図 52. 下垂体腺腫のエックス線CT
A（単純CT）；トルコ鞍上部に軽度高吸収域を認める（→）。
B（造影CT）；均質に増強される（→）。

　　　　　（ⅰ）単純CT；等～軽度高吸収域
　　　　　（ⅱ）造影CT；均質に増強される。
MRI　　❶微小腺腫
　　　　　（ⅰ）単純MRI
　　　　　　　ⓐT1強調画像；低信号がほとんど（80～90％）。
　　　　　　　ⓑT2強調画像；高信号が多い（1/3～1/2の症例）。
　　　　　（ⅱ）造影MRI；正常下垂体前葉より増強効果は弱い。したがって、腫瘍は高信号域の
　　　　　　　中の低い（相対的）信号域として描出される（→**低造影域** less enhanced area）。

❷巨大腺腫(図 53)
　(ⅰ)単純 MRI；T1、T2 強調画像とも、等信号を呈する。
　(ⅱ)造影 MRI；中等度に増強される。
❸dynamic MR imaging
　➡正常下垂体は造影剤により早期に増強されるが、下垂体腺腫ではゆっくり増強され、ピークも正常下垂体より遅れる。

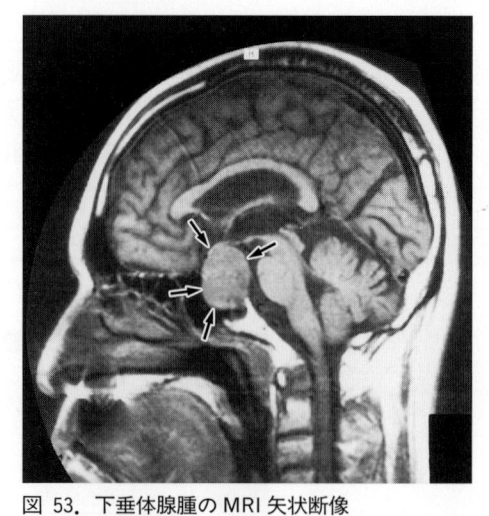

図 53．下垂体腺腫の MRI 矢状断像
T1強調画像で、トルコ鞍内から鞍上部にかけて等信号域を認める(→)。

★好きなように使ってね！

楽々講座 【海綿静脈洞浸潤に関する病期分類(Knospら, 1993)】

Knospらは(1993)、下垂体腺腫の海綿静脈洞への浸潤の有無をMRI所見(冠状断)と術中所見で検討し、内頸動脈との関係から5段階に分類している(図54)。

Grade 0	正常で、腫瘍が内頸動脈の内側の接線を越えていないもの。 (Grade 0 represents the normal condition of the cavernous sinus space. The adenoma does not pass the tangent of the medial aspecs of the supra- and intracavernous internal carotid arteries)
Grade 1	腫瘍は内頸動脈の内側の接線を越えているが、中心線は越えていないもの。 (Grade I is characterized by tumor extension that does not pass a line between the cross-sectional centers of the carotid arteries, so-called "intercarotid line")
Grade 2	腫瘍は中心線を越えているが、外側の接線は越えていないもの。 (Grade 2 is characterized by tumor extending beyond the intercarotid line, but not extending beyond or tangent to the lateral aspects of the intra- and supracavernous internal carotid arteries)
Grade 3	腫瘍が外側の接線を越えているもの。 (Grade 3 is characterized by tumor extending lateral to the lateral tangent of the intra-and supracavernous internal carotid arteries)
Grade 4	腫瘍が内頸動脈を巻き込んでいるもの。 (Grade 4 is characterized by total encasement of the intracavernous carotid artery)

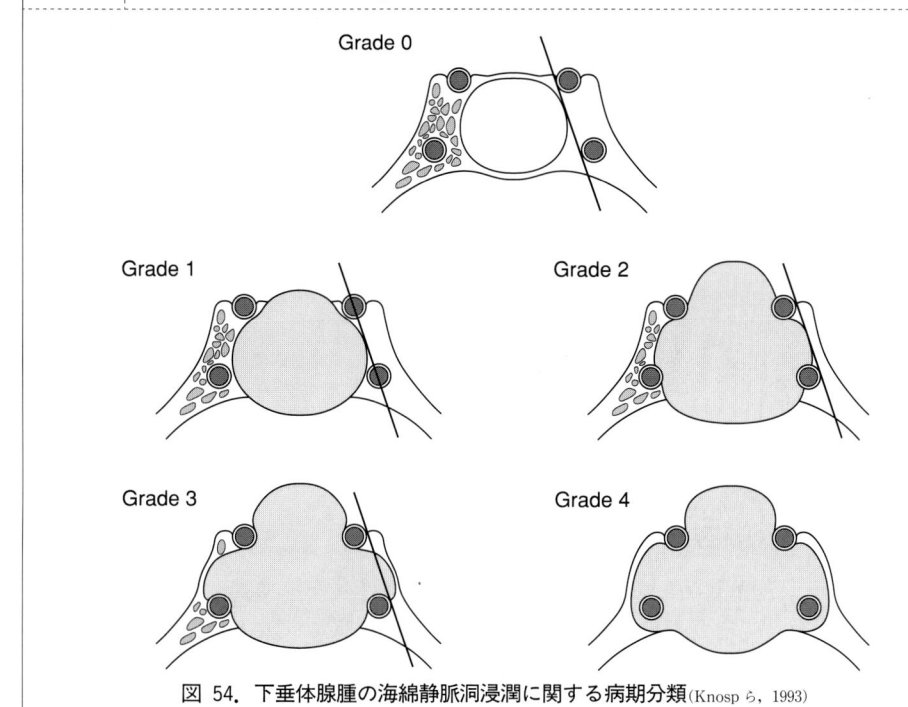

図54. 下垂体腺腫の海綿静脈洞浸潤に関する病期分類(Knospら, 1993)

診断

❶頭部エックス線単純・断層写真
❷エックス線CT
❸MRI
❹血中ホルモンの測定
　（ⅰ）乳腺刺激ホルモン(プロラクチン)産生腺腫
　　　➡血中プロラクチン値が200 ng/ml 以上。

（ⅱ）成長ホルモン産生腺腫
  ➡血中成長ホルモン値が 10 ng/ml 以上。
（ⅲ）甲状腺刺激ホルモン産生腺腫
  ➡血中の甲状腺ホルモン(free T 3、free T 4)値が上昇しているにもかかわらず、TSH が抑制されない。
（ⅳ）性腺刺激ホルモン産生腺腫
  ➡血中の卵胞刺激ホルモン(follicle stimulating hormone；FSH)や黄体形成ホルモン(luteinizing hormone；LH)値の上昇。

楽々講座　　エックス線 CT と MRI における正常下垂体

①エックス線 CT
　(ⅰ)下垂体の高さ(冠状断像)
　　ⓐ平均(造影 CT)；5.4±0.9 mm(Wiener ら, 1985)
　　ⓑ9 mm までが正常(Wolpert ら, 1984；Cusick ら, 1980)。
　(ⅱ)下垂体上面の性状；平坦型または陥凹型が多い。
②MRI
　(ⅰ)下垂体の高さ(矢状断像)
　　ⓐ平均；5.4±0.9 mm(Wiener ら, 1985)
　　　📖通常、8 mm 以下(Mark ら, 1984)。
　　ⓑ「20 歳代の女性の下垂体は、男性より大きい」、「男性の方が大きい」、あるいは「男性と女性とで差はない」など、種々の報告がある。
　(ⅱ)下垂体上面の性状
　　ⓐ平坦型または陥凹型が多い。
　　ⓑ若い(20 歳代あるいは思春期)女性では、膨隆(上方凸)型が多い。
　(ⅲ)妊娠後期や産褥期の下垂体前葉(Miki ら, 1993)
　　ⓐT 1 強調画像で高信号。
　　　📖プロラクチン細胞の増加による。
　　ⓑT 2 強調画像で等信号(橋 pons と同じ輝度)。
　(ⅳ)新生児期から生後 2 カ月頃の下垂体前葉➡T 1 強調画像で高信号(Wolpert ら, 1988)。
　(ⅴ)下垂体後葉
　　ⓐ正常者
　　　①MRI T 1 強調画像で高信号を呈する。
　　　　➡高信号は、後葉に貯留された分泌顆粒内の vasopressin に由来する。
　　　②高信号は、正常者でも 10〜20%にみられないことがある(Elster, 1993)。
　　ⓑ中枢性尿崩症(42 頁)➡正常にみられる高信号が消失する。

微小腺腫の治療方針(景山, 2002)

❶絶対的手術適応例
　➡Acromegaly、Cushing 病や TSH 産生腺腫。
　　📖これらの疾患は、そのまま放置していては身体に悪影響を及ぼすので。
❷薬剤による正常化率の高い prolactinoma や、年齢によってはあまり実害のない gonadotropin adenoma は、症例によって選択を考える。
❸ホルモン非産生腺腫は、手術適応ではない。

治療	手 術	➡ホルモン産生腺腫に対しては手術(腫瘍摘出術)が原則。 ①手術の目的；腺腫の全摘出と残存下垂体の保全。 ②手術法 　ⓐ経蝶形骨洞法(transshpenoidal approach) 　　①蝶形骨洞を経由してトルコ鞍底に達し、腫瘍を摘出する方法で、一般的。 　　②内視鏡下で行われることもある。 　　③禁忌例(有田ら，1999) 　　　❶開口部の小さい鞍隔膜を伴う亜鈴(dumbbell)型の腺腫。 　　　❷腫瘍が側方や前方などに伸展している例。 　　　❸トルコ鞍の拡大のない例。 　　　❹内頸動脈がトルコ鞍正中付近に達している例。 　ⓑ開頭法(transcranial approach)；開頭して腫瘍を剔出する方法。
	薬物療法	➡手術不能例や非緩解例に対して施行。 ①Bromocriptine(プロモクリプチン)(単独、あるいは術後に投与) 　ⓐ乳腺刺激ホルモン(プロラクチン)産生腺腫に有効。 　ⓑ成長ホルモン産生腺腫；GH抑制効果は弱いが、有効例がある。 ②酢酸オクトレオチド(ソマトスタチン誘導体) 　➡成長ホルモン産生腺腫に有効。
	放射線治療	①標準的放射線治療(conventional radiotherapy) 　ⓐ術後の残存腫瘍、手術不能例、難治例や再発例に対して行う。 　ⓑ腫瘍制御率(増殖抑制効果)；76〜97% 　ⓒ副作用 　　①下垂体前葉機能低下；下垂体腺腫例の13〜55% 　　②視神経障害；1〜2% 　　③乳腺刺激ホルモン(プロラクチン)産生腺腫に対しては、bromocriptine抵抗例の一部を除いて、通常、放射線治療は行わない。 　　　(理由)bromocriptineに腫瘍縮小効果があること、先端巨大症ほどの効果がないこと、および照射後の血中プロラクチン値の正常化が稀であることなど。 ②γ-knife 　ⓐ鞍上部伸展のある症例では、経蝶形骨洞法により摘出を行い、視神経と腫瘍の距離を確実に確保してから照射する。 　ⓑ適応症例(Morange-Ramosら，1998) 　　①小さなホルモン産生腺腫。 　　②腫瘍が視路より離れている症例。 　　③浸潤例では、海綿静脈洞の内側部のみに限局している例。 　　④放射線治療の既往のない例。 　ⓒ効果(術後残存例や再発例)(Petrovichら，2003) 　　①腫瘍が縮小するのに時間がかかる。 　　　➡30%は、腫瘍が縮小するのに照射後3年以上かかる。 　　②非産生腺腫では、照射後の増大を認めない。 　　③PRL産生腺腫では、83%にプロラクチン値の正常化を認める。 　　④ホルモン産生腺腫では、18%に再発例を認める。 　ⓓ副作用；部分的な下垂体機能不全の頻度は、16%(Morange-Ramosら，1998)
	ホルモン補充療法 Replacement therapy	①不足している下垂体ホルモンを投与する。 ②補充療法例 　ⓐ副腎皮質機能低下➡副腎皮質ステロイド薬 　ⓑ甲状腺機能低下➡甲状腺ホルモン製剤 　ⓒ性腺機能低下➡ゴナドトロピン製剤や性ホルモン製剤。 　ⓓ尿崩症➡デスモプレシン製剤を投与。

組織学的所見(図55)

❶基本構造；一様の大きさの円形細胞と洞様構造(sinusoid)。

❷分類

　(ⅰ)びまん型(diffuse type)

　　➡腫瘍細胞が敷石状に並び、腺様構造がはっきりしないもの。

(ⅱ)洞様型(sinusoid type)
　　➡腫瘍細胞が毛細血管を中心に腺様構造をとるもの。
(ⅲ)乳頭型(papillary type)
　　➡背の高い円柱状の腫瘍細胞が乳頭状に発育しているもの。

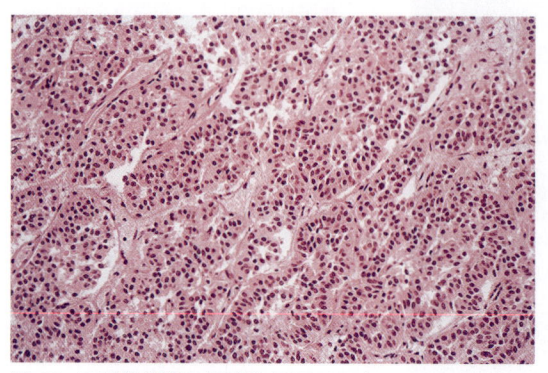

図 55．下垂体腺腫の組織像(HE、×50)

予後	❶一般に良好。 ❷視力・視野障害は早期であれば回復することが多い。 ❸下垂体前葉機能 　(ⅰ)微小腺腫を選択的に剔出したときには良好。 　(ⅱ)TSH；60%、ACTH；40%、LH/FSH；30%の割合で回復するが、GH不全は継続する。 ❹術前より存在する尿崩症が、手術により治癒することはまずない。
経蝶形骨洞法の術後合併症	❶主な合併症の頻度(全体)；5～10% ❷手術死亡の頻度(全体)；1% ❸各合併症とその頻度 　➡最も頻度の高い合併症は、尿崩症と髄液鼻漏。 　(ⅰ)尿崩症(macroadenoma 例) 　　ⓐ一過性；2～6% 　　ⓑ永続的；1% 　(ⅱ)髄液鼻漏 　　ⓐmacroadenoma 例；3% 　　ⓑmicroadenoma 例；1% 　(ⅲ)視力・視野障害；1～2% 　(ⅳ)遅発性低ナトリウム血症；発生は術後平均4日目で、その頻度は10%前後。 　(ⅴ)くも膜下出血および脳血管攣縮；ごく稀。
再発率	外科的治療後の再発率は6～16%

> **ちょっとお耳を拝借**
> ①下垂体腺腫、特にGH産生腺腫およびPRL産生腺腫の場合、下垂体の外側（lateral wing、あるいはeosinophilic wing）より発生することが多い。
> ②未治療の下垂体腺腫を有する女性が妊娠することは極めて稀であるが、この場合における視覚障害の発生頻度は25％（Magyarら、1978）。

関連症候群　Peillon-Racadot 症候群（75頁）

（2）各下垂体腺腫

A．ホルモン非産生腺腫 Non-functioning adenoma

定義・概念
❶下垂体腺腫のうち明らかなホルモン分泌を示さず、臨床的に下垂体**前葉ホルモンの過剰症候を示さない**腺腫をいう。
❷臨床的に非産生腺腫の大部分は、免疫組織化学的検索によりホルモン産生能が認められる。
　➡免疫組織化学的検索でもまったくホルモン産生能を示さない腺腫を null-cell adenoma* といい、真のホルモン非産生腺腫であるが、稀。

頻度
❶原発性脳腫瘍の6.2％（日本脳腫瘍全国集計, vol. 11, 2003）。
❷下垂体腺腫の44.8％で、最も多い（日本脳腫瘍全国集計, vol. 11, 2003）。

好発年齢　55～59歳にピーク（14.2％）（日本脳腫瘍全国集計, vol. 11, 2003）。

性別　性差はない（日本脳腫瘍全国集計, vol. 11, 2003）。

症状
❶視力・視野障害（両耳側半盲）；最も多い。
❷頭痛；3/4の症例にみられる。
❸下垂体前葉機能低下症状
　➡無月経、性欲低下、全身倦怠感、陰毛および腋毛の脱落が多い。
　（ⅰ）gonadotropin の欠乏症状；無月経、性欲低下、全身倦怠感、陰毛および腋毛の脱落。
　（ⅱ）ACTH の欠乏症状；低血圧、低血糖、全身倦怠感。
　（ⅲ）prolactin の欠乏症状；乳汁分泌低下
　（ⅳ）TSH の欠乏症状；耐寒性低下、皮膚乾燥、不活発、脱毛。
❹時に、下垂体卒中（231頁）で発症する。

内分泌学的所見
❶下垂体前葉ホルモン値の低下を認める。
　➡障害率は GH、LH/FSH、TSH および ACTH の順である。
❷巨大腺腫では、しばしば血中プロラクチン値の軽度上昇を認める。
　📖下垂体茎圧迫による視床下部からのプロラクチン分泌抑制因子（prolactin inhibiting factor；PIF）の遮断により、軽度高PRL血症が生じる。

治療
❶手術
　（ⅰ）視力・視野障害がみられれば手術適応。

　　　　　　　　（ⅱ）通常、経蝶形骨洞法（transshpenoidal approach）により摘出。
　　　　　❷標準的放射線治療；通常、残存腫瘍に対して施行。
　　　　　❸ホルモン補充療法
組織学的所見　大半は嫌色素性腺腫。
予後（成績）　❶手術成績
　　　　　　（ⅰ）手術による視力障害の改善率はよい（80％）。
　　　　　　（ⅱ）前葉機能不全の改善率；10〜40％
　　　　　❷標準的放射線治療による腫瘍制御率(Breen ら, 1998)
　　　　　　（ⅰ）10年で87.5±3.6％
　　　　　　（ⅱ）20年で77.6±6.3％
　　　　　　（ⅲ）30年で64.7±12.9％
　　　　　❸γ-knife；腫瘍制御率は100％（追跡期間平均30.5カ月）(小林, 1998)
　　　　　❹内分泌機能の回復良好な因子(Arafah, 1986)
　　　　　　（ⅰ）術前の血中PRL値が正常、あるいは軽度上昇例。
　　　　　　（ⅱ）術前、TRH刺激に対して血中TSH値が上昇する症例。
　　　　　　（ⅲ）術前、GnRH（gonadotropin releasing hormone）刺激に対して血中LH/FSH値
　　　　　　　　が上昇する症例。
　　　　　　（ⅳ）腫瘍径が25 mm以下の症例。
再発率　　　❶追跡期間が10年以内の症例
　　　　　　（ⅰ）手術単独（術後非照射）例；20％
　　　　　　（ⅱ）術後照射例；10％以下
　　　　　❷追跡期間が10年以上経過すると、再発率は増加する。

（チョット役に立つお話）

*Null-cell adenoma
①電顕的に粗面小胞体、ゴルジ装置の発達が不良で、少数の小型分泌顆粒しかみられず、特定の下垂体前葉細胞への分化のない細胞をnull-cellという(船田, 2003)。
②ホルモン非産生腺腫の１つである。したがって腫瘍が大きくなってから発見されることが多い。
③現在の検索手段では、発生母細胞が同定できない腫瘍細胞からなる(中里, 1999)。
④光顕的には嫌色素性である。
⑤免疫組織化学的にはいずれのホルモンも証明されないが、性腺刺激ホルモン産生腺腫（gonadotropin-producing adenoma）との間に密接な関連があるとされる(船田, 2003)。
⑥pituitary oncocytoma
　㋑null-cell adenomaのうち、oncocytic changeが特に顕著なものをoncocytoma（膨大細胞腫）という(中里, 1999)。
　㋺すなわち、細胞は大きく腫大し、細胞質が好酸性顆粒状を示す。
　㋩電顕では細胞質の大部分を占めるミトコンドリアが特徴(中里, 1999)。

B. 乳腺刺激ホルモン(プロラクチン)産生腺腫 Prolactin(PRL)-producing adenoma(prolactinoma)

定義・概説 PRL 産生細胞が腫瘍化し、そのホルモンの過剰分泌症状を呈するものをいう。

頻度
❶原発性脳腫瘍の 3.5%(日本脳腫瘍全国集計, vol. 11, 2003)
❷下垂体腺腫の 25.5%で、2 番目に多い(日本脳腫瘍全国集計, vol. 11, 2003)。

特徴
❶他の腺腫に比して鞍底の破壊の程度が強い。
❷比較的浸潤傾向の強い腫瘍である。すなわち、
　(ⅰ)残存前葉組織および硬膜への浸潤性発育を呈することが多い。
　(ⅱ)海綿静脈洞内へ浸潤したり、鞍隔膜を越えて発育しやすい。
　　　➡血中のプロラクチン値が著明に高い例(2,000 ng/ml 以上)では、血管、特に海綿静脈洞への浸潤がみられる(Shucart, 1980)。
❸一般に、腺腫の大きさと血中 RPL 値とは相関する。
　　➡但し、血中のプロラクチン値が 2,000 ng/ml を超える高値例では、鞍上伸展を認めるほど大きくはない。むしろ、海綿静脈洞への外方伸展を認める(Shucart, 1980)。
❹男性例では巨大腺腫(macroadenoma)で、鞍上伸展を示すものが多い。

好発年齢
(日本脳腫瘍全国集計, vol. 11, 2003)
❶全体；25～29 歳にピーク(20.5%)。
❷性別
　(ⅰ)女性；25～29 歳にピーク。
　(ⅱ)男性；30～34 歳にピーク。

性別 女性に多い(男性：女性＝1：2.9)(日本脳腫瘍全国集計, vol. 11, 2003)。

症状
❶男性例
　(ⅰ)頭痛；初発症状として最も多い。
　(ⅱ)視力・視野障害(両耳側半盲)
　　　➡初発症状は頭痛が最も多いが、診断時の症状としては視力・視野障害が多い。
　(ⅲ)性欲の低下や射精障害。
　(ⅳ)女性化乳房(10～20%)および乳汁分泌(10%)。
❷女性例
　(ⅰ)無月経(amenorrhea)**；初発症状として最も多い。
　(ⅱ)乳汁漏出(galactorrhea)**
　(ⅲ)頭痛、視力・視野障害；腫瘍が大きい場合。

内分泌学的所見
❶腫瘍容積と血中 prolactin(PRL)値とはよく相関する。
❷高プロラクチン血症***
　　➡血中 PRL 値が 200 ng/ml 以上のときは本腺腫と考えてよい。
❸TRH 刺激に対する反応性の低下。

―（チョット役に立つお話）―

乳汁漏出・無月経症候群 Galactorrhea-amenorrhea syndrome
①Forbes-Albright 症候群（フォーブズ・オールブライト）
　➡プロラクチン産生腫瘍（prolactinoma）により乳汁漏出・無月経を呈するものをいう。
②Chiari-Frommel 症候群（キアリ・フロンメル）
　ⓐ分娩後長期にわたり乳汁分泌と無月経が持続するものをいう。
　ⓑ乳汁漏出・無月経症候群の中で、最も頻度が高い。
　ⓒ機能的な内分泌異常で、機能性高プロラクチン血症と呼ばれている。
　　💡分娩後のプロラクチン分泌抑制因子（prolactin inhibiting factor；PIF）の分泌不全が持続していることによる。
　ⓓ血中プロラクチン値は 100 ng/ml 以下のことが多い。
③Argonz-del Castillo 症候群（アルゴン・デ・カスティーヨ）
　ⓐ妊娠、分娩とも無関係で、かつ下垂体にも腫瘍がなく、原因不明の乳汁分泌と無月経を呈するものをいう。
　ⓑ視床下部よりの PIF の特発性の分泌障害により生じるとされている。
　ⓒ機能的な内分泌異常で、機能性高プロラクチン血症と呼ばれている。
　ⓓ血中プロラクチン値は、一般に Chiari-Frommel 症候群より高いが、プロラクチン産生腺腫より低いのが特徴。

高プロラクチン血症
①原因
　ⓐ下垂体腫瘍
　　ⓘProlactinoma の頻度が最も高く、高プロラクチン血症の原因の 1/3 を占める。
　　ⓘⓘその他のホルモン産生腺腫。
　ⓑ視床下部・下垂体茎病変
　　ⓘ機能性
　　ⓘⓘ器質性；腫瘍（頭蓋咽頭腫、germinoma など）、血管障害や外傷など。
　ⓒその他
　　ⓘ薬剤
　　　➡薬剤による高プロラクチン血症では、血中濃度が 150 ng/ml を超えることは稀。
　　　◆抗潰瘍薬、制吐薬；metoclopramide、domperidone、sulpiride、H_2-blocker など。
　　　◆降圧薬；reserpine、α-methyldopa、verapamil など。
　　　◆向精神薬；haloperidol、phenothiazine、三環系抗うつ剤など。
　　　◆エストロゲン製剤（経口避妊薬など）
　　ⓘⓘ原発性甲状腺機能低下症
　　ⓘⓘⓘ肝機能障害

④腎不全
　②prolactin は副腎と卵巣における androgen 分泌に影響を与え、testosterone の分泌を亢進させ、その結果、男性化の症状（多毛など）がみられる。

治療　手術か薬物療法のいずれを選択するかは、まだ議論がある。
❶手術（通常、経蝶形骨洞法）
❷Bromocriptine の投与（単独、あるいは術後に投与）
　（ⅰ）血中のプロラクチン値が著明に高い例（2,000 ng/ml 以上）では外方伸展、すなわち海綿静脈洞へ浸潤しているので、まず bromocriptine を投与する（図56）。
　（ⅱ）投与中に、薬剤抵抗性が出現することがある（頻度；5〜18％）。
　（ⅲ）効果は可逆性で、投薬の中止により腫瘍は再増大し、またプロラクチン値は投与前のレベルまで上昇する。
　（ⅳ）術前に投与する場合には、6週間を超えない範囲で投与する（有田ら、1998）。
　　　ⓐこの範囲での投与により腫瘍は小さくなり、かつ軟化する。
　　　ⓑこれ以上の長期投与では、縮小した腺腫は硬く、出血しやすくなる（←線維化 fibrous）。
　（ⅴ）妊娠と判明した時点では投薬の中止が望ましい。
　（ⅵ）合併症
　　　➡腫瘍縮小に伴う髄液鼻漏。
　　　　🔖浸潤性の巨大プロラクチン産生腺腫に対するドパミン受容体作用薬投与中における髄液鼻漏の発生頻度は、年間 0.8％（Leong ら、2000）
❸γ-knife
　➡手術や薬物療法により血中プロラクチン値が正常化しない症例に対して有用（Landolt ら、2000）。

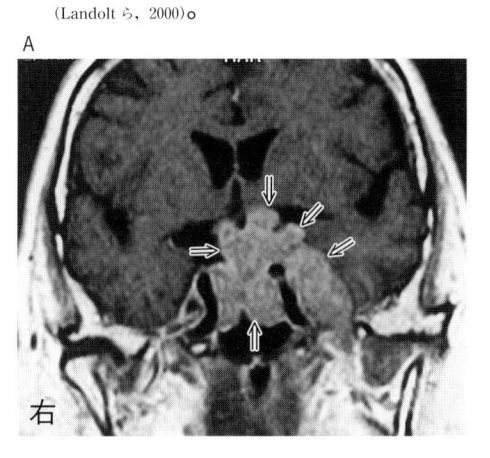

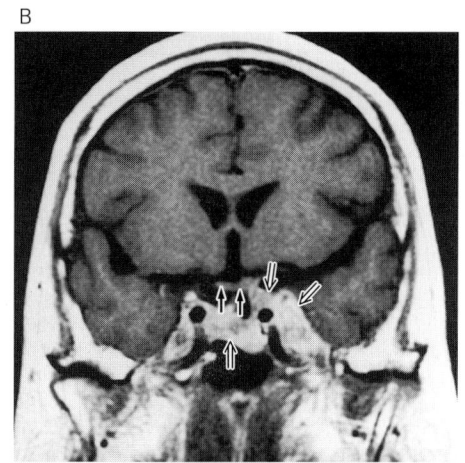

図 56．Bromocriptine 投与による巨大プロラクチン産生腺腫縮小例
A（bromocriptine 投与前の造影 MRI 冠状断像）
　・トルコ鞍内から鞍上部、左海綿静脈洞にかけて、大きな高信号域を認める（⇒）。
　・このときの血中プロラクチン値は 6,982 ng/ml である。
B（bromocriptine 投与後の造影 MRI 冠状断像）
　・bromocriptine 投与後約 6 カ月目の造影 MRI で腫瘍は著明に縮小し（⇒）、視交叉も描出されている（→）。
　・bromocriptine 投与後約 2 カ月目の血中プロラクチン値は 26 ng/ml で、著明に減少。

楽々講座

Prolactinoma の治療方針
[Prolactinoma の手術適応症例(Wilson, 1984)] ①巨大腺腫例 ②微小腺腫例では、 　①妊娠希望者 　②一次性の無月経(primary amenorrhea)患者。 　③男性例 　④bromocriptine の副作用が強く、服用できない症例。 [寺本(1987)] ①巨大腺腫例に対しては、手術(経蝶形骨洞法)を第一選択。 ②微小腺腫例では、 　①未婚婦人には手術を原則。 　②挙児を希望する既婚婦人には、bromocriptine 療法。
【Prolactinoma の手術適応と禁忌(有田ら, 1998)】
Ⅰ．手術適応 　Ⓐ絶対的適応 　　①薬物療法でプロラクチン値が正常化しないもの。 　　②大型腺腫で、薬物療法で腫瘍径の縮小しないもの。 　　③副作用のため薬物療法が続けられないもの。 　　④臨床的な下垂体卒中例。 　　⑤薬物療法によって髄液漏をきたしたもの。 　Ⓑ相対的適応 　　①腫瘍径 2 cm 以下で、血中プロラクチン値が 500 ng/ml 以下のもの。 　　②腫瘍径 2 cm を超えるものでは、巨大侵入(浸潤)型でないもの。 　　　［理由］ 　　　　①bromocriptine の投与量を減らすことができる。 　　　　②妊娠中の脳神経症状の危険性を減じることができる。 Ⅱ．禁忌 　◆巨大侵入(浸潤)型の prolactinoma。 　　➡手術単独による根治が望めないこと、および手術自体のリスクが大きいことの理由により、まず薬物療法を行う(図56)。

予後・成績

手術例	①成績 　ⓐ腫瘍の大きさによる成績 　　①微小腺腫(microadenoma)の血中 prolactin 値の正常化率(Molitch, 1992) 　　　◆初期；71.2% 　　　◆長期；52.8% 　　②巨大腺腫(macroadenoma) 　　　◆巨大腺腫の手術単独治療による成績は不良。 　　　◆血中プロラクチン値の正常化率(Molitch, 1992) 　　　　・初期；31.8% 　　　　・長期；13.2% 　ⓑ男性例の成績は女性例ほどよくなく、血中プロラクチン値の正常化率は、20%と低い。 　ⓒ全摘出施行例で、かつ術後の血中プロラクチン値が 9 ng/ml 以下の場合には、治癒が期待できる。 ②術後のプロラクチン値が正常化する因子 　ⓐ術前のプロラクチン値が 200 ng/ml 以下。 　　➡術前の血中プロラクチン値が 500 ng/ml 以上の症例では、手術のみの治療による血中プロラクチン値の正常化は望めない(岩井, 1989)。 　ⓑmicroadenoma 　ⓒMRI で海綿静脈洞へ侵入していない症例。 　ⓓ腫瘍の線維化がないもの。
Bromocriptine 投与例	①腫瘍の大きさによる成績 　ⓐ微小腺腫；血中プロラクチンの正常化や腫瘍の縮小は 80〜90% に認められる。 　ⓑ巨大腺腫；血中プロラクチン値の低下は 50〜65% 　ⓒエックス線 CT や MRI 上での腫瘍の縮小効果は、投与開始 2 週間後より著明となる。 　ⓓ本剤抵抗例は 10% 前後。

Bromocriptine 投与例	②女性患者では服用開始後早期に月経が回復するのに対して（80～90％の症例で回復）、男性患者では性機能が戻るのはプロラクチン値が正常化してから数カ月を要する（有田ら，1998）。
放射線治療例	①標準的放射線治療 ➡bromocriptine 抵抗例の一部を除いて、通常、放射線治療は行わない。 ⓐ放射線治療後数年間、プロラクチンは分泌し続ける。 ⓑ照射後数年を経て血中プロラクチン値は漸減するが、正常化することは稀。 ②γ-knife ⓐMorange-Ramos らの報告（1998） 　　➡血中プロラクチン値（平均）は、初回値より照射 6 カ月後に 46％、12 カ月後に 64％減少。 ⓑLandolt らの報告（2000） 　　①血中プロラクチン値正常化の頻度（5～41 カ月間で）は 55％ 　　②血中プロラクチン値低下の頻度（5～41 カ月間で）は 25％ 　　③血中プロラクチン値不変例の頻度（5～41 カ月間で）は 20％

組織学的所見　嫌色素性腺腫が大部分。

再発
❶経蝶形骨洞手術後の再発率；17～19％（Molitch, 1992）
❷再発しやすい因子
　（ⅰ）術後の血中プロラクチン値が 10 ng/ml 以上の症例。
　（ⅱ）術後 TRH 負荷試験に対するプロラクチンの反応性が回復していない例。
❸再発部位；最初に腫瘍があった部位。
❹再発時期；術後 4～8 年

自然歴（有田ら，1998）
❶大部分の微小腺腫（microprolactinoma）は、5 年間くらいの追跡期間中増大しない。
❷微小腺腫（microprolactinoma）の場合、プロラクチン値が急激に上昇することは稀で、自然に正常化することさえある。
　　但し、自然消退は、血中プロラクチン値が 60 ng/ml 以上の症例や無月経例では起こりにくい。

楽々講座　プロラクチン産生腺腫と妊娠

①未治療の Prolactinoma 患者が妊娠を希望したときには、手術を勧めるべきである。
　［理由］ブロモクリプチンを投与して妊娠を成立させると、急激な腫瘍の増大をきたすため。
②経蝶形骨洞手術を受けた患者で妊娠が達成できた症例（Laws ら，1983）
　①術前の血中プロラクチン値が 200 ng/ml 未満のときの妊娠率は、76％
　②術前の血中プロラクチン値の平均値は、246 ng/ml。
③妊娠中に臨床的な腫瘍増大の徴候（頭痛、視力障害など）が出現する頻度（有田ら，1998）
　①microprolactinoma；5.5％
　②macroprolactinoma；15.5～35.7％
④Prolactinoma 患者では、新生児の哺乳刺激によりプロラクチン値が上昇することや腫瘍が増大することはない。

C. 成長ホルモン（GH）産生腺腫 Growth hormone-producing adenoma

定義・概説
GH 産生細胞が腫瘍化し、そのホルモンの過剰分泌症状を呈するものをいう。
❶骨端線閉鎖以前に GH の過剰分泌が生じると巨人症（gigantism）となる。
❷骨端線閉鎖以後に GH の過剰分泌が生じると先端巨大症（acromegaly）となる。
　➡先端巨大症の方が巨人症より発症頻度が高い。

頻度	❶原発性脳腫瘍の 3.1%（日本脳腫瘍全国集計, vol. 11, 2003） ❷下垂体腺腫の 22.1%（日本脳腫瘍全国集計, vol. 11, 2003）
特徴	❶65% 以上が、浸潤性あるいは巨大腺腫である。 ❷血中 GH 値と腺腫の大きさは、相関しない。 ❸早急に減圧を必要とする視力・視野障害をきたすほどの鞍上伸展例は少ない。 ❹治療により血中 GH 値が正常化しても骨格に生じた変化は戻らない。
好発年齢 （日本脳腫瘍全国集計, vol. 11, 2003）	❶全体；45～49 歳にピーク（15.0%）。 ❷性別 　（ⅰ）男性；35～39 歳にピーク。 　（ⅱ）女性；45～49 歳にピーク。
性別	性差はない（日本脳腫瘍全国集計, vol. 11, 2003）。
症状・徴候	❶頭痛 ❷視力・視野障害（両耳側半盲） ❸巨人症や先端巨大症様顔貌（眉弓部の膨隆、鼻・口唇の肥大、下顎の突出）。 ❹手足の容積の増大。 ❺巨大舌 ❻性欲の低下。 ❼無月経（amenorrhea） ❽乳汁漏出（galactorrhea） ❾糖尿病
エックス線 単純撮影	❶頭部単純撮影➡トルコ鞍の拡大。 ❷足の単純撮影➡heel pad（足底軟部組織）の肥厚（22 mm 以上）。 ❸手指の単純撮影➡指末端骨の花キャベツ様肥大・変形。
内分泌学的所見	❶血中成長ホルモン（growth hormone；GH） 　（ⅰ）空腹時およびブドウ糖負荷後の GH 値が 10 ng/ml 以上。 　（ⅱ）血中 GH 値が 10 ng/ml 以下の場合 　　　ⓐブドウ糖 75 g 経口負荷で GH が 2 ng/ml 未満に抑制されないこと。 　　　ⓑ夜間睡眠中の GH 分泌増加が欠如している。 　（ⅲ）TRH または LH-RH に反応して血中 GH は増加する（TRH 反応型；80%、LH-RH 反応型；10～20%）。 ❷血中 somatomedin C（IGF-Ⅰ＝insulin-like growth factor-Ⅰ）の高値。 　（ⅰ）血中 somatomedin C 値は、GH のように日内変動を示さない。 　　　☞したがって、測定結果の判定には測定時間や食事の影響を考慮しなくてよい。 　（ⅱ）血中 somatomedin C 値は、先行する 24 時間の GH 分泌総量を反映しているとされる。 ❸高プロラクチン血症；先端巨大症の 20～40% に認められる。
診断基準（表 26）	先端巨大症や巨人症の内分泌学的診断のためには、ブドウ糖負荷試験が最も有用。

表 26. 厚生労働省間脳下垂体機能障害調査研究班(平成 14 年度)による先端巨大症および下垂体性巨人症診断の手引き(山王ら, 2003 より引用)

Ⅰ. 主症状 (注1)	①手足の容積の増大。 ②先端巨大症様顔貌 　(眉弓部の膨隆、鼻・口唇の肥大、下顎の突出など) ③巨大舌
Ⅱ. 検査所見	①成長ホルモン(GH)分泌の過剰。 　ⓐ血中 GH がブドウ糖 75 g 経口投与で正常域まで抑制されない(注2)。 　ⓑ血中 GH 値の高値(但し腎障害のない場合)。 ②血中 IGF-Ⅰ(ソマトメジン C)の高値(注3)。 ③CT または MRI で下垂体腺腫の所見を認める(注4)。 ④(参考)頭蓋骨および手足の単純エックス線の異常(注5)。
Ⅲ. 副症候	①発汗 ②頭痛 ③視野障害 ④女性における月経異常 ⑤睡眠時無呼吸症候群 ⑥耐糖能異常 ⑦高血圧 ⑧咬合不全

(注1) 発病初期例や非典型例では症候が顕著でない場合がある。
(注2) 正常域とは、血中 GH 底値 1 μg/l(immunoradiometric assay による)未満である。糖尿病、肝疾患、腎疾患、青年では偽陽性を示すことがある。また、本症では血中 GH 値が TRH や LH-RH 刺激で増加(奇異性上昇)することや、ブロモクリプチンなどのドパミン作動薬で血中 GH 値が増加しないことがある。
(注3) 健常者の年齢・性別基準値を参照する。栄養障害、肝疾患、腎疾患、甲状腺機能低下症、コントロール不良の糖尿病などが合併すると偽陽性の場合がある。
(注4) 明らかな下垂体腺腫所見を認めないときや、ごく稀に GHRH 産生腫瘍の場合がある。
(注5) 頭蓋骨単純エックス線でトルコ鞍の拡大および破壊、副鼻腔の拡大と突出、外後頭隆起の突出、下顎角の開大と下顎の突出など、手エックス線で手指末節骨の花キャベツ様肥大変形、足エックス線で足底部軟部組織厚(heel pad)の増大=22 mm 以上(但しこれは欧米人で得られた基準値である)を認める。

〔診断の基準〕
　◆確実例；Ⅰのいずれか、およびⅡを満たすもの。
　◆疑い例；Ⅰのいずれかを満たし、かつⅢのうち 2 項目以上を満たすもの。

治療

❶外科的治療が第一選択。
　(ⅰ)経蝶形骨洞法、あるいは開頭術。
　(ⅱ)経蝶形骨洞法の合併症(Ross ら, 1988)
　　　ⓐ髄液鼻漏(1.5%)
　　　ⓑ永続的な尿崩症(1.2%)

❷薬物療法
　(ⅰ)酢酸オクトレオチド Octreotide(somatostatin 誘導体)の皮下注射
　　　ⓐ効果の発現には、通常 2〜6 カ月かかる。
　　　ⓑGH 分泌異常に伴う心不全の改善にも有効。
　　　ⓒ副作用；徐脈、消化器症状(腹痛、嘔気、下痢)や胆石(→本剤は、胆嚢の収縮を抑制するため**胆石**ができやすいとされている)。
　(ⅱ)Pegvisomant(GH 受容体拮抗薬)の 12 週間皮下注射
　　　➡当該薬は、現在本邦では市販されていない。
　(ⅲ)Bromocriptine の投与
　　　➡投与を中止すると、血中 GH 値は再上昇する。

（ⅳ）Octreotide と Bromocriptine の併用。
　❸放射線治療
　　（ⅰ）標準的放射線治療
　　　　ⓐ有効であるが、血中 GH 値の低下あるいは正常化には 1 年以上要する。
　　　　ⓑ手術後の血中 GH 値が正常化しない例、薬物療法が不良あるいは副作用のため継続できない症例に対して施行。
　　（ⅱ）γ-knife；照射1.4年後に、半数に成長ホルモン（GH）の正常化がみられる(Landoltら，1998)。
　❹ホルモン補充療法

治癒基準　❶臨床的非活動性
(Giustinaら，2000)　❷IGF-Ⅰ値の正常化（年齢、性別の基準範囲内）。
　❸ブドウ糖負荷による GH 抑制（1 μg/l 以下）。

組織学的所見　❶好酸性腺腫と嫌色素性腺腫とがある。
　❷古典的には好酸性腺腫。

予後・成績　❶手術成績
　　（ⅰ）微小腺腫や鞍内限局型の手術治癒率は、80〜97％
　　（ⅱ）巨大腺腫の手術治癒率は、50％未満。
　　（ⅲ）術前の血中 GH 値が低いものほどよい。
　❷薬物療法
　　（ⅰ）酢酸オクトレオチド Octreotide（somatostatin 誘導体）の皮下注射
　　　　ⓐGH の基礎値は、50〜65％の症例で 5 ng/ml 以下（40％の症例で 2 ng/ml 未満）となる。
　　　　　血中 IGF-Ⅰ値も、55％の症例で正常化する。
　　　　ⓑ1〜2 カ月で、40％の症例に腺腫の縮小がみられるが(山王ら，2002)、その程度は一般に軽度。
　　（ⅱ）Pegvisomant（GH 受容体拮抗薬）の 12 週間皮下注射(Trainerら，2000)
　　　　ⓐ血中 IGF-Ⅰ値；15 mg 投与で 81％、20 mg 投与で 89％に IGF-Ⅰ値の正常化がみられる。
　　　　ⓑ臨床症状；15 mg および 20 mg 投与で有意に臨床症状の改善（軟部組織腫脹の減少や異常発汗の減少など）を認める。
　　（ⅲ）Bromocriptine の投与
　　　　ⓐGH 抑制効果は弱く、血中 GH 値や血中 IGF-Ⅰ値の正常化率は 10％程度。
　　　　ⓑ腫瘍縮小効果は 10〜20％
　　（ⅳ）Octreotide と Bromocriptine の併用。
　❸放射線治療
　　（ⅰ）標準的放射線治療
　　　　ⓐ血中 IGF-Ⅰ値；照射後 5 年目で 60％、10 年目で 72％、15 年目で 84％に正常化がみられる(清水ら，2001)。
　　　　ⓑ血中 GH 値（ブドウ糖負荷後）；照射後 5 年目で 65％、10 年目で 69％、15 年目で

71％に正常化がみられる(清水ら, 2001)。
(ⅱ)γ-knife(Morange-Ramosら, 1998)
　ⓐ血中 GH 値（平均）は、初回値より照射 6 カ月後に 65％、12 カ月後に 77％減少。
　ⓑ40％に、照射 6～12 カ月後に GH の正常化がみられる。

予後規定因子
(清水ら, 2001)
❶最近の GH 値。
❷心疾患の存在。
❸発症年齢
❹高血圧
❺症状の発現から診断までの期間。
❻糖尿病の存在。

再発率（手術例） 4％

自然歴
(有田ら, 1998)
❶放置した場合の累積生存率は、20 年で 40％以下。
❷主要な死因；合併する高血圧、糖尿病による脳血管障害、虚血性心疾患や悪性腫瘍。

ちょっとお耳を拝借

【GH・PRL 産生腺腫 GH and PRL producing adenoma】
①巨人症あるいは先端巨大症の患者で高 PRL 血症を伴い、免疫組織化学検査で GH と PRL が染色される細胞を有するものをいう。
②頻度；Acromegaly 患者の 30％
③分類
　①先端巨大症＋PRL 過剰症状（無月経や乳汁漏出など）を呈するもの。
　②先端巨大症のみ。
④通常の先端巨大症例との相違(Nyquistら, 1994)
　①女性に多いこと(69％)。
　②女性例では、高率に乳汁分泌(galactorrhea)を認める。
　③術後の血中 GH 値が高い、すなわち正常化例が少ないこと(21％)。

D. 副腎皮質刺激ホルモン産生腺腫（Cushing 病）
Adrenocorticotropic hormone(ACTH)-producing adenoma

定義・概説
❶ACTH 産生細胞が腫瘍化し、ACTH の過剰分泌症状を呈するものをいう。
❷ACTH 産生腺腫のうち、細胞は ACTH を産生しているが血中 ACTH も cortisol も正常で、ホルモン過剰分泌症状を呈さないものを clinically silent corticotroph adenoma という。

名称　Cushing 病をきたすので、Cushing 病とも呼ばれる。

頻度　❶原発性脳腫瘍の 0.8％(日本脳腫瘍全国集計, vol.11, 2003)

❷下垂体腺腫の 5.5%(日本脳腫瘍全国集計, vol. 11, 2003)
❸全 Cushing 症候群(cortisol の慢性的な過剰分泌によって生ずる諸症候・代謝異常の総称)の 60%

特徴	ほとんどは(90%以上)、microadenoma である。
好発年齢	35〜39 歳にピーク(13.9%)(日本脳腫瘍全国集計, vol. 11, 2003)。
性別	女性に多い(男性:女性=1:3.1)(日本脳腫瘍全国集計, vol. 11, 2003)。
症状	

全　　体	女性に多い症状	男性に多い症状
①中心性肥満(90%以上) 　➡胸、胴、臀部は肥っているのに四肢が細い状態。 ②満月様顔貌(90%以上) ③水牛様脂肪沈着(buffalo hump) 　➡頸部の後ろから肩にかけての皮下脂肪沈着。 ④皮膚線条 ⑤多毛 ⑥痤瘡 ⑦高血圧(60〜70%) ⑧糖尿(30〜40%) ⑨月経異常 ⑩性欲低下 ⑪筋力低下	①皮膚線条 ②多毛 ③月経異常	①痤瘡 ②高血圧 ③浮腫 ④筋力低下

エックス線 CT	単純 CT で、正常下垂体内に低吸収域として認められる。
MRI	冠状断が有用。

❶単純 MRI
　(ⅰ)T1 強調画像;正常下垂体より低信号。
　(ⅱ)T2 強調画像;軽度高信号
❷造影 MRI;正常下垂体と比較して、増強効果の弱い(less enhancement)病変として描出される。

内分泌学的所見

❶血中 cortisol(コルチゾール)および ACTH の増加、および日内変動の消失。
　(ⅰ)ACTH の日内変動は、そのまま血中 cortisol level の日内変動に平行して反映する。
　(ⅱ)cortisol の日内変動は、正常者では朝覚醒時から午前中にかけて高く、夜間から深夜にかけて低くなる。
　　　☞夕方から深夜にかけて 5μg/dl 以下になるか、午前の値の 50%以下となる場合は、日内変動がある。
　(ⅲ)Cushing 病では日内変動が消失する。
　　　☞深夜睡眠時の血中 cortisol 値が 5μg/dl 以上の場合は、**日内変動**が**消失**している。
❷尿中 17-OHCS の増加。
　➡尿中 17-OHCS(17-hydroxycorticosteroid)は、cortisol の代謝産物で、1 日の cortisol 分泌量を反映している。
❸dexamethazone 抑制試験

➡Cushing 病では、dexamethazone 少量(2 mg/日)で cortisol 分泌は抑制されないが、大量(8 mg/日)では抑制される。

❹metyrapone(メチラポン)試験
➡Cushing 病では、尿中 17-OHCS または血中 ACTH および 11-deoxycortisol は正常ないし過大反応を示す。

❺CRH(corticotropin releasing hormone)負荷試験
➡Cushing 病では CRH に対して ACTH や cortisol は正常～過大反応を示す。

❻海綿静脈洞サンプリング(山王ら, 2002)
（ⅰ）海綿静脈洞より採取した血液(central)と末梢血液(peripheral)の ACTH 値比をみる。
（ⅱ）海綿静脈洞血/末梢血 ACTH 値比 2.0 倍以上の上昇を陽性とする。

診断の手引き (表 27)

表 27．厚生労働省間脳下垂体機能障害調査研究班による Cushing 病の診断の手引き(山王ら, 2003 より引用)

1．特異的症候(次の症候のいくつかがみられる)(注 1) ①中心性肥満 ②満月様顔貌 ③皮膚の伸展性赤紫色皮膚線条(幅 1 cm 以上)。 ④皮膚の萎縮や皮下溢血。 ⑤近位筋萎縮 ⑥小児の肥満を伴った成長遅延。 (注 1) 非特異的症候として痤瘡、多毛、高血圧、浮腫、月経異常、糖尿が認められることが多い。
2．検査所見 ①血中 cortisol 値が正常か高値。 ②血中 ACTH 値が正常か高値。 ③尿中遊離 cortisol 値または尿中 17-OHCS が正常か高値。 ●①②は必須。
1、2 を満たす場合スクリーニング検査を行う。
3．スクリーニング検査 ①一晩少量(0.5 mg)デキサメタゾン抑制試験で翌朝の血中 cortisol 値 5 μg/dl 以上。 〔参考〕 ②深夜睡眠時の血中 cortisol 値が 5 μg/dl 以上。 ③DDAVP(4 μg)負荷試験で血中 ACTH 値が前値の 1.5 倍以上の反応。 ④標準少量デキサメタゾン抑制試験(2 mg 分 4、2 日間)で翌朝の血中 cortisol 値が 1.8 μg/dl 以上。 ●①さらに②～④のどれかを満たす場合本疾患を疑い、確定診断用の検査を行う。
4．確定診断用検査 ①ヒト CRH(100 μg)刺激試験で血中 ACTH の頂値が前値の 1.5 倍以上。 ②一晩大量(8 mg)デキサメタゾン抑制試験で、翌朝の血中 cortisol 値が前値の半分以下。 ③MRI で下垂体腫瘍の存在を証明。 ●①②③を満たせば、Cushing 病と考えられる。 ●上記①～③のどれかを満たさない場合、またはより確実を期したい場合は 　④選択的静脈サンプリング(海綿静脈洞または下錐体静脈洞)を行う。血中 ACTH 値の中枢/末梢(C/P)比が 2 以上(CRH 刺激試験後は 3 以上)なら Cushing 病、2 未満(CRH 刺激試験後は 3 未満)なら異所性 ACTH 症候群と考えられる。
〔診断の基準〕 ◆確実例；1～3 および 4①～④を満たす例。 ◆ほぼ確実例；1～3 および 4①～③を満たす例。 ◆疑い例；1、2 および 3①～④のいずれかを満たす例。

治療	❶手術が原則。 　（ⅰ）経蝶形骨洞下垂体腺腫摘出術が第一選択。 　（ⅱ）80〜85％に治癒が期待できる(山王ら，2002)。 ❷放射線治療(山王ら，2002) 　（ⅰ）手術で効果のない症例に対して施行。 　（ⅱ）標準的放射線治療(conventional radiotherapy)やγ-knife。 　（ⅲ）半数に治癒が期待できる。 ❸薬物療法(例；Bromocriptine)
組織学的所見	❶大半は好塩基性(basophil)細胞よりなる。 ❷血中の glucocorticoid の影響により、ACTH 産生細胞に Crooke hyaline change(クルーケ硝子様変性)と呼ばれる変性が生じる。 　（ⅰ）細胞質内に無構造な物質を認める。 　（ⅱ）この変性は、通常、非腫瘍性の ACTH 産生細胞にみられるもので、腺腫中の細胞にみられることは稀。
治癒の診断基準 (松谷，1996)	❶高 cortisol 症状の消失。 ❷血中 ACTH および cortisol 値の正常化。 ❸少量 dexamethazone に対する反応の正常化。
予後・成績	❶手術による緩解率；75〜95％ ❷放射線治療 　（ⅰ）標準的放射線治療；cortisol 値の正常化率は 25〜60％ 　（ⅱ）γ-knife；緩解率は 82％
再発	❶再発率；0〜15％ ❷再発腫瘍は、通常、原発部のすぐ近傍に発生する。

E. 甲状腺刺激ホルモン産生腺腫
Thyroid stimulating hormone(TSH) producing adenoma

定義・概念	❶TSH 産生細胞が腫瘍化し、そのホルモンの過剰分泌症状を呈するものをいう。 ❷TSH 産生腺腫とゴナドトロピン産生腺腫とは、ともに glycoprotein(糖蛋白)産生能を有しているので、glycoprotein 産生腺腫と総称される。
頻度	全下垂体腺腫の 0.3〜1％で、極めて稀。
特徴	❶ほとんどが巨大腺腫(macroadenoma)である。 ❷末梢血中の甲状腺ホルモン値が上昇しているにもかかわらず、TSH が高値。 ❸増殖が早く、浸潤性で再発しやすい。 ❹腺腫内出血の頻度が少ない。 ❺腫瘍より分泌される TSH は、通常 TRH によって影響を受けない。 ❻診断までに要する期間が長い(平均；6 年)。
好発年齢	38 歳(平均)
性別	やや女性に多い(男性：女性＝1：1.2)。
症状	❶甲状腺機能亢進症状(hyperthyroidism)を呈するものが多い(90％)。

	➡バセドウ病で認める眼球突出は、通常みられない。
	（ⅰ）体重減少
	（ⅱ）発汗過多
	（ⅲ）動悸
	（ⅳ）甲状腺腫（85％）
	（ⅴ）振戦
	❷頭痛
	❸視野障害（両耳側半盲）（60％）
	💡診断されるまでの期間が長く、大きい腫瘍が多いため。
内分泌学的所見	❶甲状腺ホルモン（free T 3＝thyronine、free T 4＝thyroxine）値が高値であるにもかかわらず、本来**抑制されるはず**の TSH が高値を呈するのが**特徴**（➡**TSH 不均衡分泌症候群** inappropriate secretion of TSH）。
	❷TSH 分泌刺激試験および抑制試験➡無反応あるいは低反応。
	❸腫瘍からは TSH のみならず α-subunit の分泌も増加している。
	💡α-subunit/TSH モル比が 1.0 以上を呈する。
	❹約 1/3 の症例で、他の下垂体前葉ホルモン（GH、PRL や ACTH）の分泌を伴う。
	💡その中では、GH 分泌が最も多く（67％）、次いで PRL。
	❺時に（10％）、高プロラクチン血症がみられる。
診断基準 （松谷，1996）	❶臨床症状➡甲状腺機能亢進症状を認める。
	❷内分泌学的検査所見
	（ⅰ）血中 TSH が検出可能な値で、かつ T 3 あるいは T 4 が高値をとる。
	（ⅱ）血中 TSH が高値である（T 3 と T 4 は正常値でもよい）。
治療	❶外科的治療（手術による摘出）が第一選択。
	❷薬物療法
	（ⅰ）Bromocriptine の投与➡有効例の報告はない。
	（ⅱ）酢酸オクトレオチド Octreotide（somatostatin 誘導体）の皮下注射
	ⓐ甲状腺ホルモンの正常化は、80〜90％の症例にみられる。
	ⓑ腫瘍の縮小は、半数にみられる。
	ⓒ手術不能例、術後の残存腫瘍や再発例に対して用いられる。
	（ⅲ）抗甲状腺療法
	❸放射線治療；効果は期待できない。
組織学的所見	❶腫瘍細胞は嫌色素性。
	❷コラーゲン線維が多く、fibrous adenoma（線維性腺腫）を呈することもある。
予後	❶完全緩解を得ることは困難。
	❷予後に影響を与える最も重要な因子は、手術摘出度。
再発率	正常回復例の 15％

F. 性腺刺激ホルモン（ゴナドトロピン）産生腺腫
Gonadotropic hormone producing adenoma

定義・概説
❶LH(luteinizing hormone)/FSH(follicle stimulating hormone)産生細胞が腫瘍化したものをいう。
❷ホルモン非産生腺腫の免疫組織化学的検査において、gonadotropin 陽性細胞を示す例が多い。
❸TSH 産生腺腫と gonadotropin 産生腺腫とは、ともに glycoprotein（糖蛋白）産生能を有しているので、**glycoprotein 産生腺腫**と総称される。

頻度
下垂体腺腫全体の1〜数％(山王ら, 1992)

分類と特徴(武内, 1989)
❶FSH のみ産生するもの
　（ⅰ）このタイプが最も多い。
　（ⅱ）血中 FSH 値が高値であるが、LH 値はむしろ低値。
　（ⅲ）男性の testosterone および女性の estrogen は低下。
　　　☞したがって、男女とも性腺機能は低下する。
❷FSH が主体であるが、LH もある程度産生されているもの
　（ⅰ）血中 FSH 値は上昇し、LH 値も正常範囲内にある。
　（ⅱ）男性の testosterone、女性の estrogen は正常範囲内にあることが多い。
　　　☞したがって、男女とも性腺機能低下はないことが多い。
❸LH が主体で、FSH もある程度分泌されているもの。
　（ⅰ）しばしば先端巨大症に合併していることが多い。
　　　➡すなわち、GH 産生腺腫と gonadotropin 産生腺腫の混合腫瘍。
　（ⅱ）gonadotropin 産生の単独腺腫のこともある。

特徴
❶巨大腺腫(macroadenoma)であることが多い。
❷大半は、FSH 産生腺腫である。
❸臨床的には、非産生腺腫として発症する。
❹腺腫内出血の頻度が少ない。

好発年齢
40〜50歳に好発する。

性別
男性に多い(70％)。

症状
❶視野障害が最も多い(75％)。
❷性腺の機能亢進症状を認めることは稀。
　（ⅰ）無月経
　（ⅱ）性欲低下

内分泌学的所見
❶血中 LH、FSH は高値を示さない場合が多い。
　☞血中 FSH 値が高値を呈する頻度は25％
❷血中 FSH 基礎値が LH 基礎値より高値を示す例が多い(76％)。
❸血中 LH と FSH 値にアンバランスがある場合には、本疾患を疑う。
❹LH-RH 負荷テスト(山王ら, 1992)
　（ⅰ）FSH の低反応（頻度；63％）。
　（ⅱ）約半数に、FSH 頂値が LH 頂値を超える反応を示す。

組織学的所見	❶腫瘍細胞は嫌色素性。 ❷細長い細胞質を血管壁に伸ばす偽ロゼット(pseudorosette)を示す例が多い。 ❸洞様型(sinusoidal pattern)が基本的構築。 ❹種々の程度にコラーゲン線維があり、fibrous adenoma(線維性腺腫→単に結合織が多くて硬く、手術が困難なものの臨床的名称)のこともある。
治療	❶外科的治療(経蝶形骨洞法による摘出)が第一選択。 ❷放射線治療

2) 下垂体癌 Pituitary carcinoma

定義・概念	❶下垂体前葉の腺細胞由来の悪性腫瘍をいう。 ❷臨床的には、髄腔内播種や神経管外転移をきたす症例。
頻度	原発性脳腫瘍の0.02%と、極めて稀(日本脳腫瘍全国集計, vol.11, 2003)。
名称	悪性下垂体腺腫(malignant pituitary adenoma)とも呼ばれる。
特徴	❶脳や視神経に浸潤する。 ❷骨、肝臓、肺やリンパ節へ転移する。 ❸髄腔内播種をする。
種類	❶プロラクチン産生下垂体癌が最も多い。 ❷次いで、ACTH産生下垂体癌。
好発年齢	成人に好発する(日本脳腫瘍全国集計, vol.11, 2003)。
性別	性差はない(日本脳腫瘍全国集計, vol.11, 2003)。
診断基準 (船田, 2003)	❶髄膜播種や肝臓、肺、リンパ節などの遠隔転移が診断基準。 ❷細胞の異型性や壊死などは、悪性の診断基準の所見ではない。
転移部位	❶硬膜を含めた頭蓋内転移が多い。 ❷ACTH産生癌では、肝転移が多い。
予後	❶不良 ❷死因の多くは、全身転移。

2. 頭蓋咽頭腫 Craniopharyngioma

定義	❶胎生期の頭蓋咽頭管(craniopharyngeal duct)の遺残細胞から発生する腫瘍をいう。 ❷頭蓋咽頭管(←咽頭上皮由来)の遺残細胞は、Rathke嚢の細胞より下垂体前葉や中間葉が形成される段階でトルコ鞍内や下垂体茎に沿ってトルコ鞍上部に移動し、頭蓋咽頭腫の発生母体となる(齋藤, 1998)。 ❸infundibulo-neurohypophyseal axisに発生する良性腫瘍である。
頻度 (日本脳腫瘍全国集計, vol.11, 2003)	❶全体；原発性脳腫瘍の3.5% ❷小児；小児原発性脳腫瘍の8.9% ❸トルコ鞍近傍腫瘍の中では、下垂体腫瘍に次いで多く第2位を占める。
性質・特徴	❶腫瘍と周囲組織との癒着が強い。 ❷石灰化の頻度が高い。

➡頻度；50〜80%
　📝小児例では石灰化の頻度が高く、成人ではその頻度は低い。
❸エナメル上皮腫型（adamantinomatous type）の特徴
　（ⅰ）主として小児期および思春期にみられるが、成人例の半数もこのタイプ。
　（ⅱ）大部分が嚢胞を形成し、石灰化（80%）を伴う。
　（ⅲ）脳実質に浸潤していく傾向がある。
❹扁平上皮・乳頭型（squamous-papillary type）の特徴
　（ⅰ）主として成人にみられ（成人例の70%）、小児には稀。
　（ⅱ）充実性成分が主であるが、嚢胞も半数にみられる。
　（ⅲ）石灰化の頻度は低い（10%以下）。

発生起源（浅野, 1999）
❶エナメル上皮腫型は Rathke 嚢の胎生遺残から発生。
❷扁平上皮・乳頭型は adenohypophysis cell の metaplastic foci から発生する。

分類

性状による分類	①嚢胞性（cystic） 　①最も多いタイプ（55〜60%）。 　②キラキラしたコレステリン結晶を含んだ motor oil（機械油）様の黄（暗）褐色の液を含んでいる（半数の症例）。 　③小児例に多くみられる。 ②充実性（solid） 　①少ない（15%）。 　②成人例の半数は、充実性。 ③嚢胞性と充実性（cystic and solid）；2番目に多い（25〜30%）。
発生部位による分類	①鞍内型（intrasellar type） 　①トルコ鞍内に発生するもの（頻度；25%）。 　②鞍隔膜を破り第3脳室の方へ伸展する。 ②前視交叉型（prechiasmatic type） ③後視交叉型（retrochiasmatic type） 　➡手術による全摘出は困難なことが多い。 ④第3脳室型（intraventricular type） 　➡手術による全摘出は困難なことが多い。 ⑤頭蓋底型（basisphenoid type）
伸展方向による分類（小林ら, 1986）	①前方伸展型（type Ⅰ） ②鞍内伸展型（type Ⅱ） ③第3脳室内伸展型（type Ⅲ） ④後方伸展型（type Ⅳ）
組織学的分類（頻度は Fahlbusch ら, 1999 による）	①エナメル上皮腫型（adamantinomatous type）；全体の85% ②扁平上皮・乳頭型（squamous-papillary type）；全体の15%

好発年齢（日本脳腫瘍全国集計, vol. 11, 2003）
あらゆる年齢層に発生するが、55〜59歳にピークがある（9.4%）。
❶小児期
　（ⅰ）頻度；20.0%
　（ⅱ）5〜9歳に多い。
❷成人
　（ⅰ）40〜59歳に多い（頻度；33.7%）。
　（ⅱ）55〜59歳にピークがある。

性別
ほぼ性差はない。

好発部位
❶鞍上部と鞍内に存在するものが最も多い（70%）。

❷次いで、鞍上部のみ（20%）。
❸鞍内のみ（10%）。
❹稀に、第3脳室内（540頁）。

症状　❶全体
　　　　（ⅰ）頭蓋内圧亢進症状
　　　　　　➡頭蓋内圧亢進症状である頭痛は、成人例よりも小児例に多い。
　　　　（ⅱ）視力・視野異常
　　　　　　➡成人例では、訴えとして視障害が多い。
　　　　（ⅲ）間脳下垂体症状
　　　❷年代別

小児	①低身長が主訴となる。 ②頭蓋内圧亢進症状、視障害、内分泌障害の順に多い。 ③各症状 　ⓐ頭蓋内圧亢進症状が前景に出ることが多い。 　　　└ Monro孔の閉塞による。 　ⓑ視力・視野障害 　　　└→両耳側半盲（左右非対称で不規則な欠損）の傾向が最も多い。 　ⓒ下垂体機能低下症状 　　　①成長遅延＝下垂体性小人症、②性器の発育遅延、③基礎代謝の低下。 　ⓓ視床下部症状 　　　①尿崩症（42頁）；初発症状としての尿崩症は約10% 　　　②肥満および性器発育不全 　　　③体温低下 　　　④傾眠
成人	①性不能や無月経が主訴となる。 ②視障害、内分泌障害の順に多い。 ③各症状 　ⓐ視力・視野障害 　ⓑ下垂体機能低下症状 　　　①陰萎、②無月経、③耐寒性の低下 　ⓒ精神症状 　　　①健忘症、②抑うつ状態、③記名力低下、④見当識障害 　ⓓ通常、頭蓋内圧亢進症状はみられない。

内分泌学的検査　❶成長ホルモンの低下が最も多い（75%）。
　　　　　　　　❷LH/FSH低下；40%
　　　　　　　　❸甲状腺機能低下；25%
　　　　　　　　❹副腎皮質機能低下；25%
　　　　　　　　❺高プロラクチン血症；20%
　　　　　　　　❻尿崩症（42頁）；5〜30%

頭部エックス線 単純・断層撮影	❶小児ではほぼ全例に、成人では約2/3に異常がみられる。 ❷所見(図57) 　(ⅰ)トルコ鞍の皿状拡大(saucer-like sella) 　(ⅱ)石灰化 　　➡小児では70～90％に、成人では15～35％にみられる。 　(ⅲ)縫合離開や指圧痕 　　☞頭蓋内圧亢進所見	

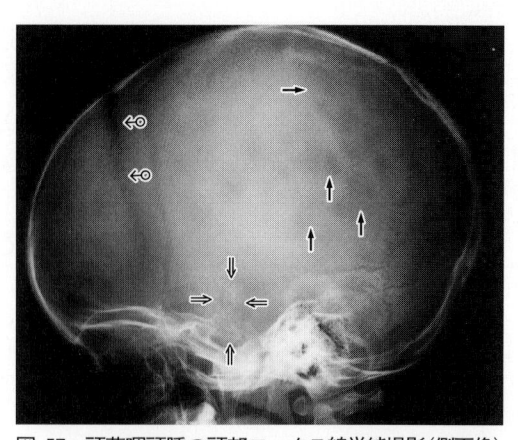

図 57. 頭蓋咽頭腫の頭部エックス線単純撮影(側面像)

トルコ鞍内および鞍上部に石灰化(⇒)を認め、トルコ鞍は皿状に拡大している。また冠状縫合の離開(♂)や指圧痕(→)も認める。

脳血管造影	❶前後像；前大脳動脈A1部の挙上(40％)。 ❷側面像；closing siphon、すなわち内頸動脈のサイフォン部が閉じている所見がみられる。
エックス線CT	❶単純CT(図58-A) 　(ⅰ)充実部；等吸収域 　(ⅱ)嚢胞部；通常、低吸収域。稀に等吸収域や高吸収域を呈する。 　(ⅲ)石灰化；高吸収域 ❷造影CT(図58-B)；嚢胞壁や充実部が増強される。

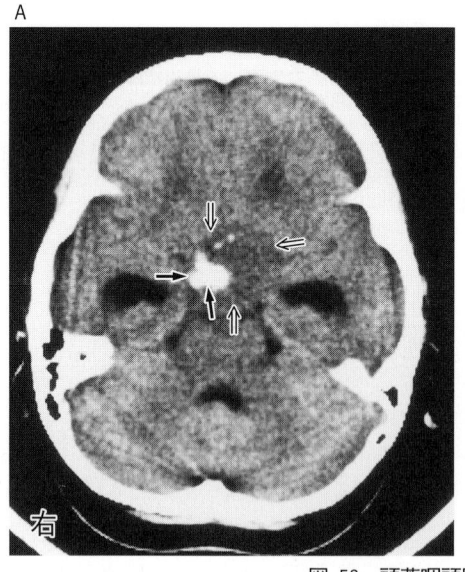

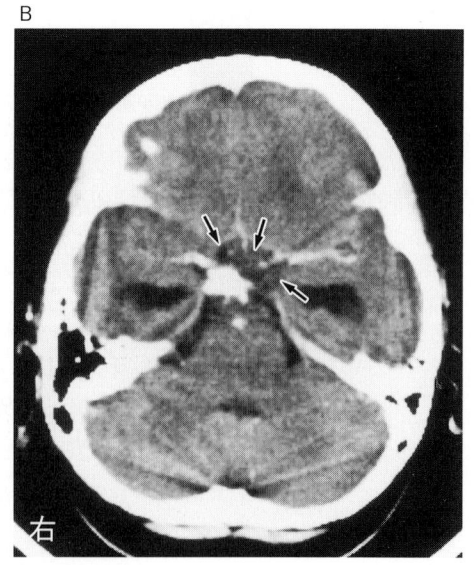

図 58. 頭蓋咽頭腫のエックス線CT

A(単純CT)；鞍上部に低吸収域(⇒)を認める。また石灰化による高吸収域(→)もみられる。
B(造影CT)；増強されない(→)。

MRI　❶単純 MRI（図 59）
　　（ⅰ）T 1 強調画像
　　　ⓐ全体
　　　　㋐充実部；低〜等信号
　　　　㋑囊胞部
　　　　　①低〜高信号
　　　　　②内容液の性状により、さまざまな信号域を呈する。
　　　　　　（例）蛋白濃度の高い囊胞液や出血例（メトヘモグロビン）では高信号。
　　　　　　　　囊胞内の cholesterol や triglyceride と MRI　T 1 強調画像での高信号との関係については、「高信号を呈する」との報告と、「必ずしも高信号の原因とならない」との報告とがある（Ahmadi ら，1992）。
　　　　㋒石灰化；低信号
　　　ⓑ組織別（Sartoretti-Schefer ら，1997）
　　　　㋐adamantinomatous type；T 1 強調画像で高信号。
　　　　㋑squamous-papillary type；T 1 強調画像で低信号。
　　（ⅱ）T 2 強調画像；不均質な高信号。
　❷造影 MRI；不均質に増強される。

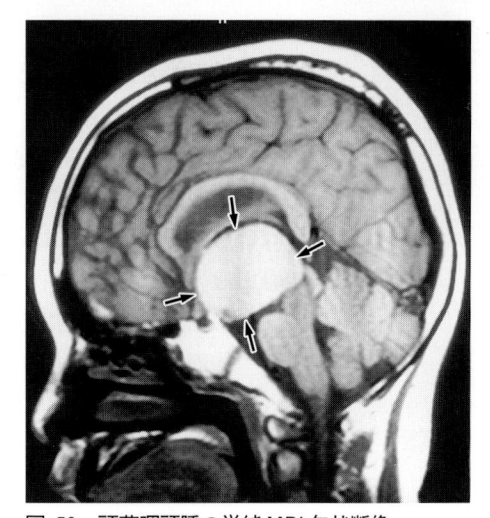

図 59．頭蓋咽頭腫の単純 MRI 矢状断像
Ｔ1 強調画像で鞍上部に大きな高信号域を認める（→）。

鑑別診断　トルコ鞍近傍に発生する腫瘍（520 頁の表 16）。

治療・成績

外科的治療	①通常、開頭術による摘出。 　➡鞍内発育が主体（鞍内型）の場合には、経蝶形骨洞法。 ②視床下部や視神経などの周囲組織の損傷なしに全摘出することは困難なことが多い。 ③囊胞性で全摘出できない場合には、可及的に内容を除去し Ommaya（オンマヤ）貯留槽を留置し、内容液を皮下に誘導する。 ④手術成績 　①視力・視野障害；40〜80％で回復。 　②神経内分泌症状は悪化することが多い。 　③小児例では、術後に下垂体機能不全や尿崩症を呈する可能性が高い。
放射線治療	①標準的放射線治療（conventional radiotherapy） 　➡非全摘出例に対して施行。 ②γ-knife 　①視神経との分離が可能であれば、γ-knife の適応。 　②腫瘍制御率（平均追跡期間 36 カ月）（Chung ら，2000）➡87.2％。すなわち、 　　❶反応例；64.6％ 　　❷不変例；22.6％ 　　❸増大例；12.8％ 　③充実性か囊胞性かのどちらかで構成されている（→ single component）症例、および直径が 2 cm 未満のものは、γ-knife の効果はよく、腫瘍はよく制御される（Chung ら，2000）。 ③組織内照射；囊胞内へ放射性物質を挿入し、腫瘍内部から照射する。
ホルモン補充療法	①副腎皮質ステロイド薬、甲状腺ホルモン、成長ホルモン、性腺ホルモンや抗利尿ホルモン剤（ADH 製剤）などの投与。 ②ほとんどの例で、副腎皮質ステロイド薬と抗利尿ホルモン剤の投与が必要。

病理学的所見	❶肉眼的所見 　（ⅰ）表面は軽度の凹凸があり、境界明瞭な腫瘍。 　（ⅱ）被膜を有しない。 　（ⅲ）囊胞内溶液は、通常、黄色〜濃緑色の'motor oil'状で、ギラギラ光るコレステリン結晶を含む。 　（ⅳ）充実性の部分は灰白色。 ❷組織学的所見 　（ⅰ）**エナメル上皮腫型**（adamantinomatous type） 　　ⓐ最外層には円柱〜立方上皮が一層に整然と並ぶ。 　　ⓑ中間層には多角形の扁平上皮細胞の増殖像がみられる。 　　　➡全体は同心性発育構造を示す。 　　ⓒ最内層には疎に配列している星状細胞がみられる。 　　ⓓ中心部は壊死となり、真珠様角化から囊胞形成、あるいは石灰化へと変化する。 　　ⓔ主として、小児期および思春期例にみられる。 　（ⅱ）**扁平上皮・乳頭型**（squamous-papillary type）（図 60） 　　ⓐ扁平上皮が密に増殖し、乳頭状を呈するものをいう。 　　ⓑ**乳頭型**（papillary type）とも呼ばれる。 　　ⓒ石灰化、角化やコレステロール沈着を伴わない。 　　ⓓ囊胞液は、motor oil 状とならない。 　　ⓔ主として、成人例にみられる。 　（ⅲ）腫瘍周辺には、腫瘍細胞が浸潤しているような部分や gliosis が存在する。 　　ⓐこの腫瘍細胞浸潤様部は、真の浸潤ではなく、偽浸潤である（松谷, 1996）。 　　ⓑ偽浸潤は、papillary type より adamantinomatous type に多くみられる。 ❸WHO grade Ⅰ

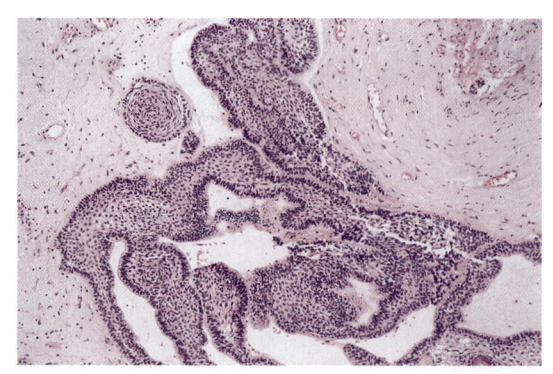

図 60．頭蓋咽頭腫の扁平上皮・乳頭型の組織像（HE、×25）

予後	❶5 年間再発を認めない頻度（Fahlbusch ら, 1999） 　（ⅰ）全摘出例；86.9％ 　（ⅱ）亜全摘出例；48.8％ 　（ⅲ）部分摘出例；41.5％

❷本邦における治療別の5年生存率（表 28）

表 28．頭蓋咽頭腫の5年累積生存率（日本脳腫瘍全国集計，vol. 11，2003 より作成）

手術例	全摘出群	亜全摘出群（95%摘出）	部分摘出群		生検術あるいは部分摘出群
			(75%摘出)	(50%摘出)	
	92.5%	89.8%	85.9%	83.1%	84.8%

放射線治療併用例	≧95%摘出群		50〜75%摘出群		全症例	
	摘出のみ	摘出＋放射線治療	摘出のみ	摘出＋放射線治療	手術単独群	手術＋放射線治療群
	91.1%	91.1%	80.6%	91.2%	86.5%	90.4%

❸予後不良因子；（ⅰ）大きな腫瘍（＞4 cm）、（ⅱ）明らかな水頭症（Yaşargil ら，1990）。

術後合併症　❶視力・視野障害

❷知的・情緒障害

❸内分泌障害

　（ⅰ）全体

　　　ⓐ下垂体前葉機能不全；80%

　　　ⓑ尿崩症（42頁）

　　　　㋐頻度；75%

　　　　㋑持続性で、長期にホルモン補充療法が必要。

　（ⅱ）各ホルモン異常（松谷，1996）

　　　ⓐ GH の低下；70〜100%

　　　ⓑ gonadotropin の低下；70〜95%

　　　ⓒ TSH の低下；65〜85%

　　　ⓓ ACTH の低下；60〜80%

　　　ⓔ尿崩症の出現率；50〜75%

　　　　㋐全摘出例での出現率；70〜100%

　　　　㋑非全摘出例での出現率；50%以下。

再発率　❶全摘出例；6〜10%

❷亜全摘出単独例；20%

❸亜全摘出＋標準的放射線治療例；25%

3．神経下垂体部（鞍上部）ジャーミノーマ
Neurohypophyseal(Suprasellar)germinoma

定義 鞍上部に発生するgerminoma（胚腫）で（図61）、松果体部に異常のみられないものをいう。

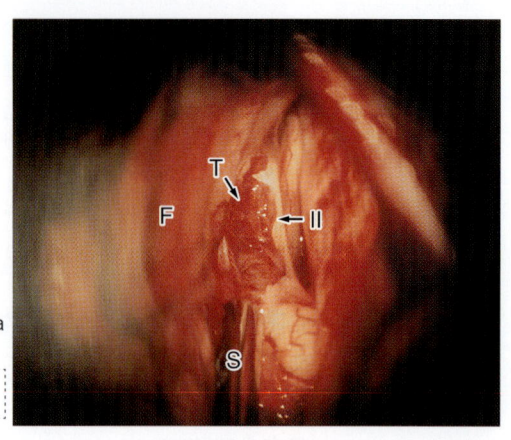

図 61．神経下垂体部（鞍上部）Germinomaの術中写真
赤い腫瘤（T）を右視神経（II）の上に認める。
F；右前頭葉　S；吸引管

名称 下垂体部から視交叉部、視床下部を漠然と**鞍上部**（suprasellar）と呼ばれているが、Fujisawaら(1991)は、腫瘍が下垂体後葉から下垂体茎に発生することから、**神経下垂体部**（neurohypophyseal）と呼ぶことを提唱している。

性質・特徴
❶やや赤みを帯びた、浸潤性の腫瘍。
❷髄腔内播種をきたす。
❸日本人に多い。

好発部位 視床下部、下垂体後葉および下垂体茎。

好発年齢 10〜20歳。

性別 女性の比率が相対的に高い。

初発症状 大部分は、**尿崩症**（42頁）で発症する。

症状・徴候
❶尿崩症（85〜100％の頻度。ADHの低下による）
❷視力・視野障害
　（ⅰ）治療前の視力が0.2以下の時には、視力回復の可能性が低い。
　（ⅱ）視野障害➡両耳側半盲
❸下垂体前葉機能
　（ⅰ）機能低下
　　ⓐ成長遅延、二次性徴の遅延や無月経。
　　ⓑGH、TSH、FSHやLHが低値を示していることが多い。
　　　㋐GHの低下；100％にみられる。
　　　㋑TSHの低下；60〜100％
　　　㋒FSH/LHの低下；90〜100％
　（ⅱ）PRL値の上昇；60〜70％の頻度。
❹頭痛
❺頭蓋内圧亢進症状は、通常みられない。
❻電解質異常（高Na血症）

頭部エックス線単純撮影	❶通常、トルコ鞍の変化はみられない。 ❷20％の症例でトルコ鞍の変化がみられるが、その程度は軽度。
脳血管造影	変化はみられない。
エックス線 CT	❶単純 CT（図 62-A） 　（ⅰ）等〜軽度高吸収域 　（ⅱ）囊胞を伴いやすく、その部は低吸収域を呈する。 　（ⅲ）石灰化は稀。 ❷造影 CT（図 62-B）；均質に強く増強される場合と、不均質に増強される（←囊胞形成）場合とがある。

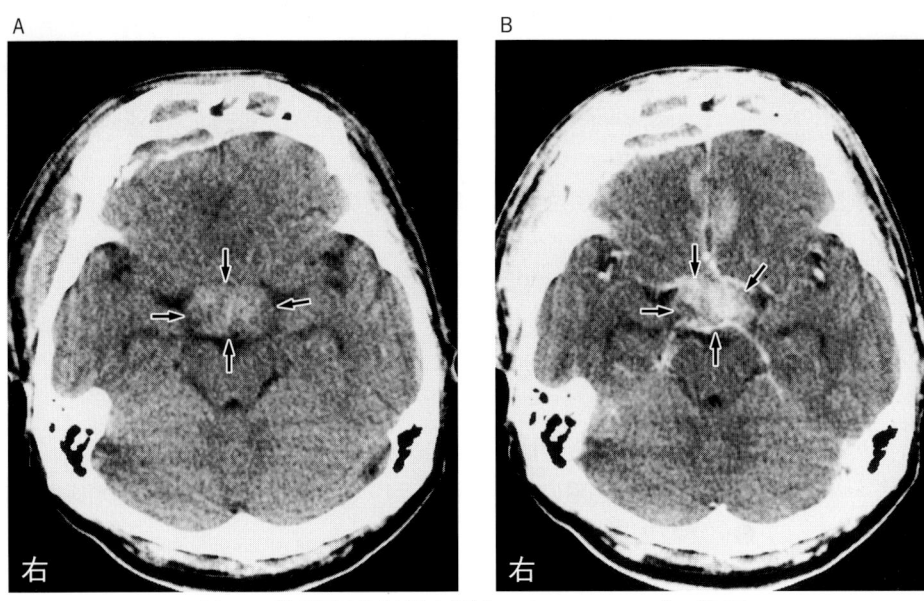

図 62．神経下垂体部（鞍上部）Germinoma のエックス線 CT
A（単純 CT）；鞍上部に軽度高吸収域を認める（→）。
B（造影 CT）；やや不均質に増強される（→）。

MRI	❶単純 MRI 　（ⅰ）T 1 強調画像 　　ⓐ混合信号 　　ⓑ正常でみられる後葉の高信号の消失。 　（ⅱ）T 2 強調画像；混合信号

❷造影 MRI（図 63）；均質に増強される場合と、不均質に増強される（←囊胞形成）場合とがある。

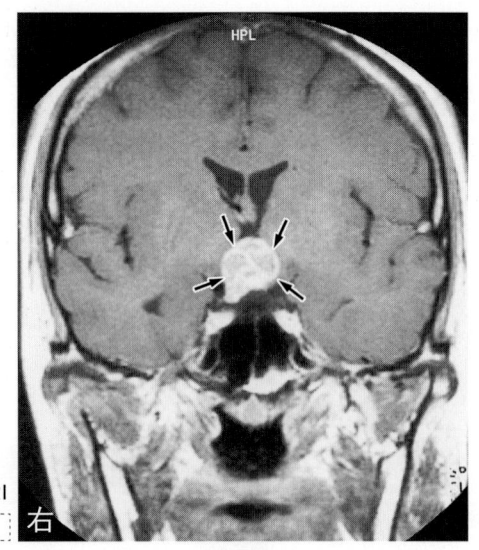

図 63．神経下垂体部（鞍上部）Germinoma の MRI
鞍上部にやや不均質に増強される腫瘤を認める（→）。

鑑別診断　トルコ鞍近傍に発生する腫瘍（520 頁の表 16）。
治療　❶外科的治療
　　　（ⅰ）全摘出が目的ではなく、内減圧と組織診断。
　　　（ⅱ）視神経膠腫類似発育型では、腫大の強い部分より鋭的に切除するが、視力保存のため生検に留める。
　　❷放射線治療
　　　（ⅰ）放射線感受性は高く、非常に有効。
　　　（ⅱ）放射線治療による問題点として、下垂体機能不全（生殖機能不全および尿崩症）。
　　❸化学療法
　　❹ホルモン補充療法
病理学的所見　❶肉眼的所見
　　　（ⅰ）赤褐色〜灰赤色の、軟らかい充実性の腫瘍。
　　　（ⅱ）血管は豊富で、出血しやすい。
　　　（ⅲ）視神経膠腫類似発育型では視交叉は腫大しているが、両側視神経が腫大していることは稀。
　　❷組織学的所見（図 64）
　　　（ⅰ）大型の上皮様細胞と小型のリンパ球様細胞とからなる。
　　　（ⅱ）病巣は結合組織の隔壁で分画され、小葉構造を呈している。
予後　一般によく、5 年および 10 年生存率は 80％以上。

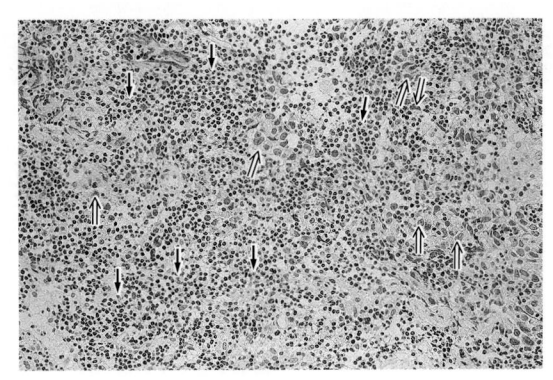

図 64. Germinoma の組織像（HE、×50）
大型の上皮様細胞（⇒）と小型のリンパ球様細胞（→）とを認める。

楽々講座　【神経下垂体部（鞍上部）の胚細胞腫瘍 Germ cell tumor in neurohypohyseal (suprasellar) region（松谷, 1989)】

① 特徴
  ⓐ Germinoma
    ① 松果体部より神経下垂体部（鞍上部）に多い。
    ② 石灰化を認めない。
    ③ 嚢胞を伴いやすい。
  ⓑ 純型成熟奇形腫が発生することはない。
  ⓒ 絨毛癌（choriocarcinoma）は神経下垂体部（鞍上部）には少ない。
  ⓓ 性別；比較的女性に多い。
② 発育形式
  ⓐ 鞍上部発育型
    ➡ このタイプが多く、以下の2つの亜型がある。
    ① 視床下部から下垂体茎に発生するタイプ（頭蓋咽頭腫類似発育型）
      ➡ 視交叉を上方に圧排しつつ、脚間窩に伸展する。
    ② 視床下部から視神経-視交叉に浸潤し腫大させるタイプ（視神経膠腫類似発育型）
  ⓑ 下垂体茎よりトルコ鞍内に浸潤するタイプ（鞍内腫瘍発育型）
    ➡ 下垂体前葉組織は保存されていることが多い。極めて稀なタイプ。

⑫ 囊胞および腫瘍類似病変 Cyst and Tumor-like lesions

1．類表皮囊胞 Epidermoid cyst（類表皮腫 Epidermoid）

1）総説

定義・概念
❶胎生期遺残組織から発生する非腫瘍性（non-neoplastic）の囊胞性病変。
❷表皮に由来し皮膚付属器（汗腺、皮脂腺、毛囊など）を含まない。

名称 囊胞性変性を呈するため**類表皮囊胞（epidermoid cyst）**と呼ばれる。

頻度 原発性脳腫瘍の 1.3%（日本脳腫瘍全国集計，vol.11, 2003）

病因（説）
❶神経溝の閉鎖（胎生第 3 週～5 週）と関係しているとの説。すなわち、
　（ⅰ）正中背側で神経溝が閉鎖する胎生第 3 週頃に、体表外胚葉（surface ectoderm）が迷入することにより発生するとの説。
　　➡この時期は表皮構造のみしか分化していないので、類表皮囊胞が発生するとの説。
　（ⅱ）外側に好発する理由（説）
　　➡第二次脳胞、特に眼胞（optic vesicle）と耳胞（otic vesicle）が形成される胎生第 5 週頃に体表外胚葉が迷入すると、正中より離れた部位に発生するとの説（Bitar ら，1993；Fleming ら，1959）。

❷Multipotential theory（多能あるいは多分化能*説）（松田ら，1976）
　（ⅰ）迷入時期が早いほど multipotency（多分化能）は高く、遅いほど limited cellular differentiation（制限的細胞分化）を示す。
　（ⅱ）その結果、発生時期は奇形腫（teratoma）、類皮腫（dermoid）、毛髪含有類表皮腫（hair-containing epidermoid）、類表皮腫（epidermoid）の順で早く、かつ奇形腫や類皮腫は正中線上に多く発生し、類表皮腫は傍正中部に発生しやすい事実が、説明可能となる。

---（チョット役に立つお話）---

*【多分化能 Multipotency】
　生体の発生初期の細胞は、種々の組織や器官に分化し得る能力（multipotency）をもつ。そして多分化能は、発生が進むにつれて制限される。

性質・特徴
❶囊胞を形成し、薄い被膜を有する。
　➡囊胞を形成していることが多く、類表皮囊胞と呼ばれる。
❷keratin が多いため、外観は白っぽく光沢があり、真珠に似た輝きをもっている。
❸内容物はオカラ様の物質で、脱落変性した角化層の残屑である（図 65）。
❹cholesterin（←細胞分解産物）を豊富に含んでいる。
❺類皮囊胞（類皮腫）と異なり、比較的外側部に発生することが多い。
❻硬膜外より硬膜下に多く発生する（硬膜外；20%、硬膜下；80%）。

❼自然破裂することがある。
　　📖類皮腫の10倍あるとされている(吉岡, 2003)。
❽石灰化を呈することは稀。
　　➡石灰化を呈する場合は、通常、被膜。

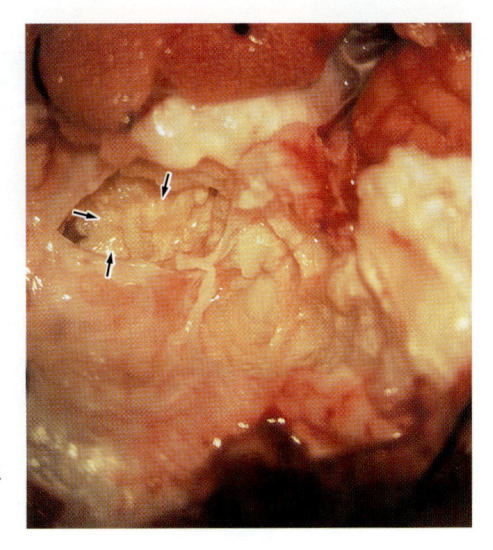

図 65．類表皮囊胞の術中写真
オカラ様の物質を認める(→)。

好発年齢（日本脳腫瘍全国集計, vol. 11, 2003）
❶35～59歳に好発する(60.7%)。
❷45～49歳にピークがある(13.7%)。

性別　やや女性に多い(男性：女性＝1：1.2)(日本脳腫瘍全国集計, vol. 11, 2003)。

好発部位
❶小脳橋角部が40%を占め、最も多い。
❷次いで、傍トルコ鞍部(30%)。
❸脳室内(15%)
　　📖側脳室三角部、あるいは第4脳室内。
❹その他、松果体など。

症状
❶周囲神経組織への機械的圧迫による症状。
❷髄液路の閉塞による頭蓋内圧亢進症状。
❸無菌性髄膜炎の症状。

エックス線 CT
❶囊胞内の生化学的性状の変化によりさまざまな所見を呈する。
　　➡(例)囊胞内容液の蛋白濃度の増加、囊胞内への出血やkeratinなどを認める場合；単純CTで高吸収域。
❷基本的所見
　　(ⅰ)単純CT(図66-A)
　　　　ⓐ辺縁が不整であるが、均質な低吸収域。
　　　　ⓑ通常、脳浮腫を引き起こさない。
　　(ⅱ)造影CT(図66-B)；増強されない。
❸CT分類(伊藤ら, 1980)
　　(ⅰ)Ⅰ型；最も多い。単純CTで低吸収域を呈する。cholesterolが低吸収域の原因。
　　(ⅱ)Ⅱ型；単純CTでは腫瘍辺縁は高吸収域、中心部は均一な低吸収域。造影CTでは辺縁部のみが増強される。
　　(ⅲ)Ⅲ型；単純CTで腫瘍全体が均一な高吸収域。造影CTでは増強されない。高吸収域の原因は、cholesterolの含有量に比してkeratinやカルシウムの含有量が多いことや蛋白濃度の増加による。

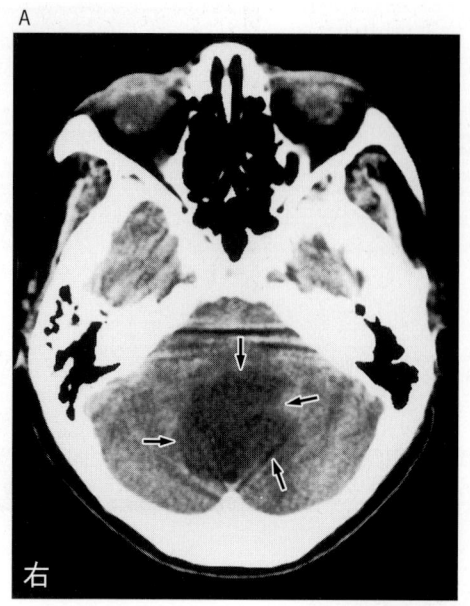

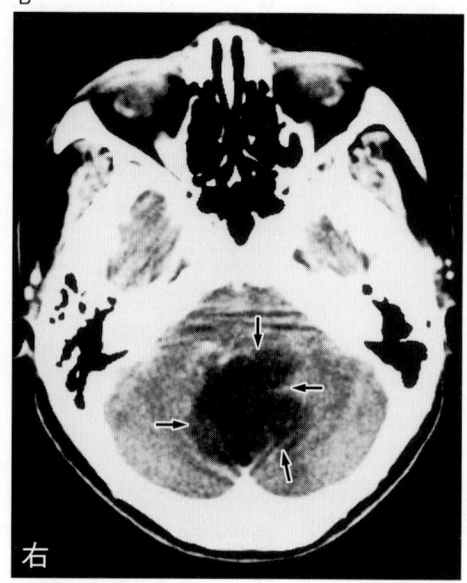

図 66. 類表皮囊胞のエックス線 CT
A（単純 CT）；小脳正中部に低吸収域を認める（→）。
B（造影 CT）；増強されない。

MRI ❶単純 MRI*（図 67）
　　（ⅰ）T1強調画像；典型例では、低信号。
　　（ⅱ）T2強調画像(Viron-Duryら, 1987)
　　　　ⓐ高信号を呈することが最も多い（57％）。
　　　　ⓑ次いで、等信号（26％）。
　　　　ⓒ低信号（15％）
　　➡水分含有量や石灰化などにより、**不均質なT1、T2強調画像**となる。
❷造影 MRI；増強されない。
❸**拡散強調画像**（diffusion-weighted imaging；DWI）；著明な高信号。
　　⬅くも膜囊胞との鑑別点（くも膜囊胞では低信号）。

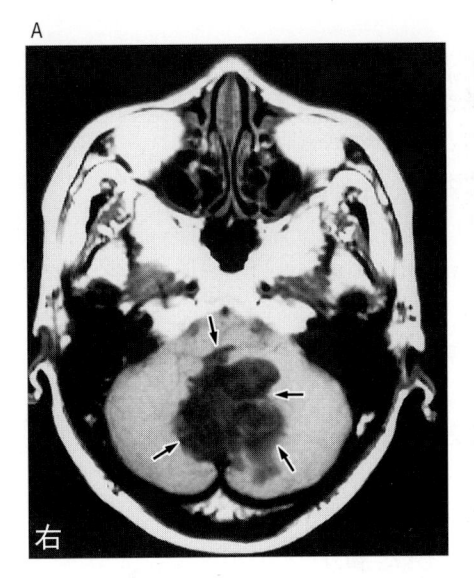

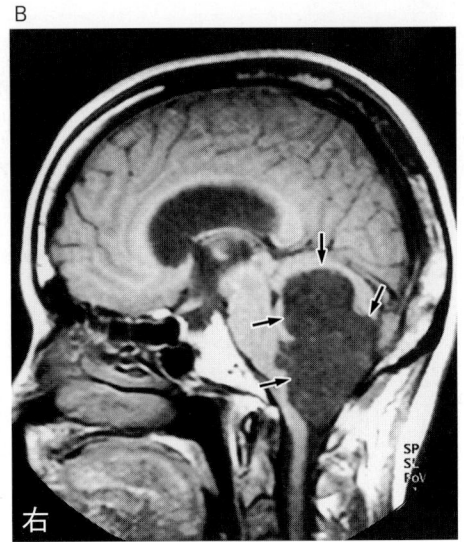

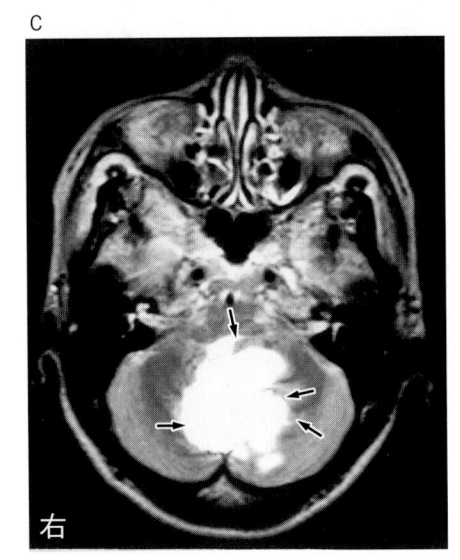

図 67. 類表皮嚢胞の単純 MRI

A（T1強調画像水平断像）；小脳正中部に不均質な低信号域を認める（→）。
B（T1強調画像矢状断像）；第4脳室内から小脳正中部にかけて不均質な低信号域を認める（→）。矢状断像により、より正確に病変部位を捉えることができる。
C（T2強調画像水平断像）；高信号域を認める（→）。

楽々講座

*類表皮嚢胞の単純 MRI 所見は、嚢胞内が固形か液状であるか（物理的相違）、内容の化学的組成（cholesterol、triglyceride や keratin など）により、輝度変化はさまざまである。

嚢胞内容物　　　　　　　　MRI	T1強調画像	T2強調画像
①内容が固形で、主成分である cholesterol が液状化していない場合（→典型的、あるいは古典的類表皮嚢胞）	低信号 ⓐ類表皮嚢胞は、通常固形の cholesterol を含むのに対して、頭蓋咽頭腫は液状の cholesterol を含んでいる。したがって、類表皮嚢胞の T1強調画像は低信号、頭蓋咽頭腫では高信号を呈することが多く、鑑別点となる。 ⓑT1強調画像で低信号を呈するので Black epidermoid と称され、充実性(solid)である (Horowitz ら, 1990)。	高信号
②内容が液化し、triglyceride が主成分である場合	高信号 ⓐT1強調画像で高信号を呈するので White epidermoid と称される (Horowitz ら, 1990)。 ⓑ嚢胞性(cystic)である。	低信号
③内容液の蛋白濃度が高い場合	高信号	低信号

269

治療　❶外科的治療（摘出術）が原則。
　　　　（ⅰ）内容物とともに被膜を完全に剝出することが理想。
　　　　（ⅱ）腫瘍は周囲と癒着しており、完全剝出は困難なことが多い。
　　　❷全摘出は必ずしも容易ではない（全摘出率；50〜80％）。
　　　❸術後合併症
　　　　➡無菌性髄膜炎（aseptic meningitis）
　　　　（ⅰ）頻度；1.6％(De Klerk ら, 1974)
　　　　（ⅱ）副腎皮質ステロイド薬の投与で軽快する。

病理学的所見　❶肉眼的所見
　　　　（ⅰ）表面は白色に輝いてみえる。
　　　　（ⅱ）表面は、カリフラワー状に分葉している。
　　　　（ⅲ）薄い被膜を有し、囊胞を形成していることが多い。
　　　　（ⅳ）外観は白っぽく光沢があり、真珠に似た輝きをもつ。
　　　❷組織学的所見
　　　　（ⅰ）囊胞内容；ケラチンとコレステリンが主成分。
　　　　（ⅱ）囊胞壁（図 68）
　　　　　　ⓐ囊胞内面は角化扁平上皮細胞（keratin-producing squamous epithelium）の重層からなる。
　　　　　　ⓑ重層扁平上皮細胞の外側は結合組織のみで囲まれ、皮膚付属器官（皮脂腺、汗腺や毛根）をもつ真皮層は認められない。

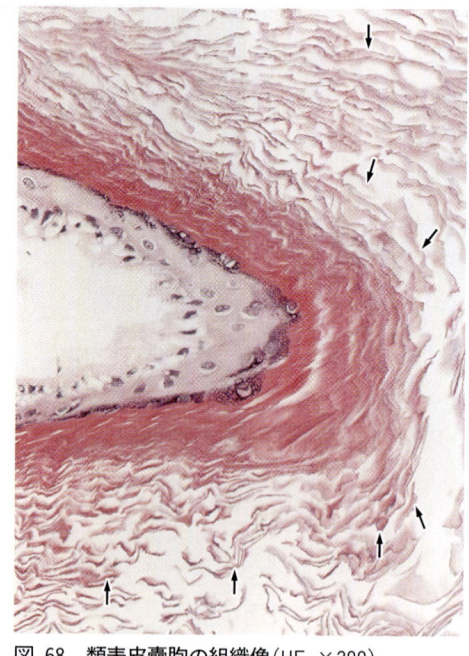

図 68．類表皮囊胞の組織像（HE、×200）
囊胞壁は重層扁平上皮からなり、真皮層は認められない（→はケラチンを示す）。

予後　❶全摘出できれば良好。
　　　　☞被膜が残ると再発する。
　　　❷本邦における 5 年累計生存率；96.9％(日本脳腫瘍全国集計, vol.11, 2003)
再発　亜全摘出例にみられる。
悪性化　稀に（0.5％）、悪性変化（扁平上皮癌 squamous cell carcinoma）がみられる。

2）各部位の類表皮嚢胞
(1) 小脳橋角部類表皮嚢胞 Epidermoid cyst in cerebellopontine angle

症状
❶顔面痛（三叉神経痛）
　➡三叉神経の支配領域の感覚障害を伴う。
❷片側顔面けいれん（頻度；8～10％）
❸聴覚・前庭機能障害
　（ⅰ）聴力はある程度温存されている。
　（ⅱ）前庭機能の廃絶は稀。
❹平衡障害や歩行障害。
❺腫瘍が破れて内容物が髄液中にもれると、無菌性髄膜炎を生ずる。
❻頭蓋内圧亢進症状➡稀

> **ちょっとお目を拝借**
> 小脳橋角部類表皮嚢胞における脳神経障害(Samiiら, 1996)
> ①聴神経障害が55％と、最も頻度が高い。
> ②次いで、三叉神経障害；43％
> ③顔面神経障害；18％
> ④外転神経障害と舌咽神経障害；各10％

頭部エックス線単純撮影
錐体骨尖端部や中頭蓋窩内側部の破壊像。

エックス線CT
❶単純CT
　➡硬膜内の類表皮嚢胞を4型に分類(長島ら, 1981)。
　（ⅰ）Type 1；均質な低吸収域(homogenous low)で、最も多い(79％)。
　（ⅱ）Type 2；均質な低吸収域の中に石灰化した被膜や結節による小さい高吸収域を
　　　　　　混じるもの(homogenous low with small capsular high-dense)；8％
　（ⅲ）Type 3；等吸収域(isodense)で、3％と最も少ない。
　（ⅳ）Type 4；びまん性の高吸収域(diffuse high)で、11％
❷造影CT；増強されない。

MRI
❶単純MRI
　（ⅰ）T1強調画像
　　　ⓐ不均質な低信号（脂質が多いものは高信号）。
　　　ⓑ髄液と等信号。
　（ⅱ）T2強調画像
　　　ⓐ不均質な高信号。
　　　ⓑ髄液と等信号。
　（ⅲ）FLAIR画像では髄液よりやや高信号。
❷造影MRI；増強されない。
❸拡散強調画像(DWI)；著明な高信号。

治療	外科的治療（手術による摘出）
	👉脳神経との癒着が強い場合には、亜全摘出あるいは部分摘出に止める。

（2）傍トルコ鞍部類表皮嚢胞 Epidermoid cyst in parasellar region

症状	❶視力・視野障害が主体。
	❷動眼神経麻痺や外転神経麻痺。
	❸下垂体前葉機能低下；比較的少なく、あっても軽度。
	❹頭蓋内圧亢進症状➡認められない。
頭部エックス線単純撮影	トルコ鞍の破壊。
治療	外科的治療（手術による摘出）
	👉脳神経との癒着が強い場合には、亜全摘出あるいは部分摘出に止める。

（3）松果体部類表皮嚢胞 Pineal epidermoid cyst

頻度	❶全類表皮嚢胞の3％
	❷全松果体腫瘍の3.5％
好発年齢	30歳（平均年齢）
性別	性差はない。
症状	❶頭蓋内圧亢進症状（←水頭症）
	❷聴力低下
	❸小脳症状
	❹上方注視麻痺を呈することは、稀。
治療	外科的手術（手術による摘出）

（4）脳室内類表皮嚢胞 Intraventricular epidermoid cyst

頻度	❶全類表皮嚢胞の4～13％
	❷第4脳室内および小脳腫瘍の2.7％（日本脳腫瘍全国集計, vol. 11, 2003）
	❸側脳室内腫瘍全体の0.8％（日本脳腫瘍全国集計, vol. 11, 2003）
病因（起源）	❶脈絡叢のpial tissueとの説。
	❷表皮迷入説；すなわち、神経管が閉鎖される胎生第3～5週頃に体表外胚葉が迷入。
好発部位	➡脈絡叢に発生する。
	❶第4脳室内に最も多い。
	❷次いで、第3脳室内。
	❸側脳室内は非常に稀。

2. 類皮嚢胞 Dermoid cyst（類皮腫 Dermoid）

定義・概念 嚢胞壁が皮膚および皮膚付属器（汗腺、皮脂腺や毛嚢）よりなる非腫瘍性嚢胞性病変。

頻度 原発性脳腫瘍の 0.2%（日本脳腫瘍全国集計, vol. 11, 2003）

名称 嚢胞性変性を呈するため類皮嚢胞（dermoid cyst）と呼ばれる。

病因（説）
❶神経溝の閉鎖（胎生第3週～5週）と関係しているとの説。
　すなわち、
　　（ⅰ）正中背側で神経溝が閉鎖する胎生第3週頃に、皮膚の原基（dermal anlage）が迷入することにより生じる。
　　（ⅱ）神経溝が閉鎖される早い時期に、すなわち胎生第3週中に迷入すると、正中に病変（しばしば類皮嚢胞）が生じる（Bitar ら, 1993）。
❷体表外胚葉が毛髪や皮脂腺などに分化する時期、すなわち胎生第3～4カ月頃に迷入するとの説。
　☞この説の弱点は、体表外胚葉が胎生3～4カ月頃にどのようにして迷入するのかが不明。
❸Multipotential theory（多能あるいは多分化能説）（松田ら, 1976）
　　（ⅰ）迷入時期が早いほど multipotency（多分化能）は高く、遅いほど limited cellular differentiation（制限的細胞分化）を示す。
　　（ⅱ）その結果、発生時期は奇形腫（teratoma）、類皮腫（dermoid）、毛髪含有類表皮腫（hair-containing epidermoid）、類表皮腫（epidermoid）の順で早く、かつ奇形腫や類皮腫は正中線上に多く発生し、類表皮腫は傍正中部に発生しやすい事実が、説明可能となる。
　　（ⅲ）類皮腫や奇形腫が稀に偏在発生するが、その理由。
　　　　ⓐ後期に迷入した細胞が、いまだ十分な multipotency を有していた場合に偏在発生。
　　　　ⓑ但し、後期に迷入した細胞が十分な multipotency を有するということは非常に少ない。したがって、偏在発生は非常に稀。

性質・特徴
❶嚢胞を形成する。
　➡嚢胞を形成していることが多く、類皮嚢胞と呼ばれる。
❷正中部に好発する。
❸しばしば自然破裂する。
　➡けいれん、無菌性髄膜炎や血管攣縮による脳虚血症状を呈する。
❹時に、皮膚と連続する皮膚洞（dermal sinus）を有する。
　➡細菌性髄膜炎（しばしば反復性）の原因となる。

好発年齢 小児から成人まであらゆる年齢層に発生する（日本脳腫瘍全国集計, vol. 11, 2003）。すなわち、
❶小児期（0～14歳）；28.2%
❷15～34歳；22.6%
❸35～54歳；29.0%
❹55～79歳；20.2%

性別	性差はない(日本脳腫瘍全国集計, vol. 11, 2003)。
好発部位	❶頭蓋骨(正中部)に多い。

　　　　　➡大泉門や眼窩周囲に好発する。
　　　　　（ⅰ）大泉門部発生例➡通常、頭蓋内へ伸展しない。
　　　　　（ⅱ）後頭骨下部発生例
　　　　　　　ⓐ頭蓋内への伸展の頻度が高い。
　　　　　　　ⓑ小児の後頭蓋窩の類皮嚢胞では、ほとんどが(87％)dermal sinus(皮膚洞)*を伴っている(Lunardiら, 1990)。
　　　❷頭蓋内
　　　　　（ⅰ）テント上；鞍上部、前頭部や側頭部の正中部付近。
　　　　　（ⅱ）テント下；ほとんどが(94％)、小脳正中部。
　　　　　（ⅲ）脳室内に発生することは稀。
　　　　　　　☝発生する場合は第4脳室に限られ、側脳室や第3脳室に発生することはない。

---(チョット役に立つお話)---

*【皮膚洞 Dermal sinus】
①皮膚洞は体表外胚葉と神経外胚葉との分離が不完全な場合に生じる。
②その結果、分離が不完全な部位で外部の皮膚と脳・脊髄幹との間に洞(管)が形成される。

症状	❶局所症状

　　　❷けいれん
　　　❸頭蓋内圧亢進症状
　　　❹細菌性髄膜炎←特に後頭蓋窩のdermal sinus(皮膚洞)を伴う症例。

エックス線 CT	❶単純CT；著明な低吸収域(←脂肪による)。

　　　　　➡嚢胞内の蛋白濃度が高い場合や石灰化の部分は高吸収域。
　　　❷造影CT；増強されない。

MRI	❶単純MRI

　　　　　（ⅰ）T1強調画像
　　　　　　　ⓐ通常、著明な高信号。
　　　　　　　ⓑ低信号のこともある。
　　　　　（ⅱ）T2強調画像
　　　　　　　ⓐ通常、低信号。
　　　　　　　ⓑ高信号のこともある。
　　　❷造影MRI；増強されない。

治療	❶外科的治療(摘出術)が原則。

　　　❷全摘出は必ずしも容易ではない。

病理学的所見	❶肉眼的所見

　　　　　（ⅰ）表面は白色に輝いてみえる。

　　　　　　（ⅱ）囊胞を形成していることが多い。
　　　　❷組織学的所見
　　　　　　（ⅰ）囊胞内面は角化扁平上皮細胞の重層からなる。
　　　　　　（ⅱ）重層扁平上皮細胞の外側は、皮脂腺、汗腺や毛根をもつ真皮層が存在する。
予後　　❶全摘出できれば良好。
　　　　❷本邦における 5 年累計生存率；98.9％（日本脳腫瘍全国集計, vol.11, 2003）
再発　　亜全摘出例にみられる。
悪性化　稀に、悪性化がみられる。
合併奇形　二分脊椎、先天性皮膚洞や Klippel-Feil 症候群。

3．ラトケ囊胞 Rathke's cleft cyst

定義・概念　❶胎生期のラトケ嚢（Rathke's pouch）の遺残から発生する（17 頁）。
　　　　　　　すなわち、ラトケ裂隙（Rathke's cleft）に粘液が貯留し増大したものをいう。
　　　　　　（ⅰ）**多くは無症候性**。
　　　　　　　　☞剖検で発見されることが多く、最大径が 7 mm 未満。
　　　　　　（ⅱ）囊胞の直径が 7 mm 以上になると症状を呈する（➡**症候性**ラトケ囊胞 symptomatic Rathke's cleft cyst）。
　　　　　　❷内胚葉由来とされている。
頻度　　　剖検例の 13～22％
分類　　　❶鞍内限局型；最も多い（70％）。
　　　　　❷鞍上型；稀
　　　　　❸鞍内と鞍上の両者にまたがるタイプ（鞍上伸展型）
　　　　　　➡症候性のものに多い。
好発年齢　❶10～50 歳が大部分。
　　　　　❷30 歳代後半～40 歳代に好発（平均年齢；38 歳）。
性別　　　女性に多い（男性：女性＝1：2～3）。
好発部位　❶ほとんどが（80％）下垂体前葉と後葉との間で、鞍内に存在。
　　　　　❷時に、隆起部（pars tuberalis）に発生。
症状　　　❶下垂体機能障害
　　　　　　☞**成長ホルモンの分泌が最も障害**されやすい。
　　　　　　（ⅰ）頻度；70％
　　　　　　（ⅱ）汎下垂体機能不全は 40％にみられる。
　　　　　　（ⅲ）無月経、乳汁漏出（25％）。
　　　　　　　　☞高プロラクチン血症（242 頁）
　　　　　　（ⅳ）尿崩症（10％）
　　　　　❷視力・視野障害（→両耳側半盲が多い）；頻度は 30～55％
　　　　　❸頭痛（前頭部痛が多い）；50％
　　　　　❹尿崩症

エックス線 CT　❶単純 CT（図 69）
　　　　　　　（ⅰ）全体
　　　　　　　　　ⓐ低吸収域を呈する例が大部分。
　　　　　　　　　ⓑ時に（10～20％）、等～軽度高吸収域。
　　　　　　　　　　☝高吸収域の場合は、density は一様でない。
　　　　　　　（ⅱ）部位別
　　　　　　　　　ⓐ鞍内限局型；低吸収域
　　　　　　　　　ⓑ鞍上伸展型；嚢胞内容の性状によりさまざま（低～高吸収域）。
　　　　　　　（ⅲ）石灰化は認めない。
　　　　　　❶造影 CT
　　　　　　　（ⅰ）通常、増強されない。
　　　　　　　（ⅱ）時に、リング状に増強。
　　　　　　　　　☝リングは薄く、全周にわたることは少ない。

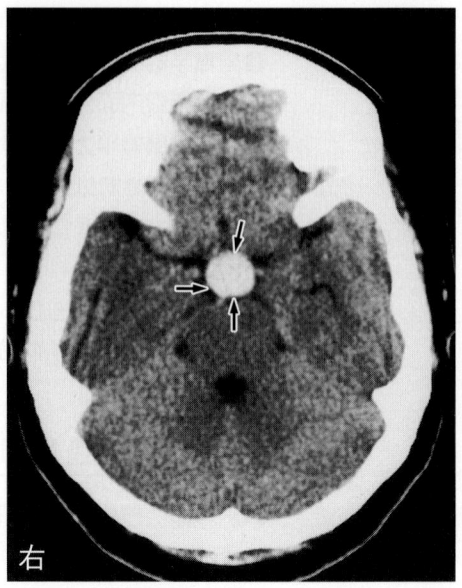

図 69．ラトケ嚢胞の単純エックス線 CT
鞍上部に円形の高吸収域を認める（→）。

MRI　　　❶単純 MRI（図 70-A）
　　　　　　　（ⅰ）嚢胞内容の性状により、さまざまな輝度変化をきたす（表 29、30）。
　　　　　　　（ⅱ）所見
　　　　　　　　　ⓐT 1 強調画像
　　　　　　　　　　㋐2/3 が高信号、1/3 が低信号。
　　　　　　　　　　㋑低信号を呈するものは漿液性液体か、あるいは固形成分（田邊ら、1995）。
　　　　　　　　　　㋒等～高信号を呈するものは粘稠な液体か、ゼラチン様物質あるいはろう状小結節（waxy nodule）（田邊ら、1995）。
　　　　　　　　　ⓑT 2 強調画像
　　　　　　　　　　㋐高信号を呈することが多い。
　　　　　　　　　　　☝高信号を呈するものは液体成分を有する（田邊ら、1995）。
　　　　　　　　　　㋑低信号を呈するもの➡ゼラチン様物質か固形成分（田邊ら、1995）。
　　　　　　❷造影 MRI（図 70-B）
　　　　　　　（ⅰ）通常、増強されない。
　　　　　　　（ⅱ）嚢胞壁の増強効果により、3 群に分類される（丹羽ら、1996）。
　　　　　　　　　ⓐ第 1 群（壁が増強されない群）
　　　　　　　　　　㋐嚢胞壁は、病理組織学的に線毛を有する一層の上皮細胞のみから構成されている。
　　　　　　　　　　㋑典型的なラトケ嚢胞の像。
　　　　　　　　　ⓑ第 2 群（壁が薄く増強される群）
　　　　　　　　　　㋐嚢胞壁は、病理組織学的に一層の上皮細胞とそれに連続する正常下垂体組織を認める。
　　　　　　　　　　㋑この嚢胞壁に存在する正常下垂体組織が増強される。

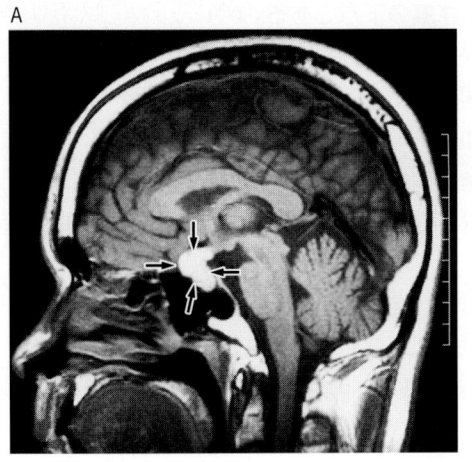

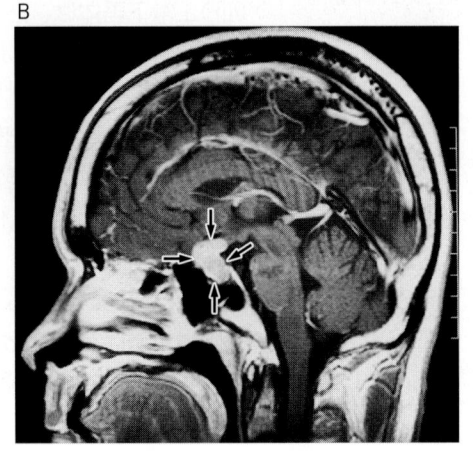

図 70. ラトケ囊胞の MRI 矢状断像
A(単純 MRI)；T1強調画像で、トルコ鞍内から鞍上部にかけて高信号域を認める(→)。
B(造影 MRI)；増強されない(→)。

表 29. MRI 信号強度と囊胞内容物との関係(田邊ら，1995)

	T1強調画像	T2強調画像	囊胞内容物
1型	低信号	高信号	髄液様液、蛋白様液、あるいはヨーグルト状内容物
2型	等〜高信号	等〜高信号	クリーム状の粘液状物質(creamy mucoid material)、あるいは壊死物質様内容液、ムコ多糖体様物質
3型	等〜高信号	低信号	ろう状小結節(waxy nodule)、あるいは慢性期の出血(ゼラチン様物質)
4型	低信号	低信号	細胞成分のない粘液状物質(acellular mucoid material)、あるいは膿汁様粘稠内容物

表 30. MRI 信号強度と囊胞内の蛋白濃度との関係(Hayashi ら，1999 より作成)

蛋白濃度(g/dl)	T1強調画像	T2強調画像
>10	低信号	高信号
10〜17	高信号	高信号
17<	高信号	低信号

コレステロール濃度(少なくとも3g/lまで)は、MRI 信号強度(T1およびT2強調画像)に影響を与えない。

◎第3群(壁が厚く増強される群)
　㋐囊胞壁は、病理組織学的に一層の上皮細胞に連続して重層扁平上皮を認める。
　㋑炎症細胞が増強されている可能性がある。
❸漏斗(infundibulum)は、腫瘍により前方へ偏位(矢状断像)。

鑑別診断
(Sumida ら，1994)

❶頭蓋咽頭腫(囊胞性)
　➡囊胞性の頭蓋咽頭腫は、
　(ⅰ)大多数の症例が、MRI T2強調画像で高信号を呈する。
　(ⅱ)大多数で、MRI の信号強度は均質である。

　　　　　　　（ⅲ）正常下垂体は、通常腫瘍の下方にある。
　　　　　　　（ⅳ）造影 CT や造影 MRI で、嚢胞壁が増強される。
　　　　　　　（ⅴ）単純 CT で石灰化を認める。
　　　　　❷下垂体腺腫（嚢胞性/出血性）
　　　　　　　（ⅰ）正常下垂体は、通常腫瘍より上方か、腫瘍周囲にある。
　　　　　　　（ⅱ）造影 CT や造影 MRI で、嚢胞壁が増強される。そして嚢胞壁は厚く不規則である。

治療　　❶無症候性のものに対しては、経過観察。
　　　　❷外科的治療（←症候性のものに対して施行）
　　　　　　（ⅰ）一般に、経蝶形骨洞法により、**嚢胞の内容除去と嚢胞壁の部分切除**が施行される。
　　　　　　（ⅱ）手術法
　　　　　　　　ⓐ鞍内型；経蝶形骨洞手術
　　　　　　　　ⓑ鞍上型；開頭術（←嚢胞の下に正常下垂体があるため）

組織学的所見　❶嚢胞壁は一層の円柱または立方上皮細胞で、
（図 71）　　　（ⅰ）その表面に線毛（cilia）を有するものと、
　　　　　　　（ⅱ）線毛がなく、胞体が明るい杯細胞（goblet cell）、とからなる。
　　　　　❷嚢胞内容液は、練り乳（condense milk）が典型例である。
　　　　　　☞コレステロールと蛋白が主成分。
　　　　　❸種々の程度の扁平上皮化生がみられる。

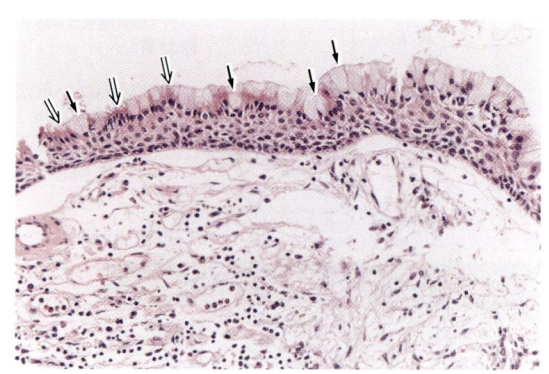

図 71．ラトケ嚢胞の組織像（HE、×200）

嚢胞壁は一層の円柱上皮細胞（⇒）と胞体が明るい杯細胞（goblet cell）（→）とからなる。

免疫組織化学　❶cytokeratin；陽性
　的所見　　　❷EMA（epithelial membrane antigen）；陽性
　　　　　　　❸CEA（carcinoembryonic antigen）；陽性

予後　　❶視機能の改善は、一般に良好（改善率；70％）。
　　　　❷一般に、手術による下垂体機能の改善率は高くない。
　　　　　　（ⅰ）尿崩症の改善は、ほとんど期待できない。
　　　　　　（ⅱ）但し、高プロラクチン血症は改善が得られる（50％）。

再発率　　2～10％

合併疾患　　➡下垂体腺腫を合併することがある。
　　　　　　❶合併頻度
　　　　　　　（ⅰ）ラトケ嚢胞に下垂体腺腫が合併する頻度；11％
　　　　　　　（ⅱ）下垂体腺腫にラトケ嚢胞が合併する頻度；1.7〜3.5％
　　　　　　❷ラトケ嚢胞と下垂体腺腫の合併例(Sumidaら，2001；Miyagiら，1993)
　　　　　　　（ⅰ）頻度
　　　　　　　　　ⓐ全下垂体腺腫の1.7〜3.5％
　　　　　　　　　ⓑ全ラトケ嚢胞の11％
　　　　　　　（ⅱ）女性に圧倒的に多い（84％）。
　　　　　　　（ⅲ）臨床症状を呈するのは下垂体腺腫の方である。
　　　　　　　（ⅳ）下垂体腺腫は大きいことが多い。
　　　　　　　（ⅴ）下垂体腺腫は嚢胞の近傍にある。
　　　　　　　（ⅵ）下垂体腺腫の種類；PRL、GH や ACTH 産生腺腫。

4．第3脳室コロイド嚢胞 Colloid cyst of the third ventricle

定義・概念　❶第3脳室に発生するコロイド嚢胞をいう。
　　　　　　❷10 mm 以下の小さいものが最も多い（無症候性）。
頻度　　　　❶頭蓋内腫瘍全体の0.5〜1％
　　　　　　❷年間、100万人に3.2人(Pollockら，1999)。
　　　　　　❸剖検例では、頭蓋内腫瘍全体の2％
好発年齢　　❶21〜50歳に多い（80％）。
　　　　　　❷21〜30歳が最も多く、次いで31〜40歳(Desaiら，2002)。
性別　　　　男性：女性＝2.6〜1.5：1で、男性に多い。
症状　　　　❶頭蓋内圧亢進症状（← Monro 孔閉塞による）
　　　　　　❷急激発症で、反復発作性頭痛（episodic headache）
　　　　　　　➡嚢胞による Monro 孔の閉塞で頭痛が出現し、閉塞が解除されると頭痛が消失。
　　　　　　❸精神症状
好発部位　　❶第3脳室前半部上壁で、特に Monro 孔内側中心部に好発。
　　　　　　❷脳弓より下で、脈絡組織にぶら下がるような位置にある。
エックス線 CT　❶単純 CT
　　　　　　　（ⅰ）高吸収域のことが多い（70〜85％）。
　　　　　　　（ⅱ）その他、等吸収域（15〜25％）や低吸収域（5％）。
　　　　　　　（ⅲ）側脳室拡大像（← Monro 孔閉塞による）
　　　　　　❷造影 CT
　　　　　　　（ⅰ）通常、増強されない。
　　　　　　　（ⅱ）時に、増強されることもある。
MRI　　　　❶単純 MRI(Pollockら，1999)
　　　　　　　（ⅰ）T1強調画像；高信号が多い（65％）。

	（ⅱ）T2強調画像；低信号が多い（65％）。 ❷造影 MRI；囊胞壁は増強されないことが多い。
治療・治療方針	❶無症候性；経過観察 ❷症候性；外科的治療 　（ⅰ）囊胞内容除去術が一般的（← CT ガイド定位的手術あるいは神経内視鏡を使用）。 　（ⅱ）液のみの吸引では、高率に再発する。
病理学的所見	❶肉眼的所見 　（ⅰ）円形の腫瘤で、比較的硬い被膜を有する。 　（ⅱ）Monro 孔壁や第 3 脳室壁などに付着している。 ❷組織学的所見；囊胞壁は背丈の低い円柱状あるいは立方状の上皮。
免疫組織化学的所見	❶cytokeratin；陽性 ❷EMA（epithelial membrane antigen）；陽性 ❸CEA（carcinoembryonic antigen）；陽性 ❹GFAP；陰性
自然歴 （Pollock ら，1999）	❶無症候性が症候性となる頻度は、2 年の観察期間で 0％、5 年で 0％、10 年で 8％ ❷囊胞が増大する頻度（平均 41 カ月の観察期間）；3％

5．視床下部過誤腫 Hypothalamic hamartoma（500 頁）

⓫松果体部腫瘍 Pineal region tumors

1．総説

概念　松果体部に発生する腫瘍の総称。

頻度　❶小児の原発性脳腫瘍の 3〜8％

❷成人の原発性脳腫瘍の 0.1〜1.0％

❸欧米に比して、本邦に多い。

種類

Ⓐ胚細胞腫瘍 Germ cell tumor	➡原始生殖細胞が成熟した胚細胞になるまでの時期に発生したと考えられる腫瘍の総称。 ①Germinoma 　①精祖細胞または卵祖細胞類似の形態を示す腫瘍をいう。 　②髄腔内播種をきたす。 ②奇形腫（teratoma） 　➡胎児の基本的要素の 3 胚葉分化を示す腫瘍をいう。 ③卵黄嚢腫瘍（york sac tumor） 　①卵黄嚢組織構築に類似する腫瘍をいう。 　②内胚葉洞腫瘍（endodermal sinus tumor）ともいう。 　③髄腔内播種をきたす。 ④絨毛癌（choriocarcinoma） 　①栄養膜細胞へ分化を示す腫瘍。 　②非常に出血しやすい。 　③血行性に中枢神経系外（肺など）へ転移しやすい。 ⑤胎児性癌（embryonal carcinoma） 　①胎児性成分および胎児外成分（胎盤）の両者への分化能をもつ未分化、未熟な腫瘍をいう。 　②髄腔内播種をきたす。
Ⓑ松果体実質より発生する腫瘍 Pineal parenchymal tumor	①松果体実質細胞（pineocyte）より発生する腫瘍 　①松果体細胞腫（pineocytoma） 　　➡成熟な松果体細胞（pineocyte）に類似する細胞からなる腫瘍をいう。 　②松果体芽腫（pineoblastoma） 　　◆松果体から発生し、未熟にみえる小型細胞の充実性増殖からなる腫瘍をいう。 　　◆高率（70％）に髄腔内播種をきたす。 ② glia 細胞より発生する腫瘍（glioma） 　➡星細胞腫（astrocytoma）
Ⓒその他	①髄膜腫（meningioma） ②類表皮嚢胞（epidermoid cyst） ③松果体嚢胞（pineal cyst）

組織型別頻度　❶日本脳腫瘍全国集計(vol. 11, 2003)

（ⅰ）Germinoma が最も多い（60.6％）。

（ⅱ）次いで、松果体細胞腫（8.3％）。

（ⅲ）以下、glioma（6.9％）＞成熟奇形腫（5.8％）＞悪性奇形腫（5.2％）＞松果体芽腫（5.1％）。

❷Smirniotopoulos らの報告(1992)

（ⅰ）Germinoma が最も多い。

　ⓐ胚細胞腫瘍の 2/3。

　ⓑ全松果体部腫瘍の 40％以上。

　　　　　　　（ⅱ）次いで、奇形腫（全松果体部腫瘍の15％）。
　　　　　　　（ⅲ）松果体実質細胞より発生する腫瘍（全松果体部腫瘍の15％未満）。
　　　　　　　（ⅳ）絨毛癌（全松果体部腫瘍の5％以下）
　　特徴　　❶松果体部の Germinoma は、腫瘍自体の石灰化や嚢胞形成は稀。
　　　　　　❷Germinoma や松果体芽腫は、髄腔内播種をきたす。
　好発年齢　❶胚細胞腫瘍➡10～19歳に最も多い。
　　　　　　❷松果体細胞腫
　　　　　　　（ⅰ）10～54歳と幅広い年齢層にみられる（50～54歳にピーク）。
　　　　　　　（ⅱ）成人に多い。すなわち、
　　　　　　　　　ⓐ15歳未満の小児期の発生頻度；12％
　　　　　　　　　ⓑ30～54歳の発生頻度；49％
　　　　　　❸松果体芽腫
　　　　　　　（ⅰ）15歳未満の小児期が約半数を占め最も多いが、
　　　　　　　（ⅱ）ほとんどが39歳までに発生する（35～39歳にピーク）。
　　性別　　❶胚細胞腫瘍
　　　　　　　（ⅰ）全体；男性に圧倒的に多い（90％）。
　　　　　　　（ⅱ）組織別（男性例）
　　　　　　　　　ⓐ胎児性癌が最も男性に発生することが多い（88％）。
　　　　　　　　　ⓑ次いで、奇形腫（悪性を含む）；78％
　　　　　　　　　ⓒ以下、Germinoma（77％）＞卵黄嚢腫瘍（74％）＞絨毛癌（72％）。
　　　　　　❷松果体細胞腫と松果体芽腫➡男性に多い（男性：女性＝1.5：1）。
　　症状

共通の症状 （組織型を問わない）	①中脳水道圧迫による症状 　➡頭蓋内圧亢進症状が最も多く（80～85％）、また初発症状でもある。 ②中脳の症状 　①中脳背側部の徴候は40～60％の頻度でみられる。 　　❶胎児性癌で高頻度にみられる。 　　❷松果体細胞腫（pineocytoma）ではみられることは少ない（0～25％）。 　②各症状 　　❶ Argyll Robertson 徴候（44頁） 　　　➡対光反射は消失しているが、近見反射（輻輳・調節反射）は正常に保たれている状態（→対光近見反射解離 Light-near dissociation）をいう 　　❷ Parinaud 症候群（74頁） 　　　・眼球の垂直性共同注視麻痺と輻輳麻痺。 　　　・胚細胞腫瘍で出現頻度が高い（70％）。 　　❸中枢性難聴（central deafness） 　　　・語音明瞭度（語音弁別能）が障害される。すなわち、人の話は静かな場所では聞きとれるが、騒音のある場所や1人以上の人が話している場合には、聞きとれない。 　　　　➡通常、純音聴力は障害されない。 　　　・両側性難聴のことが多い。 　　　・下丘や内側膝状体の障害により生じる。 　③小脳症状 　　➡測定異常（dysmetria）や運動失調（ataxia）。
胚細胞腫瘍の症状	①思春期早発症（precocious puberty）＊ 　①絨毛癌や Germinoma with syncytiotrophoblastic giant cell（STGC）（合胞栄養細胞性巨細胞を伴うジャーミノーマ）（315頁）でみられる。 　②男児にみられ、女児にみられることは極めて稀。 　③思春期前の過剰な血中の HCG により発現する。 　④男児では容易に二次性徴を発現させるが、妊娠させる能力は欠ける。 　　➡偽性型（pseudo type）である。 ②尿崩症（diabetes inspidus）（42頁）；視床下部へ伸展している場合。

腫瘍マーカー	血清中の HCG や AFP などの腫瘍マーカーは(312頁の表34)、腫瘍量をよく反映し、治療効果や再発の判定の指標となる。	
頭部エックス線 単純撮影	松果体部に 10 歳以下で、1 cm 以上の石灰化がみられた場合には異常(欧米の 10 歳以下の正常小児で石灰化が認められるのは、5%であるが、本邦ではその頻度は極めて低い)。	
脳血管造影	❶動脈相；内側後脈絡叢動脈(medial posterior choroidal artery)が側面像で後上方へ圧排、前後像で外後方へ圧排。 ❷静脈相 　（ⅰ）Galen 大静脈の上方への偏位。 　（ⅱ）Rosenthal 脳底静脈(Galen 静脈に流入する直前)の外後方への偏位。 　（ⅲ）内大脳静脈(internal cerebral vein)の上方への偏位。 　（ⅳ）中心前小脳静脈(precentral cerebellar vein)の後方への偏位。 ❸腫瘍陰影 　（ⅰ）通常認められないが、悪性型では認める。 　（ⅱ）流入動脈は、主として内側後脈絡叢動脈。	

エックス線 CT

	単純 CT	造影 CT
Germinoma	等〜軽度高吸収域	均質に増強
成熟奇形腫 (mature teratoma)	低〜高吸収域が混在 (骨、歯芽や脂肪のため)	不均質に増強
胎児性癌 (embryonal carcinoma)	等〜軽度高吸収域	不均質に増強
卵黄嚢腫瘍 (york sac tumor)	低〜等吸収域	不均質に増強
絨毛癌 (choriocarcinoma)	等〜高吸収域	均質、あるいは 不均質に増強
松果体細胞腫 (pineocytoma)	低〜等吸収域	均質に増強
松果体芽腫 (pineoblastoma)	高吸収域	均質に増強
星細胞腫 (astrocytoma)	低吸収域	均質、あるいは 不均質に増強

MRI

	単純MRI		造影MRI
	T1強調画像	T2強調画像	
Germinoma	等信号	等信号	均質に増強
成熟奇形腫	混合信号	等～高信号	不均質に増強
胎児性癌	低信号	高信号	不均質に増強
卵黄囊腫瘍	混合信号	混合信号	不均質に増強
絨毛癌	混合信号	混合信号	均質、あるいは不均質に増強
松果体細胞腫	低、あるいは低～等信号	軽度高信号	均質に増強
松果体芽腫	低、等あるいは低～等信号	等～高信号	均質に増強
星細胞腫	低、等あるいは混合信号	高信号	均質、あるいは不均質に増強

治療　❶外科的治療
　（ⅰ）腫瘍摘出術
　　［到達法（approach）］
　　ⓐ頭頂後頭脳梁膨大部経由到達法（parietooccipital transsplenial approach）
　　　➡頭頂後頭開頭により、脳梁膨大部を一部切開して腫瘍に到達する方法。
　　ⓑ後頭（半球間裂）天幕経由到達法（occipital transtentorial approach）
　　　➡後頭開頭により後頭部の半球間裂を経由して、小脳テントを一部切開して腫瘍に達する方法。
　　ⓒ天幕下小脳上経由到達法（infratentorial supracerebellar approach）
　　　㋐後頭下開頭により小脳上面（小脳表面と小脳テントとの間）を経由して腫瘍に到達する方法。
　　　　➡腫瘍に到達するに際して、中心前小脳静脈（precentral cerebellar vein）や小脳上架橋静脈（supracerebellar bridging vein）は切断しても、通常問題とならない。
　　　㋑小さい腫瘍が適応例。
　　　㋒深部静脈系を損傷することなく病変部に到達できるのが利点。
　　　㋓第3脳室底および外側の視野が十分に得られないのが欠点。
　（ⅱ）頭蓋内圧亢進症状が強い場合➡脳室・腹腔シャント
❷放射線治療
　（ⅰ）標準的放射線治療
　　ⓐGerminoma
　　　㋐非常に感受性がある。
　　　㋑約20 Gyで腫瘍は縮小あるいは消失する。
　　　㋒腫瘍総線量としては40～60 Gyが照射される。

　　　　ⓐ予防的脊髄照射
　　　　　➡議論がある。すなわち、
　　　　　①不要との立場をとるもの。
　　　　　②全例に予防的に脊髄照射を行うとする立場をとるもの。
　　　　　③髄液中に腫瘍細胞を認める例や直達手術を行った例に照射をするとの立場のもの。
　　　　ⓑ胎児性癌などの悪性胚細胞腫瘍や松果体実質細胞性腫瘍
　　　　　➡放射線感受性の高いものがある。
　　　　ⓒ成熟奇形腫；放射線治療は無効。
　　（ⅱ）γ-knife
❸化学療法―卵黄嚢腫瘍や胎児性癌などの悪性胚細胞腫瘍―
　　（ⅰ）cisplatin、vinblastin と bleomycin の 3 者併用(PVB)療法。
　　（ⅱ）cisplatin と etoposide の併用療法。

γ-knife の治療成績（平均追跡期間；23.3 カ月）（Kobayashi ら，2001）

❶Germinoma および松果体細胞腫；腫瘍抑制率は 100％
❷Germinoma with syncytiotrophoblastic giant cell；腫瘍抑制率は 66.7％
❸悪性胚細胞腫瘍と松果体芽腫；腫瘍抑制率は 50％

予後

❶Germinoma と成熟奇形腫
　　（ⅰ）良好
　　（ⅱ）10 年生存率；90％
❷卵黄嚢腫瘍や絨毛癌
　　（ⅰ）予後不良
　　（ⅱ）1 年生存率；0～33％

神経管外転移

❶頻度
　　➡神経管外転移をきたした原発性脳腫瘍全体の 2.7％
❷絨毛癌や胎児性癌にみられる。
❸転移部位
　　（ⅰ）肺が最も多い。
　　（ⅱ）その他、肝臓や腎臓など。

―――――（チョット役に立つお話）―――

＊頭蓋内器質性病変に伴う思春期早発症 Precocious puberty（503頁）

①定義・概念
　ⓐ思春期早発症とは、二次性徴が異常に早期に発現するものをいう。
　ⓑ男児では9歳未満、女児では7歳未満で思春期が発来する場合をいう。

②性早熟徴候（二次性徴出現時期）（日比, 1993）
　ⓐ男児
　　①9歳未満で陰茎、睾丸、陰嚢などの明らかな発育を認める。
　　②10歳未満で陰毛の発生をみる。
　　③11歳未満で腋毛、ひげの発生や声変わりをみる。
　ⓑ女児
　　①7歳未満で乳房の発育をみる。
　　②8歳未満で陰毛の発生、または小陰唇色素沈着などの外陰部早熟あるいは腋毛の発生が起こる。
　　③9歳未満で初経をみる。

③分類
　ⓐ**真性型（true type）**
　　①精巣や卵巣の成熟を伴う第二次性徴が早期に発来するものをいう。
　　②下垂体 gonadotropin（性腺刺激ホルモン）の早発性（premature）分泌による。
　ⓑ**偽性型（pseudo type）**
　　①精巣や卵巣の発育を伴わない第二次性徴が早期に発来するものをいう。
　　②黄体形成ホルモン（luteinizing horimone；LH）作用を有するヒト絨毛性ゴナドトロピン（human chorionic gonadotropin；HCG）の過剰分泌による。

④発現機序（説）
　➡進行性破壊性病変よりも、発育しない（no growth）非腫瘍性病変や緩徐に発育する（slow unimpeded growth）腫瘍に多くみられる。
　ⓐ腫瘍から自律的に LH-RH（luteinizing hormone-releasing hormone）が産生されるとの説。
　ⓑ腫瘍と視床下部との間の直接的な神経線維連絡を介して、視床下部が over drive されるとの説。
　ⓒ灰白隆起部の LH-RH 分泌細胞に対して思春期前に働く分泌抑制機構が、腫瘍の機械的圧迫により解除され、LH-RH の放出が促進されるとの説。

⑤**真性型（true type）**
　ⓐ内分泌学的診断基準
　　①血中 HCG が正常。
　　②LH-RH test で LH が基礎値の5倍以上と成人型の反応を示す。

③estrogen、testosterone に対する LH、FSH(follicle stimulating hormone；卵胞刺激ホルモン)の positive feed back をみること。
ⓑ原因
➡視床下部病変に起因する(**視床下部性思春期早発症**)。

〔視床下部性思春期早発症〕
Ⓐ思春期早発症を起こす部位➡灰白隆起(tuber cinereum)が最も多い。
Ⓑ原因
　❶Hamartoma(過誤腫)
　　・原因として多い。
　　・80％が3歳未満で思春期早発症をきたす。
　❷星細胞腫(astrocytoma)
　❸くも膜嚢胞などの嚢胞性病変。
Ⓒ分類(森, 1984)
　❶視床下部後部の過誤腫(500頁)
　❷視床下部前部の鞍上部腫瘍(ほとんどが視神経膠腫)
　　〔特徴〕
　　・思春期早発症の発症時期が遅い(4～7歳頃に出現)。
　　・思春期早発症はゆっくりと進行する。
　　・腫瘍に対する治療が行われても、思春期早発症が著明に改善するということはない。
　❸視床下部自体の神経膠腫(時に神経節膠腫)

⑥**偽性型(pseudo type)**
　ⓐ原因
　　①胚細胞腫瘍によることが多い。
　　②血中の HCG 過剰による。
　ⓑHCG 産生腫瘍による思春期早発症は、腫瘍の発生部位によるのではなく、組織型(例；絨毛癌)に依存する。
　ⓒ女児に思春期早発症が少ない理由(説)
　　①HCG は LH 作用を有する(HCG は LH とアミノ酸配列が似ているため)が、FSH 作用がないとの説。
　　　❶**男児**；testosterone の分泌を促し**二次性徴を発現させる**が、FSH が欠如しているため精子形成は行われない。
　　　❷**女児**；卵巣における androgen から estradiol の変換の際に FSH が必要なため、**二次性徴の発現はない**。
　　②HCG には LH 作用のみならず、軽度ながら FSH 作用を有するとの報告もある。
　　　⬆時に、女児にも思春期早発症がみられる。

⑦治療目的
　ⓐ骨端線の早期閉鎖に伴う発育障害を防ぐ。
　ⓑ第二次性徴を消失させ、正常な発育を促す。
⑧治療
　ⓐ保存的治療
　ⓑ外科的治療
　　◇議論がある。
　　◇病変が増大傾向のある場合に、手術を行う。

2．各腫瘍の特徴

1）Germinoma

頻度　❶松果体部腫瘍の中で、最も多い(61%)。
　　　❷本邦では、原発性脳腫瘍の4.5%
　　　　☞日本以外では、原発性脳腫瘍の0.7%

エックス線CT　❶単純CT(図72-A)
　　　　　　　（ⅰ）等～軽度高吸収域
　　　　　　　（ⅱ）神経下垂体部(鞍上部)のものに比べて、大きくなるまで嚢胞形成を認めない。
　　　　　　❷造影CT(図72-B)；均質に増強される。

MRI　❶単純MRI
　　　　（ⅰ）T1強調画像；等信号
　　　　（ⅱ）T2強調画像；等信号
　　　❷造影MRI；均質に増強される。

A

B

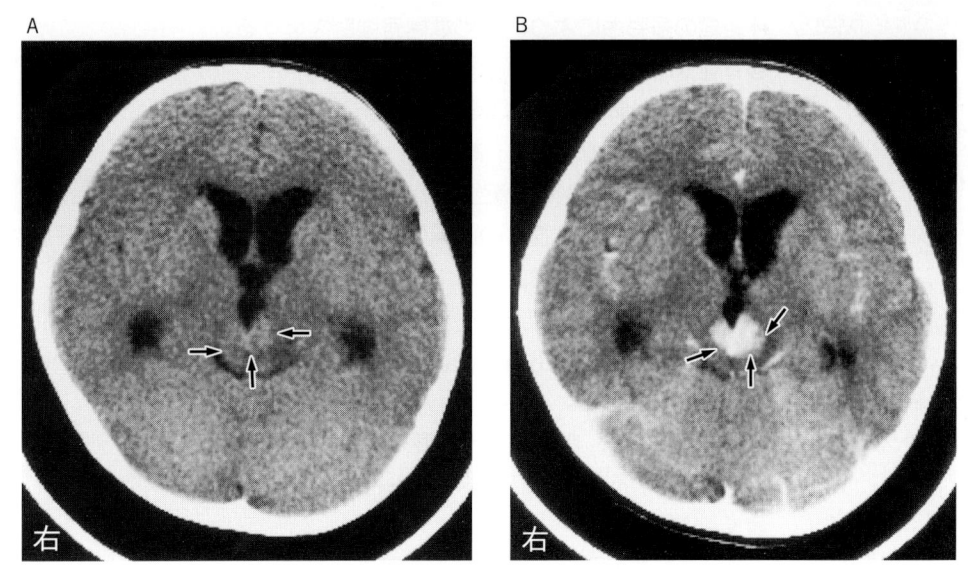

図72. 松果体部 Germinoma のエックス線 CT
(窪田惺著,脳神経外科ビジュアルノート.金原出版,2003 より許可を得て転載)

A(単純 CT);等〜軽度高吸収域を松果体部に認める(→)。
B(造影 CT);均質に増強される(→)。

組織学的所見　two-cell pattern、あるいは mosaic pattern。すなわち、明るい、大型の上皮様細胞とリンパ球様の小円形細胞からなる(265 頁の図 64)。

2)成熟奇形腫 Mature teratoma

エックス線 CT
❶単純 CT;低〜等、または高吸収域の混合吸収域(図 73-A)。
❷造影 CT;不均質に増強される(図 73-B)。

A

B

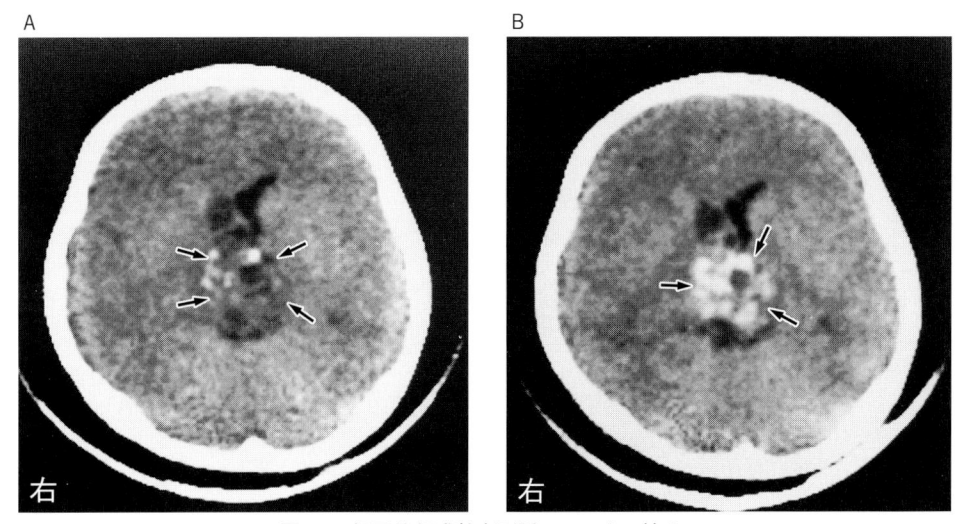

図73. 松果体部成熟奇形腫のエックス線 CT
(窪田惺著,脳神経外科ビジュアルノート.金原出版,2003 より許可を得て転載)

A(単純 CT);松果体部に低〜等〜高吸収域の混合吸収域を認める(→)。
B(造影 CT);不均質に増強される(→)。

MRI	➡組織の多彩さにより、多彩な信号強度を呈する。 ❶単純 MRI 　（ⅰ）T1強調画像➡低、等、高信号の混在。 　（ⅱ）T2強調画像➡等～高信号。 ❷造影 MRI；不均質に増強される。
組織学的所見	三胚葉性の分化した種々の組織（骨、筋肉、消化器の上皮、毛、汗腺など）からなる。
予後	本邦における5年累計生存率；81.5%（日本脳腫瘍全国集計, vol.11, 2003）

3）胎児性癌 Embryonal carcinoma

脳血管造影	腫瘍陰影を認める。
エックス線 CT	❶単純 CT；等、または等～軽度高吸収域。 ❷造影 CT；不均質に、強く増強される。
MRI	❶単純 MRI 　（ⅰ）T1強調画像；低信号 　（ⅱ）T2強調画像；高信号 ❷造影 MRI；不均質に、強く増強される。
組織学的所見	通常、立方状の細胞が単層あるいは多層に配列し、腺癌様あるいは乳頭状の組織像を呈する。
予後	本邦における5年累計生存率；46.3%（日本脳腫瘍全国集計, vol.11, 2003）

4）松果体実質細胞より発生する腫瘍
（1）松果体細胞腫 Pineocytoma

定義	成熟な松果体細胞（pineocyte）に類似する細胞からなる腫瘍をいう。
頻度	原発性脳腫瘍の0.2%と、極めて稀（日本脳腫瘍全国集計, vol.11, 2003）。
好発年齢 （日本脳腫瘍全国集計, vol.11, 2003）	❶成人に多く、50～54歳にピークがある（13.3%）。 ❷小児期は11.2%と少ない。
性別	男性に多い（男性：女性＝1.4：1）（日本脳腫瘍全国集計, vol.11, 2003）。
エックス線 CT	❶単純 CT 　（ⅰ）通常、低～等吸収域。 　（ⅱ）腫瘍内あるいは腫瘍辺縁に小石灰化を認めることが多い。 　（ⅲ）囊胞を認めることがある（30%）。 ❷造影 CT；均質に増強される。
MRI	❶単純 MRI 　（ⅰ）T1強調画像➡低信号、あるいは低～等信号（図 74-A）。 　（ⅱ）T2強調画像➡軽度高信号 ❷造影 MRI（図 74-B）；均質に増強。

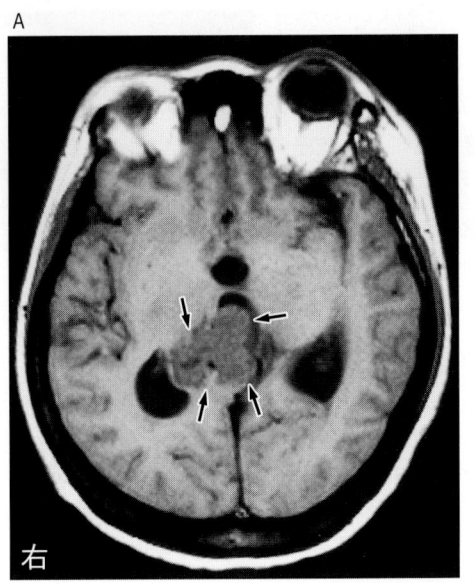

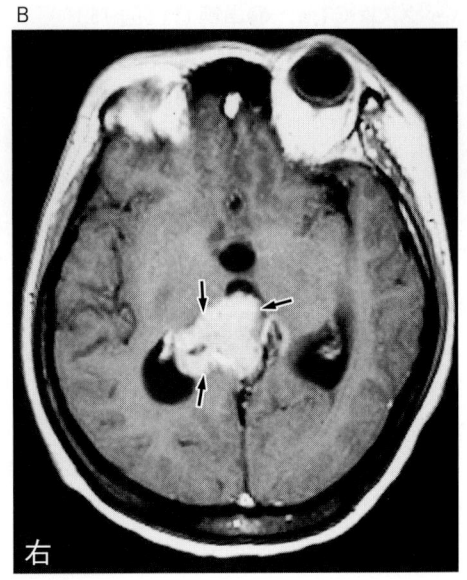

図 74. 松果体細胞腫の MRI
A（単純 MRI）；T1強調画像で松果体部に等信号域（内部は一部低信号域）を認める（→）。
B（造影 MRI）；ほぼ均質に増強される（→）。

組織学的所見
❶類円形の小型の細胞からなる。
❷腫瘍細胞は、血管結合織によって区画される小葉構造が特徴。
❸正常松果体の組織像に似ている。
❹腫瘍基質は sinusoid（洞様構造）で、腫瘍細胞は血薄い血管壁に沿って増殖する。
❺ロゼット形成（pineocytomatous rosette）がみられることがある。

治療
❶外科的治療（摘出術）
❷放射線治療；残存腫瘍に対して施行。

予後 本邦における5年累計生存率；86.1％（日本脳腫瘍全国集計, vol. 11, 2003）

腫瘍増大速度（直径） 2.9 mm/年（卯津羅ら, 1997）

（2）松果体芽腫 Pineoblastoma

定義 松果体から発生し、未熟にみえる小型細胞の充実性増殖からなる腫瘍をいう。

頻度 原発性脳腫瘍の0.1％（日本脳腫瘍全国集計, vol. 11, 2003）

好発年齢（日本脳腫瘍全国集計, vol. 11, 2003）
❶ほとんどが（83.1％）、0～39歳までに発生する。
❷14歳以下の小児期が約半数（45.8％）を占める。

性別 男性に多い（男性：女性＝1.5：1）（日本脳腫瘍全国集計, vol. 11, 2003）。

エックス線CT　❶単純 CT(図 75)
　　　　　　　（ⅰ）高吸収域を呈することが多い。
　　　　　　　（ⅱ）嚢胞を形成することが多い。
　　　　　　　（ⅲ）水頭症を呈する頻度が高く、またその程度も強い。
　　　　　　　（ⅳ）腫瘍内に石灰化を認めることは稀。
　　　　　　❷造影 CT；均質に、強く増強される。

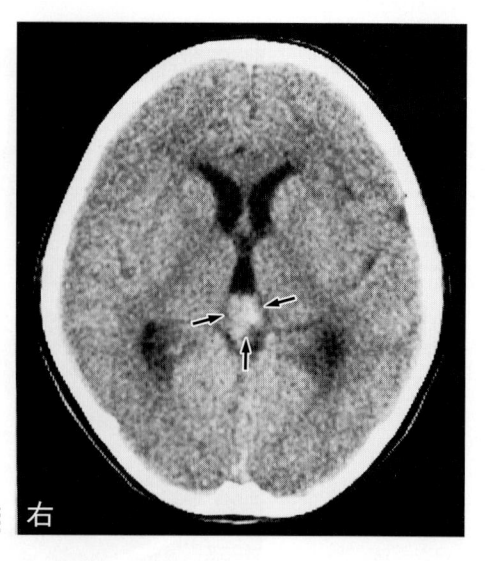

図 75．松果体芽腫の単純エックス線CT
松果体部に高吸収域を認める（→）。

MRI　❶単純 MRI(図 76-A)
　　　　（ⅰ）T1強調画像➡低、等、あるいは低〜等信号（それぞれほぼ同頻度にみられる）。
　　　　（ⅱ）T2強調画像
　　　　　　　ⓐ等〜高信号を呈することが多い（40％）。
　　　　　　　ⓑ次いで、混合信号（30％）。
　　　　　　　ⓒ以下、等信号＞低信号＝高信号。
　　　❷造影 MRI(図 76-B)；均質に増強されることが多い。
　　　❸拡散強調画像(DWI)；高信号となり、松果体細胞腫と鑑別可能。

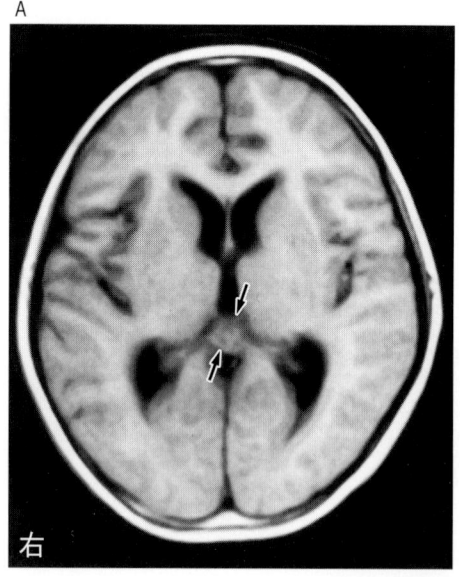

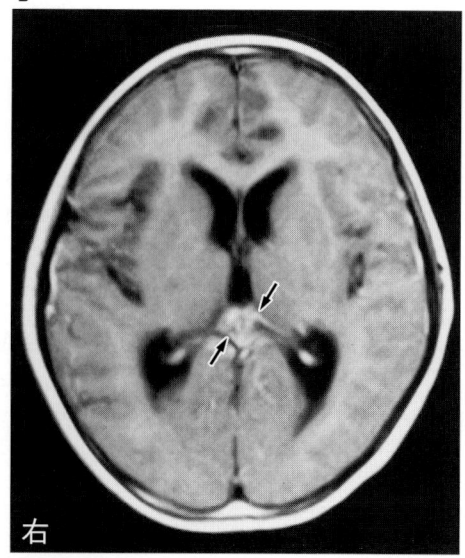

図 76．松果体芽腫の MRI
A（単純 MRI）；T1強調画像で松果体部に等信号域を認める（→）。
B（造影 MRI）；ほぼ均質に増強される（→）。

治療	❶外科的治療（摘出術）	
	❷放射線治療（全脳・全脊髄照射）	
	❸化学療法；vincristine、cisplatin、etoposide や ifosfamide など。	
組織学的所見	❶小型未分化細胞の充実性増殖からなる。	
	❷細胞密度が高く、小脳の髄芽腫に類似した組織像を呈する。	
	❸高率（70％）に髄腔内播種をきたす（図77）。	
	❹時に、出血巣や壊死巣を認める。	
	❺時に、Homer Wright rosette（186頁）を認める。	
	❻WHO grade IV	
予後	不良。すなわち、	
	❶半数は1年以内に死亡。	
	❷2年以上の生存は稀。	
	❸生存期間中央値；30カ月(Changら，1995)。	

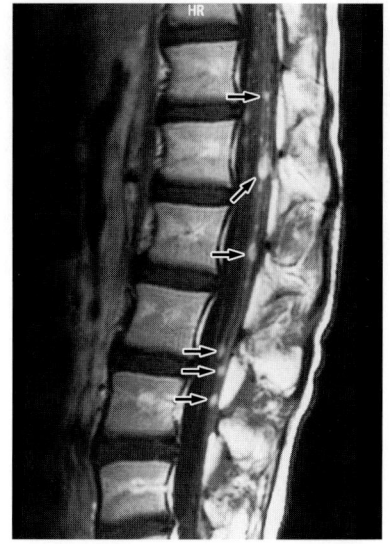

図77．松果体芽腫の髄腔内播種例（造影MRI矢状断像）
脊柱管内の髄液腔への播種を認める（→）。

5）神経膠腫 Glioma

概念	松果体の glia 細胞から発生する腫瘍をいう。
頻度	松果体部腫瘍の7％と稀。
種類	❶星細胞腫と膠芽腫が多い。
	❷その他、上衣腫や乏突起膠腫。
エックス線 CT	❶単純 CT；低吸収域
	❷造影 CT；結節状、あるいはリング状に増強される。
MRI	❶基本的には他の部位の glioma と同じ。
	❷星細胞腫の MRI 所見
	（ⅰ）単純 MRI
	ⓐT1強調画像；低信号、等信号、あるいは混合信号（低と等信号の混合）。
	ⓑT2強調画像；高信号、あるいは高信号に等信号や低信号の混在。
	（ⅱ）造影 MRI；均質、あるいは不均質に増強。

6）松果体嚢胞 Pineal cyst

定義・概念	❶松果体部に発生する嚢胞をいう。
	❷ほとんどが、偶然発見例。
	❸症候性のことは極めて稀。
	症候性のものは、大きさが直径1.5 cm以上のものが多い。
頻度	❶無症候性の頻度は、剖検例の25〜40％
	❷MRIで無症候性の嚢胞が発見される頻度；1.5〜4％

好発年齢	❶思春期から若年成人で、特に 20 歳代に好発。
	❷10 歳以下の小児にはみられない。
性別	男性：女性＝1：3 で、女性に多い。
症状	❶眼球運動障害（←中脳被蓋の圧迫による）
	❷中脳水道の閉塞による水頭症の症状（→頭蓋内圧亢進症状）。
エックス線 CT	❶単純 CT
	（ⅰ）囊胞部；低吸収域
	（ⅱ）壁；しばしば石灰化を認める。
	❷造影 CT；時に、壁が増強される。
MRI	❶単純 MRI（図 78-A）
	（ⅰ）T1 強調画像；脳実質より低信号で、髄液より軽度高信号。
	（ⅱ）T2 強調画像；脳実質および髄液より高信号。
	❷造影 MRI（図 78-B）
	（ⅰ）囊胞壁が一様、かつ平滑に増強されることが多い（50〜65％）。
	（ⅱ）増強される部分は、正常松果体細胞である（正常松果体は BBB を欠くため）。
鑑別診断	松果体細胞腫との鑑別が必要。
	📖MRI 所見。すなわち、松果体細胞腫の壁は厚く、不規則に増強される。
治療	❶症候性のものに対して外科的治療。
	❷手術法は、囊胞の穿刺・吸引術（← CT ガイド定位的手術あるいは神経内視鏡を使用）。

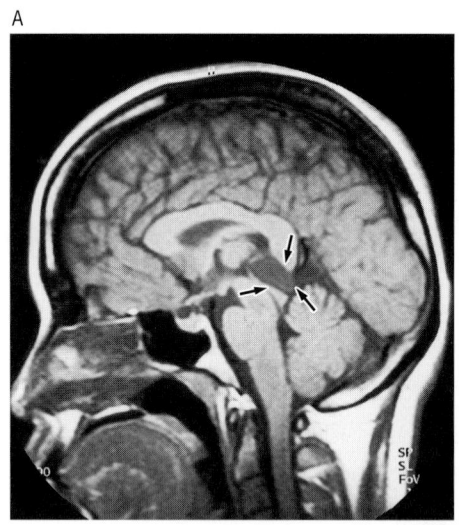

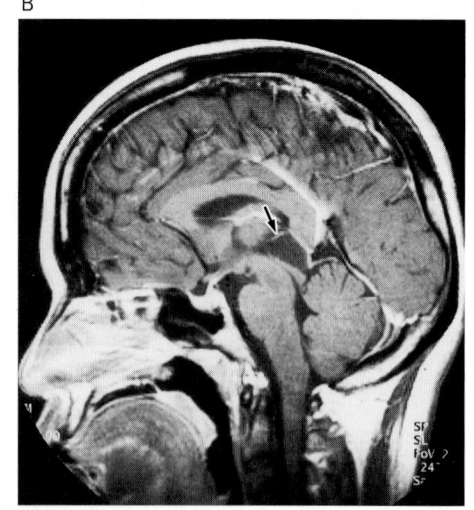

図 78．松果体囊胞の MRI

A（単純 MRI）；T1 強調画像で松果体部に低信号域を認める（→）。
B（造影 MRI）；壁の一部がごく軽度増強される（→）。

組織学的所見	囊胞壁は 3 層構造。すなわち、
	❶最外層；軟膜由来の線維性の被膜（fibrous capsule）。
	❷中間層

（ⅰ）正常の松果体細胞層（pineocyte layer）。
　　（ⅱ）時に、石灰化を認める。
❸最内層
　　（ⅰ）星状膠細胞の層（astroglial layer）で、嚢胞内腔を被っている部分。
　　（ⅱ）この glia 細胞層には、時に Rosenthal fiber を含む

予後　　良好

快適空間

★好きなように使ってね！

⑭ 神経鞘腫 Schwannoma (Neurinoma)

1. 総説

定義・概念
❶末梢神経線維を覆っている Schwann 細胞より発生する腫瘍をいう。
　➡したがって、Schwann 細胞を有さない嗅神経や視神経からは発生しない。
❷因みに、Schwann 細胞、線維芽細胞(fibroblast)、および神経周囲細胞(perineural cell)からなるものを神経線維腫(neurofibroma)という。

頻度
❶原発性脳腫瘍の 10.3%(日本脳腫瘍全国集計, vol. 11, 2003)
❷年間発生頻度(日本脳腫瘍全国集計, vol. 10, 2000)
　(ⅰ)全体；人口 10 万人に対して 1.32 人。
　(ⅱ)性別
　　　ⓐ男性；人口 10 万人に対して 1.16 人。
　　　ⓑ女性；人口 10 万人に対して 1.48 人。

好発年齢(日本脳腫瘍全国集計, vol. 11, 2003)
❶45～69 歳が 64.4% を占める。
❷55～59 歳にピークがある(14.9%)。

性別
女性に多い(男性：女性＝1：1.3)(日本脳腫瘍全国集計, vol. 11, 2003)。

好発部位
❶ほとんどが**感覚神経から発生**し、運動神経から発生することは稀。
　➡運動神経から発生する場合には、大部分は neurofibromatosis に合併してみられ、単独に運動神経に発生することは稀(452 頁)。
❷種類と頻度
　(ⅰ)聴神経鞘腫；圧倒的に多く、70～80% を占める。
　(ⅱ)三叉神経鞘腫(306 頁)
　　　ⓐ聴神経鞘腫に次いで多い。
　　　ⓑほとんどが三叉神経の知覚枝より発生。
　(ⅲ)顔面神経鞘腫(450 頁)が 3 番目に多い。
　(ⅳ)以下、頸静脈孔神経鞘腫(525 頁)＞舌下神経鞘腫(456 頁)＞脳内の神経鞘腫(457 頁)＞動眼神経鞘腫(453 頁)≧滑車神経鞘腫(454 頁)。

エックス線 CT
❶単純 CT
　(ⅰ)充実部；通常、等吸収域。
　(ⅱ)嚢胞形成；低吸収域。
❷造影 CT
　(ⅰ)充実部；均質に増強される。
　(ⅱ)嚢胞形成；リング状、あるいは不規則に増強。

MRI
❶単純 MRI
　(ⅰ)T1 強調画像
　　　ⓐ軽度低信号のことが多い(2/3)。
　　　ⓑ1/3 が等信号。

(ⅱ)T2強調画像；高信号（不均質）
❷造影MRI；均質に増強されることが多い（2/3）。

治療	❶外科的治療

❷標準的放射線治療；通常の分割放射線治療は無効。
❸定位放射線照射

組織学的所見	❶分化した腫瘍性のSchwann細胞からなる。

　　（ⅰ）Antoni A型（図 79-A）
　　　　➡紡錘形の細胞の核が柵状に配列する（palisading）タイプ。
　　（ⅱ）Antoni B型（図 79-B）
　　　　ⓐ細胞体の明るい丸い細胞が蜂巣状に、あるいは星状の細胞が網目状に配列するタイプ。
　　　　ⓑ細胞配列がまばらで、柵状配列を示さない。
❷WHO grade Ⅰ

A．Antoni A型（HE、×25）　　　B．Antoni B型（HE、×50）

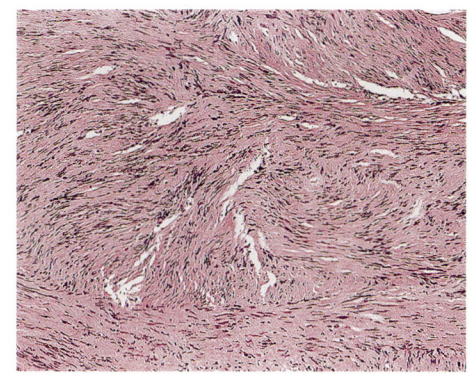

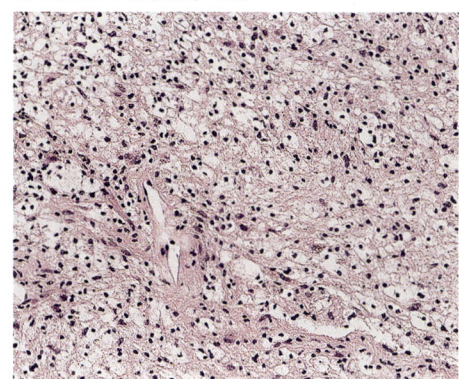

図 79．神経鞘腫の組織像

免疫組織化学的所見	❶S-100 protein；陽性

❷vimentin；陽性

予後	❶良好；5年生存率は95％

❷本邦における5年累積生存率（表 31）

表 31．神経鞘腫の5年累積生存率（日本脳腫瘍全国集計，vol.11, 2003 より作成）

手術例	全摘出群	亜全摘出群 （95％摘出）	部分摘出群 （75％摘出）	部分摘出群 （50％摘出）	生検術あるいは 部分摘出群
	97.0％	95.9％	94.4％	87.4％	87.1％

腫瘍増大速度	1.6 mm/年（卯津羅ら，1997）

2．聴神経鞘腫 Acoustic schwannoma（第8脳神経鞘腫）

定義	聴神経のSchwann細胞より発生する腫瘍をいう。
頻度	❶小脳橋角部腫瘍の中では最も多く、80％を占める。
	❷内耳道腫瘍の70〜90％を占める。
名称	第8脳神経の前庭神経(vestibular nerve)より発生することが多いので、**前庭神経鞘腫**(vestibular schwannoma)とも呼ばれる。
性質・特徴	弾性硬で、被膜を有し、表面平滑で、割面は黄色を呈している。
好発年齢	40〜50歳に好発する。
性別	女性にやや多い。
発生部位	❶ほとんどが、前庭神経より発生する。

➡上前庭神経より発生することが多い(Slatteryら，1997)。
　📖蝸牛神経より発生する頻度は5％
❷内耳道付近に発生する。
❸両側性
　（ⅰ）頻度；5％
　（ⅱ）両側症例の半数は、神経線維腫症(546頁)に伴うもの。

楽々講座 Oligodendrogliaによりつくられる中枢性髄鞘とSchwann細胞由来の末梢性髄鞘

Ⅰ．脳神経の中枢性髄鞘と末梢性髄鞘との移行部の距離(Ho, 1981)
　ⓐ前庭神経；脳幹より8mm末梢。
　ⓑ三叉神経；脳幹より2.2mm末梢。
　ⓒ動眼神経および滑車神経；脳幹より0.6mm末梢。

　Ⓐ前庭神経鞘腫は、このglia-Schwann鞘移行部近辺(内耳道内)に発生する。
　　📖移行部は、平均して内耳孔と内耳孔より3mm外側までにある。
　Ⓑ動眼神経や滑車神経の神経鞘腫は、ほとんどがこの移行部から離れたSchwann細胞で包まれた部分から発生する(452頁)。

Ⅱ．第8脳神経(聴神経)の中枢性髄鞘と末梢性髄鞘(Bridgerら，1980)
　ⓐ第8脳神経全体の長さ[脳幹から鎌状稜 crista falciformis(＝横稜 transverse crest)まで]；17.75mm(中央値)
　ⓑ第8脳神経の中枢性髄鞘の長さ(移行部までの距離)；9.75mm(中央値)
　ⓒ移行部の位置
　　①内耳道開口部より中枢側にあるもの；症例の56％
　　②内耳道開口部にあるもの；症例の18％
　　③内耳道内にあるもの；症例の26％

症状	❶全体(Matthiesら，1997)

　（ⅰ）蝸牛神経障害が95％と、最も多い。
　（ⅱ）次いで、前庭神経障害(61％)。
　（ⅲ）以下、三叉神経障害(9％)＞顔面神経障害(6％)
❷時期による分類と症状
➡4期に分ける。

第1期 （聴神経に限局している時期）	①耳鳴 ②難聴
第2期 （顔面神経、三叉神経および小脳に圧迫が及ぶ時期）	①末梢型の顔面神経麻痺。 ②顔面の感覚低下。 ③角膜反射の低下。 　➡角膜反射の求心路は三叉神経、遠心路は顔面神経、中枢は橋。 ④小脳症状 ⑤Bruns 眼振 　①患側注視で振幅大、頻度少の粗大な眼振を認め、健側注視で振幅小、頻度多の微細な眼振を認めるのをいう。 　②脳幹障害を意味する。
第3期 （舌咽神経、迷走神経および橋に圧迫が及ぶ時期）	①嗄声 ②嚥下障害および嚥下反射の低下。 ③軟口蓋の麻痺。 ④著明な小脳症状。
第4期 （中脳水道や第4脳室を圧迫する時期）	頭蓋内圧亢進症状

神経耳科学的検査

❶聴力検査所見
　（ⅰ）後迷路性感音性難聴
　（ⅱ）補充現象（recruitment phenomenon）*は陰性。
　（ⅲ）純音聴力に比べて語音明瞭度が低下。
❷前庭機能検査
　（ⅰ）自発眼振（Bruns 眼振）
　（ⅱ）温度眼振試験（caloric test）**
　　ⓐ高率（60〜95％）に異常を認める。
　　ⓑ患側での温度眼振の低下または消失。
❸Rinne 試験***は陽性、Weber 試験***では健側へ偏位する。

―――――――――――――――――――――（チョット役に立つお話）―
*補充現象 Recruitment phenomenon
①一側の感音性難聴がある場合、その耳に入る音の強さを次第に増していくと、正常な耳に比べて異常に強く、時に不快にさえ感じる。この現象を補充現象という。
②内耳の外有毛細胞の障害によるもので、
　①内耳性難聴で陽性となる。
　②聴神経鞘腫では陰性。

―――――――――――――――――――――――――（チョット役に立つお話）―
**温度眼振試験 Caloric test
　①検査法
　　㋑あらかじめ患者の鼓膜に異常がないことを確認する。
　　㋺患者を仰臥位に寝かせ、頭を30°挙上し、外耳道に温水または冷水（体温より7℃上または下）20〜50 mlを注射器で注入する。
　②判定
　　㋑正常➡冷水で注入側と反対側に、温水では注入側と同じ側に眼振が生じる。
　　㋺前庭神経障害例➡反応の低下、あるいは消失。

―――――――――――――――――――――――――（チョット役に立つお話）―
***Rinne試験とWeber試験
1．Rinne試験
　①検査法
　　㋑振動させた音叉を、乳様突起の上に置く。
　　㋺骨よりの振動音が聞こえなくなったら音叉をはずして外耳孔4〜5 cmのところへもってきて、なお振動音が聞こえるかどうかを検査する。
　②判定
　　㋑正常；気導による聴力が骨伝導より長く続けば陽性で、正常である。
　　㋺伝音性難聴；外耳孔のところにもってきても振動音が聞こえない（気導の方が短い）場合は陰性で、外耳道の閉塞や中耳の障害による伝音性難聴である。
　　㋩感音性難聴；正常と同じ（陽性）で、気導による聴力が骨伝導より長い。
2．Weber試験
　①検査法
　　㋑振動させた音叉を前額部の中央に置く。
　　㋺振動が左右の耳のどちらに強く響くかを検査する。
　②判定法
　　㋑正常；両側同じように、真ん中で聞こえる。
　　㋺伝音性難聴；患側に大きく聞こえる。
　　㋩感音性難聴；健側に大きく聞こえる。

頭部エックス線単純・断層撮影

❶Stenvers（錐体内耳道）撮影が有用（図80-A、B）。
❷内耳道の拡大（内耳道の垂直径の左右差が2 mm以上、または一方が8 mm以上で有意）、あるいは内耳道上縁の破壊像。
❸内耳道拡大の形状；漏斗状（扇状）拡大
❹骨変化を認めない症例が、15〜20%にみられる。

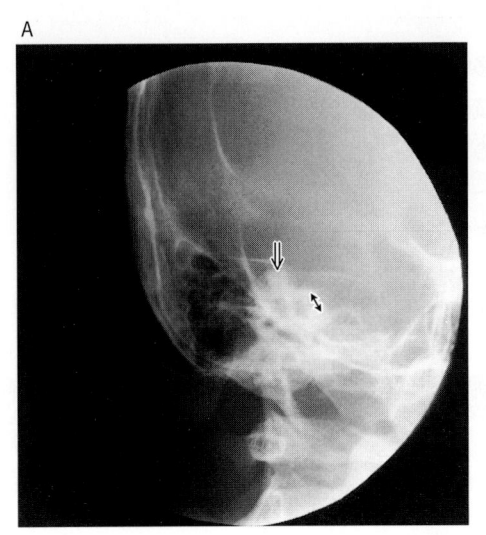

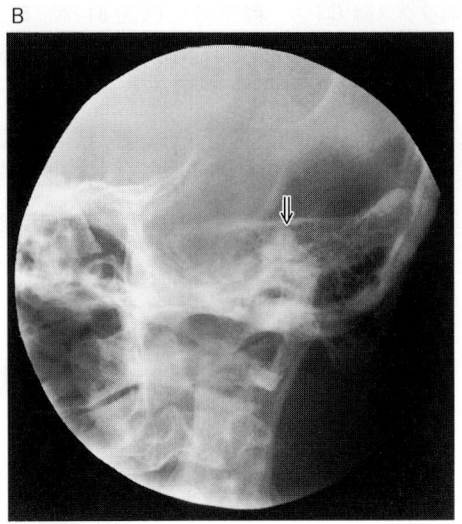

図 80. 聴神経鞘腫の Stenvers 撮影
(窪田惺著,脳神経外科ビジュアルノート.金原出版,2003 より許可を得て転載)

A（健側）；右の内耳道は、正常に認められる（←→）。
B（患側）；左の内耳道は破壊され、認められない。
（⇒は、前半規管を示す。前半規管が内耳道を同定するよい指標となる）

椎骨動脈造影

❶上小脳動脈および前下小脳動脈の上方偏位。

❷後下小脳動脈の下方偏位。

❸脳底動脈の健側への偏位。

❹錐体静脈の上外側への偏位。

エックス線 CT　❶単純 CT（図 81-A、B）
　　　（ⅰ）等吸収域のことが多い（50〜60％）。
　　　（ⅱ）低吸収域や高吸収域のこともある。
　　　（ⅲ）内耳道の拡大を認める。
　　❷造影 CT（図 81-C）
　　　（ⅰ）多くは均質に増強される。
　　　（ⅱ）リング状や不規則に増強されることもある。

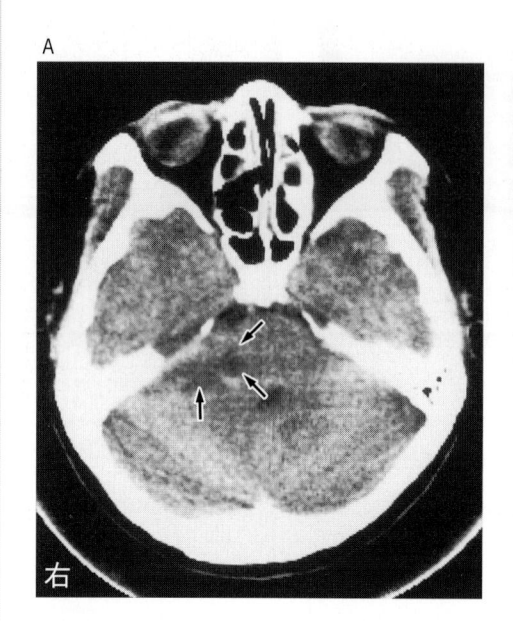

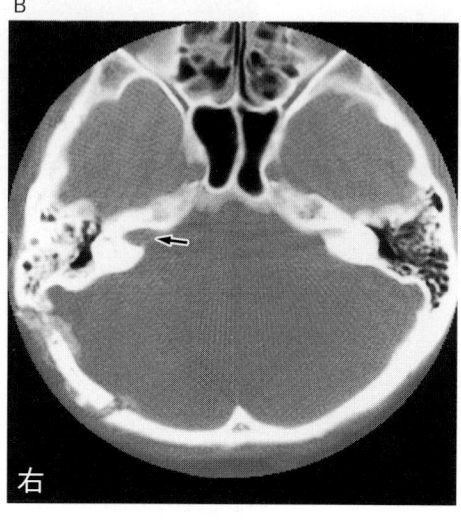

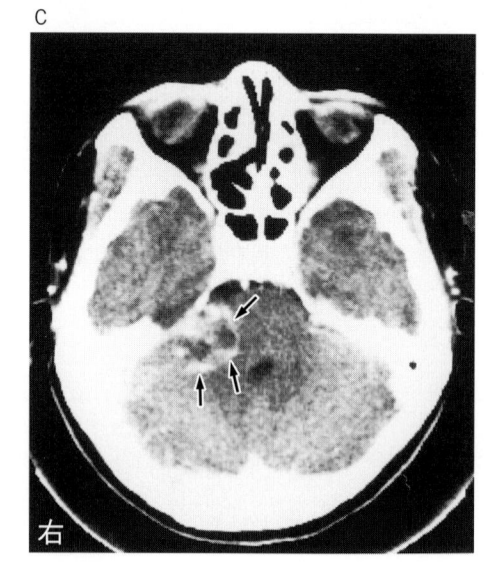

図 81．聴神経鞘腫のエックス線 CT

A（単純 CT）；右小脳橋角部に低吸収域を認める（→）。
B（単純 CT、bone window level）；右の内耳道は拡大している（→）。
C（造影 CT）；不均質に増強される（→）。

MRI　❶単純 MRI（図 82-A）
　　　（ⅰ）T1強調画像；軽度低〜等信号
　　　（ⅱ）T2強調画像；等〜高信号
　　❷造影 MRI（図 82-B）
　　　（ⅰ）均質に増強されることが多い。
　　　（ⅱ）リング状や不均質に増強されることもある。

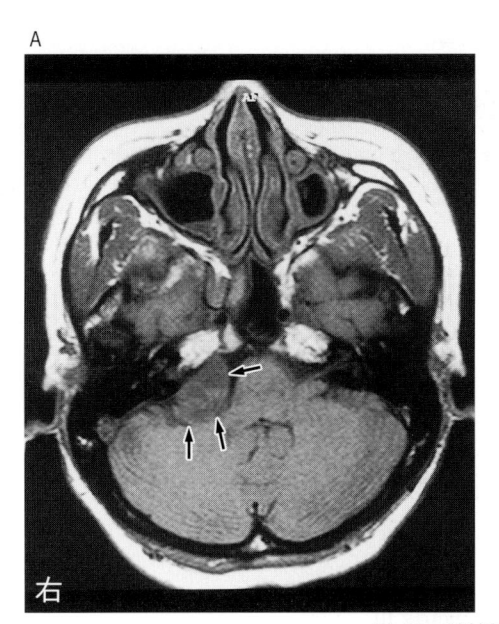

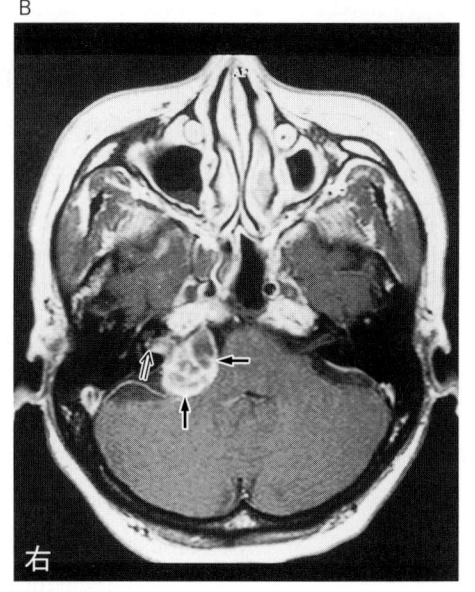

図 82．聴神経鞘腫の MRI
A（単純 MRI）；T1強調画像で右小脳橋角部に低〜等信号域を認める（→）。
B（造影 MRI）；不均質に増強される（→）。また内耳道内にも増強される部分がある（⇒）。

鑑別診断　髄膜腫、類表皮嚢胞や三叉神経鞘腫（524 頁の表 18）。
治療　❶外科的治療
　　　（ⅰ）顔面神経や聴力を温存しながら、腫瘍を最大限に摘出する。
　　　　　ⓐ顔面神経は腫瘍より橋側（手術体位が側臥位では腫瘍の奥）にあることが多い。
　　　　　ⓑ蝸牛神経は、顔面神経の尾側（脊髄側）よりに存在することが多い（宜保ら，1991）。
　　　（ⅱ）再発時には、再手術あるいは定位放射線照射。
　　❷γ-knife
　　　［適応症例］
　　　（ⅰ）合併症で手術が不可能な症例。
　　　（ⅱ）直径 3 cm 以下の腫瘍。
　　　（ⅲ）両側性の症例。
　　❸舌下神経・顔面神経吻合術
　　　➡術後 10〜12 カ月の時点で顔面神経麻痺の回復が不十分な場合には、本手術を考慮する。

病理学的所見	❶肉眼的所見 （ⅰ）被膜を有する境界明瞭な腫瘍。 （ⅱ）表面は平滑。 （ⅲ）囊胞形成を認める（10〜20％）。 （ⅳ）腫瘍周囲のくも膜が癒着し、くも膜囊胞を形成することが多い。 ❷組織学的所見；Antoni A型（297頁の図79-A）とB型（297頁の図79-B）とが混在していることが多い。
手術成績	❶顔面神経および聴力の保存率 ➡腫瘍の大きさと関係する(Frerebeauら，1987)。 （ⅰ）2 cm 未満の大きさのもの（＜2 cm） 　ⓐ顔面神経機能保存率；100％ 　ⓑ聴力保存率；43％ （ⅱ）2〜4 cm 　ⓐ顔面神経機能保存率；83％ 　ⓑ聴力保存率；25％ （ⅲ）4 cm を超えるもの（＞4 cm） 　ⓐ顔面神経機能保存率；56％ 　ⓑ聴力保存率；10％ ❷術後2週間の顔面神経機能（表32）の予後(Samiiら，1997) （ⅰ）House-Brackmann grade Ⅰ；47％ （ⅱ）House-Brackmann grade Ⅱ；12％ （ⅲ）House-Brackmann grade Ⅲ；14％ （ⅳ）House-Brackmann grade Ⅳ；6％ （ⅴ）House-Brackmann grade Ⅴ；10％ （ⅵ）House-Brackmann grade Ⅵ；11％

表 32．House-Brackmann 顔面神経機能の評価(Houseら，1985より抜粋・翻訳)

重症度	障害程度	所見
Grade Ⅰ	正常 (normal)	顔面運動機能は、すべての部位で正常(normal facial function in all areas)。
Grade Ⅱ	軽度障害 (mild dysfunction)	軽度の麻痺を認める(slightly weakness)。
Grade Ⅲ	中等度障害 (moderate dysfunction)	明らかな麻痺はある。努力すれば完全に閉眼可能(obvious weakness. complete eye closure with effort)。
Grade Ⅳ	中等度重症の障害 (moderately severe dysfunction)	明らかな麻痺はある。完全に閉眼することは不可能(obvious weakness. incomlete eye closure)。
Grade Ⅴ	重度障害 (severe dysfunction)	顔面の動きはほとんど認められず、顔面は、安静時非対称(only barely perceptible motion. asymmetry at rest)。
Grade Ⅵ	完全麻痺 (total paralysis)	顔面の動きはまったく認められない(no movement)。

❸聴力
(ⅰ)全摘出後の聴力温存率(Silversteinら, 1986)
　　ⓐ全体；37％
　　ⓑ腫瘍の大きさ；1.5 cm 未満では温存率は75％
　　ⓒ術前の聴力が良好な症例(Class Ⅰ)(表33)；術後の聴力はよい。
(ⅱ)症例の57％が術前より悪化(Bedersonら, 1991)。
(ⅲ)聴力予後に関する因子(神崎ら, 1996)
　　ⓐ蝸牛神経への腫瘍浸潤の有無。
　　　　▶腫瘍浸潤がない場合には、腫瘍を全摘出しても聴力を温存できる可能性がある。
　　ⓑ腫瘍と第8脳神経の境界部の新生血管は、第8脳神経と腫瘍の両者に血流を供給している。
　　　　▶したがって、神経と腫瘍との間の新生血管が高度に発達した症例では、聴力の悪化が起こる可能性がある。
　　ⓒ第8脳神経の中枢から末梢への移行部(内耳孔付近)は、物理的刺激に対して脆弱性が高い。
　　　　▶したがって、この部位の粗雑な手術操作は、術後の聴力を悪化させる。
(ⅳ)術前に聴力が非常に悪い症例では改善は期待できない。

表 33. 聴力の評価分類(Silversteinら, 1986)

	聴　力 Hearing	会話域平均聴力(dB) PTA(pure tone average)	語音弁別 Speech discrimination(％)
Class Ⅰ	Good or excellent (良好)	0〜30	70〜100
Class Ⅱ	Serviceable (有用)	35〜50	50〜65
Class Ⅲ	Nonserviceable (有用な聴力なし)	55〜75	25〜45
Class Ⅳ	Poor(貧弱)	80〜100	0〜20
Class Ⅴ	No measurable hearing (測定不能)	―	0

❹術後の顔面神経麻痺
(ⅰ)出現頻度(腫瘍の大きさ；平均32.0 mm)(Bedersonら, 1991)
　　ⓐ完全麻痺；5％
　　ⓑ不完全麻痺；31％
(ⅱ)術後の顔面神経麻痺の原因
　　ⓐ手術中の顔面神経の牽引。
　　ⓑ顔面神経への栄養血管の損傷＊＊＊＊。

―――――――(チョット役に立つお話)―
****前下小脳動脈から分枝する迷路動脈(labyrinthine artery)、中硬膜動脈（または副硬膜動脈）から分枝する大浅錐体動脈(greater superficial petrosal artery)、および後耳介動脈（または後頭動脈）から分枝する茎乳突孔動脈(stylomastoid artery)が顔面神経への栄養血管であるが、腫瘍摘出時にこれらの血管を損傷しないように注意する必要がある。

γ-knifeの成績と合併症
❶腫瘍制御率；90〜98%
　（ⅰ）縮小例；50〜60%
　（ⅱ）不変例（発育停止例）；33%
　（ⅲ）増大例；5%
❷副作用
　➡照射後3年以内に生じ、通常、一過性。
　（ⅰ）顔面神経麻痺および三叉神経障害
　　　ⓐ腫瘍が内耳道外にある場合(extracanalicular tumor)
　　　　➡7%以下
　　　ⓑ腫瘍が内耳道内にある場合(intracanalicular tumor)
　　　　➡2%以下
　（ⅱ）聴力低下；約半数

再発率
［術後10〜15年の再発率］
❶全摘出例；3〜4%
❷部分摘出例；約半数

自然経過
❶増大速度(Bedersonら，1991)
　（ⅰ）全体；成長率は、1年で2mm以内（平均）。
　（ⅱ）年次別
　　　㋐最初の1年目；1年で、1.6±0.4mm（平均）大きくなる。
　　　㋑2年目；1年で、1.9±1.0mm（平均）大きくなる。
❷大きさの変化（追跡期間；平均26±2カ月）(Bedersonら，1991)
　（ⅰ）不変例；41%
　（ⅱ）増大例；53%
　（ⅲ）縮小例；6%

3．三叉神経鞘腫 Trigeminal neurinoma

定義・概念
❶三叉神経のSchwann細胞より発生する腫瘍をいう。
❷ほとんどが三叉神経の知覚枝より発生。

頻度
❶原発性脳腫瘍の0.1〜0.4%
❷全頭蓋内神経鞘腫の0.8〜8%
❸第8脳神経鞘腫以外の神経鞘腫の中では60%を占め、最も多い。

分類		
神経根型 Root type		①三叉神経根より発生するタイプ。 ②腫瘍は、主に後頭蓋窩にある。 　➡小脳橋角部腫瘍の形をとる。 ③頻度；16%(Lesoin ら, 1986)
Gasser 神経節型 Ganglion type		①Gasser 神経節から発生するタイプ。 ②頻度；このタイプが多く、半数を占める(53%)(Lesoin ら, 1986)。 ③腫瘍は、主に中頭蓋窩にある。 　ⓐ初期は**硬膜外**であるが、後に海綿静脈洞を侵す。 　ⓑ側頭葉腫瘍の形をとる。
亜鈴型 Dumbbell or Hourglass type		①Meckel 腔(三叉神経腔)をはさんで、中頭蓋窩と後頭蓋窩の両方にまたがるタイプ。 ②頻度；27%(Lesoin ら, 1986)
末梢型 Peripheral type		①三叉神経の分枝から発生するタイプ。 　➡ほとんどが眼神経(ophthalmic nerve)から発生。 ②稀(4%)(Lesoin ら, 1986)

好発年齢
❶20〜60 歳に好発する。
❷40 歳代にピーク。

性別
女性に多い(男性：女性 1：1.5)。

初発症状
❶三叉神経症状が最も多い(半数)。
　(ⅰ)顔面痛
　　　ⓐガッセル神経節型に多く(52%)、神経根型には少ない(28%)。
　　　　ⓑガッセル神経節は固定されているため軽度の圧迫でも移動できず、そのために痛みが生じやすいとされている。
　　　ⓑ神経根型では顔面痛がみられず、感覚鈍麻のみの所見が一般的。
　(ⅱ)顔面の感覚鈍麻や感覚異常
　　　ⓐ通常、第1〜3枝の全領域の感覚鈍麻。
　　　ⓑ時に、第1枝(眼神経)領域。
　(ⅲ)角膜反射の減弱あるいは消失。
❷次いで、周囲の脳神経症状、小脳症状および脳幹症状。
　(ⅰ)脳神経症状としては、動眼神経、滑車神経、外転神経、顔面神経、および聴神経症状の出現率が高い。
　(ⅱ)小脳症状；25%
　(ⅲ)複視；11%
❸頭痛；16%

症状
(Lesoin ら, 1986)

①神経根型	➡小脳橋角部症候群(78頁)を呈する。 ①顔面神経麻痺や聴神経障害。 ②脳幹症状や小脳症状。 ③頭蓋内圧亢進症状(30%)
②Gasser 神経節型	➡Raeder 症候群(傍三叉神経症候群 paratrigeminal syndrome)(76頁)を呈する。 ①顔面痛 ②動眼・滑車・外転神経麻痺。 ③角膜反射の低下。 ④同名性半盲(homonymous hemianopsia) ⑤眼痛。 ⑥咬筋麻痺(←末期)
③末梢型	①眼球突出 ②動眼神経麻痺

入院時所見	❶顔面の知覚低下が最も多い(70％)。 ❷角膜反射の低下(56％)。 ❸以下、顔面痛＞咀嚼筋の筋力低下≧外転神経麻痺。
頭部エックス線 単純撮影	❶Gasser 神経節型 　（ⅰ）錐体骨尖端部やトルコ鞍周囲の骨破壊像。 　（ⅱ）中頭蓋窩の骨破壊像。 ❷神経根型；錐体骨尖端部の破壊像。
エックス線 CT	❶単純 CT(図 83-A)；等、あるいは軽度高吸収域。 ❷造影 CT(図 83-B)；不均質に増強される。

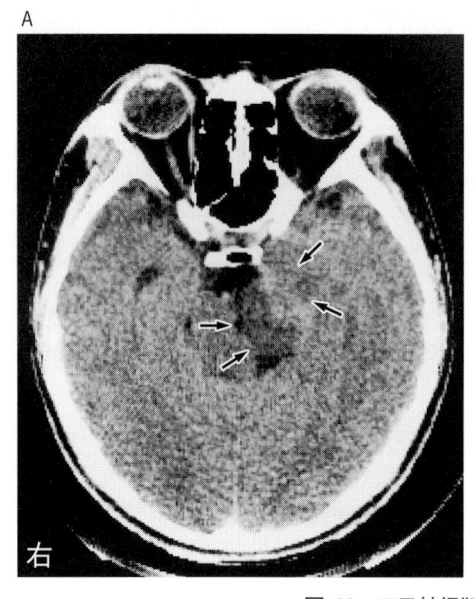

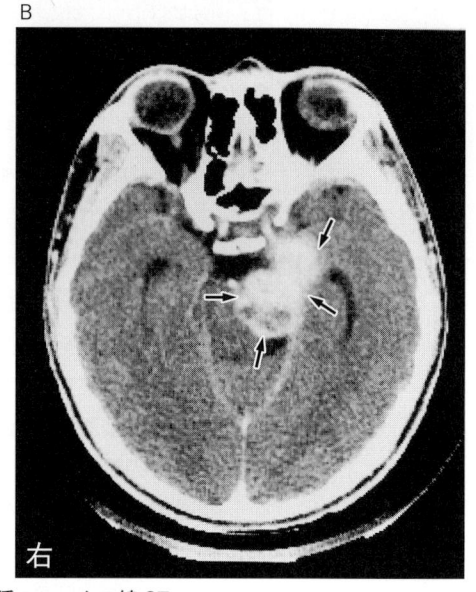

図 83．三叉神経鞘腫のエックス線 CT
(窪田惺著，脳神経外科ビジュアルノート．金原出版，2003 より許可を得て転載)

A(単純 CT)；左後頭蓋窩から中頭蓋窩にかけて低～等吸収域を認める(→)。
B(造影 CT)；ほぼ均質に増強される(→)。

MRI	❶単純 MRI 　（ⅰ）T1 強調画像(図 84)；低～等信号 　（ⅱ）T2 強調画像；高信号 ❷造影 MRI；不均質に増強される。

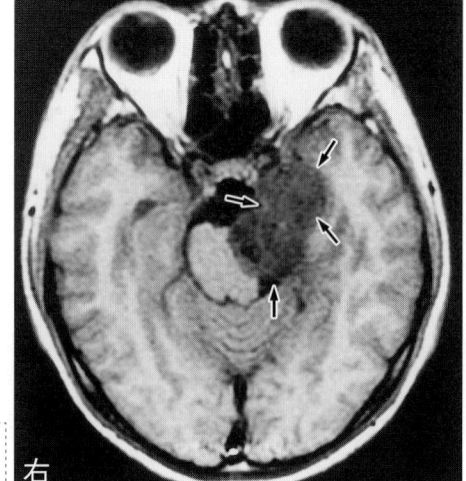

図 84．三叉神経鞘腫の単純 MRI
(窪田惺著，脳神経外科ビジュアルノート．金原出版，2003 より許可を得て転載)

T1 強調画像で、左後頭蓋窩から中頭蓋窩にかけて低信号域を認める(→)。

鑑別診断	聴神経鞘腫、髄膜腫や類表皮嚢胞（524頁の表18）。
治療・成績	❶手術による全摘出。

　　　　　➡海綿静脈洞や脳幹と癒着しており、困難なことが多い。

　　　　❷γ-knife(Huangら, 1999)

　　　　　（ⅰ）腫瘍増大抑制効果（平均追跡期間；3.7年）；100％

　　　　　　　ⓐ腫瘍容積の縮小例；56％

　　　　　　　ⓑ不変例（腫瘍発育停止例）；44％

　　　　　（ⅱ）照射による反応と発生部位（神経根型、Gasser神経節型や末梢型）とは無関係。

　　　　　（ⅲ）臨床症状の改善；31％

病理学的所見	❶肉眼的所見；被膜を有する境界鮮明で充実性の腫瘍。
	❷組織学的所見；Antoni A型が多い。
予後	良好

快適空間

★好きなように使ってね！

⑮頭蓋内胚細胞腫瘍 Intracranial germ cell tumor

1．総説

定義 原始生殖細胞が成熟した胚細胞になるまでの時期に発生したと考えられる腫瘍の総称。

頻度（日本脳腫瘍全国集計, vol. 11, 2003）

❶全体；原発性脳腫瘍の2.8％

❷小児；小児脳腫瘍の15.4％で、星細胞腫に次いで多い。

❸有病率（日本脳腫瘍全国集計, vol. 10, 2000）

（ⅰ）全体；人口10万人に対して0.36人。

（ⅱ）性別

　　ⓐ男性；人口10万人に対して0.53人。

　　ⓑ女性；人口10万人に対して0.18人。

❹日本人に多い（欧米の2〜3倍→欧米での頻度は0.5〜2％）。

種類

➡頭蓋内胚細胞腫瘍の35％は2つ以上の組織型を混在している。
　➡混合胚細胞腫瘍（mixed germ cell tumor）と称され、
　　ⓐgerminomaを混在する率が最も高く、次いで奇形腫である。
　　ⓑgerminomaと絨毛癌とが混在することはない。

Germinoma	精祖細胞または卵祖細胞に類似した細胞からなる腫瘍をいう。
奇形腫 Teratoma	①胎児の基本的要素の3胚葉成分からなる腫瘍をいう。 ②分類 　①成熟奇形腫（mature teratoma）；構成組織のすべてが分化成熟しているものをいう。 　②未熟奇形腫（immature teratoma）；構成組織のすべて、または一部が未熟な奇形腫をいう。
胎児性癌 Embryonal carcinoma	胎児性成分および胎児外成分（胎盤）の両者への分化能をもつ未分化、未熟な腫瘍をいう。
絨毛癌 Choriocarcinoma	①栄養胚葉（trophoblast）に由来する悪性腫瘍で、胎盤の組織要素であるsyncytiotrophoblast（合胞栄養細胞）とcytotrophoblast（細胞栄養細胞）を含む。 ②非常に出血しやすい。 ③血行性に中枢神経系外（肺など）へ転移しやすい。
卵黄嚢腫瘍 York sac tumor	①卵黄嚢（york sac）の組織構築に類似する腫瘍をいう。 ②ラット胎盤の内胚葉洞（endodermal sinus）との類似性から、内胚葉洞腫瘍（endodermal sinus tumor）とも呼ばれる。

種類別頻度（日本脳腫瘍全国集計, vol. 11, 2003）

❶Germinomaが圧倒的に多い（70.2％）。

❷次いで、奇形腫（6.8％）、悪性奇形腫（5.8％）。

❸以下、胎児性癌（4.3％）＞絨毛癌（3.1％）＞卵黄嚢腫瘍（2.9％）。

特徴

❶Germinomaが最も多い（70％）。

❷発症年齢

（ⅰ）約半数は、10〜19歳で発症する。

（ⅱ）組織型で発症年齢に差はない。

❸性別；男性に圧倒的に多い（77％）。

❹発生部位

（ⅰ）胚細胞腫瘍全体
　　ⓐ松果体部に最も多い（65～80％）。
　　ⓑ次いで、神経下垂体部（鞍上部）（18～27％）。
　　　📖下垂体部から視交叉部、視床下部を、漠然と鞍上部と呼ばれるが、神経下垂体部と呼ぶ方がよい（262頁）。
　　ⓒ基底核・視床（5～10％）
（ⅱ）組織別
　　ⓐGerminoma ➡ 松果体部より鞍上部に多い。
　　ⓑ成熟奇形腫 ➡ 鞍上部にはみられない。
（ⅲ）部位別；鞍上部や基底核部発生例は、germinomaが多い。
❺松果体部では、石灰化を高率（単純CTで80％）に認める。

楽々講座　松果体部と神経下垂体部（鞍上部）に発生する胚細胞腫瘍
Synchronous pineal and neurohypophyseal (suprasellar) region lesions

①初診時に既に、松果体部と神経下垂体部（鞍上部）に胚細胞腫瘍を認めるものを germ cell tumor with synchronous lesions in the pineal and neurohypophyseal (suprasellar) regions という。
　ⓘ頻度
　　◆頭蓋内胚細胞腫瘍の10～15％
　　❷Germinomaの20％
　②尿崩症が初発先行し、松果体腫瘍による水頭症で受診することが多い。
　③好発年齢；13歳（平均）
　④性別；「男性に圧倒的に多い」との報告（杉山ら、2003）と、「性差はない」との報告（Liangら、2002）とがある。
　⑤組織型；ほとんどが germinoma。
②一方、異なった組織型の胚細胞腫瘍が、時間を経て異なった部位に発生することがある（播種を除く）（杉山ら、2003）。
　ⓘ性別；全例が男性。
　②先行病変；松果体部がほとんど。

好発年齢（日本脳腫瘍全国集計, vol.11, 2003）
❶悪性奇形腫以外は、10～14歳にピークがある。
❷悪性奇形腫は、5～9歳にピークがある。

性別
❶全体
　➡男性に多い（男性：女性＝2～5：1）（日本脳腫瘍全国集計, vol.11, 2003）。
❷部位別
（ⅰ）松果体部 ➡ 男性に圧倒的多い（90％）。
（ⅱ）神経下垂体部（鞍上部）鞍上部 ➡ 性差はないか、やや女性に多い。
（ⅲ）基底核部 ➡ 男性に圧倒的多い。

発生部位
❶全体
（ⅰ）松果体部に最も多い。
　　ⓐ発生頻度；45～55％
　　ⓑGerminoma以外の胚細胞腫瘍（nongerminomatous germ cell tumor）が発生することが多い。
（ⅱ）次いで、神経下垂体部（鞍上部）
　　ⓐ発生頻度；20～30％

　　　　　ⓑGerminoma が多い。
　　（ⅲ）第 3 位は、基底核一視床下部。
　　　　　ⓐ発生頻度；5〜6%
　　　　　ⓑ基底核部には、Germinoma が圧倒的に多い。
　　（ⅳ）稀に、小脳虫部、下垂体、脳室系、脳梁や視交叉。
　　　　　　➡脳室系には、Germinoma 以外の胚細胞腫瘍(nongerminomatous germ cell tumor)が圧倒的に多い。
❷組織型別
　　（ⅰ）Germinoma ➡神経下垂体部(鞍上部)に多い(60%)。
　　（ⅱ）Germinoma 以外の胚細胞腫瘍(non-germinomatous germ cell tumor)➡松果体部に多い(70%)。

症状
❶松果体部(281 頁)
　　（ⅰ）頭蓋内圧亢進症状、（ⅱ）Parinaud 症候群、など。
❷神経下垂体部(鞍上部)(262 頁)
　　（ⅰ）尿崩症、（ⅱ）視力・視野障害、（ⅲ）下垂体前葉機能低下症状。

腫瘍マーカー
❶概説(松谷, 1996)
　　（ⅰ）AFP 値が 2,000 ng/ml、あるいは HCG が 2,000 mIU/ml の場合
　　　　　➡極めて悪性度の高い腫瘍。
　　（ⅱ）HCG(human chorionic gonadotropin)産生腫瘍
　　　　　➡腫瘍マーカーの髄液値は、血清値より高いことが多い。
　　（ⅲ）AFP(alpha-fetoprotein)産生腫瘍
　　　　　➡腫瘍マーカーの血清値は、髄液値より高い傾向にある。
　　（ⅳ）Germinoma
　　　　　➡免疫染色により胎盤性アルカリフォスファターゼ(placental alkaline phosphatase；PLAP)が高率に陽性となる。
❷各組織型における腫瘍マーカー(表 34)

表 34．頭蓋内胚細胞腫瘍の血清腫瘍マーカー

	AFP	HCG
Germinoma	(−)	(−)〜(＋)
成熟奇形腫	(−)	(−)
胎児性癌	(＋)	(＋)
卵黄嚢腫瘍	(＋＋)	(−)〜(＋)
絨毛癌	(−)	(＋＋)

★未熟奇形腫(immature teratoma)では、AFP が高値である。
★胎児性癌の 20〜30%に CEA (carcinoembryonic antigen)陽性例がある。
★AFP＝alpha-fetoprotein、HCG＝human chorionic gonadotropin

治療方針(表35)

表 35．厚生労働省小児悪性腫瘍治療研究班による多施設共同研究治療計画(松谷, 1998)

①治療分類
　➡組織型(WHO)により以下の3群に分ける。
　ⓐgood prognosis 群
　　　→ pure germinoma
　ⓑintermediate prognosis 群
　　　①germinoma with STGC
　　　②malignant teratoma
　　　③mixed tumor のうち、
　　　　❶ germinoma＋teratoma
　　　　❷ germinoma あるいは teratoma が主体
　ⓒpoor prognosis 群
　　　①choriocarcinoma
　　　②york sac tumor
　　　③embryonal carcinoma
　　　④mixed tumor のうち、上記3腫瘍要素を主体とするもの。

②治療原則
　ⓐ手術切除(組織診断確定)後、化学療法を先行する。
　ⓑ化学療法後、放射線治療を行う。
　ⓒ2歳未満児では可能ならば化学療法を継続し、照射は3歳を超えた時点で行う。

③治療の方法
　ⓐGood prognosis 群(pure germinoma)
　　　①CARB-VP 3コースで著効(complete response；CR)の場合は、腫瘍部局所に 24 Gy。
　　　②CARB-VP 3コースで有効(partial response；PR)以下の場合は、拡大局所に 30〜50 Gy
　　　　(CR が得られるまで)。
　ⓑIntermediate prognosis 群
　　　①CARB-VP 3コース＋拡大局所照射 30 Gy＋腫瘍部照射 20 Gy、または
　　　②ICE 3コース＋拡大局所照射 24〜50 Gy(CR のときは 24 Gy、CR 以外は 50 Gy)。
　　　[照射終了後]
　　　　❶の場合は、CARB-VP を3〜4カ月ごとに5回施行(計8コース)。
　　　　❷の場合は、ICE を3〜4カ月ごとに3回施行(計6コース)。
　ⓒPoor prognosis 群
　　　①ICE 3コース＋全脳 30 Gy＋全脊髄 24 Gy＋腫瘍部 30 Gy(腫瘍部総線量 60 Gy)
　　　②その後、ICE を3〜4カ月ごとに5回(計8コース)。
　　　(初期治療の ICE 療法中に腫瘍増大を認めた場合は、直ちに照射に変更する)

④化学療法剤
　ⓐCARB-VP
　　　①day 1；carboplatine 450 mg/m^2
　　　②day 1〜3；etoposide 150 mg/m^2
　ⓑICE 療法
　　　・day 1〜5；ifosfamide (IFOS) 900 mg/m^2
　　　　　　　　　cisplatin 20 mg/m^2
　　　　　　　　　etoposide 60 mg/m^2
　(いずれも、初期治療では4〜5週ごとに計3コース行う)

治療

❶成熟奇形腫➡手術による摘出。

❷Germinoma およびその他の胚細胞腫瘍

　(ⅰ)外科的治療
　　　➡手術により、可及的に腫瘍を摘出し組織診断を確定することが大切。
　(ⅱ)放射線治療
　　　➡化学療法との併用により、照射線量を減らすことが可能。
　(ⅲ)化学療法
　　　ⓐ化学療法単独で制御することは困難。
　　　ⓑcisplatin や carboplatin を基本とする。
　　　　　㋐cisplatin、vinblastin および bleomycin(PVB)療法

　　　　　　　　　　㋑再発例には効果がない。
　　　　　　　　ⓒcisplatin（あるいは carboplatin）と etoposide（PE）療法
　　　　　　　　　　㋺再発例にも有効。
　　　　　　　　　　㋑HCG 産生腫瘍には効果がない。

予後・成績　❶腫瘍別
　　　　　　（ⅰ）卵黄嚢腫瘍の予後が最も悪い。
　　　　　　（ⅱ）次いで、絨毛癌が悪い。
　　　　　　（ⅲ）以下、胎児性癌、奇形腫で、Gernioma が最もよい。
　　　　❷治療別
　　　　　　（ⅰ）放射線治療
　　　　　　　　ⓐPVB（cisplatin、vinblastine、bleomycin の 3 者併用）治療群と放射線治療単独群
　　　　　　　　　とでは、有効率は 64.7％で差はない（松角ら, 1986）。
　　　　　　　　ⓑ放射線照射後、PVB 療法を施行した症例の有効率（60％）は、PVB 療法を第一選
　　　　　　　　　択として行った症例の有効率（71.4％）より劣る（松角ら, 1986）。
　　　　　　　　ⓒ放射線治療単独群の 2 年生存率；46.5％(Matsutani ら, 1997)。
　　　　　　（ⅱ）化学療法
　　　　　　　　➡cisplatin、vinblastin および bleomycin（PVB）療法；2 年生存率は 67.7％
　　　　　　　　　(Matsutani ら, 1997)。
　　　　❸本邦における 5 年累計生存率(日本脳腫瘍全国集計, vol. 11, 2003)
　　　　　　（ⅰ）Germinoma；91.0％
　　　　　　（ⅱ）奇形腫
　　　　　　　　ⓐ成熟型；81.5％
　　　　　　　　ⓑ悪性型；64.3％
　　　　　　（ⅲ）胎児性癌；46.3％
　　　　　　（ⅳ）絨毛癌；44.1％
　　　　　　（ⅴ）卵黄嚢腫瘍；31.4％

神経管外転移　❶頻度；原発性頭蓋内胚細胞腫瘍の 3％(Akai ら, 1998)
（由良ら, 1986）　❷好発年齢；ほとんどが、20 歳以下。
　　　　❸性別；圧倒的に男性に多い。
　　　　❹転移部位
　　　　　　（ⅰ）肺が最も多い（65％）。
　　　　　　（ⅱ）次に、リンパ節（35％）。
　　　　　　（ⅲ）以下、骨（30％）＞後腹膜（17％）。
　　　　❺転移巣の組織像と転移しやすい腫瘍
　　　　　　➡胚細胞腫瘍は純型は少なく各型が混在していることが多いので、転移巣の組織所見
　　　　　　　が原発巣のそれと異なることは稀ではない。
　　　　　　（ⅰ）転移巣の組織は、Germinoma が最も多く、以下、絨毛癌＞卵黄嚢腫瘍＞胎児性癌。
　　　　　　（ⅱ）頭蓋内胚細胞腫瘍全体に占める比率を考慮すると、**絨毛癌が最も転移しやすい。**

関連症候群　Down 症候群(51 頁)と Klinefelter 症候群(67 頁)の患者に胚細胞腫瘍が合併する。

2．各腫瘍

1）Germinoma(262、288 頁)

定義　精祖細胞または卵祖細胞に類似した細胞からなる腫瘍をいう。

頻度
(日本脳腫瘍全国集計，vol. 11, 2003)
❶原発性脳腫瘍の 2.0%
❷全頭蓋内胚細胞腫瘍の大多数(70.2%)を占める。

性質・特徴
❶本質的には悪性腫瘍である。
❷放射線感受性が非常に高い。
❸髄腔内播種の頻度は、10%前後(4〜20%)。
❹半数に、囊胞形成を認める(Liang ら，2002)。

分類
❶純型
❷混合型
　(ⅰ)他の組織型を合併するもの。
　(ⅱ)奇形腫との合併が最も多い。
❸亜型
　➡Germinoma with syncytiotrophoblastic giant cell(STGC)*

───────────(チョット役に立つお話)───
*合胞栄養細胞性巨細胞を伴うジャーミノーマ Germinoma with syncytio-trophoblastic giant cell(STGC)
①定義
　➡Germinoma に合胞栄養細胞性巨細胞(syncytiotrophoblastic giant cell)を伴うものをいう。
②頻度；頭蓋内ジャーミノーマの 5〜13%
③好発年齢；5〜23 歳
④性別；男性に圧倒的に多い。
⑤発生部位
　①神経下垂体部(鞍上部)に最も多い。
　②次いで、松果体部。
⑥ヒト絨毛性ゴナドトロピン(human chorionic gonadotropin；HCG)を産生する。
　➡血清 HCG 値は 150 IU/l 以下が多く、1,000 IU/l 以上は稀。
⑦HCG は、syncytioctrophoblastic cell(合胞栄養膜細胞)様の atypical giant cell(異型巨細胞)より分泌される。
⑧cytotrophoblastic cell(細胞栄養膜細胞)は存在しない。
⑨治療
　①外科的治療

②放射線治療
・放射線感受性が高い。
・再発例に対しても制御可能。
③化学療法；cisplatin と etoposide など。
⑩予後
①通常の germinoma より予後が悪い。
②5 年生存率；83%
⑪再発；5 年以内に 40〜50%で、純型と比べて再発率が高い。
⑫神経管外転移
①純型の germinoma より頻度が高い。
②転移部位；肝臓や大腿骨。

発生部位	❶神経下垂体部(鞍上部)に最も多い(約半数)。 ❷次いで、松果体部(40%)。 ❸多発性の頻度；15〜25%
好発年齢 (日本脳腫瘍全国集計, vol. 11, 2003)	❶10〜19 歳が約半数(55.8%)を占める。 ❷10〜14 歳にピークがある(29.0%)。 ❸以下、15〜19 歳(26.8%)＞20〜24 歳(17.9%)。
性別	男性：女性＝3.5：1 で、男性に多い(日本脳腫瘍全国集計, vol. 11, 2003)。
エックス線 CT	❶単純 CT （ⅰ）等〜軽度高吸収域 （ⅱ）神経下垂体部(鞍上部)のものでは、囊胞を形成(→低吸収域)しやすい。 　　松果体部発生例では、囊胞形成は稀。 ❷造影 CT；均質に増強される。
MRI	❶単純 MRI；T1、T2 強調画像とも、等信号。 ❷造影 CT；均質に増強される。
病理学的所見	❶肉眼的所見 （ⅰ）赤褐色の、被膜をもたない実質性腫瘍。 （ⅱ）軟らかい腫瘍。 ❷組織学的所見 ➡Two-cell pattern(mosaic pattern)を呈する。すなわち、 （ⅰ）腫瘍細胞は大型の明るい円形細胞である。 　　➡血管壁と腫瘍細胞とは直接に接していない。 　　　松果体細胞腫(pineocytoma)との鑑別点となる。すなわち松果体細胞腫では、血管壁に腫瘍細胞が密接して増殖する。 （ⅱ）間質の結合組織にリンパ球(→T 細胞由来)を認める。
免疫組織化学的所見	大型の細胞は胎盤性アルカリフォスファターゼ(placental alkaline phosphatase；PLAP)が陽性となる。

治療	❶外科的治療
	❷放射線治療
	（ⅰ）総線量；50 Gy
	（ⅱ）拡大局所照射(松谷, 1996)
	ⓐ腫瘍部；20 Gy
	ⓑ松果体部、トルコ鞍、第3脳室および側脳室を完全に含む部分の照射；30 Gy
	（ⅲ）予防的脊髄照射は、通常施行しない。
	❸化学療法
予後	❶発生部位による生存率に差はない。
	❷放射線治療における本邦の5年累計生存率；91.2%(日本脳腫瘍全国集計, vol. 11, 2003)
再発	5〜10%

2） 奇形腫 Teratoma

定義	胎児の基本的要素の3胚葉分化を示し、被膜を有する腫瘍をいう。
頻度 (日本脳腫瘍全国集計, vol. 11, 2003)	❶原発性脳腫瘍の0.2%
	❷全頭蓋内胚細胞腫瘍の6.8%を占め、2番目に多い。
分類・特徴	❶成熟奇形腫 Mature teratoma
	（ⅰ）皮膚付属器や骨、神経などの臓器が同定できる分化した組織からなる奇形腫をいう。
	（ⅱ）よくみられる構成組織(熊西, 1986)
	ⓐ外胚葉性組織➡表皮、毛、汗腺、脂腺やglia組織など。
	ⓑ中胚葉性組織➡軟骨、骨や横紋筋など。
	ⓒ内胚葉性組織➡消化器系や呼吸系の上皮など。
	❷未熟奇形腫 Immature teratoma
	（ⅰ）構成組織のすべて、または一部が未熟な奇形腫をいう。
	（ⅱ）部分的に他の胚細胞腫瘍の要素を含む混合型が多い。
	（ⅲ）臨床的には増殖が速く、悪性性格を示す。
	（ⅳ）血中AFPが高値。
	（ⅴ）治療抵抗性である。
	❸悪性転化を伴う奇形腫 Teratoma with malignant transformation
	（ⅰ）成熟奇形腫の一部の成分が悪性化したものをいう。
	（ⅱ）臨床的に、このタイプと❷の未熟奇形腫（immature teratoma）とを合わせて悪性奇形腫（malignant teratoma）と呼ぶことがある。
好発年齢	❶5〜19歳が61%を占める(日本脳腫瘍全国集計, vol. 11, 2003)。
	❷10〜14歳にピークがある（23.0%）。
性別	男性に多い（男性：女性＝3.5：1）(日本脳腫瘍全国集計, vol. 11, 2003)。
発生部位	❶ほとんどが、松果体部に発生。
	❷神経下垂体部（鞍上部）に発生することはない。
エックス線CT	❶単純CT；低吸収域と高吸収域との混在（骨、歯や脂肪のため）。

|||||MRI|❷造影 CT；リング状に増強される。
組織の多彩さにより多彩な信号強度を呈する。
❶単純 MRI
　（ⅰ）T1 強調画像；多彩な信号強度（低、等、および高信号の混在）
　（ⅱ）T2 強調画像➡等〜高信号
❷造影 MRI；不均質に増強される。

組織学的所見　❶皮膚付属器や軟骨、骨や神経などの組織がみられる。
❷未熟奇形腫では、神経管様構造がしばしばみられる。

免疫組織化学的所見(熊西, 1986)　❶表皮組織➡keratin が陽性。
❷glia 組織➡GFAP および S-100 protein が陽性。
❸末梢神経や軟骨➡S-100 protein が陽性。

予後　本邦における5年累計生存率(日本脳腫瘍全国集計, vol. 11, 2003)
❶成熟型；86.1%
❷悪性型；64.3%

ちょっとお耳を拝借

Teratocarcinoma という名前は、現在では使用されないが、以前は奇形腫（teratoma）と胎児性癌（embryonal carcinoma）との混合腫瘍を意味したが、現在では使用されない。

3）胎児性癌 Embryonal carcinoma

定義・概念　❶胎児性成分および胎児外成分（臍帯や胎盤など）の両者への分化能をもつ最も未熟な腫瘍をいう。
❷上皮性の増殖を示す悪性腫瘍。
❸純型は稀で、卵黄嚢腫瘍（york sac tumor）、奇形腫や germinoma などと合併してみられることが多い。

頻度(日本脳腫瘍全国集計, vol. 11, 2003)　❶原発性脳腫瘍の 0.1%
❷全頭蓋内胚細胞腫瘍の 4.3%

好発年齢(日本脳腫瘍全国集計, vol. 11, 2003)　❶5〜19 歳が 66.1% を占める。
❷10〜14 歳にピークがある（32.3%）。

性別　男性：女性＝5.2：1 で、圧倒的に男性に多い(日本脳腫瘍全国集計, vol. 11, 2003)。

発生部位　松果体部に最も多い。

腫瘍マーカー　❶卵黄嚢腫瘍への分化傾向を示す場合➡血清 AFP 値が高値。
❷絨毛癌への分化傾向を示す場合➡血清 HCG 値が高値。

組織学的所見　❶立方状あるいは柱状の細胞が、単層あるいは多層に配列して腺癌様、乳頭状の組織像を呈する。
❷明るい核と明瞭な核小体をもつ。

免疫組織化学的所見　上皮様細胞は、cytokeratin 陽性。

治療	❶外科的治療
	❷放射線治療に抵抗性(→無効)。
	❸化学療法
予後	不良で、本邦における5年累計生存率；46.3%(日本脳腫瘍全国集計, vol.11, 2003)
髄腔内播種	40%の頻度で認められる。

4) 絨毛癌 Choriocarcinoma

定義	胎盤の絨毛にみられる合胞栄養細胞(syncytiotrophoblast)と細胞栄養細胞(cytotrophoblast)に類似した細胞からなる腫瘍をいう。
頻度 (日本脳腫瘍全国集計, vol.11, 2003)	❶原発性脳腫瘍の0.1% ❷全頭蓋内胚細胞腫瘍の3.1%
特徴	❶腫瘍内出血をきたす頻度が高い。 ❷神経管外転移を25%に認める。 　(ⅰ)肺に最も多い。 　(ⅱ)次いで、リンパ節、肝臓。 ❸絨毛癌の純型は稀で、他の組織型に合併してみられることが多い。
好発年齢 (日本脳腫瘍全国集計, vol.11, 2003)	❶10〜19歳が65.2%を占める。 ❷10〜14歳にピークがある(39.1%)。
性別	男性に多い(男性：女性＝2.3：1)(日本脳腫瘍全国集計, vol.11, 2003)。
好発部位	❶松果体部に圧倒的に多い(77%)。 ❷次いで、鞍上部(視交叉部)；20% 　☞女性は鞍上部(視交叉部)が圧倒的に多い。 ❸その他、間脳や脳室内。
症状・徴候	❶思春期早発症がしばしばみられる(55%)。 　　└─男児 ❷頭痛・嘔吐 ❸視力障害 ❹多飲・多尿
腫瘍マーカー	血清HCG値が高値。
脳血管造影	腫瘍陰影を認める(図85)。

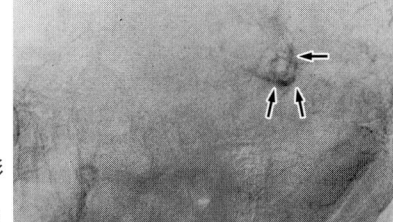

図 85. 松果体部絨毛癌の脳血管造影
(側面像)
(窪田惺著, 脳神経外科ビジュアルノート. 金原出版, 2003 より許可を得て転載)

腫瘍陰影を認める(→)。

エックス線 CT	❶単純 CT（図 86-A）；等〜高吸収域
	❷造影 CT（図 86-B）；均質、あるいは不均質に増強される。

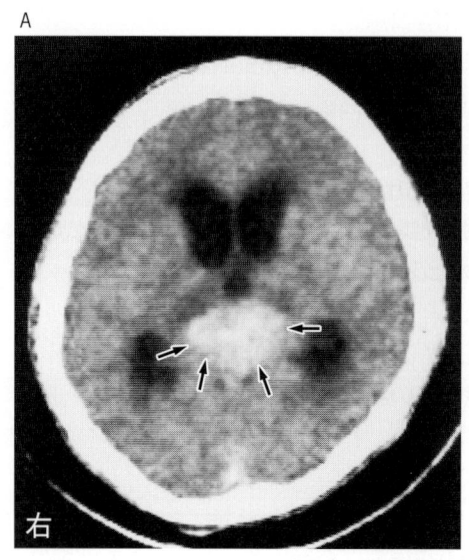

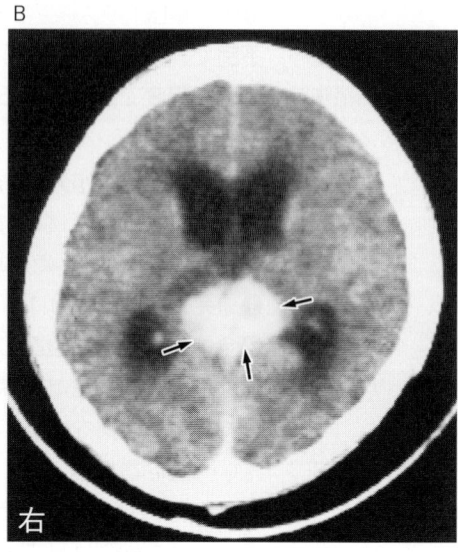

図 86．松果体部絨毛癌のエックス線 CT
(窪田惺著，脳神経外科ビジュアルノート．金原出版，2003 より許可を得て転載)

A（単純 CT）；松果体部に高吸収域を認める（→）。
B（造影 CT）；均質に増強される（→）。

MRI	❶単純 MRI
	（ⅰ）T1 強調画像；混合信号
	（ⅱ）T2 強調画像；混合信号
	❷造影 MRI；均質、あるいは不均質に増強される。
治療	❶外科的治療
	❷放射線治療（術後）➡放射線に感受性がある。
	❸化学療法➡methotrexate や actinomycin D。
組織学的所見	❶大型の多核の**合胞栄養細胞**（syncytiotrophoblastic cell）と中型の明るい、細胞質の豊富な単核の**細胞栄養膜細胞**（cytotrophoblastic cell）とからなる。
	❷出血や壊死を伴う。
免疫組織化学的所見	合胞栄養細胞（syncytiotrophoblast）に HCG が陽性。
予後	本邦における 5 年累計生存率；44.1%（日本脳腫瘍全国集計，vol. 11, 2003)
神経管外転移	肺へ転移しやすい。

5）卵黄囊腫瘍 York sac tumor

定義	卵黄囊への分化を示す腫瘍をいう。
名称	内胚葉洞腫瘍（endodermal sinus tumor）ともいう。
頻度 (日本脳腫瘍全国集計, vol. 11, 2003)	❶原発性脳腫瘍の 0.1%

特徴	❷全頭蓋内胚細胞腫瘍の2.9％と、最も少ない。 頭蓋内では純型は稀で、他の組織型に合併してみられることが多い。
好発年齢 (日本脳腫瘍全国集計, vol. 11, 2003)	❶5～19歳が69.0％を占める。 ❷10～14歳にピークがある(31.0％)。
性別	男性に多い(男性：女性＝4.3：1)(日本脳腫瘍全国集計, vol. 11, 2003)。
腫瘍マーカー	血清AFP(alpha-fetoprotein)値が高値。
エックス線CT	❶単純CT；低～等吸収域 ❷造影CT；不均質に増強される。
MRI	❶単純MRI 　(ⅰ)T1強調画像；混合信号 　(ⅱ)T2強調画像；混合信号 ❷造影MRI；不均質に増強。
組織学的所見	❶多彩な組織像を示す。 ❷立方状の細胞が不規則な空隙を形成して、網目状構造を示す。 ❸あるいは、血管周囲に配列して乳頭状に増殖する。 ❹間質は少なく、ほとんど毛細血管だけからなる。 ❺一部に腎糸球体様のSchiller-Duval bodyがみられる。 ❻シート状に発育するところでは、好酸性球状体(eosinophilic globular body)がみられる。
免疫組織化学的所見	AFP陽性
予後	不良で、本邦における5年累計生存率；31.4％(日本脳腫瘍全国集計, vol. 11, 2003)
髄腔内播種	頻度；20％
脊髄転移	➡脊髄転移例の特徴(井原ら, 1986) ❶40歳代に多い。 　💡一方、脊髄転移のない例は20歳未満。 ❷原発部位は、第3脳室～松果体部がほとんど。 ❸初めに原発巣の放射線照射(局所、または全脳)を行っているが、脊髄照射を受けていない例が大多数。 　💡一方、脊髄転移のない例は大多数が初めに直達手術を受け、放射線療法が併用されている。 ❹予後不良

⓰血管芽腫 Hemangioblastoma

定義	組織由来不明の豊富な毛細血管網と間質細胞(stroma cell)からなる腫瘍をいう。
頻度	❶原発性脳腫瘍の1.7%(日本脳腫瘍全国集計, vol.11, 2003)
	❷小脳および第4脳室に発生する原発性脳腫瘍の28.7%で、第3位である(日本脳腫瘍全国集計, vol.13, 2003)。
名称	Lindau病とも呼ばれる。
性質・特徴	❶小脳発生例
	(ⅰ)大きな嚢胞に壁在結節(mural nodule)を有するものが多い。
	(ⅱ)嚢胞内容液は粘稠で、黄色〜褐色を呈し、体外でゼリー状に固まる。
	❷嚢胞性が多く(70〜80%)、充実性は20〜30%
	(ⅰ)嚢胞性の頻度は、von Hippel-Lindau症候群例でも散発例でも変わらない。
	(ⅱ)**小脳(半球および虫部)発生例では嚢胞性が多い(75%)**。
	(ⅲ)**延髄や第4脳室発生例では充実性が多い(80%)**(図89-C)。
	❸家族発生(優性遺伝);10〜20%の頻度でみられる。
	❹von Hippel-Lindau症候群(89頁)患者の約半数に、小脳に血管芽腫を認める。
	➡von Hippel-Lindau症候群では、若年発症である(29〜36歳)。
	❺網膜血管芽腫(von Hippel病)の合併
	(ⅰ)頻度;15%(平均)
	(ⅱ)一眼が多く、2/3を占める(両眼は1/3)。
	❻脊髄に血管芽腫を合併する頻度;3〜12%
	❼中枢神経系血管芽腫の5〜30%に、von Hippel-Lindau症候群を認める。
	❽テント上に発生することは稀(4%)。
	❾石灰化を呈することはない。
	❿多中心性発生の性格を有する。
好発年齢 (日本脳腫瘍全国集計, vol.11, 2003)	❶35〜64歳が57.5%を占める。
	❷45〜49歳と50〜54歳とにピークがある(各10.4%)。
性別	ほぼ性差はない(日本脳腫瘍全国集計, vol.11, 2003)。
好発部位	❶小脳に最も多い(70〜80%)。
	(ⅰ)ほとんどが小脳半球に発生。
	ⓐ左側に多い。
	ⓑ腫瘍の多くは、小脳後外側に存在する。
	(ⅱ)時に、小脳虫部(10〜15%)。
	❷脳幹(10%)➡特に延髄最後野(area postrema)(図89-C)
	❸脊髄(15%)
	❹多発性;10〜30%の頻度。
症状	❶頭蓋内圧亢進症状が最も多い(80〜85%)。
	➡小脳血管芽腫の77%に水頭症を認める。

❷小脳症状

血液所見　➡赤血球増加症(erythrocytemia；erythrocytosis)*
❶頻度；血管芽腫全体の10〜20%
❷嚢胞状のものより充実性のものに多い。

―――――――――――――――――（チョット役に立つお話）―

*赤血球増加症 Erythrocytemia(多血症 Polycytemia)
①定義・概念(三浦, 1988)
　（ⅰ）末梢血液単位体積あたりの赤血球数、Hemoglobin(Hb)または Hematocrit(Ht)値が正常範囲を超えた状態をいう。
　（ⅱ）目安として赤血球数 600万/mm³、Hb量 18.0 g/ml(女子；17.0 g/dl)、Ht値 53〜55%(女子；50%)を超えたときには本症を考慮する。
②分類(浦部ら, 1987)
　（ⅰ）絶対的赤血球増加症
　　　➡赤血球の絶対量が増加しているもので、真の意味での赤血球増加症である。
　　①真性赤血球増加症
　　　➡血中の erythropoietin 活性が低いことに起因。
　　②二次性赤血球増加症
　　　➡なんらかの原因により血中の erythropoietin 活性が亢進することによる。
　　　❶低酸素によるもの；高地での生活、慢性肺疾患など。
　　　❷erythropoietin 産生過剰によるもの
　　　　・erythropoietin 産生腫瘍；腎癌、小脳の血管芽腫など。
　　　　・非腫瘍性腎疾患；嚢胞、水腎症など。
　（ⅱ）相対的(偽性)赤血球増加症
　　　➡赤血球量に変化なく、循環血漿量が減少しているもの。(例)脱水。
③小脳の血管芽腫で赤血球増加症を伴う症例の特徴
　（ⅰ）女性よりも男性に圧倒的に多い(80%)。
　（ⅱ）嚢胞状のものより充実性のものに多い。
　（ⅲ）血管芽腫を摘出すると赤血球増加症は消失する。
　（ⅳ）腫瘍細胞が erythropoietin を分泌するために生じるとされている。

鑑別診断　小脳の嚢胞性星細胞腫との鑑別。
❶発症年齢
　➡血管芽腫は成人に好発するのに対して、小脳の星細胞腫は小児。
❷画像
　（ⅰ）石灰化を認める場合➡星細胞腫
　（ⅱ）嚢胞が大きく、壁在結節が小脳表面にある場合➡血管芽腫

　　　　　　　　(iii)壁在結節が第4脳室近くの小脳深部にある場合➡星細胞腫
　　　　　　　　(iv)椎骨動脈造影で腫瘍陰影を認める場合➡血管芽腫

椎骨動脈造影　壁在結節が腫瘍陰影として描出される（図87）。

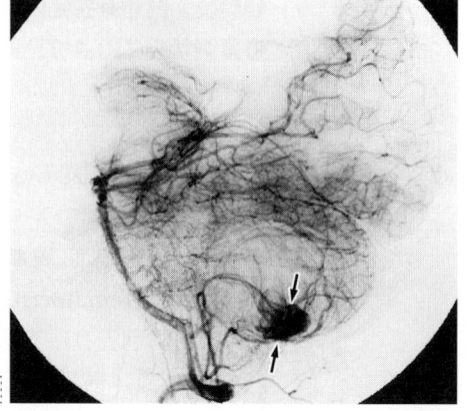

図 87．小脳血管芽腫の椎骨動脈造影（側面像）
腫瘍陰影を認める（→）。

エックス線 CT
❶単純 CT（図 88-A）
　（ⅰ）囊胞部；低吸収域
　（ⅱ）壁在結節；等吸収域
❷造影 CT（図 88-B）
　（ⅰ）壁在結節；著明に、均質に増強される。
　（ⅱ）囊胞壁は、通常増強されない。

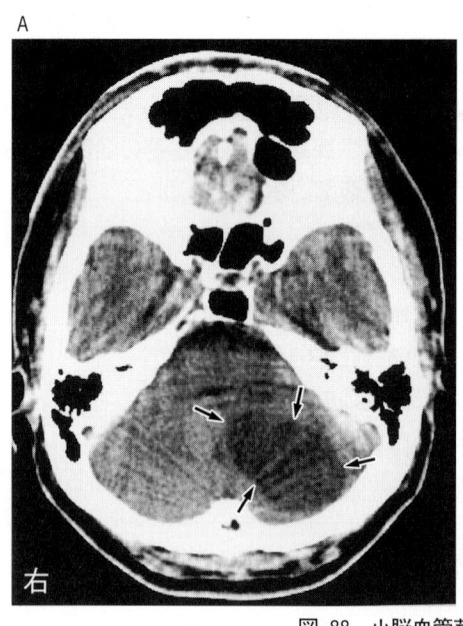

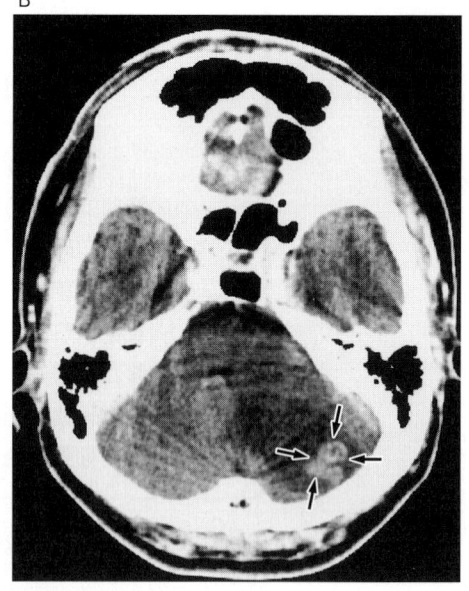

図 88．小脳血管芽腫のエックス線 CT
A（単純 CT）；左小脳半球に低吸収域を認める（→）。
B（造影 CT）；低吸収域内に増強される部分（壁在結節）（→）を認める。

MRI　❶単純 MRI（図 89-A）
　　　（ⅰ）T1強調画像；嚢胞は低信号、壁在結節は等信号。
　　　（ⅱ）T2強調画像；高信号。
　　❷造影 MRI（図 89-B、C）
　　　（ⅰ）壁在結節は均質に増強される。
　　　（ⅱ）壁在結節は、通常、小脳表面にみられる。
　　❸拡散強調画像（DWI）；低信号

A．小脳血管芽腫

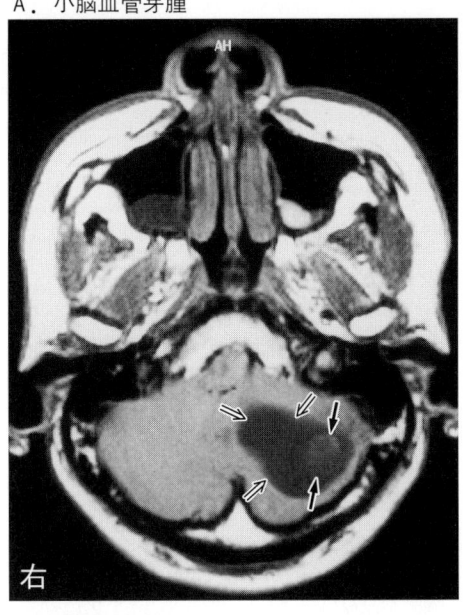

B．小脳血管芽腫

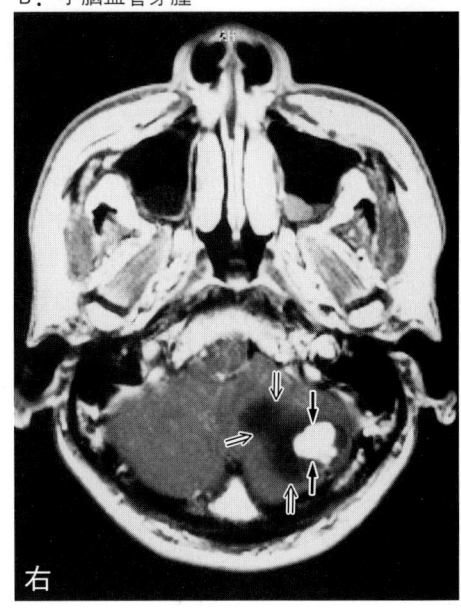

C．延髄血管芽腫

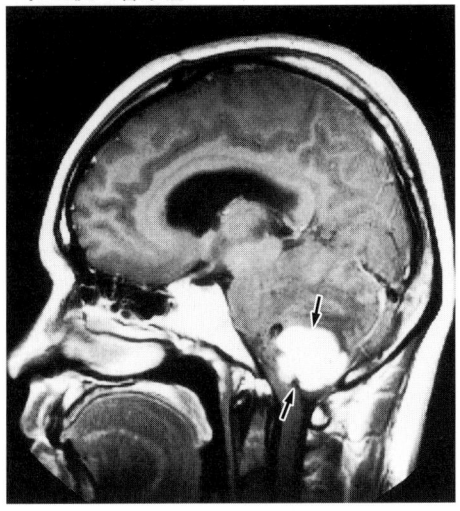

図 89．小脳および延髄血管芽腫の MRI

A（単純 MRI 水平断像）；T1強調画像で左小脳半球に大きな低信号域（⇒）と、その内部に小さい等信号域（→）を認める。
B（造影 MRI 水平断像）；低信号域（⇒）内に結節状に増強される部分（→）を認める。
C（造影 MRI 矢状断像）；延髄後方に充実性に増強される部分（→）を認める。延髄発生例では、本例のように充実性のことが多い。

治療　❶外科的治療
　　　（ⅰ）手術的に摘出する（嚢胞形成のものは壁在結節を全剔出する）。

325

　　　　　　　　（ⅱ）手術による腫瘍摘出により、血液異常所見は正常化する。
　　　　　　❷放射線治療
　　　　　　　☞亜全摘出例や手術不能例に対して。
病理学的所見　❶肉眼的所見
　　　　　　（ⅰ）被膜を有しない、境界明瞭な腫瘍。
　　　　　　（ⅱ）嚢胞と壁在結節を有するのものが多い。
　　　　　　　　ⓐ壁在結節の色調；赤色
　　　　　　　　ⓑ壁在結節は、通常、小脳表面にみられ、かつ嚢胞性の星細胞腫のそれに比べて小さい。
　　　　　　　　　➡これに対して嚢胞性の星細胞腫では、壁在結節は小脳の深部にあり、かつ血管芽腫に比べて大きい。
　　　　　　　　　　☞この点が鑑別点(Gant ら，1982)。
　　　　　　　　ⓒ内容液は黄色調で、室温に放置すると凝固する。
　　　　　　　　ⓓ壁在結節以外の嚢胞壁には腫瘍組織は存在しない。
　　　　　　❷組織学的所見（図90）
　　　　　　（ⅰ）多数の毛細血管が網状に増殖している。
　　　　　　（ⅱ）それらの血管の間には空胞にとんだ胞体をもつ間質細胞(stromal　cell、clear cell、xanthoma cell → Sudan染色すると多量の脂肪顆粒)がみられる。
　　　　　　❸WHO grade Ⅰ

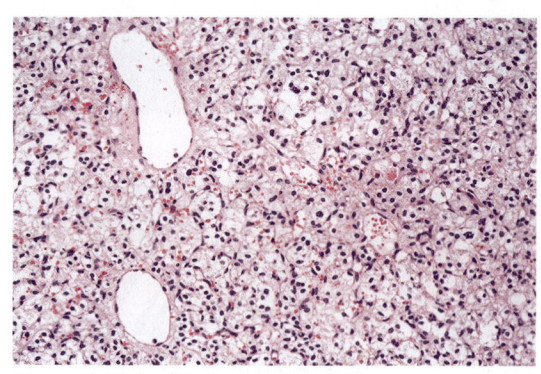

図90．血管芽腫の組織像（HE、×50）
淡明～泡沫状の明るい細胞質をもつ stromal cell が小胞巣をなし、周囲は毛細血管で区画されている。

免疫組織化学的所見　❶vimentin；陽性
　　　　　　❷EMA(epithelial membrane antigen)；陰性
　　　予後　❶良好で、全摘出できれば全治可能。
　　　　　　❷本邦における5年累積生存率は93.0%（日本脳腫瘍全国集計，vol.11, 2003）
　　　再発　❶再発率；15～25%
　　　　　　❷再発までの期間；10年以上

⓱頭蓋内脊索腫 Intracranial chordoma

定義・概念
❶胎生期の脊索遺残組織(notochordal remnant)から発生する腫瘍をいう。
❷ちなみに脊索(胎生4週頃よりあらわれる)は、胎生初期に原始的骨格軸をなすもので、胎生5週頃よりその周囲を中胚葉組織に囲まれ、この中胚葉組織が軟骨を経て骨化され椎体、仙尾骨や頭蓋底を形成する。この後に脊索は消失する。しかし、時に頭蓋底部、仙尾部などに遺残し、これより脊索腫が発生する。
❸脊索は本来上皮系組織である。
❹脊索の遺残(痕跡)は、剖検例の2%に認められる。

頻度
原発性脳腫瘍の0.5%(日本脳腫瘍全国集計, vol. 11, 2003)

名称
斜台の蝶形骨後頭骨軟骨結合(spheno-occipital synchondrosis)から発生した軟骨腫と考え、ecchondrosis spheno-occipital physaliphoraと呼ばれたこともある。

性質・特徴
❶白色、半透明でゼラチン様の軟らかい腫瘍。
❷上皮性と間葉性性格が混在した良性腫瘍。
❸通常、硬膜外に発生し、非常にゆっくり発育する腫瘍。
❹硬膜を持ち上げて発育するが、硬膜を穿破することは稀。
　➡腫瘍が大きくなると、硬膜穿破や髄腔内播種をきたすことがある。
❺頭蓋底骨内を浸潤性に発育するが、脳内へは浸潤しない。
❻時に(3〜10%)、遠隔転移(←血行性)する。
　☞髄腔内播種は稀。

分類
❶症状と発育様式による分類(Falconerら, 1968)
　(ⅰ)トルコ鞍脊索腫(sellar chordoma)
　　ⓐトルコ鞍に関係する部分より発生。
　　ⓑ症状；下垂体機能低下や両耳側半盲。
　(ⅱ)傍鞍部脊索腫(parasellar chordoma)
　　ⓐ腫瘍はトルコ鞍のすぐ外側に存在。
　　ⓑ症状；下垂体機能低下や動眼神経・滑車神経・外転神経麻痺。
　(ⅲ)斜台脊索腫(clival chordoma)
　　ⓐ斜台より発生。
　　ⓑ症状；両側の外転神経麻痺、一側の動眼神経・三叉神経麻痺や脳幹の圧迫症状。
❷斜台脊索腫の分類(Dansigerら, 1974)
　(ⅰ)前方伸展群(forward extending group)
　　➡腫瘍が前頭蓋底方向、すなわち蝶形骨洞、下垂体窩、眼窩へと骨を破壊しながら発育・伸展する群。
　(ⅱ)下方伸展群(downward extending group)
　　➡主として下方、すなわち後頭蓋窩、上位頸椎へと伸展する群。

好発年齢
(日本脳腫瘍全国集計, vol. 11, 2003)
❶45〜69歳が60.8%を占める。
❷65〜69歳にピークがある(11.4%)。

性別	❸次いで、60〜64歳（10.6%）。
	男性：女性＝1：1.2で、やや女性に多い（日本脳腫瘍全国集計, vol. 11, 2003）。
好発部位	❶本邦（山家ら, 1963）
	➡頭蓋型：脊椎型：仙尾型＝3：1：2で、本邦では欧米に比べて頭蓋型が多い。
	（ⅰ）頭蓋：46%と最も多い。
	（ⅱ）次いで、仙尾骨（32%）＞脊椎（16%）。
	❷欧米
	➡頭蓋型：脊椎型：仙尾型＝2：1：3
	（ⅰ）仙尾骨；50〜55%と最も多い。
	（ⅱ）次いで、頭蓋底（25〜35%）＞脊椎（15%→頸椎が最も多い）。
	❸頭蓋内の好発部位
	（ⅰ）斜台に発生することが最も多い。
	➡蝶形骨後頭骨軟骨結合（synchondrosis sphenooccipitalis）部で、正中部に多い。
	（ⅱ）時に、トルコ鞍から傍鞍部。
	➡トルコ鞍から後方にかけて存在することが多い。
浸潤部位 (Gayら, 1995)	❶斜台（clivus）へ浸潤していることが最も多い（93%）。
	❷次いで、海綿静脈洞（75%）。
	❸以下、錐体骨・小脳橋角部（63%）＞蝶形骨洞（33%）の順。
症状・徴候	

全体 (Favreら, 1994)	①自覚症状 　①複視（55%）、頭痛（50%）が多い。 　②視力障害（19%） 　③眼瞼下垂（9%） ②神経症状 　①脳神経麻痺が最も多い。 　　❶外転神経麻痺が51%と、最も多い。 　　❷次いで、動眼神経麻痺（35%）＞三叉神経麻痺（22%）＞舌下神経麻痺（21%）。 　②視野障害（18%） 　③皮質脊髄路徴候（corticospinal tract sign）（13%） 　④小脳症状（10%） 　⑤うっ血乳頭（9%）
部位別	①斜台脊索腫 　①外転神経麻痺（一側または両側）が最初に現れる。 　②脳幹圧迫症状（歩行障害や錐体路症状など） 　③多発性の脳神経麻痺。 　　➡両側の外転神経麻痺は比較的特徴的な症状。 　④頭蓋内圧亢進症状を伴わない。 ②鞍背部や傍鞍部の脊索腫 　①視力・視野障害 　②海綿静脈洞症候群 　　❶海綿静脈洞を圧迫し、海綿静脈洞症候群（64頁）を呈する。 　　❷症状は一側性。 　③下垂体前葉機能低下

頭部エックス線 単純撮影	❶斜台、錐体骨やトルコ鞍の破壊像（70〜95%）。
	（ⅰ）トルコ鞍の破壊は後床突起から斜台上端にかけて著明。
	🔖通常、鞍背が最初に破壊される。

　　　　　　　（ⅱ）斜台破壊(52%)＞下垂体窩破壊(34%)＞錐体骨破壊(30%)(Kendallら，1977)。
　　　　　　❷蝶形骨洞内や鼻咽腔内に軟部組織塊(soft tissue mass)陰影が描出されることがある
　　　　　　　（→腫瘍の輪郭を表す）。
　　　　　　❸石灰化
　　　　　　　（ⅰ）頻度；15～40%
　　　　　　　（ⅱ）形状；網状、結節状、あるいは斑点状。
脳血管造影　❶内頸動脈（海綿静脈洞部）の偏位や狭窄像。
　　　　　　❷脳底動脈の後方への偏位。
　　　　　　❸通常、腫瘍陰影は認めない。
エックス線CT　❶単純CT（図91-A）
　　　　　　　（ⅰ）骨破壊像(70～100%)
　　　　　　　（ⅱ）腫瘍；等吸収域が多く(45%)、次いで高吸収域(40%)＞低吸収域(15%)の順。
　　　　　　　（ⅲ）石灰化；30～70%
　　　　　　❷造影CT（図91-B）

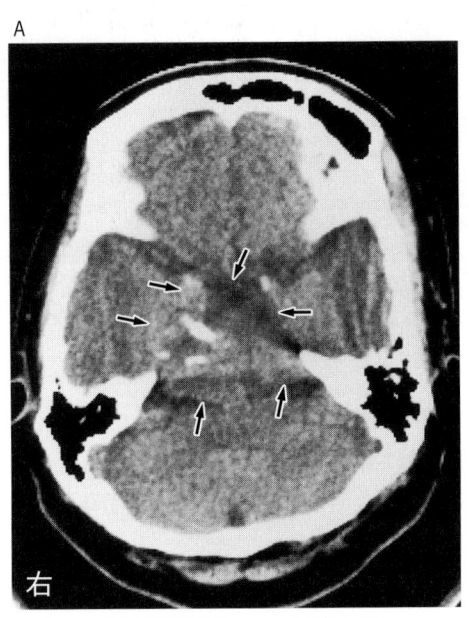

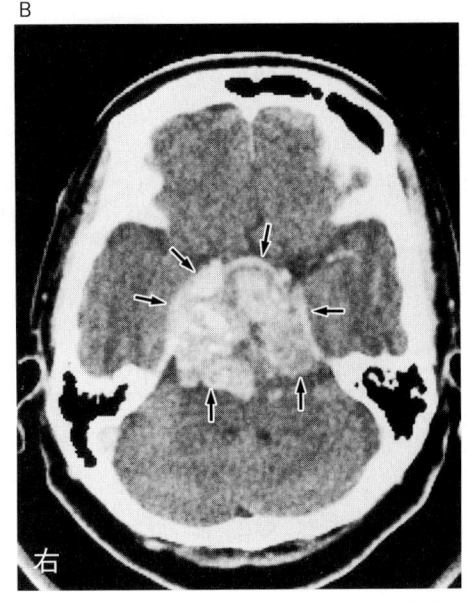

図 91. 傍鞍部脊索腫のエックス線CT（窪田惺著，脳神経外科ビジュアルノート．金原出版，2003 より許可を得て転載）
　　　　A（単純CT）；トルコ鞍周囲に大きな低、等および軽度高吸収域を認める（→）。
　　　　B（造影CT）；やや不均質に増強される（→）。

楽々講座
トルコ鞍および傍鞍部における髄外腫瘤(extra-axial mass)のCT診断(Wolfmanら，1978)
①Capping sign
　→下垂体窩の病変が鞍上槽の方に伸展すると、鞍上槽の低吸収域が、あたかも腫瘍上に帽子(cap)をかぶったように描出される所見をいう。
②Broad base sign
　→髄外病変の多くは、その発生部位では平坦で幅広い底部をもっているが、残りの部分は曲線状あるいは分葉状となる。このような所見をいう。

➡増強効果を示すものがやや多い(50～65％)。

MRI　❶単純MRI(図92-A)
　　　（ⅰ）T1強調画像
　　　　　ⓐ等信号が最も多い(75％)。
　　　　　ⓑ低信号(25％)
　　　（ⅱ）T2強調画像；著明な高信号。

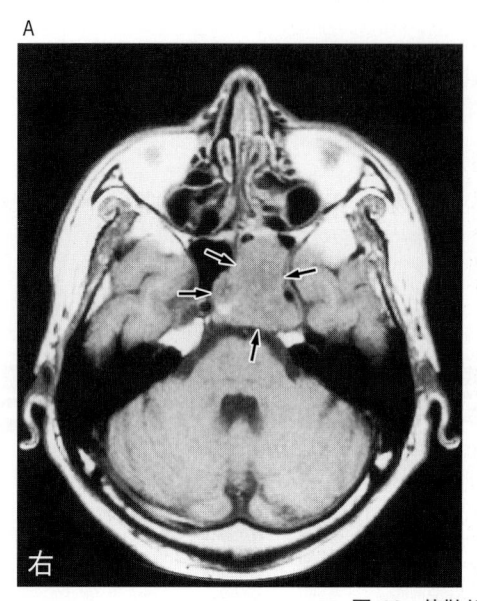

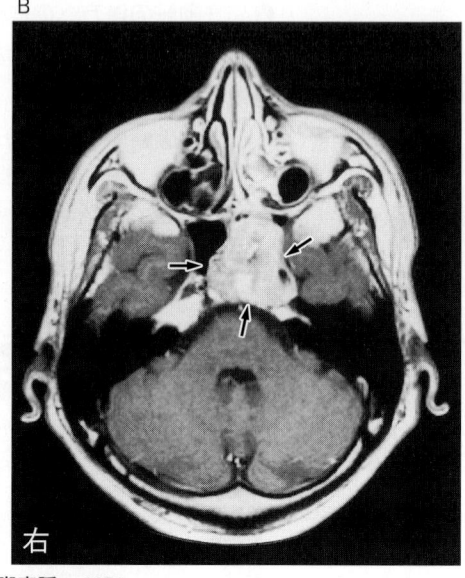

図92. 傍鞍部脊索腫のMRI
A(単純MRI)；T1強調画像でトルコ鞍周辺部に等信号域を認める(→)。
B(造影MRI)；ほぼ均質に増強される(→)。

❷造影MRI(図92-B)；不均質に増強される。

治療　❶外科的治療(開頭術や経蝶形骨洞手術)
　　　➡頭蓋底に浸潤性に発育するため、手術による全摘出は困難。
　　❷放射線治療
　　　（ⅰ）標準的放射線療法
　　　　　ⓐ放射線抵抗性であるが、術後治療として照射される。
　　　　　ⓑ成人例より小児例に有効。
　　　　　ⓒ照射群と非照射群との間に「有意差がない」との報告と、照射はある程度「有効である」との報告とがある。
　　　（ⅱ）γ-knife；腫瘍制御率は67％

病理学的所見　❶肉眼的所見
　　　（ⅰ）被膜を有する。
　　　（ⅱ）白色半透明、あるいは赤褐色を帯びた腫瘍。
　　　（ⅲ）分葉状の、ゼラチン様の軟らかい腫瘍。

❷組織学的所見(図93)
  (ⅰ)細胞質に大小の空胞をもつ細胞、すなわち**担空胞細胞(physaliphorous cell)** が特徴。
  (ⅱ)腫瘍細胞に glycogen 顆粒(PAS 陽性)を認める。
  (ⅲ)細胞質に空胞がない星形の細胞(stellate cell)もみられ、これらの細胞が索状に配列する。
  (ⅳ)細胞間には粘液状物質がみられる。
    ➡粘液は alcian blue 染色で陽性に染まる。
  (ⅴ)石灰化を認める。
  (ⅵ)軟骨成分を有するものを chondroid chordoma(軟骨性脊索腫)* という。
❸WHO grade Ⅱ

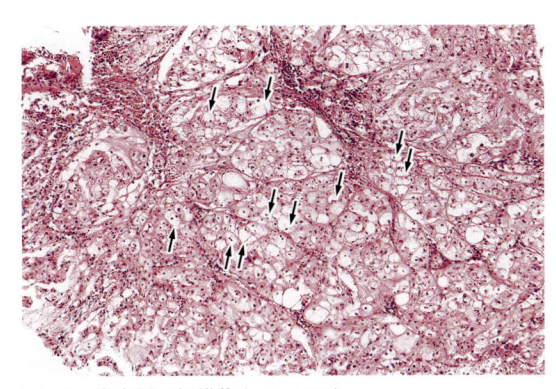

図 93. 脊索腫の組織像(HE、×25)
細胞質に大小の空胞をもつ細胞、すなわち担空胞細胞(physaliphorous cell)がみられる(→)。

―――――(チョット役に立つお話)―――――

*chondroid chordoma
①chondroid chordoma(軟骨性脊索腫)とは、組織学的に cartilagenous component(軟骨成分)が豊富な脊索腫をいうが、最近ではその存在が疑問視されている。
②低異型度軟骨肉腫(low-grade chondrosarcoma)である。
③免疫組織化学的所見
  ①cytokeratin 陽性
  ②EMA 陽性
  ←cytokeratin および EMA の両方が陰性の場合には、軟骨肉腫(chondorosarcoma)。
    ☝HE(hematoxylin-eosin)染色のみで、chodrosarcoma と chondroid chordoma の両者を鑑別することは不可能(Al-Mefty ら, 1997)。
④予後
  ←classical chordoma と比べて「予後がよい」との報告と、「変わらない」との報告とがある。

免疫組織化学的所見	❶EMA(epithelial membrane antigen)；陽性 ❷cytokeratin；陽性 ❸vimentin；陽性 ❹S-100 protein；陽性
予後・成績	❶良性腫瘍であるが、骨を破壊しさまざまな方向へ浸潤性に発育するため、再発は避けられず予後は不良。 　（ⅰ）骨組織を浸潤していき、最終的には脳幹へ伸展し死亡する。 　（ⅱ）手術＋放射線治療例の75％が腫瘍死(Heffelfingerら，1973)。 ❷5年生存率 　（ⅰ）本邦における5年累積生存率；77.7％(日本脳腫瘍全国集計，vol.11, 2003) 　（ⅱ）治療別5年生存率 　　　ⓐ外科的治療単独群 　　　　㋐全体；33～50％ 　　　　㋑摘出度 　　　　　①全摘出群；85％ 　　　　　②亜全摘出群；55～70％ 　　　ⓑ放射線治療単独群；40～70％ 　　　ⓒ手術＋放射線治療；75％(Favreら，1994)
予後に影響を与える因子	❶年齢 　➡年齢が最も重要な因子。 　（ⅰ）40歳以下の方が、それ以上のものより有意差をもって長期生存する(Forsythら，1993)。 　（ⅱ）31～50歳の群は、それ以下およびそれ以上の群と比較して予後がよい(Favreら，1994)。 　（ⅲ）小児(498頁)、特に5歳以下では予後不良(Kanekoら，1991)。 ❷複視(Forsythら，1993) 　➡複視を伴う症例では生存期間が長い。 　［理由］ 　（ⅰ）複視をきたす症例の方が早期に診断される。 　（ⅱ）複視をきたす症例では、腫瘍は斜台より前方に存在しているので、下部脳幹を圧迫する症例より致死的でない。 ❸外科的摘出(Forsythら，1993) 　➡生検術より摘出術の方が生命期間を延長させる。 ❹術後放射線治療および軟骨性脊索腫(chondroid chordoma) 　➡生存期間に影響を与えない(Forsythら，1993)。
再発	❶約半数は、5年前後で再発する。 ❷局所再発である。 ❸再発を繰り返すうちに、髄腔内播種を起こす。
神経管外転移	❶頻度；2～3％ ❷転移部位；肺、肝臓、骨、リンパ節、皮膚や筋肉。 ❸脊椎型や仙尾型は、頭蓋型より転移しやすい。

悪性転化　　稀に（約5％）、肉腫への悪性転化を認める。

> **楽々講座**　　頭蓋内硬膜内脊索腫 Intracranial intradural chordoma
>
> ①脊索腫は、通常硬膜外に発生するが、稀に硬膜内に発生することがある。
> ②発生起源；prepontine ecchondrosis physaliphora より発生するとされている。
> 　→ectopic notochord tissue は、全剖検例の2％に橋より腹側（前方）の硬膜内に認められ、ecchondrosis physaliphora として知られている。
> ③発生部位；ほとんどが斜台。

悦適空間

★好きなように使ってね！

⓲頭蓋内脂肪腫 Intracranial lipoma

定義・概念
❶頭蓋内に発生する脂肪腫をいう。
❷真の腫瘍ではなく、原始髄膜の迷入、遺残による先天奇形(maldevelopment)とされている。
　🔖脂肪腫の発育は、身体の発育と一致する。

頻度
❶原発性脳腫瘍の0.2%(日本脳腫瘍全国集計, vol.11, 2003)
❷エックス線CT検査例の0.06〜1.30%(Donatiら, 1992)
❸剖検例
　(ⅰ)頭蓋内脂肪腫；剖検例の0.06〜0.30%(Donatiら, 1992)
　(ⅱ)脳梁脂肪腫；剖検例の0.004〜0.04%(Yock, 1980)

好発年齢(日本脳腫瘍全国集計, vol.11, 2003)
❶35〜39歳にピークがある(12.0%)。
❷次いで、65〜69歳(11.1%)。
❸以下、20〜24歳(9.3)>10〜14歳=40〜44歳(7.4%)。

性別 男性：女性=1.5：1で、男性に多い(日本脳腫瘍全国集計, vol.11, 2003)。

好発部位
➡テント上で、正中部に最も多い(85〜90%)。
❶脳梁が約半数を占め、最も多い。
　(ⅰ)典型例では、脳梁吻部や膝部など前半部で、上面に好発。
　(ⅱ)脳梁脂肪腫の20〜25%は、側脳室の脈絡叢脂肪腫(choroid plexus lipoma)を伴う(Yock, 1980)。
❷四丘体槽、迂回槽や視交叉槽(20%)。
❸小脳橋角部(12%)

症状
❶全体
　(ⅰ)約半数は、無症状。
　(ⅱ)症状；てんかん、頭痛、知能障害や半側顔面けいれんなど。
❷部位別
　(ⅰ)脳梁発生例；知能障害やてんかん。
　　ⓐてんかん(30〜50%)；難治性のことが多い。
　　ⓑ頭痛(25%)
　　ⓒ行動異常や知能障害(15〜20%)。
　(ⅱ)四丘体周囲発生例；閉塞性水頭症
　(ⅲ)小脳橋角部発生例；三叉神経痛や半側顔面けいれん。

頭部エックス線単純撮影 脳梁発生例では、前後像で正中部に透亮像があり、それを囲むように**貝殻状**(shell-like)、あるいは**三日月状の石灰化**が左右対称性(一側性のこともある)にみられる。

脳血管造影 脳梁発生例では、前大脳動脈の脳梁周囲動脈の拡張や蛇行。

エックス線 CT　❶単純 CT（図 94）
　　　　　　　（ⅰ）著明な低吸収域。
　　　　　　　（ⅱ）低吸収域の周囲に石灰化による高吸
　　　　　　　　　収域。
　　　　　　❷造影 CT；増強されない。

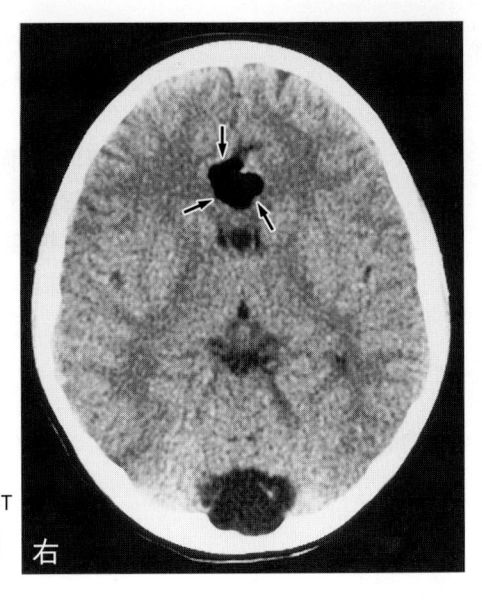

図 94．脳梁脂肪腫の単純エックス線 CT
脳梁膝の上方に著明な低吸収域を認める（→）。

MRI　❶単純 MRI
　　　　（ⅰ）T 1 強調画像；高信号（図 95）
　　　　（ⅱ）T 2 強調画像；低信号
　　　❷造影 MRI；増強されない。

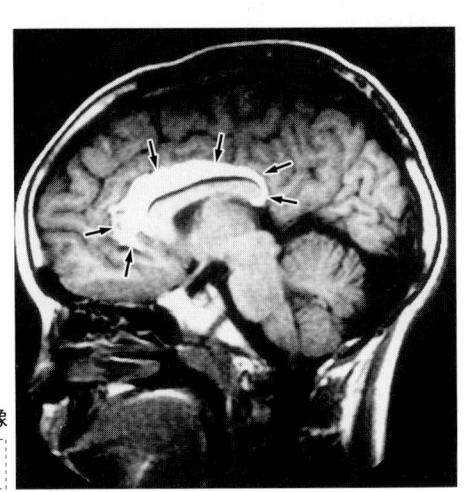

図 95．脳梁脂肪腫の単純 MRI 矢状断像
T1強調画像で脳梁周囲に高信号域を認める（→）。

治療方針　❶一般的に、**手術摘出の適応はなく**、保存的治療。
　　　　　➡以下の理由で、手術は必ずしも容易ではない。
　　　　　（ⅰ）腫瘍が周囲組織に癒着していること。
　　　　　（ⅱ）腫瘍の内部を重要な動脈や神経が走行していること。
　　　　　（ⅲ）腫瘍が出血性であること。
　　　　❷局所神経症状のある場合に、外科的治療を考慮する。
　　　　　　➡てんかん（けいれん）は、手術摘出により改善しないとされているので、けいれんの
　　　　　　　みの例は手術適応とならない。
治療　❶外科的治療
　　　　（ⅰ）通常、部分摘出術を行う。

	（ⅱ）水頭症例では、シャント術。
	❷抗けいれん薬の投与（←てんかん例に対して）。
病理学的所見	❶肉眼的所見
	（ⅰ）周囲との境界は明瞭。
	（ⅱ）血管に富む腫瘍。
	❷組織学的所見；脂肪組織
合併奇形	❶脳梁脂肪腫では、約半数に脳梁欠損を合併。
	❷その他、脊椎破裂、兎唇、頸肋骨や漏斗胸。

快適空間

★好きなように使ってね！

⑲脳原発性悪性リンパ腫
Primary cerebral malignant lymphoma

定義・概念
❶脳実質に原発する節外性(extranodular lymphoma)*の悪性リンパ腫をいう。
　➡因みに、**悪性リンパ腫(malignant lymphoma)** とは、リンパ節や全身のリンパ組織をもつ臓器に原発するリンパ球系細胞の悪性腫瘍(非上皮性悪性腫瘍)の総称である。
❷リンパ組織のない脳実質内に、何故悪性リンパ腫が発生するのかは不明。

頻度
❶原発性脳腫瘍の 2.9%(日本脳腫瘍全国集計, vol. 11, 2003)
❷年間発生頻度(日本脳腫瘍全国集計, vol. 10, 2000))
　(ⅰ)全体；人口10万人に対して0.33人。
　(ⅱ)性別
　　ⓐ男性；人口10万人に対して0.40人。
　　ⓑ女性；人口10万人に対して0.27人。
❸後天性免疫不全症候群(acquired immunodeficiency syndrome；AIDS)患者(489頁)では1,000人に対して4.7人(年間)(大西, 2002)。
❹腎移植患者の 30%
❺全悪性リンパ腫の 1～1.5%
❻全節外悪性リンパ腫*の 1.6%(Murrayら, 1986)

――――――――――――――――――――(チョット役に立つお話)―

***節外性リンパ腫 Extranodular lymphoma**
①リンパ節以外の臓器や組織(節外臓器)より発生する悪性リンパ腫をいう。
　節外臓器には
　　㋑Waldeyer輪(咽頭・扁桃)、脾臓など生理的にリンパ組織の極めて豊富な臓器・組織から、
　　㋺正常ではほとんどリンパ組織がみられないもの、までさまざまである。
②非Hodgkinリンパ腫の節外性の発生頻度 ➡ 20～60%
③節外性リンパ腫は、
　㋑米国では、胃リンパ腫が最も多い。
　㋺本邦では、Waldeyer輪のリンパ腫が最も多く、次いで胃。
④節外リンパ腫の特徴(須知ら, 1986)
　㋑節外リンパ腫の大多数は**びまん性の非Hodgkinリンパ腫**である。
　㋺その臓器を場とする自己免疫疾患に増殖するリンパ球の性格と同性格のリンパ球の腫瘍が圧倒的に多い(例；甲状腺発生のリンパ腫はすべてB細胞性)。
　㋩地域(国・民族)差がある。
　㋥予後
　　➡病理組織学的病型や病期により左右されるが、一般にリンパ節原発のものよりよい。

分類 ❶病理学的分類

(ⅰ) Hodgkin 病(Hodgkin's disease)
　ⓐリンパ組織に原発する増殖性疾患のうち、Hodgkin 細胞あるいは Reed-Sternberg 細胞**が出現し、背景のリンパ球に異型性がないものをいう。
　ⓑほとんどがリンパ節に初発し、節外に初発することはほとんどない。

(ⅱ) 非 Hodgkin リンパ腫(non-Hodgkin's lymphoma)
　ⓐリンパ組織に原発する腫瘍性増殖性疾患のうち、Hodgkin 病以外のリンパ腫をいう(総称)。
　ⓑリンパ節に初発することが多いが、節外性リンパ腫で発症することもある(20〜40％)。
　ⓒ非 Hodgkin リンパ腫の組織学的分類
　　㋐Lymphoma-Leukemia Study Group(LSG)分類(表 36)
　　　➡リンパ腫を構成する細胞群の大きさに基づいたもので、簡便ではあるが、予後との関連性に欠ける。

表 36．LSG 分類(須知, 1982)

濾胞性リンパ腫 (follicular lymphoma)	①中細胞型 medium-sized cell type(B) ②混合型 mixed type(B) ③大細胞型 large cell type(B)
びまん性リンパ腫 (diffuse lymphoma)	①小細胞型 small cell type(B、T) ②中細胞型 medium-sized cell type(B、T、N) ③混合型 mixed type(B、T) ④大細胞型 large cell type(B、T、N) ⑤多形細胞型 pleomorphic type(T 2) ⑥リンパ芽球型 lymphoblastic type(T 1) ⑦バーキット型 Burkitt type(B、N)

(　)内は免疫学的細胞性格

――――――――――――――(チョット役に立つお話)――
[Reed-Sternberg 細胞]
以下のような形態的特徴をもつ腫瘍性の組織球様細胞をいう。
①2 核から多核の巨核細胞で、2 核の場合には互いに倒立像を呈している。
②核は比較的染色質に乏しく、巨大な好酸性に染まる核小体を有する。
　←同様な性状をもち、単核の場合には Hodgkin 細胞と呼ばれる。

⑦国際分類 Working formulation(WF 分類)(表 37)
➡この分類は予後との関係が明らかで、現在よく利用されている。

表 37. 国際分類と LSG 分類の比較(難波ら, 1982)

国際分類		LSG 分類
臨床的悪性度	組織学的病型	
Low grade (軽度悪性群)	A．small lymphocyte (小リンパ球型)	diffuse small cell
	B．follicular small cleaved (濾胞性リンパ腫小切れ込み核細胞型)	follicular medium cell
	C．follicular mixed (濾胞性リンパ腫混合型)	follicular mixed
Intermediate grade (中等度悪性群)	D．follicular large cell (濾胞性リンパ腫大細胞型)	follicular large cell
	E．diffuse small cleaved (びまん性リンパ腫小切れ込み核細胞型)	diffuse medium cell
	F．diffuse mixed (びまん性リンパ腫混合型)	diffuse mixed
	G．diffuse large cell (びまん性リンパ腫大細胞型)	diffuse large cell
High grade (高度悪性群)	H．large cell, immunoblastic (大細胞免疫芽球型)	pleomorphic
	I．lymphoblastic (リンパ芽球型)	lymphoblastic
	J．small non-cleaved (小型非切れ込み核細胞型)	Burkitt

㋺表面マーカーによる分類
　①非 Hodgkin リンパ腫を腫瘍細胞の表面形質により、T 細胞型と B 細胞型に大別している。
　②国際分類と異なり、予後との関係は明らかでない。
❷CT あるいは MRI 所見による分類(早川ら, 1994)
　(ⅰ)Cortical lesion(with meningeal involvement)(髄膜浸潤を伴う皮質病変)
　　ⓐ脳表に腫瘍が認められることが多く、硬膜や頭蓋骨への浸潤も稀ならずみられる。
　　ⓑ単発のことが多い。
　(ⅱ)Subcortical lesion(no meningeal involvement)(髄膜浸潤を伴わない皮質下病変)
　　ⓐ頻度は少ない。
　　ⓑ転移性脳腫瘍に類似。
　(ⅲ)Deep leison(no meningeal involvement)(髄膜浸潤を伴わない深部病変)
　　ⓐ頻度は少ない。
　　ⓑ腫瘍が基底核・視床などにあるが、脳表や脳室と関連のないものをいう。
　(ⅳ)Peri-and/or intra-ventricular leison(脳室周囲と脳室内病変、あるいはそのどちらか)
　　ⓐ脳室(側脳室、第 3 脳室および第 4 脳室)の周囲あるいは脳室内に発生するものを

　　　　いう。
　　　ⓒ脳梁、透明中隔、脳弓などに原発した例、および脳室壁に沿って広範囲に浸潤しているもの（butterfly lesion）はこの型に属する。
　❸発生部位による分類
　　（ⅰ）脳実質内リンパ腫（parenchymal lymphoma）
　　（ⅱ）原発性軟膜リンパ腫（primary leptomeningeal lymphoma）（487頁）
　　（ⅲ）血管内リンパ腫（intravascular lymphoma）（487頁）

性質・特徴　❶髄腔内播種をきたす（頻度；30〜40％）。
　　←腫瘍が、脳室や脳表くも膜下腔の髄液腔と接して発生することが多いため。
❷中枢神経系にみられる悪性リンパ腫は非Hodgkinリンパ腫。
❸病型分類ではびまん性大細胞型（diffuse large cell type）が多い。
❹ほとんどがB細胞性。
❺脳浮腫や圧排効果（mass effect）は比較的少なく、頭蓋内圧亢進所見も少ない。
❻中枢神経系外への転移は稀。

好発年齢　❶60〜74歳が多く、46.7％を占める。
（日本脳腫瘍全国集計,　❷60〜64歳にピーク（17.1％）。
vol. 11, 2003）

性別　男性：女性＝1.3：1で、男性に多い（日本脳腫瘍全国集計, vol. 11, 2003）。

好発部位　❶全体
　　（ⅰ）テント上に多い（テント上：テント下＝3〜4：1）。
　　（ⅱ）大部分（3/4）は、円蓋部の大脳皮質（cortical convexity）や側脳室近傍、すなわち
　　　　大脳の髄液路（髄膜や脳室）に近接して発生する。
❷部位別（大西, 2002）
　　➡前頭葉（15％）＞小脳（13％）＞基底核や側脳室周囲（10％）＞側頭葉（8％）＞脳梁（5％）
❸多発性の頻度；25〜30％
❹原発性軟膜リンパ腫（primary leptomeningeal lymphoma）（487頁）
　　➡脳原発性悪性リンパ腫の7〜8％と稀。

初発症状と症状

初発症状	①局所症状；50〜80％と最も多い。 ②次いで、精神症状（20〜30％）。 ③頭蓋内圧亢進症状（10〜30％）
症　状	①けいれん ②片麻痺 ③性格の変化 ④頭蓋内圧亢進症状

髄液所見　❶髄液圧の上昇。
❷蛋白量の増加。
❸細胞数の増加。
❹腫瘍細胞（異型細胞）の証明。
❺β_2-microglobulin値の上昇。
❻soluble CD 27高値（←血清のCD 27は増加しない）。

|脳血管造影|❶無血管野(avascular area)を呈することが多い。
❷時に、動脈相後期から静脈相にかけて淡い腫瘍陰影がみられる(図96)。

|エックス線 CT|❶単純 CT
　(ⅰ)ほとんどが(90～100％)、等、あるい
　　　は高吸収域。
　　　ⓐ等吸収域が最も多い(63％)。
　　　ⓑ高吸収域(37％)
　　　　➡高吸収域は細胞密度が高いことを
　　　　　意味している。
　(ⅱ)腫瘍周囲に脳浮腫による低吸収域を
　　　認めるが、同程度の大きさの転移性
　　　脳腫瘍や悪性グリオーマに比べて、
　　　その程度は軽い。
　(ⅲ)脳梁発生例では、脳梁を介して両側
　　　の大脳半球に伸展し'butterfly'状と
　　　なることがある。
　(ⅳ)石灰化、壊死巣や出血は稀。
❷造影 CT
　(ⅰ)均質に、著明に増強される。
　(ⅱ)一般に(50～85％)、均質で、結節状に増強される。

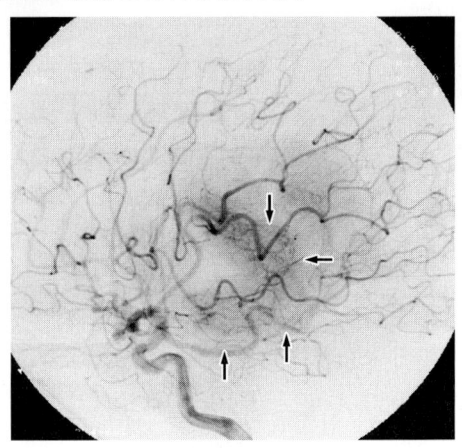

図 96．悪性リンパ腫の脳血管造影(側面像)
動脈相後期に淡い腫瘍陰影を認める(→)。

快適空間

★好きなように使ってね！

MRI ❶単純 MRI(図 97-A)
  (ⅰ)T1強調画像；低〜等信号
  (ⅱ)T2強調画像；等〜軽度高信号
❷造影 MRI(図 97-B)
  (ⅰ)通常、強く、均質に増強される。
  (ⅱ)増強されない症例は、10%
❸拡散強調画像；**高信号**を呈することが多い。
  📢 比較的特徴！

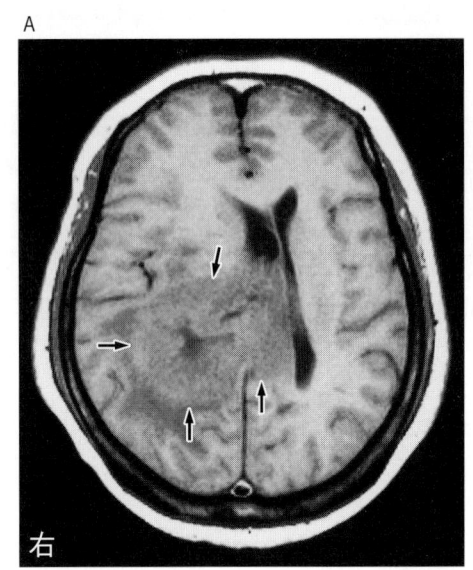

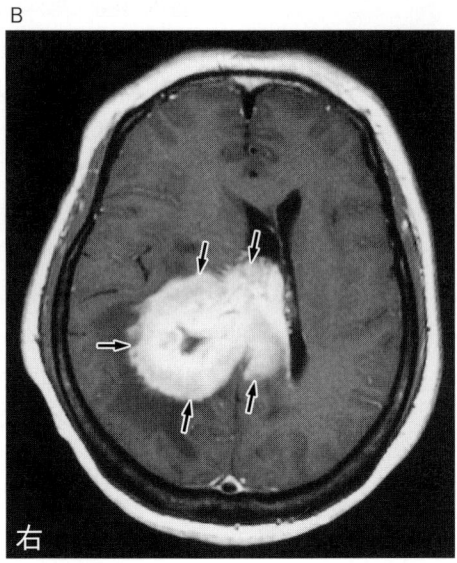

図 97．脳原発性悪性リンパ腫の MRI

A(単純 MRI)；T1強調画像で、右頭頂・後頭部の側脳室近傍に等信号域(内部は、一部低信号域)を認める(→)。
B(造影 MRI)；ほぼ均質に増強される(→)。

PET 集積増加の所見が認められる。

治療と治療成績

❶外科的治療(手術による摘出)
  (ⅰ)生検術でも全摘出でも治療成績は変わらない。
    ➡広範囲切除による生存期間中央値は、1カ月。
  (ⅱ)外科的治療のみで治癒させることは不可能。
    ➡外科的治療のみでは2カ月以内に死亡。
❷放射線治療
  (ⅰ)80%の症例に、放射線感受性がある。
  (ⅱ)標準的放射線治療(conventional radiotherapy)
    ➡直線加速器(linear accelerator；LINAC)
    ⓐ40〜50 Gy の全脳照射と 10〜20 Gy の局所照射。

　　　　ⓑ効果は一時的で、再発は必発。
　　　　　㋐半数は、1年で死亡。
　　　　　　➡生存期間中央値は、12～18カ月。
　　　　　㋑再発は初発部位とは異なる部位に生ずるが、放射線照射内に生ずる。
　（ⅲ）γ-knife
❸化学療法
　（ⅰ）CHOP療法（cyclophosphamide＝Endoxan、doxorubicin hydrochloride＝Adriamycin、vincristine、prednisolone）やVENP（Vincristine, Endoxan, Natulan, prednisolone）療法など。
　　ⓐprednisoloneを除いた他の3剤（Endoxan®、Adriamycin、vincristine）は、通常投与量では脳血液関門（BBB）を通過しない(大西, 2002)。
　　ⓑ中枢神経系の悪性リンパ腫には有効ではない。
　（ⅱ）Cytarabine（Ara-C）➡有効
　（ⅲ）Methotrexate大量・Folinate（ホリナート）救援療法
　　　　➡有効な治療法。
　　ⓐmethotrexateは通常量ではBBBを通過しないが、大量投与により正常BBBを通過させることができる(大西, 2002)。
　　ⓑmethotrexateは、リンパ腫細胞に対して抗腫瘍効果を有する(大西, 2002)。
　　ⓒ放射線照射に先行して、methotrexateを静脈内に投与する。
　　　　㋐**放射線治療後にmethotrexateにかかわらずなんらかの化学療法を行った場合、化学療法を先に行った場合に比べ、約3倍の晩発性神経障害***が出現する**(大西, 2002)。
　　　　㋑**化学療法は、放射線治療に先行して行うことが必須！**(大西, 2002)
　　ⓓmethotrexate投与前より十分なhydration（水分負荷）と尿のアルカリ化を計ることが重要(大西, 2002)。
　　ⓔcalcium folinate（Leucovorin）（ロイコボリン）救援は、methotrexate投与開始より24時間後から始め、原則的に4日間施行(大西, 2002)。
　　ⓕ本治療は2週ごとに計3コースまで行う(大西, 2002)。
　　ⓖ副作用
　　　　㋐急性期の副作用
　　　　　①軽度～中等度の骨髄抑制、②口腔・消化管粘膜障害、③下痢
　　　　㋑遅発性の副作用；leukoencephalopathy（**白質脳症；568頁**）。
❹副腎皮質ステロイド薬の単独投与。
　（ⅰ）ステロイドは腫瘍に対して感受性を示し、縮小効果を認める。
　　ⓐ発現頻度；80％の症例に効果がみられる。
　　ⓑ効果は一過性で、時間とともに抵抗性を示す。またステロイドを中止すると、腫瘍は増大する。
　　ⓒ再増大は、ステロイド中止後1週間以内にみられる。

（ⅱ）組織診断が確定するまでは投与すべきではない。
　　➡但し、脳ヘルニアの危険性がある場合にはその限りではない。

―――――――――――――――――――――――――――――（チョット役に立つお話）―
***晩発性神経障害 Late neurologic toxicity (Blay ら，1998)
①発生頻度(Blay ら，1998)
　ⓐ全体
　　①1年で 4％
　　②2年で 8％
　　③5年で 19％
　ⓑ放射線照射；50 Gy を超えると、発生頻度は 70％と極めて高率となる。
　ⓒ術後治療別
　　①放射線治療後、化学療法を施行した場合➡4年で 42％
　　②化学療法後、放射線治療を施行した場合➡5年で 15％
　　③放射線治療のみ➡5年で 31％
②晩発性神経障害のほとんどは、leukoencephalopathy（白質脳症）である。
③症状
　ⓐ進行性痴呆が最も多い（100％）。
　ⓑ次いで、歩行障害（60％）。
　ⓒけいれんや片麻痺。
　ⓓ尿失禁
　ⓔ意識障害
④診断までの期間；5～105 カ月（中央値；29 カ月）(Blay ら，1998)
⑤発症に関与する因子
　ⓐ年齢
　　➡高齢者（60 歳以上）に発症しやすいが、高齢者で放射線線量を多くした場合は必発。
　ⓑ放射線照射；50 Gy 以上の全脳照射と相関がある。
⑥予後(Blay ら，1998)
　ⓐ生存期間中央値；12 カ月。
　ⓑ1年で半数が死亡。

病理学的所見	❶肉眼的所見 　（ⅰ）灰褐色で、軟らかい、境界不明瞭な腫瘍。 　　　➡脳実質内に浸潤増殖するが、血管周囲に沿って増殖する傾向がある。 　（ⅱ）石灰化や嚢胞形成は稀。 ❷組織学的所見 　（ⅰ）リンパ球様あるいはリンパ芽球様の細胞が、びまん性、結節状に配列し、血管周囲腔（Virchow-Robin 腔）や軟膜に沿って浸潤している。 　　　➡血管周辺で lymphoid cell cuffing 様構造を呈する。 　（ⅱ）核の異型性が強く、分裂像も多数認める。 　（ⅲ）局所壊死や出血を認めることがある。 　（ⅳ）血管内膜増殖（endothelial proliferation）や偽柵状配列（pseudopalisading）は認めない。
組織学的病型 国際分類＝WF分類；339頁	❶中等度悪性群が最も多い（70%）。 　➡この中では diffuse large cell（びまん性大細胞型）が最も多く、80%を占める。 ❷高度悪性群は少ない（20%）。 　（ⅰ）欧米の報告では、高度悪性群の大細胞免疫芽球型（large cell immunoblastic）が多い。 　（ⅱ）AIDS 関連の脳悪性リンパ腫では、高度悪性群が多い。
MIB-1 陽性率	❶平均 30% 以上（久保, 2002）。 ❷増殖能は極めて高い。
免疫組織化学的所見	リンパ球の起源は、ほとんどが（95%）B 細胞性（B-cell origin）。

> **ちょっとお耳を拝借**
> ①リンパ球マーカー（ヒト）には多くのものがあるが、
> 　㋐Tリンパ球マーカーとして、UCHL 1（抗体の商品名）。
> 　㋑Bリンパ球マーカーとして、L 26（白血球表面抗原である CD 20）が用いられる。
> ②ヒト白血球分化抗原を認識するモノクローナル抗体は、国際ワークショップの命名法に従った CD（cluster of differentiation）番号によって分類される。

予後・成績	一般に、不良。 ❶各種治療別生存期間と生存率（表 38） ❷本邦における累積生存率（日本脳腫瘍全国集計, vol. 11, 2003） 　（ⅰ）1 年生存率；63.2% 　（ⅱ）2 年生存率；43.5% 　（ⅲ）5 年生存率；23.8% ❸外科的摘出度と予後、および再発期間とは相関しない。 　（ⅰ）生検術でも全摘出でも治療成績は変わらない。

　　　　➡広範囲切除による生存期間中央値は、1カ月。
（ⅱ）外科的治療のみで治癒させることは不可能。
　　　　➡外科的治療のみでは2カ月以内に死亡。
❹病理組織型（軽度悪性群を除く）と予後とは相関しない。

表 38. 各治療法と予後

手術	単　　独	①生存期間中央値（広範囲切除術）；1カ月 ②2カ月以内に死亡。 ③1年生存率；20%
	手術＋放射線治療	①生存期間中央値；12〜18カ月 ②5年生存率；3〜7%
放射線治療	単　　独	①半数は1年で死亡。 　➡生存期間中央値は、12〜18カ月 ②生存率 　①1年生存率；40〜50% 　②2年生存率；30〜35% 　③5年生存率；3〜4%
	放射線治療＋化学療法（methotrexate大量療法を含まない）	①生存期間中央値；17〜44カ月 ②生存率 　①2年生存率；40% 　②5年生存率；20%
化学療法	CHOP療法やVENP療法	①生存期間中央値；13カ月 ②生存率 　①1年生存率；70% 　②2年生存率；30%
	Cytarabine（Ara-C）(Blayら, 1998)	①1年生存率；64% ②2年生存率；46% ③5年生存率；37%
化学療法	Methotrexate 大量療法(Blayら, 1998)	①1年生存率；69% ②2年生存率；52% ③5年生存率；32%
	Methotrexate 大量療法＋放射線治療(大西, 2002)	①生存期間中央値；40カ月 ②5年生存率；22〜40%
無治療		生存期間中央値；5カ月

再発　❶methotrexate＋放射線治療
　　　➡50〜60%が2年以内に再発する。
　　❷放射線治療単独
　　　（ⅰ）再発は必発。
　　　（ⅱ）ほとんどが1年以内に再発。
　　　（ⅲ）腫瘍の再発は、初発部位とは異なる部位に生じる。
　　❸再発例の40%に髄腔内播種を認める。

㉒転移性脳腫瘍 Metastatic brain tumor

1．総説

定義 他臓器の悪性真性物が頭蓋内へ転移したものをいう。

頻度
❶全頭蓋内腫瘍の15.9％(日本脳腫瘍全国集計, vol.11, 2003)
❷頭蓋内転移の20％は、原発巣の診断時あるいはそれ以前に発見される。
❸頭蓋内転移の半数は、原発巣の診断から1年以内にみつかる。

性質・特徴
❶大脳では灰白質と白質との境界部(**大脳皮髄界**)に好発。
　　この皮髄界部は細動脈が急激に細まり、腫瘍栓塞が起きやすいことによる。
❷腫瘍と周囲脳組織との境界は明瞭。
❸直径5cmを超えると、脳実質内の許容容積に近づき致命的となる。
❹腫瘍内出血や中心壊死もしばしばみられる。
❺通常1本の動脈枝により栄養され、皮質静脈を経由して灌流される。
　　これに対して、膠芽腫(glioblastoma)は数本の動脈枝により栄養され、髄質静脈を介して灌流される。
❻小脳ではプルキンエ細胞層と顆粒細胞層上部に発育しやすい。
❼脳だけが唯一の転移部位である症例は3.4％に過ぎない。
❽転移部位
　（i）全体
　　　ⓐほとんどが(80％)、大脳。
　　　ⓑ小脳；10〜15％
　　　ⓒ脳幹；1〜3％で、最も少ない。
　（ii）組織(原発巣)別
　　　ⓐ前立腺癌；頭蓋骨や硬膜に転移しやすい。
　　　ⓑ肺癌(小細胞癌)、消化器系の癌、前立腺癌や子宮癌；小脳へ転移しやすい。
❾転移巣の数
　（i）悪性黒色腫では、ほとんどが(90％)多発性。
　（ii）消化器系、泌尿器系のものでは、半数は単発性。

> **ちょっとお耳を拝借**
>
> 転移性脳腫瘍の腫瘍内出血
> ①頻度；3〜14％
> ②腫瘍内出血を起こしやすい腫瘍
> 　➡悪性黒色腫、絨毛癌、腎細胞癌、肺癌、甲状腺癌。

好発年齢
(日本脳腫瘍全国集計, vol.11, 2003)
❶50〜74歳が71.4％を占め、最も多い。
❷60〜64歳にピークがある(17.1％)。

|性別|男性：女性＝1.6：1で、男性に多い（日本脳腫瘍全国集計, vol. 11, 2003）。

原発巣　❶臓器別（日本脳腫瘍全国集計, vol. 11, 2003）
　　　　　（ⅰ）肺癌が断然多い（52.3％）
　　　　　（ⅱ）次いで、乳癌（8.9％）
　　　　　（ⅲ）以下、腎癌（5.4％）＞直腸癌（5.24％）≧胃癌（5.18％）＞腸癌（4.1％）。
　　　　❷組織別（日本脳腫瘍全国集計, vol. 11, 2003）
　　　　　（ⅰ）腺癌が最も多い（58.5％）。
　　　　　（ⅱ）以下、扁平上皮癌（13.5％）＞小細胞癌（5.9％）＞大細胞癌（3.5％）。

脳転移率　❶脳転移率の高い腫瘍
　　　　　（ⅰ）悪性黒色腫や絨毛癌。
　　　　　（ⅱ）その他、肺癌、乳癌や腎癌。
　　　　❷脳転移率の低い腫瘍
　　　　　（ⅰ）前立腺癌、肝細胞癌や卵巣癌。
　　　　　（ⅱ）また、発生数の多い胃癌も脳転移率は低い。

転移部位　❶テント上が最も多い（70％）。
　　　　　➡ 前頭葉（17.6％）＞頭頂葉（12.3％）＞後頭葉（7.0％）＞側頭葉（5.3％）の順
　　　　　　　（日本脳腫瘍全国集計, vol. 11, 2003）。
　　　　❷テント下（14％）
　　　　　（ⅰ）小脳、特に小脳半球に多く、テント下の70％を占める。
　　　　　（ⅱ）小脳半球への転移は、Purkinje細胞層か顆粒細胞上部に発生しやすい。
　　　　❸その他
　　　　　（ⅰ）硬膜への転移
　　　　　　　ⓐ原発巣；乳癌に最も多い。
　　　　　　　ⓑ頭蓋骨転移からの浸潤が多い。
　　　　　（ⅱ）下垂体への転移
　　　　　　　ⓐ頻度；癌患者の1％前後。
　　　　　　　ⓑ原発巣
　　　　　　　　㋐女性；乳癌が最も多く、以下、肺癌＞胃癌。
　　　　　　　　㋑男性；肺癌が最も多く、以下、前立腺癌＞膀胱癌。
　　　　　　　ⓒ転移部位；下垂体後葉に最も多い（50～70％）。
　　　　　（ⅲ）頭蓋骨への転移
　　　　　　　ⓐ原発巣；乳癌が最も多く、次いで肺癌、頭頸部癌の順。
　　　　　　　ⓑ頭蓋底より頭蓋冠へ転移しやすい。
　　　　　（ⅳ）軟膜
　　　　　　　ⓐ原発巣
　　　　　　　　㋐乳癌、肺癌や悪性黒色腫が主。
　　　　　　　　㋑その他、消化器系の癌。
　　　　　　　ⓑmeningeal carcinomatosis（髄膜癌腫症）となる（560頁）。

転移様式　❶単発性（solitary）が最も多い（62％）。

	❷多発性；35%
	❸meningeal carcinomatosis（髄膜癌腫症）；3%（560頁）
局在	❶左右差はない（右；33%、左；32%）。
	❷両側性；頻度は 20%
症状	❶頭蓋内圧亢進症状
	❷頭痛
	❸けいれん
	❹片麻痺
	❺性格変化
脳血管造影	❶腫瘍陰影がみられる場合と無血管野として描出される場合とがある。
	❷腫瘍陰影；毛細管相後期から静脈相前期にかけて、陰影は著明となる。
エックス線 CT	❶単純 CT

➡ 単純 CT 像は、腫瘍の細胞密度を反映しているが、組織型と CT 所見との間に明らかな対応関係がないことが多い。

（ⅰ）所見（図 98-A）

➡「等吸収域を呈することが多い」、「高吸収域を呈することが多い」の報告がある。

ⓐ低吸収域を呈する病変

　㋐扁平上皮癌

　㋑未分化癌

ⓑ高吸収域を呈する病変

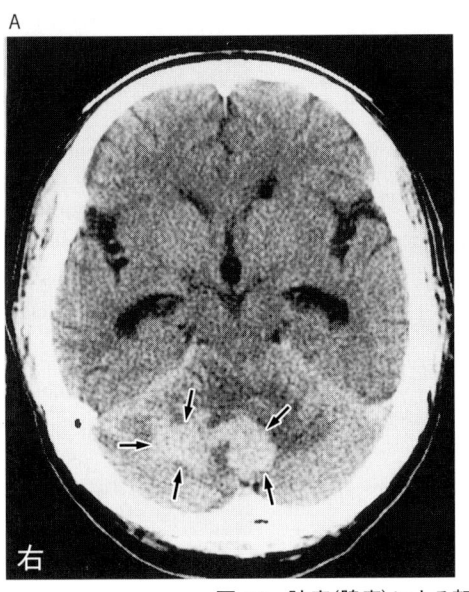

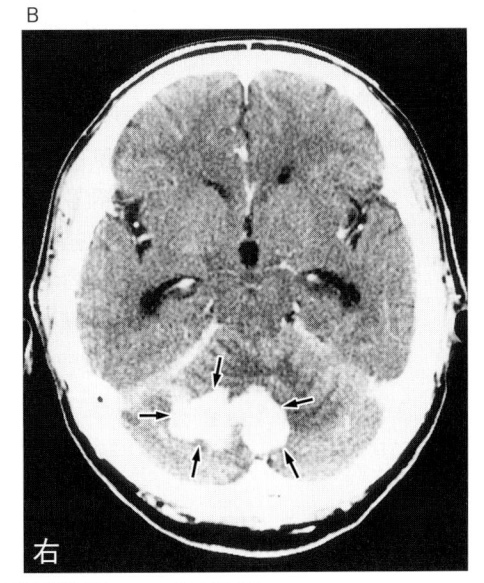

　㋐大腸癌、㋑黒色腫、㋒絨毛癌、㋓腎細胞癌

図 98．肺癌（腺癌）による転移性脳腫瘍のエックス線 CT
A（単純 CT）；小脳に高吸収域を認める（→）。
B（造影 CT）；均質、かつ著明に増強される（→）。

（ⅱ）通常、腫瘍周囲の低吸収域（脳浮腫）が強い。
　　　　ⓐ浮腫は白質に限局しており、皮質や脳梁を越えて対側半球に拡がることはない。
　　　　ⓑテント下への転移例では、浮腫は目立たないことが多い。
　❷造影CT（図98-B）
　　➡均質（結節状）、あるいはリング状に増強される。
　　　☛充実性では結節状に、壊死（中心部）を認める例ではリング状に増強される。

MRI　❶単純MRI
　　（ⅰ）全体
　　　　ⓐさまざまな信号強度を示し、一定しない。
　　　　ⓑ一般に、
　　　　　㋐T1強調画像；等信号（図99）、あるいは低信号。
　　　　　㋑T2強調画像；等信号、あるいは高信号。

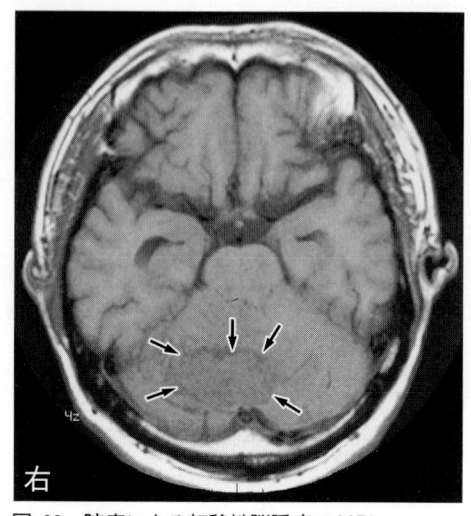

図99. 肺癌による転移性脳腫瘍のMRI
T1強調画像で、右小脳半球に等信号域を認める（→）。

　　（ⅱ）特徴的所見を呈する腫瘍
　　　　ⓐ悪性黒色腫；T1強調画像で著明な高信号、T2強調画像で等信号、あるいは軽度低信号。
　　　　ⓑ腺癌（←特に大腸癌）
　　　　　➡T2強調画像で低信号（図100）。
　　　　　〔低信号を呈する要因〕
　　　　　　㋐「転移を生じさせた組織のT2緩和時間が短いことによるもので、ムチン、血液や石灰化などが低信号の原因ではない」との報告(Carrierら, 1994)と、
　　　　　　㋑「親水性の高分子物質であるムチンが低信号の原因」との報告(Egelhoffら, 1992；中島ら, 2002)とがある。

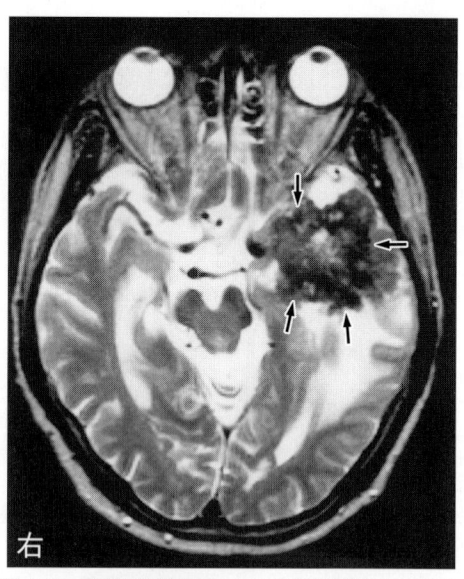

図100. 腺癌（結腸癌）による転移性脳腫瘍のMRI
T2強調画像で、左側頭葉に低信号域を認める（→）。

❷造影 MRI
（ⅰ）強く増強される。
（ⅱ）通常、腫瘍周囲に広範な脳浮腫像を認める。
❸拡散強調画像（DWI）
（ⅰ）転移性脳腫瘍は低信号。
（ⅱ）悪性リンパ腫や脳膿瘍は高信号。
　　←鑑別に有用(Stadnik ら，2001)。
　　但し、転移性脳腫瘍の囊胞内容液が膿汁と同様の濃いクリーム状である場合には、DWI で高信号を呈する。

治療・治療方針		
	治療方針	①一般的な治療方針 　①3 カ月以上の生存が期待できない場合 　　➡保存的治療（脳浮腫改善薬の投与） 　②原発巣に再発像がなく（コントロールされている*）、かつ脳の転移が単発である場合 　　➡積極的に治療（摘出術＋放射線治療＋化学療法）。 　③原発巣が進行性の症例、全身に転移巣のある症例、脳への転移が多発性あるいは脳深部にある場合、さらには肺小細胞癌の場合 　　❶保存的治療（放射線治療や化学療法） 　　❷脳以外の病巣がコントロールされていない場合は、手術＋全脳照射でも全脳照射のみでも生存期間は 5〜6 カ月であるので、手術を行うメリットはない(西川, 2002)。 ②腫瘍の大きさによる治療方針 　①3 cm 以下の腫瘍➡定位放射線照射 　②3 cm 以上の腫瘍➡開頭摘出術
	治療法と成績	①外科的治療 　ⓐ手術による摘出。 　ⓑ手術適応 　　①単発性で全身状態が良好な症例。 　　②原発巣が十分コントロールされている症例。 　　③手術により、術前よりも症状を悪化させないと考えられる症例。 ②放射線治療 　ⓐ標準的放射線治療；局所照射 　ⓑ γ-knife 　　①治療効果は 2〜3 カ月でみられる。 　　②画像上、腫瘍の縮小と周囲の脳浮腫の軽減がみられる。 　　③腫瘍制御率（平均追跡期間；7 カ月）(Flickinger ら，1994) 　　　❶局所制御率 　　　　・全体；85%（2 年間で 67±8%） 　　　　・γ-knife 単独；53% 　　　　・γ-knife＋標準的放射線治療（全脳照射）；81% 　　　❷生存期間中央値；11 カ月 　ⓒLINAC（定位放射線療法）；局所制御率は 82〜88% ③化学療法

――――――――（チョット役に立つお話）――――

*「脳以外の癌病巣がコントロールされている」とは、進行性に悪化させる病巣が、患者の状態および検査値から脳以外には存在せず、かつ予想される生存期間がおよそ 5〜6 カ月以上である場合をいう(西川, 2002)。

予後　❶直径 2 cm の転移巣を放置した場合、致命的な大きさである直径 5〜6 cm になるまでの期間は 4 カ月(松谷, 1996)。

❷予後は、極めて悪い（平均生存期間；9～11カ月）。
（ⅰ）全体
ⓐ原発巣と5年累積生存率(日本脳腫瘍全国集計，vol. 11, 2003)
㋐肺癌；8.3%
㋑乳癌；12.3%
㋒胃－腸癌；8.4%
㋓腎癌；16.6%
㋔子宮癌；22.3%
ⓑ転移様式別
㋐5年累積生存率(日本脳腫瘍全国集計，vol. 11, 2003)
①単発例；14.9%
②多発例；5.7%
㋑平均生存期間
①単発例；2年以上（適切な治療がなされれば）
②多発例；3～6カ月
（ⅱ）後頭蓋窩(小脳)への転移例は、特に予後不良。

予後良好因子とその結果
(Diener-West ら, 1989)

❶Karnofsky performance status が70～100の症例。
❷年齢；60歳未満（＜60歳）
❸原発巣がコントロールされているか、消失している例。
❹脳以外に転移がみられないこと。
❺成績（結果）
（ⅰ）上の4つの予後良好因子がすべて存在する場合、200日以上生存する確率は52%
（ⅱ）予後良好因子がまったくない場合、200日以上生存する確率は8%

局所再発率
単発例では手術＋放射線治療群の方が、放射線治療単独群に比べて局所再発率は低い。また生存期間も長い(Patchellら, 1990)。
すなわち、
❶単発例の手術による摘出＋放射線全脳照射群の局所再発率；20%
❷単発例の放射線全脳照射のみの群の局所再発率；52%

2．各癌別による転移性腫瘍

1）肺癌 Lung cancer

転移頻度
❶転移性脳腫瘍全体の52.3%で、第1位(日本脳腫瘍全国集計，vol. 11, 2003)。
❷中枢神経系への転移率；45%

特徴
❶脳実質内への転移が最も多い。
❷組織別では、小細胞癌、腺癌、扁平上皮癌の順に脳へ転移しやすい。
❸男性に多く、特に扁平上皮癌は男性に多い。

性別
❶全体；男性に多い。
❷扁平上皮癌では、特に男性に多い。

転移経路	血行性転移
転移部位	❶脳実質内への転移が高率。 　　📖髄膜癌腫症（560頁）の頻度は低い。 ❷後頭蓋窩への転移の頻度は、他の癌に比して高い。 　　📖小細胞癌（＝燕麦細胞癌 oat cell carcinoma）では、小脳へ転移しやすい。 ❸多発性の傾向をもつ。
エックス線CT	❶単純CT；低吸収域、あるいは等吸収域。 ❷造影CT 　➡腺癌では均質に、扁平上皮癌ではリング状に増強されることが多い。
転移しやすい 組織型	❶小細胞癌が圧倒的に多い（70％）。 ❷以下、腺癌（51％）＞扁平上皮癌（32％）の順。
腫瘍倍加時間	25日前後(松谷, 1990)
治療	❶治療法 　（ⅰ）外科的治療（手術による摘出） 　（ⅱ）放射線治療 ❷肺脳同時型の脳転移巣に対しては、原則的には脳手術を先行させる。
予後	不良 ❶生存期間中央値；6.5～19か月 ❷本邦の5年累積生存率（表39）

表39．肺癌による転移性脳腫瘍の5年累積生存率(日本脳腫瘍全国集計, vol. 11, 2003より作成)

手術例	全摘出群	亜全摘出群 （95％摘出）	部分摘出群		生検術あるいは 部分摘出群
			（75％摘出）	（50％摘出）	
	15.3％	7.9％	7.1％	2.9％	5.1％
治療の 組み合わせ例	手術＋放射線治療		手術のみ		放射線治療のみ
	10.4％		9.6％		1.9％

種々のバイアスが入っているが、放射線治療のみの効果はないようである。

生存期間を延長 させる因子 (Wronskiら, 1995)	❶全身疾患がない症例。 ❷原発部の切除例。 ❸女性例 ❹60歳未満の症例。 ❺Karnofsky performance scaleの高得点例。 ❻転移部位がテント上の症例。 ❼転移巣の完全摘出例。

2）乳癌 Breast cancer

転移頻度	❶転移性脳腫瘍全体の8.9％で、肺癌に次いで多い(日本脳腫瘍全国集計, vol. 11, 2003)。 ❷中枢神経系への転移率；50％

特徴	❶硬膜、軟膜および下垂体へ転移しやすい。
	（ⅰ）硬膜への転移は、脳転移と同程度に多い。
	（ⅱ）髄膜癌腫症(560頁)の原因として重要で、胃癌や肺癌とともに多い。
	❷多発性の頻度が高い。
	❸脳への転移例は、閉経前あるいは閉経直後に好発する。
	❹原発巣の診断から中枢神経系への診断までの期間が長い(約4年)。
	❺中枢神経系に転移を有する症例のほとんどに、他臓器に転移巣を認める。
	❻頭蓋内硬膜転移例は、脊椎に転移を伴っていることが多い(脊椎の転移していない例の3倍多い)(Tsukadaら, 1983)。
転移部位	❶脳(大脳、小脳、橋、延髄や脈絡叢など)が62%と最も多い。
	（ⅰ）テント上とテント下とは、ほぼ同頻度にみられる。
	（ⅱ）小脳転移もかなりの程度でみられる(大脳転移＝孤発性の脳転移例の46%、小脳転移＝29%)。
	❷脳硬膜；54%(脳転移に伴って認められる例と硬膜のみに転移している例とは、ほぼ同頻度)
	❸以下、軟膜(19%)＞脊髄および脊髄硬膜(10%)。
エックス線CT	単純CTで、低吸収域、あるいは等吸収域。
治療	❶外科的治療
	❷放射線治療；一般に、放射線感受性が高い。
	❸化学療法
	❹ホルモン剤の投与。
予後	❶不良で、転移と診断されてからの生存期間中央値は33日(Tsukadaら, 1983)。
	❷本邦の5年累積生存率(表40)

表40．乳癌による転移性脳腫瘍の5年累積生存率(日本脳腫瘍全国集計, vol.11, 2003より作成)

手術例	全摘出群	亜全摘出群(95%摘出)	部分摘出群(75%摘出)	部分摘出群(50%摘出)	生検術あるいは部分摘出群
	17.8%	16.6%	4.8%	2.7%*	13.9%
治療の組み合わせ例	手術＋放射線治療 16.4%		手術のみ 13.2%		放射線治療のみ 4.9%

*4年生存率

3）消化器系の癌
(1) 概説

転移頻度	❶転移性脳腫瘍全体の16.6%で、肺癌に次いで第2位である(日本脳腫瘍全国集計, vol 11, 2003)。
	❷中枢神経系への転移率；10%
特徴	❶脳実質内への転移が多い。
	（ⅰ）胃癌、大腸癌では髄膜癌腫症に比し、脳実質内転移は少ない。
	（ⅱ）脳内転移では、他の部位の癌に比べて、小脳への転移が多い。

❷単発のことが多い。
❸本邦では、直腸癌≧胃癌からの転移が多い。

原発巣
(日本脳腫瘍全国集計, vol. 11, 2003)
❶直腸癌（消化器系癌の 31.5％）≧胃癌（31.2％）が最も多い。
❷次いで、腸（intestine）（消化器系癌の 24.7％）。
❸肝臓；消化器系癌の 12.7％

MRI 腺癌（特に大腸）では、T2強調画像で低信号（あるいは等信号）（350頁の図100）。

（2）各腫瘍

A．食道癌 Esophageal carcinoma

転移頻度
❶剖検上では、5％以下。
❷日本脳腫瘍全国集計(vol. 11, 2003)では、原発巣として食道癌の記載はない。

原発部位 脳転移例では、食道癌の占拠部位は下1/3のものがほとんどである。

性別 男性に多い（原発巣の性別頻度と変わらない）。

転移経路
❶血行性転移（肺→心臓→大循環系→脳）
　☝肺への転移巣は認められないので、この可能性は少ない。
❷Batson の椎骨静脈系
　（ⅰ）食道静脈→奇静脈→Batson椎骨静脈系→脳内の静脈系→脳内へ転移
　（ⅱ）肺を通らない血行性経路である。

B．胃癌 Gastric cancer

転移頻度 転移性脳腫瘍全体の 5.2％(日本脳腫瘍全国集計, vol. 11, 2003)

転移経路 リンパ行性転移が主。

性別 髄膜への転移は、女性に多い。

転移部位 髄膜への転移（→髄膜癌腫症）（560頁）が多く、脳実質内転移の頻度は低い。すなわち、リンパ行性脊髄くも膜下腔への転移により、上行性に髄液腔内に播種する。

予後
❶不良
❷本邦の5年累積生存率（表41）

表 41．胃癌による転移性脳腫瘍の5年累積生存率(日本脳腫瘍全国集計, vol. 11, 2003 より作成)

手術例	全摘出群	亜全摘出群 (95％摘出)	部分摘出群		生検術あるいは部分摘出群
			(75％摘出)	(50％摘出)	
	14.7％	6.9％	6.9％	9.1％*	7.3％*
治療の組み合わせ例	手術＋放射線治療		手術のみ		放射線治療のみ
	9.2％		9.1％		7.3％

*2年生存率

C．大腸癌 Large bowel cancer

概念 大腸は、盲腸、結腸、直腸および肛門に区分される。

頻度
(日本脳腫瘍全国集計, vol. 11, 2003)
❶大腸癌の転移頻度は、転移性脳腫瘍全体の 16.6％

	❷消化器系の中では、直腸癌（大腸癌）による脳転移頻度が第１位である（直腸癌≧胃癌）。
転移までの期間	長いものが多い。
転移経路	門脈を経由した血行性転移が主。
転移部位	❶ほとんどが、脳実質内。
	❷他の癌に比して、小脳への転移が多い。
転移数	単発性のことが多い。
腫瘍マーカー	血中 CEA（carcinoembryonic antigen）値が有意に高値を示す。
エックス線 CT	単純 CT で、高吸収域。

D．肝癌 Hepatoma

転移頻度	❶転移性脳腫瘍全体の 2.1%（日本脳腫瘍全国集計，vol. 11，2003）
	❷消化器系癌の 12.7％で、稀。
転移経路と特徴	❶血行性、すなわち肺→心臓→大循環系→脳へ転移。
	❷脳転移例のほとんどは、肺に転移を認める。
脳転移の少ない理由	❶肝癌の細胞が肺に捕獲される。
	❷肝癌の予後が不良で、脳転移以前に死亡する。
	❸臓器親和性の問題。

４）甲状腺癌 Thyroid cancer

概説	❶甲状腺癌は、病理組織学的に乳頭癌、濾胞腺癌、髄様癌、および未分化癌に分類される。
	🔖本邦では、手術症例の中では、乳頭癌と濾胞腺癌が大多数。
	❷血行性転移は、濾胞腺癌が多い。
	🔖濾胞腺癌は、転移部位においても緩慢な発育をとるものがある。
転移頻度	❶転移性脳腫瘍全体の 1.4%（日本脳腫瘍全国集計，vol. 11，2003）
	❷中枢神経系への転移率；28％
特徴	❶頭蓋骨や脊椎に転移しやすい。
	❷転移部位においても緩慢な発育をとるものがあり、長い期間無症状のことがある。
転移部位	頭蓋骨や脊椎に転移しやすい。

５）泌尿・生殖器系の癌

(1) 概説

転移頻度	❶転移性脳腫瘍全体の 9.2%（日本脳腫瘍全国集計，vol 11，2003）
	❷中枢神経系への転移率；20％
	➡この中では腎癌の転移率が比較的高く、35％を占める。
特徴	❶腎癌の方が下部尿路の癌より転移率が高い。
	❷腎癌は、脳実質内へ転移しやすい。
	❸前立腺癌は頭蓋骨、脊椎や硬膜へ転移する頻度が高い。
	❹子宮癌は、小脳へ転移しやすい。

(2) 各腫瘍

A. 腎癌 Renal carcinoma

転移頻度
❶転移性脳腫瘍全体の 5.4%(日本脳腫瘍全国集計, vol 11, 2003)
❷腎癌発見時に脳転移がある頻度；全腎癌例の 30%
　☞この場合には、圧倒的に(95%)多発性であることが多い。

腎摘出から脳転移診断までの期間
❶平均 3 年
❷時に(10%)、10 年以上の長期を経て転移。
　［長期間経過後に転移する理由（説）］
　　(ⅰ)肺に微小転移巣を形成後、発育しないまま経過➡その後なんらかの原因により脳へ微小栓子(microemboli)として運ばれるとの説。
　　(ⅱ)腎摘時に既に微小脳転移を生じていたが、
　　　　ⓐ細胞増殖能が極めて低く、発育が緩徐であるとの説。
　　　　ⓑ宿主の免疫力の低下により発育速度を増加させるとの説。

転移経路
❶肺循環を経由する経路
　☞腎癌は肺へ転移することが最も多いので、この経路が関与することが多い。
❷Batson の椎骨静脈系を通る経路。

転移部位
脳実質内転移が多い。

腎癌の生物学的特性(里見, 1990)
❶長期にわたり、転移が出現する。
　(ⅰ)多くの癌では、術後 5 年経過すると転移および癌死の心配は少なく、生存曲線は平坦になる傾向がある。
　(ⅱ)これに対して腎癌では、5 年はおろか 10 年、15 年を経ても転移は出現する。
❷癌の発育速度
　☞急速発育型と緩徐発育型の 2 型がある。
❸若年者(40 歳未満)の腎癌は、再発が少ない傾向にある。
　➡手術症例の大部分が 10 年以上再発しない傾向にある。
❹極めて稀(0.01〜0.03%)であるが、腎癌摘出後に転移巣が自然治癒することがある。

転移数
❶転移症状が発現するまでの期間が長いほど、単発性の頻度が高くなる(70〜90%)。
❷腎摘時に転移がある場合➡多発性が圧倒的に多い(95%)。

原発巣の組織型
10 年以上経て発症した症例では、clear cell が最も多い。

エックス線 CT
単純 CT で低吸収域。

治療
❶外科的治療による摘出が第一選択。
❷放射線治療
　➡腎癌は、通常、放射線抵抗性腫瘍(radiation-resistant tumor)である。
　(ⅰ)肺癌の脳転移に対する放射線治療効果に比べて、有効率は低い。
　(ⅱ)効果発現に時間がかかる。
❸化学療法；抵抗性

予後
単発例で全摘出できれば、良好。

B. 前立腺癌 Prostate carcinoma

転移頻度 脳実質への転移は稀で、0.2〜4.4%

特徴
❶転移部位(McCutcheon ら, 1999)
  (ⅰ)骨が最も多い(58%)。
  (ⅱ)次いで、肺(32%)。
  (ⅲ)以下、リンパ節(21%)＞肝臓(18%)。
❷頭蓋内では、硬膜に転移することが最も多い。
❸骨転移する前立腺癌は、低分化腺癌より分化腺癌に多い。
❹脳転移する前立腺癌は、中あるいは低分化腺癌に多い。
❺脳へ転移している前立腺癌の患者では、60%に肺癌(第2の原発腫瘍)を認める(McCutcheon ら, 1999)。
❻無症状例を20%に認める。

脳への転移が少ない理由(説) 脳実質が前立腺癌細胞にとって'不毛の地'であるとの説(Alva ら, 2000)。

好発年齢 脳転移例は、転移のない例より若い年齢に好発する。

転移経路
❶Batson の椎骨静脈系を通る経路。
❷肺や骨へ転移した後、頭蓋内へ転移する経路。

転移部位
❶McCutcheon らの報告(1999)
  (ⅰ)前頭葉が最も多い。
  (ⅱ)次いで、小脳。
  (ⅲ)以下、側頭葉＞後頭葉＞頭頂葉。
❷Alva らの報告(2000)；橋、小脳や中脳に多い。

転移数 多発性が多い(68%)(McCutcheon ら, 1999)。

原発巣の組織型
❶腺癌(adenocarcinoma)が最も多い(63%)。
❷次いで、小細胞癌(small cell carcinoma)(26%)。

予後 不良。すなわち、
❶1年生存率は18%
❷平均生存期間；7〜9カ月

C. 絨毛癌 Choriocarcinoma

転移頻度
❶脳への転移率
  (ⅰ)臨床上；20〜28%
  (ⅱ)剖検上；60%
❷中枢神経系への転移率は、悪性黒色腫に次いで高い。

特徴
❶特異的な血管親和性を有し、流動血に直接触れた環境の中で増殖する。
  ➡したがって、早期から広汎な転移巣を形成する。
❷頭蓋内出血をきたしやすい(50〜75%)。
❸テント上に転移することが圧倒的に多い(90%)。
❹転移の深さについては、ほとんどが大脳皮質であり、基底核や内包などの深部には少

ない。
分類 臨床像より3型に分類(Vaughanら, 1962)。
❶頭蓋内出血として急性発症するタイプ。
　（ⅰ）このタイプが最も多い(67％)。
　（ⅱ）症状；頭痛、嘔吐、意識障害や局所徴候など。
❷急速に進行し広汎な脳障害をきたすタイプ。
　（ⅰ）多焦点性(multifocal)で、比較的小さな病変である。
　（ⅱ）局在徴候が乏しく、臨床症状は脳浮腫によることが大部分。
❸孤立性の占拠性病変
　➡頭蓋内圧亢進症状と病変部位に一致する神経脱落症状を伴う。
転移部位 ❶骨盤外臓器では、脳は肺に次いで2番目に多い。
❷脳実質内の好発部位
　（ⅰ）頭頂葉が最も多い(36％)。
　（ⅱ）次いで、後頭葉(30％)。
　（ⅲ）以下、前頭葉(11％)＞小脳＝側頭葉(各9％)。
転移数 単発例が多い(60％)。

6) 悪性黒色腫 Malignant melanoma
転移頻度 ❶中枢神経系への転移率；65％で、原発巣の中では最高の転移率。
❷中枢神経系への転移率は悪性黒色腫が最も高い(2番目が絨毛癌)。
特徴 ❶原発巣の中で、中枢神経系への転移率が最も高い。
❷頭蓋内では、脳実質内への転移が最も多い。
❸脳実質内への転移は多発性が多く(75〜90％)、出血しやすい(1/3〜1/2の症例)。
転移部位 ❶頭蓋内では、脳実質内への転移が最も多い(50％)。
❷以下、髄膜(24％)、脳幹(13％)の順。
死亡原因 ❶肺への転移によることが最も多い。
❷次いで、脳転移による。

第3章

バージョンアップ編

この章は、脳腫瘍をさらに広く、
深く究めてもらうために設けた部門です。
第2章で取りあげた項目については、
さらに深く掘り下げて述べてあります。
また新しい項目も
たくさん記載してありますので、
知識のバージョンアップが期待できます。

❶星細胞系腫瘍 Astrocytic tumors

1．星細胞腫の亜型 Variants of astrocytoma

1）原線維性星細胞腫 Fibrillary astrocytoma
- ❶定義・概念
  - （ⅰ）構成している腫瘍細胞の突起が長く、細胞質に乏しいものをいう。
  - （ⅱ）突起は血管に向かって伸び、血管足を形成する。
  - （ⅲ）原形質性星細胞腫とは、細胞内の glia 線維の量の多寡により分けられる。
- ❷頻度；亜型の中では、最も頻度が高い。
- ❸発生部位；主に白質に好発。
- ❹病理学的所見
  - （ⅰ）肉眼的所見
    - ⓐ硬くて弾性に富む充実性腫瘍。
    - ⓑ周囲との境界は不鮮明。
  - （ⅱ）組織学的所見；細長い細胞突起が縦横に走る。
- ❺免疫組織化学的所見➡GFAP；陽性

2）原形質性星細胞腫 Protoplasmic astrocytoma
- ❶定義・概念
  - （ⅰ）灰白質を構成する protoplasmic astrocyte（原形質性星状膠細胞）が腫瘍性に増殖したもの。
  - （ⅱ）腫瘍細胞の突起は比較的短く、細胞質に富む。
  - （ⅲ）嚢胞変性が強い。
- ❷頻度；稀な亜型。
- ❸発生部位
  - （ⅰ）表在性で灰白質に多い。
  - （ⅱ）大脳にしかみられない。
- ❹病理学的所見
  - （ⅰ）肉眼的所見；原線維性より軟らかい腫瘍。
  - （ⅱ）組織学的所見；細胞突起は短く、細胞質に富む（図 1-A）。
- ❺免疫組織化学的所見；ほとんどの細胞は、GFAP は陰性(平戸ら, 1991)。

3）肥胖細胞性星細胞腫 Gemistocytic astrocytoma
- ❶定義・概念
  - （ⅰ）好酸性で大きな原形質と偏在する核をもつ星細胞腫をいう。
  - （ⅱ）本腫瘍型では、肥胖細胞（gemistocyte）が構成細胞の 2 割以上を占めていることが必要。

（ⅲ）前2者の亜型（原線維性星細胞腫、原形質性星細胞腫）よりも浸潤傾向が強く、やや悪性度
　　　　が高い。
　　（ⅳ）成人の大脳半球のみにみられる。
❷好発年齢；成人のみ。
❸発生部位
　　（ⅰ）大脳半球のみにみられる。
　　（ⅱ）半数は、前頭葉。
❹エックス線 CT
　　（ⅰ）単純 CT；低吸収域が多い。
　　（ⅱ）造影 CT；増強される。
❺病理学的所見
　　（ⅰ）肉眼的所見
　　　　ⓐ腫瘍は軟らかく一様。
　　　　ⓑ周囲との境界は比較的明瞭。
　　（ⅱ）組織学的所見（図 1-B）
　　　　ⓐ細胞は大型で、球形。
　　　　ⓑ細胞質はエオジン好性で、核は偏在。
❻WHO grade II
❼免疫組織化学的所見➡GFAP；陽性
❽予後；生存期間中央値は、2〜3年。

A．原形質性星細胞腫（HE、×50）

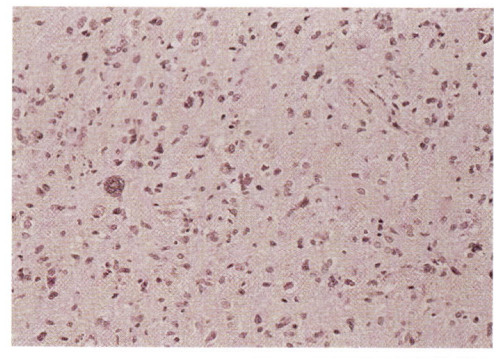

B．肥胖細胞性星細胞腫（HE、×50）
核が偏在している肥胖細胞を認める（→）。

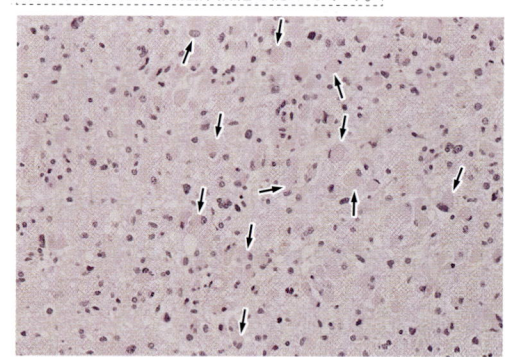

図 1．原形質性星細胞腫と肥胖細胞性星細胞腫の組織像

2．膠芽腫 Glioblastoma

1）小脳の膠芽腫 Cerebellar glioblastoma
　❶頻度（日本脳腫瘍全国集計，vol. 11，2003）
　　（ⅰ）全膠芽腫の 2.2％と稀。
　　（ⅱ）小脳および第 4 脳室に発生する腫瘍の 4.1％を占める。

❷好発年齢
 （ⅰ）大脳半球のものより、より若い年齢に多い。
 （ⅱ）35％が小児*（4～15歳）。
❸性別；男性：女性＝1.4：1で、男性に多い。
❹好発部位；小脳半球が大部分（75.5％）(日本脳腫瘍全国集計, vol.11, 2003)。
❺症状
 （ⅰ）頭蓋内圧亢進症状
 （ⅱ）小脳症状
❻脳血管造影；無血管野のことが多い（←大脳発生例のような腫瘍陰影や早期流出静脈の描出などを呈するのは稀）。
❼病理学的所見
 （ⅰ）局所性浸潤性発育が主。
 （ⅱ）脳幹や上部頸髄へ伸展する。
 （ⅲ）髄腔内播種はまずない。
❽予後；不良で、平均生存期間は1年。

――――――――――――――――――――――――（チョット役に立つお話）

*【小児の小脳膠芽腫(遠藤ら, 2002)】
①極めて稀。
②発症形式；頭蓋内圧亢進症状、小脳失調が多い。
③発症から診断までの期間；平均2～5週間と短い。
④髄腔内播種
  ⓐ頻度；45.5％
  ⓑ成人例より播種の頻度は高い。
⑤予後；極めて不良で、11.7カ月（平均）で死亡。
⑥予後不良の原因；髄腔内播種を生じやすいことによる。

2）膠芽腫の亜型 Variants of glioblastoma
(1)巨細胞膠芽腫 Giant cell glioblastoma
❶定義
 ➡奇怪な多核・巨核の巨細胞が、主要な構成細胞として増殖している膠芽腫をいう。
❷名称；ganglioneuroma、ganglioglioblastoma や monstrocellular astrocytoma などと呼ばれたことがある。
❸好発年齢；30～60歳
❹性別；やや男性に多い。
❺好発部位；側頭葉～前頭葉
❻治療
 （ⅰ）外科的治療；肉眼的に全摘出が可能。

（ⅱ）放射線治療
　　　（ⅲ）化学療法
　❼病理学的所見
　　（ⅰ）肉眼的所見
　　　　ⓐ境界明瞭な硬い腫瘍。
　　　　ⓑ割面は灰白色。
　　　　ⓒ一般に、囊胞形成がみられる。
　　（ⅱ）組織学的所見
　　　　ⓐ膠芽腫の組織像。
　　　　ⓑ多核・巨核の奇怪な巨細胞が多くみられる。
　　　　ⓒ間質に好銀線維が豊富にみられる。
　　　　ⓓ膠芽腫にみられる血管内皮細胞の増殖はほとんど認められない。
　❽WHO grade Ⅳ
　❾MIB-1；35％（平均）
　❿免疫組織化学的所見
　　（ⅰ）vimentin；陽性
　　（ⅱ）GFAP；大部分が陽性。
　⓫予後；膠芽腫と同じく不良。

（2）膠肉腫 Gliosarcoma
❶定義・概念
　（ⅰ）悪性神経膠腫の組織に肉腫成分を混在する混合腫瘍（mixed tumor）である。
　　　ⓐすなわち、相異なる2つの胚葉由来の腫瘍成分が同一の腫瘍内に共存している。
　　　ⓑ因みに、混合腫瘍とは発生起源が異なる2つあるいはそれ以上の腫瘍組織が独立して混じて認められるものをいう（113頁）。
　（ⅱ）肉腫成分の組織は、線維肉腫（fibrosarcoma）例が多い。
　　　　➡時に、骨肉腫、軟骨肉腫や横紋筋肉腫（osteosarcoma、chondrosarcoma、rhabdomyosarcoma）などの像をとることもある。
❷頻度
　（ⅰ）全神経膠腫の2％
　（ⅱ）全星細胞腫の5％
　（ⅲ）全膠芽腫の8％
❸発生機序（説）
　（ⅰ）神経膠腫の血管内皮細胞や血管周囲の間葉系成分の増殖が腫瘍転化し、肉腫の発生に至るとの説。
　（ⅱ）Sarcoglioma 説
　　　　➡原発性腫瘍は肉腫で、その周辺に反応性に増殖した星状膠細胞（astroglial reaction）が神経膠腫に至るとの説。
　（ⅲ）浸潤性の神経膠腫に対してその周囲の脳軟膜が反応性に増殖し、肉腫の発生に至るとの説。

(ⅳ)偶然の合併説
❹好発年齢；30歳以降であるが、高齢者に多い。
❺性別；男性に多い（男性：女性＝1.4：1）。
❻症状；運動麻痺と頭痛が多い。
❼好発部位(Morantzら, 1976)
　➡頭蓋骨近傍にみられる傾向がある。
　（ⅰ）**側頭葉に最も多い。**
　　　☞膠芽腫（glioblastoma）との相違！
　（ⅱ）以下、頭頂葉＞前頭葉。
❽脳血管造影
　（ⅰ）腫瘍陰影を認める。
　（ⅱ）硬膜血管および軟膜血管から血液供給を受けることが多い。
❾エックス線CT
　（ⅰ）単純CT
　　　ⓐ等～軽度高吸収域が多い（一部、低吸収域）。
　　　ⓑ周囲に広範囲な脳浮腫像（低吸収域）を認める。
　（ⅱ）造影CT；均質に増強、あるいは一部がリング状に増強。
　　　☞大脳鎌や頭蓋骨に接して著明、かつ均質に増強される髄膜腫類似例もある。
❿MRI
　（ⅰ）単純MRI
　　　ⓐT1強調画像；低信号
　　　ⓑT2強調画像；低～等～高信号
　（ⅱ）造影MRI
　　　ⓐ均質に増強、あるいは一部がリング状に増強。
　　　ⓑ腫瘍付着部の硬膜が増強されることがある。
⓫診断・鑑別診断
　（ⅰ）術前に診断することは困難。
　（ⅱ）髄膜腫との鑑別は困難。
　　　➡腫瘍が頭蓋骨に接している所見や硬膜に付着部を有する所見より、髄膜腫と診断されることが多い。
⓬治療
　（ⅰ）外科的治療；可能な限り、広範囲に腫瘍を摘出する。
　（ⅱ）放射線治療
　（ⅲ）化学療法
⓭病理学的所見
　（ⅰ）肉眼的所見
　　　ⓐ境界鮮明な、硬い腫瘍。
　　　ⓑ割面は多彩。
　　　ⓒ膠芽腫の部分は軟らかいが、肉腫部分は硬い。

(ⅱ)組織学的所見

  ⓐ**二相性構造が特徴**。すなわち、膠芽腫の成分と肉腫の成分が交互にみられる。

  ⓑ膠芽腫に相当する腫瘍細胞が島状に分布し、これらの細胞間に肉腫細胞が増殖している。

❹WHO grade Ⅳ

❺免疫組織化学的所見

 （ⅰ）膠芽腫の成分➡GFAP；陽性

 （ⅱ）肉腫の部分；膠原線維や細網線維が、Masson染色や鍍銀染色で染色される。

❻予後(Morantzら, 1976)

 ➡極めて不良。

 （ⅰ）平均生存期間(手術後)；33週

 （ⅱ）1年生存率；19%

❼神経管外転移

 （ⅰ）頻度；9%（←膠芽腫より転移しやすい）

 （ⅱ）転移機序

  ⓐ血行性転移である。

   ㋐腫瘍血管内への浸潤。

   ㋑硬膜の静脈や静脈洞への侵入（←手術操作や放射線治療による硬膜の抵抗性の低下が原因）。

  ⓑ稀に、リンパ行性；開頭手術時に、頭皮に播種された腫瘍細胞がリンパ行性に遠隔部に転移。

 （ⅲ）転移部位

  ⓐ肺に最も多い(54%)。

  ⓑ次に、肝臓を代表とする腹腔内臓器(46%)。

  ⓒ以下、骨(15%)＞リンパ節(8%)。

  ⬆膠芽腫(glioblastoma)に比べ、腹腔内臓器への転移が多い。

 （ⅳ）転移部位の腫瘍の組織像；膠芽腫と肉腫の両者の成分がみられることが多い。

❷上衣系腫瘍 Ependymal tumors

1．上衣腫の亜型 Variants of ependymoma

1）細胞性上衣腫 Cellular ependymoma
❶明らかに細胞密度の高い上衣腫をいう。
❷頻度；最も多い。
❸しばしば、Monro 孔部に発生する。
❹血管周囲性偽ロゼット(perivascular pseudorosette)や上衣ロゼット(ependymal rosette)はほとんどみられない。
❺核分裂像は乏しく、退形成もみられない(良性腫瘍)。

2）乳頭状上衣腫 Papillary ependymoma
❶定義；腫瘍の大部分が乳頭状構造をとる上衣腫をいう。
❷頻度；稀
❸乳頭の芯に glia 線維産生を認める。
　☞この点が、血管結合織よりなる脈絡叢乳頭腫と異なる。

3）明細胞上衣腫 Clear cell ependymoma
❶定義；類円形の明るい細胞質をもつ腫瘍細胞からなる上衣腫をいう。
❷頻度；全上衣腫の 10％前後。
❸好発年齢；3～55 歳
❹性別；性差はない。
❺好発部位；大脳半球が大部分。
❻症状
　（ⅰ）頭蓋内圧亢進症状
　（ⅱ）けいれん
　（ⅲ）片麻痺
❼鑑別診断(川野，1999)
　以下の、いわゆる"clear cell tumor(明細胞腫瘍)"との鑑別が必要。
　（ⅰ）乏突起膠腫(oligodendroglioma)➡GFAP の局在が異なる。すなわち、明細胞上衣腫では血管周囲で陽性。
　（ⅱ）中枢性神経細胞腫(central neurocytoma)➡synaptophysin 陽性
　（ⅲ）血管芽腫(hemangioblastoma)➡明細胞上衣腫では血管周囲の細胞突起に GFAP が陽性であること、および電顕所見(明細胞上衣腫では、上衣細胞の特徴的微細構造がみられる)より鑑別。
❽病理学的所見
　（ⅰ）肉眼的所見

　　　　ⓐ境界明瞭で、血管に富む腫瘍。
　　　　ⓑ囊胞を伴うことが多い。
　　（ⅱ）組織学的所見
　　　　ⓐ円形の明るい細胞が増殖している。
　　　　ⓑ上衣腫特有の構造、すなわち血管周囲性偽ロゼット(perivascular pseudorosette)や上衣
　　　　　ロゼット(ependymal rosette)はほとんどみられない。
❾免疫組織化学的所見(川野, 1999)
　➡GFAP；血管周囲の細胞突起に陽性であることが多い。

4）伸長細胞性上衣腫 Tanycytic ependymoma

❶定義・概念
　（ⅰ）構成細胞が tanycyte(伸長細胞＝有尾上衣細胞)＊を模倣しているかのような形態学的特
　　　徴を有する上衣腫をいう。
　（ⅱ）双極性の細長い突起をもつ紡錘形の腫瘍細胞が、びまん性、あるいは流れるように束状に
　　　配列・増殖している。
　（ⅲ）毛様細胞性星細胞腫(pilocytic astrocytoma)に類似の像を示す。
❷頻度；稀
❸好発部位；脊髄
❹組織学的所見
　（ⅰ）双極性の長い突起をもつ腫瘍細胞が束状に配列。
　（ⅱ）ependymal rosette はみられず、perivascular pseudorosette も目立たない。
　（ⅲ）核分裂像や壊死巣は認められない。
❺MIB1陽性率；1％前後(高橋, 2003)。
❻免疫組織化学的所見
　（ⅰ）S-100 protein；陽性
　（ⅱ）GFAP；陽性
　（ⅲ）vimentin；陽性
❼極めて良性の腫瘍。

──────────────────────────（チョット役に立つお話）──

　＊【伸長細胞 Tanycyte】
　①Tanycyte とは脳室壁を形成する上衣細胞の中で、細胞基底部から脳や脊髄実質内
　　の血管や軟膜に極めて長い細胞突起を出している、特殊な上衣細胞をいう。
　②第3脳室の外側壁から腹側壁に多くみられる。
　③特徴は、突起を下垂体門脈系の血管壁や神経網、あるいは脳の表面に送っているこ
　　とである。
　④脳脊髄液と下垂体門脈系や軟膜との間の解剖学的連絡を確立するために出現する。
　⑤Tanycyte は、3つの部分、すなわち体部(soma)、頸部(neck)、および尾部(tail)
　　に分けられる。

⑥吸収あるいは取り込み機能をもっている。
⑦免疫組織化学的所見
　　①GFAP；陽性
　　②S-100 protein；陽性

2．粘液乳頭状上衣腫 Myxopapillary ependymoma

❶定義・概念
　（ⅰ）立方状あるいは細長い腫瘍細胞が、豊富な粘液性基質を伴って血管の周囲に乳頭状に配列するもの。
　（ⅱ）良性腫瘍
❷境界明瞭な腫瘍。
❸好発年齢；若年成人
❹好発部位
　（ⅰ）終糸（filum terminale）から発生。
　（ⅱ）ほとんどが馬尾にみられる。
❺組織学的所見
　（ⅰ）立方形あるいは円柱状の上衣細胞が乳頭状構築をとる。
　（ⅱ）間質の結合織に硝子化と著明な粘液変性が起こり、乳頭の芯が融解する。
❻WHO grade Ⅰ

3．上衣下腫 Subependymoma

❶定義・概念
　（ⅰ）脳室壁から発生し、脳室内に発育する増殖の遅い、白色で充実性の、非浸潤性の良性腫瘍で、過誤腫としての性格を有する。
　（ⅱ）上衣細胞様細胞と星状膠細胞様細胞からなる。
　（ⅲ）極めて良性の腫瘍。
❷頻度
　（ⅰ）無症候性上衣下腫；剖検例の0.4％(Matsumuraら, 1989)
　（ⅱ）症候性上衣下腫；全頭蓋内腫瘍の0.2～0.7％
❸名称；subependymal astrocytoma と呼ばれたこともある。
❹特徴
　（ⅰ）大多数は、剖検で偶然発見される。
　（ⅱ）腫瘍は小さく、無症候性のことが多い。
　（ⅲ）中年から初老の、男性に多い。
　（ⅳ）テント下に最も多い（70％）。
　　➡第4脳室に最も多い。
　　　（←第3脳室に発生することはほとんどない）

371

（ⅴ）症状を呈する部位
　　　ⓐ症候性は、透明中隔やMonro孔部発生例に多い。また側脳室発生例（多くは外側壁）の半数は症候性。
　　　ⓑ一方、第4脳室発生例の症候性は比較的稀（頻度；36％）。
　　　　➡第4脳室の中では、症候性は底部（floor）からの発生例に最も多い。
　（ⅵ）水頭症は、症候性患者のほとんどに認められる（90％）。
　（ⅶ）多発例、家族内発生や他の脳腫瘍と合併することもある。
❺好発年齢
　（ⅰ）40歳代あるいは50歳代に多い。
　（ⅱ）症候性の有無による好発年齢(Scheithauerら，1978)
　　　ⓐ症候性；39歳（平均年齢）
　　　ⓑ無症候性；59歳（平均年齢）
❻性別；**男性**が大部分（80％）である。
❼好発部位(Scheithauerら，1978)
　（ⅰ）全体
　　　ⓐ第4脳室に最も多い（66％）。
　　　ⓑ以下、側脳室（25％；体部から前角）＞透明中隔（7％）。
　（ⅱ）症候性の有無による好発部位
　　　ⓐ無症候性
　　　　㋐第4脳室に最も多い（79％）。
　　　　　➡第4脳室天蓋（roof）に最も多い（←第4脳室発生例の43％）。
　　　　㋑次いで、側脳室（21％）。
　　　ⓑ症候性
　　　　㋐第4脳室に最も多い（51％）。
　　　　　➡第4脳室底に最も多い（←第4脳室発生例の半数）。
　　　　㋑以下、側脳室（29％）＞透明中隔（15％）。
❽症状
　（ⅰ）**通常、無症状**で経過し偶然発見されることが多い。
　（ⅱ）症候性
　　　　☞大部分は、腫瘍の大きい症例。
　　　ⓐ側脳室内発生例
　　　　➡半数は症候性。
　　　　㋐頭蓋内圧亢進症状（Monro孔閉塞による）
　　　　㋑記憶障害
　　　　㋒運動失調
　　　ⓑ第4脳室発生例
　　　　➡症状を呈することは比較的稀。
　　　　㋐頭蓋内圧亢進症状
　　　　㋑運動失調

　　　　ⓓ脳神経障害
❾エックス線CT
　（ⅰ）単純CT
　　　ⓐ等吸収域、あるいは軽度低吸収域。
　　　ⓑ脳室拡大の所見。
　　　ⓒ石灰化を半数に認める。
　（ⅱ）造影CT；均質に、軽度増強される。
❿MRI
　（ⅰ）単純MRI
　　　ⓐT1強調画像；軽度低〜等信号で、嚢胞や石灰化のために不均質。
　　　ⓑT2強調画像；不均質な高信号。
　（ⅱ）造影MRI；増強される。
⓫治療
　（ⅰ）手術による摘出。
　　　　➡全摘出可能例が多い。
　（ⅱ）術後の放射線治療は不要。
⓬病理学的所見
　（ⅰ）肉眼的所見
　　　ⓐ境界明瞭、白色で硬い腫瘍。
　　　ⓑ血管に乏しい。
　　　ⓒしばしば嚢胞形成や石灰沈着を認める。
　（ⅱ）組織学的所見
　　　ⓐ毛髪状のglia線維産生が顕著な星状膠細胞様細胞の増殖が主体で、小型の上衣細胞様細胞が混在する。
　　　ⓑ腫瘍は全体に細胞に乏しく、acellular fibrilated matrix（線維性基質）の中に、細胞群（cluster）が認められる。
　　　ⓒ悪性所見はなく、発育も緩徐で良性の腫瘍。
　　　ⓓ細胞間に豊富なglia線維がみられ、glia線維性基質の中に小型細胞が集簇しながら散在している。
　　　ⓔ偽ロゼット（psuedorosette）を認める。
⓭WHO grade Ⅰ
⓮MIB-1陽性率；1％以下
⓯免疫組織化学的所見➡線維性基質がGFAP陽性。
⓰予後；極めてよい。

4．退形成性（悪性）上衣腫 Anaplastic(Malignant)ependymoma

❶定義・概念；明らかな退形成変化を示す上衣腫で、上衣腫の悪性型である。

❷頻度(日本脳腫瘍全国集計, vol.11, 2003)
　（ⅰ）全体
　　　ⓐ原発性脳腫瘍の 0.3%
　　　ⓑ全神経膠腫の 0.9%
　　　ⓒ全上衣腫の 24.0%
　（ⅱ）小児；小児原発性脳腫瘍の 1.8%
❸好発年齢(日本脳腫瘍全国集計, vol.11, 2003)
　➡小児期が半数を占める(54.1%)。
　（ⅰ）0 歳にピークがある(12.0%)。
　（ⅱ）次いで、5〜9 歳(9.8%)。
❹性別；男性：女性＝1：1.3 で、女性に多い(日本脳腫瘍全国集計, vol.11, 2003)。
❺テント上の上衣腫に多い(退形成性上衣腫の 75%はテント上に発生)。
❻症状；頭蓋内圧亢進症状
❼エックス線 CT
　（ⅰ）単純 CT
　　　ⓐ高吸収域
　　　ⓑ石灰化は少ない。
　（ⅱ）造影 CT；均質に増強されることが多い。
❽MRI
　（ⅰ）単純 MRI
　　　ⓐT1 強調画像；低〜等信号(図 2-A)

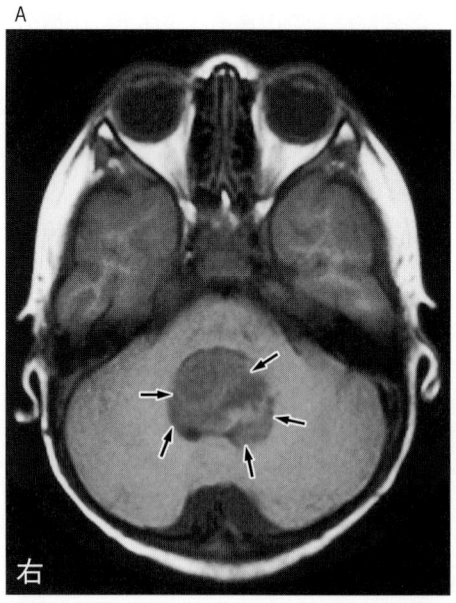

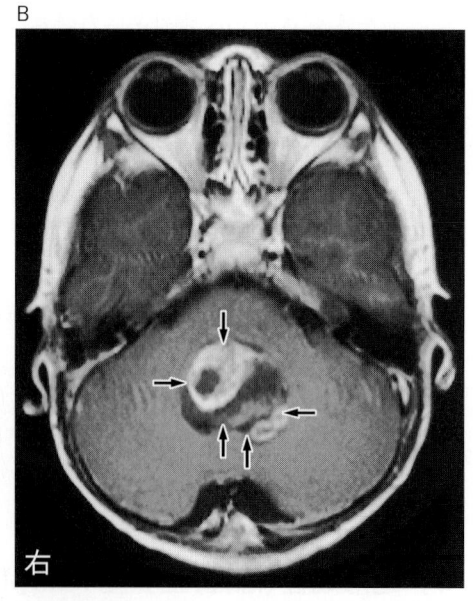

図 2．退形成性上衣腫の MRI
A (単純 MRI)；T1 強調画像で、第 4 脳室内に等信号域(一部、低信号域)を認める(→)。
B (造影 MRI)；不均質に増強される(→)。

　　　　ⓑT2強調画像；高信号
　　（ⅱ）造影MRI；強く増強される(図2-B)。
❾治療
　　（ⅰ）手術により、可能な限り摘出する。
　　（ⅱ）術後、局所に放射線治療。
　　　　　➡髄腔内播種を認める症例では、全脳・全脊髄照射。
　　（ⅲ）照射後、化学療法。
❿病理学的所見
　　（ⅰ）組織学的所見
　　　　ⓐ核細胞比の高い、小型の異型細胞。
　　　　ⓑ血管周囲性偽ロゼットがみられる。
　　　　　⬅上衣ロゼットはほとんどみられない。
　　（ⅱ）退形成所見
　　　　ⓐ細胞密度の増加。
　　　　ⓑ多数の核分裂像。
　　　　ⓒ核の異型性。
　　　　ⓓ壊死巣の出現。
　　　　ⓔ血管内皮細胞の増殖。
　　　　ⓕ壊死巣周囲に腫瘍細胞の柵状配列。
⓫WHO grade Ⅲ
⓬免疫組織学的所見
　　（ⅰ）GFPA；陽性
　　（ⅱ）S-100 protein；陽性
　　（ⅲ）vimentin；陽性
　　（ⅳ）cytokeratin；陽性
　　（ⅴ）EMA(epithelial membrane antigen)；陽性
⓭予後
　　（ⅰ）一般に、5年生存率は20～30％
　　（ⅱ）本邦の5年生存率(表1)

表1．悪性上衣腫の5年累積生存率(日本脳腫瘍全国集計, vol.11, 2003より作成)

手術例	全摘出群	亜全摘出群(95％摘出)	部分摘出群		生検術あるいは部分摘出群
			(75％摘出)	(50％摘出)	
	62.3％	27.7％	29.1％	6.5％	10.4％

手術±放射線治療	≧95％摘出群		50～75％摘出群		全症例	
	手術のみ	摘出＋放射線治療	手術のみ	摘出＋放射線治療	手術単独群	手術＋放射線治療群
	25.3％	42.0％	18.0％	23.1％	19.1％	31.8％

　　放射線治療に効果がありそうです。

❸混合神経膠腫 Mixed Glioma

1．総説

❶定義；1つの腫瘍の中に2種類以上の神経膠腫の組織像からなるものをいう。
❷頻度(日本脳腫瘍全国集計, vol.11, 2003)
　（ⅰ）原発性脳腫瘍の0.5%
　（ⅱ）全神経膠腫の1.9%
❸WHO分類
　（ⅰ）乏突起星細胞腫 Oligo-astrocytoma
　（ⅱ）退形成性(悪性)乏突起星細胞腫 Anaplastic (Malignant) oligo-astrocytoma
　（ⅲ）その他 Others
❹種類
　（ⅰ）Oligo-astrocytoma(乏突起・星細胞腫)➡最も多い。
　（ⅱ）Oligo-ependymoma(乏突起・上衣腫)
　（ⅲ）Ependymo-astrocytoma(上衣・星細胞腫)
❺好発年齢(日本脳腫瘍全国集計, vol.11, 2003)
　（ⅰ）40～44歳にピークがある(14.7%)。
　（ⅱ）以下、45～49歳(12.9%)＞55～59歳(11.8%)＞50～54歳(11.0%)。
❻性別；男性：女性＝1.5：1で、男性に多い(日本脳腫瘍全国集計, vol.11, 2003)。
❼脳浮腫；浮腫を伴う頻度は、純粋の乏突起膠腫よりも高い。
❽エックス線
　（ⅰ）単純CT；低、または等吸収域。
　（ⅱ）造影CT；純粋の乏突起膠腫よりも高率に増強される。
❾MRI
　（ⅰ）T1強調画像；低～等信号
　（ⅱ）T2強調画像；高信号

2．乏突起・星細胞腫 Oligo-astrocytoma

❶定義
　➡腫瘍性の稀突起膠細胞と星状膠細胞からなるものをいう。
❷頻度；テント上神経膠腫(低異型度)の10～20%
❸名称
　➡従来、乏突起膠腫(oligodendroglioma)の中に入れられていたものであるが、現在はmixed gliomaに分類されている。

❹分類
　　（ⅰ）びまん型(diffuse variant)あるいは混在型(intermingled variant)
　　　　　➡乏突起膠腫と星細胞腫とが互いに混在するものをいう。
　　（ⅱ）密集型(compact variant)あるいは2相型(biphasic variant)
　　　　　➡乏突起膠腫と星細胞腫とが別々の領域をつくりながら増殖するものをいう。
❺好発年齢(平均)；40歳
❻性別；男性に多い(男性：女性＝1.6：1)。
❼症状；けいれんが最も多い。
❽好発部位；前頭葉に最も多く、次いで頭頂葉、側頭葉。
❾エックス線CT
　　（ⅰ）単純CT
　　　　ⓐ等～低吸収域
　　　　ⓑ石灰化を認めることが多い。
　　（ⅱ）造影CT；50～75％に増強効果を認める。
❿MRI
　　（ⅰ）単純MRI
　　　　ⓐT1強調画像；大部分は等信号で、一部低信号。
　　　　ⓑT2強調画像；軽度高信号
　　（ⅱ）造影MRI
　　　　ⓐ約半数に増強効果を認める。
　　　　ⓑ増強効果は比較的弱い。
⓫治療
　　（ⅰ）手術による摘出。
　　（ⅱ）術後、放射線療法。
⓬組織学的所見
　　（ⅰ）乏突起膠腫(oligodendroglioma)と星細胞腫(astrocytoma)の2つの成分からなる。
　　　　　➡一般に、乏突起膠腫に1/4以上の星細胞腫が含まれるものをいう。
　　（ⅱ）乏突起膠腫と星細胞腫の両者がほぼ同様な型が41％、乏突起膠腫優位型；39％、星細胞腫優位型；20％
⓭WHO grade Ⅱ
⓮MIB-1；陽性率は数％以下(脳腫瘍取扱い規約, 2002)。
⓯予後
　　（ⅰ）治療成績は、各純型より悪い。
　　（ⅱ）稀突起膠細胞あるいは星状膠細胞成分の多寡と予後とは相関しない(Shawら, 1994)。
　　（ⅲ）5年生存率；55～60％
　　（ⅳ）生存期間中央値；5.8年
⓰再発例；ほぼ全例に組織像の悪性化*がみられる。

――――――――――――――――――――（チョツト役に立つお話）

*【退形成性乏突起・星細胞腫 Anaplastic oligo-astrocytoma】
①定義
　◇退形成変化を示す乏突起・星細胞腫をいう。すなわち、
　◇乏突起膠腫と星細胞腫の両者、あるいはそのいずれか一方の成分に組織学的に退形成（anaplasia）を伴うものをいう。
②好発年齢；成人
③好発部位；大脳
④組織学的所見
　◇細胞密度の増加。
　◇多くの核分裂像。
　◇核の異型。
　◇微小血管増殖（血管内皮細胞の増殖）
　◇壊死巣
⑤WHO grade III
⑥MIB-1 陽性率；十数％（平均）（脳腫瘍取扱い規約, 2002）
⑦予後
　◇不良
　◇生存期間中央値；1～3 年

3．乏突起・上衣腫 Oligo-ependymoma

❶乏突起膠腫と上衣腫との混在。
❷ほとんどが明細胞上衣腫（clear cell ependymoma）（369 頁）とされている。

❹脈絡叢に発生する腫瘍 Choroid plexus tumors

1．総説

- ❶腫瘍の種類
    - （ⅰ）原発性脳腫瘍
        - ⓐ神経膠腫
        - ⓑ髄膜腫
        - ⓒ脈絡叢乳頭腫(173頁)・脈絡叢癌(382頁)
    - （ⅱ）転移性腫瘍(559頁)
- ❷神経膠腫 Glioma
    - （ⅰ）星細胞腫(astrocytoma)や上衣腫(ependymoma)が多い。
    - （ⅱ）好発年齢；成人に好発。
    - （ⅲ）好発部位；側脳室前角や体部に多い。

2．各腫瘍

1）脳室外脈絡叢乳頭腫 Extraventricular choroid plexus papilloma
(1)概説
- ❶概念；脳室以外の部分より発生する脈絡叢乳頭腫をいう。
- ❷頻度；稀
- ❸発生部位
    - （ⅰ）小脳橋角部(cerebellopontine anlge)
        - ➡最も多く、脳室外脈絡叢乳頭腫の大部分を占める。
    - （ⅱ）鞍上部(suprasellar)
    - （ⅲ）大孔部(foramen magnum)
    - （ⅳ）脳実質内(intraparenchymal)
        - ⓐ前頭葉(frontal lobe)
        - ⓑ小脳半球(cerebellar hemisphere)
- ❹発生機序
    - （ⅰ）正常の脈絡叢部より発生するもの
        - ⓐ小脳橋角部脈絡叢乳頭腫
        - ⓑ大孔部脈絡叢乳頭腫
    - （ⅱ）異所性の遺残脈絡組織より発生するもの
        - ⓐ脳実質内脈絡叢乳頭腫
        - ⓑ鞍上部脈絡叢乳頭腫

（2）小脳橋角部脈絡叢乳頭腫 Choroid plexus papilloma in the cerebello-pontine angle

❶定義・概念
　（ⅰ）正常において、Luschka 孔（第 4 脳室外側口）の外側からくも膜下腔に突出している choroid plexus tuft（脈絡叢）から発生する。
　（ⅱ）第 4 脳室内へ発育せず、脳室外へ発育する。
　　　➡下位脳神経、頸静脈孔や大孔の方へ発育する傾向がある。

> （註）第 4 脳室内脈絡叢乳頭腫が小脳橋角部へ伸展したものは二次性であり、真の脳室外脈絡叢乳頭腫ではない。

❷頻度
　（ⅰ）全原発性頭蓋内腫瘍の 0.5%(Picard ら，1979)
　（ⅱ）全脈絡叢乳頭腫の 2〜9%
　（ⅲ）全小脳橋角部腫瘍の 0.3〜1.2%

❸分類
　➡症状により 4 型に分類(Zhang, 1982)。
　（ⅰ）頭蓋内圧亢進症状のみのタイプ。
　　　➡脳神経麻痺症状は伴わない。
　（ⅱ）早期より、耳鳴、聴力障害が出現し、それに続いて小脳性の運動失調をきたすタイプ。
　　　➡頭蓋内圧亢進症状の出現は末期。
　（ⅲ）小脳性の運動失調で初発し、それに続いて下位脳神経障害が出現するタイプ。
　（ⅳ）初発症状は頭蓋内圧亢進症状で、その後脳神経障害を伴わない小脳症状が出現するタイプ。

❹好発年齢
　➡通常、10〜49 歳に発生する。

❺性別；性差はない。

❻症状
　（ⅰ）脳神経麻痺症状
　　　ⓐ初発症状として最も多い。
　　　ⓑ三叉神経から舌下神経障害（片側）までみられる。
　　　　㋐三叉神経、顔面神経および聴神経の障害が多いが、
　　　　㋑その中では聴力障害が最も多く、ほとんどの症例でみられる。
　　　　　　↳聴神経鞘腫と比べて、乳頭腫では聴力障害の程度は軽い。
　（ⅱ）小脳症状（運動失調 ataxia）
　（ⅲ）頭蓋内圧亢進症状
　　　ⓐ早期より頭蓋内圧亢進症状や水頭症による症状を呈することは少ない。
　　　ⓑ発生機序
　　　　㋐第 4 脳室の閉塞。

　　　　㋦腫瘍による髄液産生能の亢進。
　　（ⅳ）時に、くも膜下出血を生じることがある。
❼椎骨動脈造影
　　➡主たる流入動脈は、前下小脳動脈(anterior inferior cerebellar artery；AICA)。
❽エックス線 CT
　　（ⅰ）単純 CT
　　　　➡低、等、混合、あるいは高吸収域とさまざま。
　　（ⅱ）造影 CT；増強される。
❾MRI
　　（ⅰ）単純 MRI
　　　　ⓐT 1 強調画像；均質な軽度低～等信号。
　　　　ⓑT 2 強調画像；不均質な高信号。
　　（ⅱ）造影 MRI；均質に増強される。
❿鑑別診断(524 頁の表 18)
　　（ⅰ）聴神経鞘腫(acoustic neurinoma)
　　　　ⓐ聴神経鞘腫では、頭部エックス線単純撮影で内耳孔の拡大を認める。
　　　　ⓑMRI 所見
　　（ⅱ）頸静脈小体腫瘍(jugular glomus tumor)(530 頁)
　　　　➡頸静脈小体腫瘍では、頭部エックス線単純撮影で頸静脈孔の拡大を認める。
　　（ⅲ）髄膜腫(meningioma)
　　　　ⓐ髄膜腫では、頭部エックス線単純撮影で周囲の骨の肥厚を認めることがある。
　　　　ⓑMRI 所見
　　（ⅳ）類皮嚢胞および類表皮嚢胞(dermoid and epidermoid cyst)
　　　　ⓐ類皮嚢胞および類表皮嚢胞の特徴的な MRI 所見より鑑別可能。
　　　　ⓑ類皮嚢胞および類表皮嚢胞では、造影剤により増強されない。
⓫外科的治療
　　（ⅰ）手術による摘出。
　　　　➡脳幹や脳神経に強く癒着していることは少なく、摘出可能。
　　（ⅱ）水頭症合併例➡シャント手術

(3)大後頭孔脈絡叢乳頭腫 Choroid plexus papilloma of foramen magnum
❶定義・概念；大槽(小脳延髄槽 cerebellomedullary cistern)に発生する脈絡叢乳頭腫をいう。
❷発生部位；Magendie 孔にある脈絡組織より発生。
❸発生年齢；成人
❹症状・徴候
　　（ⅰ）後頭部痛・項部痛
　　（ⅱ）手の dysesthesia(異常感覚)
　　（ⅲ）頭蓋内圧亢進症状

(4) 鞍上部脈絡叢乳頭腫 Choroid plexus papilloma in suprasellar region
❶定義・概念
　（ⅰ）鞍上部に原発する脈絡叢乳頭腫をいう。
　（ⅱ）播種（seeding）によるものを除く。
　（ⅲ）脳室の脈絡叢と関係をもたずに発生する、脳室外脈絡叢乳頭腫の１つである。
❷頻度；極めて稀。
❸発生機序
　（ⅰ）鞍上部に遺残した脈絡組織より発生するとされている。
　（ⅱ）すなわち、**脳室の脈絡叢に付着していない脈絡叢乳頭腫**の１つである。
❹好発年齢；成人

(5) 小脳内脈絡叢乳頭腫 Intracerebellar choroid plexus papilloma
❶定義・概念
　（ⅰ）小脳内に原発する脈絡叢乳頭腫をいう。
　（ⅱ）通常、第４脳室内の脈絡叢組織と連続性はない。
❷頻度；極めて稀。
❸発生機序
　（ⅰ）小脳半球内に遺残した脈絡叢組織より発生するとされている。
　（ⅱ）すなわち、**脳室の脈絡叢に付着していない、脳室外脈絡叢乳頭腫**の１つである。
❹好発年齢；高齢者（60歳代）に多い。
❺性別；男性に多い。
❻囊胞を形成し、通常、黄色の液を含む。

２）脈絡叢癌 Choroid plexus carcinoma
（原発性悪性脈絡叢乳頭腫 Primary malignant choroid plexus papilloma）
❶定義；脈絡叢から発生する上皮性腫瘍のうち、明らかな異型性を呈するものをいう。
❷頻度（日本脳腫瘍全国集計, vol. 11, 2003）
　（ⅰ）全体
　　ⓐ原発性脳腫瘍の0.1%
　　ⓑ全脈絡叢腫瘍の16.5%
　（ⅱ）小児；小児原発性脳腫瘍の0.4%
❸特徴
　（ⅰ）出血や壊死を伴う。
　（ⅱ）髄腔内播種の傾向が強く、神経管外転移もきたす。
　（ⅲ）上衣細胞を破壊して、側脳室内より大脳半球へ伸展する傾向がある。
　（ⅳ）WHO grade ⅢあるいはⅣ。
❹好発年齢（日本脳腫瘍全国集計, vol. 11, 2003）
　（ⅰ）小児期に多く、約半数を占める（55.2%）。
　　ⓐ0歳にピークがある（17.2%）。

ⓑ1歳が2番目に多い(13.8％)。
　　　ⓒ3歳；10.3％
　（ⅱ）30～34歳も13.8％で、2番目に多い。
　（ⅲ）50～54歳(10.3％)
❺性別(日本脳腫瘍全国集計, vol. 11, 2003)
　（ⅰ）全体；性差はない。
　（ⅱ）小児期；男児に多い(男児：女児＝2.2：1)。
❻好発部位
　（ⅰ）全体；ほとんどが側脳室で、左側に多い。
　（ⅱ）年齢別
　　　ⓐ小児期；圧倒的に側脳室に多く、左側に多い。
　　　ⓑ成人；大部分は第4脳室である。
❼診断基準(McLendonら, 1998)
　（ⅰ）周囲の神経組織への明らかな浸潤、およびその浸潤細胞のびまん性発育。
　（ⅱ）規則正しい乳頭構造の消失(少なくとも浸潤している部位においては)。
　（ⅲ）明らかな悪性像。
❽脳血管造影
　（ⅰ）前脈絡叢動脈が流入動脈で、腫瘍陰影を認める。
　（ⅱ）early venous filling(早期静脈の出現)を認める。
❾エックス線CT
　（ⅰ）単純CT；不均質な等～軽度高吸収域。
　（ⅱ）造影CT；著明に増強される。
❿MRI
　（ⅰ）単純MRI
　　　ⓐT1強調画像；等信号
　　　ⓑT2強調画像；高信号
　（ⅱ）造影MRI；不均質に、著明に増強される。
⓫鑑別疾患
　（ⅰ）papillary ependymoma(乳頭状上衣腫)
　　　ⓐ間質(stroma)はfibrillary neurogliaからなる。
　　　ⓑ線毛(cilia)や細胞内にblepharoplast(phototungustic acid hematoxylin＝PTAH染色で濃染)と呼ばれる小顆粒がみられる。
　（ⅱ）転移癌(脈絡叢への)
　　　ⓐ低分化のときには転移癌を考える(脈絡叢癌は高分化)。
　　　ⓑBerEP 4(抗体の商品名で、上皮細胞マーカー)が陽性なら転移癌の可能性。
　　　ⓒ気管支癌との鑑別➡ムチン染色で陽性。
⓬治療
　（ⅰ）外科的治療(全摘出)
　　　➡術前に、流入動脈の塞栓術(embolization)を行うことがある。

（ⅱ）放射線治療；3歳以降の症例に照射。
　　（ⅲ）化学療法
　　　　ⓐ白金製剤が主体。その他、vincristine、etoposide や cyclophosphamide など。
　　　　ⓑ3歳未満の症例では、放射線治療ではなく化学療法を行う。
⓭病理学的所見
　　（ⅰ）組織学的所見
　　　　ⓐ細胞密度が高く、腫瘍細胞は丈の高い円柱状、あるいは立方状である。
　　　　ⓑ核の異型性が強く、多くの分裂像を認める。
　　　　ⓒ不規則な重層配列を呈し、ところどころで乳頭様構造が消失。
　　　　ⓓ局所壊死を認める。
　　　　ⓔ間質（stroma）は、血管が豊富な結合組織からなる。
　　（ⅱ）悪性の病理学的診断基準
　　　　ⓐ隣接神経組織への浸潤性・破壊性発育。
　　　　ⓑ浸潤細胞はびまん性、かつ境界不鮮明に発育。
　　　　ⓒ乳頭状構造の消失。
⓮免疫組織化学的所見
　　（ⅰ）脈絡叢乳頭腫に比べて、cytokeratin および EMA（epithelial membrane antigen）の陽性率は上昇する。
　　（ⅱ）脈絡叢乳頭腫および glioma に比べて、S-100 protein 陽性率は低下する。
　　（ⅲ）脈絡叢乳頭腫に比べて、transthyretin 陽性率は低下する。
⓯MIB-1 陽性率；7.3～20.5％（平均；13.4％）(Vajtai ら, 1996)
⓰予後
　　（ⅰ）生存期間中央値；19 カ月(Shinoda ら, 1998)
　　（ⅱ）5 年生存率；25～40％
　　（ⅲ）予後良好な因子；ⓐ側脳室発生例、ⓑ全摘出例、ⓒ化学療法施行例(Shinoda ら, 1998)
⓱関連症候群；稀に、Li-Fraumeni 症候群（72 頁）との合併がみられる。

3）脈絡叢への転移性腫瘍 Metastatic choroid plexus tumor
❶頻度；極めて稀。
❷原発巣；肺癌や腎癌（すべて clear cell type）が多い。
❸性別；男性に多い。
❹好発部位
　　（ⅰ）側脳室三角部が最も多い。
　　（ⅱ）その他、側脳室体部や第4脳室。
❺脳血管造影；前・後脈絡叢動脈が栄養動脈で、腫瘍陰影を認める。
❻エックス線 CT
　　（ⅰ）単純 CT；等吸収域、あるいは高吸収域。
　　（ⅱ）造影 CT；均質に増強される。
❼MRI

（ⅰ）単純 MRI
   ⓐT1強調画像；低信号
   ⓑT2強調画像；等信号
（ⅱ）造影 MRI；均質に増強される。

快適空間

★好きなように使ってね！

❺由来不明の神経上皮性腫瘍 Neuroepithelial tumors of uncertain origin

1. 星芽腫 Astroblastoma

❶定義；星細胞系の腫瘍細胞が血管周囲性偽ロゼットをつくって増殖する腫瘍をいう。
❷頻度
　（ⅰ）極めて稀。
　（ⅱ）神経膠腫の 0.45％
❸好発年齢；小児・思春期の若年者に好発。
❹性別；性差はない。
❺好発部位
　（ⅰ）大脳半球に好発。
　（ⅱ）主座は、脳表の皮質や皮質下。
❻脳血管造影
　（ⅰ）典型例➡腫瘍陰影、動静脈短絡や早期静脈（early venous filling）の出現。
　（ⅱ）無血管野を呈することもある。
❼エックス線 CT
　（ⅰ）単純 CT
　　　ⓐ等吸収域のことが多い。
　　　ⓑ腫瘍周囲に、浮腫による低吸収域を伴うことは少ない。
　（ⅱ）造影 CT；均質に、著明に増強される。
❽MRI
　（ⅰ）単純 MRI
　　　ⓐT1強調画像；低信号
　　　ⓑT2強調画像；高信号
　（ⅱ）造影 MRI；均質に、著明に増強される。
❾治療
　（ⅰ）外科的治療
　（ⅱ）放射線治療
　（ⅲ）化学療法；有効性は確立されていない。
❿病理学的所見
　（ⅰ）肉眼的所見
　　　ⓐ発育は遅い。
　　　ⓑ通常、周囲との境界は明瞭。
　　　ⓒ結節状で充実性腫瘍であるが、嚢胞を伴う傾向がある。
　（ⅱ）組織学的所見
　　　ⓐ腫瘍全体に**血管周囲性偽ロゼット**（perivascular pseudorosette；170 頁）を認める。

ⓑ腫瘍細胞は太い突起を血管に向かって伸ばしている。
　　　ⓒ腫瘍内壊死を認めることが多い（70％）。
　　　ⓓ石灰化を伴うことは少ない。
　⓫免疫組織化学的所見；GFAP が陽性。

2．大脳神経膠腫症 Cerebral gliomatosis（Gliomatosis cerebri）

❶定義・概念
　（ⅰ）**明瞭な腫瘤形成がなく**、腫瘍性 glia 細胞が複数の脳葉（時にテント下や脊髄）にびまん性に、解剖学的経路（神経線維）に沿って浸潤する神経膠腫をいう。
　　　　複数の脳葉とは、少なくとも2つ、通常3つの脳葉。
　（ⅱ）すなわち、一側あるいは両側大脳半球の広範な、びまん性、浸潤性の神経膠腫である。
　（ⅲ）病変は連続性。
❷頻度；悪性神経膠腫の 2.9％で（植木ら，1990）、稀。
❸好発年齢；各年齢層に発生するが、40〜50 歳にピークがある。
❹性別；性差はない。
❺好発部位
　（ⅰ）大脳半球白質が最も多い。
　　　　通常、灰白質は保たれる。
　（ⅱ）中脳、橋や基底核も比較的多い。
❻症状
　➡初期は局所症状に乏しく、また頭蓋内圧亢進症状もない（←進行すると発現）。
　（ⅰ）けいれん（てんかん）
　（ⅱ）人格の変化
　（ⅲ）見当識障害
❼エックス線 CT
　（ⅰ）単純 CT
　　　ⓐ軽度低、または等吸収域（びまん性）。
　　　　　明らかな結節状の腫瘍塊を認めない。
　　　ⓑ大脳の腫脹を示す像➡脳溝の消失や脳室の狭小化。
　（ⅱ）造影 CT
　　　ⓐ通常、増強されない。
　　　ⓑ進行期には、増強される。
❽MRI
　（ⅰ）単純 MRI
　　　ⓐＴ1強調画像；軽度低、または等低信号。
　　　ⓑＴ2強調画像
　　　　㋑高信号←主に白質に沿った広汎な連続性の高信号。
　　　　㋺病変の範囲を評価するには、Ｔ1強調画像よりＴ2強調画像の方が優れている。

（ⅱ）造影 MRI
　　　　ⓐ通常、増強されない（あるいは、ごく軽度増強）。
　　　　ⓑ進行期には、増強される。
　　　　ⓒ局所的な増強像と壊死は、膠芽腫への転化である。
❾治療
　　（ⅰ）外科的治療（生検術や部分摘出術）
　　（ⅱ）放射線治療
　　（ⅲ）化学療法（procarbazine や vincristine）
❿病理学的所見
　　（ⅰ）肉眼的所見
　　　　ⓐ大脳白質が腫大している。
　　　　ⓑ通常、基底核、視床、脳梁および前交連が浸潤され、肥厚している。
　　　　ⓒ皮質髄質境界は不鮮明である。
　　　　ⓓ**脳の対称性や解剖学的構築は保たれている**。
　　　　ⓔ明瞭な**腫瘤形成はない**。
　　（ⅱ）組織学的所見
　　　　ⓐ分化の程度がさまざまな星状膠細胞（astrocyte）、稀突起膠細胞（oligodendrocyte）および
　　　　　両者の移行型細胞が混在し、多彩な像を呈する(松谷, 1996)。
　　　　　🔖星細胞腫（astrocytoma）が多い。
　　　　ⓑ双極性の細長い突起をもつ紡錘形細胞がびまん性に増殖している。
　　　　ⓒ脳実質を破壊することなく、有髄神経線維束に沿って拡がる。
　　　　　🔖軸索や神経細胞はほとんど破壊されていないが、ミエリンの崩壊は著明。
⓫WHO grade III
⓬MIB-1 陽性率；6.3～7.6％
⓭予後
　　（ⅰ）生存期間中央値；9.5 カ月で(Vates ら, 2003)、予後は不良。
　　（ⅱ）1 年以内に半数、2 年以内に 70％が死亡(植木ら, 1990)。

❻脳幹部神経膠腫 Brain stem glioma

1．総説

❶定義・概念
　（ⅰ）中脳、橋および延髄の、いわゆる脳幹（brain stem）に原発する神経膠腫をいう。
　（ⅱ）中脳、橋および延髄の glioma には種々のものが含まれるが、臨床的にはすべてを包括した"脳幹部神経膠腫"という診断名が用いられることが多い。

❷頻度
　（ⅰ）全頭蓋内腫瘍の 1.5〜2.4%
　（ⅱ）全小児脳腫瘍の 8〜20%
　（ⅲ）成人の神経膠腫の 2%未満
　（ⅳ）全テント下腫瘍の 20〜30%

❸分類

Ⓐ発生部位による分類	①中脳神経膠腫 ②橋神経膠腫➡最も多い。 ③延髄神経膠腫
Ⓑ発育形式による分類 （Epstein ら，1993）	①びまん性腫瘍（diffuse tumor）；全例が退形成性星細胞腫。 ②延髄限局性腫瘍（focal medullary tumor） 　①低異型度星細胞腫（low grade astrocytoma）が最も多い。 　②腹側や尾側への発育は制限されている。 ③頸髄延髄接合部腫瘍（cervicomedullary tumor）；大多数が低異型度星細胞腫（low grade astrocytoma）。 ④背側髄外腫瘍（dorsal exophytic tumor） 　①背側の第 4 脳室内に発育するもので、低異型度星細胞腫（low grade astrocytoma）が最も多い。 　②円柱状の脳幹の腹側および外側は軟膜に囲まれているが、背側は第 4 脳室の上衣という軟らかい障壁（softer barrier）であるため、背側へ発育し、腹側や尾側への発育は制限される。
ⒸCT 所見による発育分類 （Stroink ら，1986）	① Group Ⅰ 　ⓐ腫瘍は第 4 脳室底から発生し、髄外（exophytic）、すなわち背側の第 4 脳室内に発育する（頻度；小児の脳幹部腫瘍の 22%）。 　ⓑほとんどが、低異型度星細胞腫（low grade astrocytoma）。 　ⓒエックス線 CT 　　①単純 CT；等吸収域、あるいは軽度低吸収域。 　　②造影 CT；増強効果を認める。 ② Group Ⅱ 　ⓐGroup Ⅱ (a) 　　①腫瘍は脳幹内（intrinsic brain-stem tumor）に存在する（頻度；37%）。 　　②エックス線 CT 　　　◆単純 CT；低吸収域 　　　❷造影 CT；増強効果を認めない。 　ⓑGroup Ⅱ (b) 　　①腫瘍は脳幹内（intrinsic）に存在するが、一部、腹側および外側の髄外、すなわち小脳橋角槽や橋前槽へ伸展（頻度；14%）。 　　②エックス線 CT 　　　◆単純 CT；高吸収域 　　　❷造影 CT；小脳橋角槽や橋前槽へ伸展している腫瘍部が増強される。

ⓒ CT所見による発育分類 (Stroinkら, 1986)	③ Group III 　ⓐ腫瘍は嚢胞性で、脳幹内（通常、頸髄延髄接合部 cervicomedullary junction）に局在する（頻度；8%）。 　ⓑエックス線CT 　　①単純CT；低吸収域 　　②造影CT；被膜が増強される（リング状）。 ④ Group IV 　ⓐ腫瘍は脳幹内に局在する（頻度；18%）。 　ⓑエックス線CT 　　①単純CT；等吸収域 　　②造影CT；増強効果を認める。

❹腫瘍の種類

　（ⅰ）半数は、星細胞腫（astrocytoma）。

　（ⅱ）半数が、悪性神経膠腫（退形成性星細胞腫と膠芽腫）。

❺好発年齢

　（ⅰ）**小児期に多い**（60〜70%）。

　　　ⓐ5〜10歳が最も多い。

　　　ⓑ1歳未満は稀。

　（ⅱ）成人にもみられる。

　　　　➡40歳代にピークがある。

❻性別；「性差はない」との報告が多いが、「男性に多い」との報告もある。

❼好発部位

　（ⅰ）**橋（特に、被蓋部）に最も多く発生する**。

　　　ⓐ小児では70%以上、成人では50%以上が橋（pons）に発生する。

　　　ⓑ19歳未満の小児・若年者例では、腹側の橋前槽の方へ髄外発育することが多い(Barkovichら, 1990-1991)。

　（ⅱ）以下、中脳＞延髄。

❽発育・伸展形式

　（ⅰ）脳幹実質内（intrinsic）の浸潤性発育が主。

　　　　➡小児では、びまん性実質内（diffuse intrinsic）のものが最もよくみられる。

　（ⅱ）一般に、腫瘍は中脳、橋や延髄の局所に留まることが多く、中脳から延髄まで脳幹を縦断するものは極めて稀。すなわち、

　　　ⓐ中脳・橋には横橋線維（transverse pontine fiber）や上小脳脚

　　　ⓑ橋・延髄には橋小脳路（pontocerebellar tract）

　　　ⓒ延髄・頸髄には錐体交叉や内側毛帯

　　などの脳幹を横断する伝導路の**障壁**（barrier）があるため、上下への伸展が困難。

　（ⅲ）低異型度病変（low grade lesion）は、頸髄・延髄や橋・延髄レベルにおける伝導路や軟膜の**解剖学的障壁**（anatomical barrier）*により、その発育は制限される。悪性病変は、これらの解剖学的障壁を突破する。

　（ⅳ）時に（10〜20%）、脳幹背側より第4脳室内へ髄外発育するタイプがある。

　　　ⓐ延髄内に発生する良性腫瘍は、吻側は pontomedullary barrier（橋延髄障壁）、尾側は cervicomedullary barrier（頸髄延髄障壁）があるため、最も抵抗の弱い方向、すなわち第

④脳室底の方へ拡がり、**背側髄外型（dorsally exophytic)**となることが多い。
⑥第4脳室底の上衣下(subependymal)から発生する腫瘍は、延髄内腫瘍より早期に背側髄外型(dorsally exophytic)となる。

―――――――――――――――――――――――（チョット役に立つお話）―

*【解剖学的障壁 Anatomical barrier(Epsteinら, 1993)】
①頸髄・延髄接合部(cervicomedullary junction)における解剖学的障壁
　　①錐体交叉(pyramidal decussation)
　　②内弓状線維(internal arcuate fiber)
　　③内側毛帯(medial lemniscus)
　　④下オリーブ核複合体からの遠心線維(efferent fiber from inferior olivary complex)
　➡cervicomedullary barrier(頸髄延髄部障壁)のため、頸髄延髄部腫瘍(cervicomedullary tumor)は、抵抗の弱い門（obex)の方へ発育し、obexのところで第4脳室内へ穿破する。
②橋・延髄接合部(pontomedullary junction)における解剖学的障壁
　　①橋小脳路(pontocerebellar tract；橋核から対側の中小脳脚へ横断する線維)
　　②台形体(trapezoid body)

❾初発症状
（ⅰ）全体
　　ⓐ歩行障害(←片麻痺や小脳症状による)が最も多い。
　　ⓑそれに続いて、嚥下困難や嘔吐を伴う頭痛、複視や構語障害。
（ⅱ）年齢別
　　ⓐ小児；歩行障害と複視が最も多い。
　　ⓑ成人(White, 1963)
　　　㋐歩行障害が最も多い(77%)。
　　　㋑次いで、複視(70%)。
　　　㋒以下、上下肢の運動麻痺(59%)＞頭痛(52%)＞構語障害(48%)。
　　　　㋓運動麻痺は、小児より成人に認められることが多い。
（ⅲ）初発脳神経麻痺(小林ら, 1975)
　　ⓐ外転神経麻痺が最も多い。
　　ⓑ以下、顔面神経麻痺＞舌咽・迷走神経麻痺。

❿症状

（ⅰ）全体

自覚症状	①複視 ②嘔吐 　ⓐ頭痛なしに、噴出性嘔吐(projectile vomiting)の型をとる。 　ⓑ頭蓋内圧亢進症状を伴わない。 　ⓒ機序；嘔吐中枢や迷走神経核の障害など。 ③失調性歩行 ④嚥下障害 ⑤鼻声 ⑥頭痛➡嘔気・嘔吐を伴わない。
他覚症状	①脳神経麻痺症状(90～100%) 　➡外転神経を除いて、早期に両側性障害がみられることは非常に少ない。 　ⓐ顔面神経麻痺が最も多い。 　　①顔が無表情・・・・・・・・・特徴的所見 　　②末梢性が多いが、中枢性のこともある。 　ⓑ以下、外転神経麻痺＞舌咽・迷走神経麻痺＞三叉神経障害。 　ⓒ三叉神経障害 　　➡感覚障害が運動障害に比べ、初期より高頻度にみられる。 　ⓓ最初の脳神経麻痺より次の脳神経麻痺をきたすまでの期間➡ほとんどが(70%)1カ月以内。 ②錐体路症状(90～95%) 　ⓐ両側性の頻度；35～40% 　ⓑ脳神経麻痺初発時に他側の運動麻痺を認める(→交叉性片麻痺)頻度は、70% ③小脳症状(70%)；一部は錐体路症状で、一部は小脳症状。 ④排尿障害(排尿困難) 　➡排尿しようとしても放尿まで時間のかかるタイプが多い。 ⑤頭蓋内圧亢進症状は初期には少なく、末期の症状。 　ⓐ出現頻度；20～35% 　　➡悪性神経膠腫では、その出現頻度は高くなる。 　ⓑ中脳に発生したものでは早期より出現する。

（ⅱ）年齢別

　ⓐ小児

　　㋐外転神経麻痺(→複視)および末梢性の顔面神経麻痺。

　　㋑小脳症状

　　㋒錐体路症状

　ⓑ成人

　　㋐主要症状(Guillamoら, 2001)

　　　①歩行障害が61%と最も多い。

　　　②以下、頭痛(44%)＞上下肢の運動障害(42%)＞複視(40%)＞嚥下障害(15%)。

　　㋑入院時の脳神経障害(White, 1963)

　　　①顔面神経障害が最も多い(77%)。

　　　　➡上位運動ニューロンと下位運動ニューロンとが障害される頻度は同じ。

　　　②次いで、三叉神経知覚枝の障害(57%)。

　　　③以下、舌咽神経障害(←両側性が多い)(52%)＞迷走神経障害(←両側性が多い)(48%)＞聴神経障害(蝸牛神経障害が多い)＝外転神経障害(各46%)

（ⅲ）部位別症状

　　　　ⓐ中脳
　　　　　㋐注視麻痺、精神症状と錐体路症状が主症状。
　　　　　㋑うっ血乳頭（約半数は早期より出現）
　　　　　㋒中脳背側部（中脳視蓋部）
　　　　　　　①初発症状；水頭症や頭蓋内圧亢進症状（中脳水道狭窄による）。
　　　　　　　②症状；眼球運動障害や瞳孔異常。
　　　　ⓑ橋
　　　　　㋐脳神経症状
　　　　　㋑錐体路症状
　　　　　㋒運動失調
　　　　ⓒ延髄
　　　　　㋐下位脳神経症状
　　　　　㋑嚥下障害
　　　　　㋒錐体路症状（上下肢の運動麻痺）
　　　　　㋓呼吸障害
❶発生部位
　（ⅰ）全体
　　　ⓐ橋に最も多い。
　　　ⓑ以下、延髄、中脳の順。
　　　ⓒ左側に多い(Tokurikiら，1986)。
　（ⅱ）年齢別
　　　ⓐ小児；橋に限局していることが最も多い。
　　　ⓑ成人(Tokurikiら，1986)
　　　　㋐中脳から延髄まで広く存在していることが多い。
　　　　㋑次いで、主として、腫瘍が延髄に存在（30％）。
　　　　㋒主として、中脳に存在（10％）。
⓬椎骨動脈造影（側面像）
　（ⅰ）橋の髄内腫瘍では、脳底動脈は前方に凸、すなわち斜台の方へ弧状に伸展圧排される。
　（ⅱ）髄内より腹側の髄外へ伸展（intrinsic exophytic）している橋腫瘍では、側面像で前橋・中脳静脈（anterior pontomesencephalic vein）が脳底動脈より前方に偏位している。
⓭エックス線 CT
　（ⅰ）単純 CT
　　　ⓐ所見
　　　　㋐低吸収域を示すものが最も多い。
　　　　㋑次いで、等吸収域。
　　　ⓑ等吸収域を示すものは比較的良性、**低**、あるいは**高吸収域を呈するものは悪性度が強い**
　　　　　(根来ら，1980)。

(ⅱ)造影 CT
ⓐ **2/3 の症例は増強されず、1/3 に増強効果を認める。**
➡増強される場合は、リング状が多い。
ⓑ増強効果は悪性（退形成 anaplastic）変化を示す指標で、予後不良(根来ら、1980)。

❹MRI
➡矢状断像が有用。
（ⅰ）所見
ⓐ単純 MRI
㋐T1強調画像；通常、低信号。
㋑T2強調画像；高信号
ⓑ造影 MRI
㋐60％の症例は増強されない。
㋑増強される場合には、リング状あるいは斑点状（patchy）。
（ⅱ）悪性例では、半数に**髄腔内播種****の所見がみられる。

―――――――――――――――――――（チョット役に立つお話）―

【髄腔内播種**(市川ら、1992；Guillamoら、2001)】
①小児例で高頻度にみられるとされているが、成人例では 13％
➡成人例の死亡原因の 1/4 を占める。
②組織診断の得られたすべてが悪性度の高い星細胞腫（astrocytoma）。
③発生部位➡大部分（67％）が橋原発である。
④伸展形式➡exophytic な発育例に多い。
⑤脊髄への播種が大多数である。

❺診断
（ⅰ）症状➡脳神経麻痺症状、錐体路症状および小脳症状。
（ⅱ）画像➡MRI 所見
❻治療方針および治療
（ⅰ）原則は放射線治療。
ⓐ一時的な軽快が 60～80％の症例にみられるが、効果の持続は 6 カ月と短い。
ⓑ再照射は、一般に無効。
（ⅱ）外科的治療
ⓐ部位的に、手術による摘出は困難である。
ⓑ背側髄外（dorsal exophytic）に伸展するものでは、手術による摘出可能。
➡再発例でも再手術し、術後放射線治療。
ⓒfocal（局所型）および cervicomedullary tumor（頸髄・延髄接合部型）は、摘出可能。
ⓓ水頭症例➡シャント術（shunt operation）
（ⅲ）化学的治療；有効ではなく、成績は放射線治療単独と差はない。

❶病理学的所見
　(ⅰ)肉眼的所見
　　ⓐ不均一な腫瘍である。
　　　㋐頸髄延髄接合部(cervicomedullary junction)や中脳発生例、および背側髄外(dorsal exophytic)伸展型では、一般に組織学的に良性。
　　　㋑延髄では膠芽腫(100％)(黒岩, 2002)。
　　ⓑ橋は腫瘍により正常の2〜3.5倍に腫大。
　　ⓒ嚢胞や石灰化形成は稀。
　(ⅱ)組織学的所見
　　ⓐ星細胞腫のことが多い(60〜80％)。
　　　➡通常、原線維性星細胞腫(fibrillary astrocytoma)で浸潤性。
　　ⓑ毛様細胞性星細胞腫(pilocytic astrocytoma)の群は、背側髄外(dorsal exophytic)伸展型である予後良好群の大部分を占める。
　　ⓒ延髄では膠芽腫。
❶予後

Ⓐ全体	①一般に不良。 　ⓐ生存期間中央値；4〜15カ月 　ⓑ診断後2年以内に死亡する例が多い。 ②背側髄外(第4脳室内)伸展例で亜全摘できれば、長期生存が期待できる。 ③成人例では、小児例に比べて良好。 　ⓐ小児例 　　➡2歳未満の小児、脳神経麻痺および長経路症状の存在する症例は不良。 　　①生存期間中央値；9〜15カ月(約1年)。 　　②生存率(Kaplanら, 1996) 　　　❶1年生存率；37％ 　　　❷2年生存率；20％ 　　　❸3年生存率；13％ 　ⓑ成人例 　　①生存期間中央値；4.5〜5.4年 　　②5年生存率；45％
ⒷCT分類と予後との関係 (Stroinkら, 1986)	①Group Ⅰ 　ⓐ予後は良好(平均追跡期間4.5年の間、ほとんどが生存)。 　ⓑ組織型は、ほとんどが低異型度星細胞腫。 ②Group Ⅱ 　➡予後は不良で、組織型は悪性の星細胞腫や膠芽腫。 　ⓐGroup Ⅱ(a)の平均生存期間；6.2カ月。 　ⓑGroup Ⅱ(b)の平均生存期間は12カ月で、診断後23カ月以内に死亡。 ③Group Ⅲ 　ⓐ不良で、平均生存期間は11.5カ月。 　ⓑ組織型は、半数は高異型度神経膠腫(high grade glioma)。 ④Group Ⅳ 　ⓐ比較的良好(平均追跡期間2.3年の間、78％が生存)。 　ⓑ組織型は、低異型度星細胞腫が多い。
Ⓒ発生部位、発育形式と 　　予後との関係	①発生部位と予後(19歳未満の小児・若年者例) 　(Barkovichら, 1990-1991) 　ⓐ延髄発生例；半数は、2年以内に死亡。 　ⓑ橋発生例；80％は、生存期間が2年未満。 　ⓒ中脳発生例；長期に生存(約3年間で死亡例なし)。 ②発育形式と予後(Epsteinら, 1993) 　➡cervicomedullary(頸髄延髄接合部型)、dorsally exophytic(背側髄外型)、およびfocal(局所型)なものは予後良好。

⓳予後因子
　（ⅰ）小児例の予後良好な因子
　　　ⓐ症状の持続期間が長い症例。
　　　ⓑ後方に髄外（posterior exophytic）発育している例や限局例。
　　　　➡限局性の5年生存率は85％（これに対して、びまん性の5年生存率は20％）
　　　ⓒneurofibromatosis type 1の脳幹部神経膠腫***。
　　　ⓓ単純エックス線CTで石灰化を認める症例。
　　　ⓔ組織学的に低異型度の症例（特に、毛様細胞性星細胞腫 pilocytic astrocytoma）。
　（ⅱ）小児例の予後不良因子(Albrightら，1986)
　　　ⓐ単純エックス線CTで低吸収域を呈するもの。
　　　ⓑ脳幹全体に広く浸潤しているもの。
　　　ⓒ組織学的に悪性のもの。
　（ⅲ）成人例の予後良好な因子(Guillamoら，2001)
　　　ⓐ発症年齢が40歳未満。
　　　ⓑKarnofsky's performance status(124頁)が70以上。
　　　ⓒ症状の持続期間が3カ月以上。
　　　ⓓMRI所見
　　　　㋐壊死像を認めない。
　　　　㋑増強効果を認めない。
　　　ⓔ組織学的に低異型度の症例。

───────────────────────────（チョット役に立つお話）─
***【神経線維腫症1型に伴う脳幹部神経膠腫 Brainstem glioma with neurofi-
bromatosis type 1(Guillamoら，2001)】
①神経線維腫症1型（neurofibromatosis type 1；543頁）に伴う最も頻度の高い中枢
　神経系腫瘍は視路の神経膠腫であるが、次いで多いのが脳幹部神経膠腫である。
②大部分の症例は無症状で、臨床的に進行しない。

2．小児の脳幹部神経膠腫と成人の脳幹部神経膠腫

1）小児例(Guillamoら，2001；Guillamoら，2001)
　　➡主に3つのタイプに分類される（表2）。
❶びまん性脳幹内神経膠腫（diffuse intrinsic brain stem gliomas）
　（ⅰ）最も多いタイプ。
　（ⅱ）症状；失調、長経路徴候（long tract sign）および脳神経麻痺の3徴候。
　（ⅲ）しばしば小脳脚や延髄へ浸潤する。
　（ⅳ）造影MRI；軽度に増強される。
　（ⅴ）生検された症例の組織所見は、悪性型が多い。

(ⅵ)予後は不良で、生存期間中央値は１年。
❷後方髄外型神経膠腫、頸髄・延髄部神経膠腫やその他の限局性脳幹部神経膠腫（posterior exophytic gliomas、cervicomedullary gliomas、and other focal brainstem gliomas）
➡4つの特徴がある。すなわち
（ⅰ）症状の持続期間が長い。
（ⅱ）組織学的所見は低異型度で、大部分は毛様細胞性星細胞腫（pilocytic astrocytoma）。
（ⅲ）多くの症例で外科的に摘出できる。
（ⅳ）予後は良好（長期に生存）。
❸中脳蓋限局性神経膠腫（focal tectal gliomas）
（ⅰ）稀である。
（ⅱ）臨床症状；しばしば水頭症や頭蓋内圧亢進症状に限られている。
（ⅲ）MRI；通常、造影剤により増強されない。
（ⅳ）予後は良好。

表 2．小児の脳幹部神経膠腫の分類とその特徴（Guillamoら，2001より引用・翻訳）

	Diffuse intrinsic gliomas（びまん性脳幹内神経膠腫）	Posterior exophytic/Cervicomedullary gliomas（後方髄外/頸髄・延髄部神経膠腫）	Focal tectal gliomas（中脳蓋限局性神経膠腫）
Frequency（頻度）	80%	10〜15%	5%
Age of onset（発症年齢）	5〜10 years	Variable（さまざま）	Variable（さまざま）
Duration of symptoms（症状の持続期間）	<2 months	>2 months	>2 months
Clinical presentation（臨床症状）	Ataxia, long tract signs, cranial nerve deficits（失調、長経路徴候、脳神経障害）	Headache and vomiting, swallowing problems, weakness of limbs（頭痛と嘔吐、嚥下障害、肢運動麻痺）	Increased intracranial pressure, headache and vomiting（頭蓋内圧亢進、頭痛と嘔吐）
Location（発生部位）	Pons（橋）	Floor of the fourth ventricle or cervicomedullary（第4脳室底あるいは頸髄延髄部）	Tectal plate（中脳蓋）
MRI features（MRI像）	Diffuse, prepontine extension（びまん性、橋前部へ伸展）	Focal, posterior exophytic extension, contrast enhancement（限局性、後方の髄外へ伸展、増強される）	Focal, hydrocephalus（限局性、水頭症）
Histology（組織所見）	Diffuse astrocytoma（びまん性星細胞腫）	Pilocytic astrocytoma（毛様細胞性星細胞腫）	Low-grade glioma（低異型度神経膠腫）
Treatment（治療）	Radiotherapy（放射線治療）	Surgery（外科的治療）	CSF shunt and follow-up（髄液シャントと経過観察）
Median survival（生存期間中央値）	1 year	>5 years	>7 years

2）成人例
(1)概説
- ❶好発年齢；30〜40歳代に多い。
- ❷発生部位(Tokurikiら，1986)
    - （ⅰ）中脳から延髄まで広く存在している例が多い。
    - （ⅱ）次いで、腫瘍が主として延髄に存在(30%)。
    - （ⅲ）中脳に主として存在(10%)。
- ❸組織学的所見
    - ➡星細胞腫と悪性グリオーマとがほぼ同数(小児例と同様)。
- ❹予後
    - （ⅰ）生存期間中央値(放射線治療)；小児例より良好で、54カ月。
    - （ⅱ）2年生存率；57%
    - （ⅲ）5年生存率；45%

(2)成人によくみられるタイプとその特徴(Guillamoら，2001；Guillamoら，2001)（表3）
- ❶びまん性脳幹内低異型度神経膠腫(diffuse intrinsic low-grade glioma)
    - （ⅰ）最も多くみられるタイプ。
    - （ⅱ）通常、若年者に発症。
    - （ⅲ）MRI所見
        - ⓐ脳幹がびまん性に腫大している。
            - ➡主座は、橋あるいは延髄。
        - ⓑ増強効果を認めない。
    - （ⅳ）放射線治療が効果的である。
    - （ⅴ）生検された症例の組織所見は、良性型が多い。
    - （ⅵ）予後
        - ⓐ小児例のびまん性脳幹内神経膠腫よりも予後はよく、生存期間は長い。
            - ➡テント上の低異型度神経膠腫(low-grade supratentorial glioma)の生存期間と類似。
        - ⓑ死亡の原因は、悪性変化(anaplastic tranformation)による。
- ❷悪性の脳幹内神経膠腫(malignant brainstem glioma)
    - （ⅰ）びまん性脳幹内低異型度神経膠腫に次いで多い。
    - （ⅱ）発症年齢；通常、40歳以降。
    - （ⅲ）臨床症状：急速に発症する脳神経麻痺と長経路徴候(long tract sign)。
    - （ⅳ）MRI所見
        - ⓐ壊死を認める。
        - ⓑしばしば、リング状に増強される。
    - （ⅴ）治療抵抗性で、予後は不良。
        - ➡生存期間は、成人のテント上の膠芽腫と同様。
- ❸中脳蓋限局性神経膠腫(focal tectal glioma)
    - （ⅰ）頻度；8%と低い。

（ⅱ）若年者に多い。
（ⅲ）水頭症で発見されることが多く、経過は緩慢。
（ⅳ）予後は良好で、生存期間中央値は10年以上。
❹その他（other tumor）
（ⅰ）3つのどのタイプにも属さないもので、15％に認められる。
（ⅱ）非典型的な広範な石灰化を呈する乏突起膠腫（oligodendroglioma）、神経線維腫症1型（neurofibromatosis type 1）や増強効果を認める背側（後方）髄外型神経膠腫（dorsal exophytic glioma）など。

表 3. 成人の脳幹神経膠腫の分類とその特徴（Guillamo ら，2001 より引用・翻訳）

	Low-grade diffuse intrinsic gliomas（低異型度びまん性脳幹神経膠腫）	Malignant intrinsic gliomas（悪性脳幹内神経膠腫）
Frequency（頻度）	46％	31％
Age of onset（発症年齢）	20〜30 years	>40 years
Duration of symptoms（症状の持続期間）	>3 months	<3 months
Clinical presentation（臨床症状）	Facial palsy, diplopia, ataxia（顔面麻痺、複視、失調）	Dependent on location（発生部位による）
Location（発生部位）	Pons/medulla（橋／延髄）	Variable（さまざま）
MRI features（MRI 像）	Diffuse, without contrast enhancement（びまん性、増強されない）	Enhancing mass often with central necrosis（増強され、しばしば中央部に壊死を伴う）
Histology（組織所見）	Low-grade（Ⅱ）（低異型度）	High grade（Ⅲ，Ⅳ）（高異型度）
Treatment（治療）	Radiotherapy（放射線治療）	Radiotherapy（放射線治療）
Median survival（生存期間中央値）	7 years	1 year

3. 各部位の特徴

1）頸髄・延髄の神経膠腫 Cervicomedullary glioma

❶好発年齢；橋 glioma に比べると成人（青年期）発症が多い。
❷症状
（ⅰ）後頭部痛
（ⅱ）失調（spinocerebellar tract の障害による）
（ⅲ）末梢性の筋力低下；多くみられる。
（ⅳ）下位脳神経麻痺；それほど多くない（50％以下）。
❸組織学的所見；星細胞腫が多い。
❹治療；囊胞を有する例では、手術可能。

2）橋の神経膠腫 Pontine glioma

❶頻度

（ⅰ）原発性脳腫瘍の1%以下。

（ⅱ）小児脳腫瘍の5〜15%

❷好発年齢(日本脳腫瘍全国集計(vol. 11, 2003))

（ⅰ）**14歳以下の小児に多い**(42.2%)。

　　➡5〜9歳にピークがある(27.4%)。

（ⅱ）成人にもみられる。

　　➡15〜39歳；31.2%

❸性別；性差はない(日本脳腫瘍全国集計(vol. 11, 2003))。

❹腹側の橋前槽の方へ髄外発育することが多い(19歳未満の症例)(Barkovichら, 1990-1991)。

❺腫瘍の種類；大多数は星細胞腫。

❻エックス線CT

（ⅰ）単純CT(図3-A)；低吸収域が多い。

（ⅱ）造影CT

　　ⓐ増強されないことが多い(図3-B)。

　　ⓑ増強される場合は悪性。

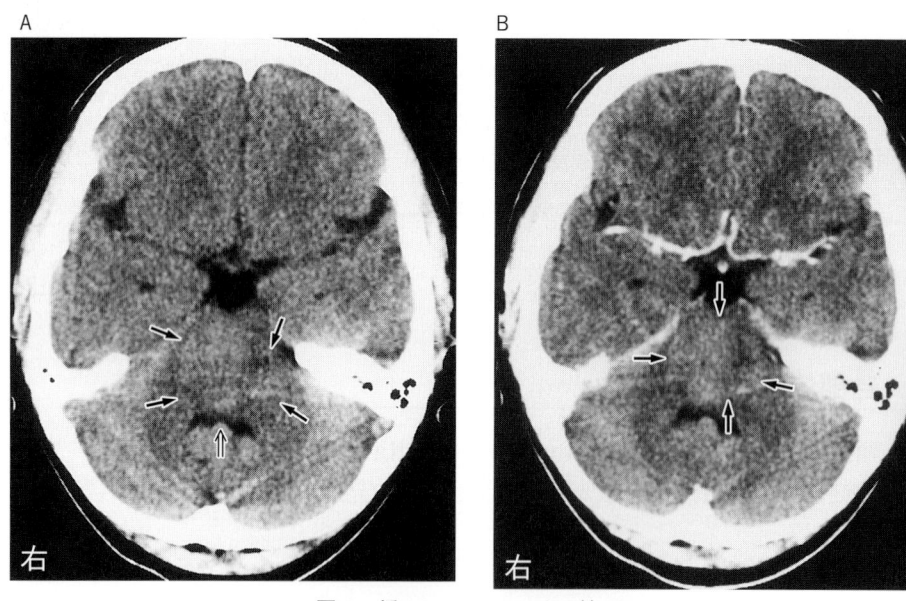

図3．橋gliomaのエックス線CT

A（単純CT）；橋は腫大し(→)、第4脳室は後方へ偏位(⇒)している。
B（造影CT）；単純CTで等吸収域の橋腫大部は、増強されない(→)。

❼MRI

（ⅰ）単純MRI

　　ⓐT1強調画像；通常、低信号(図4-A)。

　　ⓑT2強調画像；高信号

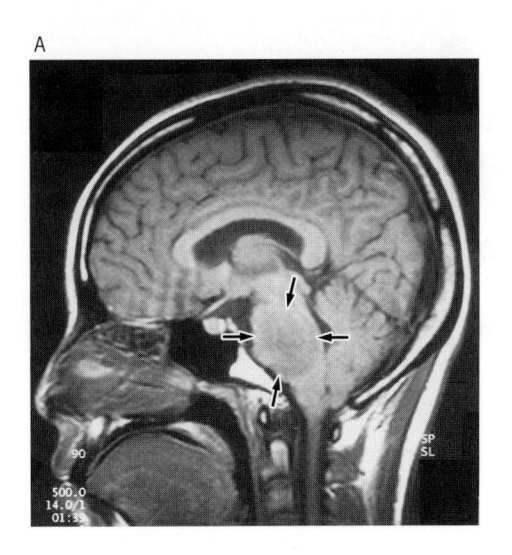

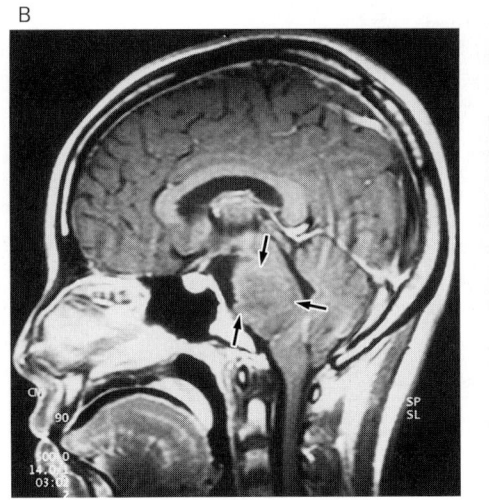

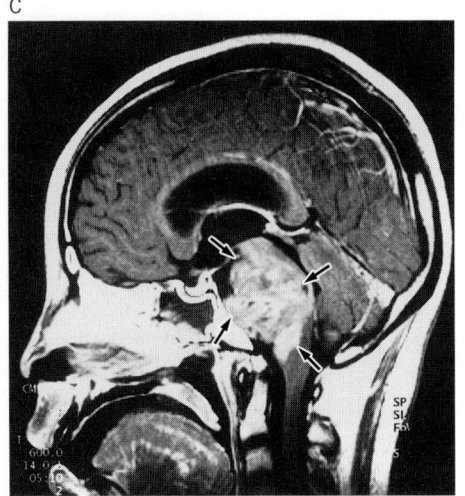

図 4. 橋 glioma の MRI 矢状断像

A（単純 MRI）；T1 強調画像で、橋に低信号域を認める（→）。
B、C（造影 MRI）；B では増強効果を認めないが（→）、経過中に（C）腫瘤部は増強されるようになった（→）。

　（ⅱ）造影 MRI（図 4-B、C）；増強されないことが多い。
❽予後
　➡不良
　（ⅰ）外科的治療による本邦の5年累計生存率（日本脳腫瘍全国集計，vol.11, 2003）
　　　ⓐ全摘出例；50.0％（←著者註；症例数が2例と非常に少ないことによる）
　　　ⓑ95％摘出例；84.6％
　　　ⓒ75％摘出例；44.1％
　　　ⓓ50％摘出例；14.8％
　（ⅱ）放射線治療の有無による本邦の5年累計生存率（日本脳腫瘍全国集計，vol.11, 2003）
　　　ⓐ非照射群；34.5％

ⓑ照射群；17.4%

3）中脳蓋グリオーマ Tectal glioma
❶頻度；5～8%と稀。
❷初発症状
　（ⅰ）中脳水道狭窄による頭蓋内圧亢進症状がほとんど。
　（ⅱ）中脳蓋（tectum）あるいはその近傍の脱落症状は呈さない。
❸好発年齢；小児期（5～15歳）に多い。
❹MRI（図5）
　（ⅰ）矢状断が有用。
　（ⅱ）T2強調画像；高信号

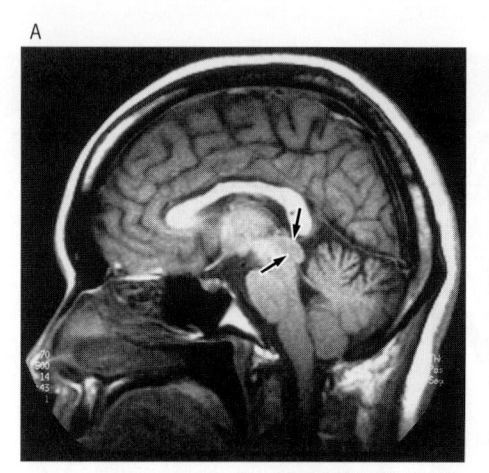

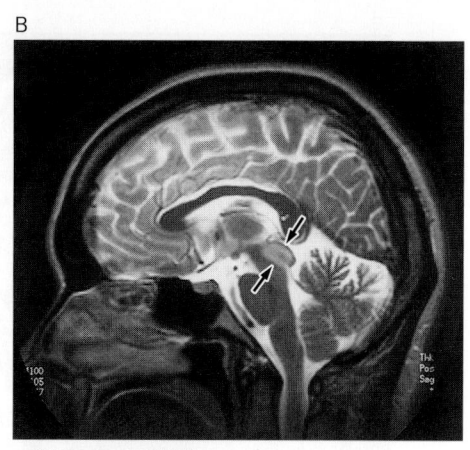

図5．中脳蓋グリオーマの単純MRI矢状断像
A（T1強調画像）；中脳蓋に等信号域を認める（→）。
B（T2強調画像）；中脳蓋に等～軽度高吸域を認める（→）。

❺治療
　（ⅰ）経過観察が原則。
　（ⅱ）経過観察により増大する症例では、手術による摘出。あるいは放射線治療。
　（ⅲ）水頭症例では、シャント術。
❻組織学的所見
　➡中脳蓋限局例では、ほとんどが低異型度星細胞腫（low grade astrocytoma）。
❼予後；良好

❼ 胎児性腫瘍 Embryonal tumors

1．髄芽腫の亜型 Variants of medulloblastoma

1）線維形成性髄芽腫 Desmoplastic medulloblastoma
❶定義・概念
（ⅰ）髄芽腫の中で結合組織（膠原線維 collagen fiber）に富んだ組織型のものをいう。
（ⅱ）早期より髄膜への顕著な局所浸潤と、種々の程度の網状線維形成が特徴。
❷好発年齢；思春期から青年に多い（平均年齢；17歳）。
❸好発部位
➡小脳半球外側部に多い（70％）。
☞古典的髄芽腫では、外側に発生する頻度は13％
❹エックス線CT
（ⅰ）単純CT
ⓐ均質な高吸収域のことが多い（60％）。
ⓑ高吸収域と等吸収域の両方の部分をもった不均質なもの（30％）。
ⓒ等吸収域（14％）
（ⅱ）造影CT；均質に、軽度増強される（60％）。
❺MRI
（ⅰ）単純MRI
ⓐT1強調画像；低信号
ⓑT2強調画像；さまざまな信号強度を呈するが、等信号が多い。
（ⅱ）造影MRI；不均質に増強される。
❻予後；通常の髄芽腫と差はない。
❼神経管外転移；「多い」という報告と、「否定する」報告とがある。

2）髄芽筋芽腫 Medullomyoblastoma
❶概念；髄芽腫の中に横紋筋や平滑筋組織を認めるものをいう。
❷頻度；極めて稀。
❸好発年齢；1～10歳の小児に好発。
❹性別；男児に多い。
❺好発部位；ほとんどが小脳虫部や第4脳室。
❻症状
（ⅰ）頭蓋内圧亢進症状
（ⅱ）小脳失調
❼造影CT；不均質に増強。
❽MRI
（ⅰ）単純MRI

　　　　ⓐT1強調画像；等信号
　　　　ⓑT2強調画像；高信号
　　（ⅱ）造影MRI；不均質に増強。
　❾組織学的所見
　　➡髄芽腫に類似する小型類円形細胞のびまん性増殖の中に、種々の成熟段階を示す平滑筋細胞や横紋筋細胞が混在している。
　❿予後；不良で、多くが15カ月以内に死亡する。

3）メラニン性髄芽腫 Melanotic medulloblastoma
　❶定義・概念
　　（ⅰ）melanin（黒色素）を産生する上皮様形態の細胞を含む髄芽腫をいう。
　　（ⅱ）極めて悪性。
　❷頻度；極めて稀。
　❸好発年齢；小児（10歳以下）で、2.5～8歳。
　❹性別；男児に圧倒的に多い。
　❺好発部位
　　➡小脳虫部に原発し、髄膜に広範に浸潤する傾向がある。
　❻治療；外科的治療（手術による摘出）、放射線治療および化学療法。
　❼組織学的所見
　　（ⅰ）desmoplastic medulloblastoma（**線維形成性髄芽腫**）の像を呈することが**多い**（70％）。
　　　➡古典的髄芽腫（classic medulloblastoma）の像を呈する頻度は30％(Sharma ら, 2002)
　　（ⅱ）髄芽腫と区別できない腫瘍細胞を主体とした部分（→色素をもたない未分化な部分）と、色素細胞の管状、乳頭状形成部分の2つの像よりなる。
　　（ⅲ）核はクロマチンに富み、形は不規則である。
　❽免疫組織化学的所見
　　（ⅰ）S-100 protein；陽性
　　（ⅱ）HMB-45；陽性
　　　☞HMB-45はmelanomaのマーカー。
　❾MIB-1陽性率；13.3％(Sharma ら, 2002)
　❿髄腔内播種や転移を、大多数に認める。
　⓫生存期間；2カ月～2.5年

2．橋の原始神経外胚葉性腫瘍
Primitive neuroectodermal tumor（PNET）in pons

❶稀
❷MRI
　（ⅰ）単純MRI
　　ⓐT1強調画像；低信号

　　　　ⓒT 2 強調画像：高信号
　　（ⅱ）造影 MRI；増強効果はほとんどみられない。
❸病理学的所見
　　（ⅰ）境界明瞭な円形で、結節状の腫瘍。
　　（ⅱ）極めて悪性。
❹予後；不良

3．上衣芽腫 Ependymoblastoma

❶定義；胎生期神経管を覆う細胞が上衣細胞（ependymal cell）への分化を獲得する時期に腫瘍化したものをいう。
❷退形成性上衣腫（anaplastic ependymoma）と一線を画する。
❸特徴
　　（ⅰ）髄膜浸潤をきたしやすい。
　　（ⅱ）髄腔内播種を高頻度にきたす。
❹好発年齢
　　（ⅰ）5 歳以下の小児に最も多い。
　　（ⅱ）年齢（中央値）；2 歳
❺性別；男児に多い（男児：女児＝1.4：1）。
❻好発部位
　　（ⅰ）テント上に好発する。
　　（ⅱ）脳室壁とは無関係のことが多い。
❼症状
　　（ⅰ）頭蓋内圧亢進症状
　　（ⅱ）歩行障害
❽鑑別診断
　　［退形成性上衣腫 Anaplastic ependymoma との鑑別（平戸, 2002）］
　　（ⅰ）血管周囲性偽ロゼットが主体。
　　（ⅱ）真性ロゼットは出現するが、構成する細胞は一層のことが多く、多層化は示さない。
❾組織学的所見
　　（ⅰ）真性ロゼット（true rosette）が診断の決め手。
　　　　➡核の重層化を示す真性ロゼットが特徴。
　　（ⅱ）腫瘍細胞の核は大きく、細胞質が乏しい。
　　（ⅲ）無核帯をもつ血管周囲性偽ロゼットはみられない。
　　　　　細胞質突起の発達が悪いため。
　　（ⅳ）核分裂像
❿予後
　　（ⅰ）2 年以上の生存例は少ない。
　　（ⅱ）生存期間（中央値）；1 年

4．髄上皮腫 Medulloepithelioma

❶定義；神経管あるいは原始髄板を構成する原始髄上皮に類似する組織像を有する腫瘍をいう。

❷頻度(日本脳腫瘍全国集計, vol. 11, 2003)

　（ⅰ）全体；原発性脳腫瘍の0.02％で、極めて稀。

　（ⅱ）小児；小児原発性脳腫瘍の0.1％で、極めて稀。

❸好発年齢；10〜24歳と35〜64歳にみられる(日本脳腫瘍全国集計, vol. 11, 2003)。

❹性別；男性：女性＝2.3：1で、男性に多い(日本脳腫瘍全国集計, vol. 11, 2003)。

❺好発部位

　（ⅰ）大脳半球の脳室周囲に多い。

　（ⅱ）時に、テント下や馬尾。

❻組織学的所見

　（ⅰ）丈の高い円柱上皮様の腫瘍細胞が、胎生期の神経管を模倣するように管状構造をつくって増殖する。

　（ⅱ）腺管周囲は外限界膜と呼ばれる基底膜で包まれている。………　特徴！

❼WHO grade Ⅳ

❽予後

　（ⅰ）極めて不良。

　（ⅱ）多くは、診断後1年以内に死亡。

❽髄膜腫 Meningioma

1．髄膜腫の栄養血管

種　　類	栄養動脈
嗅溝髄膜腫 (olfactory meningioma)	①眼動脈の枝である篩骨動脈(ethmoidal artery)。 ②中硬膜動脈
円蓋部髄膜腫 (convexity meningioma)	①浅側頭動脈 ②中硬膜動脈 ③後頭動脈
傍矢状洞あるいは大脳鎌髄膜腫 (parasagittal or falx meningioma)	①主な流入動脈は中硬膜動脈。 　①前頭部➡前大脳鎌動脈(anterior falx artery；眼動脈の枝) 　②頭頂部〜後頭部➡テント動脈、後硬膜動脈、後頭動脈。 ②一部、前大脳動脈や後大脳動脈から栄養される。
蝶形骨縁髄膜腫 (sphenoidal ridge meningioma)	①内側型(medial type) 　①眼動脈の枝が最も多い(→後篩骨動脈)。 　②内頚動脈C2、C4部からの枝。 ②外側型(lateral type) 　➡主として、中硬膜動脈から栄養。
鞍結節部髄膜腫 (tuberculum sellae meningioma)	後篩骨動脈(posterior ethmoidal artery ←眼動脈の枝)が主。
側脳室内髄膜腫 (lateral ventricle meningioma)	前脈絡叢動脈や後脈絡叢動脈。
テント髄膜腫 (tentorial meningioma)	①以下の動脈の頻度が高い。 　①テント動脈(Bernasconi-Cassinari's artery) 　②髄膜下垂体動脈(meningohypophyseal artery) 　③後頭動脈 　④後髄膜動脈(posterior meningeal artery) 　⑤椎骨動脈の硬膜枝。 ②その他 　①上行咽頭動脈、②後大脳動脈、③後交通動脈、④後耳介動脈 　　(posterior auricular artery)
大脳鎌テント接合部髄膜腫 (falcotentorial meningioma)	後大脳動脈の枝。
小脳橋角部髄膜腫 (C-P angle meningioma)	①上行咽頭動脈、中硬膜動脈や後頭動脈が主。 　➡上行咽頭動脈が最も多い。 ②稀に、後下小脳動脈、前下小脳動脈や上小脳動脈。
斜台部髄膜腫 (clival meningioma)	髄膜下垂体動脈(meningohypophyseal trunk)、上行咽頭動脈や後頭動脈などからの硬膜枝。

2．小児の髄膜腫

❶頻度(日本脳腫瘍全国集計, vol. 11, 2003)
　（ⅰ）小児の原発性脳腫瘍の2.2%
　　　ⓐ良性髄膜腫；小児原発性脳腫瘍の2.0%
　　　ⓑ悪性髄膜腫；小児原発性脳腫瘍の0.2%
　（ⅱ）全髄膜腫(良性＋悪性)の0.64%と稀。

ⓐ良性髄膜腫；良性髄膜腫全体の0.6%
　　　ⓑ悪性髄膜腫；悪性髄膜腫全体の2.3%
❷特徴
　　（ⅰ）性別；成人例に比べて、**男児に多い。**
　　（ⅱ）**発生部位**
　　　　ⓐ成人例に比べて、側脳室発生例が多い（頻度；4～45%）。
　　　　ⓑ思春期の髄膜腫は、成人例に比して側脳室や後頭蓋窩発生例が多い。
　　（ⅲ）成人例に比して、**硬膜に付着部をもたない髄膜腫**（例；シルビウス裂深部髄膜腫、420頁）
　　　　が多い（10～30%）。
　　（ⅳ）小児では、dural tail sign（203頁）をエックス線CTやMRIで認めることは少ない。
　　（ⅴ）MRI所見；通常、T1、T2強調画像で等信号を呈する。
　　（ⅵ）1歳未満の乳児には、胎生内発症と考えられる**大きな腫瘍が多い。**
　　（ⅶ）成人例に比して、**嚢胞を形成する頻度が高い**（45～65%←通常の髄膜腫では2～4%）。
　　（ⅷ）多発性の頻度が高い（10～20%←通常の髄膜腫では1～3%）。
　　（ⅸ）Neurofibrosisの合併頻度は、5～25%
❸性別(Herzら, 1980)
　　（ⅰ）1歳以下の乳児・新生児➡男児に多い。
　　（ⅱ）2～12歳の幼児・学童児➡性差はない。
　　（ⅲ）13～18歳の思春期・青年期➡女性に多い（男性：女性＝2：3）。
❹好発部位(Herzら, 1980)
　　（ⅰ）全体
　　　　　➡テント上に圧倒的に多い（→後頭蓋窩に発生することは稀）。
　　　　ⓐ側脳室（lateral ventricule）が最も多い（26%）。
　　　　ⓑ次いで、円蓋部（convexity）；16%
　　　　ⓒ傍矢状洞（parasagittal）；12%
　　　　ⓓ多発性の頻度は、10%である。
　　（ⅱ）年齢別
　　　　ⓐ1歳以下の乳児・新生児
　　　　　㋐円蓋部が半数を占め、最も多い。
　　　　　㋑次いで、側脳室（17%）。
　　　　ⓑ2～12歳の幼児・学童児
　　　　　㋐円蓋部が23%で、最も多い。
　　　　　㋑次いで、側脳室（21%）＞傍矢状洞（18%）。
　　　　ⓒ13～18歳の思春期・青年期
　　　　　㋐側脳室が33%で、最も多い。
　　　　　㋑次いで、後頭蓋窩（15%）＞傍矢状洞（7%）。
　　　　　㋒多発性が19%を占める。
❺症状
　　（ⅰ）頭蓋内圧亢進症状（頭痛、嘔吐、頭囲拡大など）が最も多い。

（ⅱ）「けいれん」も多い症状の１つ。
　　（ⅲ）局所症状
❻頭部エックス線単純撮影
　➡骨増殖像、骨破壊像、石灰化などの異常を認めることが多い。
❼エックス線 CT
　（ⅰ）単純 CT
　　ⓐ高吸収域が多い。
　　ⓑその他、等吸収域、低吸収域や混合吸収域。
　（ⅱ）造影 CT；均質に増強される。
❽MRI
　（ⅰ）単純 MRI
　　➡種々の信号強度を呈する。
　　ⓐT１強調画像；低信号、等信号や高信号。
　　ⓑT２強調画像；高信号や低信号。
　（ⅱ）造影 MRI；均質に増強される。
❾治療（手術による摘出）
❿組織学的所見
　➡meningothelial type（髄膜皮型）、悪性の anaplastic type（退形成型）、あるいは papillary type（乳頭型）が多いとされているが、報告者により異なる。
⓫予後
　（ⅰ）全摘出できれば良好。
　（ⅱ）生存率（追跡期間中央値；5.8 年）；95％(Perilongo ら，1992)
⓬再発の頻度
　（ⅰ）全摘出例；4％
　（ⅱ）亜全摘出例；20～30％

3．多発性髄膜腫 Multiple meningioma

❶定義；von Recklinghausen 病の徴候を示さず、びまん性でない２個以上の髄膜腫をいう（図 6）。
❷頻度；6～11％（CT 出現以後）
❸特徴
　（ⅰ）性別；孤立性の髄膜腫に比して、はるかに高頻度に**女性**に認められる。
　（ⅱ）発生部位；約半数は、一側に多発する（→ hemicranial distribution）。
　（ⅲ）組織像；髄膜皮型（meningothelial type）、線維型（fibrous type）、あるいはその両者にみられる。
❹発生部位；孤立性の髄膜腫と変わらない。
❺合併する脳腫瘍
　（ⅰ）聴神経鞘腫が最も頻度が高い。
　（ⅱ）次いで、神経膠腫（glioma）。

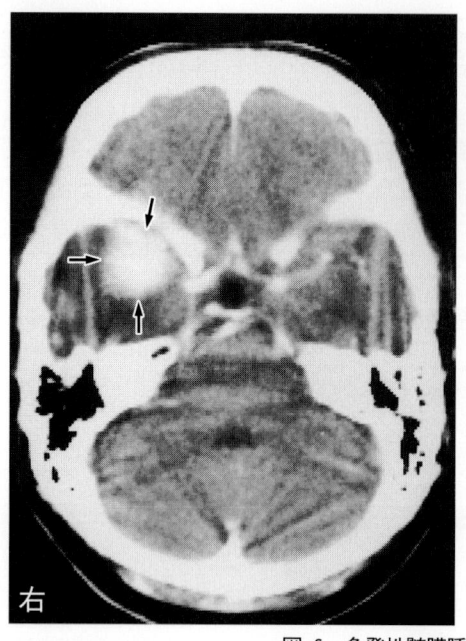

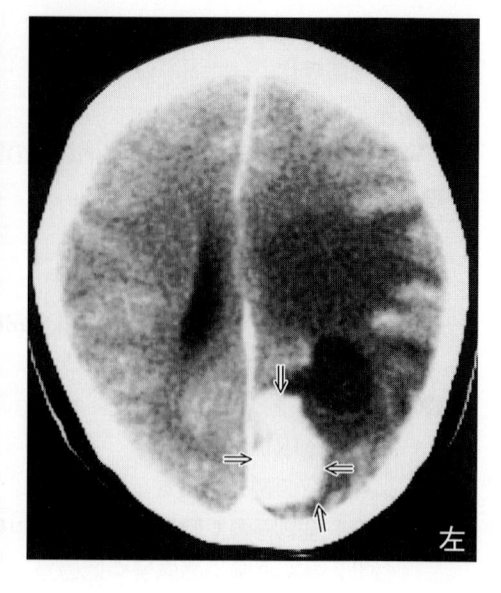

図 6. 多発性髄膜腫の造影エックス線 CT
右蝶形骨縁(→)と左後頭部(⇒)に増強される部分を認める。

4. 嚢胞性髄膜腫 Cystic meningioma

❶定義
 (ⅰ)通常、肉眼的に捉え得る大きさの嚢胞を形成する髄膜腫をいう。
 (ⅱ)嚢胞を形成するすべての髄膜腫を含む場合もある。
❷頻度；全髄膜腫の 2〜7%
❸特徴
 (ⅰ)小児に多い。
 (ⅱ)男児に多い。
 (ⅲ)円蓋部や傍矢状洞部に多い。
❹発生機序(説)
 (ⅰ)虚血による中心性壊死や変性。
 (ⅱ)腫瘍内出血→壊死
 (ⅲ)腫瘍細胞からの分泌。
❺分類(Nauta ら, 1979)
 (ⅰ)Type 1；嚢胞は全部腫瘍内にあり、かつ嚢胞は腫瘍の中心部にあるもの(the cyst is contained wholly within the tumour, and being located centrally)。
 (ⅱ)Type 2；嚢胞は腫瘍の辺縁部にあるが、腫瘍内にあるもの(the cyst is at the periphery of, but still wholly within the margins of the tumour)。

(ⅲ)Type 3；囊胞は腫瘍辺縁部にあり、かつ囊胞は腫瘍周囲の脳内にあるもの（the cyst appears to be peripheral, and lies within the adjacent brain rather than within the tumour itself）。

(ⅳ)Type 4；くも膜囊胞の形態をとる。囊胞は腫瘍と脳との境界面にあり、脳内および腫瘍内にない（the cyst appears at the interface between the tumour and brain as a loculation of CSF in the subarachnoid space, and does not appear within either the tumour or brain itself）。

❻好発年齢；小児に多い。
❼性別；男児に多い。
❽好発部位；円蓋部（convexity）や傍矢状洞（parasagittal）に多い。
❾脳血管造影；腫瘍陰影を呈することは少なく、占拠性病変の所見を呈することが多い。
❿エックス線 CT
　➡CT で囊胞性髄膜腫と診断できる頻度は、40％以下。
　（ⅰ）単純 CT；低吸収域
　（ⅱ）造影 CT；**リング状に増強**される。
⓫MRI
　（ⅰ）単純 MRI
　　ⓐ囊胞部
　　　㋐T 1 強調画像；低信号
　　　㋑T 2 強調画像；高信号
　　ⓑ充実部
　　　㋐T 1 強調画像；低、等、および混合信号。
　　　㋑T 2 強調画像；等、高、および混合信号。
　（ⅱ）造影 MRI；**リング状に増強**される。
⓬治療；外科的治療（手術による摘出）
⓭病理学的所見
　（ⅰ）囊胞内容液は、通常、xanthochromia で、蛋白濃度が高い。
　（ⅱ）組織型との関係
　　➡髄膜皮性（meningothelial）、線維性（fibrous）、移行性（transitional）や血管腫性（angiomatous）で、特定の組織型と関係はない。

5．悪性髄膜腫 Malignant meningioma

❶定義
　➡組織学的に異型性*を示し、臨床的には増殖が速く、摘出後短期間に再発したり、中枢神経系以外へ遠隔転移するなどの像を呈するものをいう。

―――――――――――――――――――――――（チョット役に立つお話）―

*【異型性の基準(田村, 1991)】
①whorl formation(渦巻き形成)など髄膜腫の基本的構築像の欠如。
②豊富な核分裂像。
③高い細胞密度。
④核の多態性。
⑤巨細胞
⑥局所壊死
⑦脳浸潤
⑧骨浸潤
⑨硬膜下腔への広範な浸潤。

❷頻度
　（ⅰ）原発性脳腫瘍の 0.6%(日本脳腫瘍全国集計, vol.11, 2003)
　（ⅱ）全髄膜腫に対する頻度
　　　ⓐ日本脳腫瘍全国集計(vol.11, 2003)；2.2%
　　　ⓑ欧米の報告；5～9%
　（ⅲ）年間発生頻度；人口 10 万人に対して 0.17 人(Rohringer ら, 1989)。

❸分類
　（ⅰ）一次性か否かによる分類
　　　ⓐprimary malignant meningioma(原発性悪性髄膜腫)
　　　　➡初回手術時より悪性としての生物学的性格を有するもの。
　　　ⓑsecondary malignant meningioma(続発性悪性髄膜腫)
　　　　㋐初回手術時良性の髄膜腫が、再発時に悪性変化を認めるもの。
　　　　㋑頻度；髄膜腫全体の 5.6%、再発例の 25%(田村, 1991)
　　　　㋒悪性変化例の再発までの期間；平均 31 カ月(田村, 1991)。
　（ⅱ）組織学的所見による分類
　　　ⓐ脳腫瘍取扱い規約(2002)

広義の悪性髄膜腫	狭義の悪性髄膜腫
①異型性髄膜腫 atypical meningioma(WHO grade Ⅱ) ②明細胞髄膜腫 clear cell meningioma(WHO grade Ⅱ) ③脊索腫性髄膜腫 chordoid meningioma(WHO grade Ⅱ)	
④退形成性髄膜腫 anaplastic meningioma(WHO grade Ⅲ) ⑤乳頭状髄膜腫 papillary meningioma(WHO grade Ⅲ) ⑥ラブドイド髄膜腫 rhabdoid meningioma(WHO grade Ⅲ)	①退形成性髄膜腫 anaplastic meningioma(WHO grade Ⅲ) ②乳頭状髄膜腫 papillary meningioma(WHO grade Ⅲ) ③ラブドイド髄膜腫 rhabdoid meningioma(WHO grade Ⅲ)

ⓑ新WHO分類(Kleihuesら, 1993)
　　㋐異型性髄膜腫(atypical meningioma)
　　㋑退形成性髄膜腫(anaplastic meningioma)
　　㋒乳頭状髄膜腫(papillary meningioma)

❹好発年齢(日本脳腫瘍全国集計, vol.11, 2003)
　（ⅰ）良性型より5歳ぐらい高齢。
　（ⅱ）60〜79歳が48.3%を占める。
　　　ⓐ65〜69歳がピークである(13.9%)。
　　　ⓑ以下、60〜64歳(13.5%)＞70〜74歳(11.8%)＞45〜49歳(9.8%)。

❺性別
　（ⅰ）日本脳腫瘍全国集計(vol.11, 2003)では、ほぼ性差はない。
　　　　📝良性型の髄膜腫が圧倒的に女性が多いことから、悪性型では相対的には男性が多いことになる。
　（ⅱ）欧米の報告では、男性に多い(Zulchら, 1975 ; Thomasら, 1981 ; Jääskeläinenら, 1986 ; Alvarezら, 1987)。

❻好発部位；ほとんどがテント上で、半数は大脳円蓋部(cerebral convexity)。

❼症状；頭痛、うっ血乳頭、運動麻痺、けいれん(20%)。

❽悪性の診断基準
　（ⅰ）臨床的基準
　　　ⓐ発育速度が早い症例。
　　　ⓑ再発を繰り返す症例。
　　　ⓒ脳、頭蓋骨や硬膜などへの浸潤例。
　　　　➡腫瘍の脳への浸潤**は、それだけで悪性の指標となるが、硬膜や頭蓋骨へ浸潤しているだけでは悪性度が高いと判断できない。
　　　ⓓ髄腔内播種例***
　　　ⓔ頭蓋外への転移例(431頁)。
　（ⅱ）組織学的基準(Zülchら, 1975)
　　　ⓐ核分裂像を多く認める(high numbers of mitoses)➡最も重要。
　　　　📝特に、異型性のある核分裂像。
　　　ⓑ髄膜腫に特有な構造の消失。
　　　　📝未分化(poor or low differentiation)の表現型。
　　　ⓒ高い細胞密度。

―――――（チョット役に立つお話）―――
**【脳実質への浸潤 Brain invasion】
①頻度
　㋐良性型で髄膜腫の4%、異型性(atypical)で16%、退形成性(anaplastic)で35%にみられる(Jääskeläinenら, 1986)。
　㋑因みに、頭蓋骨への浸潤は髄膜腫の20%に認められる。
②異型性髄膜腫(atypical meningioma)と同様の経過を示す。

③悪性度の判定に重要な所見。
④脳内浸潤を疑わせる画像所見
　㋐腫瘍の周囲の浮腫が広範な場合。
　㋑腫瘍の流入動脈が硬膜動脈(外頸動脈)だけでなく、内頸動脈からの血流が硬膜動脈と同等以上に認められる場合。

―――――――――――――――――――――――――――(チョット役に立つお話)―

***【髄腔内播種(松本ら、1999)】
①髄膜腫の髄腔内播種は稀。
②性別；性差はない。
③原発部位
　➡前頭部や脳室内の髄膜腫に多い。
④ほとんどが手術例である。
⑤初回手術から播種発現までの期間；6週～4年で、平均18カ月。
⑥初発病巣の組織学的所見；ほとんどが悪性例である。

❾頭部エックス線単純撮影；頭蓋骨の破壊像を認める。
❿脳血管造影
　(ⅰ)一般に、特徴的所見はない。
　(ⅱ)早期静脈造影(early venous filling)、特に深部静脈の早期造影は悪性の可能性がある。
⓫エックス線CT
　(ⅰ)単純CT
　　ⓐ大多数は、高吸収域(中等度)を呈する。
　　ⓑ腫瘍内に著明、かつ広い範囲の低吸収域(壊死巣や嚢胞)を認める。
　　ⓒほとんどの症例(85%)に、腫瘍周囲に中等度～重度の浮腫像を認める。
　　ⓓ境界は不明瞭。
　　ⓔ石灰化を認めることはほとんどない。
　(ⅱ)造影CT
　　　➡不均質に増強効果を示す例が多い(1/4は、良性の髄膜腫と同様の像を呈する)。
　　ⓐ mushrooming(pannus)(きのこ様、パンヌス状)(図7)
　　　㋐球形の腫瘍本体から結節状の腫瘍塊が脳表、あるいは硬膜に沿って発育する状態をいう。
　　　㋑脳表に沿って発育したパンヌス部、すなわち、きのこの"かさ"の部分の長さは、少なくとも2.5cm必要。
　　　㋒悪性の所見。
　　ⓑ腫瘍縁から脳実質の方へ"ふさ状(fringelike)"、あるいは"葉状(frond)"に伸展・発育する(良性型でこの所見がみられる頻度は、8%)。
　　ⓒ腫瘍の辺縁は不規則で、分葉状。

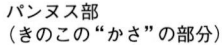

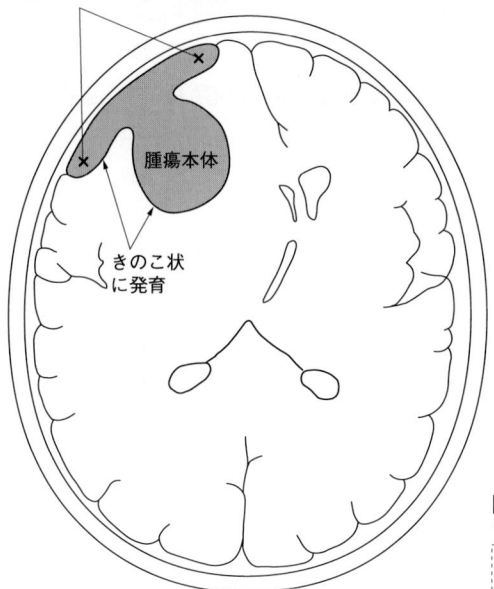

図 7．悪性髄膜腫の造影 CT 像（模式図）
(New ら，1982 の論文を参考にして作成)

悪性髄膜腫は、腫瘍本体から脳表に向かってきのこ状に発育する mushrooming pattern が特徴である。

⓬MRI
 （ⅰ）単純 MRI
   ⓐT1強調画像；低信号
   ⓑT2強調画像；高信号
 （ⅱ）造影 MRI；増強される（均質のものから不均質のものまでさまざま）。
⓭治療
 （ⅰ）外科的治療
   ⓐ手術による全摘出。
   ⓑ硬膜や骨を、良性の髄膜腫より広範囲に切除する。
 （ⅱ）放射線治療
   ⓐ無効であるが、腫瘍の発育を遅らせ、再発までの期間を延長させる目的で照射する。
   ⓑ照射線量；60 Gy
 （ⅲ）化学療法
   ⓐ有効なものはない。
   ⓑ放射線治療後に、cyclophosphamide(Endoxan)、adriamycin や vincristine sulfate(Oncovin)などを投与する。
⓮病理学的所見
 （ⅰ）肉眼的所見
   ⓐ腫瘍は、脳に接する部位で脳内に指状に突出している(brain invasion)。
   ⓑ退形成髄膜腫では、脳との境界が不鮮明なところが多くなる。
 （ⅱ）組織学的所見
   ⓐ核分裂像；強拡大 10 視野あたり 5 個以上認める。

　　　　ⓑ微小壊死巣(micronecrosis)を多中心性に認める。
　　　　ⓒ渦巻き形成(whorl formation)など髄膜腫に特有な構造の消失。
　　　　ⓓ異型性の強い腫瘍細胞。
　　　　ⓔproliferating cell nuclear antigen(PCNA)あるいは Ki-67 labelling index；10％以上
　　（ⅲ）悪性髄膜腫は、組織型別では髄膜皮型(meningothelial type)が多い。
❺予後
　　（ⅰ）悪性髄膜腫の5年累積生存率(日本脳腫瘍全国集計, vol.11, 2003)
　　　　ⓐ全摘出例；74.2％
　　　　ⓑ95％摘出例；56.8％
　　　　ⓒ75％摘出例；52.6％
　　　　ⓓ50％摘出例；61.1％
　　（ⅱ）退形成性髄膜腫➡不良で、平均生存期間は1.5年。
❻再発率
　　➡ほとんどが(70～80％)、再発する。
　　（ⅰ）全摘出例(河内ら, 2002)
　　　　ⓐ全摘出のみ；33％
　　　　ⓑ全摘出＋放射線治療；12％
　　（ⅱ）部分摘出例
　　　　ⓐ部分摘出のみ；100％(河内ら, 2002)
　　　　ⓑ部分摘出＋放射線治療；5年後の再発率は52％(Goldsmithら, 1994)
　　（ⅲ）摘出術のみの平均生存期間；7.2カ月(Chanら, 1984)
　　（ⅳ）摘出術＋放射線治療例の平均生存期間；5.1年(Chanら, 1984)

6．偶発性（無症候性）髄膜腫 Incidental(Asymptomatic)meningioma

❶定義
　　➡他の疾患や健康診断において、エックス線CTやMRIで偶然発見されたもので、腫瘍による症状(局所症状や頭蓋内圧亢進症状)が出現していないものをいう。
❷頻度
　　（ⅰ）10万人あたり0.7人
　　（ⅱ）脳ドックでの発見率；0.15％
　　（ⅲ）剖検での発見率
　　　　ⓐ全体
　　　　　㋐年齢が上がるにつれて頻度は高くなる。
　　　　　㋑剖検例の1～2％
　　　　ⓑ年齢別(Nakasuら, 1987)
　　　　　㋐30～39歳の剖検例；0.5％
　　　　　㋑40～49歳；1.2％
　　　　　㋒50～59歳；1.3％

ⓔ60〜69歳；2.4％
ⓕ70〜79歳；3.6％
ⓖ80歳以上；4.6％

❸特徴
（ⅰ）頻度➡加齢とともに増加し、特に70歳以上の高齢者では有意に多い。
（ⅱ）無症候性脳腫瘍（558頁）の中では、髄膜腫が最も多い。
（ⅲ）画像上の特徴
➡エックス線CTでの**石灰化**およびMRIのT2強調画像での**低信号**、あるいはそのどちらか一方を認める症例では、その**発育は遅い**(Kuratsuら，2000)。

❹発見時の年齢
（ⅰ）症候性より若干平均年齢は高い。
（ⅱ）特に、50 mm以上の髄膜腫が無症候性で発見される場合は、ほとんどが高齢者。

❺性別
（ⅰ）臨床例では、女性に多い。
（ⅱ）剖検例では、性差はない。

❻好発部位
（ⅰ）臨床例では、症候性髄膜腫と発生部位に差はない。
（ⅱ）剖検例では、傍矢状洞部（parasagittal）に多い。

❼多発性；8〜16％の頻度。

❽腫瘍の大きさ
（ⅰ）通常、小さい➡大半は、直径3 cm以下。
（ⅱ）加齢とともに、大きくなる。
➡高齢者では中等度〜大きなものが多い。すなわち、
ⓐ30歳代；ほとんどが、直径1 cm以下。
ⓑ50歳以降；直径3 cm以上のものが多くなる。

❾自然経過
（ⅰ）最大腫瘍径の変化
ⓐ変化なし；78％と最も多い（平均経過観察期間；29カ月）(Oliveroら，1995)。
ⓑ増大例
ⓐ増大例の頻度
①症例の15〜35％に腫瘍の増大を認める（観察期間；16カ月〜5年）。
➡経過観察期間が長くなれば、腫瘍増大例の頻度は増加する傾向がある。
②錐体斜台部髄膜腫（petroclival meningioma）（419頁）では、76％に腫瘍の増大を認める（平均経過観察期間；82.2カ月）(Van Havenbergh，2003)。
ⓑ増殖速度（平均）；0.24 cm/年(Oliveroら，1995)。
（ⅱ）発育率；腫瘍は、1年間で0.5〜21.0％（中央値；3.6％）大きくなる(Firschingら，1990)。
（ⅲ）症候性の有無
ⓐ症状が出現する頻度；0〜4％（平均経過観察期間；約30カ月）。
ⓑ錐体斜台部髄膜腫（petroclival meningioma）では、63％に神経症状の悪化を認める（平均

経過観察期間；82.2 カ月)(Van Havenbergh, 2003)。
❿治療方針
　(ⅰ)一般的な治療方針
　　ⓐ経過観察中増大を認める場合には腫瘍の存在部位や大きさを考慮して、γ-knife か手術かを考慮する。
　　　(例1)頭蓋底髄膜腫 ➡ γ-knife
　　　(例2)比較的大きな円蓋部髄膜腫 ➡ 手術
　　ⓑ悪性が予想される場合{→造影 CT で葉状発育や mushrooming(414 頁)} ➡ 手術。
　(ⅱ)具体的な方針(松谷, 2001)
　　ⓐ直径 2 cm 以内の腫瘍は、直径 3 cm になるまで経過観察。
　　　㋐最初の 1 年間は、6 カ月ごとに MRI を追跡。
　　　㋑6 カ月間で直径が 50％増加する場合は、悪性の可能性があるので手術。
　　ⓑ直径 3 cm 前後の腫瘍は、75％の確率で 3〜4 年後に症候性(直径 4 cm 以上)になり得る。
　　　㋐1 年間追跡して直径 20％以上増大するならば、その後 6 カ月〜1 年以内に手術を考慮。
　　ⓒ直径 4 cm を超す腫瘍では、6 カ月〜1 年以内に手術。
⓫治療と治療法
　(ⅰ)経過観察の適応例
　　ⓐ観察期間中無症状で、増大しない症例。
　　ⓑ70 歳以上の高齢者←合併症の頻度が高くなるので。
　(ⅱ)手術適応症例 ➡ 急速に増大する症例や症候性になった症例。
　(ⅲ)γ-knife
　　ⓐ大きさが直径 3 cm 以下の症例。
　　ⓑ手術に耐えられない症例。
⓬組織型
　(ⅰ)一般に、特別の傾向はないとされているが、
　(ⅱ)「psammomatous type(砂腫型)が多い」との報告もある(佐山ら, 1982)。

★応援セミナー

【腫瘍容積の倍加時間】
①腫瘍容積の倍加時間(doubling time)を 1,000 日とすると(Jääskeläinen ら, 1985)、
　①1 cm³ の大脳円蓋部(convexity meningioma)の無症候性髄膜腫がエックス線 CT で発見された場合、数年間は手術の必要はない。
　②64 cm³ の容積になるのに、17 年かかる。
②悪性所見のない髄膜腫が直径 3 cm および 4 cm(←局所症状を示し得る大きさ)になるまでに増大する期間{Jääskeläinen ら(1985)による腫瘍倍加時間より計算(松谷, 2001)}

初回腫瘍直径	期間 直径 3 cm	直径 4 cm
1 cm	4.5 年	8.6 年
2 cm	1.9 年	5.4 年
3 cm		3.5 年

7．特殊な部位の髄膜腫

1）錐体斜台部髄膜腫 Petroclival meningioma
❶定義・概念
　（ⅰ）内耳孔、三叉神経および顔面・聴神経群より内側に発生し、錐体骨先端部から斜台上部2/3の間に付着部を有する小脳橋角部および斜台部髄膜腫をいう(大畑ら，2002)。
　　　🔖錐体斜台裂（petroclival fissure；斜台と錐体骨との間にある間隙）、あるいは斜台の硬膜から発生する髄膜腫をいう。
　（ⅱ）MRIによる分析や、顕微鏡手術手技の進歩により分類されるようになった比較的新しい概念。
❷頻度；後頭蓋窩髄膜腫の5～40％
❸名称
　（ⅰ）"meningioma of clivus and apical petrous bone"や"meningiomas involving the clivus and cerebellopontine angle"とも呼ばれる。
　（ⅱ）小脳橋角部髄膜腫で聴神経と三叉神経の内側前方に付着するものも、錐体斜台髄膜腫に含まれる。
❹特徴(大畑ら，2002)
　（ⅰ）中頭蓋窩、メッケル腔、海綿静脈洞、テント、大孔や、さらには頭蓋外にまで伸展する。
　　　🔖海綿静脈洞への浸潤は、腫瘍の全摘出を妨げる原因の1つ。
　（ⅱ）腫瘍は三叉神経～舌咽神経の内側にあり、しばしば脳底動脈やWillis動脈輪を巻き込む。
　（ⅲ）脳幹を圧迫しながら発育する。
　　　🔖脳幹浮腫を伴う頻度は15～20％で、腫瘍の全摘出を妨げる因子。
❺好発年齢(大畑ら，2002)
　（ⅰ）30～60歳に多い。
　（ⅱ）50歳前半にピークがある。
❻性別；男性：女性＝1：2～3で、女性に多い(大畑ら，2002)。
❼症状
　（ⅰ）脳神経障害が最も多い（90～100％）。
　　　ⓐ三叉神経障害が最も多い。
　　　ⓑ次いで、舌咽・迷走神経障害。
　　　ⓒ以下、聴神経障害＞顔面神経麻痺＞外転神経麻痺(Bricoloら，1992)。
　（ⅱ）次いで、小脳症状（60～70％）。
❽治療と治療成績
　（ⅰ）外科的治療（手術による摘出）
　（ⅱ）γ-knife(Subachら，1998)
　　　ⓐ腫瘍制御率（観察期間；平均37カ月）；91％
　　　　㋐腫瘍縮小例；23％
　　　　㋑不変例；68％
　　　　㋒増大例；8％

ⓑ神経症状
　　　　㋐改善例；21%
　　　　㋑不変例；66%
　　　　㋒悪化例；13%
❾術後合併症
　（ⅰ）脳神経麻痺が最も多い（15～55%）。
　　　ⓐ顔面神経麻痺および聴神経障害が最も多い。
　　　ⓑ以下、滑車神経麻痺＞舌咽神経および迷走神経麻痺。
　（ⅱ）次いで、片麻痺（15～35%）。
　（ⅲ）以下、精神障害（30%）＞小脳失調（10%）。
❿予後
　（ⅰ）亜全摘出例の平均無増悪・生存期間（median progression-free survival time）；66カ月
　（ⅱ）5年無増悪・生存率（5-year progression-free survival rate）；60%
⓫増大率（直径）
　（ⅰ）亜全摘出例の残存腫瘍の増大率；3.7 mm/年 (Jungら, 2000)
　（ⅱ）保存的治療群の増大率（平均観察期間82.2カ月）(Van Havenbergh, 2003)
　　　ⓐ全症例（非増大例＋増大例）の増大率；0.81 mm/年
　　　ⓑ増大例のみ増大率；1.16 mm/年
⓬亜全摘出後の残存腫瘍の倍加時間（doubling time）；平均8年 (Jungら, 2000)
⓭再発率；0～15%

2）シルビウス裂深部髄膜腫 Deep sylvian meningioma

❶定義・概念
　（ⅰ）シルビウス裂内深部に発生する髄膜腫をいう。
　（ⅱ）硬膜あるいは脳室脈絡叢に付着をもたない髄膜腫の1つ。
❷頻度；髄膜腫の0.3%で(日本脳腫瘍全国集計, vol.11, 2003)、稀。
❸発生母地；シルビウス裂深部の軟膜層や中大脳動脈小枝のVirchow-Robin腔に存在するarachnoid cap cellから発生するとされている。
❹好発年齢；平均29歳で、通常の髄膜腫より若い年代に多い。
❺性別
　（ⅰ）「男性に多い」との報告と、「性差はない」との報告がある。
　（ⅱ）通常の髄膜腫（女性に多い）と比べると、相対的に男性に多いといえる。
❻症状
　（ⅰ）けいれん
　（ⅱ）意識障害
　（ⅲ）頭蓋内圧亢進症状
❼脳血管造影；外頸動脈が関与することはなく、中大脳動脈分枝より豊富な血液供給を受けている。
❽組織像；線維型（fibrous type）や砂粒腫型（psammomatous type）が多い。

3）頸静脈孔髄膜腫 Meningioma of the jugular foramen(Molonyら, 1992)

❶定義；頸静脈球(jugular bulb)に伴うくも膜細胞から発性する髄膜腫をいう。
❷性別；女性に多い。
❸症状
　➡頸静脈小体腫瘍(glomus jugular tumor)(531頁)と同様の症状。
　（ⅰ）耳鳴(拍動性)
　（ⅱ）聴力障害
　（ⅲ）舌咽・迷走神経障害や舌下神経障害。
❹脳血管造影
　➡選択的血管造影で、軽度に腫瘍陰影を認めるが、頸静脈小体腫瘍に通常みられる早期静脈の出現は認められない。
❺エックス線CT
　（ⅰ）単純CT
　　ⓐ高吸収域
　　ⓑ頸静脈孔周囲の骨の破壊は、頸静脈小体腫瘍より明らかに少なく、骨皮質が不明瞭であったり、時に骨増殖像や硬化像を認める。
　（ⅱ）造影CT；頸静脈孔外へ伸展している場合には、中等度に増強される。
❻MRI
　（ⅰ）単純MRI
　　ⓐ軽度高信号
　　ⓑ大きな頸静脈小体腫瘍に、通常みられる"蛇行状の無信号域(serpentine flow void)"(→'salt and pepper' appearance)は認められない。
　（ⅱ）造影MRI；著明に増強される。
❼治療
　（ⅰ）外科的治療；腫瘍を手術的に摘出すると同時に、周囲の骨を積極的に除去する。
　（ⅱ）手術前に塞栓術を施行。
❽再発
　（ⅰ）再発率；全摘出例の5〜10%
　（ⅱ）頸静脈小体腫瘍よりも、摘出後の再発頻度は高い。

4）視神経鞘髄膜腫 Optic nerve sheath meningioma(514頁)

8．組織学的亜型による髄膜腫

1）微小囊胞性髄膜腫 Microcystic meningioma

❶定義・概念
（ⅰ）顕微鏡学的に微小囊胞（microcyst）、あるいは空胞形成が著明な髄膜腫をいう。
（ⅱ）細胞突起間に形成される microcyst と形容される組織間隙を特徴とする。
（ⅲ）microcystic meningioma は、通常の髄膜腫と囊胞性髄膜腫（cystic meningioma）（410頁）との橋渡し的存在である（織田ら，1985）。

❷頻度；稀で、全髄膜腫の 1.6%（Shimoji ら，1999）

❸名称；vacuolated meningioma、あるいは humid meningioma とも呼ばれる。

❹微小囊胞形成の成因（説）
（ⅰ）腫瘍悪性化による変性説。
（ⅱ）蛋白液の漏出説（protein fluid transudation）。
（ⅲ）くも膜下腔組織構築模倣説
（ⅳ）血行障害説
（ⅴ）腫瘍細胞分泌説

❺好発年齢；3～90 歳（平均年齢；51 歳）

❻性別；やや女性に多い（男性：女性＝1：1.3）。

❼好発部位
（ⅰ）大脳円蓋部（cerebral convexity）が半数を占め、最も多い。
（ⅱ）前頭部および頭頂部に多い。

❽脳血管造影
（ⅰ）通常の髄膜腫と同様、腫瘍血管や腫瘍陰影を認めることが多い。
（ⅱ）時に、無血管野で、腫瘍陰影を認めないこともある。

❾エックス線 CT
（ⅰ）単純 CT；低吸収域（80%）
（ⅱ）造影 CT
　ⓐ多く（80%）は、均質あるいは不均質に増強される。
　ⓑ時に、一部増強される症例や増強されない例もある。

❿MRI
（ⅰ）単純 MRI
　ⓐT1 強調画像；低信号（髄液よりわずかに高い）
　ⓑT2 強調画像；高信号（髄液よりやや高い）
（ⅱ）造影 MRI
　ⓐ均質あるいは不均質に増強される。
　　➡微小囊胞成分が多くなると増強効果を受ける部分も少なくなり、増強されないこともある。
　ⓑdural tail sign（203 頁）を認める。

⓫病理学的所見
　　（ⅰ）肉眼的所見；軟らかい腫瘍。
　　（ⅱ）組織学的所見
　　　　ⓐ組織型は、髄膜皮型（meningothelial）や血管腫型（angiomatous）。
　　　　ⓑ種々の大きさの空胞、あるいは囊胞状空隙が多数あり、その間に腫瘍細胞がある。
　　　　　㋐この空胞は腫瘍細胞間隙であるが、一部に蛋白様物質、PAS陽性物質や好酸性顆粒を含んでいる。
　　　　　㋑微小囊胞は、細長い腫瘍細胞突起 stellate cell process（stellate cell は髄膜細胞の変性したものと考えられている）間に形成される。
　　　　ⓒ腫瘍細胞は、胞体内にPAS陽性顆粒を有している。
⓬WHO grade Ⅰ
⓭免疫組織化学的所見
　　（ⅰ）vimentin；陽性
　　（ⅱ）EMA（epithelial membrane antigen）；陽性
⓮予後；良好（通常の髄膜腫と同じ）

2）分泌性髄膜腫 Secretary meningioma

❶定義・概念
　　（ⅰ）円形の好酸性の硝子様封入体を豊富に認める髄膜皮性、あるいは移行性の髄膜腫をいう。
　　（ⅱ）分泌能をもつ上皮性細胞に類似しているので、このように呼ばれる。
　　（ⅲ）本腫瘍は、髄膜腫細胞の上皮性性格を明確に表す腫瘍である。
❷頻度；髄膜腫の1〜3％
❸性別；女性に多い。
❹好発部位（Probst-Cousinら，1997）
　　（ⅰ）蝶形骨縁に最も多い（29％）。
　　（ⅱ）次いで、前頭部（円蓋部）（26％）。
　　（ⅲ）その他、側頭部、頭頂部など。
❺末梢血液所見；血中CEA（carcinoembryonic antigen；胎児性癌抗原）値の上昇。
　　　　　　　　ⓐ腫瘍摘出後、血中CEA値は低下する。
❻エックス線CT
　　（ⅰ）単純CT
　　　　ⓐ低〜等吸収域
　　　　ⓑ**著明な脳浮腫**を伴っている（2/3の症例）。
　　（ⅱ）造影CT；均質に増強される。
❼MRI
　　（ⅰ）単純MRI
　　　　ⓐT1強調画像
　　　　　㋐等信号のことが多い（63％）。
　　　　　㋑次いで、低信号（40％）。

ⓑT2強調画像
　　　　㋐等信号のことが多い（50％）。
　　　　㋑次いで、軽度高信号（40％）。
　　（ⅱ）造影MRI；均質に増強される。
❽組織学的所見
　　（ⅰ）髄膜皮型（meningothelial type）や移行型（transitional type）が多い。
　　（ⅱ）細胞質内に、円形あるいは卵円形の硝子様封入体（hyaline inclusion）と呼ばれる**好酸性の封入体**を認める。
　　　ⓐPAS（periodic acid-Schiff）陽性の小顆粒。
　　　ⓑ**偽砂粒体（pseudopsammoma body）**とも呼ばれる。
　　　ⓒglycoproteinを含有している。
　　　ⓓ髄膜細胞（meningothelial cell）の分泌産物と考えられている。
　　（ⅲ）血管に富む。
❾WHO grade Ⅰ
❿免疫組織化学的所見
　　（ⅰ）**封入体をもつ細胞**は、CEA、EMAやcytokeratinが陽性。
　　　　☞CEAが上昇例では、転移性脳腫瘍との鑑別が必要。
　　　　☞本髄膜腫の摘出後、CEAは低下する。
　　（ⅱ）**EMAは多くの髄膜腫で陽性であるが、CEAとcytokeratinは分泌性髄膜腫にのみ陽性**。
　　（ⅲ）progesteroneのreceptorを1/3の症例に認める（Çolakoğluら, 2003）。
⓫予後；良好

3）リンパ球・形質細胞豊富性髄膜腫 Lymphoplasmacyte-rich type meningioma
❶定義；髄膜腫細胞の集団に極めて多数のリンパ球や形質細胞が浸潤している腫瘍をいう。
❷頻度；極めて稀。
❸名称；リンパ球・形質細胞型（lymphoplasmacyte type）とも呼ばれる。
❹特徴
　　（ⅰ）半数に、画像で**著明な脳浮腫像**を認める。
　　（ⅱ）通常、末梢血に異常を伴う（❾を参照）。そしてその異常所見は、腫瘍切除後消失する。
　　（ⅲ）脊索腫様髄膜腫（Chordoid meningioma）（425頁）との関連がある。
❺リンパ球や形質細胞の浸潤を認める理由（説）
　　（ⅰ）髄膜腫と形質細胞腫（plasmacytoma）とのcollision説。
　　（ⅱ）軟膜反応（leptomeningeal reaction）を伴う髄膜の形質細胞腫との説。
　　（ⅲ）髄膜腫に対する炎症細胞反応説。
❻好発年齢
　　（ⅰ）4～71歳で、平均年齢32歳。
　　（ⅱ）40％は、小児期にみられる。

❼性別
　➡やや女性に多い（男性：女性＝1：1.4）(Yamakiら，1997)。
　　☞通常の髄膜腫（男性：女性＝1：2.7）に比べると、女性の比率は低い。
❽好発部位
　（ⅰ）髄膜腫が好発するどの部位にも発生するが、頭蓋底（特に後頭蓋窩）に多いという報告がある(Yamakiら，1997)。
　（ⅱ）多発性が多い（17～24％）。
　　　☞通常の髄膜腫の多発性の頻度；1～3％
❾末梢血液所見
　（ⅰ）貧血
　（ⅱ）高γグロブリン血症（hyper γ-globulinemia）
　　　➡高γグロブリン血症は、通常、腫瘍切除後に消失する。
❿治療；手術による摘出。
⓫組織学的所見
　（ⅰ）髄膜腫の組織像は、多くは髄膜皮型である。
　　　☞時に、異型髄膜腫や微小囊胞髄膜腫にもみられる。
　（ⅱ）髄膜腫に、高度にリンパ球や形質細胞の浸潤がみられる。
　　　☞リンパ球は、B細胞優位である。
⓬WHO grade Ⅰ
⓭予後；良好

4) 化生性髄膜腫 Metaplastic meningioma
❶髄膜腫に骨、軟骨、粘液様変性や黄色腫様変性など間葉系への化生変化を伴うものをいう。
❷反応性に著明に骨形成を伴うものは骨形成性髄膜腫（osseous meningioma）、軟骨形成を伴うものは軟骨形成性髄膜腫（cartilaginous meningioma）、粘液様変性（myxoid change）が著明なものは類粘液性髄膜腫（myxoid meningioma）と呼ばれる。
❸髄膜腫の組織型；髄膜皮型、線維型あるいは移行型。
❹WHO grade Ⅰ

5) 脊索腫様髄膜腫 Chordoid meningioma
❶定義；脊索腫に類似した組織像を呈する髄膜腫をいう。
❷頻度；全髄膜腫の0.5％で、極めて稀。
❸特徴
　（ⅰ）Castleman症候群（46頁）を合併することがある（頻度；16％）。
　　　ⓐ成人発症例では、Castleman症候群を合併する頻度は極めて低い。
　　　ⓑCastleman症候群などの全身疾患を合併するのは小児発症例に限られている。
　　　ⓒCastleman症候群は、本疾患（髄膜腫）の治療により消失する。
　（ⅱ）リンパ球や形質細胞の浸潤を認めるにもかかわらずCastleman症候群を合併しない症例は、Castleman症候群合併例より発症年齢は有意に高い。

（ⅲ）腫瘍周囲に強い浮腫を伴う。
❹好発年齢
　　（ⅰ）小児・思春期に多い。
　　　　📖小児に少なく（5.2％）、成人（平均年齢；47.4歳）に多いとの報告もある(Couceら, 2000)。
　　（ⅱ）Castleman症候群合併の有無による好発年齢(Yanoら, 2000)
　　　　ⓐCastleman症候群を伴う場合；15.4歳（平均年齢）
　　　　ⓑCastleman症候群を伴わない場合；45.1歳（平均年齢）
❺性別；性差はない。
❻好発部位；通常の髄膜腫と同様。
❼エックス線CTおよびMRI
　　（ⅰ）脳浮腫の所見が強い。
　　（ⅱ）単純・造影CTおよびMRI所見は、通常の髄膜腫と同様。
❽末梢血液所見
　　➡通常、異常を伴う。
　　（ⅰ）鉄抵抗性（鉄不応性）の低色素性小球性貧血。
　　（ⅱ）免疫グロブリン異常（dysgammaglobulinemia）
❾脊索腫との鑑別
　　（ⅰ）発生部位
　　（ⅱ）造影CTおよびMRI所見。
　　（ⅲ）免疫組織化学的所見
❿組織学的所見
　　（ⅰ）脊索腫に類似した組織像。
　　（ⅱ）典型的な髄膜腫の所見を示す部位がある。
　　（ⅲ）腫瘍の周囲に**リンパ球や形質細胞の浸潤**を認める。
　　　　ⓐリンパ球は、ほとんどがB細胞由来である。
　　　　ⓑ成人発症例ではリンパ球や形質細胞の浸潤を認めないことがある。
　　（ⅳ）粘液様間質内に腫瘍細胞が上皮細胞様に配列している。
⓫WHO grade Ⅱ
⓬MIB-1 index；1％(Yanoら, 2000)
⓭免疫組織化学的所見
　　（ⅰ）vimentin；陽性
　　（ⅱ）EMA（epithelial membrane antigen）；陽性
　　（ⅲ）cytokeratin；陰性（⬅脊索腫では陽性）
　　（ⅳ）S-100 protein；陰性（⬅脊索腫では陽性）
⓮予後；通常の髄膜腫と同様。
⓯再発；亜全摘例では再発頻度が高い。
⓰合併症
　　➡**Castleman症候群**（46頁）を合併する。
　　（ⅰ）Chordoid meningiomaに本症候群を合併する頻度；16％

（ⅱ）Chordoid meningioma に本症候群が発生する原因
➡不明であるが、腫瘍に対する宿主の免疫反応と考えられている。
（ⅲ）Chordoid meningioma に本症候群を合併するものは、ほとんどが若年者である。
（ⅳ）徴候
　　ⓐ低色素性小球性貧血（鉄剤抵抗性）
　　ⓑ肝脾腫
　　ⓒ免疫グロブリン異常（dysgammaglobulinemia）
　　ⓓ成長遅延および性発達障害。
（ⅴ）上記徴候は、腫瘍摘出により改善する。
（ⅵ）リンパ球および形質細胞の浸潤（Yano ら，2000）
　　ⓐCastleman 症候群合併例➡全例にリンパ球および形質細胞の浸潤を認める。
　　ⓑCastleman 症候群を伴わない症例➡リンパ球および形質細胞の浸潤を認めるのは約半数。

6）明細胞髄膜腫 Clear cell meningioma

❶定義・概念
（ⅰ）腫瘍細胞体が明るく抜けている髄膜腫をいう。
（ⅱ）明るく抜けた部分は glycogen 顆粒（PAS 陽性）が存在している部分である。
（ⅲ）細胞間に棍棒状の膠原線維の増生を認める。

❷頻度；全髄膜腫の 0.2%（Zorludemir ら，1995）

❸名称；Glycogen-rich meningioma とも呼ばれる。

❹特徴
（ⅰ）whorl 形成などの髄膜腫の特徴的な所見を欠く。
（ⅱ）時に（8％）、硬膜に付着を認めない例がある。
（ⅲ）頭蓋内に発生するものは**再発することが多い。**
　　　📖組織学的には良性であるが、局所再発や浸潤性が強いのが特徴。
（ⅳ）播種；1/4 にみられる。

❺好発年齢
➡幅広い年齢層に認められるが、若い年齢層（平均年齢；29 歳）にみられる傾向がある。

❻性別；性差はない。

❼好発部位
➡脊髄（50〜60％）と後頭蓋窩（22％）が好発部位。すなわち、
（ⅰ）脊髄に最も多い。
　　　📖硬膜内で、腰椎部に多い。
（ⅱ）次いで、小脳橋角部。
（ⅲ）その他、大孔部。
（ⅳ）テント上；17％

❽鑑別診断
（ⅰ）微小囊胞性髄膜腫（microcystic meningioma）（422 頁）
➡microcystic　meningioma では腫瘍細胞間に液体の貯留を認めるのに対して、clear

cell meningioma では細胞間に液体の貯留はなく、また細胞質内にグリコーゲンを豊富に認める。
　　（ⅱ）腎癌による転移性脳腫瘍。
　❾病理組織学的所見
　　（ⅰ）肉眼的所見
　　　　ⓐ灰桃色あるいは黄赤茶色の充実性腫瘍。
　　　　ⓑ通常、軟らかい腫瘍であるが、一部硬い部分もある。
　　　　ⓒ囊胞形成や壊死を認めることはない。
　　（ⅱ）組織学的所見
　　　　ⓐ均一なクロマチンに富んだ核と、明るく抜けた細胞質をもつ細胞がシート状に配列しているのが特徴。
　　　　ⓑ明るく抜けた部分には、glycogen 顆粒（PAS 陽性）が豊富に存在している。
　　　　ⓒwhorl 形成や psammoma body は少ない。
　　　　ⓓ小塊状のヒアリン化（hyalinization）した間質線維も特徴的。
　　　　ⓔ組織型；髄膜皮型、線維型、移行型や砂粒腫型。
　❿WHO grade Ⅱ
　⓫超微細構造(久保田, 1997)
　　（ⅰ）細胞内に glycogen 顆粒が充満。
　　（ⅱ）細胞間接着装置の発達。
　⓬免疫組織化学的所見
　　（ⅰ）vimentin；陽性
　　（ⅱ）epithelial membrane anigen（EMA）；陽性
　⓭MIB-1 陽性率(Zorludemir ら, 1995)
　　（ⅰ）非再発例；6.7％（中央値）
　　（ⅱ）再発例；13.4％（中央値）
　⓮予後・再発
　　（ⅰ）不良
　　（ⅱ）高率（約半数）に再発する。

7）異型性髄膜腫 Atypical meningioma

　❶定義・概念
　　（ⅰ）高い分裂能を有する髄膜腫、または、ⓐ配列の特徴がない一様なシート状増殖、ⓑ高い細胞密度、ⓒ核・細胞質比（nuclear-cytoplasmic ratio）の高い小型細胞、ⓓ壊死巣、ⓔ明瞭な核小体、のうち3つ以上あるものをいう。
　　（ⅱ）分裂能は、通常は強拡大10視野あたりの核分裂像の数（mitotic index）で表され、強拡大10視野あたり4個以上の核分裂像の出現を基準としている(平戸, 2003)。
　❷好発年齢；62歳（平均年齢）
　❸性別；男性：女性＝1.6：1で、男性に多い。
　❹好発部位；大多数は、テント上。

❺病理学的所見
　（ⅰ）脳組織への浸潤（フォーク状に浸潤）を認める。
　（ⅱ）組織像；大部分は、髄膜皮型髄膜腫（meningothelial meningioma）に似た像を呈する。
❻WHO grade Ⅱ
❼MIB-1 陽性率；3.7〜9％(森下ら, 2002)
❽予後；10 年生存率は 80％で、退形成性髄膜腫よりよい。

8）乳頭状髄膜腫 Papillary meningioma
❶定義・概念
　（ⅰ）悪性の細胞密度の高い髄膜腫で、血管周囲に乳頭状構造をもつものをいう。
　（ⅱ）病理組織学的概念である。
❷頻度
　（ⅰ）髄膜腫の 1〜2.5％と稀。
　（ⅱ）小児では、髄膜腫の 10％を占める。
❸好発年齢；小児に多い（約半数）。
❹性別；男性：女性＝1：1.4 で、女性に多い。
❺好発部位；ほとんどが（80％）テント上で、円蓋部や傍矢状洞近傍に発生する。
❻画像所見
　（ⅰ）腫瘍の辺縁が不整。
　（ⅱ）mushrooming pattern（414 頁）の存在。
❼治療
　（ⅰ）外科的治療；全摘出を試みる。
　（ⅱ）放射線治療
　　　ⓐ標準的な放射線治療
　　　ⓑ γ-knife
　（ⅲ）化学療法
　　　　➡cyclophosphamide（Endoxan®）、adriamycin や vincristine sulfate（Oncovin®）など。
❽組織学的所見
　（ⅰ）通常、髄膜皮型や血管腫型髄膜腫の一部に、乳頭状発育の部分を認める。
　　　　☞全体が乳頭状構造を呈することは少ない。
　（ⅱ）核の異型性は少ない。
　（ⅲ）壊死や囊胞形成を呈することが多い。
　（ⅳ）脳や骨など**周囲組織への浸潤を認める**ことが多い（75％）。
❾WHO grade Ⅲ
❿免疫組織化学的所見
　（ⅰ）EMA（epithelial membrane antigen）；陽性
　　　　☞上皮系組織のマーカーで、通常（良性）の髄膜腫で陽性。
　（ⅱ）vimentin；陽性
　（ⅲ）GFAP；陰性⬅上衣腫との鑑別点の 1 つ。

⓫予後
　　➡不良で、多くは 5 年以内に死亡（5 年生存率は 40％）。
⓬再発
　　（ⅰ）約半数に再発を認める。
　　（ⅱ）多発性再発がほとんど。
⓭神経管外転移；20～30％

9）ラブドイド髄膜腫 Rhabdoid meningioma
❶定義・概念
　　（ⅰ）rhabdoid cell（類横紋筋細胞）への変化を示す髄膜腫をいう。
　　（ⅱ）通常の髄膜腫に rhabdoid cell の領域が出現する場合と、rhabdoid cell のみからなる髄膜腫とがある。
　　（ⅲ）rhabdoid cell は小児の腎に発生する malignant rhabdoid tumor で定義された細胞で、明瞭な核小体を有し、偏在する核と好酸性硝子様の類円形封入体をもつ。
❷好発年齢；小児に多い。
❸組織学的所見
　　（ⅰ）rhabdoid cell（類横紋筋細胞）
　　　　ⓐ細胞は円形あるいは卵円形。
　　　　ⓑ細胞質に**好酸性の硝子様封入体**を有する。
　　　　ⓒ核は偏在し、しばしば明瞭な核小体がある。
　　（ⅱ）rhabdoid cell がシート状発育を示す。
　　（ⅲ）高い増殖能を示す（→悪性度の高い腫瘍）。
❹WHO grade Ⅲ
❺免疫組織化学的所見
　　（ⅰ）vimentin；陽性
　　（ⅱ）cytokeratin；陽性
　　（ⅲ）EMA（epithelial membrane antigen）；陽性
❻予後；不良（手術から死亡までの期間は、平均 6 年）

10）退形成性髄膜腫 Anaplastic（malignant）meningioma
❶定義・概念
　　（ⅰ）異型性髄膜腫にみられる異常所見が高度にあり、明らかに悪性の組織像を示すものをいう。
　　（ⅱ）肉腫様にみえることが多い。
❷頻度；全髄膜腫の 2.4％
❸組織学的所見
　　（ⅰ）多数の核分裂像（強拡大 10 視野中 20 個以上）がみられる。
　　（ⅱ）whorl pattern などの髄膜腫の基本形態は認められる。
❹WHO grade Ⅲ

❺MIB-1 陽性率；11〜23％(森下ら, 2002)
❻予後；生存期間(中央値)は 2 年未満。
❼再発率；70％

9．髄膜腫の頭蓋外(神経管外)転移 Extracranial metastasis in meningioma

❶頻度；髄膜腫の 0.1〜0.2％
❷転移様式
　(ⅰ)通常、血行性転移。
　　　ⓐ腫瘍細胞が硬膜静脈洞*や板間静脈に侵入→内頸静脈→上大静脈→肺循環→肺に転移巣
　　　　→体循環→全身臓器に転移
　　　ⓑ腫瘍細胞が硬膜静脈洞*や板間静脈に侵入→椎骨静脈系(Batson)→脊椎骨や脊髄硬膜外
　　　　へ転移巣→奇静脈や下大静脈→肝臓やその他の臓器へ転移巣
　(ⅱ)稀に、リンパ行性。
　　　ⓐ頭蓋骨より頭皮に浸潤→頭皮のリンパ節→全身のリンパ系
　　　ⓑ神経根の perineural space(神経周囲腔)→全身のリンパ系

――――――――――――――――――――――――――(チョット役に立つお話)―
＊【静脈洞内への腫瘍浸潤】
①髄膜腫全体の 14％にみられる。
②傍矢状洞髄膜腫(parasagittal meningioma)では 40％に上矢状静脈洞内への浸潤
　をみる。

❸転移部位
　(ⅰ)転移部位(Karasick ら, 1974)
　　　ⓐ**肺**が最も多い(60％)。
　　　ⓑ次いで、腹腔内臓器(34％→**肝臓**が多い)。
　　　ⓒ以下、縦隔(18％)＞頸部リンパ節(14％)＞頸椎以外の脊椎(11％)＝長管骨、骨盤、頭蓋骨
　　　　(11％)＞胸膜(9％)。
　(ⅱ)単発性と多発性転移とは、ほぼ同数。
❹特徴
　(ⅰ)原発巣に対して手術を施行している例が多い(70％)。
　　　　　時に、非手術例や開頭手術前に転移する例もある。
　　　　　　［術後に転移をきたした症例との比較(小野田ら, 1985)］
　　　　　　　ⓐ非手術例と原発部位や転移部位および組織型に差はない。
　　　　　　　ⓑ**非手術例**では、やや**男性**に多い。←術後転移例では、**女性**がやや多い。
　(ⅱ)**静脈洞近傍の髄膜腫例**に多い。
　(ⅲ)組織学的所見による特徴
　　　ⓐ悪性度の高い髄膜腫が 2/3 と、最も多い。

ⓑ悪性度の低いものでは、移行型(transitional type)、髄膜皮型(meningothelial or syncytial type)や線維型(fibrous type)にみられる(→ 20％の頻度)。

❺治療
　(ⅰ)外科的治療
　(ⅱ)放射線治療

快適空間

★好きなように使ってね！

❾頭蓋内(脳)原発性悪性黒色腫
Primary intracranial(intracerebral) malignant melanoma

❶定義・概念
　(ⅰ)異型性の強いmelanocyte(黒色素細胞←メラニン産生能を有する細胞)の増殖からなる腫瘍で、頭蓋内に原発するものをいう。
　　［原発性の診断］
　　　ⓐ厳密には、剖検により頭蓋内以外に黒色腫が認められないことが必要。
　　　ⓑ臨床的には、全身検索により頭蓋外に原発巣が発見できない場合。
　(ⅱ)時に(30%)、外見上黒色を呈さない**無色素性黒色腫**(amelanotic melanoma)が存在する。
　(ⅲ)因みにmelanocyteは、発生学的には神経堤(neural crest)由来と考えられており、中枢神経系では脳軟膜や脳内血管鞘に存在する。
❷頻度；原発性脳腫瘍の0.1%と稀(日本脳腫瘍全国集計, vol.11, 2003)。
❸分類
　(ⅰ)メラニン(黒色素)産生の有無による分類
　　　ⓐ黒色素性黒色腫(melanotic melanoma)
　　　ⓑ無色素性黒色腫(amelanotic melanoma)；大部分は、epithelioid typeに属する。
　(ⅱ)組織学的亜型(Bärら, 1997)
　　　　➡構成細胞のうち、どの細胞が優位かにより4つの亜型に分類される。
　　ⓐpleomorphic and undifferentiated subtype(多形細胞および未分化型)
　　　㋐核の大小不同やクロマチンに富むタイプ。
　　　㋑頻度；14.3%
　　ⓑepithelioid subtype(類上皮細胞型)
　　　㋐比較的大きな細胞で、明瞭な核小体をもつ円形〜卵円形の核の類上皮細胞よりなるタイプ。
　　　㋑頻度；62%で、最も多い。
　　　㋒4型の中では、メラニンを含まない頻度が最も高い。
　　ⓒspindle-shaped cell subtype(紡錘形細胞型)
　　　㋐クロマチンに富む核と、紡錘形の黒色素細胞(menlanocyte)が束をなして錯走し、花むしろ状を示したりする特徴的な構造をもつタイプ。
　　　㋑頻度；9.5%
　　ⓓmixed-cell subtype(混合細胞型)
　　　㋐epithelioid typeとspindle-shaped cell typeの混在するタイプ。
　　　㋑頻度；14.3%
❹特徴
　(ⅰ)腫瘍内出血をきたしやすい。

（ⅱ）孤立性結節性腫瘤を形成するものと、脳軟膜をびまん性に侵すものとがあるが、両者はほぼ同数。
　　（ⅲ）**頭蓋内悪性黒色腫の多くは転移性**で、原発性のものは少ない。
　　　　📝転移性悪性黒色腫の頻度は、転移性脳腫瘍の1.5%
❺好発年齢(日本脳腫瘍全国集計, vol. 11, 2003)
　　（ⅰ）45～59歳が40.9%を占め、最も多い。すなわち、
　　（ⅱ）45～49歳、50～54歳、55～59歳がそれぞれ13.6%で、最も多い。
❻性別；男性：女性＝1.8：1で、男性に多い(日本脳腫瘍全国集計, vol. 11, 2003)。
❼症状
　　（ⅰ）頭蓋内圧亢進症状
　　（ⅱ）けいれん
　　（ⅲ）精神症状
❽好発部位
　　（ⅰ）前頭葉、頭頂葉や後頭葉に多い。
　　（ⅱ）側頭葉は少ない。
❾脳血管造影；通常、腫瘍陰影を認めない。
❿SPECT
　　（ⅰ）陽性率；50%
　　（ⅱ）^{123}I-IMP SPECT では、早期および後期に著明な異常集積像を認める(高野ら, 1992)。
⓫エックス線CT
　　（ⅰ）単純CT；高吸収域
　　（ⅱ）造影CT；均質に増強される。
⓬MRI
　　（ⅰ）黒色素性黒色腫 Melanotic melanoma
　　　　ⓐ単純MRI（図8-A）
　　　　　㋐T1強調画像；著明な高信号（←メラニン内に存在する常磁性体のfree radicalに起因）。
　　　　　㋑T2強調画像；等、あるいは軽度低信号。
　　　　ⓑ造影MRI（図8-B）；増強される。
　　（ⅱ）無色素性黒色腫 Amelanotic melanoma
　　　　ⓐ単純MRI
　　　　　㋐T1強調画像；等、あるいは軽度低信号。
　　　　　㋑T2強調画像；等、あるいは軽度高信号。
　　　　ⓑ造影MRI；増強される。
⓭治療
　　（ⅰ）外科的治療（手術による摘出）
　　（ⅱ）化学療法；dacarbazine、ACNU（ニドラン）やvincristineなど。
　　（ⅲ）放射線治療
　　　　ⓐ標準的放射線治療；無効

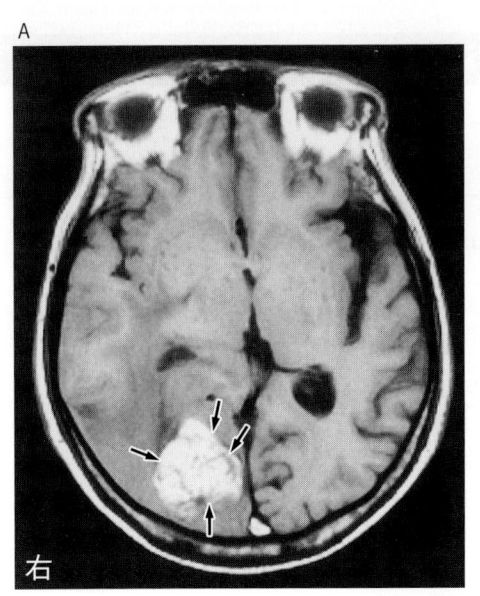

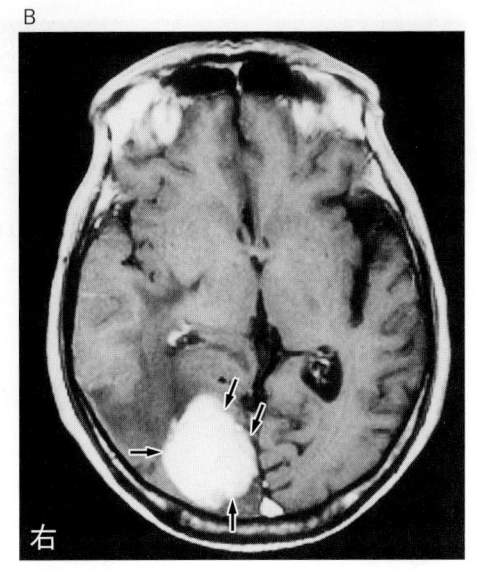

図 8. 悪性黒色腫の MRI
A（単純 MRI）；T1強調画像で、右後頭葉に高信号域を認める（→）。
B（造影 MRI）；均質に、著明に増強される（→）。

　　　　ⓑ γ-knife
⓮病理学的所見
　（ⅰ）肉眼的所見
　　　　ⓐしばしば、出血や壊死を認める。
　　　　ⓑ脳実質への浸潤を、しばしば認める。
　（ⅱ）組織学的所見
　　　　ⓐ細胞密度が高く、異型細胞の増殖を認める。
　　　　ⓑ核分裂像を認める。
　　　　ⓒ腫瘍細胞質内に茶褐色の色素顆粒がみられる。この色素顆粒は、メラニン染色で黒褐色に染まる。
　　　　ⓓ無色素性黒色腫が疑われる場合には、腫瘍細胞中の tyrosinase（← melanocyte にのみ存在）活性の検索が必要。
⓯免疫組織学的所見(Bär ら，1997)
　（ⅰ）HMB-45；陽性
　　　　📖HMB-45 は、melanoma に対する単クローン抗体で、マーカーとして利用される。
　（ⅱ）S-100 protein；陽性
　（ⅲ）vimentin；陽性
⓰予後；平均生存期間は 2〜3 カ月と、極めて不良。
⓱遠隔転移；頻度は低い。

❿下垂体疾患 Pituitary lesions

1. 下垂体腫瘍 Pituitary tumor

1）小児の下垂体腺腫 Pediatric pituitary adenoma

（1）総説

❶小児とは

（ⅰ）通常、14歳以下をいう。

（ⅱ）広義に解釈し、20歳未満を対象としている報告もある。

❷頻度

（ⅰ）下垂体腺腫の0.8％と稀(日本脳腫瘍全国集計, vol.11, 2003)

（ⅱ）小児脳腫瘍の1.9％(日本脳腫瘍全国集計, vol.11, 2003)

❸種類

（ⅰ）日本脳腫瘍全国集計(vol.11, 2003)

　ⓐPRL産生腺腫とホルモン非産生腺腫が多い（各21.5％）。

　ⓑ次いで、GH産生腺腫（19.0％）。

　ⓒACTH産生腺腫（8.9％）。

（ⅱ）Kunwarらの報告(1999)

　ⓐほとんどが（97％）、**ホルモン産生腺腫**。

　　㋐**思春期前**（0〜11歳）

　　　①ACTH産生腺腫（Cushing病）が最も多い（54.8％）。

　　　②次いで、PRL産生腺腫（16.1％）。

　　㋑**思春期**（12〜17歳）

　　　①PRL産生腺腫が最も多い（59.8％）。

　　　②次いで、ACTH産生腺腫（Cushing病）（29.4％）。

　　㋒**思春期後**（18〜19歳）

　　　①PRL産生腺腫が最も多い（70.6％）。

　　　②次いで、ACTH産生腺腫（Cushing病）（17.6％）。

　ⓑホルモン非産生腺腫は少ない（3％）。

❹特徴

➡以下のような特徴がいわれているが、必ずしも意見の一致をみているわけではない。

（ⅰ）下垂体機能低下症状や視野障害を呈するものは少ない。

　➡但し、ゴナドトロピンは抑制されている。

（ⅱ）頭痛、体重増加（→肥満）を示すことが多い。

（ⅲ）早期に鞍外伸展を示すことが多い。

❺性別

（ⅰ）日本脳腫瘍全国集計(vol.11, 2003)

　➡（症例数が少なく正確さに欠けるが）やや女児に多い（男児：女児＝1：1.2）。

(ⅱ)Mindermann ら(カリフォルニア大学)の報告(1995)
　　ⓐPRL 産生腺腫；男児：女児＝1：4.5 で、女児に多い。
　　ⓑACTH 産生腺腫；男児：女児＝1：3 で、女児に多い。
　　ⓒGH 産生腺腫；男児：女児＝2：1 で、男児に多い。
❻症状・徴候(Mindermann ら，1995)
　(ⅰ)GH 産生腺腫以外の腺腫で、成長停止(growth arrest)を認める。
　(ⅱ)月経が不規則。
　(ⅲ)男児の PRL 産生腺腫では、巨大腺腫が多く、術前および術後の血中 PRL 値が高い。
❼予後(治療成績)；成人と変わらない。

(2) プロラクチン産生腺腫 Prolactinoma in children
❶頻度
　(ⅰ)プロラクチン産生腺腫全体の 0.9％と、極めて稀(日本脳腫瘍全国集計, vol. 11, 2003)。
　(ⅱ)小児下垂体腺腫の 21.5％(日本脳腫瘍全国集計, vol. 11, 2003)
❷好発年齢；10～14 歳(日本脳腫瘍全国集計, vol. 11, 2003)
❸性別
　➡男児に多いとされているが、日本脳腫瘍全国集計(vol. 11, 2003)では女児に多い(男児：女児＝1：1.4)。
❹症状
　(ⅰ)頭痛
　(ⅱ)視力・視野障害
　(ⅲ)乳汁漏出；出現頻度は、成人に比して低い。
　(ⅳ)発育遅延
❺男児例の特徴
　(ⅰ)臨床症状が乏しく発見が遅れるので、巨大腺腫(macroadenoma)が多い。
　(ⅱ)高プロラクチン値のものが多い。
　(ⅲ)術後のプロラクチン値のコントロールが困難。
　　　📖女児例に比べて、増殖能が高いため。
❻腫瘍の拡がり
　(ⅰ)鞍内に留まる例、鞍上伸展を示す例、および浸潤型(invasive type)を示す例は、ほぼ同じ頻度。
　(ⅱ)10～14 歳では、浸潤型(invasive type)が多い(67％)(Kanter ら，1985-6)。
❼血中プロラクチン値；1,000 ng/ml 以上の高値を示す例が多い。
❽治療
　(ⅰ)摘出術
　(ⅱ)bromocriptine の投与
　　　ⓐ術後に投与。
　　　ⓑinvasive type は無効、あるいは抵抗性のことが多い。
　　　　➡増殖能が高いため。

　　　　（ⅲ）放射線治療
　　　　　　　➡bromocriptine 抵抗性で、腫瘍増大傾向を示す症例に対して施行。

2 ）成人男性のプロラクチン産生腺腫 Male prolactinoma in adult
　❶特徴
　　（ⅰ）臨床症状が乏しく、性機能不全を主訴に来院しないため、発見が遅れる。
　　（ⅱ）発見が遅れるため巨大腺腫（macroadenoma）がほとんどで（95％）、また浸潤型（invasive type）が多い。
　　（ⅲ）術前の血中 prolactin 値が高いため、手術成績は悪い。
　❷症状
　　（ⅰ）全体
　　　　ⓐ性欲の低下（40〜85％）。
　　　　ⓑ頭痛（30〜40％）
　　　　ⓒ女性化乳房（30％）
　　　　ⓓ視力・視野障害（20％）
　　　　ⓔ乳汁漏出（2〜20％）
　　（ⅱ）病期による症状
　　　　ⓐ初期症状
　　　　　　㋐射精障害、㋑性欲の低下
　　　　ⓑ進行期
　　　　　　㋐頭痛、㋑視力・視野障害
　❸治療
　　（ⅰ）手術
　　（ⅱ）bromocriptine の投与（単独投与、あるいは手術と併用）。
　　（ⅲ）ホルモン補充療法（例；testosteron）
　❹予後
　　（ⅰ）鞍内限局例では手術による成績は良好で、血中 prolactin 値の正常化をきたす。
　　（ⅱ）浸潤型で手術により血清 proloctin 値が正常化する頻度は、20〜40％と低い（←これに対して、女性例では 75％）。
　　（ⅲ）bromocriptine の単独投与群および術後投与群の成績は良好で、血中 prolactin 値も 60〜100％に正常化する。

3 ）異所性下垂体腺腫 Ectopic pituitary adenoma
　❶定義・概念
　　（ⅰ）トルコ鞍内にある正常下垂体組織と解剖学的に連続せず、かつトルコ鞍外に発生する下垂体腺腫をいう。
　　　　　鞍外ではないが、下垂体後葉内に発生するものも異所性である（堀ら、2003）。
　　（ⅱ）正常に存在する構造から発生する腫瘍であれば「orthotopic（同所性）」であり「ectopic（異所性）」ではないが、一般に下垂体といえば pars distalis（主部、遠位部）を意味するので、

　　　　　これ以外から発生する下垂体腺腫を「異所性」とする(堀ら，2003)。
　　（ⅲ）トルコ鞍内の下垂体前葉は正常であること。
　　（ⅳ）術後の内分泌機能が正常であること。
❷発生部位による分類(堀ら，2003)
　　（ⅰ）頭蓋内異所性下垂体腺腫
　　　　ⓐトルコ鞍上のもの。
　　　　ⓑトルコ鞍内のもの。
　　　　ⓒ下垂体後葉内のもの；極めて稀。
　　（ⅱ）頭蓋外異所性下垂体腺腫
　　　　ⓐ頭蓋底のもの(頻度；89.5％)
　　　　　㋐蝶形骨洞内；最も多い(63％)。
　　　　　㋑斜台内；2番目に多い(18％)。
　　　　　㋒海綿静脈洞内(8％)
　　　　ⓑ鼻咽喉部のもの(頻度；10.5％)。
❸発生機序(説)
　　（ⅰ）下垂体が発生する過程において、Rathke嚢の一部が鼻咽頭部や蝶形骨洞内などに遺残
　　　　し、その残存組織から腺腫が発生するとの説。
　　（ⅱ）正常組織あるいは解剖学的破格としての迷入腺下垂体細胞より発生するとの説(堀ら，2003)。
❹腫瘍の種類
　➡ホルモン産生腺腫が大多数。その中では、
　　（ⅰ）副腎皮質刺激ホルモン(ACTH)産生腺腫が最も多い。
　　　　🔍頭蓋外、頭蓋内異所性下垂体腺腫のいずれも、1/3がACTH産生腺腫(堀ら，2003)。
　　（ⅱ）次いで、乳腺刺激ホルモン(PRL)産生腺腫が多い。
　　（ⅲ）その他、成長ホルモン産生腺腫。
❺好発年齢(蝶形骨洞内限局例)；46歳(平均)
❻性別(蝶形骨洞内限局例)；男性：女性＝1：2で、女性に多い。
❼症状
　　（ⅰ）ホルモン過剰分泌症状
　　（ⅱ）その他、鞍上部発生例では、
　　　　ⓐ視力・視野障害➡視野障害は両耳側半盲がほとんど。
　　　　ⓑ頭痛⬅鞍隔膜の刺激症状。
❽内分泌学的検査；血中のPRL値、ACTH値やGH値などが高値。
❾頭部エックス線単純撮影
　　（ⅰ）鞍上部発生例では、トルコ鞍の拡大はないが、時に皿状拡大を認める。
　　（ⅱ）蝶形骨洞内発生例では、トルコ鞍底の骨破壊像を認めることが多い。
❿エックス線CT
　　（ⅰ）単純CT；等吸収域
　　（ⅱ）造影CT；均質に増強される(蝶形骨洞内発生例では、造影の程度が軽度)。
⓫MRI

（ⅰ）トルコ鞍内に、腫瘍と非連続性の正常下垂体を確認すること。……………**重要！**
　　　（ⅱ）所見
　　　　　ⓐ単純 MRI
　　　　　　㋐T 1 強調画像；低～等信号
　　　　　　㋑T 2 強調画像；低～等～軽度高信号
　　　　　ⓑ造影 MRI；均質に増強される（蝶形骨洞内発生例では、造影の程度が軽度）。
❶❷臨床的診断基準(榊原ら, 2002)
　　　（ⅰ）トルコ鞍内に腫瘍が存在しないこと。
　　　（ⅱ）正常下垂体組織と腫瘍との間に連続性が認められないこと。
　　　（ⅲ）術前の MRI で、トルコ鞍内に異常な信号域や増強所見がみられないこと。
　　　その他、
　　　（ⅳ）トルコ鞍内組織の生検を必須とするものもある。
❶❸外科的治療（手術による摘出）；術後の下垂体機能は保たれている。
❶❹組織学的所見；蝶形骨洞内発生例では、腫瘍細胞間に膠原線維（collagen fiber）がみられる。

4）無症候（偶発）性下垂体腺腫
Asymptomatic pituitary adenoma(pituitary incidentaloma)

❶定義；脳ドックや他の疾患の精査中に偶然発見された下垂体腺腫をいう。
❷頻度
　　　（ⅰ）脳ドックでの発見頻度；0.1～0.3％
　　　（ⅱ）微小下垂体腺腫；剖検例の 14～27％(Elster, 1993)
　　　（ⅲ）無症候性脳腫瘍の中で、髄膜腫に次いで多い。
❸腺腫の種類；ほとんどが、非産生腺腫。
❹好発年齢；50～60 歳代に最も多い(Parentら, 1981)。
❺性別；男性に多い(Parentら, 1981)。
❻治療方針
　　　（ⅰ）厚生労働省間脳下垂体機能障害調査研究班による治療方針(山王ら, 2003 より引用)
　　　　　ⓐ画像診断（特に MRI）上、視神経に接触あるいは圧迫する実質性腫瘤
　　　　　　➡経蝶形骨洞手術
　　　　　ⓑ鞍上伸展がなくても直径 2 cm 以上の実質性腫瘤➡手術を考慮。
　　　　　ⓒより小さな実質性腫瘤および囊胞性腫瘤➡経過観察
　　　　　ⓓ当初は半年ごとに 2 回、以下 1 年ごとに MRI と下垂体前葉ホルモンの測定を実施。
　　　（ⅱ）Molitch(1997)による治療方針
　　　　　ⓐホルモン産生腺腫
　　　　　　㋐PRL 産生腺腫の場合➡bromocriptine の投与
　　　　　　㋑他のホルモン産生腺腫の場合➡手術
　　　　　ⓑホルモン非産生腺腫
　　　　　　㋐大きさが＜1 cm の場合➡経過観察（MRI で追跡）
　　　　　　㋑大きさが＞1 cm の場合

㋐視野障害や下垂体機能不全のない場合➡経過観察（MRIで追跡）
　　　　　㋑視野障害や下垂体機能不全のある場合➡手術
　❼組織型；嫌色素性が多い(Parentら，1981)。
　❽腺腫の自然歴（平均追跡期間；26.9カ月）と特徴(Sannoら，2003)
　　（ⅰ）腫瘍の大きさ
　　　　ⓐ増大例
　　　　　㋐頻度；13.3％
　　　　　㋑増大までの期間（平均）；45.5カ月
　　　　　㋒年齢（平均）；不変例や縮小例より高い。
　　　　　㋓MRI所見；実質性（solid）
　　　　ⓑ不変例；74.7％
　　　　ⓒ縮小例
　　　　　㋐頻度；12.0％
　　　　　㋑縮小するまでの平均期間；31.3カ月
　　　　　㋒MRI所見；囊胞（cyst）の傾向がある。
　　（ⅱ）下垂体卒中（平均追跡期間；26.9カ月）
　　　　ⓐ頻度；0.4％
　　　　ⓑ年間発生率；0.2％

5）下垂体後葉から発生する腫瘍—顆粒細胞腫 Granular cell tumor—

　❶概念
　　（ⅰ）下垂体後葉、あるいは下垂体茎より発生する顆粒細胞を主体とする腫瘍。
　　（ⅱ）症候性のものは稀。
　　（ⅲ）因みに顆粒細胞腫は、全身（皮膚、舌、消化管や軟部組織など）のどこにでも発生する腫瘍
　　　　である。
　❷頻度
　　（ⅰ）原発性脳腫瘍の0.02％で、極めて稀(日本脳腫瘍全国集計，vol.11，2003)。
　　（ⅱ）剖検下垂体例の6.5％(Luseら，1955)
　❸名称の混乱
　　（ⅰ）Pituicytoma（**下垂体細胞腫**）(足立，2003)
　　　　ⓐ下垂体後葉系から発生する毛様細胞性星細胞腫（pilocytic astrocytoma）をpituicytoma
　　　　　あるいはinfundibuloma（漏斗腫）と報告しているものがある。
　　　　ⓑまた、顆粒細胞腫（granular cell tumor）の別名として用いることもある。
　　（ⅱ）Choristoma（**分離腫**）(足立，2003)
　　　　ⓐ2000年のWHO分類では顆粒細胞腫の別名とされているが、
　　　　ⓑ神経下垂体に好塩基細胞が迷入したもので、異なったclinical entity（疾患）として捉える
　　　　　のがよいとの考えもある。
　　（ⅲ）顆粒細胞腫は、granular cell myoblastoma（**顆粒細胞筋芽腫**）とも呼ばれる。
　❹性別；男性に多い。

❺発生部位；下垂体後葉および下垂体茎。
❻症状
  （ⅰ）頭痛
  （ⅱ）視力・視野障害（→両耳側半盲）
  （ⅲ）下垂体機能不全（性欲の低下や不妊など）
❼エックス線 CT
  （ⅰ）単純 CT；等吸収域
  （ⅱ）造影 MRI；均質に増強される（軽度）。
❽MRI
  （ⅰ）単純 MRI
    ⓐT1強調画像；等信号
    ⓑT2強調画像；等信号
  （ⅱ）造影 MRI；不均質（ゴマ塩状）に増強される。
❾治療；外科的治療（経蝶形骨洞法、あるいは開頭術）
❿病理学的所見
  （ⅰ）肉眼的所見
    ⓐやや硬い腫瘍。
    ⓑ通常、境界明瞭な結節。
    ⓒ表面は一様か顆粒状で、灰色〜黄色。
  （ⅱ）組織学的所見
    ⓐ顆粒細胞（granular cell）からなる。
    ⓑPAS 陽性を示す顆粒が充満した好酸性胞体をもつ腫瘍細胞からなる。
    ⓒ血管に富み、血管周囲にリンパ球が集簇。
    ⓓpilocytic astrocytoma と異なり、Rosenthal fiber はみられない。
⓫WHO grade Ⅰ
⓬免疫組織化学的所見；細胞内顆粒は S-100 protein 陽性(足立, 2003)。

2．下垂体の慢性炎症性疾患 Chronic inflammatory lesions of pituitary gland—いわゆるリンパ球性下垂体炎 Lymphocytic hypophysitis—

1）総説
❶定義；下垂体に生じる非感染性の慢性炎症性疾患をいう。
❷発症機序；自己免疫的な機序が考えられる。
❸分類・特徴

| Ⓐ炎症が前葉に限局しているもの | ➡ Lymphocytic adnohypophysitis（リンパ球性下垂体前葉炎）
①このタイプが最も多い。
②妊娠や出産に関係して発症する。
　➡女性例の 60％で妊娠や分娩との関連がある。
③尿崩症はみられない。
④女性に特有。
⑤Lymphocytic adnohypophysitis related to pregnancy or delivery である。 |

Ⓑ炎症が神経下垂体に限局しているもの	➡ Lymphocytic infundibulo-neurohypophysitis（リンパ球性漏斗・下垂体後葉炎） ①前葉は、MRIや組織学的検査で異常を認めない。 ②尿崩症で発症し、下垂体機能低下症状は欠く。 ③女性に好発する。 　➡更年期の婦人に多い（←妊娠や出産に関係しない）。 ④神経下垂体と下垂体茎、あるいはそのどちらかに小さな腫瘤を認める。
Ⓒ前葉および神経下垂体の両者に壊死を伴う炎症を認めるもの	➡ Necrotizing infundibulo-hypophysitis（壊死性リンパ球性漏斗・下垂体炎） ①症状は、尿崩症と下垂体前葉機能低下症状。 ②男性に好発する。 ③MRIで、下垂体全体および下垂体茎の腫大を認める。

❹症状
　（ⅰ）炎症により腫大した下垂体組織の圧迫による症状
　　　➡頭痛、視力・視野障害など。
　（ⅱ）炎症による下垂体機能不全症状
　　　ⓐ下垂体前葉機能不全
　　　ⓑ下垂体後葉機能不全

2）各炎症性疾患
(1) リンパ球性下垂体前葉炎 Lymphocytic adnohypophysitis
❶定義・特徴
　（ⅰ）下垂体前葉に限局した非感染性の慢性炎症性疾患をいう。
　（ⅱ）妊娠や出産に関連して発症する。
　（ⅲ）尿崩症を伴わない（下垂体後葉は侵されない）。
❷発症機序；自己免疫的な機序が考えられている（➡自己免疫疾患）。
❸症状
　（ⅰ）頭痛、視力・視野障害➡約半数にみられる。
　（ⅱ）下垂体前葉機能低下症状(Cosman ら，1989)
　　　　➡全身倦怠感、無月経や食欲不振など。
　　　ⓐ汎下垂体機能低下症（panhypopituitarism）を呈することが最も多い（30%）。
　　　ⓑ次いで、甲状腺機能低下症（hypothyroidism）＋副腎機能低下症（hypoadrenalism）；27%
　　　ⓒ副腎機能低下症（hypoadrenalism）＋性腺機能低下症（hypogonadism）；7%
　（ⅲ）外眼筋麻痺
　　　　海綿静脈洞への伸展例にみられる。
❹好発時期
　（ⅰ）妊娠中期および後期
　　　➡後期に多い。
　（ⅱ）分娩後初期
❺性別➡女性に特有。

❻鑑別診断
　（ⅰ）下垂体腺腫➡生検による以外、鑑別は困難。
　（ⅱ）Sheehan 症候群（76 頁）
❼内分泌学的検査所見
　（ⅰ）血中前葉ホルモン値
　　　ⓐ一般に、低値。
　　　　➡汎下垂体機能低下（panhypopituitarism）が最も多い。
　　　ⓑしばしば、ACTH 値が単独で低下する。
　　　　　これに対して下垂体腫瘍では、まず GH と FSH/LH 値が低下し、次いで TSH と ACTH 値が低下する。PRL（prolactin）値の低下は最後であり、また稀である（Cosman ら, 1989）。
　　　ⓒ血中 prolactin 値はさまざま。
　　　　➡40％の症例で、高値（hyperprolactinemia）を呈する。
　　　ⓓ成長ホルモンの上昇；6％
　　　ⓔ甲状腺ホルモン（T 4）の上昇；12％
　（ⅱ）尿崩症；20％

ちょっとお目を拝借

【下垂体炎における下垂体細胞への影響】(Cosman ら, 1989)
①ACTH 細胞は、最も高頻度に破壊される。
②FSH/LH 細胞は、通常免れる。
③prolactin 細胞への影響は、さまざまである。

---

❽抗下垂体抗体が高率に検出される。
❾頭部エックス線単純撮影
　➡正常、あるいはトルコ鞍の拡大やトルコ鞍底の骨菲薄化。
❿エックス線 CT
　（ⅰ）単純 CT；トルコ鞍内〜鞍上部に、円形で境界明瞭な等吸収域。
　（ⅱ）造影 CT；均質に増強。
⓫MRI
　（ⅰ）単純 MRI
　　　ⓐT 1 強調画像
　　　　㋐下垂体全体が腫大し、均質な等信号。
　　　　㋑腫大した下垂体は、上方に凸な三角形を呈する。
　　　　　　下垂体腺腫との相異。
　　　ⓑT 2 強調画像；高信号
　（ⅱ）造影 MRI；均質に増強される。
⓬治療
　（ⅰ）まず、ホルモン補充療法。

　　　　ⓐ副腎皮質ステロイド薬の投与は必須。
　　　　ⓑその他、必要に応じて甲状腺ホルモンの補充。
　　（ⅱ）手術（経蝶形骨洞手術）
　　　　ⓐ自然緩解例も多いので、必ずしも手術は必要でない。
　　　　ⓑ手術が必要な症例
　　　　　　㋐視力・視野障害例➡減圧がはかれる程度に摘出する。
　　　　　　㋑副腎皮質ステロイド薬の投与により、症状の改善が得られない場合。
　　　　　　㋒確定診断のため（生検術）。
　　　　　　　➡迅速診断（frozen section）により、本症と診断された場合には全摘出は不必要。
　　　　ⓒ術後も、炎症が消退するまで副腎皮質ステロイド薬を投与。
❸組織学的所見
　　（ⅰ）硬い腫瘤。
　　（ⅱ）下垂体前葉にリンパ球および形質細胞の浸潤、リンパ濾胞の存在やfibrosis（線維増多）を認める。
　　（ⅲ）前葉細胞の破壊。
　　（ⅳ）浸潤リンパ球は、ほとんどがTリンパ球（特にCD*4）である。
　　（ⅴ）**巨細胞は認められない。**

（チョット役に立つお話）

＊【CD】
ヒト白血球分化抗原を認識するモノクローム抗体は、国際的にはCD（cluster of differentiation）番号として分類整理されている。

---

❹予後
　　（ⅰ）良好
　　（ⅱ）下垂体機能低下症（hypopituitarism）は、1年以内に改善する。
　　（ⅲ）稀に、急性期に下垂体前葉機能障害が原因の副腎不全で死亡する例もある。
❺合併疾患
　　（ⅰ）頻度；30％
　　（ⅱ）慢性甲状腺炎（橋本病）、萎縮性胃炎、悪性貧血、特発性副腎炎、副甲状腺炎など。

（2）リンパ球性漏斗・下垂体後葉炎 Lymphocytic infundibulo-neurohypophysitis
❶定義・概念
　　（ⅰ）妊娠・出産に関係なく、**下垂体後葉と下垂体茎に限局した非感染性の慢性炎症**をいう。
　　（ⅱ）本疾患は**特発性中枢性尿崩症**の主因と推測されている。
❷好発年齢
　　（ⅰ）女性例
　　　　ⓐほとんどが、40歳以上。
　　　　ⓑ女性例の約半数は、閉経期後（postmenopause）。

（ⅱ）男性例➡30〜55歳。
❸性別；**女性に多い**（男性の約3倍）。
❹症状
　　（ⅰ）**尿崩症**
　　（ⅱ）**下垂体前葉機能は正常。**
　　　　　➡稀に、血中prolactin値が軽度上昇。
　　（ⅲ）lymphocytic adenohypophysitisのように視力・視野障害をきたすほど大きくなることはない。
❺頭部エックス線単純撮影
　　➡正常、あるいはトルコ鞍の拡大やトルコ鞍底の骨菲薄化。
❻エックス線CT
　　（ⅰ）単純CT；トルコ鞍内〜鞍上部に、円形で境界明瞭な等吸収域。
　　（ⅱ）造影CT；均質に増強。
❼MRI
　　（ⅰ）単純MRI（T1強調画像）
　　　　ⓐ正常でみられる後葉の高信号の消失。
　　　　ⓑ**下垂体後葉から下垂体茎にかけての腫大**➡T1強調画像で等信号。
　　（ⅱ）造影MRI；腫大した下垂体茎および下垂体が均質に増強される。
❽治療
　　（ⅰ）通常、**手術は行わないで経過観察。**
　　　　（理由）
　　　　ⓐ通常、腫瘤は視覚障害をきたすほど大きくないこと、および尿崩症は手術により改善されないこと、による。
　　　　ⓑ2年ほどの経過で自然退縮する。
　　（ⅱ）副腎皮質ステロイド薬が有効であるが、否定的な報告もある。
　　（ⅲ）ホルモン補充療法
　　　　　➡酢酸デスモプレシン（desmopressin acetate；DDAVP）の投与。
❾組織学的所見
　　（ⅰ）下垂体後葉や下垂体茎にリンパ球、形質細胞などの炎症細胞の浸潤を認める。
　　（ⅱ）浸潤リンパ球は、ほとんどがTリンパ球である。

（3）Necrotizing infundibulo-hypophysitis（壊死性リンパ球性漏斗・下垂体炎）
❶定義・特徴
　　（ⅰ）下垂体前葉および神経下垂体の両者が侵される非感染性の慢性炎症性疾患（リンパ球性下垂体炎）をいう。
　　　　ⓐ病理学的に**壊死**を認めるものが、いわゆるNecrotizing infundibulo-hypophysitis(Ahmedら，1993)であるが、
　　　　ⓑ壊死を認めない症例の方が多い(宮城ら，1997)。
　　（ⅱ）妊娠や出産と無関係。

（ⅲ）尿崩症に下垂体前葉機能低下症状を伴う。
❷症状
　（ⅰ）尿崩症
　（ⅱ）下垂体前葉機能低下症状（無月経、陰萎など）
　（ⅲ）頭痛
　（ⅳ）視野障害を呈することは、ほとんどない。
❸好発年齢；30～75歳であるが、30歳代および40歳代が多い。
❹性別；男性に多い（男性：女性＝1.5：1）。
❺下垂体前葉ホルモン
　➡通常、低値であるが、血中prolactin値が軽度上昇していることもある。
❻エックス線CT
　（ⅰ）単純CT；下垂体や下垂体茎の腫大（等吸収域）。
　（ⅱ）造影CT；均一に増強。
❼MRI
　（ⅰ）単純MRI
　　　ⓐ下垂体および下垂体茎の腫大➡T1強調画像で等信号。
　　　ⓑ正常でみられる後葉の高信号の消失。
　（ⅱ）造影MRI；均一に増強効果を認める。
❽治療
　（ⅰ）まず、副腎皮質ステロイド薬を投与。
　（ⅱ）手術（経蝶形骨洞手術）
　（ⅲ）ホルモン補充療法
　　　➡副腎皮質ステロイド薬、甲状腺ホルモンや酢酸デスモプレシン（desmopressin acetate；DDAVP）の投与。
❾組織学的所見
　（ⅰ）下垂体前葉および後葉にリンパ球、形質細胞やmacrophage（大食細胞）の浸潤。
　（ⅱ）fibrosis（線維増多）を認める(Ahmedら、1993)。
　（ⅲ）壊死を認めることもあるが、壊死を認めない症例の方が多い(宮城ら、1997)。

3．原発性トルコ鞍空洞症候群 Primary empty sella syndrome

❶定義・概念
　（ⅰ）鞍隔膜の開口部が先天的に大きくてくも膜下腔がトルコ鞍内に伸展し、トルコ鞍内が髄液で満たされ症状を呈するものが**原発性**トルコ鞍空洞症候群である。
　　　📖**ほとんどが無症候性**。
　（ⅱ）これに対して、下垂体がなんらかの原因で萎縮し（壊死、放射線療法後）、その結果、トルコ鞍内にくも膜下腔が伸展するものが二次性（続発性）トルコ鞍空洞症候群（secondary empty sella syndrome）である。
❷頻度；人口の8％以上(吉富、1999)。

❸好発年齢；40〜60歳
❹性別
　（ⅰ）女性に圧倒的に多い（80%）。
　（ⅱ）70%は、肥満女性である。
❺症状
　（ⅰ）頭痛
　（ⅱ）視力・視野障害
　（ⅲ）頭蓋内圧亢進症状
　（ⅳ）髄液鼻漏
❻頭部エックス線単純写真；トルコ鞍の風船状拡大（図9）。

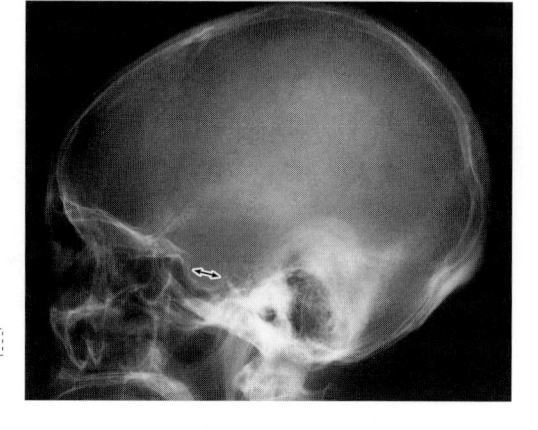

図 9．原発性トルコ鞍空洞症候群の頭部エックス線単純撮影（側面像）
トルコ鞍の軽度風船状拡大を認める（←→）。
（窪田惺著，脳神経外科ビジュアルノート．金原出版，2003 より許可を得て転載）

❼エックス線 CT
　（ⅰ）単純 CT；低吸収域（髄液と同程度）
　（ⅱ）造影 CT；増強効果は認められない。
❽MRI
　（ⅰ）単純 MRI
　　ⓐT1強調画像；トルコ鞍内に低信号（髄液と同信号）（図10）。
　　ⓑT2強調画像；高信号（髄液と同信号）
　（ⅱ）造影 MRI；増強効果は認められない。

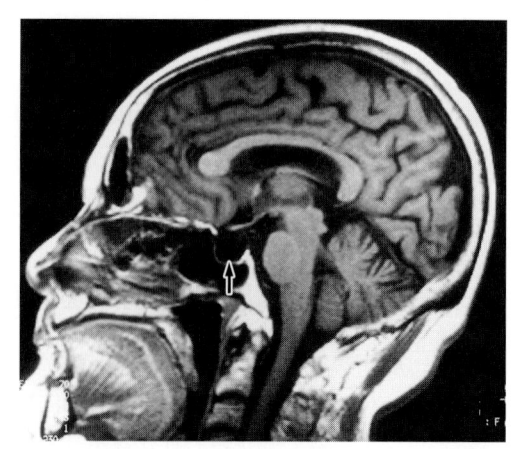

図 10．原発性トルコ鞍空洞症候群の MRI 矢状断像
T1強調画像で、トルコ鞍内に髄液と同等の低信号域を認める（→）。
（窪田惺著，脳神経外科ビジュアルノート．金原出版，2003 より許可を得て転載）

❾治療；開頭し、トルコ鞍内に筋肉片を充填する。

⓫神経鞘腫 Schwannoma(Neurinoma)

1．総説

❶分類
 (ⅰ)神経の種類による分類
  ⓐ感覚神経部から発生する神経鞘腫
   ㋐神経鞘腫は、ほとんどが**感覚神経から発生**する。
   ㋑種類
    ➡第8脳神経鞘腫、三叉神経鞘腫や顔面神経鞘腫。
     📖三叉神経および顔面神経は解剖学的には混合神経に属するが、神経鞘腫は感覚神経部から発生する。
  ⓑ混合神経から発生する神経鞘腫
   ㋐neurofibromatosis type 2 に合併してみられることが、ほとんどである。
   ㋑種類；舌咽神経鞘腫や迷走神経鞘腫。
  ⓒ運動神経から発生する神経鞘腫
   ㋐単独に運動神経から発生することは極めて稀。
   ㋑運動神経や混合神経から発生する神経鞘腫は、ほとんどが neurofibromatosis type 2 に合併してみられる。
   ㋒種類；動眼・滑車・外転神経鞘腫(←眼運動神経から発生する神経鞘腫)、副神経鞘腫や舌下神経鞘腫。
 (ⅱ)頭蓋内神経鞘腫の分類(Haga ら，1997)

①脳神経鞘腫 (cranial nerve sheath schwannoma)	ⓐ第8脳神経鞘腫(298頁) ⓑ三叉神経鞘腫(306頁) ⓒ顔面神経鞘腫(450頁) ⓓその他(452〜456頁)
②脳内神経鞘腫 (intracerebral schwannoma) (457頁)	ⓐIntra-axial schwannoma(脳実質内神経鞘腫) ⓑPeriventricular schwannoma(脳室周囲神経鞘腫) ⓒSchwannoma with dural attachment(硬膜に付着部を有する神経鞘腫) ⓓOthers(その他)
③前頭下神経鞘腫(Subfrontal schwannoma)	
④脳室内神経鞘腫(intraventricular schwannoma)	
⑤小脳神経鞘腫(cerebellar schwannoma)	
⑥延髄神経鞘腫(schwannoma of the medulla oblongata)	
⑦その他(others)	

❷発生起源
 (ⅰ)感覚神経から発生する神経鞘腫は、glia-Schwann 鞘移行部から発生する。
 (ⅱ)運動神経から発生する神経鞘腫は、この移行部から離れた Schwann 細胞で包まれた部分

から発生する。
- ❸エックス線 CT
  - （ⅰ）単純 CT；低吸収域、あるいは等吸収域。
  - （ⅱ）造影 CT；均質、あるいはリング状に増強される。
- ❹MRI
  - （ⅰ）単純 MRI
    - ⓐT1強調画像；低信号、あるいは等信号。
    - ⓑT2強調画像；等信号、あるいは高信号。
  - （ⅱ）造影 MRI；均質、あるいはリング状に増強される。

2．脳神経から発生する神経鞘腫 Cranial nerve sheath schwannoma

1）感覚神経部から発生する神経鞘腫

（1）聴神経鞘腫（第8脳神経鞘腫）（298頁）

（2）三叉神経鞘腫（306頁）

（3）顔面神経鞘腫 Facial schwannoma(neurinoma)

- ❶定義・概念
  - （ⅰ）顔面神経の Schwann 細胞より発生する腫瘍をいう。
  - （ⅱ）顔面神経は混合神経であるが、神経鞘腫は**中間神経（感覚神経）より発生**する。
- ❷頻度
  - （ⅰ）剖検例の 0.7%(Saitoら, 1972)
  - （ⅱ）末梢性顔面神経麻痺例の 0.2〜5.6%
  - （ⅲ）錐体骨内占拠性病変全体の 0.8%
  - （ⅳ）第8脳神経鞘腫以外の神経鞘腫の中では16%を占め、三叉神経鞘腫に次いで多い。
- ❸分類
  - ➡発生部位により4つに分類される。
  - （ⅰ）膝神経節部(geniculate portion)
  - （ⅱ）鼓室部(tympanic portion)
  - （ⅲ）垂直部(vertical portion)
  - （ⅳ）小脳橋角部(cerebellopontine angle portion)
- ❹発育方向
  - （ⅰ）抵抗の少ない方向へ伸展する。
  - （ⅱ）全顔面神経鞘腫の 15〜30% が頭蓋内へ伸展する。
    - ⓐ中頭蓋窩へ伸展することが最も多い(67%)。
      - ［理由］
        - ㋐鼓室や鼓室蓋の骨皮質が薄いこと。
        - ㋑腫瘍の好発部位が膝部から鼓室部にかけての水平部であること。

ⓑ中頭蓋窩と後頭蓋窩への伸展（亜鈴型）；19％
　　　ⓒ後頭蓋窩への伸展；14％
❺特徴
　（ⅰ）ほとんどが、側頭骨内に発生している。
　（ⅱ）腫瘍の大きさに比して顔面筋の麻痺が強い。
　（ⅲ）Bell 麻痺と誤診されているのが 17％ある。
　（ⅳ）反復性顔面神経麻痺例の 30％に、本腫瘍が存在する。
❻好発年齢；あらゆる年齢層に発生するが、青年に多い。
❼性別；性差はない。
❽好発部位
　（ⅰ）多くは中間神経より発生する(Rosenblum ら，1987)。
　（ⅱ）部位
　　　➡顔面神経管内に好発する。頭蓋内へ伸展することは稀。
　　ⓐRosenblum らの報告(1987)
　　　㋐垂直部（顔面神経管）が 45％と最も多い。
　　　㋑次いで、膝神経節部（31％）。
　　　㋒以下、水平部（顔面神経管）（14％）＞内耳道内（9％）＞小脳橋角部（2％）の順。
　　ⓑSymon らの報告(1993)；膝神経節部、あるいは鼓室部が最も多い。
❾症状

全体	①核下性顔面神経障害 　➡顔面筋麻痺、味覚障害（舌前 2/3）、涙腺や唾液腺の分泌障害。 ②聴力障害（伝導性あるいは感音性） ③耳痛
発生部位別 膝部発生例	①核下性顔面神経麻痺で発症することが多い。 ②流涙低下、唾液分泌低下や味覚障害。 　➡上錐体神経症状・鼓索神経症状である。 ③感音性または伝音性難聴 　🔖腫瘍が内耳や中耳に伸展している場合。
鼓室部発生例	①伝音性難聴で初発することが多い。 　➡早期に中耳へ伸展するため。 　　🔖迷路にまで伸展すると混合性難聴となる。 ②顔面神経麻痺は初期にはなく、聴神経症状に続いて出現することが多い。
垂直部発生例	①早期から核下性顔面神経麻痺で発症することが多い。 ②伝音性難聴 　🔖中耳へ伸展した場合。

❿頭部エックス線単純撮影
　（ⅰ）錐体骨の破壊像。
　（ⅱ）顔面神経管の拡大。
⓫エックス線 CT
　（ⅰ）単純 CT
　　ⓐほとんどが低吸収域（←嚢胞を形成することが多いため）。
　　ⓑ腫瘍周囲に、点状あるいは線状の石灰化像。
　　ⓒ耳小骨や錐体骨前壁の破壊像。

            ⓓ顔面神経管の拡大。
        （ⅱ）造影 CT；不均質、あるいはリング状に増強される。
    ❶❷MRI（側頭骨内発生例）(Chungら, 1998)
        （ⅰ）単純 MRI
            ⓐT1強調画像；低信号
            ⓑT2強調画像；高信号
        （ⅱ）造影 MRI；均質に、著明に増強される。
    ❶❸治療
        （ⅰ）外科的治療
            ⓐ手術により全摘出可能。
            ⓑ術後、顔面神経麻痺が残存している場合。
                ➡神経再建術（例；舌下神経・顔面神経吻合術）
        （ⅱ）γ-knife

2）混合神経から発生する神経鞘腫―舌咽・迷走神経鞘腫―
    ➡舌咽神経、迷走神経から発生する神経鞘腫は、その解剖学的位置関係から頸静脈孔神経鞘腫（525頁）とも呼ばれている。

3）運動性神経の神経鞘腫
（1）眼運動神経系の神経鞘腫
    A．概説
    ❶概念
        （ⅰ）運動神経から発生することは稀。
        （ⅱ）大部分は neurofibromatosis type 2 に合併してみられ、単独で運動神経に発生することは極めて稀。
    ❷頻度
        （ⅰ）極めて稀。
        （ⅱ）眼運動神経の中では、
            ⓐ動眼神経鞘腫が最も多い（60％）。
            ⓑ次いで、滑車神経鞘腫（30％）。
            ⓒ外転神経鞘腫（10％）
    ❸発生部位（発生起源）
        （ⅰ）感覚神経から発生する神経鞘腫は、glia-Schwann 鞘移行部に発生する。
        （ⅱ）しかし、動眼神経や滑車神経鞘腫はこのルールに当てはまらず、移行部から離れた部位から発生する。
    ❹発生部位による分類(Celliら, 1992)
        （ⅰ）脳槽群（cisternal group）
            ➡脳幹から海綿静脈洞までの脳槽（precavernous cistern）を走行する神経から発生するもの。

（ⅱ）脳槽・海綿静脈洞群（cisterno-cavernous group）
　　ⓐ海綿静脈洞の領域、および斜台後部や錐体後部の脳槽を走行する神経から発生するもの。
　　ⓑ腫瘍は後頭蓋窩や中頭蓋窩へ伸展する。
　　ⓒ海綿静脈洞や中頭蓋窩の硬膜を穿破して硬膜外へ伸展することは、滅多にない。
（ⅲ）海綿静脈洞群（cavernous group）
　　ⓐ海綿静脈洞部（中頭蓋窩）を走行する神経から発生するもの。
　　ⓑ海綿静脈洞の硬膜を穿破して硬膜外へ伸展することは、滅多にない。

❺治療
（ⅰ）外科的治療（手術による摘出）
（ⅱ）放射線治療
　　ⓐ標準的放射線治療（conventional radiotherapy）
　　ⓑ定位放射線照射（stereotactic irradiation）

B. 各腫瘍
a. 動眼神経鞘腫 Oculomotor nerve schwannoma
❶定義；動眼神経のSchwann細胞より発生する腫瘍をいう。
❷頻度
（ⅰ）極めて稀。
（ⅱ）眼運動神経系の中では、最も発生頻度が高い（60％）。
❸好発年齢；40～65歳（平均年齢；47歳）に好発。
❹性別；男性：女性＝1：1.4で、女性に多い(Hatakeyamaら, 2003)。
❺好発部位
（ⅰ）脳槽部（脚間窩槽）と海綿静脈洞部（傍鞍部）に多い。
（ⅲ）左側に多い。
❻症状
（ⅰ）**動眼神経麻痺が最も多い**（出現頻度；70％）。
　　☞初発症状として複視が最も多い。
　　　☞これに対して、脳動脈瘤では瞳孔散大や眼瞼下垂で初発する。
（ⅱ）頭痛や眼窩周囲の疼痛。
（ⅲ）片麻痺
❼合併する脳神経障害
（ⅰ）三叉神経と滑車神経が障害されることが多い。
（ⅱ）外転神経が障害されることは少ない。
　　☞三叉神経鞘腫では、外転神経が障害されることが多い。
❽治療
（ⅰ）一般的に、手術適応はない。
（ⅱ）手術適応例は、圧排効果（mass effect）のある大きい腫瘍。
❾予後
　➡動眼神経麻痺に対する機能的予後は極めて不良で、大多数の症例で術後悪化する。

b. 滑車神経鞘腫 Trochlear nerve schwannoma

❶定義；滑車神経の Schwann 細胞より発生する腫瘍をいう。

❷頻度

（ⅰ）全頭蓋内神経鞘腫の 1% 以下で、極めて稀。

（ⅱ）眼運動神経系の中では、動眼神経鞘腫に次いで多い（頻度；30%）。

❸好発年齢；30〜60 歳に好発（平均年齢；43 歳）。

❹性別；女性に多い(Jackowski ら, 1994)。

❺発生部位

（ⅰ）ほとんどが脳槽部を走行する滑車神経より発生。

☞腫瘍はテント切痕中央部の迂回槽に存在。

（ⅱ）右側に多い(阿部ら, 1994)。

❻症状

（ⅰ）滑車神経麻痺（複視）

☞意外と少ない（45〜50%）。

☞上斜筋麻痺による複視は、代償されやすいことによる。

（ⅱ）対側の顔面の異常感覚（46%）➡初発症状となることも稀でない。

（ⅲ）頭痛

（ⅳ）片麻痺

（ⅴ）失調性歩行

❼治療；手術による摘出。

❽組織学的所見；Antoni A と B の混合型が最も多い。

c. 外転神経鞘腫 Abducens nerve schwannoma

❶定義；外転神経の Schwann 細胞より発生する腫瘍をいう。

❷頻度

（ⅰ）極めて稀。

（ⅱ）眼運動神経系の中では、最も発生頻度が低い（10%）。

❸発生部位による分類(Tung ら, 1991)

（ⅰ）Type 1；腫瘍は、海綿静脈洞に存在するもの。

（ⅱ）Type 2；腫瘍は、橋前部（prepontine area）や小脳橋角部に存在するもの。

❹Tung らの分類によるタイプ別の特徴（表 4）

（ⅰ）好発年齢；type 1 の方が、type 2 よりやや高齢。

（ⅱ）性別；type 1 は男性に、type 2 は女性に多い。

（ⅲ）症状；type 2 の方がより重篤。

（ⅳ）罹病期間；type 2 で短い。

（ⅴ）腫瘍の大きさ；発見時、type 1 の

表 4. タイプ別の特徴(小野田ら, 2003 より作成)

	Type 1	Type 2
好発年齢	52.8 歳（平均年齢）	43.3 歳（平均年齢）
性別	男性に多い。	女性に多い。
症状	外転神経麻痺のみ	水頭症、脳幹症状
罹病期間	14.0 カ月（平均）	2.9 カ月（平均）
腫瘍の大きさ	2.2 cm（平均）	5.0 cm（平均）
腫瘍の局在	左側に多い。	左右差なし。
囊胞形成	60%	67%

　　　　方が小さい。
　　（ⅵ）type 1 では左側に多い。
　　（ⅶ）両タイプとも囊胞形成を高率に認める。
❺好発年齢；40〜60 歳に多い（平均年齢；45 歳）。
❻性別
　　（ⅰ）type 1；男性：女性＝4：1 で、**男性**に多い。
　　（ⅱ）type 2；男性：女性＝1：2 で、**女性**に多い。
❼好発部位
　　（ⅰ）好発部位は海綿静脈洞（← type 1）と橋前（← type 2）で、発生頻度はほぼ同じ。
　　（ⅱ）左右別
　　　　ⓐtype 1；左側に多い。
　　　　ⓑtype 2；左右差なし。
❽症状
　　（ⅰ）全体
　　　　ⓐ外転神経麻痺が最も多い（出現頻度；60％）。
　　　　ⓑ頭蓋内圧亢進症状
　　　　ⓒ脳幹症状
　　（ⅱ）タイプ別
　　　　ⓐtype 1；外転神経麻痺（複視）が最も多い。
　　　　ⓑtype 2；頭蓋内圧亢進症状（閉塞性水頭症）が最も多い。
❾治療
　　（ⅰ）外科的治療（手術による摘出）
　　　　　➡海綿静脈洞部のもの（type 1）では、全摘出は困難。
　　（ⅱ）放射線治療
　　　　ⓐ標準的放射線治療（conventional radiotherapy）や定位放射線照射（stereotactic irradiation）。
　　　　ⓑ海綿静脈洞部のもの（type 1）に対して考慮。
❿予後；術後の外転神経麻痺改善率は悪い。

（2）副神経鞘腫 Accessory nerve schwannoma
　　➡舌咽神経、迷走神経、副神経より発生する神経鞘腫は、その解剖学的位置関係から頸静脈孔神経鞘腫（525 頁）とも呼ばれている。
❶頻度；稀
❷発生部位による分類
　　（ⅰ）頸静脈孔内型（intrajugular type）；腫瘍が頸静脈孔内に存在するもの（50％）。
　　（ⅱ）脳槽内型（intracisternal type）；腫瘍が大槽内に存在するもの（43％）。
　　（ⅲ）頭蓋外型（extracranial type）；腫瘍が脊柱管（頸椎管）内に存在するもの（7％）。
❸症状
　　（ⅰ）頸静脈孔内型；舌咽・迷走・副神経障害（→頸静脈孔症候群、88 頁）。

(ⅱ)脳槽内型
  ⓐ副神経障害
  ⓑ小脳症状
  ⓒ頸髄症状
❹エックス線CT
  (ⅰ)単純CT；低〜等吸収域
  (ⅱ)造影CT；均質、あるいは不均質に増強される。
❺MRI
  (ⅰ)単純CT
    ⓐT1強調画像；低〜等信号
    ⓑT2強調画像；高信号
  (ⅱ)造影CT；不均質に増強。

(3) 舌下神経鞘腫 Hypoglossal nerve schwannoma
❶定義・概念
  (ⅰ)舌下神経のSchwann細胞より発生する腫瘍をいう。
  (ⅱ)舌下神経鞘腫はrootlet(根糸)からではなく、bundle(神経束)となった部分から発生することが多い。
  (ⅲ)因みに、舌下神経は延髄からの10〜15本の神経根糸(rootlet)より発生し、舌下神経管で神経束(bundle)となる。
❷頻度；非常に稀。
❸分類と特徴

Ⓐ頭蓋内型 Intracranial type	①腫瘍が頭蓋内のみに存在するもの(頻度；32%)。 ②大槽(cisterna magna)の方へ発育する傾向がある。 ③性別；女性に多い(男性：女性＝1：2)。 ④左右別；左側に多い(右側：左側＝1：1.7)。
Ⓑ頭蓋内・頭蓋外型 Intracranial/extracranial type (亜鈴型 dumbbell type)	①頭蓋内・外(←舌下神経管を通過)両方にまたがり、腫瘍が存在するもの(頻度；50%)(Hoshiら, 2000)。 ②性別；圧倒的に女性に多い(90%)。 ③左右別；左右差はない。
Ⓒ頭蓋外型 Extracranial type	①腫瘍が頭蓋外のみに存在するもの(頻度；19%)。 ②性別；女性に多い(男性：女性＝1：1.8)。 ③左右別；右側に多い(右側：左側＝1.8：1)。

❹好発年齢；20〜59歳に好発する(平均年齢；48歳)。
❺性別；圧倒的に女性に多い(70%)。
❻症状・徴候
  (ⅰ)舌下神経麻痺が最も多い(85〜95%)。
    ➡舌の萎縮や運動麻痺。
  (ⅱ)患側の後頭部痛や後頸部痛(55%)。
    ⓐ頭蓋内圧亢進症状ではなく、第2頸神経が腫瘍により圧迫・伸展されることによる。
    ⓑ頭位により、痛みの程度が変化するのが特徴。

　　　　ⓒ初発症状として最も多い。
　　（ⅲ）その他の脳神経障害（40～60％）
　　　　ⓐ舌咽神経障害≧迷走神経障害が最も多い。
　　　　ⓑ以下、副神経障害＞顔面神経麻痺＞三叉神経障害＞聴神経障害。
　　（ⅳ）小脳症状（45～50％）
　　（ⅴ）運動・感覚障害（41％、37％）
　　（ⅵ）頭蓋内圧亢進症状←腫瘍の増大による髄液路の閉塞による。
❼左右別；左右差はないか、やや左側に多い（55～60％）。
❽頭部エックス線単純・断層撮影
　➡舌下神経管の拡大を認める（2 mm 以上の左右差を異常）。
　　　📖亜鈴型に認められることが多く、特徴的。
❾脳血管造影
　（ⅰ）無血管野で、腫瘍陰影を認めることは少ない。
　（ⅱ）栄養血管は、hypoglossal branch（上行咽頭動脈の neuromeningeal trunk の枝）
❿エックス線 CT
　（ⅰ）単純 CT
　　　ⓐ低～等吸収域
　　　ⓑ舌下神経管の拡大。
　（ⅱ）造影 CT；均質、あるいはリング状に増強される。
⓫MRI
　（ⅰ）単純 MRI
　　　ⓐT１強調画像；低信号
　　　ⓑT２強調画像；高信号
　（ⅱ）造影 MRI；均質、あるいはリング状に増強される。
⓬治療；外科的治療（全摘出可能）

3．脳神経に由来しない神経鞘腫
Schwannoma not arising from cranial nerves

❶概念；脳神経と関係なく、頭蓋内に発生する神経鞘腫（schwannoma）をいう。
❷頻度；外科的に治療された神経鞘腫の1％以下と、極めて稀。
❸発生部位による分類（テント上）
　（ⅰ）Extra-axial schwannoma（**頭蓋内・脳実質外神経鞘腫** intracranial extracerebral schwannoma）
　　　➡ほとんどが、前頭蓋底（subfrontal）に発生。
　（ⅱ）Intra-axial（parenchymal）schwannoma（**脳実質内神経鞘腫**）
　　　➡脳室と関係なく、また硬膜にも付着部をもたない、純粋に脳実質内より発生するもの。
❹発生母地（説）
　（ⅰ）硬膜に分布する知覚神経（三叉神経の髄膜枝など）や前篩骨神経（anterior ethmodal

　　　　　　　nerve)の Schwann 細胞から発生するとの説。
　　　　　　　　ⓑ頭蓋内・脳実質外(extra-axial)発生例に対して有力な説。
　　　　　　　　　ⓑ嗅神経は無髄神経なので、Schwann 細胞ではなく glia 細胞に覆われており、一般的
　　　　　　　　　　には嗅神経を発生起源とすることは無理。
　　　(ⅱ)pial cell(軟膜細胞)から発生するとの説。
　　　　　　　➡中胚葉性の pial cell と神経外胚葉性の Schwann 細胞との移行があるとの説。
　　　(ⅲ)くも膜下腔、軟膜や脳内の血管周囲神経叢の Schwann 細胞から発生するとの説。
　　　(ⅳ)発生学的迷入説
　　　　　　　➡胎生期に脳実質内に迷入した Schwann 細胞より発生するとの説。
❺好発年齢
　　　➡大多数は、30 歳以下の若年者や小児。
　　　(ⅰ)頭蓋内・脳実質外発生例(extra-axial);33 歳(平均年齢)
　　　(ⅱ)脳内発生例(intra-axial)
　　　　　ⓐ大多数は 20 歳以下に好発する。
　　　　　ⓑ幼児(infant)には発生しない。
❻性別
　　　(ⅰ)頭蓋内・脳実質外(前頭蓋底)発生例;男性:女性＝3〜4:1で、男性に多い。
　　　(ⅱ)脳内発生例(intra-axial);男性:女性＝1.4:1で、男性に多い。
❼好発部位(発生部位)
　　　(ⅰ)頭蓋内・脳実質外発生例;前頭蓋底(subfrontal)
　　　(ⅱ)脳内発生例
　　　　　ⓐ側頭葉や前頭葉が最も多い。
　　　　　ⓑ次いで、頭頂葉。
　　　　　ⓒ多発性の頻度;4〜5％
❽症状
　　　(ⅰ)頭蓋内・脳実質外発生例;けいれん、嗅覚障害や頭痛など。
　　　(ⅱ)脳内発生例
　　　　　ⓐけいれんと頭痛が多い。
　　　　　ⓑ局所症状
❾脳血管造影
　　　(ⅰ)頭蓋内・脳実質外発生例;血管の圧排像のみ。
　　　(ⅱ)脳内発生例;腫瘍血管や腫瘍陰影を認める(45％)。
❿エックス線 CT
　　　(ⅰ)頭蓋内・脳実質外発生例
　　　　　ⓐ単純 CT;低吸収域
　　　　　ⓑ造影 CT;不均質に増強。
　　　(ⅱ)脳内発生例
　　　　　ⓐ単純 CT
　　　　　　㋐低吸収域、あるいは等吸収域。

㋒半数に、腫瘍周囲に**脳浮腫**を伴う。
　　㋓30〜55％の頻度で、**嚢胞を合併**（→特に、側脳室後部近傍発生例）。
　　㋔石灰化を認めることがある（20％）。
　ⓑ造影 CT
　　㋐嚢胞
　　　①壁在結節、あるいは壁（周囲）が増強（→リング状に増強）。
　　　②不均質に増強。
　　㋑充実性；均質に増強。
❶❶MRI
　（ⅰ）頭蓋内・脳実質外発生例
　　ⓐ単純 MRI
　　　㋐T１強調画像；低信号、あるいは等信号。
　　　㋑T２強調画像；等信号、あるいは高信号。
　　ⓑ造影 MRI；不均質に増強。
　（ⅱ）脳内発生例
　　ⓐ単純 MRI
　　　㋐T１強調画像；低信号
　　　㋑T２強調画像；高信号、あるいは混合信号。
　　　㋒腫瘍周囲の**脳浮腫像**や**嚢胞**を認めることが多い。
　　ⓑ造影 MRI；均質、あるいは不均質に増強。

快適空間

★好きなように使ってね！

⑫頭蓋内胚細胞腫瘍 Intracranial germ cell tumor

1．基底核・視床の胚細胞腫瘍
Germ cell tumor in basal ganglia and thalamus

❶概念；基底核部や視床に発生する胚細胞腫瘍。
❷頻度；全頭蓋内胚細胞腫瘍の5〜10％と稀。
❸特徴
　（ⅰ）**囊胞（多房性）を形成しやすい**（60〜90％）。
　　　➡基底核以外では、囊胞形成の頻度は14％
　（ⅱ）患側（同側）の**大脳半球の萎縮**を伴いやすい。
　　　☝最近の報告では、その頻度は高くないとされている（頻度；15〜30％）。
　　ⓐ発生機序（説）
　　　㋐視床や基底核からの求心性線維のワーラー変性（Wallerian degeneration）により、萎縮が生じるとの説。
　　　　➡ワーラー変性を最も認めやすい部位は皮質脊髄路。
　　　㋑腫瘍の浸潤による神経節細胞や神経線維の消失により、遠心性線維が逆行性に変性し（retrograde degeneration）、萎縮が生じるとの説。
　　ⓑ萎縮像は、初期像というよりは進行期（advanced stage）にみられることが多い。
　　ⓒ内包へ浸潤している例に多く、基底核などに限局している症例には少ない。
　（ⅲ）他の部位のものに比べて、**腫瘍内出血をきたしやすい**（50％）。
　（ⅳ）ほとんどが、本邦からの報告である。
　（ⅴ）好発年齢は、生殖器官が急速に発達する学童期や思春期である。
❹好発年齢；7〜20歳で、半数は6〜11歳（平均年齢；11歳）。
❺性別；**男性に圧倒的に多い**（95％）。
❻症状
　（ⅰ）徐々に進行する**運動麻痺（片麻痺）**←最も多く（90％）、初発症状としても最も多い。
　（ⅱ）精神症状（40％）
　　ⓐ性格変化
　　ⓑ知能障害
　（ⅲ）思春期早発症（286、503頁）
　（ⅳ）**頭蓋内圧亢進症状は稀**（←末期）。
　　　☝視床神経膠腫（thalamic glioma、516頁）では、局所症状に頭蓋内圧亢進症状を伴う。
　（ⅴ）けいれんや不明熱。
❼発生部位
　　➡視床に発生することが最も多く、そして基底核へ伸展・浸潤していく。
❽腫瘍マーカー；血清や髄液中のHCG（human chorionic gonadotropin）やAFP（alphafeto-protein）が陽性（25％）。

❾エックス線 CT
（ⅰ）単純 CT
　　ⓐ等～高吸収域
　　　➡ある程度の大きさになると、石灰化や囊胞を合併しモザイク状（→混合吸収域）となる。
　　ⓑしばしば、囊胞や石灰化を認める。
　　ⓒ圧排効果（mass effect）は少ない。
　　ⓓ患側の大脳半球の萎縮像（シルビウス裂の拡大や側脳室の拡大など）。
（ⅱ）造影 CT；不均質に増強されることが多い。
❿MRI
（ⅰ）単純 MRI
　　ⓐT１強調画像（図 11-A）；低～等信号
　　ⓑT２強調画像；高信号、あるいは混合信号。
　　ⓒ圧排効果（mass effect）は少ない。
　　ⓓ患側の大脳半球や大脳脚の萎縮像を認める。
（ⅱ）造影 MRI（図 11-B）；不均質に増強されることが多い。

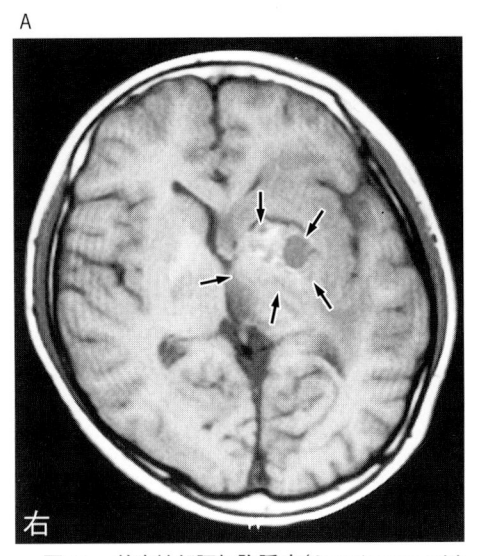

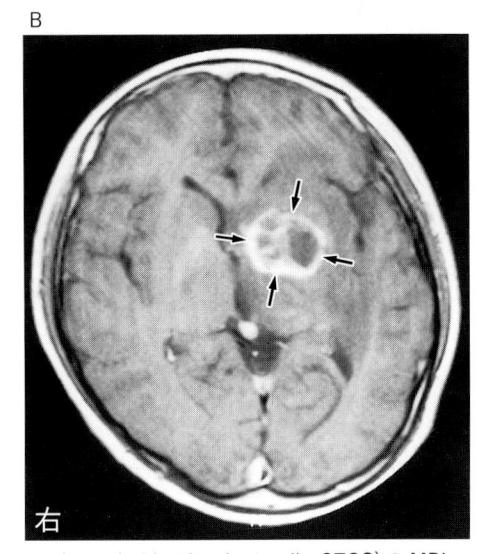

図 11．基底核部胚細胞腫瘍（Germinoma with syncytiotrophoblastic giant cell；STGC）の MRI
　A（単純 MRI）；T１強調画像で左基底核部に低～等信号域を認める（→）。
　B（造影 MRI）；不均質に増強される（→）。

⓫鑑別疾患；神経膠腫や悪性リンパ腫。
⓬治療；手術、放射線治療および化学療法。
⓭組織型
　➡すべての組織型が発生し得るが、**ほとんどが**（80％）germinoma である。
⓮予後
（ⅰ）良好；60％

（ⅱ）死亡；20％

2．トルコ鞍内ジャーミノーマ Intrasellar germinoma

❶定義・概念
　（ⅰ）トルコ鞍内に発生（充満）する germinoma をいう。
　（ⅱ）トルコ鞍内から周囲組織に浸潤・破壊性に伸展する（→より抵抗の少ない鞍上部や斜台骨膜下へ拡がる傾向がある）。
❷分類
　（ⅰ）一次性 Primary（原発性）；トルコ鞍内に原発するもの。
　（ⅱ）二次性 Secondary（続発性）
　　　　➡神経下垂体部（鞍上部）germinoma が下垂体茎を通りトルコ鞍内（下垂体後葉）へ伸展するものをいう。
❸症状
　（ⅰ）一次性
　　　　ⓐ尿崩症（diabetes insipidus）；初発症状として多いが、欠くこともある。
　　　　ⓑ視力・視野障害；欠くか、後期に出現。
　（ⅱ）二次性
　　　　ⓐ尿崩症（diabetes insipidus）がほとんどの例でみられ、また初発症状としても最も多い。
　　　　ⓑ下垂体前葉機能低下
　　　　ⓒ視力・視野障害
❹好発年齢；小児期あるいは若年期（8〜20 歳、平均 15 歳）に好発。
❺性別；女性に多い（男性：女性＝1：1.5）。
❻頭部エックス線単純撮影；トルコ鞍は正常、あるいは軽度拡大。
❼エックス線 CT
　（ⅰ）単純 CT；等〜高吸収域
　（ⅱ）造影 CT；均質に、強く増強。
❽MRI
　（ⅰ）単純 MRI
　　　ⓐT１強調画像
　　　　㋐等信号
　　　　㋑下垂体後葉の高信号がみられない。
　　　ⓑT２強調画像；高信号
　（ⅱ）造影 MRI
　　　ⓐ均質に、著明に増強される。
　　　ⓑ正中・矢状断像が有用で、腫瘍は正常下垂体より後方に増強される(Kidooka ら，1995)。
　　　　　すなわち、下垂体は腫瘍の前方（前下方）に存在する。

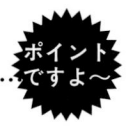

ポイントですよ〜

ⓒ鞍上伸展のある症例では、鞍隔膜の部分で腫瘍がくびれている。
ⓓ斜台上部の硬膜が増強される(→ dural tail)。
❾鑑別疾患；下垂体腺腫、頭蓋咽頭腫や脊索腫。
❿治療
　（ⅰ）外科的治療；経蝶形骨洞法により摘出。
　（ⅱ）放射線治療；拡大局所照射
　（ⅲ）化学療法；cisplatin と etoposide の併用。
⓫予後；良好

3．小脳および小脳橋角部の胚細胞腫瘍
Germ cell tumor in cerebellum and cerebello-pontine angle region

❶定義・概念；小脳や小脳橋角部に発生する胚細胞腫瘍。
❷頻度；極めて稀。
❸腫瘍の種類；小脳半球の endodermal sinus tumor、小脳橋角部の germinoma with syncytiotrophoblastic giant cell（合胞栄養細胞性巨細胞を伴うジャーミノーマ）の報告がある。
❹小脳橋角部の germinoma with syncytiotrophoblastic giant cell(Fujiwara ら，2002)
　（ⅰ）好発年齢（平均）；27歳で、通常の頭蓋内胚細胞腫瘍より高い。
　（ⅱ）性別；全例、男性。
　（ⅲ）症状；顔面神経麻痺、聴力障害や小脳失調。
　（ⅳ）MRI；髄膜腫と類似の所見を呈する。

4．延髄の胚細胞腫瘍 Germ cell tumor in medulla oblongata

❶定義・概念；延髄に発生する胚細胞腫瘍。
❷頻度；極めて稀。
❸好発年齢
　（ⅰ）14～32歳（平均年齢；23歳）
　（ⅱ）頭蓋内の他の部位の胚細胞腫瘍の好発年齢より、年齢は長じている。
❹性別；ほとんどが女性。
❺症状
　（ⅰ）下位脳神経障害（嚥下障害や嗄声）
　（ⅱ）小脳症状
　（ⅲ）脳幹（下部）障害；錐体路症状は伴わない。
　（ⅳ）四肢のしびれ。
❻発生部位と発育方向
　➡延髄背側部に発生し、第4脳室や大槽に伸展する。

❼治療
　（ⅰ）外科的治療（生検、あるいは部分摘出）
　（ⅱ）放射線治療
　（ⅲ）化学療法；cisplatin と etoposide など。
❽組織型；**全例**、germinoma。
❾予後；良好
❿関連症候群；男性例では、Klinefelter 症候群（67 頁）。

快適空間

★好きなように使ってね！

⓭神経細胞系および混合神経細胞・膠細胞腫瘍
neuronal and mixed neuronal-glial tumours

1. 神経細胞・膠細胞腫瘍(neuronal-glial tumor)の総説

❶概念
 (ⅰ)成熟分化した神経細胞と腫瘍性の glia が混在した良性腫瘍の総称。
 (ⅱ)過誤腫的性格を有する。
❷好発年齢；小児～若年期
❸組織学的所見
 (ⅰ)腫瘍を構成する神経細胞は、大型の神経細胞と小型の神経細胞とからなる。
 (ⅱ)glia は、星状膠細胞(astrocyte)が大部分。

2. 小脳異形成性神経節細胞腫 Dysplastic cerebellar gangliocytoma (レルミット・ダクロス病 Lhermitte-Duclos' disease)

❶定義・概念
 (ⅰ)一側の小脳半球皮質の顆粒層で神経細胞が層構造をつくって腫瘍様に増生し、小脳半球回(cerebellar folia)が腫大して腫瘤を形成するものをいう。
 (ⅱ)緩徐に進行する良性の限局性病変。
 (ⅲ)過誤腫(hamartoma)と考えられているが、新生物(neoplasm)なのか、奇形(anomaly)なのか、あるいは形成異常(dysplasia)なのかは議論がある。
 (ⅳ)Cowden 症候群(49 頁)との関係。
  ⓐ本症は、Cowden 症候群が中枢神経系に発現したものと考えられている。
  ⓑ本症の 1/3 に Cowden 症候群がみられる。
❷頻度；極めて稀。
❸好発年齢；若年者で、20～39 歳がほとんど(平均年齢；34 歳)。
❹性別；性差はない。
❺好発部位；小脳半球で、**左側に多い**。
❻症状
 (ⅰ)頭蓋内圧亢進や水頭症の症状(頭痛、嘔気・嘔吐、うっ血乳頭)➡最も多い。
 (ⅱ)小脳症状(不安定歩行、失調)➡小脳症状は軽微で、半数に認められない。
 (ⅲ)脳神経麻痺
 (ⅳ)錐体路症状
❼症状の持続時間；2、3 カ月から 10 年以上。
❽エックス線 CT
 (ⅰ)単純 CT
  ⓐ等と低吸収の混合吸収域。

　　　　ⓑ時に、局所的な石灰化や囊胞形成を認める。
　　　　ⓒ病変の大きさに比して圧迫所見は軽度である。
　　（ⅱ）造影 CT；増強されない。
❾MRI
　　（ⅰ）単純 MRI
　　　　ⓐT１強調画像
　　　　　㋐軽度低信号
　　　　　㋑低信号の中に**線状の等信号の構造物**（parallel linear striation）がみられる。
　　　　　　　➡等信号は、**肥厚した小脳半球回**（cerebellar folia）。
　　　　ⓑT２強調画像；軽度高信号
　　（ⅱ）造影 MRI；増強されないか、あるいはごく軽度増強される。
❿治療；手術による全摘出。
⓫病理学的所見　　　　　　　　　　　　　　　　　　　　　　　　　　　　特徴！
　　（ⅰ）肉眼的所見……………………………………………………………
　　　　ⓐ小脳半球回（cerebellar folia）の限局性腫大。
　　　　　☞腫大した有髄線維と肥大したニューロンとが関与。
　　　　ⓑ白質の著明な減少（退行）。
　　　　ⓒ正常な皮質構築の消失。
　　（ⅱ）組織学的所見
　　　　　　➡正常の小脳皮質構造が消失。
　　　　ⓐ分子層（molecular layer）の肥厚
　　　　　　➡多数の腫大した有髄線維が存在し、そのために分子層が肥厚。
　　　　ⓑ正常の Purkinje 細胞は著明に減少、あるいは消失。
　　　　ⓒ顆粒層（granular layer）の肥厚
　　　　　㋐小型の神経細胞が大型の神経細胞に徐々に置き換えられている。…………　特徴！
　　　　　㋑神経細胞は、顆粒細胞より大きいが、Purkinje 細胞より小さい。
　　　　　㋒大型の神経細胞の由来は不明。
　　　　　㋓小型の神経細胞は異常な有髄線維をもつ顆粒神経細胞と考えられている。
⓬WHO grade Ⅰ
⓭免疫組織化学的所見
　　（ⅰ）synaptophysin；陽性
　　（ⅱ）GFAP；陰性
⓮予後；良好であるが、稀に、再発することがある。
⓯合併奇形
　　➡本症の1/3に奇形を合併する。
　　（ⅰ）頻度の高い合併奇形(Nowak ら, 2002)
　　　　　　➡巨頭症（megalocephaly）、巨脳症（megalencephaly）、水頭症、脊髄空洞症や骨格異常
　　　　　　　（顔面非対称、多指症 polydactylia、合指症 syndactylia）。
　　（ⅱ）稀な合併奇形(Nowak ら, 2002)

　　　　ⓐ皮膚と粘膜の病変➡脂肪腫、血管腫や神経線維腫など。
　　　　ⓑ良性病変（甲状腺、乳腺や泌尿生殖器）
　　　　ⓒ悪性病変（乳腺、甲状腺や泌尿生殖器）
❶関連症候群；Cowden 症候群（49 頁）

3．神経節細胞腫 Gangliocytoma

❶定義・概念
　（ⅰ）成熟、分化しているが、異常な神経細胞からなる腫瘍をいう。
　（ⅱ）形成異常（dysplasia）の性格を有する。
❷頻度；全脳腫瘍の 0.2～0.4％
❸好発年齢
　（ⅰ）小児や若年者に好発する。すなわち、
　（ⅱ）30 歳以下が 77％で、20 歳以下が 65％

> **ちょっとお目を拝借**
> トルコ鞍内に発生する神経節細胞腫（intrasellar gangliocytoma）は 30～50 歳代の女性に多い（田鹿ら，1989）。

❹性別；男性に多い（男性：女性＝1.5：1）。
❺好発部位
　（ⅰ）側頭葉が最も多い。
　（ⅱ）次いで、前頭葉に多い。
　（ⅲ）以下、頭頂葉＞脊髄＞脳幹＞小脳。
❻症状
　（ⅰ）てんかん（難治性）が多い。
　（ⅱ）頭蓋内圧亢進症状
　（ⅲ）局所症状
❼頭部エックス線単純撮影；頭蓋骨の菲薄化や膨隆。
❽脳血管造影；無血管野で、腫瘍陰影を認めない。
❾エックス線 CT
　（ⅰ）単純 CT
　　　ⓐ低～高吸収域
　　　ⓑ通常、等吸収域。
　（ⅱ）造影 CT；増強される場合と、増強されない例とがある。
❿MRI
　（ⅰ）単純 MRI
　　　ⓐT1 強調画像；低信号
　　　ⓑT2 強調画像；高信号

（ⅱ）造影 MRI；増強される場合（半数）と、増強されない場合とがある。
　⓫治療
　　（ⅰ）外科的治療
　　　　ⓐ手術が第一選択。
　　　　ⓑ難治性てんかん発作症例に対して手術を施行。
　　（ⅱ）放射線治療
　　　　ⓐ通常、施行しない。
　　　　ⓑ放射線には抵抗性。
　⓬病理学的所見
　　（ⅰ）肉眼的所見
　　　　ⓐ境界鮮明な腫瘍。
　　　　ⓑしばしば皮質形成異常、嚢胞（50％）や石灰化（30％）を伴う。
　　（ⅱ）組織学的所見
　　　　ⓐ二核細胞を含む神経細胞が塊状に存在する。
　　　　ⓑ神経細胞の間に、非腫瘍性の glia 細胞がみられる。
　⓭WHO grade Ⅰ
　⓮免疫組織化学的所見
　　（ⅰ）synaptophysin；陽性
　　（ⅱ）NF(neurofilament)；陽性
　　（ⅲ）NSE(neuron-specific enolase)；陽性
　⓯予後
　　（ⅰ）てんかん発作の抑制が期待できる。
　　（ⅱ）長期生存例が多い。
　⓰合併腫瘍
　　（ⅰ）円蓋部髄膜腫が多い。
　　（ⅱ）トルコ鞍内神経節細胞腫では、下垂体腺腫との合併が多い。

4．神経節膠腫 Ganglioglioma

　❶定義・概念
　　（ⅰ）腫瘍性の神経細胞と腫瘍性の glia 細胞の両者からなる混合腫瘍である。
　　（ⅱ）因みに神経節細胞腫（gangliocytoma）との相違は、神経節膠腫（ganglioglioma）がさまざまな程度の異型性を示す glia 細胞の増殖を伴っていることである。
　❷頻度
　　（ⅰ）原発性脳腫瘍の 0.3％と、極めて稀（日本脳腫瘍全国集計，vol. 11，2003）。
　　（ⅱ）低異型度星細胞腫全体の 5.8％
　　（ⅲ）全神経膠腫の 1.4％
　　（ⅳ）小児脳腫瘍の 0.4～7.6％
　　（ⅴ）てんかんで側頭葉切除術を受けた患者の 16％

❸特徴
　（ⅰ）神経細胞とglia細胞の数の割合は、症例により異なる。
　　　➡腫瘍としての性格は、星状膠細胞成分によって決まる。
　（ⅱ）囊胞性変化を伴う（40～60％）。
　　　📖壁在結節（mural nodule）を有する囊胞を40％に認める。
　（ⅲ）大脳半球発生例では、正中部発生例（例；第3脳室）より診断時の年齢は高い（大脳半球発生例；17.6歳、正中部発生例；10.75歳）(Haddadら、1992)。
　（ⅳ）稀に悪性変化するが、星状膠細胞の悪性化である。
❹好発年齢(日本脳腫瘍全国集計, vol.11, 2003)
　（ⅰ）10～29歳（小児・青年）に多い（52.4％）。
　（ⅱ）15～19歳がピーク（17.1％）。
❺性別(日本脳腫瘍全国集計, vol.11, 2003)
　➡男性：女性＝1.5：1で、男性に多い。
❻好発部位
　（ⅰ）側頭葉に最も多い（75～80％）。
　（ⅱ）次いで、前頭葉（10％）。
　（ⅲ）頭頂葉、後頭葉や小脳には少ない。
❼症状
　（ⅰ）けいれんが最も多い（65～100％）。
　（ⅱ）局所症状
　（ⅲ）頭蓋内圧亢進症状
❽頭部エックス線単純撮影
　（ⅰ）頭蓋骨の菲薄化。
　（ⅱ）石灰化を認める（頻度；10％）。
❾脳血管造影；通常（50～100％）無血管野で、腫瘍陰影は認められない。
❿エックス線CT
　（ⅰ）単純CT
　　　➡種々の吸収域を呈する。
　　ⓐ低吸収域が40～50％を占め、最も多い。
　　ⓑその他、低吸収と等吸収の混合吸収域（30％）、あるいは等吸収域（15％）。
　　ⓒ圧排所見に乏しい。
　　ⓓ石灰化を25～50％に認める。
　（ⅱ）造影CT；増強効果を認める場合（15～45％）と、増強されない場合とがある。
⓫MRI
　（ⅰ）単純MRI
　　ⓐT1強調画像；低～等信号
　　ⓑT2強調画像；高信号
　（ⅱ）造影MRI；増強される場合と増強されない場合とがある。

⓬治療
　（ⅰ）外科的治療が第一選択➡手術により全摘出可能。
　（ⅱ）放射線治療
　　　ⓐ退形成（anaplasia）を認める症例に対して、術後施行。
　　　ⓑ再発例に対しては再手術後に照射。
⓭病理学的所見
　（ⅰ）肉眼的所見
　　　ⓐ囊胞性の部分と充実性の部分とがある。
　　　ⓑ境界明瞭なことが多い。
　　　ⓒ腫瘍実質に石灰化巣を含む。
　　　ⓓ出血巣や壊死巣は半数に認める。
　（ⅱ）組織学的所見
　　　ⓐ星細胞腫（astrocytoma）の要素は高分化なことが多く、退形成（anaplasia）のことは少ない。
　　　ⓑ神経細胞とglia細胞が腫瘍性に増殖している。
　　　　㋐神経細胞とglia細胞との比率はさまざま。
　　　　㋑glia細胞は、
　　　　　①ほとんどが星状膠細胞（astrocyte）。
　　　　　②時に、稀突起膠細胞（oligodendrocyte）。
　　　ⓒ石灰化を半数以上に認める。
　　　ⓓ半数に、血管周囲にリンパ球浸潤を認める。
⓮WHO grade Ⅰ（時にⅡ）
⓯予後
　（ⅰ）glia成分の悪性度により決まるが、通常、良好。
　　　🔎大脳半球発生例の5年生存率は90％
　（ⅱ）手術による"けいれん"の抑制は良好（Haddadら，1992）。
　　　ⓐ全摘出例
　　　　㋐半数は、術後、けいれんが消失。
　　　　㋑46％は、けいれんの回数が減少。
　　　ⓑ亜全摘出例
　　　　㋐半数は、けいれんが消失。
　　　　㋑半数は、けいれんは改善。
　（ⅲ）術前のけいれん期間は、予後に影響を及ぼさない。
⓰合併奇形（Down症や脳梁形成不全）；5〜24％の頻度。

5．線維形成性乳児神経節膠腫 Desmoplastic infantile ganglioglioma

❶定義・概念
　➡乳幼児の大脳に発生し、著明なdesmoplasia（線維形成）と囊胞を伴い、glia細胞と神経細胞への分化のみられる腫瘍をいう。

❷頻度
  （ⅰ）小児脳腫瘍の1％と稀。
  （ⅱ）乳児脳腫瘍の15.8％(Zuccaroら, 1986)
❸好発年齢
  （ⅰ）ほとんどは、1歳6カ月以下の乳幼児。
  （ⅱ）通常、生後4カ月以内に認められる。
❹好発部位；前頭葉と頭頂葉の表面、すなわち髄膜付近。
❺症状
  （ⅰ）頭囲拡大や大泉門膨隆（←頭蓋内圧亢進症状）。
  （ⅱ）けいれん
  （ⅲ）片麻痺
❻エックス線CT
  （ⅰ）単純CT；等〜軽度高吸収域
  （ⅱ）造影CT
      ⓐ充実部は増強される。
      ⓑ髄膜腫のように、硬膜に連続する増強効果を認める。……………… 特徴！
❼MRI
  （ⅰ）単純MRI
      ⓐT1強調画像；軽度低、あるいは等信号。
      ⓑT2強調画像；不均質な高信号。
  （ⅱ）造影MRI
      ⓐ充実部は増強される。
      ⓑ髄膜腫のように、硬膜に連続する増強効果を認める。……………… 特徴！
❽鑑別(VandenBergら, 1987)
  （ⅰ）多形黄色星細胞腫（pleomorphic xanthoastrocytoma）との鑑別
      ⓐ発症年齢の相違。
      ⓑ発生部位の相違（多形黄色星細胞腫では側頭葉に好発）。
      ⓒ多形黄色星細胞腫では神経細胞への分化を認めない。
  （ⅱ）古典的な神経節膠腫（classical gangalioglioma）との鑑別
      ⓐ発症年齢の相違。
      ⓑ発生部位の相違（神経節膠腫では側頭葉に好発）。
      ⓒ組織学的所見
          ➔線維形成性乳児神経節膠腫では著明なdesmoplasia（線維形成）を認め、またさまざまな分化を示す神経上皮細胞が存在する。
❾病理学的所見
  （ⅰ）肉眼的所見
      ⓐ周囲の脳組織との境界は不明瞭。
      ⓑ髄膜を巻き込む表在性の硬い腫瘍結節と、深部の囊胞からなる。

　　　　　ⓒ**大きな囊胞性腫瘍**(多くは多房性)で、囊胞内容液は黄色。
　　　　　　　☝囊胞壁は一部は充実性部分と、他の周辺部はくも膜と接している。
　　　(ⅱ)組織的所見
　　　　　ⓐastrocyte(星状膠細胞)と神経節細胞への分化を示す腫瘍細胞からなる。
　　　　　ⓑ充実部分は desmoplasia(線維形成)な所見、すなわち膠原線維を伴う線維芽細胞が増生している。
　　　　　ⓒさまざまな分化を示す神経上皮の細胞が、結合組織間に増殖する。
　　　　　ⓓ細胞や核の異型性、細胞分裂像や壊死がみられる。
　　　　　　　☝悪性腫瘍と誤診される。
❿WHO grade Ⅰ
⓫MIB-1 陽性率；1%以下(中里, 2003)。
⓬免疫組織化学的所見
　　　(ⅰ)astrocyte の部分➡GFAP が陽性。
　　　(ⅱ)neuron の部分➡NFP(neurofilament protein)、NSE および synaptophysin が陽性。
⓭治療
　　　(ⅰ)外科的治療；充実性の部分を摘出。
　　　(ⅱ)放射線治療および化学療法；不要
⓮予後；良好

6．胚芽異形成性神経上皮腫瘍
Dysembryoplastic neuroepithelial tumor(DNT)

❶定義・概念
　　　(ⅰ)テント上の大脳皮質に発生する混合腫瘍の一型である。
　　　(ⅱ)若年者の難治性てんかん患者にみられる腫瘍性病変のうち、特徴的な病理学的組織所見を呈するものをいう。
　　　(ⅲ)神経細胞と glia が特有な構築をつくりながら**多結節性に増殖**し、その部分の皮質形成異常(dysplasia)を伴う。
❷頻度
　　　(ⅰ)脳腫瘍全体の 0.1〜0.4%
　　　(ⅱ)てんかんで側頭葉切除術を受けた患者の 3%
❸特徴
　　　(ⅰ)大脳**皮質に局在**する(**主座は皮質**)。
　　　(ⅱ)胎生期発達異常を基盤とする良性腫瘍。
　　　(ⅲ)**小児期から若年期の複雑部分発作で発症**する。
　　　(ⅳ)**神経脱落症状はない**。
　　　(ⅴ)腫瘍に接する頭蓋骨の菲薄化や変形を、高率に認める。
　　　(ⅵ)脳浮腫はみられない。

❹好発年齢；15歳以下が最も多い（85％）。
❺性別；男児に多い（男児：女児＝1.4：1）。
❻好発部位
　➡ **皮質表面**で、**深部白質は侵されない。**
　（ⅰ）側頭葉に最も多い（50～85％）。
　（ⅱ）次いで、前頭葉（30％）。
❼症状；難治性の部分てんかん。
❽エックス線CT
　（ⅰ）単純CT
　　ⓐ低吸収域
　　ⓑ周囲に脳浮腫を認めない。
　　ⓒ嚢胞（多房性が多い）を約半数に認める。
　　ⓓ石灰化は15～25％に認める。
　（ⅱ）造影CT；増強される場合（半数以下で、リング状、壁在性または結節状）と、増強されない場合とがある。
❾MRI
　（ⅰ）単純MRI
　　ⓐT1強調画像；低信号
　　ⓑT2強調画像；高信号
　（ⅱ）造影MRI；35～50％に、増強効果を認める（→リング状、壁在性または結節状）。
❿治療
　（ⅰ）外科的治療（手術による摘出）
　（ⅱ）**放射線治療および化学療法は禁忌！**
⓫病理学的所見
　（ⅰ）肉眼的所見
　　ⓐ境界鮮明な皮質内腫瘍。
　　ⓑ多結節状構造を認める。
　（ⅱ）組織学的所見
　　　　➡ glia細胞（astrocyteとoligodendroglia）と神経細胞が混在する。
　　ⓐ **Specific glioneuronal element** を認める。
　　　㋐本疾患の**特徴的所見**。
　　　㋑oligodendroglia-like cell（稀突起膠細胞に類似の細胞）と神経細胞が、背景の粘液基質の中に存在する所見を specific glioneuronal element という。
　　　　①肺胞状のパターン（alveolar pattern）を示す。
　　　　②肺胞腔に相当する部分には粘液様基質があり、その粘液様基質の中にneuronが浮かぶように存在する。このような神経細胞を floating neuron と呼ぶ。
　　ⓑoligodendroglia-like cellが結節状に増殖している。
　　ⓒ腫瘍に隣接する皮質は、正常の層状構造が乱れた**皮質形成異常**（cortical dysplasia）を示す。

⓬WHO grade Ⅰ
⓭免疫組織化学的所見
　➡glia系細胞と神経系細胞とからなる所見を認める。すなわち、
　（ⅰ）oligodendroglia-like cell
　　　ⓐS-100 protein；陽性
　　　ⓑGFAP；陰性
　（ⅱ）神経細胞成分➡synaptophysin；陽性
⓮予後
　➡良好
　（ⅰ）手術により症状（けいれん）は改善、あるいは完治する。
　（ⅱ）全摘出でなくても、再発しない。

7．嗅神経芽腫 Olfactory neuroblastoma

❶定義
　（ⅰ）鼻咽頭上部（鼻中隔の上1/3）や篩板近傍の嗅粘膜上皮の感覚神経細胞から発生する腫瘍をいう。
　（ⅱ）悪性の腫瘍である。
❷頻度；鼻腔内腫瘍の2〜3％
❸名称；鼻腔神経芽細胞腫（esthesioneuroblastoma）とも呼ばれる。
❹特徴
　（ⅰ）局所浸潤が強く、緩徐ながら周囲組織を破壊しながら発育する。
　　　📖前頭蓋底に浸潤・破壊し、篩板から頭蓋内へ伸展する（頻度；20％）。
　（ⅱ）比較的血管に富む腫瘍。
　（ⅲ）時に、脳への浸潤や、肺や骨への遠隔転移がみられる。
　（ⅳ）蝶形骨洞を侵すことは滅多にない。
❺病期分類(Kadishら，1976)
　（ⅰ）Stage A；病巣が鼻腔内に留まるもの（Tumor is limited to the nasal cavity）。
　（ⅱ）Stage B；病巣が鼻腔と副鼻腔に局在しているもの（Tumor is localized to the nasal cavity and paranasal sinuses）。
　（ⅲ）Stage C；病巣が鼻腔や副鼻腔を越えて拡がるもの（Tumor extends beyond the nasal cavity and paranasal sinuses）。
❻好発年齢
　（ⅰ）どの年齢層にも発生する。
　（ⅱ）ピークは、11〜20歳と50〜60歳の二相性である(Elkonら，1979)。
❼性別；やや男性に多い（男性：女性＝1.2：1）(Moritaら，1993)。
❽症状
　（ⅰ）鼻閉；70％と最も多い。
　（ⅱ）反復性の鼻出血（40〜70％）。

（ⅲ）頭痛
　　（ⅳ）嗅覚脱失
　　（ⅴ）視力障害
❾脳血管造影（図12）；無血管野の場合と、腫瘍陰影のみられる場合とがある。

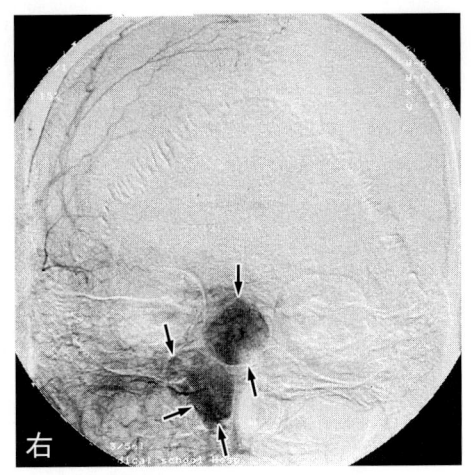

図 12．嗅神経芽腫の脳血管造影（前後像）
右外頸動脈撮影静脈相で、正中部に腫瘍陰影を認める（→）

❿エックス線 CT
　　（ⅰ）単純 CT；不均質な低、あるいは等吸収域。
　　（ⅱ）造影 CT；均質、あるいは不均質に増強される。

快適空間

★好きなように使ってね！

⓫MRI
　➡冠状断像や矢状断像が有用。
　（ⅰ）単純 MRI（図 13-A、B）
　　　ⓐT 1 強調画像；低信号
　　　ⓑT 2 強調画像；高信号
　（ⅱ）造影 MRI（図 13-C）；均質、あるいは不均質に増強される。

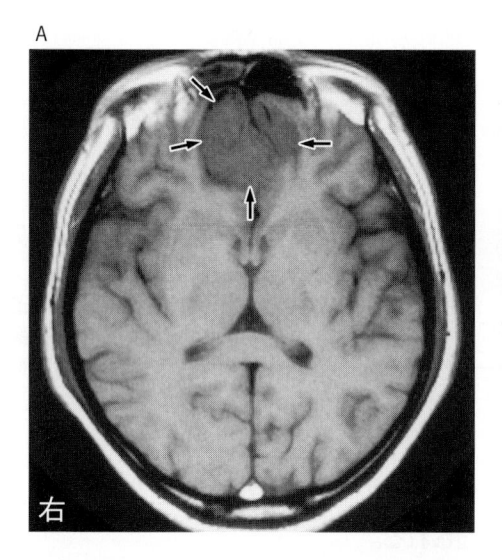

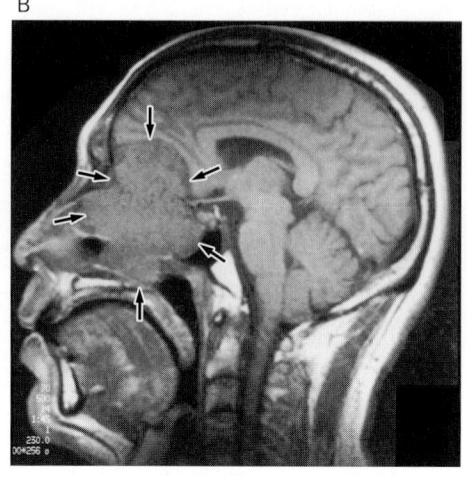

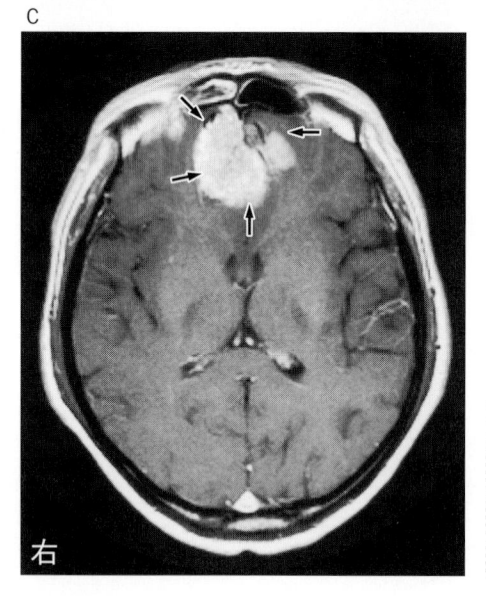

図 13．嗅神経芽腫の MRI

A（単純 MRI 水平断像）；T 1 強調画像で、前頭部正中に低〜等信号域を認める（→）。
B（単純 MRI 矢状断像）；T 1 強調画像で、前頭蓋底から篩骨洞、鼻腔にかけて低〜等信号域を認める（→）。Aの水平断像より病変部位が明瞭にわかる。
C（造影 MRI 水平断像）；ほぼ均質に増強される（→）。

⓬治療
　（ⅰ）外科的治療（手術による摘出）
　（ⅱ）放射線治療
　　　ⓐ術前、あるいは術後に照射。

　　　　ⓑ放射線感受性は高い。
　　（ⅲ）化学療法；cyclophosphamide、cisplatin や vincristine など。
❸病理学的所見
　　（ⅰ）肉眼的所見
　　　　ⓐ嚢胞性と充実性とが半々。
　　　　　➡嚢胞性では、壁在結節を有する。
　　　　ⓑ正常脳との境界は明瞭。
　　　　ⓒ髄腔内播種は、死亡例の 30％以上にみられる。
　　（ⅱ）組織学的所見
　　　　ⓐ腫瘍細胞は**小型の円形の未熟な細胞**で、細胞質に乏しい。
　　　　ⓑ境界明瞭に区画された円形細胞集団を形成する。
　　　　ⓒ血管に富む結合組織がよく発達している。
　　　　ⓓHomer Wright rosette がみられる（多くはない）。
　　　　ⓔ区画された周辺に S-100 protein 陽性の線維細胞が存在するのが**特徴**。
　　　　　➡この細胞は、**sustentacular cell（支持細胞）**と呼ばれる(脳腫瘍取扱い規約, 2002)。
　　　　ⓕ間質の状態での分類(大久保, 1998)
　　　　　㋐classical type（古典型）；線維性間質は血管周囲のみで最も乏しい。
　　　　　㋑desmoplastic type（線維形成型）；線維性間質は最も多い。
　　　　　㋒transitional type（移行型）；線維性間質は、classical type と transitional type との中間。
❹WHO grade Ⅲ、あるいはⅣ。
❺免疫組織化学的所見
　　➡神経細胞マーカーが陽性。すなわち、
　　（ⅰ）synaptophysin；陽性
　　（ⅱ）NSE（neuron specific enolase）；陽性
　　（ⅲ）NFP（neurofilament protein）；陽性
❻予後
　　（ⅰ）全体
　　　　ⓐ5 年生存率；50〜70％
　　　　ⓑ全摘出できれば良好。
　　（ⅱ）Kadish らの病期別による 5 年生存率(Elkon ら, 1979)
　　　　ⓐStage A；75.0％
　　　　ⓑStage B；68.0％
　　　　ⓒStage C；41.2％
❼予後に影響を及ぼす因子
　　（ⅰ）組織像（悪性度）が最も予後に影響(Morita ら, 1993)。すなわち、
　　　　ⓐ低異型度（low-grade）のものは良好（5 年生存率；80％）。
　　　　ⓑ高異型度（high-grade）のものは不良（5 年生存率；40％）。
　　（ⅱ）手術摘出度

（ⅲ）年齢；50 歳以上で不良。
（ⅳ）性別；女性で不良。
❶⃝局所再発率(Morita ら，1993)
（ⅰ）低異型度；44％
（ⅱ）高異型度；60％
❶⃝遠隔転移
（ⅰ）頻度(Morita ら，1993)
ⓐ低異型度；25％
ⓑ高異型度；47％
（ⅱ）転移部位；肺や骨。

8．脳室外の中枢性神経細胞腫 Extraventricular central neurocytoma ―大脳神経細胞腫 Cerebral neurocytoma―

❶定義；大脳実質内に発生し、形態学的に明らかな神経細胞への分化を示す腫瘍をいう(Nishio ら，1992)。
❷好発年齢；幼児期に多い。
❸好発部位；前頭葉と側頭葉に多い。
❹症状；けいれん
❺エックス線 CT
（ⅰ）単純 CT；低、あるいは等吸収域。
（ⅱ）造影 CT；軽度増強される。
❻MRI
（ⅰ）単純 MRI
ⓐT 1 強調画像；低信号
ⓑT 2 強調画像；高信号
（ⅱ）造影 MRI；軽度増強される。
❼治療；外科的治療（手術による摘出）
❽病理学的所見
（ⅰ）肉眼的所見
ⓐ軟らかい、充実性の腫瘍。
ⓑ発育は緩徐。
（ⅱ）組織学的所見
ⓐ小型の神経細胞が疎に増殖。
ⓑ神経節細胞もみられる。
❾MIB-1 陽性率；1〜1.5％(Tortori-Donati ら，1999)
❿予後；良好

⓮悪性リンパ腫 Malignant lymphoma

1．リンパ系腫瘍全体を対象とした分類

1）Revised European American Lymphoma(REAL)分類
❶REAL分類は、免疫組織化学的・分子生物学的解析結果を取り入れた分類で、WF分類に記載されていない疾患を取り込んでいる。
❷REAL分類は、全リンパ系腫瘍を対象としている。
（ⅰ）非Hodgkin病とHodgkin病とに分ける。
（ⅱ）非Hodgkin病をB細胞性とT/NK(natural killer)細胞性に分ける。
　　➡それぞれを前駆性(precursor)と末梢性(peripheral)とに分ける(表5)。
❸REAL分類では、WF分類のdiffuse small cleaved(びまん性小切れ込み型)とdiffuse mixed(びまん性混合型)をなくしている。

表5．悪性リンパ腫のREAL分類(Harrisら，1994より抜粋・引用・翻訳)

Ⅰ．B細胞性腫瘍(B-cell neoplasms)
　①前駆性B細胞性腫瘍(Precursor B-cell neoplasm)
　　・前駆Bリンパ芽球性白血病/リンパ腫(Precursor B-lymphoblastic leukemia/lymphoma)
　②末梢性B細胞性腫瘍(Peripheral B-cell neoplasms)
　　①B細胞性慢性リンパ性白血病/前リンパ球性白血病/小リンパ球性リンパ腫(B-cell chronic lymphocytic leukemia/prolymphocytic leukemia/small lymphocytic lymphoma)
　　②リンパ形質細胞様リンパ腫/免疫細胞腫(Lymphoplasmacytoid lymphoma/immunocytoma)
　　③マントル細胞リンパ腫(Mantle cell lymphoma)
　　④濾胞中心性リンパ腫、濾胞性(Follicular center lymphoma, follicular)
　　⑤辺縁帯B細胞性リンパ腫(Marginal zone B-cell lymphoma)
　　⑥ヘアリー細胞白血病(Hairy cell leukemia)
　　⑦形質細胞腫/形質細胞性骨髄腫(Plasmacytoma/plasma cell myeloma)
　　⑧びまん性大細胞型B細胞性リンパ腫(Diffuse large B-cell lymphoma)
　　⑨バーキットリンパ腫(Burkitt's lymphoma)

Ⅱ．T細胞性およびNK細胞性腫瘍｛T-cell and putative natural killer(NK)cell neoplasms｝
　①前駆性T細胞性腫瘍(Precursor T-cell neoplasm)
　　・前駆T細胞性リンパ芽球性リンパ腫/白血病(Precursor T-lymphoblastic lymphoma/leukemia)
　②末梢性T細胞性腫瘍(Peripheral T-cell neoplasms)
　　①T細胞性慢性リンパ性白血病/前リンパ球性白血病(T-cell chronic lymphocytic leukemia/prolymphocytic leukemia)
　　②大細胞顆粒型リンパ球性白血病(Large granular lymphocytic leukemia)
　　　・T細胞型(T-cell type)
　　　・NK細胞型(NK-cell type)
　　③末梢性T細胞性リンパ腫、非特殊性(Peripheral T-cell lymphomas, unspecified)
　　④末梢性T細胞性リンパ腫、特殊亜型(Peripheral T-cell lymphoma, specific variants)
　　⑤血管免疫芽球T細胞性リンパ腫(Angioimmunoblastic T-cell lymphoma)
　　⑥成人T細胞性リンパ腫/白血病(Adult T-cell lymphoma/leukemia)
　　⑦退形成性大細胞型リンパ腫(T細胞およびヌル細胞型)｛Anaplastic large cell lymphoma(T-and null-cell types)｝

Ⅲ．Hodgkin病(Hodgkin's disease)
　①リンパ球優位型(Lymphocyte predominance)
　②結節性硬化型(Nodular sclerosis)
　③混合細胞型(Mixed cellularity)

2）新 WHO 分類（表 6）

➡白血病を含む血液リンパ系腫瘍全体を対象としている。

❶新 WHO 分類は、REAL 分類を修正・発展させたものである。

❷「Hodgkin リンパ腫」という名称を採用。

❸「非 Hodgkin リンパ腫」という用語はなくなり、B 細胞性リンパ腫と T/NK（natural killer）細胞性リンパ腫とに分け、さらに発生分化により未熟（前駆）型と成熟（末梢）型とに分ける。

➡T 細胞性リンパ腫と NK 細胞性リンパ腫とは、T リンパ球と NK 細胞とがその起源は同じとされているので、同一範疇として分類されている。

❹B 細胞性リンパ腫、T/NK 細胞性リンパ腫、および Hodgkin リンパ腫の 3 つに大別する。

表 6．悪性リンパ腫の新 WHO 分類（大島，2002；堀田，2002 より抜粋・引用）

①B 細胞性腫瘍（B-cell neoplasms）
　①未熟（前駆）性 B 細胞性腫瘍｛Immature（Precursor）B-cell neoplasm｝
　　・前駆性 B 細胞性リンパ芽球性白血病/リンパ腫｛Precursor B-cell lymphoblastic leukemia/lymphoma｝
　②成熟（末梢）性 B 細胞性腫瘍｛Mature（Peripheral）B-cell neoplasms｝
　　❶B 細胞性慢性リンパ性白血病/小リンパ球性リンパ腫（B-cell chronic lymphocytic leukemia/small lymphocytic lymphoma）
　　❷形質細胞性骨髄腫（Plasma cell myeloma）
　　❸びまん性大細胞型 B 細胞性リンパ腫（Diffuse large B-cell lymphoma）
　　❹バーキットリンパ腫/白血病（Burkitt's lymphoma/leukemia）
②T 細胞性および NK 細胞性腫瘍（T-cell and NK-cell neoplasms）
　①未熟（前駆）性 T 細胞性腫瘍｛Immature（Precursor）T-cell neoplasm｝
　　・リンパ芽球性白血病/リンパ腫（Lymphoblastic leukemia/lymphoma）
　②成熟（末梢）性 T 細胞性腫瘍｛Mature（Peripheral）T-cell neoplasms｝
　　❶白血病/播種（Leukemia/disseminated）
　　　・攻撃型 NK 細胞性白血病（Aggressive NK-cell leukemia）
　　　・成人 T 細胞性白血病/リンパ腫（Adult T-cell leukemia/lymphoma）
　　❷皮膚性（Cutaneous）
　　　・原発性皮膚未分化大細胞型リンパ腫（Primary cutaneous anaplastic large cell lymphoma）
　　❸その他の節外性（Other extranodular）
　　　・節外性 NK/T 細胞性リンパ腫、鼻型（Extranodular NK/T cell lymphoma, nasal type）
　　❹節性（Nodal）
　　　・血管免疫芽球 T 細胞性リンパ腫（Angioimmunoblastic T-cell lymphoma）
　　　・末梢性 T 細胞性リンパ腫、非特殊性（Peripheral T-cell lymphoma, unspecified）
③Hodgkin リンパ腫 Hodgkin's lymphoma
　①結節性リンパ球著明 Hodgkin リンパ腫（Nodular lymphocyte predominant Hodgkin's lymphoma）
　②古典的 Hodgkin リンパ腫（Classical Hodgkin's lymphoma）
　　❶結節硬化型 Hodgkin リンパ腫（grade I と II）｛Nodular sclerosis classical Hodgkin's lymphoma（grade I and II）｝
　　❷混合細胞型 Hodgkin リンパ腫（Mixed cellularity classical Hodgkin's lymphoma）

2. 非 Hodgkin リンパ腫の病理組織分類
―米国がん研究所（National Cancer Institute；NCI）分類（表7）―

➡臨床予後をより重視した分類である。

表7. 非 Hodgkin リンパ腫の米国がん研究所(NCI)分類（山口ら，2002より引用・翻訳）

Ⅰ．Indolent （緩慢型）	①小リンパ球型（Small lymphocytic） ②濾胞性小型切れ込み核細胞型（Follicular small cleaved） ③濾胞性混合型（Follicular mixed） ④中等度型リンパ球性リンパ腫／マントル細胞リンパ腫 　（Intermediate lymphocytic lymphoma/Mantle cell lymphoma） ⑤皮膚T細胞性リンパ腫（Cutaneous T-cell lymphoma）
Ⅱ．Aggressive （攻撃型）	①濾胞性大細胞型（Follicular large） ②びまん性小型切れ込み核細胞型（Diffuse small cleaved） 　（＋Diffuse medium；＋びまん性中細胞型） ③びまん性混合型（Diffuse mixed） ④びまん性大細胞型（Diffuse large）
Ⅲ．Highly aggressive （高度攻撃型）	①リンパ芽球性リンパ腫（Lymphoblastic lymphoma） ②小型非切れ込み核細胞型（Small noncleaved） ③成人T細胞性白血病／リンパ腫（Adult T-cell leukemia/lymphoma）

3. Hodgkin 病の病期分類

1）Ann Arbor 病期分類（表8）

❶Hodgkin 病は、病期が重要な予後予測因子である。

❷この分類は Hodgkin 病のものであるが、非 Hodgkin リンパ腫に対しても便宜的に用いられている。

❸腫瘍性増殖の拡がりの程度により、Ⅰ～Ⅳ期に分類される。

表8. Hodgkin 病の Ann Arbor 病期分類（喜多嶋ら，1999）

Ⅰ期	1つのリンパ節領域の病変（Ⅰ）、またはリンパ節以外の単一の臓器または部位に限局性（Ⅰ_E）。
Ⅱ期	横隔膜の同側で2つ以上のリンパ節領域への侵襲（Ⅱ）、または横隔膜の同側でリンパ節以外の臓器または部位への限局性侵襲と、1つ以上のリンパ節への侵襲（Ⅱ_E）。
Ⅲ期	横隔膜の両側にわたるリンパ節領域への侵襲（Ⅲ）、またはこれに伴うリンパ節以外の臓器または部位への限局性侵襲を伴う（Ⅲ_E）か、あるいはこれに脾への侵襲を伴う（Ⅲ_S）か、さらに両者の侵襲を伴う（Ⅲ_ES）。
Ⅳ期	リンパ節以外の臓器または部位へのびまん性あるいは播種性の侵襲で、リンパ節への侵襲の有無は問わない。

A：Bに示す全身症状のないもの。
B：全身症状を有するもの。
　(1)診断前6カ月における10％以上の原因不明の体重減少。
　(2)38℃以上の原因不明の発熱。
　(3)盗汗

注）上記は非侵襲的に設定された臨床病期分類(CS)であるが、試験開腹により設定された場合、病理学的病期(PS)とし、検査した臓器を以下のごとく付記する。
　　N：リンパ節，H：肝，S：脾，L：肺，M：骨髄，P：胸膜，O：骨，D：皮膚
　　(−)；陰性，(＋)；陽性
　　記載例：CS Ⅱ_EA，PS Ⅲ_S+N+H−M−

2）Cotswolds 分類（表9）

❶Hodgkin 病に対する病期分類で、主体を臨床病期分類に置いている。
❷Ann Arbor 分類の修正分類である。
　（ⅰ）巨大腫瘤病変（最大径 10 cm 以上）に、"X"を付記する。
　（ⅱ）Ann Arbor 分類のⅢ期を、Ⅲ₁期とⅢ₂期の 2 群に分ける。
　（ⅲ）治療効果判定基準として、長期間腫瘤径に変化のない部分的緩解（partial remission）例に対して、complete remission(unconfirmed/uncertain)；CR(u)（不確定完全緩解）という新しい部門を設けている。

表 9．Hodgkin 病の Cotswolds 分類の主な改正点（Lister ら，1989）

①胸腔内、腹腔内や骨盤腔内のリンパ節腫大の診断にエックス線 CT を用いる。
②"X"は腫瘤塊(bulky)を示す。
　①最大径が 10 cm 以上のリンパ節腫瘤、または
　②縦隔腫瘤が胸部エックス線撮影で発見された場合、その最大幅が胸椎 5/6 のレベルで胸郭内径の 1/3 に等しいか、あるいは 1/3 を超える場合。
③Ann Arbor 分類のⅢ期を 2 群に分類する。
　①Ⅲ₁期；脾臓や脾門部、腹腔動脈、あるいは肝門脈リンパ節領域への侵襲。
　②Ⅲ₂期；傍大動脈、腸骨、あるいは腸間膜リンパ節領域への侵襲。
④治療効果の新しい判定基準として CRu(unconfirmed/uncertain complete remission)を採用。
　➡緩解状態が不確かなものをいう。すなわち、健康で Hodgkin 病の臨床所見がないが、いくらかのエックス線学的異常が認められるもの。

4．予後予測モデルと成績

1）非 Hodgkin リンパ腫における国際予後指数と成績

（1）攻撃型（進行性）非 Hodgkin リンパ腫における国際予後指数（Shipp ら，1993）
International prognostic index(IPI) for aggressive non-Hodgkin's lymphoma

❶攻撃型（aggressive）非 Hodgkin リンパ腫の予後を予測するのに用いられる（表10）。
　　本予測モデルは、Hodgkin 病に対しては適応されない。
　（ⅰ）全年齢を対象にした場合と、60 歳以下を対象とした場合で予後因子の項目は異なる。
　（ⅱ）すなわち 60 歳以下では、予後因子の年齢と節外病変数を除いた項目で判定する。
❷予後因子は、年齢（診断時）、血清の LDH(lactate dyhydrogenase)値、performance status（Eastern Cooperative Oncology Group；ECOG）、Ann Arbor stage、節外病変数、の 5 項目である。
　（ⅰ）診断時の年齢
　　　ⓐ60 歳を境に、成績は有意に異なる（表11）。すなわち、
　　　ⓑ60 歳以下の 5 年生存率が 60％であるのに対して、60 歳を超えると（＞60 歳）41％と悪くなる。
　　　　➡したがって、60 歳を超える年齢（＞60 歳）は予後不良因子である。
　（ⅱ）血清の LDH 値
　　　ⓐcuttoff point は、＞正常値上限。
　　　ⓑLDH 値は、腫瘍量あるいは腫瘍の増殖能を反映していると考えられている（尾山ら，1982）。

(ⅲ)ECOG performance status(Shippら，1993より引用・翻訳)
　ⓐECOGが0あるいは1
　　➡歩行可能(ambulatory)で、Karnofsky score 80％以上に相当。
　ⓑECOGが2、3あるいは4
　　➡歩行不能(not ambulatory)で、Karnofsky score 70％以下に相当。

0	No symptoms （無症状）
1	Symptoms but ambulatory （症状はあるが、歩行可能）
2	Bedridden less than half the day （臥床しているが、臥床時間は1日の半分未満）
3	Bedridden half the day or longer （1日の半分以上、臥床）
4	Chronically bedridden and required assistance with activities of daily living （1日中臥床し、日常生活に介助が必要）

(ⅳ)Ann Arbor stage
　　➡臨床病期は、Ann Arbor stageを用いる。
(ⅴ)節外病変
　ⓐ部位➡骨髄、胃腸、肝臓、肺、中枢神経、その他。
　ⓑ数；0、1、あるいは＞1個。

表10. Aggressive non-Hodgkin's lymphomaのInternational prognostic factor(Shippら，1993より翻訳)

予後予測項目	全年齢を対象 条件	60歳以下を対象 条件
①年齢	＞60歳	
②血清LDH値	＞1×正常値 （正常値上限を超える）	＞1×正常値 （正常値上限を超える）
③performance status	2〜4	2〜4
④Ann Arbor stage	ⅢまたはⅣ	ⅢまたはⅣ
⑤節外病変数	＞1個	

各項目を1として合計し、判定する(次の「❸判定」の項参照)。

❸判定

➡表 10 の各項目を 1 として合計する。そして 4 つ(low、low intermediate、high intermediate、および high risk)のリスク群を設定する(Shipp ら，1993)。

〔全年齢〕 表 10 の①～⑤の項目がいくつ当てはまるかを検討して、右のリスク群に分類する。	low risk(軽度リスク群)	0～1
	low intermediate risk(軽・中リスク群)	2
	high intermediate risk(高・中リスク群)	3
	high risk(高度リスク群)	4～5
〔60 歳以下〕 表 10 の①の年齢、⑤の節外病変数を除き、②～④の項目で判定する。 (年齢調整予後指数 Age-adjusted international index)	low risk(軽度リスク群)	0
	low intermediate risk(軽・中リスク群)	1
	high intermediate risk(高・中リスク群)	2
	high risk(高度リスク群)	3

(2) 国際予後指数と年齢調整予後指数(age-adjusted international index)によるリスク別成績(表 11)

表 11. 国際予後指数によるリスク別成績(Shipp ら，1993 より引用・抜粋・翻訳)

	Complete response(著効)		5 年全生存率(%)
	Rate(%) (著効率)	Relapse-free survival ; 5 year rate(%) (5 年無再発・生存率)	
国際予後指数 〔全症例〕 low risk(低リスク群)	87	70	73
low intermediate risk (低・中リスク群)	67	50	51
high intermediate risk (高・中リスク群)	55	49	43
high risk(高リスク群)	44	40	26
年齢調整予後指数 〔60 歳以下〕 low risk(低リスク群)	92	86	83
low intermediate risk (低・中リスク群)	78	66	69
high intermediate risk (高・中リスク群)	57	53	46
high risk(高リスク群)	46	58	32
〔>60 歳〕 low risk(低リスク群)	91	46	56
low intermediate risk (低・中リスク群)	71	45	44
high intermediate risk (高・中リスク群)	56	41	37
high risk(高リスク群)	36	37	21

(1) リスクが高くなるほど、成績は不良。
(2) 成績は 60 歳を境にして異なる。すなわち、年齢が 60 歳を超えると、成績は不良。

2）進行期 Hodgkin 病における国際予後点数と成績
International prognostic score(IPS) for advanced Hodgkin's disease

❶予後因子
 (ⅰ)血清アルブミン；＜4 g/l
 (ⅱ)Hemoglobin；＜10.5 g/l
 (ⅲ)性別；男性
 (ⅳ)臨床病期；Ann Arbor Ⅳ期
 (ⅴ)年齢；≧45 歳
 (ⅵ)白血球数；≧15,000/mm^3
 (ⅶ)リンパ球数；＜600/mm^3、または、＜白血球数の 8％

❷判定；上記の 7 つの該当する予後因子の数を加えて、予後点数とする。

❸成績（表 12）

表 12．進行期 Hodgkin 病における国際予後点数からみた 5 年目の無増悪率と生存率 (Hasenclever ら，1998)

予後点数 (prognostic score)	5 年目の無増悪率(%) (Rate of freedom from progression at five years)	5 年生存率(%) (rate of overall survival at five years)
0	84±4	89±2
1	77±3	90±2
2	67±2	81±2
3	60±3	78±3
4	51±4	61±4
≧5	42±5	56±5

予後点数が少ないほど、5 年時の無増悪率および生存率はよい。

5．非 Hodgkin リンパ腫における治療効果判定基準（表 13）

❶臨床所見、放射線学的所見および病理学的所見（骨髄）より判定する。
❷胸腔内、腹腔内、および骨盤腔内のリンパ節腫大の診断に CT を用いる。
❸完全緩解（complete response）を確認するために、骨髄穿刺および生検を行う。

表 13. 国際ワークショップ判定基準(Cheson ら, 1999)

	理学的検査所見 (Physical examination)	リンパ節の大きさ (Lymph nodes)	リンパ節塊 (Lymph node mass)	骨髄穿刺所見 (Bone marrow)
完全緩解 (complete response；CR)	正常化(normal)	正常化(normal)	正常化(normal)	正常化(normal)
不確定完全緩解 (complete response/unconfirmed；CRu)	正常化(normal)	正常化(normal)	正常化(normal)	不確定 (indeterminate)
	正常化(normal)	正常化(normal)	75%以上減少 (≧75% decrease)	正常化または不確定(normal or indeterminate)
部分緩解 (partial response)	正常化(normal)	正常化(normal)	正常化(normal)	陽性(positive)
	正常化(normal)	50%以上減少 (≧50% decrease)	50%以上減少 (≧50% decrease)	決定には無関係 (irrelevant)
	肝臓/脾臓の結節が減少(decrease in liver/spleen)	50%以上減少 (≧50% decrease)	50%以上減少 (≧50% decrease)	決定には無関係 (irrelevant)
再発/進行 (relapse/progression)	肝臓/脾臓の結節が増大；新病変(enlarging liver/spleen；new sites)	新病変、あるいは増大(new or increased)	新病変、あるいは増大(new or increased)	再出現 (reappearance)

6．特殊な悪性リンパ腫

1）T 細胞性非 Hodgkin リンパ腫 Primary T-cell non-Hodgkin lymphoma

❶頻度；2～5%と、非常に稀(←欧米の頻度)。

❷特徴

　（ⅰ）髄膜播種や脳表に接して腫瘤形成をみることが多い。
　　　➡したがって、髄液細胞診での陽性率が高い。
　（ⅱ）白血病化しやすく、急速な経過をとりやすい。
　（ⅲ）B 細胞性のものより若い年齢に発生する。
　（ⅳ）日本や韓国などの極東地域に多い(頻度；8～16%)(Choi ら, 2003)。

❸好発年齢

　➡どの年齢層にも発生するが、**B 細胞性のものより若い年齢**に発生する。
　　　📖T 細胞性では 40 歳代、一方 B 細胞性では 50～60 歳代に好発。

❹性別：男性：女性＝2：1 で、男性に多い。

❺症状

　（ⅰ）頭蓋内圧亢進症状
　（ⅱ）局所症状

❻好発部位

　（ⅰ）西洋からの報告では、後頭蓋窩に多く(45%)、小脳に多い(Choi ら, 2003)。
　　　📖B 細胞性のテント下の発生頻度は、13～30%
　（ⅱ）一方、極東地域からの報告では後頭蓋窩の発生頻度は低く(9%)、テント上で大脳半球(前

頭葉や側頭葉）皮質下の表在に好発する(Choiら, 2003 ; Liuら, 2003)。
　　ⓑB細胞性では脳室近傍に多く、髄液中に腫瘍細胞を認める頻度が高い。
❼MRI
　（ⅰ）単純MRI
　　　ⓐT1強調画像；軽度低信号
　　　ⓑT2強調画像；高信号
　　　ⓒ周囲の脳浮腫像が強い。
　（ⅱ）造影MRI；均質、あるいはリング状に増強される。
❽組織学的所見
　（ⅰ）多角形の核で、クロマチンに富む。
　（ⅱ）UCHL-1（抗体の商品名で、Tリンパ球マーカーの1つ）；陽性。
❾予後
　（ⅰ）一般に、ほとんどが2年以内に死亡するとされているが、
　（ⅱ）Takeshitaらの報告(1999)では、B細胞性のものよりややよい。すなわち、
　　　ⓐ1年生存率；78.3%
　　　ⓑ2年生存率；43.5%

2）原発性軟膜リンパ腫 Primary leptomeningeal lymphoma
❶定義・概念
　（ⅰ）脳内および全身にリンパ腫が存在せず、原発性に脳軟膜にリンパ腫を認めるものをいう。
　（ⅱ）大多数は、非Hodgkinリンパ腫(non-Hodgkin lymphoma)で、B細胞由来。
　（ⅲ）因みに、悪性リンパ腫の転移は、脳実質内への転移は少なく、ほとんどが髄膜転移である。
❷頻度；脳悪性リンパ腫の7～8%と稀。
❸好発年齢；35～76歳（平均；57歳）
❹性別；性差はない。
❺症状
　（ⅰ）頭蓋内圧亢進症状が最も多い。
　（ⅱ）髄膜刺激症状
　（ⅲ）視力障害や複視。
　（ⅳ）聴力障害
　（ⅴ）錯乱（confusion）
❻髄液所見
　（ⅰ）細胞数増多、（ⅱ）蛋白量の増加、（ⅲ）糖量の減少、（ⅳ）時に、悪性細胞を認める。
❼治療；放射線療法、化学療法。
❽予後；生存期間中央値は8ヵ月で、不良。

3）血管内悪性リンパ腫 Intravascular malignant lymphoma
❶定義・概念
　（ⅰ）脳内の細動脈の血管腔内でリンパ腫細胞が増大して血管を閉塞し、その領域に不規則な

虚血病変を形成するものをいう。
　　（ⅱ）攻撃型（aggressive）の非 Hodgkin リンパ腫である。
❷頻度；中枢神経系の非 Hodgkin リンパ腫の 2%で、非常に稀。
❸名称；angiotropic large-cell lymphoma や neoplastic angioendotheliosis とも称される。
❹特徴
　　（ⅰ）種々の皮膚病変や神経学的異常など臨床像が多彩で、かつ症状が動揺性。
　　　　　📖したがって、生前診断が困難。
　　（ⅱ）通常、脳実質内に腫瘤塊を形成せず、また髄腔内播種もきたさない。
　　（ⅲ）腫瘍は**血管内腔で増殖**する。
　　（ⅳ）血管内リンパ腫は全身の細小血管を侵すが、中枢神経系および皮膚の血管を侵しやすい。
　　（ⅴ）**大細胞型**（large cell）の非 Hodgkin リンパ腫の 1 型である。
　　（ⅵ）ほとんどが **B 細胞由来**。
❺好発年齢；50〜70 歳に好発。
❻性別；「男性に多い」との報告と、「性差はない」との報告がある。
❼発生部位
　　➡血管内悪性リンパ腫は、あらゆる器官を侵すが、中枢神経系と皮膚が好発部位。
❽症状
　　（ⅰ）精神症状や痴呆。
　　（ⅱ）けいれん
　　（ⅲ）不明熱
❾エックス線 CT
　　（ⅰ）単純 CT；等〜低吸収域で、**虚血巣と同様の所見**。
　　（ⅱ）造影 CT；髄膜が増強される（meningeal enhancement）。
❿MRI
　　（ⅰ）**梗塞の所見**が前景に立つ。
　　　　　📖T2 強調画像や FLAIR 画像で、皮質、白質や深部の灰白質に散在性の、大小不同の高信号（頻度；35〜45%）。
　　（ⅱ）主に大脳白質、小脳に好発。
　　（ⅲ）造影 MRI
　　　　ⓐ血管内腔の腫瘍自体が増強される。
　　　　ⓑ髄膜が異常に増強される（meningeal enhancement）。
　　　　　　📖髄膜血管への腫瘍浸潤、あるいは脳梗塞に伴う二次的所見。
　　　　ⓒ脳実質内に、線状、点状、あるいは斑点状に造影される部分を認めることもある。
　　　　　　📖線状の増強効果は、Virchow-Robin 腔に沿って、側脳室周囲から放射状にみられる。
⓫診断
　　（ⅰ）生前診断は困難である（29%）。
　　（ⅱ）診断の手がかり（山本ら, 2003）
　　　　ⓐ支配動脈に一致しない不規則な虚血病変の場合、本症を疑う。

ⓑ血清乳酸脱水素酵素(lactate dehydrogenase；LDH)の値が**高値**を呈する場合。
　　　👉腫瘍細胞が崩壊することにより高値を呈する。
ⓒ末梢血液中に異常リンパ球が出現➡診断確定
❷治療
　（ⅰ）放射線治療；全脳照射、あるいは拡大局所照射。
　（ⅱ）化学療法
　　　ⓐCHOP療法(cyclophosphamide＝Endoxan、doxorubicin hydrochloride＝Adriamycin、vincristine、prednisolone)
　　　ⓑmethotrexate大量療法；このタイプには有効ではない。
　（ⅲ）副腎皮質ステロイド薬の投与。
❸予後
　➡極めて不良。
　（ⅰ）死亡率；80％以上
　（ⅱ）平均生存期間；9〜13カ月

4）後天性免疫不全症候群と悪性リンパ腫 Malignant lymphoma with acquired immunodeficiency syndrome(AIDS)

(1) 後天性免疫不全症候群 Acquired immunodeficiency syndrome(AIDS)

❶概念；後天的に免疫不全を起こし、そのための合併症を発症している症候群をいう。
❷病原体；human immunodeficiency virus(HIV)である。
❸HIVの感染経路
　（ⅰ）HIV感染者との性交
　　　👉ほとんどはこの感染経路である。
　（ⅱ）HIVが混入している血液との濃厚接触(輸血、注射の回しうち)
　（ⅲ）HIV感染者の妊娠・出産
❹AIDSは、男性同性愛者に好発する。
❺臨床症状(高橋ら，1988)
　（ⅰ）神経症状
　　　➡AIDSの初期症状として神経学的所見が出現する頻度は、10％(Helweg-Larsenら，1986)
　（ⅱ）日和見感染
　　　➡AIDSの主な死因。
　　ⓐカリニ肺炎
　　　㋐呼吸器感染症の中では最も多く、AIDS患者の50〜70％
　　　㋑予後不良で、死因となることが多い。
　　ⓑカンジダ症➡最も多い真菌感染症。
　　ⓒサイトメガロウイルス感染➡脳炎、腸炎や間質肺炎の原因。
　（ⅲ）悪性腫瘍
　　ⓐKaposi(カポジ)肉腫
　　　㋐AIDSにおける悪性腫瘍の代表。

ⓐ頻度；AIDS患者の20～30％で、大半は男性同性愛者に発生。
　　　ⓑ好発部位➡顔面、上肢、軀幹などの上半身に好発。
　　　ⓒKaposi肉腫そのものの悪性度は比較的低い。
　　ⓓ悪性リンパ腫
　　　ⓐ頻度；AIDS患者の4％
　　　ⓑAIDSによる悪性リンパ腫は、一般の悪性リンパ腫と際だった差異を示す。
　　　　　📖次項の「(2)AIDS関連悪性リンパ腫のA．総説」を参照。
❻AIDSの合併症
　（ⅰ）全体としては、**カンジダ口内炎が最も多い。**
　（ⅱ）AIDSに伴う**悪性腫瘍の中では、Kaposi肉腫が最も多く**、次いで悪性リンパ腫である。
　　ⓐKaposi肉腫そのものの悪性度は比較的低く、生命予後に対する影響は少ない。
　　ⓑAIDS患者における非Hodgkinリンパ腫の発生率は、正常者の60倍。
　　　➡非Hodgkinリンパ腫をもつAIDS患者の約半数に、中枢神経系に病変を認める。
　（ⅲ）AIDSの**中枢神経障害**
　　ⓐ発生頻度
　　　ⓐ臨床例；AIDS患者の20～40％
　　　ⓑ剖検例；AIDS患者の80～90％
　　ⓑ種類別頻度
　　　ⓐ全体(Helweg-Larsenら，1986)
　　　　①日和見感染である**脳トキソプラスマ症**が、AIDS患者の34％と**最も多い。**
　　　　②次いで、HIVの直接感染である亜急性脳炎(19％)。
　　　ⓑ細菌による中枢神経系の日和見感染では、Mycobacteriaの頻度が高い。
　　　ⓒAIDS患者における**非感染性の頭蓋内占拠性病変では、脳原発性悪性リンパ腫が最も多い。**
　　　　　📖臨床例での発生頻度は2.7％、剖検例で6％(Alves, 1998)
　　　ⓓ成人のAIDS患者における中枢神経の腫瘤性病変
　　　　①トキソプラスマが最も多い。
　　　　②次いで、悪性リンパ腫。

(2) AIDS関連悪性リンパ腫 AIDS-related malignant lymphoma
A．総説
❶HIV感染者に発生した悪性リンパ腫は、AIDS関連リンパ腫(AIDS-related lymphoma)とも呼ばれるが、通常の悪性リンパ腫とは際だった相違がある。
　すなわち、

> **AIDS関連リンパ腫は**(高橋ら，1988)、
> （ⅰ）ほとんどが非Hodgkinリンパ腫である。
> （ⅱ）病理学的に高度悪性群が多い(60～80％)。
> （ⅲ）ほとんどがB細胞性。
> （ⅳ）高率にリンパ節外病変を認める。
> 　　📖中枢神経系、骨髄や腹部内臓臓器に多い。

❷AIDS 関連悪性リンパ腫は、治療抵抗性のことが多い。
❸AIDS 関連悪性リンパ腫の予後は不良。
　すなわち、
　（ⅰ）死亡率；70～80％
　（ⅱ）平均的予後；5～11 カ月

★応援セミナー

【男性同性愛者における非 Hodgkin リンパ腫】(Ziegler ら，1984)
①概説
　①高度悪性群が多く、60％を占める。
　②B 細胞由来である。
　③ほとんどが、節外リンパ腫である。
　　➡節外リンパ腫の部位では、骨髄および中枢神経系に好発する。
②脳悪性リンパ腫の発生頻度➡男性同性愛者における非 Hodgkin リンパ腫の 24％
③予後；不良

B. 脳原発性悪性リンパ腫 AIDS-related cerebral malignant lymphoma

❶AIDS 患者における脳原発性悪性リンパ腫の発生頻度
　（ⅰ）AIDS 患者では、年間、1,000 人に対して 4.7 人。
　　　一般の脳悪性リンパ腫の発生率と比べて、1,600 倍の発生率(大西, 2002)。
　（ⅱ）AIDS 患者の 2～13％
　（ⅲ）非 Hodgkin リンパ腫全体の 18～42％
❷HIV 感染後、悪性リンパ腫発生までの潜伏期；50 カ月
❸好発年齢
　（ⅰ）平均年齢は 31 歳で、若い。
　（ⅱ）発症年齢の中央値；39 歳
❹性別；男性に圧倒的に多い。
❺好発部位
　（ⅰ）大脳半球、小脳および脳幹。
　（ⅱ）多発性の頻度；半数以上は多発性で、非 AIDS 患者（25％）に比べて高い。
　（ⅲ）軟膜(leptomeninges)への波及は、非 AIDS 患者に比べてしばしばみられる。
❻症状
　（ⅰ）記銘力の低下。
　（ⅱ）片麻痺
　（ⅲ）けいれん

❼エックス線 CT
　（ⅰ）単純 CT
　　　ⓐ等吸収域が 56％で、最も多い。
　　　ⓑ次いで、低吸収域（20％）。
　　　ⓒ高吸収域（19％）
　（ⅱ）造影 CT
　　　ⓐほとんどが、著明に増強される。
　　　　㋐半数は、**リング状に増強**（ring enhancement）される。
　　　　㋑均質で、結節状に増強される頻度は、35％
　　　ⓑ10％は、増強されない。
　　　　☞非 AIDS 患者に比して有意に高い。
❽ ^{201}Tl-SPECT
　（ⅰ）悪性リンパ腫では、集積（増加）像として認められる（森, 2003）。
　（ⅱ）^{201}Tl の SPECT は、脳トキソプラスマ症*との鑑別に有用（頼高ら, 2003）。
　　　　➡トキソプラスマ症では、^{201}Tl の有意な取り込みの増加は認められない。
❾PET；^{18}F-FDG（fluorine-fluorodeoxyglucose）や^{11}C-methionine の PET で集積増加像として認められる（森, 2003）。

（チョット役に立つお話）

***【脳トキソプラスマ症 Cerebral toxoplasmosis**（Helweg-Larsen ら, 1986；土屋, 2002；頼高ら, 2003）】
①AIDS 患者の中枢神経系合併症として最も多い（34％）。
②症状
　㋐発熱、頭痛やけいれん。
　㋑巣症状（片麻痺、失語症や視野障害）
③好発部位；皮髄境界部や基底核。
④エックス線 CT および MRI
　㋐周囲に脳浮腫を伴い、圧迫所見を認める。
　㋑増強効果➡多発性のリング状の増強効果を認めるが、非 AIDS 例に比べると増強される頻度は低い。
　㋒MRI T2 強調画像
　　➡中心部が壊死による低信号域で、周囲が浮腫による高信号域の所見（target sign）が認められることがある。この所見は悪性リンパ腫でもみられる。
　㋓拡散強調画像（DWI）
　　➡高信号（内容物の粘稠度が高いことによる拡散の低下が原因）。
　㋔脳室壁への拡がりがみられる場合には、悪性リンパ腫を考慮する。
④^{201}Tl-SPECT および PET
　➡悪性リンパ腫は明らかな集積像を示す。

❿AIDS 関連悪性リンパ腫と非 AIDS 悪性リンパ腫との比較（表 14）

表 14．非 AIDS 患者と AIDS 患者の中枢神経系原発性悪性リンパ腫の比較(Fine ら，1993 より作製)

Characteristics & Finding （臨床像と所見）	Immunocompetent patients （非 AIDS 患者）	Patients with AIDS （AIDS 患者）
Male：female（男女比）	1.35：1	7.38：1
Mean age（平均年齢）	55.2 歳	30.8 歳
Initial symptoms（初発症状） 　1．Mental status changes 　　　（精神状態の変化）	34.6%	53.3%
2．Seizures（けいれん）	11.2%	26.7%
3．Increased intracranial pressure 　　　（頭蓋内圧亢進症状）	32.4%	14.2%
Ring enhancement （造影 CT でリング状に増強）	0%	52%
Multipe lesions（多発性）	25%	52%
High-grade histology(immunoblastic or small noncleaved cell) （高度悪性の組織像；免疫芽球型や小型非切れ込み核細胞型）	22%	60%
Epstein-Barr virus genomic DNA （Epstein-Barr virus ゲノムの検出）	Few （ほとんどなし）	Almost all （ほとんどすべて）
Survival（生存期間） 　1．no therapy（無治療群）	2.7 カ月	0.9 カ月
2．with treatment（治療群）	18.9 カ月	2.6 カ月

⓫治療
　（ⅰ）放射線治療
　　　ⓐ感受性があるが、その効果は短い。
　　　ⓑ生存期間中央値；3～5 カ月以下。
　（ⅱ）副腎皮質ステロイド薬の投与；効果は一時的で、その持続も短い（数週間）。
⓬病理学的所見
　（ⅰ）病型分類では、通常、immunoblastic and diffuse large cell type（大細胞免疫芽球型および、びまん性大細胞型）である。
　（ⅱ）免疫組織化学的には、**B 細胞**由来である。
　（ⅲ）WF 分類の**高度悪性群**(high grade)**が多い**（60%）。
　　　📖非 AIDS では、高度悪性群は 20% と少ない。
⓭予後
　（ⅰ）非常に悪い。
　（ⅱ）生存期間中央値；3 カ月以下（最も長い報告で、28 カ月）。
　（ⅲ）予後を改善させるには、HIV 感染の進行をコントロールすることが重要。

⑮小児の脳腫瘍 Brain tumor in children

1. 総説

❶概念
(ⅰ)14歳以下の小児期に発生する脳腫瘍をいう。
(ⅱ)新生児脳腫瘍*とは、通常、生後60日以内に発症したものをいう。

❷頻度
(ⅰ)全体；原発性脳腫瘍の10.3%(日本脳腫瘍全国集計, vol.11, 2003)
(ⅱ)乳児脳腫瘍(1歳未満)(日本脳腫瘍全国集計, vol.11, 2003)
　　ⓐ原発性脳腫瘍の0.6%
　　ⓑ小児原発性脳腫瘍の6.6%

❸種類と頻度(日本脳腫瘍全国集計, vol.11, 2003)
(ⅰ)全体
　　ⓐ星細胞腫(astrocytoma)が小児原発性脳腫瘍の19.0%で、最も多い。
　　ⓑ髄芽腫(medulloblastoma)が、11.9%で第2位。
　　ⓒ以下、Germinoma(9.5%)＞頭蓋咽頭腫(8.9%)＞退形成性星細胞腫(5.7%)＞上衣腫(4.5%)。
(ⅱ)乳児(1歳未満)
　　ⓐ星細胞腫(astrocytoma)が15.6%で、最も多い。
　　ⓑ脈絡叢乳頭腫(choroid plexus papilloma)が13.3%で、第2位。
　　ⓒ以下、髄芽腫(9.4%)＞退形成性上衣腫(7.2%)＞退形成性星細胞腫(5.6%)。

❹家族歴
　➡先天異常(先天性聾、先天性心疾患、多指症、口蓋破裂など)の家族歴が母方にある場合には、小児(特に女児)脳腫瘍が発生する危険率がやや高い(Goldら, 1994)。

❺好発年齢(日本脳腫瘍全国集計, vol.11, 2003)
(ⅰ)14歳にピークがある(8.7%)。
(ⅱ)11歳以上では、年齢が長じるに従って発生頻度が高くなる。
(ⅲ)最も発生頻度が低い年齢は、2歳と3歳(各5.0%)。

❻性別(日本脳腫瘍全国集計, vol.11, 2003)
(ⅰ)全体；やや男児に多い(男児：女児＝1.3：1)。
(ⅱ)年齢別
　　ⓐ1歳未満、3歳、6歳、7歳では、性差はない。
　　ⓑ1～2歳、4～5歳、および8歳以上では、男児に多い。
　　　➡最も男児に多い年齢は、10歳(男児：女児＝1.6：1)。

❼腫瘍の局在(日本脳腫瘍全国集計, vol.11, 2003)
(ⅰ)全体；テント上に多い(テント上：テント下＝1.5：1)。
(ⅱ)年齢別

ⓐ1歳未満、3歳、および8歳以上(13歳が最も多い)➡テント上
ⓑ2歳と6歳➡テント上とテント下の発生頻度は、ほぼ同じ。
ⓒ1歳、4歳、5歳、および7歳(5歳が最も多い)➡テント下

―――――――――――――――――――(チョット役に立つお話)―
*【新生児および乳児脳腫瘍】
①定義
　①新生児脳腫瘍は、乳児(1歳未満)脳腫瘍の中で新生児期に発症したものをいう。
　　　新生児期は「生後1カ月まで」であるが、新生児脳腫瘍を「生後60日以内に発症あるいは発見されたもの」と定義している報告もある。
　②新生児脳腫瘍は、胎生期に発生した先天性脳腫瘍**と考えられる。
②頻度；小児脳腫瘍の6.6%(日本脳腫瘍全国集計, vol.11, 2003)
③発症年齢(佐藤ら, 1978)
　①生下時が最も多い(60%)。
　②以下、生後8〜28日(15%)＞生後1〜7日(9%)。
④性別；性差はない(日本脳腫瘍全国集計, vol.11, 2003)。
⑤症状
　①頭囲拡大が最も多い。
　②その他、嘔吐、けいれん、意識障害や片麻痺。
⑥腫瘍の局在；テント上に多い。
⑦腫瘍の種類
　①日本脳腫瘍全国集計(vol.11, 2003)
　　❶星細胞腫が最も多い(15%)。
　　❷次いで、脈絡叢乳頭腫(13%)。
　　❸髄芽腫(10%)＞悪性上衣腫(7%)の順。
　②佐藤らの報告(1978)では、
　　❶奇形腫が最も多い(39%)。
　　❷以下、髄芽腫(8%)＞上衣腫(7%)＞星細胞腫(6%)。
⑧腫瘍の大きさ；早期発症ほど巨大で、広範囲伸展を示す。
⑨予後；不良
⑩合併奇形(合指症、血管腫など)の頻度；7〜8%

―――――――――――――――――――――――――（チョット役に立つお話）―

【先天性脳腫瘍 Connatal or congenital brain tumor】
Ⓐ定義
　①先天性脳腫瘍とは、生下時あるいは新生児期に発生するものをいう(Jellingerら, 1973)。
　②1歳未満の発症、すなわち新生児期および乳児期に発症するものを先天性脳腫瘍と定義している報告もある。
Ⓑ先天性脳腫瘍の診断基準(Jellingerら, 1973)
　①"definitely connatal" tumours(確診例)
　　➡「生下時あるいは生後2週間以内に腫瘍が存在するか発症するもの」は、確実に先天性脳腫瘍と診断できる。
　②"probably connatal" tumours(ほぼ確診例)
　　➡「生後1年以内に腫瘍が存在するか発見されるもの」は、先天性脳腫瘍と診断してほぼ間違いない(十中八九)。
　③"possibly connatal" tumours(疑診例)
　　➡「初発症状は1歳に遡ることができるが、1歳以後に発見されるもの」は、おそらく(確率は低いが)、先天性脳腫瘍である。

2．各腫瘍 Various tumors in child

1）小脳星細胞腫 Pediatric cerebellar astrocytoma
❶概念；小児を代表する最も良性の神経膠腫(glioma)。
❷頻度
　（ⅰ）20歳以下の後頭蓋窩腫瘍の1/3を占める。
　（ⅱ）小児の原発性脳腫瘍の10〜20％で、髄芽腫と1、2位を争う。
❸好発年齢
　（ⅰ）平均年齢；12〜14歳。
　（ⅱ）1歳以下は稀。
❹性別；性差はない。
❺発生部位；小脳半球と虫部はほぼ同頻度に発生。
❻症状
　（ⅰ）頭蓋内圧亢進症状；最も多い。
　（ⅱ）小脳症状；眼振や失調性歩行。
❼エックス線 CT
　（ⅰ）所見
　　ⓐ単純 CT
　　　㋐囊胞；低吸収域
　　　㋑充実部および結節部；等吸収域
　　ⓑ造影 CT

㋐囊胞壁；通常、増強されないが、時に(20%)増強される。
　　　㋑充実部および結節部；増強される。
（ⅱ）CT による分類と特徴(Laprasら, 1986)

Type 1 典型的囊胞型 (typical cystic astrocytoma)	①小脳半球あるいは虫部に、単純 CT で大きな低吸収域(囊胞)を認める。 ②囊胞壁に結節(壁在結節 mural nodule)を認める。 　①結節は、単純 CT で等吸収域として認められる。 　②結節は、造影 CT で増強効果を認める。 ③囊胞壁は、造影 CT で増強効果を認めない。 ④囊胞壁には腫瘍細胞は認められない。 ⑤頻度；最も多く 61% を占める。
Type 2 偽性囊胞型 (false cystic astrocytoma)	①単純 CT では、type 1 と同様の所見を認める。すなわち、小脳半球あるいは虫部に、囊胞による低吸収域と等吸収域の壁在結節を認める。 ②造影 CT で、囊胞壁と壁在結節の両者が増強される。 ③囊胞壁には腫瘍細胞を認める。 ④頻度；17%
Type 3 充実型 (solid astrocytoma)	①単純 CT では等吸収域。 ②造影 CT で、不規則に増強され、微小囊胞が明らかとなる(→ microcystic astrocytoma)。 ③頻度；20%

❽MRI
　（ⅰ）単純 MRI
　　　ⓐT1強調画像
　　　　㋐囊胞；低信号
　　　　㋑壁在結節；軽度低信号〜等信号
　　　ⓑT2強調画像
　　　　㋐囊胞；著明な高信号
　　　　㋑壁在結節；軽度高信号
　（ⅱ）造影 MRI
　　　　㋐壁在結節；増強される。
　　　　㋑囊胞壁；増強される場合と、増強されない場合とがある。
❾治療
　（ⅰ）外科的治療
　　　ⓐ腫瘍の摘出術➡全摘出可能な腫瘍。
　　　　㋐造影 CT で壁在結節のみが増強され、囊胞壁が増強されない場合
　　　　　➡壁在結節のみ除去する。
　　　　㋑造影 CT で壁在結節と囊胞壁の両者が増強される場合
　　　　　➡囊胞壁を含めて壁在結節を除去する。
　　　ⓑシャント術；著明な第4脳室の拡大を伴う水頭症例に対して施行。
　（ⅱ）放射線治療
　　　　➡通常、放射線治療の必要はない。
　　　ⓐ全摘出された症例には不要。
　　　ⓑ再発例に対しては、

㋺手術可能な部位の再発例➡再手術
　　　㋩脳幹部（手術不可能な部位）の再発例➡放射線治療
❿病理学的所見
　（ⅰ）肉眼的所見
　　　ⓐ境界明瞭な腫瘍。
　　　ⓑ浸潤性格は極めて弱い。
　　　ⓒ嚢胞性のものが多く、その壁の一部に壁在結節（mural nodule）を認める。
　　　　㋺腫瘍細胞は、壁在結節に集まっている。
　　　　㋩嚢胞内容液は黄色透明な液で、穿刺吸引後放置するとゼラチン状に固まる。
　（ⅱ）組織学的所見
　　　　➡小児では、80％が毛様細胞性星細胞腫（pilocytic astrocytoma）。
⓫予後
　➡良好である。すなわち5年生存率は、
　（ⅰ）全摘出例；ほぼ100％
　（ⅱ）非全摘出例；80％
⓬再発の頻度；6～10％

2）視神経膠腫 Pediatric optic nerve glioma（510頁）

3）脳幹部神経膠腫 Pediatric brain stem glioma（396頁）

4）視床腫瘍 Pediatric thalamic tumor（516頁）

5）頭蓋内脊索腫 Pediatric cranial chordoma

❶頻度（日本脳腫瘍全国集計, vol.11, 2003）
　（ⅰ）小児原発性脳腫瘍の0.2％と稀。
　（ⅱ）脊索腫の3.7％
❷性別；やや男児に多い。
❸発生部位
　（ⅰ）頭蓋底に最も多い（63％）。
　（ⅱ）仙尾部（21％）＞脊椎（16％）
❹5歳未満と5歳以上の症例の比較（Borbaら, 1996より作成）

	5歳未満の症例	5歳以上の症例
性別	男児に多い。 （男児：女児＝1.3：1）	性差はない。
好発部位	ほとんどが（95％）、斜台（蝶形骨後頭部 sphenooccipital area）に発生する。	大部分が（83％）斜台であるが、傍鞍部にも発生する（14.5％）。
症状	①頭蓋内圧亢進症状と外転神経麻痺が最も多い。 ②次いで、四肢麻痺や嚥下障害。	①複視・外転神経麻痺が最も多い。 ②次いで、頭痛。

組織学的所見	①典型的な脊索腫の所見を呈するより、異型性(atypical)を認める頻度が高い(65%)。 ②発育が速い。	①典型的な脊索腫の所見を呈することが多い(78.7%)。 ②異型性(atypical)を認める頻度は低い(4.2%)。 ③軟骨成分(chondroid component)を17.1%の頻度で認める。
遠隔転移	高率に転移する(頻度；57.9%)。	頻度は低い(8.5%)。
予後	不良で、2年以内に死亡(死亡率；68.5%)。	5歳未満の症例より良好で、65.5%が生存(平均追跡期間；44.2カ月)。

❺治療
　（ⅰ）外科的治療(手術による摘出)
　（ⅱ）放射線治療
　　　ⓐ小児例は、成人例より有効。
　　　ⓑ外科的治療単独群より、外科的治療＋術後放射線照射群の方が予後はよい(Borbaら，1996)。
❻予後；一般に、不良。
❼遠隔転移
　（ⅰ）転移部位
　　　ⓐ肺に最も多い(80%)。
　　　ⓑ次いで、骨とリンパ節(15%)。
　　　ⓒその他、肝臓、腎臓や副腎など。
　（ⅱ）転移例のほとんどは、異型性のもの(atypical pattern)。

6）下垂体腺腫 Pediatric pituitary adenoma(436頁)

7）髄膜腫 Pediatric meningioma(407頁)

⓰視床下部過誤腫 Hypothalamic hamartoma

❶定義・概念
　（ⅰ）視床下部に発生する、灰白質様の過形成性の組織よりなる非腫瘍性病変をいう。
　（ⅱ）胎生 35〜40 日頃の異常により生じる大脳の形成異常（先天奇形）である。
　（ⅲ）因みに、過誤腫（hamartoma）とは身体のある部分に正常に存在する組織や臓器の構成細胞が過剰に増殖して腫瘤を形成するものをいい、増殖した細胞や組織は正常のものと変わらない。

❷頻度；中枢性思春期早発症の 14％

❸分類
　（ⅰ）全体
　　　ⓐ視床下部自体が腫大したように存在するタイプ（←無茎性タイプ sessile type）。
　　　ⓑ視床下部と茎をもってつながるように存在するタイプ（←有茎性タイプ pedunculated type）。
　　　㋐茎が灰白隆起（tuber cinereum）に付着するタイプ。
　　　㋑茎が乳頭体（mammillary body）に付着するタイプ。
　（ⅱ）Valdueza ら(1994)の分類
　　　　➡発生部位、付着の形式（無茎か有茎か）、視床下部の偏位程度、および過誤腫の大きさにより分類（表 15）。

表 15．視床下部過誤腫の分類と治療方針(Valduezaら，1994)

	Type Ⅰa	Type Ⅰb	Type Ⅱa	Type Ⅱb
大きさ(Size)	小〜中 (small-medium)	小〜中 (small-medium)	中〜大 (medium-large)	中〜大 (medium-large)
付着形態 (Attachment)	有茎 (Pedunculated)	有茎 (Pedunculated)	無茎 (Sessile)	無茎 (Sessile)
付着部位 (Origin)	灰白隆起 (tuber cinereum)	乳頭体 (mammillary body)	灰白隆起/乳頭体 (tuber cinereum/mammillary body)	灰白隆起/乳頭体 (tuber cinereum/mammillary body)
視床下部の偏位 (Hypothalamic displacement)	無(no)	無(no)	軽度(slight)	著明(marked)
主症状 (Common features)	思春期早発症(または無症状) {precocious puberty (or asymptomatic)}	思春期早発症(または無症状) {precocious puberty (or asymptomatic)}	笑いてんかん、全身性および、あるいは他のタイプのてんかん(gelastic epilepsy, generalized and/or other epileptic types)	笑いてんかん、全身性および、あるいは他のタイプのてんかん(gelastic epilepsy, generalized and/or other epileptic types)
治療 (Treatment)	・無症状は無治療。 ・思春期早発症例では、長時間作用のLH-RH誘導体の投与(Type Ⅰaでは手術)。		・抗けいれん薬の投与。 ・薬剤無効例は手術。	

(1) Type Ⅰa および Ⅰb
　(ⅰ)視床下部は障害されていない。
　(ⅱ)笑い発作や行動異常はみられない。
　(ⅲ)思春期早発症は、通常、小さい過誤腫(Type Ⅰa、Ⅰb)に生じる。
　(ⅳ)思春期早発症を呈する Type Ⅰa の若年者では、LH-RH 誘導体の長期連用を避けるため、手術を選択する。
　　➡灰白隆起より茎をもって発育している Type Ⅰa では、手術による乳頭体への損傷の危険性が少なく、摘出可能。
(2) Type Ⅱ
　(ⅰ)大きさは、通常、直径 1.5cm 以上。
　(ⅱ)茎をもたず、第3脳室底や乳頭体に拡く接着しているタイプ。
　　☝笑い発作やけいれんは、乳頭体に拡く接着しているこのタイプにのみ認められる。
　(ⅲ)Type Ⅱa では、視床下部底部の明らかな偏位を認めない。
　(ⅳ)Type Ⅱb では、第3脳室の明らかな変形・偏位を認める。

(ⅲ)Arita ら(1999)の分類
　ⓐMRI 所見より分類。
　ⓑ各タイプと臨床症状とはよく相関する。
　ⓒこの分類のキー・ポイントは、視床下部の偏位の有無である。
　ⓓ分類
　　㋐Parahypothalamic type(傍視床下部型)
　　　①過誤腫は第3脳室底から茎(peduncle)によってぶら下がっているか、あるいは第3脳室底に付着しているのみのもの。
　　　　☝第3脳室は偏位していないか、偏位していてもごく軽度。
　　　②このタイプが多い。
　　　③症状
　　　　❶通常、思春期早発症*を認める。
　　　　❷稀に、無症状。

㋐Intrahypothalamic type(視床下部内型)
　㋐過誤腫が視床下部を浸潤しているか、視床下部組織に包まれているもの。
　　ⓑ第3脳室は変形・偏位している。
　㋑症状
　　❶けいれん発作(笑い発作および他のタイプのけいれん)が主。
　　　・本タイプのみにみられる。
　　　・薬剤に抵抗性。
　　❷その他、精神発達遅滞(mental retardation)、思春期早発症*や行動異常。

❹好発年齢；小児に好発する(2歳前後が多い)。
❺性別；男児に多い。
❻発生部位
　➡灰白隆起(tuber cinereum)や乳頭体(mamillary body)に発生する(無茎、あるいは有茎)。
　(ⅰ)通常、脚間窩槽(interpeduncular cistern)に突出している。
　(ⅱ)時に、第3脳室底に突出する。
　(ⅲ)稀に、前視交叉槽(prechiasmatic cistern)に存在することもある。
❼症状

> (ⅰ)思春期早発症(precocious puberty or pubertas praecox)*
> ⓐ真性型の思春期早発症(286頁)
> ⓑ頻度；75〜90%
> ⓒ視床下部過誤腫では、80%が3歳未満で思春期早発症をきたす。
> ⓓ有茎性タイプに多い。
> (ⅱ)てんかん性笑い発作(gelastic or laughing seizure)
> ⓐ乳頭体への機械的圧迫、あるいは視床下部と大脳辺縁系への異常神経回路などが、機序として考えられている。
> ⓑ頻度；20〜50%
> ⓒ笑い発作は、短時間の、反復する、常同的なもので、外的誘因を欠く。
> ⓓ小児期早期よりみられることが多く(成人まで持続)、'くすくす笑い'で始まることが多い。
> ⓔ年長児では、別のタイプの発作を併発することが多い。
> ⓕ無茎性タイプに多い。
> ⓖ薬剤に抵抗性である。
> (ⅲ)けいれん(その他のタイプ)
> ⓐ頻度；20%
> ⓑ抗てんかん薬に抵抗性が多く、難治性である。

………3主義！

　(ⅳ)精神発達遅滞や異常行動。
　(ⅴ)無症状で、偶然発見例もある。

―――――――――――――――――――――――――（チョット役に立つお話）―

＊【思春期早発症 Precocious puberty（286頁）】
①定義・概念
　ⓐ思春期早発症とは、二次性徴が異常に早期に発現するものをいう。
　ⓑ男児では9歳未満、女児では7歳未満で思春期が発来する場合をいう。
②原因(Hibiら，1987)
　ⓐ脳の腫瘍性病変（36％）
　　➡男性例では、このグループが原因として圧倒的に多い（思春期早発症全体の77％）。
　　①胚細胞腫瘍が約半数を占め、最も多い。
　　②次いで、過誤腫で、40％を占める。
　　③その他、鞍上部や視床下部に発生する他の腫瘍グループ
　　　➡中でも、神経膠腫（≒星細胞腫）が多い（11％）。
　ⓑ脳の非腫瘍性病変（11％）；分娩時損傷、頭部外傷、先天性水頭症や髄膜炎（あるいは脳炎）など。
　ⓒ特発性（←原因不明）（53％）
　　➡女性例では、圧倒的に原因不明（特発性 idiopathic）が多い（70～90％）。
③分類(金柿ら，2002)
　ⓐ中枢性
　　①間脳下垂体の器質性病変（腫瘍や炎症性病変）により下垂体から性腺刺激ホルモン（gonadotropin）が過剰に分泌され、思春期早発症をきたすものをいう。
　　②頻度；10％
　ⓑ特発性
　　①間脳下垂体に器質病変を認めず思春期早発症をきたすものをいう。
　　②頻度；75％と、最も多い。
　ⓒ末梢性
　　①ホルモン産生卵巣腫瘍などによるエストロゲンの分泌により、思春期早発症をきたすものをいう。
　　②頻度；15％
④発現機序
　ⓐ視床下部の局所圧迫説
　　➡病変による機械的圧迫が、「性腺刺激ホルモン（gonadotropin）分泌細胞抑制機構を障害する」、あるいは「性腺刺激ホルモン放出ホルモン（gonadotropin releasing hormone）支配中枢を刺激する」との説。
　ⓑ異常な神経回路の存在説
　ⓒ過誤腫自体が内分泌活性を有するとの説
　　➡視床下部過誤腫内にある性腺刺激ホルモン放出ホルモン｛GnRH（gonadotropin releasing hormone）＝LH-RH(luteinizing hormone releasing hormone)｝が律動的に分泌され、下垂体性ゴナドトロピン（LH、FSH）の

　　　　　　　分泌が亢進し生じるとの説。
　⑤性別(中枢性と特発性)(Hibi ら, 1987)
　　ⓐ全体；男性：女性＝1：2で、女性に多い。
　　ⓑ疾患別
　　　◇中枢性(脳性)
　　　　◆腫瘍性病変
　　　　　・全体；男性：女性＝2.7：1で、男性に多い。
　　　　　・胚細胞腫瘍では、ほとんどが男性例である(男性：女性＝22：1)。
　　　　　・過誤腫では、性差はない。
　　　　◆非腫瘍性病変；男性：女性＝1：9.3で、圧倒的に女性に多い。
　　　◇特発性；男性：女性＝1：6.8で、圧倒的に女性に多い。
　⑥過誤腫例における思春期早発症では、HCG 産生腫瘍(胚細胞腫瘍)と異なり、男児では精子形成、女児では排卵を伴う真性の思春期早発症である。
　⑦中枢性の思春期早発症は、LH-RH 誘導体(analogue)により、よく制御される。
　〔過誤腫による思春期早発症の特徴(森, 1984)〕
　　　ⓐ他群に比して発症時期が早い(ほとんどが 2〜3 歳までに発症)。
　　　ⓑ性成熟のテンポが速い。
　　　ⓒ思春期早発症の発現頻度について、男女間の差はみられない。

❽内分泌学的検査所見
　(ⅰ)LH、FSH やテストステロンが高値。
　(ⅱ)下垂体前葉の予備能は保たれていることが多い。
❾エックス線 CT
　(ⅰ)単純 CT
　　ⓐ等吸収域
　　ⓑ石灰化や囊胞はみられない。……………………………… 特徴！
　(ⅱ)造影 CT；増強されない。
❿MRI
　➡冠状断像あるいは矢状断像が有用。
　(ⅰ)単純 MRI
　　ⓐT 1 強調画像；等信号
　　ⓑT 2 強調画像；等信号、あるいは軽度高信号。
　(ⅱ)造影 MRI；増強されない。
　(ⅲ)漏斗(infundibulum)は、腫瘍により前方へ偏位。
⓫治療方針、治療および治療成績
　(ⅰ)無症状例；治療の必要はない。
　(ⅱ)症候性
　　ⓐ思春期早発例
　　　　まず、LH-RH(gonadotropin releasing hormone＝GnRH)agonist analog 療法(酢

酸リュープロレリン＝Leuplin® 皮下注射)を行い、本剤の無効例や長期間の治療が必要と考えられる症例に対しては、外科的治療を考慮する。
　　㋐外科的治療(手術による摘出)
　　　　➡思春期早発症、および筋骨格の発達や青年期様の性格や態度(→ adolescent personality)も改善させる(新多ら，1998)。
　　㋑長時間作用の LH-RH agonist analog の投与(新多ら，1998)。
　　　　①作用機序
　　　　　　➡長時間作用の LH-RH agonist analog が下垂体に作用すると、性腺刺激ホルモン(gonadotropin)産生細胞が LH-RH に対する反応性を失い(脱感作)、その結果 LH、FSH の分泌が抑制され、思春期早発症を停止させる。
　　　　②薬剤；本邦では、leuprorelin acetate(Leuplin®リュープリン)(皮下注射)が用いられる。
　　　　③治療の中止時期；基準はないが、思春期年齢に達したときに中止することが多い。
　　　　④効果；思春期早発症は改善するが、筋骨格の発達や青年期様の性格や態度は必ずしも改善しない。
　⑥笑い発作やその他のけいれん発作例
　　📖まず抗てんかん薬の投与を行い、抑制困難な症例に対して手術を考慮する。
　　㋐通常、抗てんかん薬に対して抵抗性。
　　㋑抗けいれん薬により抑制困難な症例に対しては、手術による腫瘍摘出を考慮。
　　　　①笑い発作は、半数は手術により改善する。
　　　　　　📖時に(20〜30％)、消失することもある。
　　　　②けいれんは、手術により改善するが治癒することはない。
　　　　　　📖手術によるけいれん発作の改善率は、50％
　(iii)有茎性のものは、比較的安全に手術で摘出されるが、内分泌異常が残存することが多い。
⓬組織学的所見
　(ⅰ)正常な視床下部(灰白隆起やその他の視床下部の構造)に類似した組織であり、神経細胞と glia 細胞からなる。
　(ⅱ)腫瘍性変化は認めない。
　(ⅲ)思春期早発症を呈した症例では、過誤腫の神経細胞内に LH-RH 分泌顆粒がみられる。
⓭免疫組織化学的所見
　(ⅰ)NSE(neuron specific enlose)；陽性
　(ⅱ)NFP(neurofilament protein)；陽性
　(ⅲ)synaptophysin；陽性
⓮予後
　(ⅰ)灰白隆起に病変があり、思春期早発症を呈する症例では、手術(亜全摘出)により 10〜15 年の生存。
　(ⅱ)けいれんは難治性が多い。
⓯合併奇形；しばしば microgyria(小脳回症)、脳梁欠損、異所性灰白質、合指多指症、鎖肛、心奇形や顔面奇形などを合併。

⓱ 高齢者の脳腫瘍 Brain tumor in elderly

1．総説

❶高齢者は何歳から？
  (ⅰ)高齢者を60歳以上とするもの、65歳以上とするもの、あるいは70歳以上とするものなどさまざまで、世の趨勢によって変化している。
  (ⅱ)一般に、70歳以上としていることが多い(野村ら，2001)。
❷頻度(日本脳腫瘍全国集計，vol.11，2003より集計・作成)
  (ⅰ)原発性脳腫瘍
    ⓐ60歳以上；原発性脳腫瘍の32.4%
    ⓑ70歳以上；原発性脳腫瘍の11.8%
  (ⅱ)転移性脳腫瘍
    ⓐ60歳以上；転移性脳腫瘍の55.6%
    ⓑ70歳以上；転移性脳腫瘍の22.3%
❸原発性脳腫瘍は、年齢とともに増加していく(Kuratsuら，1996)。
  (ⅰ)男性では、60～69歳にピーク。
  (ⅱ)女性では、70～79歳にピーク。
❹脳腫瘍の種類と頻度(日本脳腫瘍全国集計，vol.11，2003より作成)
  (ⅰ)全体(転移性脳腫瘍を含む)
    ⓐ60歳以上
      ㋐髄膜腫が最も多い(28.9%)。
      ㋑次いで、転移性脳腫瘍(27.3%)。
      ㋒以下、膠芽腫(10.4%)＞下垂体腺腫(9.5%)＞神経鞘腫(7.4%)＞悪性リンパ腫(4.1%)。
    ⓑ70歳以上
      ㋐髄膜腫が最も多い(34.5%)。
      ㋑次いで、転移性脳腫瘍(32.9%)。
      ㋒以下、膠芽腫(13.1%)＞下垂体腺腫(8.2%)＞神経鞘腫(5.8%)＞悪性リンパ腫(5.5%)。
  (ⅱ)原発性脳腫瘍の種類と頻度
    ⓐ60歳以上
      ㋐髄膜腫が最も多い(39.8%)。
      ㋑次いで、膠芽腫(14.3%)。
      ㋒以下、下垂体腺腫(13.1%)＞神経鞘腫(10.2%)＞悪性リンパ腫(5.6%)。
    ⓑ70歳以上
      ㋐髄膜腫が最も多い(43.4%)。
      ㋑次いで、膠芽腫(16.5%)。

ⓒ以下、下垂体腺腫(10.4)＞神経鞘腫(7.2%)＞悪性リンパ腫(6.9%)。
❺症状の特徴
（ⅰ）頭蓋内圧亢進症状を呈することが少ない。
（ⅱ）痴呆や見当識障害などの精神症状が前景に出やすく、脳血管障害との鑑別が困難なことがある。
（ⅲ）髄膜腫では、無症状のことが多い。
❻治療上の問題点
（ⅰ）全身合併症(高血圧、糖尿病など)を有していることが多い。
　　➡手術成績に影響する。
（ⅱ）脳の脆弱性がある。
　　➡術後脳内血腫の合併頻度が高い。
（ⅲ）肺炎、心筋梗塞、脳梗塞などの術後合併症の頻度が高い。
（ⅳ）水分―電解質バランスに関して、耐性が低下している。
❼治療
（ⅰ）外科的治療(手術による摘出)が原則。
（ⅱ）放射線治療
（ⅲ）化学療法；患者のQOLを著しく損なうので、細心の注意が必要。
❽腫瘍別の予後規定因子
（ⅰ）悪性グリオーマや悪性リンパ腫
　　➡年齢が予後因子。すなわち、高齢であること自体が予後不良因子。
（ⅱ）髄膜腫や神経鞘腫などの良性腫瘍➡腫瘍の大きさや部位が予後因子。

2．各脳腫瘍の特徴

1）原発性脳腫瘍

(1) 髄膜腫 Meningioma

❶頻度(日本脳腫瘍全国集計, vol.11, 2003)
（ⅰ）良性型
　　ⓐ60歳以上；良性型髄膜腫の47.6%を占める。
　　ⓑ70歳以上；良性型髄膜腫の19.0%を占める。
（ⅱ）悪性型
　　ⓐ60歳以上；悪性髄膜腫の52.7%を占める。
　　ⓑ70歳以上；悪性髄膜腫の25.3%を占める。
❷高齢者(80～89歳)の予後不良因子(Mastronardiら, 1995)
（ⅰ）重大な全身性の合併症を有する症例。
（ⅱ）Karnofsky performance scaleが60以下の症例。
（ⅲ）腫瘍の最大直径が5cmを超える症例。

(2) 神経膠腫 Glioma

❶種類
　（ⅰ）膠芽腫が最も多い。
　（ⅱ）以下、悪性星細胞腫＞星細胞腫。

❷予後(野村ら，2001)
　（ⅰ）高齢者(70歳以上)では、生存率は低くなる。すなわち、
　（ⅱ）5年生存率
　　　ⓐ退形成性星細胞腫；20％
　　　ⓑ膠芽腫；5％未満

(3) 下垂体腺腫 Pituitary adenoma

❶種類(日本脳腫瘍全国集計，vol.11，2003)
　（ⅰ）ホルモン非産生腺腫が圧倒的に多い(82％)。
　（ⅱ）次いで、GH産生腺腫が多い(10％)。
　（ⅲ）以下、PRL産生腺腫(5％)。

❷巨大腺腫(macroadenoma)のことが多い。

❸性別(日本脳腫瘍全国集計，vol.11，2003)
　（ⅰ）ホルモン非産生腺腫➡性差はない。
　（ⅱ）GH産生腺腫およびACTH産生腺腫では、女性が多い。

❹初発症状(田原ら，2001)
　（ⅰ）ほとんどの症例が視力・視野障害で発見される。
　（ⅱ）下垂体機能低下症状は約20％
　　　　📖低Na血症(←汎下垂体機能低下症に基づく急性副腎機能不全による)をきたすのが**特徴**。

❺治療上の注意点と外科的治療(田原ら，2001)
　（ⅰ）経蝶形骨洞手術が原則。
　　　　➡髄液漏をきたさないように留意。
　　　　　📖髄膜炎の危険性が増す。また、長期臥床による痴呆の出現。
　（ⅱ）摘出度にこだわらない。
　（ⅲ）下垂体機能低下による抵抗力の減弱から感染症の併発。
　（ⅳ）水分―電解質バランスの耐性低下。

(4) 悪性リンパ腫 Malignant lymphoma

❶高齢者に発生率が高い。
　（ⅰ）60歳以上で60％を占める(日本脳腫瘍全国集計，vol.11，2003)。
　（ⅱ）70歳以上では27％(日本脳腫瘍全国集計，vol.11，2003)

❷高齢者でも、B cell、diffuse large cell typeが断然多い。

❸再発率が高い。

❹治療による合併症が多い。

❺予後；60歳以上の症例の方が、59歳以下より不良。

2）転移性脳腫瘍
❶高齢者が多い。すなわち、60歳以上の高齢者が転移性脳腫瘍の半数以上(55.6％)を占める。
❷原発巣
　（ⅰ)肺癌が半数以上と最も多く、次いで胃癌。
　（ⅱ)全年齢との比較では、乳癌が少なく、腎癌が比較的多い。

快適空間

★好きなように使ってね！

⓲部位別の脳腫瘍

1．視路の腫瘍 Optic pathway tumor

1）総説
❶頻度(Steinbok, 2003)
　（ⅰ）全脳腫瘍の1％
　（ⅱ）小児脳腫瘍全体の4〜6％

❷種類
　（ⅰ）神経膠腫が圧倒的に多い。
　　　ⓐ小児では、ほとんどが低異型度星細胞腫(low grade astrocytoma)。
　　　　　毛様細胞性星細胞腫(pilocytic astrocytoma)が大多数。
　　　ⓑ成人では、悪性型(悪性星細胞腫や膠芽腫)。
　（ⅱ）その他、髄膜腫(514頁)。

❸分類(Steinbok, 2003)
　（ⅰ）視神経腫瘍(optic nerve tumor)；視交叉より前方の視神経に発生する腫瘍。
　（ⅱ）視交叉腫瘍(optic chiasm tumor)
　　　ⓐ視交叉内に発生するが、視床下部に伸展しない腫瘍。
　　　ⓑ腫瘍は、通常、小さい。
　　　ⓒ神経線維腫症1型(neurofibromatosis type 1)に合併する傾向がある。
　　　ⓓほとんどが、低異型度星細胞腫(low grade astrocytoma)。
　（ⅲ）視交叉・視床下部腫瘍(optic chiasma/hypothalamic tumor)
　　　ⓐ視交叉を侵して実質外(exophytic)に発育し、視床下部領域に伸展する腫瘍。
　　　ⓑトルコ鞍内に伸展しないのが典型例。
　　　ⓒ腫瘍は大きいものが多く、通常充実性。
　　　ⓓほとんどが、低異型度星細胞腫(low grade astrocytoma)。

❹好発年齢；大多数は、小児。

2）各腫瘍
（1）視路の神経膠腫 Optic pathway glioma（視神経膠腫 Optic glioma）
❶定義・概念
　（ⅰ）視神経を覆っている星状膠細胞(astrocyte)と稀突起膠細胞(oligodendrocyte)が腫瘍化するものをいうが、主に星状膠細胞より発生する。
　（ⅱ）ほとんどが、低異型度星細胞腫(low grade astrocytoma)。

❷頻度
　（ⅰ）原発性脳腫瘍の0.6〜1.2％
　（ⅱ）小児脳腫瘍の4〜7％
　（ⅲ）小児の原発性脳腫瘍中、視神経に発生するものは0.4％

(ⅳ) neurofibromatosis type 1(NF 1)患者の 15％に視神経膠腫を認める。
　　ⓐ合併例は小児に多い。
　　ⓑ視神経膠腫の 1/3 に NF 1 の合併が認められる。

❸種類
　（ⅰ）星細胞腫（低異型度）がほとんど。
　（ⅱ）その他、乏突起膠腫や膠芽腫。

❹分類と特徴
　（ⅰ）発生部位よりの分類と特徴

Ⓐ前方型 Anterior type	①一側の視神経（眼窩内から頭蓋内）に限局しているもの。 ②幼児期で、女児に多い。 ③25％の症例に、視交叉の浸潤が観察される。 ④神経線維腫症合併例に多い。
Ⓑ後方型 Posterior type	①視交叉に発生するもの 　㋐視神経に及ぶもの（視神経＋視交叉型）。 　㋑視床下部や第3脳室へ及ぶもの。 ②このタイプが 2/3 を占め、最も多い。 ③小児・青年期に多く、性差はない。
Ⓒ多中心性型	

　（ⅱ）発症年齢よりの分類と特徴（杉田ら，1977）

幼児型	①初発症状が1歳未満で出現するもの。 ②症状；頭蓋内圧亢進症状を伴い、視力障害も高度。 ③腫瘍の大きさ；巨大 ④頭部エックス線単純撮影；ω型のトルコ鞍。 ⑤組織像；未熟な星細胞腫。 ⑥予後；不良
小児型	①2～3歳以降に初発症状が出現するもの。 ②症状の進行は緩徐。 ③腫瘍の大きさ；比較的小さく、限局性。 ④頭部エックス線単純撮影；J型のトルコ鞍。 ⑤組織像；成熟型の星細胞腫。 ⑥予後；良好

❺好発年齢
　（ⅰ）全体
　　　ⓐほとんどが（90％）**小児**。
　　　ⓑ3～7歳にピーク。
　（ⅱ）発生部位別
　　　ⓐ眼窩内視神経に限局するもの➡幼小児期の女児に多い。
　　　ⓑ視交叉部に発生するもの➡小児～青年期に多く、性差はない。

❻性別；女児にやや多い。

❼発生部位
　（ⅰ）好発部位
　　　ⓐ視路のいずれの部位からも発生するが、**眼窩内視神経と視交叉が好発部位**。
　　　ⓑ視交叉より後方の視路に発生することは比較的少ない。
　　　ⓒ両側性は稀。

（ⅱ）発生部位と神経線維腫症(neurofibromatosis)との関係(中村, 1992)
　　ⓐ一側の視神経に視神経膠腫が発生している症例➡71％に神経線維腫症を合併。
　　ⓑ両側の視神経に視神経膠腫が発生している症例➡100％に神経線維腫症を合併。
　　ⓒ視交叉に視神経膠腫が発生している症例➡神経線維腫症の合併頻度は低い(8％)。
❽症状
　（ⅰ）視神経発生例
　　　ⓐ眼球突出
　　　ⓑ一側の視力・視野障害。
　　　ⓒ斜視
　（ⅱ）視交叉部発生例；両側の視力・視野障害。
　（ⅲ）視交叉・視床下部発生例
　　　ⓐ重篤な視力障害や視野障害。
　　　ⓑ水頭症(← Monro 孔閉塞による)および頭蓋内圧亢進症状。
　　　ⓒ尿崩症
　　　ⓓ間脳症候群(65 頁)
❾頭部エックス線単純撮影
　（ⅰ）視神経発生例
　　　ⓐ視神経管の拡大(40％)。
　　　ⓑ視神経管は、エックス線上、直径 7 mm 以上、または左右差が 2 mm 以上の場合には異常。
　（ⅱ）視交叉部発生例；J 型、あるいは ω(オメガ)型のトルコ鞍(30％)。
❿エックス線 CT
　（ⅰ）単純 CT(図 14-A)
　　　ⓐ軽度低吸収域、あるいは等吸収域。

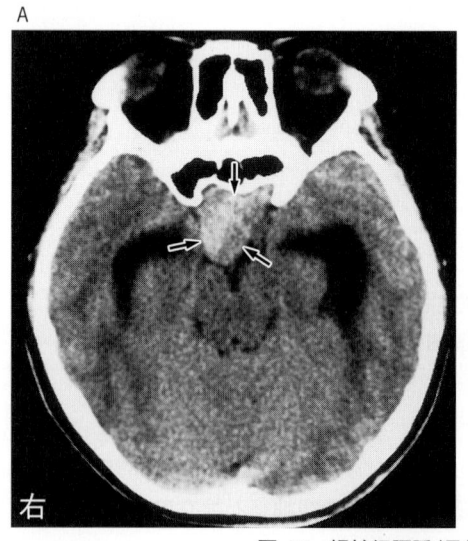

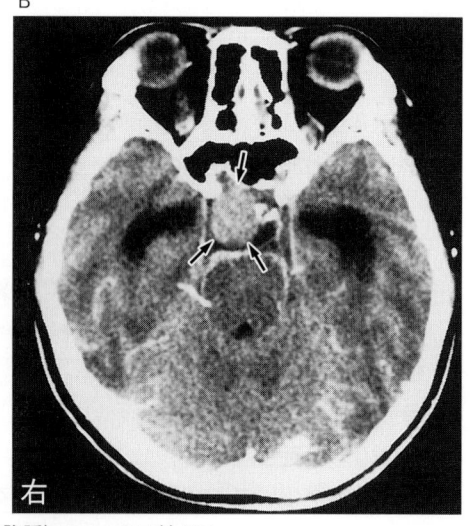

図 14．視神経膠腫(星細胞腫)のエックス線 CT
A (単純 CT)；鞍上部に高吸収域を認める(→)。
B (造影 CT)；ごく軽度増強される(→)。

ⓑ視神経や視交叉の腫大。
　　ⓒ石灰化は少ない（10％）。
　　　　ⓓ存在する場合はすべて後方型。
　（ⅱ）造影 CT（図 14-B）；増強される。
⓫MRI
　（ⅰ）単純 MRI（図 15-A）
　　　ⓐT１強調画像；低、あるいは等信号。
　　　ⓑT２強調画像；高信号
　（ⅱ）造影 MRI（図 15-B）；増強される。

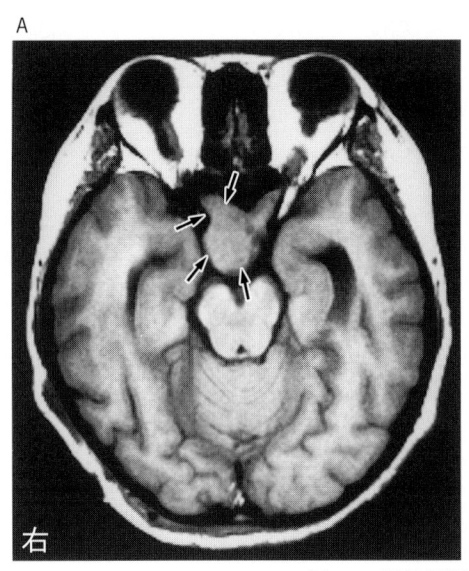

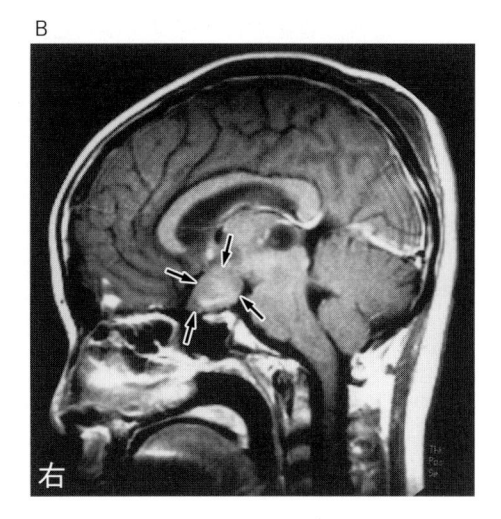

図 15．視神経膠腫（星細胞腫）の MRI

A（単純 MRI）
　・T1 強調画像で右視神経から視交叉に等信号域を認める（→）。
　・図 14 と同一症例で、MRI は右視神経から視交叉が病変部位であることを明瞭に描出している。
B（造影 MRI 矢状断像）；ごく軽度増強される（→）。

⓬治療方針と治療法
　（ⅰ）一側の視神経に限局している症例
　　　ⓐ進行性の眼球突出や視力が低下した（有用な視力が失われた）時点で手術。
　　　ⓑ全摘出（視神経を含めて）
　（ⅱ）視交叉部発生例
　　　ⓐ全摘出は不可能➡部分摘出
　　　ⓑ部分摘出後、放射線治療。
　（ⅲ）視交叉・視床下部発生例
　　　ⓐ全摘出は不可能。
　　　ⓑ放射線治療が主体。
　　　ⓒ化学療法

　　　　ⓓ水頭症に対して、シャント術。
❸組織学的所見
　　（ⅰ）毛様細胞性星細胞腫（pilocytic astrocytoma）が主体。
　　　　　➡時に稀突起膠細胞（oligodendroglia）の要素が混在。
　　（ⅱ）大きな囊胞を伴うことは稀。
　　　　　☝小脳に発生するものとの相違。
　　（ⅲ）悪性所見は乏しく、また悪性変化も極めて稀。
　　　　　☝悪性例は、成人に多い。
　　（ⅳ）組織学的な伸展・発育形式（中村，1992）
　　　　　ⓐ腫瘍細胞が視神経内部に浸潤し、視神経全体が一様に肥大するもの。
　　　　　ⓑ腫瘍細胞が視神経周囲のくも膜下腔に浸潤し、視神経の割面では視神経を腫瘍が取り囲
　　　　　　んでいるようにみえるもの。
　　　　　　☝このタイプは、神経線維腫症合併例に多い。
❹予後
　　（ⅰ）全体；10年生存率は70〜80%
　　（ⅱ）部位別
　　　　　ⓐ視神経限局例（前方型）
　　　　　　➡長期生存または永久的治癒が可能で、10年生存率は90%
　　　　　ⓑ視交叉部発生例（後方型）
　　　　　　➡10年生存率は50%
　　　　　ⓒ視交叉・視床下部発生例；予後不良
　　（ⅲ）年齢別
　　　　　ⓐ5歳以下の乳幼児発生例は、年長児のものより発育が早く予後不良。
　　　　　ⓑ成人例ではほとんどが悪性で、予後不良。

(2) 視神経鞘髄膜腫 Optic nerve sheath meningioma

❶定義；視神経鞘のくも膜の表層細胞から発生する腫瘍をいう。
❷好発年齢（Alper，1981）
　　➡頭蓋内髄膜腫より、小児の発生頻度が高い。
　　（ⅰ）35〜50歳が最も多い（29%）。
　　（ⅱ）次いで、3〜20歳と20〜35歳。
❸性別
　　（ⅰ）全体；男性：女性＝1：2.4で、女性に多い。
　　（ⅱ）20歳以下の若年者；男性：女性＝1：1.5で女性に多いが、男性の占める割合が多くなる。
❹発生部位
　　（ⅰ）視神経のどの部位からも発生するが、通常、眼窩尖端部における視神経管の眼窩側近傍か
　　　　ら発生することが多い。
　　（ⅱ）腫瘍は、視神経の硬膜下腔内に存在し発育する。
　　　　　➡眼動脈の枝から血液供給を受けている軟膜血管叢 pial blood supply（視神経を栄養）

や網膜中心動・静脈を閉塞する。
　（ⅲ）左右別；差はないか、やや**右側**に多い。
　（ⅳ）両側性は、4〜6％
　　　　📖視神経鞘髄膜腫は von Recklinghausen's neurofibromatosis を伴うことがあるが（4％）、両側性とは関連しない。
❺発症年齢とその特徴
　（ⅰ）20 歳以下；腫瘍の発育は旺盛（aggressive）で、生命に危険性を及ぼす。
　（ⅱ）20〜35 歳；less aggressive であるが、なお生命に危険性を及ぼす。
　（ⅲ）35 歳以上；発育は緩慢である。
❻症状
　（ⅰ）視力障害
　　　ⓐ早期に出現することが多い。
　　　ⓑ緩徐で進行性。
　（ⅱ）眼球突出
　　　ⓐ眼球突出が視力障害より先に起こることは稀であるが、他の症状に先んじて自覚されやすい。
　　　ⓑ眼球突出の程度；軽度
　（ⅲ）眼球運動制限
　　　　➡最も多いのは**上方への運動制限**。

★応援セミナー

【20 歳以上の症例における 3 徴候】
①長期にわたる視力障害
②視神経乳頭萎縮
③optociliary shunt vein
　①視神経乳頭付近にみられる拡張した異常血管をいう。
　②網膜中心静脈から脈絡膜静脈へ流出する shunt vein と考えられている。
　③視神経鞘髄膜腫（頻度；15〜33％）や蝶形骨縁髄膜腫でみられることが多いが、視神経膠腫や網膜中心静脈血栓症などでも出現する。
　④通常、乳頭浮腫や視神経萎縮の症例に常にみられる。
　⑤眼球後部の網膜中心静脈還流が長期にわたって障害されることにより生じる。

❼脳血管造影；腫瘍陰影がみられる。
❽エックス線 CT
　（ⅰ）単純 CT；高吸収域
　（ⅱ）造影 CT
　　　ⓐ均質に増強される。
　　　ⓑ tram-track sign がみられる。
　　　　㋐視神経に沿ってみられるレールのような 2 本の線状陰影（腫瘍の中を正常な視神経が走っている所見）をいう。
　　　　㋑単純 CT でもみられるが、造影 CT の方がより鮮明にわかる。すなわち、腫瘍が造影剤で高吸収域に描出されるので、視神経が陰影欠損像（あるいは相対的に低吸収域）となる。したがって、視神経に沿って 2 本のレール様陰影がみられる。このような所見を

tram-track sign という。
❾MRI
　（ⅰ）T1、T2強調画像；等信号
　（ⅱ）造影MRI
　　　ⓐ均質に増強される。
　　　ⓑtram-track sign がみられる。
❿治療方針と治療
　（ⅰ）視力よりみた治療方針
　　　　🔖視力が良好は場合には経過観察する。
　　　　　🔖視力が悪化した時点で、視神経とともに腫瘍を摘出する。
　（ⅱ）腫瘍の部位と視力障害の程度とによる治療方針と治療(Maroon ら, 1996)
　　　ⓐ腫瘍が視神経の真ん中から前方にある場合
　　　　㋐安定した有効な視力のある症例➡経過観察
　　　　㋑進行性の視力低下のある症例➡側方到達法による摘出術。
　　　ⓑ腫瘍が眼窩尖端部にある場合
　　　　㋐視力が正常あるいはほぼ正常例➡経過観察
　　　　㋑進行性の視力低下のある症例
　　　　　➡経頭蓋到達法による摘出術と放射線療法、あるいはその両者。
　　　　㋒光覚もない症例（あるいは大きな腫瘍、または頭蓋内伸展例）
　　　　　➡経頭蓋到達法による摘出術。

2．視床腫瘍 Thalamic tumor

❶頻度；全脳腫瘍の1〜5％(Özek ら, 2002)
❷発育形式による分類
　（ⅰ）視床局所に留まって発育・腫大し、内包や基底核などの周囲組織を圧迫するタイプ。
　（ⅱ）視床を越えて発育し、周囲の白質に伸展するタイプ。
　（ⅲ）脳室上衣を穿破しないで、側脳室内へ膨隆するタイプ。
❸種類
　➡通常、**神経膠腫**（glioma）。
　（ⅰ）主に、**星細胞腫**。
　（ⅱ）その他、上衣腫、乏突起膠腫、神経節膠腫（ganglioglioma）や胚細胞腫瘍（460頁）。
❹好発年齢
　➡どの年齢層にも発生するが、**小児と思春期に好発**する。
❺性別；性差はない。
❻症状
　（ⅰ）頭蓋内圧亢進症状
　（ⅱ）運動麻痺
　（ⅲ）感覚障害

（ⅳ）言語障害（腫瘍が優位半球に存在するとき）
　　（ⅴ）精神症状：人格の変化、活動力の低下、無欲情や痴呆など。
　　（ⅵ）てんかん；30〜40％の頻度。
❼好発部位；視床の上・前方（superior-anterior）と後方（視床枕）。
❽エックス線CT
　　（ⅰ）単純CT；等吸収域
　　（ⅱ）造影CT；増強される（半数以上）。
❾MRI
　　（ⅰ）単純MRI
　　　　ⓐT1強調画像；低信号
　　　　ⓑT2強調画像；高信号
　　（ⅱ）造影MRI（図16）；増強されない場合と、
　　　　増強される場合とがある。

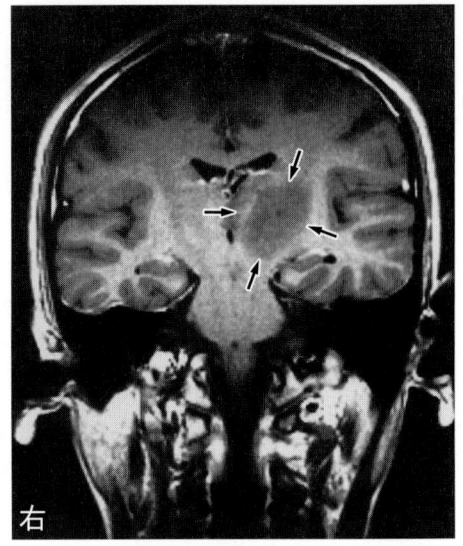

図16．視床腫瘍（星細胞腫）の造影MRI冠状断像
左視床部に増強されない腫瘤を認める（→）。

❿治療；放射線治療が主体。
⓫組織型
　　➡星細胞腫（WHO Grade Ⅱ）、退形成性星細胞腫（anaplastic astrocytoma）や膠芽腫。
⓬予後
　　➡不良。すなわち、
　　（ⅰ）生存期間中央値；1〜3年
　　（ⅱ）3年生存率(Nishio ら, 1997)
　　　　ⓐ全体；20％
　　　　ⓑ組織型別
　　　　　　㋐低異型度星細胞腫（low-grade astrocytoma）；40％
　　　　　　㋑高異型度星細胞腫（high-grade astrocytoma）；0％
　　　　ⓒ年齢別
　　　　　　㋐25歳以下；ほぼ半数が、診断後2〜16年生存。
　　　　　　㋑26歳以上；全例、治療後3年以内に死亡。
⓭予後因子
　　（ⅰ）年齢；若年者は、良好。

(ⅱ)組織型；悪性型は不良（生存期間；診断後5カ月〜1年）。

3．視床下部腫瘍 Hypothalamic tumor

1）総説
❶種類；過誤腫、神経膠腫（ほとんどが星細胞腫）。
❷主座
　（ⅰ）鞍上部および第3脳室にある。
　（ⅱ）トルコ鞍内に伸展しないことが多い。

2）各腫瘍の特徴
(1) 過誤腫 Hamartoma（500頁）

(2) 神経膠腫 Glioma
❶種類；ほとんどが低異型度星細胞腫（low-grade astrocytoma）である。
❷好発年齢
　（ⅰ）思春期〜青年に多い。
　（ⅱ）成人には少ない。
❸発生部位；視交叉の後方で、第3脳室底に位置することが多い。
❹症状
　（ⅰ）視力・視野障害
　（ⅱ）間脳症候群（Russell 症候群）（65頁）
❺エックス線CT
　（ⅰ）単純CT；低、あるいは混合吸収域。
　（ⅱ）造影CT；増強される（←低異型度のものは増強されない）。
❻MRI（図17）
　（ⅰ）単純MRI
　　　ⓐT1強調画像；低、あるいは等信号。
　　　ⓑT2強調画像；高信号
　（ⅱ）造影MRI；増強される（←低異型度のものは増強されない）。

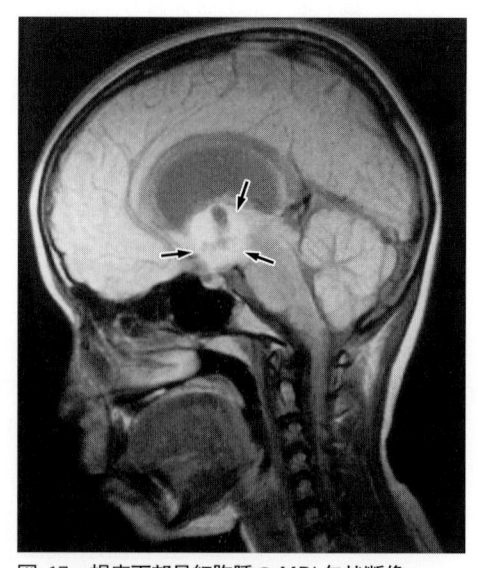

図 17．視床下部星細胞腫のMRI矢状断像
プロトン密度強調画像で視床下部に高信号域（一部低信号域）を認める（→）。

❼治療
　（ⅰ）外科的治療；可及的に摘出。
　（ⅱ）放射線治療；標準的放射線治療やγ-knife。
　（ⅲ）化学療法；cisplatin、vincristine や ACNU など。
❽組織学的所見；毛様細胞性星細胞腫（pilocytic astrocytoma；WHO grade Ⅰ）と星細胞腫（WHO grade Ⅱ）が多い。
❾予後；比較的良好

4．トルコ鞍（下垂体）近傍腫瘍 Tumor of the sellar region

❶概念；下垂体およびその近傍に発生する腫瘍をいう。
❷種類と頻度(日本脳腫瘍全国集計，vol.11, 2003 より作成)
　（ⅰ）下垂体腺腫（pituitary adenoma）(227 頁)；71％を占め、最も多い。
　（ⅱ）頭蓋咽頭腫（craniopharyngioma）(255 頁)；14％で、2番目に多い。
　（ⅲ）鞍結節部髄膜腫(217 頁)；8％で、第3位。
　（ⅳ）Germinoma(262、462 頁)；3％
　（ⅴ）星細胞腫；1％
　（ⅵ）類表皮嚢胞（epidermoid cyst）(266、272 頁)；0.4％
❸症状
　（ⅰ）下垂体機能障害（内分泌症状）
　（ⅱ）視野・視力障害
　（ⅲ）視床下部症状

❹鑑別診断

下垂体腺腫、頭蓋咽頭腫や鞍結節部髄膜腫などの鑑別を要する（表16）。

表 16. トルコ鞍近傍病変の鑑別診断

	好発年齢	性別	頭部単純撮影	下垂体前葉機能	CT	MRI
下垂体腺腫	・非；45～69歳 ・GH；35～54歳 ・PRL；20～34歳 ・ACTH；30～49歳 （非；ホルモン非産生腺腫）	PRLとACTHは女性に多い	トルコ鞍の風船状拡大と二重底	障害	（巨大腺腫） ・単純；等～軽度高 ・造影；均質に増強	（巨大腺腫） ・T1、T2；等 ・造影；増強
頭蓋咽頭腫	小児(5～9歳にピーク)と成人(55～59歳にピーク)		・トルコ鞍の皿状拡大 ・石灰化	障害	・単純；低～等 ・造影；壁や充実部が増強	・T1；低～等 ・T2；高 ・造影；不均質に増強
鞍結節部髄膜腫	50～69歳	女性に多い	・鞍結節部の骨肥厚 ・blistering		・単純；等～高 ・造影；均質に増強	・T1、T2；等 ・造影；均質に増強
視神経膠腫	小児	女児に多い	・トルコ鞍のオメガ型、J型 ・視神経管拡大		・単純；低～等 ・造影；増強	・T1；低～等 ・T2；高 ・造影；増強
鞍上部 germinoma	10～20歳	女性に多い（相対的）		障害	・単純；等～軽度高 ・造影；増強	・T1、T2；混合 ・造影；増強
視床下部神経膠腫	思春期～青年に多い				・単純；低～混合 ・造影；増強	・T1；低～等 ・T2；高 ・造影；増強
類表皮囊胞	35～49歳		トルコ鞍の破壊		・単純；低 ・造影；増強されず	・T1；低 ・T2；高 ・DWI；著明な高信号 ・造影；増強されず
トルコ鞍空洞症候群	40～60歳	肥満女性に多い	トルコ鞍の風船状拡大		・単純；低 ・造影；増強されず	・T1；低 ・T2；高 ・造影；増強されず

❺治療

（ⅰ）手術
（ⅱ）放射線治療
（ⅲ）ドパミン受容体作用薬（例；ブロモクリプチン）の投与。
（ⅳ）ホルモン補充療法

5．海綿静脈洞部腫瘍 Cavernous sinus tumor

❶概念；海綿静脈洞を構成している組織より発生する腫瘍をいう。

❷分類および腫瘍の種類(El-Kalliny ら，1992 より作成)

	腫瘍の部位	腫瘍の種類
Type I	海綿静脈洞内	①髄膜腫(図18) ②血管外皮腫 ③神経節芽腫 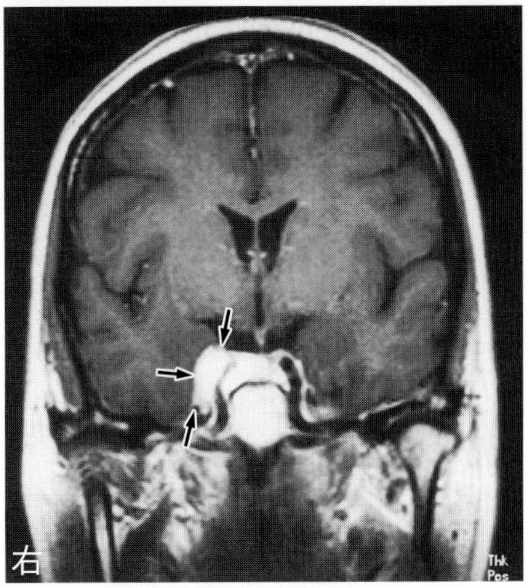
Type II	海綿静脈洞の外側壁の外層と内層との間(→硬膜間 interdural)にある。	①神経鞘腫 ②類表皮嚢胞 ③悪性黒色腫 ④海綿状血管腫
Type III	浸潤性(invasive)	①内方(medial) 　➡浸潤性下垂体腺腫 ②外方(lateral) 　➡蝶形骨縁髄膜腫(大翼型) ③上方(superior) 　➡蝶形骨縁髄膜腫(内側型) ④下方(inferior) 　➡癌、脊索腫や軟骨肉腫 ⑤後部(posterior) 　➡錐体斜台部髄膜腫

図 18．海綿静脈洞髄膜腫の造影 MRI
右海綿静脈洞部に均質に増強される部分を認める(→)。

❸治療
　(ⅰ)外科的治療(手術による摘出)
　　　ⓐ一般に全摘出は困難で、合併症や新たな脳神経症状の発現などの頻度が高い。
　　　ⓑType II(硬膜間 interdural)のものは、全摘出が可能。
　(ⅱ)放射線治療
　　　ⓐ標準的放射線治療(conventional radiotherapy)
　　　ⓑγ-knife
　　　　㋐髄膜腫に対する腫瘍制御率(追跡期間2〜3年)；74〜100％

㋑下垂体腺腫
　　　　①鞍上部伸展のある症例では、経蝶形骨洞法により摘出を行い、視神経と腫瘍の距離を確実に確保してから照射する。
　　　　②照射による下垂体機能不全を起こさず有用。

6．松果体部腫瘍 Pineal tumor（281頁）

7．脳幹部腫瘍 Brain stem tumor

❶種類と頻度（日本脳腫瘍全国集計, vol. 11, 2003）
　（ⅰ）脳幹部吻側、基底核部および中脳水道に発生する腫瘍とその頻度
　　　ⓐ星細胞腫が最も多い（25.6％）。
　　　ⓑ次いで、膠芽腫（21.6％）。
　　　ⓒ以下、悪性星細胞腫（18.7％）＞悪性リンパ腫（17.9％）＞Germinoma（8.1％）。
　（ⅱ）脳幹部尾側に発生する腫瘍とその頻度
　　　ⓐ星細胞腫が最も多い（30.9％）。
　　　ⓑ次いで、神経膠腫（glioma）（22.9％）。
　　　ⓒ以下、悪性星細胞腫（14.5％）＞膠芽腫（8.6％）＞血管芽腫（7.3％）。
❷脳幹部に発生する腫瘍は、大部分が神経膠腫（389頁）である。

8．小脳橋角部腫瘍 Cerebello-pontine angle tumor

1）総説
❶小脳橋角部 Cerebello-pontine angle（C-P angle）
　（ⅰ）小脳橋角部とは、橋の前外側面、延髄外側、小脳腹側、錐体骨後面、および後頭蓋窩に囲まれた領域をいう。
　（ⅱ）小脳橋角部に存在する脳神経と主要な動脈
　　　ⓐ脳神経➡第5脳神経（三叉神経）〜第12脳神経（舌下神経）
　　　ⓑ主要な動脈
　　　　㋐上小脳動脈、㋑前下小脳動脈およびその分枝である内耳動脈、㋒後下小脳動脈
❷頻度；原発性脳腫瘍の10％

❸腫瘍の種類と頻度
（ⅰ）日本脳腫瘍全国集計(vol.11, 2003)（表17）

表17．小脳橋角部に発生する腫瘍とその頻度
(日本脳腫瘍全国集計、vol.11、2003 より作成)

種類	頻度（％）
①神経鞘腫（neurinoma）*	78.9
②髄膜腫（meningioma）	14.2
③類表皮嚢胞（epidermoid）	5.3
④von Recklinghausen	1.3
⑤星細胞腫（astrocytoma）	0.26
⑥上衣腫（ependymoma）	0.24
⑦悪性星細胞腫（malignant astrocytoma）	0.16
⑧膠芽腫（glioblastoma）	0.1
⑨髄芽腫（medulloblastoma）	0.08
⑩乏突起膠腫（oligodendroglioma）	0.06

*悪性例を含む。

（ⅱ）神経鞘腫を細分類した場合の小脳橋角部腫瘍の頻度
　　ⓐ聴神経鞘腫（acoustic neurinoma）が80％を占め、最も多い。
　　ⓑ次いで、髄膜腫（10％）。
　　ⓒ類表皮嚢胞（5％）
　　ⓓ三叉神経鞘腫（3％）
❹鑑別診断
　➡聴神経鞘腫、三叉神経鞘腫、髄膜腫や類表皮嚢胞などの鑑別が必要（表18）。

表 18. 小脳橋角部腫瘍の鑑別診断

	好発年齢	性別	臨床症状・所見	頭部単純撮影	CT	MRI
聴神経鞘腫	40〜50歳	女性にやや多い	・耳鳴、難聴で発症 ・カロリックテスト；低下あるいは消失	内耳道の拡大像や破壊像	・単純；等 ・造影；均質に増強	・T1；軽度低〜等 ・T2；等〜高 ・造影；均質に増強
三叉神経鞘腫	40歳代にピーク	女性に多い	顔面の疼痛や知覚異常	錐体骨の破壊像	・単純；等〜軽度高 ・造影；不均質に増強	・T1；低〜等 ・T2；等〜高 ・造影；不均質に増強
髄膜腫	50〜69歳	女性に多い	・頭蓋内圧亢進症状が前景 ・聴力は後に侵され、前庭機能は多少とも残存	錐体骨の破壊像あるいは骨増殖像	・単純；等〜高（錐体骨に広く接着） ・造影；均質に増強	・T1；軽度低〜等信号 ・T2；等〜軽度高信号 ・造影；均質に増強
類表皮嚢胞	35〜49歳		・顔面半分の電撃痛 ・無菌性髄膜炎 ・頭蓋内圧亢進症状は稀	錐体骨尖端部や中頭蓋窩内側部の破壊像	・単純；低 ・造影；増強されず	・T1；低(不均質) ・T2；高(不均質) ・DWI；著明な高信号 ・造影；増強されず
上衣腫	小児期に多い		・頭蓋内圧亢進症状が主 ・聴力障害 ・下位脳神経症状 ・小脳症状		・単純；等 ・造影；増強	・T1；等 ・T2；等〜高 ・造影；増強
脈絡叢乳頭腫	10〜49歳		・聴力障害（←聴神経鞘腫と比べて、その程度は軽い） ・小脳症状 ・頭蓋内圧亢進症状		・単純；低、等、混合、高吸収域とさまざま ・造影；増強	・T1；軽度低〜等(均質) ・T2；高(不均質) ・造影；均質に増強
星細胞腫	小児期・思春期		・聴力障害 ・小脳失調 ・顔面神経麻痺		・単純；低〜等 ・造影；リング状に増強	・T1；低 ・T2；高 ・造影；リング状に増強

2）各腫瘍

（1）聴神経鞘腫 Acoustic schwannoma（298頁）

（2）髄膜腫 Meningioma（220頁、419頁）
❶頻度；聴神経鞘腫についで多い。
❷聴神経鞘腫と比べて、聴力は腫瘍が大きくなっても残存していることが多い。

（3）類表皮嚢胞 Epidermoid cyst（271頁）
❶頻度；小脳橋角部腫瘍の5%

❷三叉神経痛や片側顔面けいれんで発症することが多い。

(4) 三叉神経鞘腫 Trigeminal neurinoma(306頁)
❶神経根型(root type)である。
❷錐体前方から斜台にかけて伸展する。
❸顔面痛や顔面の感覚障害で発症することが多い。

(5) 脈絡叢乳頭腫 Choroid plexus papilloma(380頁)
❶小脳橋角部に発生し、第4脳室内へ発育せず脳室外へ発育する脈絡叢乳頭腫をいう。
❷小脳橋角部脈絡叢乳頭腫は、脳室外脈絡叢乳頭腫の大部分を占める。

(6) 顔面神経鞘腫 Facial schwannoma(450頁)
❶小脳橋角部に発生することは稀で、垂直部や膝神経節部に発生することが多い。
❷小脳橋角部や内耳道内の小腫瘍で発見された場合には、聴神経鞘腫と鑑別できない。

9．頸静脈孔腫瘍 Jugular foramen tumor

1) 総説
❶概念；頸静脈孔付近に発生する腫瘍をいう。
❷腫瘍の種類
　(ⅰ)神経鞘腫；最も多い。
　(ⅱ)glomus jugular tumor(頸静脈小体腫瘍)
　←神経鞘腫と頸静脈小体腫瘍が多い。
　(ⅲ)その他、髄膜腫、脊索腫や類表皮嚢胞。
❸初発症状；聴神経症状(耳鳴や難聴)が多い。
❹特徴的症状；頸静脈孔症候群(88頁)

2) 各腫瘍
(1) 頸静脈孔神経鞘腫 Jugular foramen schwannoma
❶概念；舌咽・迷走・副神経は頸静脈孔より一緒に出るので、この部に発生する神経鞘腫を**頸静脈孔神経鞘腫**として一括して取り扱う。
❷頻度
　(ⅰ)全頭蓋内神経鞘腫の3〜4%
　(ⅱ)頸静脈孔神経鞘腫：聴神経鞘腫＝1：24
❸分類(Samiiら, 1995)

Type A	①このタイプが最も多く、半数を占める。 ②腫瘍は主に小脳橋角部にあり、軽度の頸静脈孔の拡大を伴うもの(a tumor primarily at the cerebellopontine angle with minimal enlargement of the jugular foramen)。

Type B	①頻度；13% ②腫瘍は主に頸静脈孔にあり、頭蓋内伸展を伴うもの(a tumor primarily at the jugular foramen with intracranial extension)。
Type C	①頻度；6%と最も少ない。 ②腫瘍は主に頭蓋外にあり、頸静脈孔への伸展を伴うもの(a primarily extracranial tumor with extension into the jugular foramen)。
Type D	①頻度；31%で2番目に多い。 ②頭蓋内と頭蓋外にわたる亜鈴型腫瘍(a dumbbell-shaped tumor with both intra-and extracranial components)。

❹起源(Hakubaら, 1979；Martinezら, 1981)
　（ⅰ）舌咽神経、迷走神経および副神経の3神経全体が最も多い(40〜45%)。
　（ⅱ）次いで、舌咽神経（単独）が多い(26〜30%)。
　（ⅲ）以下、舌咽神経および迷走神経の2神経(13〜14%)＞迷走神経(8〜10%)＞副神経(4〜5%)。

―――――（チョット役に立つお話）
頸静脈孔神経鞘腫のうち発生母地となる脳神経は、単独では舌咽神経が最も多く(75%)、次いで迷走神経、副神経の順である(すなわち、9→10→11)。

❺好発年齢；14〜63歳に好発（平均；37歳）。
❻性別；女性に多い（男性：女性＝1：2）。
❼初発症状(Samiiら, 1995)
　➡頸静脈孔症候群（Vernet症候群）が初発症状であることは稀で、耳鳴や難聴などの**第8脳神経症状で発症**することが多い。
　（ⅰ）頭痛が最も多い(66%)。
　（ⅱ）聴力障害(50%)
　（ⅲ）嗄声(38%)
　（ⅳ）嚥下障害(38%)
❽下位脳神経障害(福井ら, 1997)
　（ⅰ）迷走神経障害が最も多い(66%)。
　（ⅱ）次いで、舌咽神経障害(59%)。
　（ⅲ）以下、副神経障害(37%)≧舌下神経障害(36%)。
❾症状
　（ⅰ）初発症状
　　ⓐ頸静脈孔症候群(88頁)が初発症状のことは稀。
　　ⓑ眩暈、耳鳴や**難聴**などの第8脳神経症状が半数を占める。
　（ⅱ）症状
　　ⓐ聴神経をはじめ、他の脳神経症状（三叉神経障害；30%、顔面神経麻痺；35%、下位脳神経障害）
　　ⓑ小脳症状
　　ⓒ頭蓋内圧亢進症状

⑩左右差はない。
⑪頭部エックス線単純・断層撮影
　（ⅰ）半数に頸静脈孔の拡大（図19）。
　（ⅱ）拡大している頸静脈孔の辺縁は平滑。
　　　☞これに対して、頸静脈小体腫瘍（glomus jugular tumor）では辺縁は不整で、骨破壊像を示す。

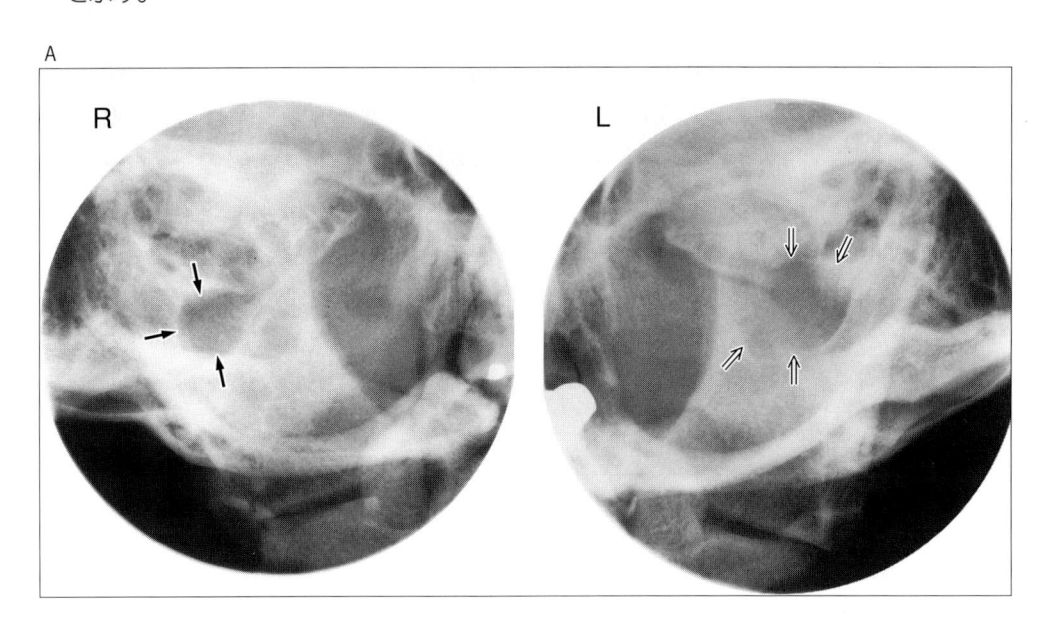

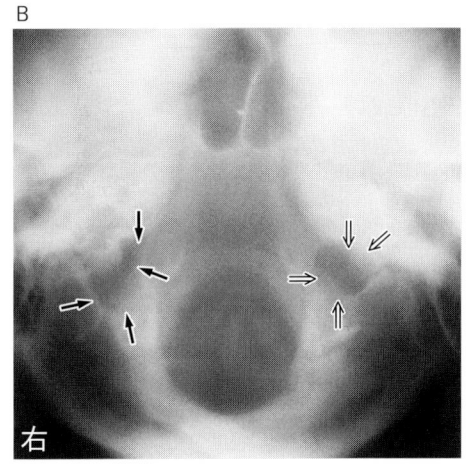

図 19．頸静脈孔神経鞘腫の頭部エックス線単純・断層撮影
A（頸静脈孔撮影；Porcher撮影）；辺縁明瞭な左頸静脈孔の拡大を認める（⇒）。右は正常（→）。
B（頭蓋底断層撮影）；辺縁明瞭な左頸静脈孔の拡大を認める（⇒）。右は正常（→）。

⑫脳血管造影
　➡通常、圧排所見のみで腫瘍陰影を認めることは稀（←栄養動脈は、後頭動脈や上行咽頭動脈の硬膜枝）。
　　☞これに対して、頸静脈小体腫瘍では著明な腫瘍陰影が不均質に描出される。

⓭エックス線 CT
　（ⅰ）単純 CT（図 20-A）；低～等吸収域
　（ⅱ）造影 CT（図 20-B）；通常、不均質に増強される。

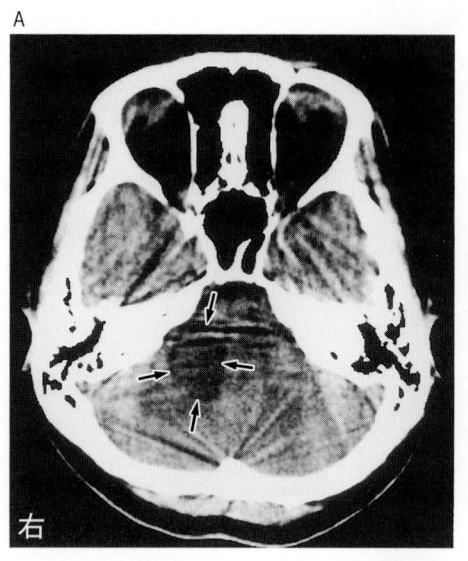

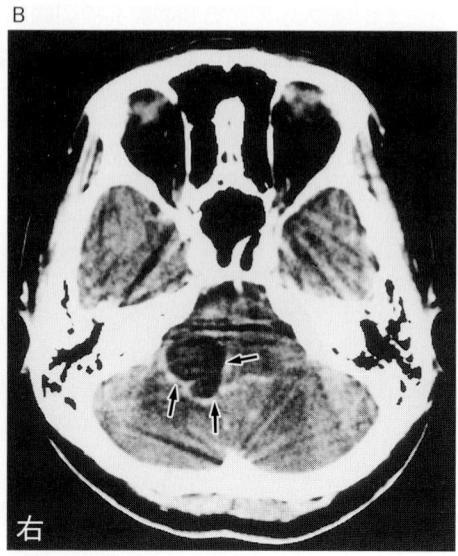

図 20．頸静脈孔神経鞘腫のエックス線 CT
A（単純 CT）；右小脳橋角部に低吸収域を認める（→）。
B（造影 CT）；リング状に増強される（→）。

⓮MRI
　（ⅰ）単純 MRI（図 21-A）
　　ⓐT１強調画像；低信号、あるいは等信号。
　　ⓑT２強調画像；高信号
　（ⅱ）造影 MRI（図 21-B）；不均質に増強される。

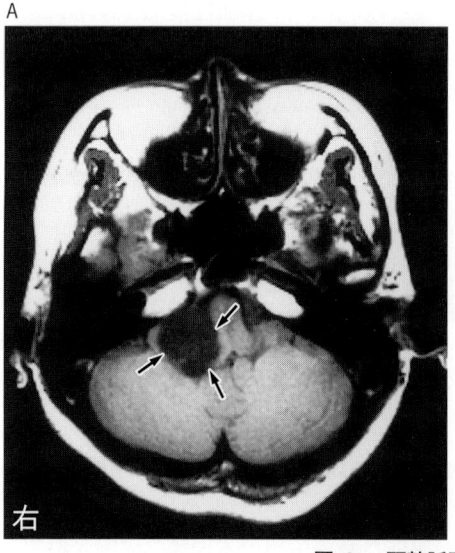

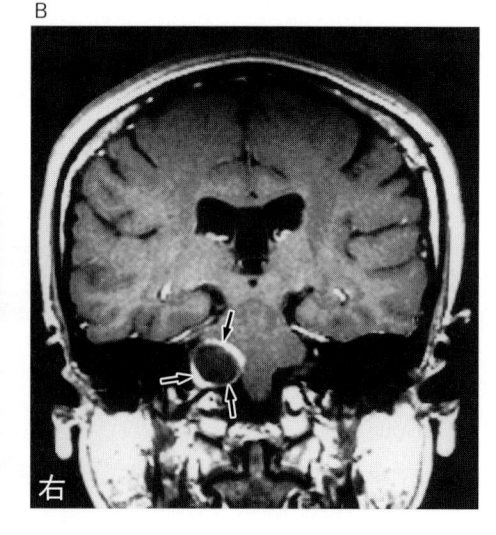

図 21．頸静脈孔神経鞘腫の MRI
A（単純 MRI）；T１強調画像で右小脳橋角部に低信号域を認める（→）。
B（造影 MRI 冠状断像）；リング状に増強される（→）。

⓯鑑別疾患
　➡頸静脈小体腫瘍(glomus jugular tumor)(531頁)との鑑別。頸静脈小体腫瘍は、
　(ⅰ)頭部エックス線単純撮影で、頸静脈孔は不規則に拡大し、破壊像も認める。
　(ⅱ)脳血管造影で、腫瘍陰影を明瞭に認める。
　(ⅲ)MRIで"salt and pepper"appearance。
⓰治療と治療成績
　(ⅰ)外科的治療
　　ⓐ全摘出は困難。
　　ⓑ摘出術により、術前の麻痺の改善が期待できるのは舌下神経麻痺のみ。
　(ⅱ)γ-knife
　　ⓐ適応症例
　　　㋐高齢者
　　　㋑合併症があり、手術が不可能な症例。
　　　㋒腫瘍の大きさが3cm以下の症例。
　　ⓑ効果
　　　➡腫瘍抑制率は95〜100%(平均追跡期間；19〜43カ月)
　　　㋐縮小例；45〜60%
　　　㋑不変例(発育停止例)；50%
　　　㋒増大例；4〜6%
　　ⓒ副作用
　　　㋐一過性の脳神経障害。
　　　㋑永久的症状：3%
⓱再発；頻度が高い。

(2) グロムス腫瘍 Glomus tumor(非クロム親和性傍神経節腫 Nonchromaffin paraganglioma)
　A．総説
❶定義
　(ⅰ)傍神経節(paraganglion)の実質細胞からなる神経内分泌性腫瘍をいう。
　(ⅱ)自律神経系の神経堤細胞由来の化学受容体から発生する腫瘍。
❷頻度；頭蓋内腫瘍の0.3%以下。
❸名称
　(ⅰ)頭頸部のglomus(小体、糸球)と大動脈弓付近のglomus aorticumは化学受容体の1つであるが、**傍神経節腫のうちこれらの化学受容体から発生する腫瘍は化学感受体腫(chemodectoma)と呼ばれる。**
　　　㊟化学感受体腫(chemodectoma)は、頸静脈小体のみならず頸動脈小体(carotid body)からも発生する。
　(ⅱ)Glomusは副交感神経系の傍神経節(paraganglion)であるから、この部の腫瘍は**傍神経節腫(paraganglioma)**と呼ばれる。

（ⅲ）頸静脈小体腫瘍（glomus jugular tumor）や頸動脈小体腫瘍（carotid body tumor）は、非クロム親和性傍神経節腫である。
❹種類と特徴
（ⅰ）**頸静脈小体腫瘍（glomus jugular tumor）**
➡頸静脈孔近傍で中耳底直下にある頸静脈球の外膜にある頸静脈小体（glomus jugular body）から発生。
（ⅱ）鼓室小体腫瘍（glomus tympanicum tumor）
ⓐ迷走神経の枝である **Arnold 神経**や舌咽神経の枝である **Jacobson 神経**の小体（glomus body）から発生する。
ⓑ主座は中耳。
ⓒ褐色細胞腫*と同様、norepinephrine や dopamine を産生し、高血圧を呈する場合がある（頻度；1～3％）。
（ⅲ）**頸動脈小体腫瘍（carotid body tumor）**
ⓐ総頸動脈分岐部（内頸動脈と外頸動脈との分岐部）の後内側の外膜にある頸動脈小体（carotid body）から発生。
ⓑ良性で、発育が遅く、再発にも時間を要するが、周囲の神経や動・静脈に圧迫・浸潤する。
ⓒ動脈の内膜浸潤を 30％に認める。
ⓓ症状；上頸部に無痛性腫瘤として認める。
ⓔ好発年齢・性別；中年の女性に多い。
ⓕ家族内発生を 26％に認めるが、この場合には両側性が多い。
ⓖ一側性が多く、両側性は稀（5％）。
ⓗ脳血管造影所見；頸動脈分岐部に腫瘍陰影。
ⓘ治療
　㋐外科的治療；手術による摘出、あるいはバイパス術の併用。
　㋑術前に栄養動脈の塞栓術。
ⓙ手術摘出に際して合併症が多い。

―――――――――――――――――――――――（チョット役に立つお話）―
*【褐色細胞腫 Pheochromocytoma】
①褐色細胞腫は、副腎髄質や傍神経節のクロム親和性細胞（chromaffine cell）から生じる腫瘍である。
②腫瘍細胞は、クロム染色により cathecholamine が反応して褐色に染まるので、このように呼ばれる。
③好発年齢；20～40 歳
④性差はない。
⑤褐色細胞腫の 90％は副腎髄質から発生する。
⑥腫瘍は、adrenaline および noradrenaline の cathecholamine を分泌する。
　㋐褐色細胞腫の 60％は、noradrenaline のみを分泌する。
　㋑褐色細胞腫の 40％は、adrenaline と noradrenaline の両方を分泌する。

❺緩徐に発育する腫瘍；5年間で2cm以内。
❻組織学的には良性腫瘍。
❼電顕所見；分泌顆粒を認める。

B．頸静脈小体腫瘍 Glomus jugular tumor
❶定義・概念
（ⅰ）頸静脈孔近傍で中耳底直下にある頸静脈球の外膜にある頸静脈小体から発生する腫瘍をいう。
　　📖頸静脈球は頸静脈窩内にある。
（ⅱ）頸静脈小体から発生する腫瘍のみならず、Arnold 神経や Jacobson 神経の glomus body（小体）から発生するものも頸静脈小体腫瘍に含む場合もある。
　　📖その際には、頸静脈小体から発生するものは、特に**固有性頸静脈小体腫瘍**（proper glomus jugular tumor）と呼ばれる。
❷Glomus body（小体）の存在部位
（ⅰ）半数は、中耳底直下で頸静脈窩内の頸静脈球の dome の外膜内にある。
（ⅱ）残りは、Jacobson 神経（→この部の小体より発生するものを鼓室小体腫瘍 glomus tympanicum tumor という）や Arnold 神経（→ glomus auricularis tumor）に沿って存在する。
❸特徴
（ⅰ）頭蓋底に存在し、骨を浸潤破壊して発育する。
（ⅱ）女性に圧倒的に多い。
（ⅲ）白人に圧倒的に多く、有色人には非常に稀。
（ⅳ）血管に富む腫瘍（→赤い腫瘍）。
（ⅴ）発育の遅い腫瘍で、無治療でも15〜20年の間変化しないこともある。
（ⅵ）組織学的には良性であるが、頭蓋底を浸潤破壊して発育するため治療が困難。
❹好発年齢
（ⅰ）40〜60歳
（ⅱ）小児期の報告はない。
❺性別；男性：女性＝1：4〜6で、女性に圧倒的に多い。
❻発生部位
（ⅰ）頸静脈球の上部から発生する。
（ⅱ）ほとんどが片側性。
　　➡左側に多い（特に男性例）との報告もある。
❼症状
　➡第7および8脳神経が最も障害されやすい。
（ⅰ）拍動性耳鳴
（ⅱ）伝音系難聴
　　📖迷路への浸潤による感音系のこともある。
（ⅲ）顔面神経、舌咽・迷走・副神経麻痺。

（ⅳ)舌下神経麻痺(←腫瘍が頭蓋底に沿って拡がっている例)
❽血液学的検査；通常、norepinephrine や epinephrine などの cathecholamine の分泌は認められない(cathecholamine の産生が認められるのは、1〜4%の頻度)。
❾頭部エックス線単純撮影
　　（ⅰ)頸静脈孔の拡大
　　　　➡辺縁は不整で、骨破壊像(→**虫食い像** 'moth eaten' appearance)を認める。
　　　　📖頸静脈孔神経鞘腫や頸静脈孔髄膜腫との鑑別点の１つ。
　　（ⅱ)錐体骨尖端下(底)部の破壊像。
❿脳血管造影
　　（ⅰ)著明な腫瘍陰影。
　　　　📖外頸動脈の**上行咽頭動脈から血液供給を受ける**ことが多い(その他、後耳介動脈、後頭動脈、上顎動脈の枝)。
　　　　📖頸静脈孔神経鞘腫との鑑別点の１つ。
　　（ⅱ)動・静脈短絡による**頸静脈の早期造影**(early venous filling)を認める。
⓫エックス線 CT
　　（ⅰ)単純 CT
　　　　ⓐ等吸収域
　　　　ⓑ頸静脈孔の拡大と不規則な骨破壊像(→**虫食い像**"moth eaten"appearance)。
　　（ⅱ)造影 CT；中等度から高度に増強される。
⓬MRI
　　（ⅰ)単純 MRI
　　　　ⓐ頭蓋内部分
　　　　　㋐T１強調画像；軽度低〜等信号
　　　　　㋑T２強調画像；高信号
　　　　ⓑ頭蓋外部分
　　　　　㋐T１強調画像；等〜軽度高信号(←筋肉と比較して)
　　　　　㋑T２強調画像；軽度高信号(←筋肉と比較して)
　　　　ⓒ腫瘍血管による flow void(無信号域)がみられる(→'salt and pepper' appearance)。
　　（ⅱ)造影 MRI；中等度から高度に増強される。
⓭治療
　　（ⅰ)外科的治療
　　　　ⓐ手術による摘出
　　　　　㋐完全摘出率は 41〜100%
　　　　　㋑術後の脳神経脱落症状
　　　　　　➡発生率は 77%で、若年者では一過性で、機能回復はよい。高齢者では、通常回復しない。
　　　　ⓑ栄養動脈の塞栓術(術前)
　　　　ⓒcathecholamine 分泌例では、術前に約 2 週間 α-blcoker や β-blocker を投与する。

（ⅱ）放射線治療
　　　　ⓐ標準的放射線治療；腫瘍抑制率は88〜100%
　　　　ⓑγ-knife
　　　　　　㋐治療可能範囲は、大孔より頭側に限定される。
　　　　　　㋑効果（平均追跡期間；20〜24カ月）
　　　　　　　　①腫瘍制御率は100%
　　　　　　　　　　◆腫瘍縮小例；10〜40%の頻度
　　　　　　　　　　❷不変例；70〜90%
　　　　　　　　②臨床症状
　　　　　　　　　　◆改善例；30〜80%の頻度。
　　　　　　　　　　❷悪化例；10〜20%
　　（ⅲ）化学療法（vincristineやbleomycinなど）
⓮組織学的所見
　　（ⅰ）豊富な毛細血管と類上皮細胞（epithelioid cell）より構成されている。
　　（ⅱ）毛細血管と細い結合織により蜂巣状に区画されている。
　　（ⅲ）周囲を囲む細胞は支持細胞（sustentacular cell）と呼ばれる（← S-100 protein 陽性）。
⓯WHO grade Ⅰ
⓰手術後の再発率；7%
⓱転移
　　（ⅰ）時に（7〜11%）、認められる。
　　（ⅱ）転移部位；肺、肝臓、骨（脊椎、肋骨や頭蓋骨）。

（3）頸静脈孔髄膜腫 Meningioma of the jugular foramen（421頁）

10. 大脳半球腫瘍

❶種類；星細胞腫、膠芽腫、乏突起膠腫、上衣腫。
❷成人；膠芽腫を代表とする悪性神経膠腫。
❸症状
　　（ⅰ）けいれん
　　（ⅱ）意識障害
　　（ⅲ）頭蓋内圧亢進症状
　　（ⅳ）局所症状
❹好発部位（日本脳腫瘍全国集計, vol.11, 2003）
　　（ⅰ）前頭葉が最も多い。
　　（ⅱ）次いで、側頭葉。
　　（ⅲ）以下、頭頂葉＞後頭葉。

11. 小脳腫瘍 Cerebellar tumor

❶種類
髄芽腫(182頁)、星細胞腫(140頁、496頁)、血管芽腫(322頁)、上衣腫(165頁)、脈絡叢乳頭腫(382頁)など。

❷症状
（ⅰ）小脳症状
（ⅱ）頭蓋内圧亢進症状

12. 大後頭孔(大孔部)腫瘍 Foramen magnum tumor

❶定義・概念
（ⅰ）腫瘍が第2頸椎(C2)から大後頭孔レベルにあるものをいう。
（ⅱ）第3頸椎(C3)以下に腫瘍があるもの、あるいは腫瘍が頸静脈孔や小脳橋角部にあるものは除外する。

❷分類
（ⅰ）Spinocranial type
　　ⓐ上位頸椎管内に発生し(腫瘍の付着部が大後頭孔より下方にあり)、大後頭孔の方へ上方・伸展するタイプ。
　　ⓑ神経鞘腫(neurinoma)に多い。
（ⅱ）Craniospinal type
　　ⓐ後頭蓋窩内に発生し(腫瘍の付着部が大後頭孔より上方にあり)、大後頭孔の方へ下方・伸展するタイプ。
　　ⓑ髄膜腫が多い。

❸種類と特徴
（ⅰ）髄膜腫
　　ⓐ大孔部腫瘍の中では最も多い。
　　ⓑ腫瘍は、脊髄・延髄の前部にあることが多い。
　　ⓒ初期症状；頸部痛や手の dysesthesia(異常感覚)。
（ⅱ）神経鞘腫
　　ⓐ髄膜腫に次いで多い。
　　ⓑ発生部位
　　　㋐頸神経(C1、C2)根から発生するものが多い。
　　　㋑舌咽・迷走神経、副神経や舌下神経から発生する神経鞘腫は少ない。
　　ⓒ腫瘍は、脊髄・延髄の側方にあることが多い。
　　ⓓ初期症状；頸部痛や手の dysesthesia。
　　ⓔSpinocranial type が多い。
（ⅲ）血管芽腫
　　ⓐ症状；頭蓋内圧亢進症状、小脳症状(運動失調)。

　　　　　ⓑ腫瘍は、延髄内（背側）に発生する。
　　　　　ⓒ脳血管造影；腫瘍陰影は均質、あるいは斑点状。
　　（ⅳ）脈絡叢乳頭腫（381頁）
　　　　ⓐ症状
　　　　　㋐後頭部痛・項部痛
　　　　　㋑手の dysesthesia。
　　　　ⓑ発生部位；Magendie 孔にある脈絡組織より発生。
　　（ⅴ）その他、星細胞腫や上衣腫などの神経膠腫、脊索腫。
❹症状・症候
　➡大後頭孔症候群（50頁）を呈する。
❺画像診断としては、MRI が最も有用。
❻治療
　（ⅰ）外科的治療（手術的に摘出）
　　　➡一般に、spinocranial type では後方正中到達法で、craniospinal type では外側あるいは後外側到達法がよい。
　（ⅱ）手術アプローチ
　　　ⓐ後方正中到達法
　　　　▸腫瘍が脊髄・延髄の背側などにあり、術中に脊髄や延髄を圧迫することなく腫瘍に到達することができる症例が適応。
　　　ⓑ後外側－外側到達法
　　　　㋐延髄・脊髄の腹側にある腫瘍に対して用いられる。
　　　　㋑far lateral inferior suboccipital approach、extreme lateral transcondylar approach などの名称で呼ばれている。
　　　　㋒骨成分を外側から腹側に向かって極力削ることにより、神経組織を圧迫することなく腫瘍に到達することを目的とする。
❼術後合併症
　（ⅰ）頻度；30％
　（ⅱ）合併症の種類
　　　ⓐ四肢麻痺
　　　ⓑ下位脳神経障害（→嚥下障害や肺炎）
　　　　▸術前から下位脳神経障害のある症例では、術後これらの障害があっても重篤な嚥下障害や肺炎に至ることは少ない。一方、術後に新たに出現した下位脳神経障害は回復することは少なく、致死的となるものが多い。

13. 脳室内腫瘍 Intraventricular tumor

１）総説
　❶概念
　　（ⅰ）脳室内に一次的に発生する腫瘍をいう（狭義）。

　　　　（ⅱ）広義には、脳室外から脳室内へ浸潤してくる腫瘍も含む。
　❷頻度；全脳腫瘍の10％
　❸種類
　　　（ⅰ）小児に発生する病変
　　　　　ⓐ脈絡叢乳頭腫、ⓑ上衣下巨細胞性星細胞腫（subependymal giant cell astrocytoma）、
　　　　　ⓒ上衣下腫（subependymoma）、ⓓ上衣腫
　　　（ⅱ）成人に発生する病変
　　　　　ⓐ髄膜腫、ⓑ中枢性神経細胞腫（central neurocytoma）、ⓒコロイド囊胞、ⓓ第3脳室脊索
　　　　　腫様膠腫
　❹症状；髄液の流れの障害による頭蓋内圧亢進症状。

2）側脳室内腫瘍 Lateral ventricular tumor
　❶概念；側脳室内に発生する腫瘍をいう。
　❷頻度
　　　（ⅰ）全頭蓋内腫瘍の1％未満。
　　　（ⅱ）小児頭蓋内腫瘍の5％
　❸種類と頻度
　　　（ⅰ）全体(日本脳腫瘍全国集計，vol. 11，2003 より作成)
　　　　　ⓐ髄膜腫が最も多い（24％）。
　　　　　ⓑ次いで、星細胞腫（15％）。
　　　　　ⓒ以下、上衣腫（10％）＞脈絡叢乳頭腫（8％）＞膠芽腫（7％）＞乏突起膠腫（6％）＞悪性リンパ
　　　　　腫（5％）。
　　　（ⅱ）部位別(Jelinek ら，1990；Tien，1991)
　　　　　ⓐ三角部（trigone/atrium）
　　　　　　㋐10歳未満；脈絡叢乳頭腫および脈絡叢癌。
　　　　　　㋑10〜40歳；星細胞腫や上衣腫。
　　　　　　㋒40歳より上；髄膜腫や転移性脳腫瘍。
　　　　　ⓑ体部（body）
　　　　　　㋐10〜30歳；上衣腫や星細胞腫。
　　　　　　㋑30歳より上；上衣下腫、星細胞腫や転移性脳腫瘍。
　　　　　ⓒMonro孔近傍
　　　　　　㋐10歳未満；脈絡叢乳頭腫、上衣腫や上衣下巨細胞性星細胞腫。
　　　　　　㋑10〜40歳；上衣下巨細胞性星細胞腫、星細胞腫、上衣腫やコロイド囊胞。
　　　　　　㋒40歳より上；転移性脳腫瘍、上衣下腫やコロイド囊胞。
　　　（ⅲ）年齢別(Jelinek ら，1990)
　　　　　ⓐ0〜5歳；脈絡叢乳頭腫が最も多い。
　　　　　ⓑ6〜30歳；上衣下巨細胞性星細胞腫が最も多く、次いで星細胞腫。
　　　　　ⓒ30歳より上
　　　　　　㋐髄膜腫が最も多い。

　　　　ⓑ次いで、上衣下腫。
　　　　ⓒ悪性リンパ腫や転移性脳腫瘍。
　（ⅳ）小児例(Zuccaro ら，1999)
　　　　ⓐ上衣下巨細胞性星細胞腫が最も多い。
　　　　ⓑ次いで、脈絡叢乳頭腫と上衣腫。
　　　　ⓒ以下、星細胞腫＞脈絡叢癌。
❹好発年齢
　（ⅰ）脳腫瘍の種類により好発年齢は異なるが、30歳以上が多い。
　（ⅱ）小児例；2歳と11歳にピークがある(Zuccaro ら，1999)。
❺性別
　（ⅰ）全体；男性：女性＝1.2：1で、やや男性に多い(Jelinek ら，1990)。
　（ⅱ）小児例；男児：女児＝1.8：1で、男児に多い(Zuccaro ら，1999)。
❻症状
　（ⅰ）大きくなるまで無症状のことが多い。
　（ⅱ）頭蓋内圧亢進症状や水頭症の症状・徴候が主体。
　（ⅲ）その他、頭痛、歩行障害や認知障害。
❼好発部位；半数は、三角部（trigone/atrium）に発生。
❽治療
　（ⅰ）手術による摘出。
　（ⅱ）腫瘍が側脳室下角や三角部にあるとき
　　　　ⓐ側頭葉に皮質切開を加える必要のある場合には、中側頭回から侵入する。
　　　　　　その理由は、上側頭回の縁上回を損傷しないため。
　　　　ⓑ三角部に到達するには、島回の後端部に切開を加えて侵入する方法もある。
　　　　ⓒ下角に到達するには、島回の下端部に沿って切開し侵入する方法もある。
❾予後；良性腫瘍が多いので、通常、良好。

3）第3脳室内腫瘍 Third ventricular tumor
(1) 概説
❶種類(日本脳腫瘍全国集計，vol.11，2003より作成)
　（ⅰ）頭蓋咽頭腫が最も多い（36％）。
　（ⅱ）次いで、星細胞腫（16％）。
　（ⅲ）以下、Germinoma（11％）＞下垂体腺腫（7％）＞退形成性星細胞腫（4％）。
❷症状；頭蓋内圧亢進症状（←水頭症）

(2) 第3脳室脊索腫様膠腫 Chordoid glioma of third ventricle
❶定義・概念
　（ⅰ）上皮様の形態を示すglia細胞が、**脊索腫に類似の構造をつくる腫瘍**をいう。
　（ⅱ）視床下部あるいは鞍上部の構造物から発生し、主に、第3脳室で増殖する。
　（ⅲ）WHO分類では、由来不明の神経上皮性腫瘍に分類されている。

❷頻度；稀
❸起源；subependymal tissue（上衣下組織）から生じると考えられている。
❹好発年齢；25〜70歳で、平均46歳(小田ら, 2002)。
❺性別；男性：女性＝1：2で、女性に多い(Gallowayら, 2001)。
❻好発部位；第3脳室前半部および視床下部。
❼症状
　（ⅰ）頭蓋内圧亢進症状
　（ⅱ）記憶障害
　（ⅲ）内分泌症状
　（ⅳ）視力・視野障害
❽エックス線CT
　（ⅰ）単純CT
　　　ⓐ軽度高吸収域
　　　ⓑ石灰化は認めない。
　（ⅱ）造影CT；均質に増強される。
❾MRI
　（ⅰ）単純MRI
　　　ⓐT1強調画像；等信号
　　　ⓑT2強調画像；等、あるいは軽度高信号。
　（ⅱ）造影MRI
　　　ⓐ均質に増強される。
　　　ⓑ矢状断像で、漏斗（infundibulum）が後方へ偏位する。
　　　　　ラトケ嚢胞や視床下部過誤腫では、漏斗は前方へ偏位。
❿鑑別疾患
　（ⅰ）脊索腫やchordoid meningioma（脊索腫様髄膜腫）との鑑別。
　　　　　脊索腫やchordoid meningiomaでは、GFAPが陰性。
　（ⅱ）ラトケ嚢胞や視床下部過誤腫との鑑別
　　　　　ラトケ嚢胞や視床下部過誤腫では、MRI矢状断像で漏斗は前方へ偏位。
　（ⅲ）視神経膠腫（視交叉・視床下部発生例）との鑑別
　　　　　画像所見よりの鑑別は困難であるが、chordoid gliomaでは視交叉や視索の方へ伸展
　　　　　していない所見はみられない。
　（ⅳ）第3脳室内から発生する腫瘍（例；髄膜腫、脈絡叢乳頭腫、上衣腫など）との鑑別
⓫治療
　（ⅰ）外科的治療（手術による摘出）が第一選択。
　　　　　しばしば、視床下部に癒着している。
　（ⅱ）放射線療法および化学療法➡有効性はいまだ確立されていない。
⓬術後合併症
　（ⅰ）視床下部機能不全
　（ⅱ）肺梗塞

⓭病理学的所見
　（ⅰ）肉眼的所見
　　　ⓐ灰白色で軟らかく、境界明瞭な腫瘍。
　　　ⓑ石灰化は認めない。
　　　ⓒ囊胞を伴うことがある。
　（ⅱ）組織学的所見
　　　ⓐ腫瘍細胞が索状に上皮様配列を示す。
　　　ⓑ細胞間にムコ多糖体（mucopolysaccharide）の沈着をみる。
　　　ⓒ脊索腫に似る所見であるが、physaliphoraous cell（担空胞細胞）はない。
　　　ⓓ核分裂像はない。
　　　ⓔしばしば、リンパ球や形質細胞の浸潤を認める。
　（ⅲ）MIB-1 陽性率；2％以下（小田ら，2002）。
⓮WHO grade Ⅱ
⓯免疫組織化学的所見
　（ⅰ）GFAP；陽性
　（ⅱ）vimentin；陽性
　（ⅲ）S-100 protein および EMA（epithelial membrane antigen）；弱陽性、あるいは陰性と反応はさまざま。
⓰予後（Gallowayら，2001；小田ら，2002）。
　（ⅰ）周術期死亡率は 28％と、高い。
　（ⅱ）良性腫瘍（病理学的には low-grade tumor）であり全摘出されれば再発はないが、発生部位（視床下部）との関係から手術成績は悪い。

（3）神経膠腫 Glioma
❶稀であるが、上衣腫や脈絡叢乳頭腫が発生する。
❷発生部位
　（ⅰ）上衣腫；第3脳室壁のどこからでも発生する。
　（ⅱ）脈絡叢乳頭腫；第3脳室前上壁。

（4）髄膜腫 Meningioma
❶頻度
　（ⅰ）頭蓋内腫瘍の 0.2％と稀。
　（ⅱ）第3脳室内腫瘍の 2％
❷第3脳室の脈絡組織より発生。
❸好発年齢；小児が 40％を占める。
❹性差はない。
❺症状
　（ⅰ）頭蓋内圧亢進症状
　（ⅱ）精神症状

（ⅲ）内分泌症状
　❻組織型；線維型（fibrous type）や砂粒腫型（psamomatous type）が多い。

（5）頭蓋咽頭腫 Craniopharyngioma(Iwasaki ら, 1992)
　❶頻度；稀
　❷発生母地；第3脳室底部の灰白隆起とされている。
　❸好発年齢；成人に圧倒的に多い（→平均年齢49歳）。
　❹性別；男性：女性＝2：1で、男性に多い。
　❺初発症状
　　（ⅰ）頭蓋内圧亢進症状が大多数。
　　　　ⓐ頭痛と嘔吐が最も多い（71％）。
　　　　ⓑ次いで、精神症状（46％）。
　　（ⅱ）ホルモン症状は呈さない。
　❻頭部エックス線単純撮影；トルコ鞍の変化や石灰を認めることはない。
　❼単純エックス線CT；石灰化は35％に、嚢胞は24％に認める。
　❽組織型；ほとんどが（86％）、扁平上皮・乳頭状型（squamous-papillary type）。

（6）コロイド嚢胞 Colloid cyst（279頁）

4）第4脳室内腫瘍 Fourth ventricular tumor
　❶種類(Tien, 1991)
　　（ⅰ）30歳未満；上衣腫や脈絡叢乳頭腫。
　　（ⅱ）30歳以上；脈絡叢乳頭腫、上衣下腫、類表皮嚢胞、髄膜腫や転移性脳腫瘍。
　❷症状；頭蓋内圧亢進症状（←水頭症）

14. 頭蓋底腫瘍 Skull base tumor

　❶総説
　　（ⅰ）頭蓋底を構成する骨、硬膜や脳神経などから発生する腫瘍をいう。
　　（ⅱ）その他、上咽頭や副鼻腔などの腫瘍が頭蓋底へ浸潤することもある。
　❷種類
　　（ⅰ）全体；髄膜腫、脊索腫、軟骨腫や神経鞘腫など。
　　（ⅱ）部位別

前頭蓋窩	髄膜腫、鼻・副鼻腔腫瘍の伸展や転移性腫瘍
中頭蓋窩	髄膜腫、下垂体腺腫の伸展、脊索腫、軟骨腫や転移性腫瘍
後頭蓋窩	神経鞘腫、髄膜腫、脊索腫、類表皮嚢胞や転移性腫瘍

❸症状；頭痛、めまい、脳神経麻痺。
❹治療
　（ⅰ）外科的治療（腫瘍摘出）
　（ⅱ）放射線治療；標準的放射線治療やγ-knife。

快適空間

★好きなように使ってね！

⓳家族性脳腫瘍 Familiar brain tumor

1．総説

- ❶定義・概念；同一家族内に発生する脳腫瘍をいう。
- ❷種類
  - （ⅰ）遺伝性疾患に伴う家族性脳腫瘍
    - 📖神経皮膚症候群としての家族性脳腫瘍は、遺伝的要素が強い。
    - ⓐ神経線維腫症(neurofibromatosis type 1、type 2)
      - ➡聴神経鞘腫や髄膜腫。
    - ⓑvon Hipple-Lindau 症候群➡血管芽腫
    - ⓒ結節性硬化症(tuberous sclerosis)➡神経膠腫
    - ⓓCowden 病➡髄膜腫や神経鞘腫。
    - ⓔTurcot 症候群➡星細胞腫、膠芽腫や髄芽腫。
    - ⓕ多発性内分泌症候群のⅠ型➡下垂体腺腫
  - （ⅱ）遺伝性疾患を伴わない家族性脳腫瘍(familial isolated brain tumor)

2．遺伝性疾患・症候群に伴う脳腫瘍

1）神経線維腫症 Neurofibromatosis(NF)（広義の von Recklinghausen 病）

- ❶定義・概念
  - （ⅰ）全身の皮膚に生じた多発性の結節と色素斑を伴う遺伝性疾患をいう。
  - （ⅱ）皮膚所見が母斑状である母斑症(phacomatosis)の1つである。
- ❷分類
  - （ⅰ）NF1～8に分類されるが、脳神経外科領域においては次のNF1とNF2が重要。
    - ⓐ**神経線維腫症1型**(neurofibromatosis type 1；NF 1)
      - ㋐皮膚症状が著明なもの。
      - ㋑von Recklinghausen 病（狭義）とも呼ばれる。
    - ⓑ**神経線維腫症2型**(neurofibromatosis type 2；NF 2)
      - ㋐両側聴神経腫瘍を特徴とするもの。
        - ➡皮膚病変は乏しい。
      - ㋑中枢神経腫瘍の合併が高頻度にみられる。
  - （ⅱ）末梢型(peripheral type)と中枢型(central type)
    - ⓐ**末梢型**神経線維腫症(peripheral neurofibromatosis)
      - ㋐Café-au-lait 斑や神経線維腫の皮膚所見を主体とするもの。
      - ㋑NF 1は、神経線維腫(neurofibroma)が末梢神経系に多発するため、peripheral neurofibromatosis とも呼ばれる。
    - ⓑ**中枢型**神経線維腫症(central neurofibromatosis)；聴神経鞘腫を主体とするもの。

❸Recklinghausen 病に合併する頭蓋内腫瘍
　（ⅰ）頻度；61％(設楽, 1988)
　（ⅱ）腫瘍の種類と頻度(設楽, 1988)
　　　ⓐ聴神経鞘腫（第 8 脳神経鞘腫）が最も多い(57％)。
　　　ⓑ次いで、髄膜腫(31％)。
　　　ⓒ神経膠腫などの脳実質内腫瘍(23％)。
　　　ⓓ第 8 脳神経鞘腫以外の神経鞘腫(19％)。
　　　ⓔ視神経膠腫 Optic glioma(13％)
　（ⅲ）神経膠腫は、星細胞系腫瘍が多い。
　（ⅳ）多発性が特徴。
❹組織学的所見；Schwann 細胞、線維芽細胞(fibroblast)、および神経周膜(perineurium)からなる神経線維腫(neurofibroma)である。

(1) 神経線維腫症 1 型 Neurofibromatosis type 1
❶定義；全身に多発する皮膚の色素斑(café-au-lait 斑)と神経系腫瘍を特徴とする全身性母斑症で、遺伝性疾患である。
❷名称；von Recklinghausen 病（狭義、古典的）とも呼ばれる。
❸頻度
　（ⅰ）人口 10 万人に対して 30～40 人で、2,500～3,300 人の出生に 1 人の割合で生まれる。
　（ⅱ）神経線維腫症全体の 90％を占める。
　（ⅲ）神経皮膚症候群の中で最も発生頻度が高い。
❹人種・性別
　➡人種差および性差はない。
❺発症形式
　➡遺伝により発症するものと、突然変異により発症するものとがほぼ半数ずつを占めるが、いずれの場合でも遺伝子は強い。
　（ⅰ）遺伝発症
　　　ⓐ常染色体優性遺伝
　　　　㋐浸透率は 100％である。
　　　　㋑したがって、両親のいずれかが本症であれば子供での出現率は 50％で、2 人に 1 人の割合で出現する。
　　　ⓑ原因遺伝子
　　　　㋐原因遺伝子は**染色体 17 番の長腕**(17 q 11.2)に存在する。
　　　　㋑**染色体 17 番の長腕**にある neurofibromin(癌抑制遺伝子として機能)に異常が生じ、細胞分化や増殖に異常をきたし腫瘍化するとされている(neurofibromin は、細胞増殖や神経系細胞の分化に関与している)。
　（ⅱ）突然変異による発症
　　　➡**半数**は家族歴のない**孤発例**(**突然変異**)であるが、子に対しては常染色体優性遺伝となる。
❻発症年齢；10 歳以下

❼ 症状・徴候

①皮膚の色素斑(café-au-lait 斑)‥‥‥‥‥‥‥‥‥‥‥‥‥ **重要！**		
➡出生時に出現していることが多いが、加齢とともに数が増え、色も濃くなる。		
②腋窩や鼠径部のソバカス様褐色斑(freckling) ➡4、5歳頃から出現していることが多い。		
③皮膚や皮下組織の異常増殖による象皮症。		
④神経線維腫	ⓐ皮膚の神経線維腫 　①小児期から思春期に出現する。 　②腫瘍の大きさは直径 0.5〜2 cm くらいで、神経線維細胞からなる腫瘤。 　③腫瘤は徐々に大きくなり、特に思春期と妊娠期は加速的に大きくなる。 　④通常、café-au-lait 斑とは違う部分にできる。 ⓑ蔓(叢)状神経線維腫(plexus neurofibroma) 　①肉眼的に複数の神経や神経束が侵されて蔓状になったもので、皮下の神経線維腫の大部分はこれに属する。 　②四肢の屈側にやや多くみられる。 　③皮下神経の走行に沿って、紡錘形あるいは楕円形の境界鮮明なやや硬い腫瘤として触れる(→神経が扇状に拡大)。 　④悪性例(5%)は、皮膚の神経線維腫から発生することは少なく、多くは蔓状神経線維腫から発生する。	
⑤骨病変	ⓐ脊柱の変形(脊柱側弯) ⓑ頭蓋骨の骨欠損(図22)や蝶形骨形成異常。 　①頭蓋骨の骨欠損は、泉門および縫合と関係している。 　②頭蓋骨の骨欠損は、ラムダ縫合部の骨欠損が特徴。 　　➡頭頂乳突縫合と後頭乳突縫合合流付近に生じ、大多数は左側で、高頻度に同側の乳突蜂巣の形成不全を伴う。 ⓒ眼窩後上壁の骨欠損。 **図 22．神経線維腫症1型の頭部エックス線単純撮影** 側面像で、前頭骨下部〜側頭骨前部に骨欠損像を認める(→)。	
⑥虹彩小結節 (Lisch nodule)	ⓐ虹彩のブドウ膜の異常で発生する境界鮮明な小腫瘤で、虹彩輪上にみられる。 ⓑ4〜5歳頃からみられるようになり、成人では 95%に認められる。 ⓒ通常、視力に影響しない。 ⓓ過誤腫である。	
⑦視神経膠腫 (optic glioma)	ⓐ5〜15%の頻度で認められるが、そのうち視力障害を生じるのは 20% ⓑ大部分は(90%)、1〜7歳までに発見される。	
⑧知能障害		

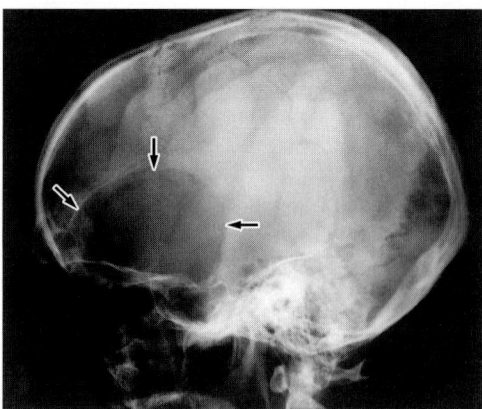

❽MRI
➡ unidentified bright object(UBO)がNF1患者の60〜65%にみられる。

【UBO】
①MRI T2強調画像で淡蒼球、内包、大脳脚、小脳、脳幹にみられる高信号域をいう(図23)。
　➡大脳基底核と小脳歯状核に多い。
②頻度；NF1患者の2/3に認められる。
③名称；neurofibromatosis bright object(NBO)とも呼ばれる。
④発生原因(説)
　⒤過誤腫(hamartoma)説
　ⅱ髄鞘形成異常説
　ⅲ異所性(heterotopia)説
⑤3歳頃から出現し、20歳以降で認められることは稀。
　➡小児期に自然に消失する傾向がある。
⑥画像所見
　⒤MRI T1強調画像で異常を認めず、また造影剤の投与により増強効果を示さない。
　ⅱ通常、圧排効果(mass effect)を伴わない。
　ⅲ自然に消失することがある。
　ⅳ腫瘍性病変ではない。

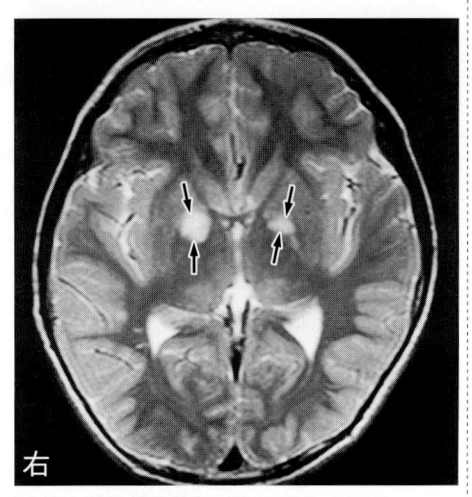

図23. 神経線維腫症1型のUBOのMRI
(写真は、埼玉医科大学皮膚科学教室助教授倉持 朗博士のご厚意により提供)
T2強調画像で両側(右側が顕著)の淡蒼球に高信号域を認める(→)。

❾National Institutes of Health(NIH)の診断基準(NIH, 1994より引用・翻訳)
➡以下の7項目のうち2つ以上該当する場合。

(ⅰ)思春期前は最大径5mm以上、思春期以降は最大径15mm以上のcafé-au-lait斑が6個以上あるとき(≧6 café-au-lait macules whose greatest diameter is >5mm in prepubescent patients and >15mm in postpubescent patients)。
(ⅱ)2個以上の神経線維腫(どのようなタイプでもよい)、あるいは1個の蔓(叢)状神経線維腫(≧2 neurofibromas of any type or one plexiform neurofibroma)。
(ⅲ)腋窩あるいは鼠径部のソバカス様褐色斑(Freckling in the axillary or inguinal region)。

545

(ⅳ)蝶形骨の形成障害や長管骨皮質の菲薄化などの特徴的な骨病変で、偽関節を伴うことも伴わないこともある(Distinctive osseous lesion as sphenoid dysplasia or thinning of long-bone cortex, with or without pseudoarthrosis)。
(ⅴ)視神経膠腫(Optic glioma)
(ⅵ)2個以上の虹彩結節(虹彩過誤腫){≧2 Lisch nodules(iris hamartomas)}。
(ⅶ)上の基準を満たすNF1患者が、親、兄弟姉妹、または子供にいるとき(Parent, sibling, or child with NF1 based on previous criteria)。

❿合併疾患
　(ⅰ)脳腫瘍(図24)
　　　➡ほとんどが視神経の毛様細胞性星細胞腫(pilocytic astrocytoma)で、
　　　ⓐしばしば両側性。
　　　ⓑNF1患者の15%にみられる(欧米)。
　　　ⓒ視神経の毛様細胞性星細胞腫の1/3は、NF1患者にみられる。
　(ⅱ)脳血管病変
　　　➡頭蓋内内頸動脈の狭窄・閉塞とそれに伴うもやもや血管。
　(ⅲ)脊髄空洞症
⓫治療；症状が出現した時点で外科的治療(摘出術)。
⓬予後；生命予後は良好。

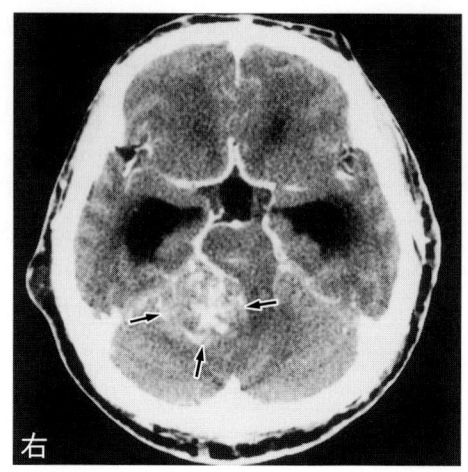

図24. 神経線維腫症1型の脳腫瘍(膠芽腫)合併例のCT
造影CTで右小脳半球に不均質に増強される腫瘤を認める(→)。

(2) 神経線維腫症2型 Neurofibromatosis type 2

❶定義；両側性の聴神経鞘腫をいう。
❷頻度
　(ⅰ)人口10万~20万人に1人で、35,000~40,000人の出生に1人の割合で発症。
　(ⅱ)NF1の約1/10以下。
❸病型分類
　(ⅰ)重症型 severe type(Wishart type)
　　　➡若年発症で(通常25歳以前)、進行が速く、両側の聴神経鞘腫のほか多発性に神経系腫瘍を生じるタイプ。
　(ⅱ)軽症型 mild type(Gardner type)
　　　➡晩期発症で、進行は緩徐で、腫瘍は両側の聴神経鞘腫のみのタイプ。
　(ⅲ)Lee-Abbott type；多発性の髄膜腫を伴うタイプ。
❹発症形式

➡遺伝により発症するものと、突然変異により発症するものとがほぼ半数ずつを占める。
（ⅰ）遺伝発症
　ⓐ常染色体優性遺伝
　　㋐浸透率は100％である。
　　㋑したがって、両親のいずれかが罹患していれば子供の出現率は50％で、2人に1人の割合で出現する。
　ⓑ原因遺伝子
　　㋐**染色体22番の長腕**（22ｑ12）が原因遺伝子で、この**染色体22番の欠損**による。
　　㋑この遺伝子の生成蛋白は、**merlin**(moesin-ezrin-radixin　like　protein)（マーリン　モエシン　エズリン　ラディキシン）、あるいは**schwannomin**と呼ばれる。
（ⅱ）**半数**は、家族歴のない**突然変異**による発症（**孤発例**）。
❺頭蓋内腫瘍の発症年齢（平均）；20歳前後
❻性別；性差はない。
❼診断基準

NIHの診断基準 (NIH, 1994より引用・翻訳)	➡次の①、②のうち1項目があるとき。 ①造影MRIにより両側性の第8脳神経腫瘍が発見される場合(Bilateral 8 th-nerve masses seen by MRI with gadolinium)。 ②NF2患者が両親、兄弟姉妹、または子供に存在し、かつ片側の第8脳神経腫瘍が存在するか、あるいは以下のいずれかの1項目があるとき。 　❶神経線維腫、❷髄膜腫、❸神経膠腫、❹神経鞘腫、❺若年性の白内障あるいは水晶体混濁 　(Parent, sibling, or child with NF 2 and either unilateral 8 th-nerve mass or any 1 of following：neurofibroma, meningioma, glioma, schwannoma, juvenile capsular cataract or opacity at young age)
Gutmannらの診断基準 (1997より引用・翻訳)	①確診(New criteria for confirmed NF 2) 　➡以下のⓐまたはⓑの条件を満たす場合(Individuals with the following clinical features have confirmed NF 2)。 　ⓐMRIで確認された両側聴神経(前庭神経)腫瘍(bilateral vestibular schwannomas visualized by MR imaging or)。 　ⓑ両親、兄弟姉妹、または子がNF2患者で、かつ以下のいずれかを満たす場合 (a parent, sibling, or child with NF 2, plus)。 　　①30歳未満で発見された一側性の聴神経(前庭神経)腫瘍 　　　(unilateral vestibular schwannoma detected before the age of 30 years or)。 　　②以下の病変が2種類認められる。 　　　　❶髄膜腫、❷神経膠腫、❸神経鞘腫、❹若年性後嚢下水晶体混濁(any 2 of the following：meningioma, glioma, schwannoma, or juvenile posterior subcapsular lenticular opacity) ②疑診(New criteria for presumptive or probable NF 2) 　➡以下のⓐまたはⓑの条件を満たす場合(Individuals with the following clinical features should be evaluated for NF 2)。 　ⓐ以下の①と②を満たす場合。 　　①30歳未満で発見された一側性の聴神経腫瘍。 　　②以下の病変が1つ以上認められる。 　　　　❶髄膜腫、❷神経膠腫、❸神経鞘腫、❹若年性白内障 　　　(unilateral vestibular schwannoma＜30 years plus at least one of the following：meningioma, glioma, schwannoma, juvenile posterior subcapsular lenticular opacity) 　ⓑ以下の①と②、または①と③を満たす場合。 　　①多発性(2個以上)髄膜腫 　　②30歳未満で発見された一側性の聴神経(前庭神経)腫瘍。 　　③以下の病変が1つ以上認められる。 　　　　❶神経膠腫、❷神経鞘腫、❸若年性後嚢下水晶体混濁 　　　(multiple meningiomas(≧2)plus a unilateral vestibular schwannoma＜30 years and multiple meningiomas(≧2)plus 1 or more of the following：glioma, schwannoma, juvenile posterior subcapsular lenticular opacity)

❽合併疾患
　（ⅰ）中枢神経系の腫瘍
　　　ⓐ頭蓋内腫瘍
　　　　㋐**両側の聴神経鞘腫（前庭神経から発生）が最も多い**（90％）。
　　　　　①通常の聴神経鞘腫よりも**若年発症**である（20歳代が好発年齢）。
　　　　　②10歳代あるいは20歳代前半に**聴力低下（両側性）で発症**する。
　　　　　③性差はない。
　　　　㋑**次いで、多発性の髄膜腫**（50～60％）。
　　　　　［神経線維腫症に合併する**髄膜腫の特徴**］
　　　　　　①脈絡叢に発生する髄膜腫は、両側性でソーセージ型を呈し、強い石灰化を伴う。
　　　　　　②線維型（fibrous type）が多い。
　　　　　　③他の中枢神経系腫瘍、特に両側性聴神経鞘腫と合併することが多い。
　　　　㋒三叉神経鞘腫（29％）
　　　　㋓その他、星細胞腫（4％）や上衣腫（2％）。
　　　ⓑ脊髄腫瘍
　　　　㋐脊髄硬膜内髄外腫瘍（26％；多くは神経鞘腫で、多発性）
　　　　㋑脊髄髄内腫瘍；星細胞腫（4％）や上衣腫（2％）。
　（ⅱ）皮膚の色素斑（café-au-lait斑）；40％の症例に認めるが、斑の数は多くても6個。
　（ⅲ）皮下の神経線維腫；通常、数はNF 1より少なく10個以下。
　（ⅳ）若年性白内障（40～60％）
　（ⅴ）末梢神経障害
　（ⅵ）通常、知能障害はない。
❾両側聴神経鞘腫の治療方針と治療

Ⓐ保存的治療	➡症状が進行するまで保存的治療との考えもある。
Ⓑ外科的治療	①一般に、片側性の聴神経鞘腫に比べて顔面神経や聴力を温存することは困難。 ②片側性の聴神経鞘腫では顔面神経や蝸牛神経は、通常、腫瘍に圧迫され、腫瘍の被膜より外にある。 　➡これに対してNF Ⅱの両側性聴神経鞘腫では顔面神経や蝸牛神経は、しばしば腫瘍内に直接巻き込まれている。 　　🈺したがって、両神経が障害される頻度が高くなる。 ③治療方針 　ⓐまず、大きい方の腫瘍の被膜内摘出（部分摘出）を行う。 　　🈺通常、脳幹の圧迫所見があり、聴力も悪いため。 　ⓑ小さい方の腫瘍（聴力の良好な側）は手をつけない。 　　🈺残存聴力の程度や患者の年齢などを考慮して、手術適応や時期を決める。 ③聴力の温存率；0～15％
Ⓒ γ-knife （Linskeyら，1992）	①効果 　ⓐ腫瘍増大抑制効果；70～90％ 　　①腫瘍の縮小例；36％（照射後1年） 　　②不変例（発育停止例）；55％（照射後1年） 　ⓑ増大例；10％ ②合併症 　ⓐ遅発性顔面神経麻痺の発生頻度；37％ 　ⓑ聴力 　　①温存率；33％ 　　② γ-knife後の聴力障害は徐々に発生する。一方、手術による聴力障害は即発性である。 　ⓒ三叉神経障害の発生頻度；25％
Ⓓいずれ全聾になる可能性があるので、聴力のある間に手話を習得させる。	

❿診断後の平均生存期間；15年

2）von Hipple-Lindau 症候群（89頁）
　➡血管芽腫

3）結節性硬化症 Tuberous sclerosis
❶定義・概念
　（ⅰ）顔面の血管線維腫（anigofibroma）、てんかん発作、精神発育遅滞を3主徴とする神経皮膚症候群をいう。
　（ⅱ）胎生初期に異常が発生するため、三胚葉すべてに障害が及ぶが、特に神経外胚葉の発育分化の障害が強い。
　（ⅲ）脳室壁に結節（subependymal nodule）が多発し、脳室壁に蝋を垂らしたような外観（candle guttering）を呈する。
　　　➡真性腫瘍よりも過誤腫の性格が強い。
　（ⅳ）母斑症（phacomatosis）の1つである。
❷名称
　（ⅰ）大脳の多発性の皮質結節は、触診すると硬く触れるので結節硬化症と呼ばれる。
　（ⅱ）Bourneville病、Pringle病、あるいはBourneville-Pringle母斑症とも呼ばれる。
❸頻度；10万人に3～7人。
❹発病時期による分類
　（ⅰ）乳幼児期に点頭てんかんなどのけいれんで発症するもの。
　（ⅱ）学童期になり皮疹が出て、少し遅れて"てんかん発作"が出現するもの。
❺人種・性別；人種差、および性差はない。
❻遺伝
　（ⅰ）**常染色体優性遺伝**
　　　➡浸透率は95％
　（ⅱ）原因遺伝子；染色体9番長腕（9q34）と染色体16番短腕（16p13）の2つが同定されている。
　　　➡遺伝子座は、TSC 1（tuberous sclerosis complex 1）、TSC 2と名づけられている。
　　　TSC 1（chromosome 9q34）、TSC 2（chromosome 16p13）
　（ⅲ）**孤発例が多く、2/3（60～70％）を占める。**
❼30～90％の患者が中枢神経系にも病変を有する。
　➡本症にみられる脳腫瘍は、上衣下巨細胞性星細胞腫（subependymal giant cell astrocytoma；157頁）で、本症例の6～16％に認められる。

❽臨床症状
➡年齢の増加に伴い症状の出現率は高くなる。また数年から数十年にわたり徐々に進行する。

> （ⅰ）てんかん（点頭てんかん、精神運動発作）；多くは１歳までに出現する。
> （ⅱ）知能低下（精神発達遅滞）
> （ⅲ）顔面の血管線維腫 facial angiofibroma（旧名；皮脂腺腫 adenoma sebaceum）
> 　ⓐ出生時には存在せず、４歳頃に出現し始め思春期に入るとともに増加・増大する。
> 　ⓑ鼻を中心にして両側の頬に蝶が羽を広げたような形。
> ➡出現率は各々約70%で、３徴候が揃うのは1/3程度。

……３主徴！

（ⅳ）脳腫瘍が合併している場合には、頭蓋内圧亢進症状。

❾診断基準（Roachら，1998）

Major features（大徴候）	①顔面血管線維腫あるいは前額部斑（Facial angiofibromas or forehead plaque） ②非外傷性の爪あるいは爪周囲の線維腫（Nontraumatic ungual or periungual fibroma） ③３つ以上の脱色素斑{Hypomelanotic macules（three or more）} ④粒起革様皮{Shagreen patch（connective tissue nevus）} ⑤多発性網膜結節性過誤腫（Multiple retinal nodular hamartomas） ⑥皮質結節（Cortical tuber） ⑦上衣下結節（Subependymal nodule） ⑧上衣下巨細胞性星細胞腫（Subependymal giant cell astrocytoma） ⑨単発性あるいは多発性の心臓の横紋筋腫（Cardiac rhabdomyoma, single or multiple） ⑩リンパ管腫症（Lymphangiomatosis） ⑪腎臓の血管筋脂肪腫（Renal angiomyolipoma）
Minor features（小徴候）	ⓐ象牙質（歯牙）に多発性で、不規則に分布する小窩（Multiple, randomly distributed pits in dental enamel） ⓑ直腸過誤腫性ポリープ（Hamartomatous rectal polyp） ⓒ骨嚢腫（Bone cysts） ⓓ大脳白質の放射状遊走線（Cerebral white matter radial migration lines） ⓔ歯肉線維腫（Gingival fibromas） ⓕ腎臓以外の臓器の過誤腫（Nonrenal hamartoma） ⓖ網膜の白斑（Retinal achromic patch） ⓗ金平糖の皮膚病変（'Confetti' skin lesions） ⓘ多発性腎嚢胞（Multiple renal cysts）

［判定］
Definite tuberous sclerosis complex（確診）：
　Either two major features or one major feature plus two minor features
　（大徴候が２つか、大徴候１つと小徴候２つ、のどちらか）

Probable tuberous sclerosis complex（ほぼ確実）：
　One major plus one minor feature（大徴候１つと小徴候１つ）

Possible tuberous sclerosis complex（疑診）：
　Either one major feature or two or more minor features
　（大徴候１つか、２つ以上の小徴候、のどちらか）

❿合併病変

(ⅰ) 中枢神経系病変

	➡大部分が大脳に集中して認められ、主に**3種類の結節性病変**(皮質結節、脳室壁の上衣下結節、白質内の異所性細胞集団)が認められる。
大脳皮質の結節 Cortical tuber	ⓐ肉眼的には脳回の限局性肥厚で、周囲の正常皮質に比べて硬い。 ⓑ隣接した脳回よりわずかに隆起し、その中央部は臍状に陥凹している。 ⓒ皮質結節の MRI 所見は年齢とともに変化する(堤, 2003)。 　①新生児 　　➡病変の存在する脳回は腫大。 　　❶T１強調画像；髄鞘化が未完成な白質に対して、結節は高信号。 　　❷T２強調画像；髄鞘化が未完成な白質に対して、結節は低信号。 　②加齢とともに髄鞘化が進行すると、結節は 　　❶T１強調画像；低信号化 　　❷T２強調画像；高信号化
脳室壁の上衣下結節 Subependymal nodule	ⓐ側脳室、第3脳室、第4脳室壁に沿って認められる。 　①尾状核と視床の間の側脳室壁(Monro 孔近傍)に好発する。 　②脳室壁の結節は、candle-guttering(燃えているロウソクの側面に溶け落ちた蝋が再び冷えて固まったもの)と表現される。 ⓑ結節性硬化症患者の88%に上衣下結節を認める。 ⓒしばしば石灰化する。 　①１歳までに石灰化することは稀で、加齢とともに石灰化の頻度は高くなる。 　②頭蓋内の石灰化は、脳室壁以外に基底核、皮質下や小脳にみられる。 ⓓ結節が腫瘍化した場合は、ほとんどが**上衣下巨細胞性星細胞腫**(subependymal giant cell astrocytoma)である。 　①頻度；結節性硬化症患者に脳腫瘍を合併する頻度は 3.4〜17%で、その80%は上衣下巨細胞性星細胞腫である。 　　📖結節硬化症患者の6〜16%に上衣下巨細胞性星細胞腫を認める。 　②好発部位；側脳室壁、中でも Monro 孔付近。 　③症状；頭蓋内圧亢進症状 　④エックス線 CT 　　❶単純 CT；等吸収域 　　❷造影 CT；造影剤により増強される。 　⑤上衣下結節が上衣下巨細胞性星細胞腫へ伸展する可能性の高い症例(Nabbout ら, 1999) 　　❶直径 5 mm 以上の上衣下結節。 　　❷石灰化が少ない症例。 　　❸造影 CT で増強効果のある例。
白質病変	灰白質より頻度は低いが、灰白質と同様の巨細胞を含む結節を認める。

(ⅱ) 皮膚結節や心横紋筋腫；早期に発見されることが多い。

(ⅲ) 皮膚病変

　ⓐ60〜70%の頻度で認められる。

　ⓑ病変

　　㋐血管線維腫；皮膚症状の中で最も高頻度に認められる。

　　㋑葉状白斑

　　　①出生時から乳児期早期に出現している。

　　　②躯幹、臀部、四肢に好発。

　　㋒粒起革様皮

　　　①皮膚が"なめし革様"を呈している。

　　　②多くは 10 歳頃までに認められる。

　　　　　ⓒ爪下線維腫
　　　　　　　㋐思春期頃に出現し始め、年齢とともに増加・増大する。
　　　　　　　㋑女性に多い傾向がある。
　　（ⅳ）腎病変
　　　　ⓐ成人した後に発見されることが多い。
　　　　ⓑ多発性、両側性が特徴。
　　　　ⓒ種類と頻度
　　　　　㋐腎過誤腫が40〜80％の症例で最も多く認められる。
　　　　　　　㋺その中でも、血管筋脂肪腫（血管、平滑筋、脂肪から成る過誤腫）が多い（50％）。
　　　　　㋑その他、腎嚢胞（30％）、腎細胞癌（2％）。
⓫エックス線CT
　（ⅰ）単純CT（図25-A、B）
　　　ⓐ石灰化（60〜90％）は高吸収域。
　　　　　㋺石灰化は乳児では明らかでなく、加齢とともに進む。
　　　ⓑ結節；新生児では軽度高吸収域、年長児では軽度低吸収域。
　（ⅱ）造影CT（図25 C）；増強されない（←上衣下巨細胞性星細胞腫は増強される）。
⓬MRI
　（ⅰ）単純MRI（結節）
　　　ⓐT1強調画像；低信号
　　　ⓑT2強調画像；高信号
　（ⅱ）造影CT；増強されない（←上衣下巨細胞性星細胞腫は増強される）。
⓭病理学的所見
　（ⅰ）肉眼的所見
　　　ⓐ脳回は硬い。
　　　ⓑ複数の部位で皮質が突出している（cortical dysplasia）。
　　　ⓒ脳室上衣下に白色あるいは灰白色の硬い結節を認める。
　　　ⓔ結節が硬いのは、主としてglia線維のためで、「結節性硬化症」の名もこれに由来する。
　（ⅱ）組織学的所見
　　　　➡腫瘍細胞はglia細胞と神経細胞の両方の性質を示すことが多い。
　　　ⓐ巨細胞の存在が特徴。
　　　　➡形態学的には神経細胞様、肥胖細胞性星状膠細胞（gemistocytic astrocyte）様、あるいは両者の中間。
　　　ⓑ小型の紡錘形細胞。
　　　ⓒしばしば石灰沈着を伴う。
　　　ⓓglia線維が増加し、有髄線維が減少。
⓮免疫組織化学的所見
　（ⅰ）S-100 protein；陽性
　（ⅱ）半数に、GFAPが陽性。
　（ⅲ）神経細胞のマーカー；17〜83％で陽性。

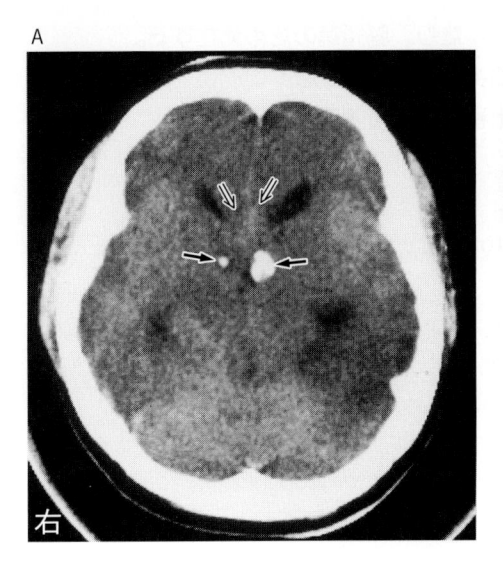

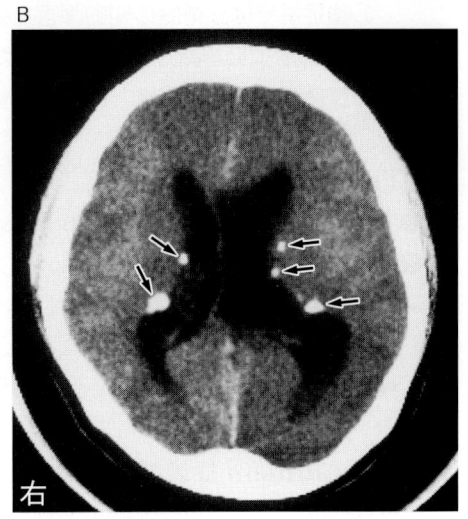

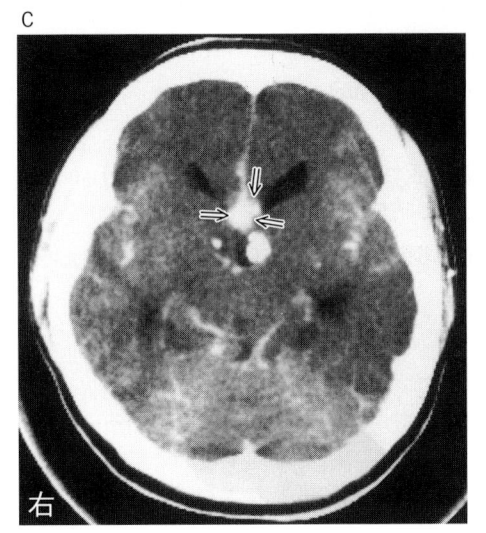

図 25. 結節性硬化症のエックス線 CT

A（単純 CT）；Monro 孔付近に等吸収域（⇒）、そして第 3 脳室近傍に石灰化による高吸収域（→）を認める。
B（単純 CT）；両側の側脳室壁に、石灰化による高吸収域を散在性に認める（→）。
C（造影 CT）；単純 CT で Monro 孔付近の等吸収域が均質に増強される（⇒）。

❻治療

　（ⅰ）諸臓器の病変は、機能障害がない限り、治療の必要はない。

　（ⅱ）抗てんかん薬の投与。

　（ⅲ）上衣下巨細胞性星細胞腫に対する治療

　　　ⓐ腫瘍摘出術

　　　ⓑ水頭症があれば、シャント術。

❼予後

　（ⅰ）表現形の重症度によりさまざま。

　　　ⓐ軽症例では、予後良好。

ⓑ重症例では、重度の知的障害を残したり、脳腫瘍のため死亡する。
　（ⅱ）20歳までに半数が死亡（その多くは脳病変による）。
　（ⅲ）腫瘍死以外の死因は、けいれん重積、心・腎障害や感染症など。

4 ）Turcot 症候群（86頁）
　❶Type 1；星細胞腫や膠芽腫（glioblastoma）。
　❷Type 2；髄芽腫（medulloblastoma）

5 ）Cowden 症候群（49頁）
　➡髄膜腫や神経鞘腫。

6 ）Li-Fraumeni 症候群（72頁）
　➡髄芽腫（medulloblastoma）や脈絡叢癌。

7 ）Gorlin-Goltz 症候群（56頁）
　➡髄芽腫（medulloblastoma）

8 ）多発性内分泌腫瘍症候群 Multiple endocrine neoplasia(MEN)syndrome
　（1）総説
　❶定義；種々の内分泌腺に、同時または異時性に腺腫または過形成を多発する疾患をいう。
　❷分類
　　（ⅰ）Type Ⅰ
　　　ⓐWermer 症候群とも呼ばれる。
　　　ⓑ下垂体、副甲状腺および膵臓に病変（腫瘍あるいは過形成）を生じるものをいう。
　　（ⅱ）Type Ⅱ
　　　ⓐSipple 症候群とも呼ばれる。
　　　ⓑ甲状腺癌（髄様癌）、副甲状腺腫（または過形成）および副腎褐色細胞腫を合併するものをいう。
　❸遺伝形式；常染色体優性遺伝
　❹症状
　　（ⅰ）Type Ⅰ
　　　ⓐ症状は多彩。
　　　ⓑ最も侵されやすい臓器は副甲状腺で、副甲状腺機能亢進の症状を認める。
　　　ⓒ膵島腫瘍では
　　　　㋐ガストリン産生をきたす場合➡難治性多発性の胃潰瘍（→ Zollinger-Ellison 症候群）。
　　　　㋑インスリン産生をきたす場合➡低血糖
　　　ⓓ下垂体腺腫；先端巨大症、頭痛や視力・視野障害。
　　（ⅱ）Type Ⅱ
　　　ⓐ甲状腺癌が先に生じる場合が多い。

ⓑ褐色細胞腫発生例➡高血圧

(2) 各型の特徴
　　A．多発性内分泌腫瘍症候群Ⅰ型
❶概念
　（ⅰ）下垂体、副甲状腺および膵ランゲルハンス島に腫瘍あるいは過形成を生じる疾患。
　（ⅱ）最も侵されやすい臓器は、副甲状腺。
　（ⅲ）家族性疾患である。
❷頻度
　（ⅰ）10万人に1〜2人。
　（ⅱ）副甲状腺機能亢進症の2〜13%。
❸名称；Wermer症候群とも呼ばれる。
❹発症形式
　➡遺伝により発症するものと、突然変異により発症する散発例とがほぼ半数ずつを占める。
　（ⅰ）遺伝発症
　　　ⓐ常染色体優性遺伝；家族内に約半数に発症する。
　　　ⓑ原因遺伝子；染色体**11番の長腕**13領域(11 q 13)に存在する。
　（ⅱ）突然変異による発症（散発例）；半数
❺好発年齢；30〜50歳
❻性別；性差はない。
❼初発疾患
　（ⅰ）副甲状腺機能亢進症が最も頻度が高い(90〜97%)。
　（ⅱ）次いで、膵臓内分泌腫瘍(ガストリノーマ)；2/3に発症する。
　（ⅲ）下垂体腺腫(prolactinoma)；1/2に発症する。
❽疾患の組み合わせ
　（ⅰ）副甲状腺と膵臓の組み合わせが最も多い。
　（ⅱ）次いで、副甲状腺と下垂体。
❾合併する**下垂体病変の特徴**(吉本ら，1995)
　（ⅰ）性別；男性：女性＝1：1.8で、女性に多い。
　（ⅱ）ほとんどが(84%)腺腫で、時に(14%)過形成。
　（ⅲ）下垂体腺腫の種類と頻度
　　　ⓐ非産生腺腫が最も多い(54%)。
　　　ⓑ次いで、GH産生腺腫(28%)。
　　　　➡症状として、下垂体性巨人症は6%しか認められない。
　　　ⓒ以下、PRL産生腺腫(15%)＞ACTH産生腺腫(8%)。

　　B．多発性内分泌腫瘍症候群Ⅱ型
❶概念；甲状腺癌（髄様癌）、副甲状腺腺腫（または過形成）および副腎褐色細胞腫を合併するものをいう。

❷頻度
　（ⅰ）100万人に5人。
　（ⅱ）甲状腺髄様癌患者の1/3。
❸名称；Sipple 症候群とも呼ばれる。
❹発症形式
　（ⅰ）常染色体優性遺伝；90％は、家族性に発生。
　（ⅱ）原因遺伝子；染色体10番の長腕(10 q)に存在する。
❺好発年齢；20～35歳
❻性別；女性に多い（男性：女性＝1：2.5）。
❼初発疾患；甲状腺癌（髄様癌）で初発することが最も多い。

3．遺伝性疾患を伴わない家族性脳腫瘍 Familial isolated brain tumor

❶頻度；極めて稀。
❷脳腫瘍の種類
　（ⅰ）病理組織学的に同じ腫瘍の家族内発生例が圧倒的に多い（80％）。
　　　ⓐ星細胞腫が最も多い。
　　　ⓑその他、膠芽腫、乏突起膠腫、髄芽腫や下垂体腺腫。
　（ⅱ）異なる腫瘍の家族内発生は少ない。
❸家族間の発生頻度(Aita ら, 1968)
　（ⅰ）兄弟姉妹(**同胞**)例が最も多い（半数以上）。
　（ⅱ）次いで、母親と子ども（17％）。
　（ⅲ）父親と子ども；4％
❹各腫瘍の特徴
　（ⅰ）**下垂体腺腫**(吉本ら, 1995)
　　　ⓐ種類
　　　　㋐GH 産生腺腫が最も多い（67％）。
　　　　　➡症状として、下垂体性巨人症は17％に認められる。
　　　　㋑次いで、PRL 産生腺腫（27％）。
　　　　㋒ホルモン非産生腺腫（7％）
　　　ⓑ家族間の発生
　　　　㋐同胞例が最も多い（半数）。
　　　　㋑次いで、父親と子ども（25％）。
　　　　㋒母親と子ども（15％）。
　（ⅱ）**髄芽腫**
　　　ⓐ極めて稀。
　　　ⓑ家族間の発生；同胞例が多く、かつ**同性**が多い。
　　　ⓒ発症年齢；同胞間で違うことが多い。
　　　ⓓ発生部位；虫部が多い。

ⓒ予後；不良で、ほとんどが診断後2年以内に死亡。
（ⅲ）**髄膜腫や神経膠腫**(Malmerら, 2003)
　ⓐこの患者の1親等には、同型の脳腫瘍が発生する危険率は2倍高い。
　ⓑこの患者の配偶者には、同型の脳腫瘍が発生する危険率はない。

快適空間

★好きなように使ってね！

⑳偶発性（無症候性）脳腫瘍
Incidental(asymptomatic)brain tumor

❶定義・概念
（ⅰ）脳ドックや他の疾患の精査中に偶然発見された脳腫瘍で、腫瘍による局所症状や頭蓋内圧亢進症状を呈さないものをいう。
（ⅱ）偶発性（incidental）と無症候性（asymptomatic）とは、ほぼ同義語に用いられる。

❷頻度
（ⅰ）脳腫瘍の脳ドックでの発見率；0.3％(Onizukaら, 2001)
（ⅱ）微小下垂体腺腫の発見率；剖検例の2％

❸種類とその頻度
（ⅰ）髄膜腫が55〜65％を占め、最も多い（416頁）。
（ⅱ）次いで、下垂体腺腫（12〜27％）（440頁）。
（ⅲ）以下、神経鞘腫、神経膠腫（glioma）の順。

❹治療方針
（ⅰ）髄膜腫（416頁）；MRIの追跡により腫瘍の増大を認めれば、手術あるいは γ-knife。
（ⅱ）下垂体腺腫（440頁）
　　ⓐ視交叉を圧迫するほどの大きさの腫瘍は、手術適応がある。
　　ⓑホルモン産生腺腫か非産生腺腫かにより、治療方針は異なる。

快適空間

★好きなように使ってね！

㉑転移性腫瘍 Metastatic tumor

1．下垂体への転移 Metastatic pituitary tumor

❶頻度；癌患者全体の1～4%（剖検例）
❷原発巣
　（ⅰ）癌の中では、乳癌が最も多い。
　　　☞本邦では、肺癌が多い。
　（ⅱ）次いで、肺癌（小細胞癌）や前立腺癌。
　　　←これらの共通点は、骨転移を伴いやすいこと。
❸転移部位
　（ⅰ）後葉に最も多い（80%）。
　　　☞[理由]後葉は動脈により、前葉は主として門脈系により灌流されているため。
　（ⅱ）前葉のみへの転移；20%
❹転移経路
　➡血行性転移が主。
　（ⅰ）血流を介して、直接下垂体組織へ転移。
　（ⅱ）血流を介して、下垂体周囲の骨組織へ転移し、それが下垂体へ伸展。
　（ⅲ）血流を介して、硬膜に転移し、それが下垂体へ伸展。
❺症状
　（ⅰ）無症状（asymptomatic）のことが多い。
　　　☞症候性（symptomatic）のものは7%
　（ⅱ）症状
　　　ⓐ尿崩症が最も多い。
　　　　☞初発症状としても最も多い。
　　　ⓑ下垂体前葉機能の低下
　　　　☞前葉への浸潤、あるいは下垂体門脈の閉塞による前葉梗塞による。
　　　ⓒ視野障害
　　　ⓓ眼球運動障害
❻下垂体転移時には、既に複数の臓器にも転移していることが多い。
❼治療
　（ⅰ）外科的治療（経蝶形骨洞法）
　（ⅱ）化学療法
　（ⅲ）ホルモン補充療法

2．脈絡叢への転移 Metastatic choroid plexus tumor

❶頻度；稀（剖検例の2%）

❷種類；肺癌や腎癌が多い。
❸脳室内への転移は、側脳室の三角部(trigone)に多い。
❹脳血管造影；腎癌、甲状腺癌や絨毛癌などでは血管に富み、腫瘍陰影を認める。
❺エックス線 CT
　（ⅰ）単純 CT；等、あるいは高吸収域。
　（ⅱ）造影 CT；均質に増強される。
❻MRI
　（ⅰ）単純 CT
　　　ⓐT 1 強調画像；低信号
　　　ⓑT 2 強調画像；等信号
　（ⅱ）造影 MRI；均質に増強される。

3．髄膜癌腫症 Meningeal carcinomatosis

❶定義・概念
　（ⅰ）癌細胞(悪性腫瘍細胞)が髄膜(くも膜下腔や軟膜)にびまん性に浸潤するものをいう。
　（ⅱ）腫瘍塊形成がなく、臨床症状が髄膜炎に似ている。
❷頻度；固形癌患者の 4～15％
❸名称；びまん性転移性軟膜癌腫症(diffuse metastatic leptomeningeal carcinomatosis；DMLC)、軟膜癌腫症(leptomeningeal carcinomatosis)、あるいは癌性髄膜炎とも呼ばれる。
❹転移経路(発生機序)
　（ⅰ）末梢神経・リンパ行性；局所リンパ節→後腹膜リンパ節→脊椎周囲リンパ節または末梢神経→脊髄硬膜外腔・くも膜下腔。
　（ⅱ）髄膜や脈絡叢への血行性転移。
　（ⅲ）硬膜や骨へ転移し、そこから髄膜へ浸潤。
　（ⅳ）椎骨静脈叢(Batson's plexus)への転移からの波及。
❺原発巣
　（ⅰ）全体(山本, 1997)
　　　ⓐ本邦；胃癌が最も多く、次いで肺癌。
　　　ⓑ欧米；乳癌が最も多く、次いで肺癌、胃癌の順。
　（ⅱ）組織型
　　　➡腺癌がほとんどである。
　　　ⓐ粘液細胞性腺癌や未分化腺癌が多い(倉津ら, 1984)。
　　　　一方、乳頭状腺癌と分化型腺癌は脳実質内に転移することが多い。
　　　ⓑ肺癌の中で髄膜に転移しやすいのは腺癌で、扁平上皮癌ではその頻度は低い(Kilpatrickら, 1966)。
❻性別；女性に多い。
❼初発症状
　（ⅰ）頭痛が最も多い(50～70％)。

（ⅱ）嘔心・嘔吐（半数）
　　（ⅲ）脳神経障害（25～30％）
❽症状
　　（ⅰ）髄膜刺激症状
　　（ⅱ）頭蓋内圧亢進症状
　　（ⅲ）脳神経障害
　　　　ⓐ一般に、晩期の症状である。
　　　　ⓑ舌咽神経～舌下神経が障害されやすい。
　　　　ⓒ多発性のことが多い。
　　（ⅳ）精神機能の低下。
❾髄液検査所見
　　（ⅰ）髄液圧の亢進。
　　（ⅱ）細胞増多；リンパ球優位
　　（ⅲ）蛋白量の増加。
　　（ⅳ）**糖量の減少。**
　　　　［糖量減少の機序（説）］
　　　　ⓐ腫瘍細胞は嫌気性解糖を促進するため、腫瘍細胞により糖が消費されるとの説。
　　　　ⓑ脳－髄液関門が腫瘍細胞の髄膜浸潤により物理的に遮断され、その結果、血中から髄液への糖の移行が障害されるとの説。
　　（ⅴ）細胞診（悪性細胞の出現の有無）
　　　　ⓐ初回検査での陽性率；1/3～2/3。
　　　　ⓑ初回検査で陰性でも、**反復して行うことが重要！**
　　　　　㋐繰り返すことにより、検出率は上がる。
　　　　　㋑3回目では、陽性率は80％程度となる。
　　　　ⓒ髄液細胞数が正常であっても、細胞陽性例が29％にみられる。
❿エックス線CT
　　（ⅰ）単純CT
　　　　ⓐ水頭症による脳室拡大像（頻度；10～35％）。
　　　　ⓑ脳底槽や脳溝の狭小化。
　　（ⅱ）造影CT；脳表のくも膜下腔、脳室壁や脳槽（特に、四丘体槽や脳底槽）が増強される（頻度；10～60％）。
⓫造影MRI
　　（ⅰ）画像診断上有用で、造影MRIは造影CTより検出率は高い。
　　（ⅱ）所見
　　　　ⓐ脳溝や脳槽が増強される。
　　　　ⓑくも膜や脳実質の結節巣。
　　　　ⓒ上衣組織が増強される。
　　　　ⓓ水頭症の所見。
⓬確定診断➡髄液細胞診による悪性細胞の検出。

❸治療
 （ⅰ）水頭症に対してシャント術。
 （ⅱ）放射線治療（全脳）
 （ⅲ）化学療法；methotrexate（髄腔内投与）や cytosine-arabinoside など。
❹予後
 （ⅰ）無治療群の平均生存期間；4〜6週間
 （ⅱ）治療群
  ⓐ原疾患により異なるが、通常、不良。
  ⓑ乳癌；平均6〜11カ月。

快適空間

★好きなように使ってね！

㉒脳の放射線障害 Radiation-induced brain injury

1．分類

一次障害	➡神経細胞、膠細胞や血管に直接影響を及ぼす障害をいう。 ①急性障害(acute reaction)；照射中に生じる。 ②遅発性障害(delayed reaction) 　①早期遅発性障害(early delayed reaction)(亜急性障害) 　　➡放射線治療終了後2カ月〜6カ月で生じる障害をいう。 　②晩期遅発性障害(late delayed reaction) 　　❶放射線治療終了後6カ月から3年で生じる障害をいう。 　　❷遅発性放射線壊死がその代表である。 　　❸進行性で不可逆性で、重篤な障害をきたしたり死亡したりする。
二次障害	➡10年以上を経て発症する放射線誘発腫瘍をいう。

2．一般的事項

❶放射線による組織障害の程度は、照射された線量に依存する。

➡**許容線量を低下させる因子**(川崎, 2001)

```
（ⅰ）既存の脳障害
（ⅱ）化学療法の併用
（ⅲ）低年齢
```

❷放射線照射による神経障害
　（ⅰ）小血管の閉塞によることが最も多い。
　　　➡中枢神経細胞は放射線に比較的抵抗性があり、初期の神経症状の出現はglia細胞や小血管の障害によるとされている。
　（ⅱ）その他、大血管障害や腫瘍(放射線誘発)による。
❸放射線障害の発生は、**細胞の感受性**と関係する。
　（ⅰ）白質は、灰白質より放射線感受性が高い。
　（ⅱ）視床下部は、皮質や皮質下部、および下垂体より放射線感受性が高い。
　（ⅲ）視路(visual pathway)は、他の脳神経より放射性感受性が最も高い。
　　　➡視路の各部分、すなわち視神経、視交叉および視索で放射線感受性に差はない。
　（ⅳ）動眼神経、滑車神経、三叉神経、外転神経、および舌咽神経、迷走神経、副神経、舌下神経は放射線抵抗性である。
　（ⅴ）**放射線感受性の高い細胞**
　　　ⓐ白質の稀突起膠細胞。
　　　ⓑ小脳のBergmann's glia*。
　　　ⓒ脈絡叢上皮細胞
　　　ⓓ血管内皮細胞

―――――――――――――――――――――――（チョット役に立つお話）―

*【Bergmann's glia】
①小脳の glia（膠細胞）は、星状膠細胞（astrocyte）と稀突起膠細胞（oligodendrocyte）とが主なものである。
②小脳の星状膠細胞は、以下のような特徴をもっている（白井, 1984）。
　㋑Purkinje（プルキンエ）細胞間に上皮細胞のように1層に並び、この胞体より細胞質突起を分子層に伸ばし、Purkinje 細胞の突起を取り囲む。
　㋺さらに、軟膜直下で終足（end foot）をつくる。
　㋩この細胞を Bergmann's glia という。
③したがって Bergmann's glia とは（白井, 1984 ; 辻山, 1977）、
　㋑星状膠細胞で、原形質性（protoplasmic）のものと原線維性（fibrillary）のものとがある。
　㋺Golgi's epithelial cell とも呼ばれる。
　㋩胎生末期より出生時にかけて、幼弱な Purkinje 細胞の間に現れる。
　㋥Purkinje 細胞層と分子層でニューロンの間隙を埋める支持細胞となる。
④Purkinje 細胞が死滅すると、Bergmann 膠細胞が増殖し始める。

3．一次障害

1）急性障害 Acute reaction

❶発生機序（原因）
　（ⅰ）脳血液関門の機能障害による脳浮腫が原因とされている。
　（ⅱ）通常の分割照射では起こりにくい。
❷発現時期
　➡照射中、通常、照射2週間後から現れる。
❸症状
　（ⅰ）頭痛、嘔気・嘔吐、けいれん、頭蓋内圧亢進症状。
　（ⅱ）一過性、軽症で、自然に回復する。
❹治療
　（ⅰ）副腎皮質ステロイド薬が有効。
　（ⅱ）Glyceol（グリセオール）の投与。

2）遅発性障害 Delayed reaction

（1）早期遅発性障害 Early delayed reaction（亜急性障害 subacute reaction）
❶発現時期；放射線治療終了後2カ月〜6カ月で出現する。
❷脱髄病変が主体。
❸病変は、主に白質にみられる。
　➡有髄線維の減少と細血管の硝子化。

❹症状
　（ⅰ）傾眠状態、微熱、無気力、食欲不振、嘔気・嘔吐など。
　（ⅱ）一過性で、**6週間ぐらいで消失**する（←**可逆性**）。
❺治療；副腎皮質ステロイド薬やGlyceol® の投与。

（2）遅発性放射線壊死 Delayed radiation necrosis

❶定義・概念
　（ⅰ）放射線**治療終了後6カ月～3年**（中央値：14カ月）で生じる。
　（ⅱ）**照射野内**で、**原発腫瘍と異なる部位の正常組織の不可逆的な壊死巣**で、病理学的に確認されたものをいう。
　（ⅲ）**血管病変を主体とした変化**（凝固壊死）である。
❷発生頻度
　（ⅰ）一般に、0.25～25%
　（ⅱ）頭蓋内腫瘍への照射の場合；45 gray（Gy）以上で5%、60 Gy以上で3年以上経過した症例で16.1%（城山ら，1985）
　（ⅲ）下垂体腺腫への放射線治療後；0.5～18%
　（ⅳ）60 Gyの通常の分割照射法で、3～25%（Rizzoliら，1984）
❸原疾患の種類と放射線壊死の発生部位
　（ⅰ）原疾患➡下垂体腫瘍、頭部悪性腫瘍や副鼻腔癌。
　（ⅱ）壊死の発生部位➡側頭葉に多い。
❹発生時期
　➡2カ月～19年（ピークは6カ月～2年）
❺発生要因
　（ⅰ）総線量、照射期間、照射野の大きさ、1回線量および照射回数や局所の血流量が挙げられているが、**照射線量に依存**しているとされている。
　　➡分割照射法では、脳では60 Gy以上、脊髄では45 Gy以上の照射で発生する。
　（ⅱ）**発生しやすい因子**（川崎，2001）
　　　ⓐ照射線量が60 Gy以上。
　　　ⓑnimustine hydrochloride（ACNU）の動注と放射線照射との併用。
　　　ⓒ高齢者
❻発生機序
　（ⅰ）放射線照射によりニューロン（neuron）や膠細胞（glia）が一時的に障害されるとの説（脳実質の直接障害説）。
　　　ⓐ照射により脳実質、特に白質が壊死に陥り、二次的に血管変化をきたす。
　　　ⓑ稀突起膠細胞（oligodendroglia）の直接障害による脱髄が、白質病変の主体との考え。
　　　　➡稀突起膠細胞や星状膠細胞（astrocyte）は放射線により障害されやすく、神経細胞は障害を受けにくい。
　（ⅱ）放射線照射により一時的に血管が障害されるとの説（脳血管障害説）。
　　　➡照射による血管変化が一時的であり、脳障害は血管病変に伴って二次的に生じるとの

説。
　　　☞この説が支持されている。
❼症状
　（ⅰ）運動麻痺
　（ⅱ）けいれん
　（ⅲ）痴呆、人格の変化や記憶障害。
　（ⅳ）意識障害
　（ⅴ）頭蓋内圧亢進症状
❽脳血管造影
　（ⅰ）無血管野および血管の圧排像。
　（ⅱ）びまん性の動脈細小化と循環時間の遅延。
❾エックス線CT
　（ⅰ）単純CT
　　ⓐ照射野に一致して低吸収域を認める。
　　　➡低吸収域は楓の葉状で、白質に沿って拡がることが多い。
　　ⓑ圧迫所見を認める。
　（ⅱ）造影CT（図26）；不規則な増強効果、あるいは**リング状増強効果**を認める。

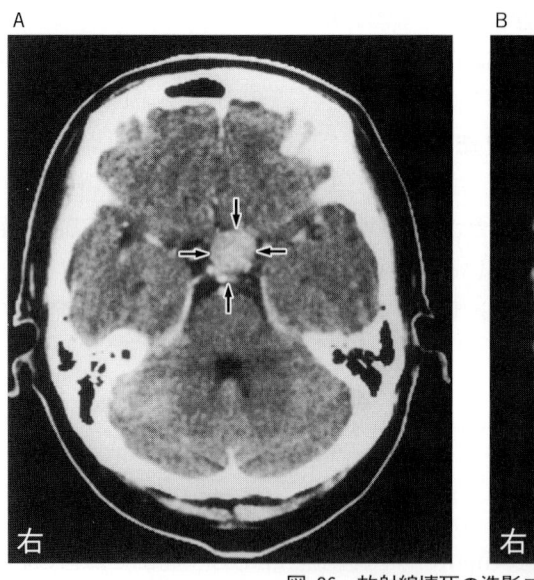

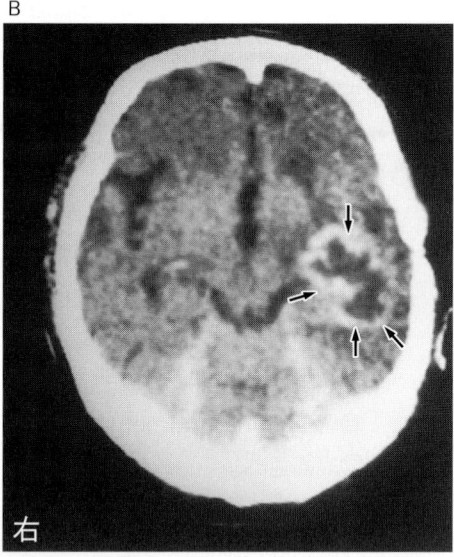

図26．放射線壊死の造影エックス線CT

A（放射線照射前）；原疾患は下垂体腺腫で、鞍上部に均質に造影される部分を認める（→）。
B（放射線照射後約3年）；放射線壊死例で、左側頭葉に不規則なリング状に増強される部分を認める（→）。

❿MRI
　（ⅰ）単純MRI
　　ⓐT1強調画像；低信号
　　ⓑT2強調画像；白質に帆立貝状（scalloped appearance）、あるいは不規則な高信号域。

（ⅱ）造影 MRI；不規則な、あるいは**リング状増強効果**。
⓫放射線壊死と再発腫瘍との鑑別
➡一般に鑑別は困難であるが、以下のような報告がある。
⓬治療(川崎, 2001)

Ⓐ放射線壊死では、副腎皮質ステロイド薬の投与により臨床症状および CT 所見の改善がみられることが多い。	
ⒷSPECT(single photon emission computed tomogarphy)やPET(positron emission tomography)による鑑別(Buchpiguelら, 1995)	①一般に、腫瘍では代謝活性は亢進し、放射線壊死では低下している。 ②Thalium(^{201}Tl)-SPECT や ^{18}FDG(fluorodeoxyglucose) PET では、腫瘍は取り込み亢進部位として描出され、放射線壊死では取り込み低下部位として描出される。
ⒸThalium(^{201}Tl)と^{99m}Tc-HMPA(hex-amethyl-propyleneamine oxime)の SPECT による鑑別(Schwartzら, 1991)	①^{201}Tl が強く取り込まれる場合➡腫瘍の再発。 ②^{201}Tl の取り込みが弱い場合➡放射線壊死 ③^{201}Tl が中程度に取り込まれる場合 　📝^{99m}Tc-HMPAO による検査が有用。すなわち、 　①病変部への灌流が増加、あるいは保たれている場合 　　➡腫瘍の再発。 　②病変部への灌流が低下している場合 　　➡放射線壊死
Ⓓ^{1}H-MRS(Proton magnetic resonance spectroscopy)による鑑別(Kamadaら, 1997)	①乳酸/コリン含有化合物の比が 1.0 を超える場合（＞1）➡放射線壊死 　📝乳酸は放射線壊死部に著明に蓄積している。 ②乳酸/コリン含有化合物の比が 1.0 より小さい場合（＜1）➡再発グリオーマ

（ⅰ）エックス線 CT で増強効果を認める低吸収域はあるが、mass effect(圧排効果)のないとき(早期)には、以下の治療を行う。
　　ⓐ大量の dexamethasone と heparin（ヘパリン）、warfarin®（ワーファリン）の併用。
　　ⓑ高圧酸素療法
（ⅱ）mass effect(圧排効果)のある場合；外科的切除(変性を起こした病巣部を切除)
⓭病理学的所見
（ⅰ）肉眼的所見
　　ⓐ灰白質と白質との境界が消失。
　　ⓑ白質の浮腫性変化。
　　ⓒ黄色で、弾性硬。
（ⅱ）組織学的所見
　　　➡**白質の変化が主体。**
　　ⓐ脳組織の凝固壊死。
　　ⓑ囊胞形成
　　ⓒ血管壁の肥厚と類線維素変性(fibrinoid degeneration)。
　　ⓓ血管内皮細胞の増殖とそれによる血管の狭窄。
　　ⓔ血栓形成
⓮予後
➡不可逆的、進行性で、程度によっては死に至る。

（3）白質脳症 Leukoencephalopathy（播種性壊死性脳症 Disseminated necrotizing leukoencephalopathy）

❶概念
　➡照射により脳の白質が変性し、その程度により知能障害、意識障害や性格変化などの症状を呈するものをいう。

❷発生原因・危険因子
　（ⅰ）発生原因
　　　➡全脳照射により脳血液関門（blood-brain barrier）が障害され、methotrexate などの薬剤に対する透過性が上昇し脳実質へ移行することによる。
　（ⅱ）危険因子
　　　ⓐmethotrexate の髄腔内注射と全脳照射との併用により、最も生じやすい。
　　　　㋐methotrexate の髄腔内注射単独でも生じる。
　　　　㋑全脳照射単独でも生じる。
　　　ⓑDiphenylhydantoin の併用。

❸発生時期；治療から3～15 カ月後に生じやすい。

❹症状
　（ⅰ）性格変化
　（ⅱ）痴呆
　（ⅲ）運動麻痺

❺好発年齢；小児に多い。

❻エックス線 CT
　（ⅰ）単純 CT；白質に低吸収域。
　（ⅱ）造影 CT；増強される場合と、されない場合とがある。

❼MRI
　（ⅰ）単純 MRI；T2強調画像で、白質にびまん性の高信号域。
　（ⅱ）造影 MRI；増強される場合と、されない場合とがある。

❽治療
　（ⅰ）副腎皮質ステロイド薬のパルス療法。
　（ⅱ）Glyceol® の投与。

❾組織学的所見
　（ⅰ）髄鞘の変性。
　（ⅱ）小血管の障害；血管壁の硝子様変性や血管周囲の線維性増殖。
　（ⅲ）凝固壊死

❿予後
　（ⅰ）極めて不良。
　　　症状は進行性で、死に至る。
　（ⅱ）発症1～3カ月で死亡することが多い。

(4) 情動・知能障害
❶発生頻度
　（ⅰ）全体；全脳照射で 2〜5%
　（ⅱ）精神発達遅滞➡脳腫瘍で放射線治療を受けた小児の 10〜80%
❷小児では、年齢が低いほど知能低下をきたしやすい。
❸3 歳以下では、全脳照射（24〜30 Gy）による知能障害が生じやすい。
　（ⅰ）したがって、3 歳以下の悪性脳腫瘍患者では、化学療法を先に行い、**照射は 3 歳以降に行う**（可能な限り、放射線治療の時期を遅らせる）。
　（ⅱ）1〜3 歳の脳腫瘍患者における放射線治療では、60%に知能低下をきたす。
❹診断時に 7 歳以下の小児では、明らかに知能低下をきたす。
❺成人の悪性脳腫瘍に対する全脳照射例でも、年を経るごとに知能・精神機能が低下する（広範な大脳機能障害）。
　←50 歳以上の症例や化学療法併用例で起こりやすい。

(5) 下垂体前葉の障害
❶頻度；下垂体腺腫例の 13〜55%
❷照射線量
　（ⅰ）視床下部・下垂体系の耐容線量は、小児では約 25 Gy
　（ⅱ）低線量照射では視床下部に影響を及ぼす。
　（ⅲ）小児では、放射線照射により甲状腺機能に影響を及ぼす。
❸発生時期
　（ⅰ）下垂体機能低下の発生時期➡1〜11 年（平均；5.8 年）
　（ⅱ）成長ホルモンの欠乏（小児例）
　　　ⓐ発生時期；照射終了 3 カ月後に明らかとなる。
　　　ⓑ照射終了後 6 カ月までに小児の 80%にみられる。
❹下垂体前葉ホルモンへの影響 (Snyder ら, 1986)
　➡対象は下垂体腺腫例で、全例男性、巨大腺腫。
　（ⅰ）術後に放射線治療を施行した症例（平均観察期間は 4.2 年で、照射線量は 4,250〜5,344 rads）
　　　ⓐ副腎皮質ホルモンの欠乏➡症例の 67%に認められる。
　　　ⓑ甲状腺ホルモンの欠乏➡症例の 55%に認められる。
　　　ⓒ性腺ホルモンの欠乏➡症例の 67%に認められる。
　（ⅱ）放射線治療単独例（観察期間は 5 年で、照射線量は 4,400〜5,000 rads）
　　　ⓐ副腎皮質ホルモンの欠乏➡症例の 55%に認められる。
　　　ⓑ甲状腺ホルモンの欠乏➡症例の 15%に認められる。
　　　ⓒ性腺ホルモンの欠乏➡症例の 50%に認められる。
　（ⅲ）手術単独例（観察期間は 4 年）
　　　ⓐ副腎皮質ホルモンの欠乏➡症例の 13%に認められる。
　　　ⓑ甲状腺ホルモンの欠乏➡症例の 13%に認められる。

ⓒ性腺ホルモンの欠乏➡症例の 0％
❺症状
　（ⅰ）思春期前の患者➡成長および二次性徴の遅延。
　（ⅱ）成人➡性的不能や無月経。

（6）視障害（radiation-induced optic neuropathy）
❶頻度
　（ⅰ）遅発性視力障害の原因としては、稀。
　（ⅱ）しかし、中頭蓋窩の良性頭蓋底腫瘍に対するγ-knife治療例では、23％に発生(Leberら, 1998)。
❷原疾患
　➡ほとんどが良性腫瘍で、主として下垂体腺腫への照射。
❸原因；視神経や視交叉の虚血による。
❹発生要因（照射線量）
　（ⅰ）標準的放射線療法（conventional radiotherapy）
　　　ⓐ総線量が過剰な場合（＞60 Gy）か、あるいは分割照射で 1 回の線量が過剰な場合（＞2 Gy）に発生することが多い。
　　　ⓑ稀に、総線量が 50 Gy 以下、あるいは 1 回線量が 2 Gy 以下でも生じることがある。
　（ⅱ）γ-knife(Leberら, 1998)
　　　ⓐ照射線量が 10 Gy 未満では、視障害は発生しない。
　　　ⓑ照射線量が 15 Gy 以上では、高率に視障害が発生する。
　※因みに、海綿静脈洞内の脳神経障害は、5～30 Gy の照射線量では発生しない。
❺症状発現時期
　（ⅰ）総線量と関係する。すなわち、総線量が多いほど症状の発現時期は早い。
　（ⅱ）一般に、照射後 5 カ月～7 年（ピークは 1～1.5 年）で、ほとんどが（90％）**3 年以内**。
❻症状
　（ⅰ）突然発症で、急速に進行する視力低下。
　　　ⓐ視力障害は一眼に発生し、数週間あるいは数カ月後、他眼に及ぶ。
　　　ⓑ視力障害の程度は重篤で、通常、全盲となる。
　（ⅱ）視野障害
　　　➡種々の程度の視野障害は、放射線誘発視障害で常にみられる所見。
　（ⅲ）視神経萎縮は、初発症状発現後数週間後に出現する。
　（ⅳ）経過は、急性あるいは慢性。
❼MRI
　➡活動期（active phase）には、視神経が増強効果を示す。
❽視神経および視交叉の組織学的所見
　➡脱髄（demyelination）を示し、以下の所見を伴う(Klineら, 1985)。
　（ⅰ）類線維素壊死（fibrinoid necrosis）
　（ⅱ）小血管の内皮細胞の肥厚による狭窄。

（ⅲ）星状膠細胞の増殖。

（7）脳血管障害（radiation cerebrovasculopathy）
❶定義・概念
（ⅰ）放射線治療後に頭蓋内（特に脳底部）主幹動脈に狭窄像や閉塞像を認めるものをいう。
ⓐ小児では、大部分がもやもや現象（もやもや血管）*を伴っている（90％）。
ⓑ成人では、もやもや血管を伴わない脳底部主幹動脈の狭窄・閉塞像を呈することが多い。
➡もやもや血管を伴う頻度は、11％と少ない。
（ⅱ）照射量や照射部位と関係があり、**照射野内に限局**して認められる。
❷原疾患・発生機序
（ⅰ）原疾患；神経膠腫（視交叉付近）や間脳下垂体系腫瘍が多い。
（ⅱ）脳血管障害の発生機序
ⓐ照射による中膜損傷や内皮・内膜の肥厚が、狭窄・閉塞の原因とされている。
ⓑ閉塞血管は、主として大血管の閉塞であるにもかかわらず梗塞巣が小さいことから、狭窄が徐々に進行し、側副循環が機能していると考えられる。
❸好発年齢
➡照射時の年齢は、15歳以下の**小児**、特に5歳以下に多い。
☞小児では年齢が低いほど血管が未熟で、脆弱性が強いため。
（ⅰ）10歳以下の発生頻度；90％
（ⅱ）5歳以下の発生頻度；70％
❹照射から発症までの期間
（ⅰ）小児；6カ月〜20年（平均；5.4年）
（ⅱ）成人；4カ月〜14年（平均；5.2年）
❺好発部位
（ⅰ）内頸動脈、前大脳動脈や中大脳動脈の**主幹動脈の起始部**に多い。
（ⅱ）両側性が多い。
❻発症時の症状
（ⅰ）意識障害
（ⅱ）けいれん
（ⅲ）片麻痺
❼脳血管造影
➡照射野に一致して、頭蓋内主幹動脈の狭窄・閉塞像を認める。
❽神経線維腫症（neurofibromatosis）との関係
（ⅰ）小児例；17％に神経線維腫症を合併している。
（ⅱ）成人例；神経線維腫症の合併を認めない。
❾治療
（ⅰ）確立したものはないが、副腎皮質ステロイド薬の投与。
（ⅱ）バイパス術（浅側頭動脈・中大脳動脈吻合術）
❿組織学的所見

➡血管内皮細胞の増殖、血管壁の硝子化、内弾性板の断裂、中膜の線維芽細胞の増殖や外膜の線維化。
⓫予後；不良で、死亡例が多い。

――――――――――――――――――――――――――――（チョット役に立つお話）―
*【放射線照射後のもやもや現象 Moyamoya phenomenon after radiation
　　　　　　　　　　　　　　　　　　　　　　　　　　　　　　（Kestleら，1993）】
①頻度；小児の視神経膠腫（星細胞腫）で放射線治療を受けた症例の18％
②照射時の年齢
　　➡1.3～4.5歳（平均；3歳）、すなわち5歳以前に照射を受けている。
③性別；男児がほとんど（80％）。
④症状
　　㋐虚血症状が大部分。
　　㋑けいれん
⑤全例、術後6カ月以内に放射線治療を受けている。
⑥放射線治療からもやもや現象発生までの期間
　　➡平均3.7年、すなわち、もやもや現象は4年以内に発生。
⑦視神経膠腫で神経線維腫症Ⅰ型を伴う例に多く認められる。すなわち、
　　㋐視神経膠腫単独例；放射線照治療射を受けた視神経膠腫の18％
　　㋑神経線維腫症Ⅰ型に伴う視神経膠腫例；60％の発生頻度。
　　㋒因みに、視神経膠腫例の1/3は神経線維腫症Ⅰ型をもっている。
⑧神経線維腫症の患者は、放射線誘発による血管障害を生じやすい。

4．放射線誘発腫瘍 Radiation-induced brain tumor ――二次障害――

❶定義
　　➡照射前になかった腫瘍が、時期を経て、照射部位に一致して発生する腫瘍をいう。
❷頻度
　（ⅰ）骨肉腫の発生頻度➡放射線照射を受けた患者の0.017～0.22％
　（ⅱ）下垂体腺腫への放射線照射
　　　ⓐ放射線誘発腫瘍（髄膜腫、星細胞腫や悪性脳腫瘍）が発生する危険率➡通常の発生頻度の9.4～16倍。
　　　ⓑ放射線腫瘍（髄膜腫や星細胞腫）の累積危険率(Bradaら，1992)
　　　　㋐放射線治療終了後最初の10年以上経た時点➡1.3％
　　　　㋑放射線治療終了後20年以上経た時点➡1.9％
　　　ⓒ神経膠腫の累積危険率(Tsangら，1993)
　　　　㋐放射線治療終了後10年➡1.7％
　　　　㋑放射線治療終了後15年➡2.7％

（iii）頭部白癬（tinea capitis）で低線量の放射線治療を受けた小児での発生頻度
　　　　　ⓐ神経系腫瘍（髄膜腫、グリオーマや神経鞘腫）の発生頻度
　　　　　　㋐年間、1万人に対して1.8人(Ronら, 1988)。
　　　　　　㋑30年の累積危険率➡0.8±0.2%(Ronら, 1988)
　　　　　ⓑ髄膜腫➡コントロール群に比して4〜9倍の発生頻度。
❸照射線量と誘発腫瘍
　　（ⅰ）低線量（15 Gy以下）(Cantiniら, 1987)
　　　　　ⓐ線維腫（fibroma）や髄膜腫などの良性腫瘍が発生することが多い。
　　　　　ⓑ大多数は髄膜腫。
　　（ⅱ）高線量（15〜56 Gy）(Cantiniら, 1987)
　　　　　➡線維肉腫（fibrosarcoma）や悪性神経膠腫などの悪性腫瘍が発生することが多い。
❹誘発腫瘍の種類と性質
　　（ⅰ）種類
　　　　　ⓐ髄膜腫（meningioma）が最も多い。
　　　　　　➡以前は、肉腫が最も多いとされていたが、最近の報告では髄膜腫が神経膠腫や肉腫より
　　　　　　　も、5倍多い(Harrisonら, 1991)。
　　　　　ⓑ以下、神経膠腫（glioma）＞肉腫（sarcoma）。
　　　　　　　☞肉腫では、線維肉腫（fibrosarcoma）のことが多い。
　　（ⅱ）一般に、悪性度が高い。
　　（ⅲ）低線量照射では髄膜腫が発生しやすく、肉腫は稀。
❺原疾患
　　　➡トルコ鞍近傍腫瘍と髄芽腫が大半を占める。
❻発生しやすい因子
　　（ⅰ）照射時の年齢が若い人。
　　（ⅱ）照射線量の多い人。
　　　　　➡照射線量が多くなればなるほど頻度は高くなり、また腫瘍発生までの期間は短くな
　　　　　　る傾向がある。
　　　　　ⓐ低線量照射➡2.6倍の発生危険度。
　　　　　ⓑ中等度の線量照射（18〜24 Gy）➡22倍の発生危険度。
❼中胚葉性悪性腫瘍の発生に関与する因子(Norwoodら, 1974)
　　（ⅰ）4000 r（roentgen）以上の照射線量。
　　（ⅱ）反復性の放射線治療。
　　（ⅲ）短期間の照射。
❽放射線照射から腫瘍発生までの期間
　　（ⅰ）誘発腫瘍の悪性度が高いものほど、また照射線量が多いほど短い傾向にある。
　　（ⅱ）全体；3〜30年（平均；10〜12年）
　　（ⅲ）種類別
　　　　　ⓐ髄膜腫(Harrisonら, 1991)
　　　　　　㋐低線量（＜1000 rad）；12〜58年（平均；35.2年）

㋑中等度線量(1000〜2000 rad)；2〜63年(平均；26.1年)
　　　㋺高線量(>2000 rad)；4〜50年(平均；19.5年)
　　ⓑ神経膠腫(glioma)；1〜26年(平均；11年)
　　ⓒ膠芽腫；5〜14年(平均；7.9年)
　　ⓓ線維腫(fibroma)；10〜15年
　　ⓔ肉腫；5〜27年(中央値；9.7年)
❾放射線誘発腫瘍の**診断基準**
　➡Cahanら(1948)の放射線誘発骨肉腫と診断するための必要条件が、広く用いられている。すなわち、

> （ⅰ）照射前にその部に、顕微鏡的あるいはレントゲン学的に腫瘍が存在しないこと。
> （ⅱ）腫瘍は照射野内に発生していること。
> （ⅲ）放射線照射から腫瘍発生までに、比較的長い潜伏期間があること(5年以上)。
> （ⅳ）発生した腫瘍が組織学的に確認されていること。
> ➡その他(Rappaportら，1991)
> （ⅴ）最初の腫瘍とは組織学的に異なること。

楽々講座　　　　【放射線誘発髄膜腫 Radiation-induced meningioma】

①通常、低線量照射後に発生する。
　➡20％は高線量照射後に発生。
②原因
　❶頭部白癬(tinea capitis)に対する頭皮への低線量照射によるものが、圧倒的に多い。
　❷次いで、原発性脳腫瘍に対する高線量照射。
③照射線量による分類(Harrisonら，1991)
　❶<1000 radの低線量(low dose)照射により発生する髄膜腫。
　❷1000〜2000 radの中等度線量(moderate dose)照射により発生する髄膜腫。
　❸>2000 radの高線量(high dose)照射により発生する髄膜腫。
④発生年齢
　❶発生年齢は、通常の髄膜腫より若い。
　❷照射線量が多くなるほど、発生年齢は若くなる(→発症までの期間が短くなる)。
　❸特に、高線量照射では発生年齢は若い。
⑤性別
　➡「男性に多い」との報告があるが、頭部照射例が男性に多いことを勘案すると、放射線誘発髄膜腫
　　は女性に多い(Harrisonら，1991；Mackら，1993)。
⑥症状；けいれんが最も多い。
⑦発生部位
　➡照射部位と関係する。すなわち、
　❶頭蓋冠、特に上矢状静脈洞に接する部位(大脳鎌や傍矢状洞)に多い(Harrisonら，1991)。
　❷頭蓋底には少ない。
⑧多発性の頻度；20〜30％
⑨放射線照射から髄膜腫発生までの期間
　❶全体(平均)；25〜40年
　❷照射線量が多くなるほど、腫瘍発生までの期間は短くなる(Harrisonら，1991)。
　　すなわち、
　　　◆低線量(<1000 rad)；12〜58年(平均；35.2年)
　　　◆中等度線量(1000〜2000 rad)；2〜63年(平均；26.1年)
　　　◆高線量(>2000 rad)；4〜50年(平均；19.5年)
⑩放射線誘発の髄膜腫例では(低線量、高線量照射でも)、頭皮の萎縮や脱毛を伴うことが多い。
　➡しばしば腫瘍は、萎縮した頭皮下に存在・浸潤している。

⑪低線量照射により発生する髄膜腫の特徴(Mackら，1993)
　　①若年者に発生する傾向がある。
　　②悪性例が多く、また再発例も多い(20〜25％の頻度)。
　　③多発例が多い。
⑫診断基準(Harrisonら，1991)
　　①髄膜腫が、照射野内に発生していること。
　　②照射前に存在しなかったと実証するのに十分に長い潜伏期間(通常、数年間)を経て、髄膜腫が発生していること。
　　③髄膜腫が、最初の腫瘍と組織学的に異なること。
　　④髄膜腫が、照射との因果関係を示唆するのに十分な頻度で発生していること。
　　⑤髄膜腫が、非照射群よりも照射群に高率に発生していること。
⑬治療
　　➡手術により、頭蓋骨および硬膜を含めて広範に切除する。
⑭組織学的所見
　　➡細胞密度が非常に高く、核の多形性や分裂像を認める悪性例が多い。
⑮再発
　　①頻度；20〜50％
　　②再発までの期間(平均)；6〜11年

5．放射線照射による石灰化

❶発生機序
　（ⅰ）血管炎説
　　　　➡放射線による血管炎とその後の線維化および硝子化が進行して生じるとの説。
　（ⅱ）脱髄説
　　　　➡放射線により脱髄が生じ、その組織崩壊物に対して自己免疫反応(autoimmune reaction)が起こると石灰化が生じるとの説。
　（ⅲ）副甲状腺機能障害説
　　　　➡照射野が視床下部を含んでいる場合、照射により視床下部・副甲状腺系を介して副甲状腺機能障害をきたすとの説。
　（ⅳ）カルシウム代謝異常の関与説。
❷特徴
　（ⅰ）放射線治療が小児期に施行されている。
　（ⅱ）放射線治療後5年以上経過してから、石灰化が発見されていることが多い。

㉓囊胞および腫瘍類似病変 Cysts and tumor-like lesions

1. 総説

❶名称；種々の名称で呼ばれ、名称の使用に際し混乱がみられる。

❷分類(本橋ら，2001)

発生過程よりの分類		①Ectodermal origin（外胚葉起源）の囊胞 ➡epidermoid cyst（266頁）、dermoid cyst（273頁）、ependymal cyst、epithelial cyst など。 ②Mesodermal origin（中胚葉起源）の囊胞 ≒arachnoid cyst（くも膜囊胞） ③Endodermal origin（内胚葉起源）の囊胞 ➡Rathke's cleft cyst（275頁）、colloid cyst（279頁）、endodermal cyst（内胚葉囊胞）、neurenteric cyst（神経腸囊胞）や enterogenous cyst（腸囊胞）など。
上皮性か非上皮性かによる分類	上皮性囊胞 (epithelial cyst)	①定義・概念 ㋑上皮細胞表面に microvilli や、microvilli 表面を被覆する coating material を認める。 ㋺上皮細胞下に基底膜が連続している。 ㋩神経外胚葉と中胚葉の両者から派生し、上皮性の特徴と間質性の特徴とを兼ね備えている。 ②分類 ㋑Ectodermal cyst ➡neuroepithelial(ependymal) cyst、choroidal epithelial cyst など。 〔choroidal epithelial cyst〕 ◆側脳室内に発生することが多い。 ❷組織学的には基底膜を有する一層の脈絡上皮性様細胞より形成され、囊胞壁の一部が脈絡叢に接着部を認めることが多い。 ㋺Endodermal cyst ➡neurenteric(enteric) cyst、enterogenous cyst、endodermal epithelial cyst など。
	非上皮性囊胞 (non-epithelial cyst)	➡くも膜囊胞(arachnoid cyst)

❸エックス線 CT

（ⅰ）単純 CT；通常、低吸収域。

（ⅱ）造影 CT；通常、増強されない。

❹MRI

（ⅰ）単純 MRI

 ⓐT1強調画像

  ㋑通常、低信号。

  ㋺蛋白濃度が高い場合には（10 g/dl を超えると）、高信号。

 ⓑT2強調画像

  ㋑通常、高信号。

  ㋺蛋白濃度が17 g/dl 以上の高濃度の場合には、低信号(Hayashi ら，1999)。

（ⅱ）造影 MRI；通常、増強されない。

(ⅲ)拡散強調画像(DWI)；低信号
　　📖類表皮嚢胞(epidermoid cyst)では高信号。
❺外科的治療
　(ⅰ)可能であれば全摘出を行う。
　(ⅱ)可及的に嚢胞壁を切除することが困難な症例に対しては、嚢胞・腹腔短絡術。
　(ⅲ)水頭症を認める場合には、脳室・腹腔短絡術。
❻免疫組織化学的所見
　(ⅰ)ectodermal cyst ➡S-100 protein がよく相関する。
　(ⅱ)endodermal cyst ➡CEA 陽性がよく相関する。
　(ⅲ)EMA(epithelial membrane antigen)は上皮のよい指標。

> **ちょっとお耳を拝借**
> ラトケ嚢胞、コロイド嚢胞および neurenteric cyst(神経腸嚢胞)を区別する病理学的および免疫組織化学的な基準はなく、これらの嚢胞の発生部位が唯一の区別しうる指標となる(Grazian ら, 1995)。

❼組織起源の同定
　➡光顕、PAS 染色、mucicarmine 染色、免疫染色や電顕所見を総合して、嚢胞の発生由来を判定する。
　(ⅰ)Ectodermal cyst の診断(本橋ら, 2001)
　　　ⓐ脳室系や脈絡叢との解剖学的連続性や、神経細胞、glia 細胞の存在、電顕上の glia 線維の存在や血管内皮の fenestration などが参考となる。
　　　ⓑmelanocyte(黒色素細胞)のような外胚葉由来組織の存在。
　　　ⓒ免疫組織学的所見；S-100 protein 陽性、GFAP 陽性。
　(ⅱ)Endodermal cyst の診断(朝本ら, 1999；本橋ら, 2001)
　　　ⓐ光顕所見において上皮細胞が PAS 陽性。
　　　ⓑ光顕で mucicarmine 陽性で粘液産生を示す杯細胞(goblet cell)の証明。
　　　ⓒ筋、軟骨組織の存在。
　　　ⓓ電顕において基底膜(basement membrane)の存在や、上皮細胞内の分泌顆粒の存在。
　　　ⓔectodermal cyst の特徴がないこと。
　　　ⓕCEA；陽性
　(ⅲ)Mesenchymal cyst の診断(朝本ら, 1999)
　　　ⓐくも膜嚢胞(arachnoid cyst)とほぼ同義語。
　　　ⓑ嚢胞壁がくも膜細胞からなることを光顕および電顕で証明。

2．上皮性嚢胞 Epithelial cyst

1）概説
❶概念
(ⅰ)上皮細胞を有する嚢胞性病変をいう。
(ⅱ)非上皮性嚢胞(arachnoid cyst)と対峙する概念である(本橋ら, 2001)。

❷名前の表記法(本橋ら, 2001)
(ⅰ)発生由来がある程度想定できる場合➡choroidal epithelial cyst、ependymal epithelial cyst、glioependymal epithelial cyst や respiratory epithelial cyst など、想定部位＋epithelial cyst と表現した方がよい。
(ⅱ)発生由来の想定が困難な場合➡ectodermal epithelial cyst、あるいは endodermal epithelial cyst と表記。
(ⅲ)不明なもの➡epithelial cyst のみの表記。

❸組織起源(説)
(ⅰ)脳室上衣や脈絡叢などの神経上皮(neuroepithelium)由来説。
　　神経上皮由来の細胞が発生途中において突出、あるいは陥入して嚢胞として遺残したとの説。
(ⅱ)消化管や器官上皮などと同様に内胚葉由来説。

❹組織学的所見
(ⅰ)1層の立方または円柱状の上皮細胞で、上皮細胞下によく発達した基底膜を認める。
(ⅱ)円柱上皮細胞層の下に結合組織層がある。
(ⅲ)線毛を有する細胞と、有しない細胞とがある。
(ⅳ)線毛を有しない細胞表面には microvilli が存在し、その表面は coating material で被覆されている。
(ⅴ)上皮細胞内に分泌顆粒(PAS、または mucicarmine 陽性)や束状の tonofilament(表皮有棘細胞内にみられる線維性構造物で、電子顕微鏡的に張原線維と呼ばれる)を認める。

❺免疫組織化学的所見
(ⅰ)cytokeratine；陽性
(ⅱ)EMA(epithelial membrane antigen)；陽性

2）Ependymal cyst(上衣嚢胞)
❶概念
(ⅰ)通常、**基底膜は存在せず**、ependymal cell が1層に配列する嚢胞性病変をいう。
　　ependymal cell は、くも膜下腔に直接接する部分以外は、基底膜により境されていない。
(ⅱ)神経外胚葉組織(neuroectodermal tissue)から派生した上皮層(epithelial lining)を含んでいる。
(ⅲ)Ectodermal origin(外胚葉起源)の嚢胞の1つである。

❷好発年齢；成人(40歳代)に好発。
❸性別；女性に多い(男性：女性＝1：1.8)。

❹好発部位
（ⅰ）前頭葉に最も多く発生する。
（ⅱ）脳内から脳室の方に向かって発育する。
（ⅲ）左右別；左側に多い（65％）。
❺病理学的所見
（ⅰ）肉眼的所見
　　➡嚢胞内容液は、清明、ミルク状、キサントクロミーなどさまざま。
（ⅱ）組織学的所見
　　ⓐ単層の上皮が基底膜を介さず glia 組織に直接、接している。
　　ⓑ上皮細胞層、結合組織層、glia 層の 3 層構造がみられる場合は、glioependymal cyst である。
　　ⓒ通常、基底膜を認めない。
❻免疫組織化学的所見(Abe ら, 1999)
（ⅰ）GFAP；陽性
（ⅱ）cytokeratin；陰性

3）内胚葉嚢胞 Endodermal cyst

❶定義・概念
（ⅰ）嚢胞壁が気管支上皮や腸管上皮に類似する上皮細胞からなる嚢胞をいう。
（ⅱ）正常の内胚葉組織と連続性はない。
❷頻度；全中枢神経系腫瘍の 0.01％で、極めて稀。
❸名称
（ⅰ）enterogenous cyst（腸嚢胞）、neurenteric cyst（神経腸嚢胞）*や bronchogenic cyst（気管支嚢胞）などを含む総称名。
（ⅱ）組織学的に軟骨や筋層組織が認められた場合には、respiratory cyst や enterogenous cyst と呼ばれる。
　　📖後頭蓋窩発生例では、enterogenous cyst の報告が多い。
❹発生機序
　➡胎生 3 週頃の外胚葉（脊索）と内胚葉（前腸）の分離不全のために、内胚葉組織が神経管内に取り残されることにより生じるとされている。
❺好発年齢
　➡いずれの年齢層にも発生する。
（ⅰ）20～40 歳が最も多い。
（ⅱ）平均年齢；34 歳
❻性別；男性に多い（60％）(Bejjani ら, 1998)。
❼症状
（ⅰ）頭痛が最も多い。
（ⅱ）歩行障害
（ⅲ）運動麻痺

❽好発部位
　（ⅰ）大部分は脊柱管内で、脊髄（下部頸髄〜上部胸髄に多い）前面（腹側）の硬膜下腔に発生する。
　（ⅱ）頭蓋内発生は稀。
　　　　　➡ほとんどが（90％）、**後頭蓋窩**。
　　　ⓐ**脳幹前面**が最も多い（半数）。
　　　ⓑ次いで、第4脳室内（21％）。
　　　ⓒ小脳橋角部（17％）
❾外科的治療
　（ⅰ）全摘出できれば再発はない。
　　　　　➡一般に、嚢胞は脳幹や周囲組織と癒着しており、全摘出は困難なことが多い。
　（ⅱ）嚢胞壁の開放；再発することがある。
❿病理学的所見
　（ⅰ）肉眼的所見
　　　　　➡嚢胞内容液は、水様、ゼラチン様やチーズ様とさまざま。
　（ⅱ）組織学的所見
　　　ⓐ一層の円柱状あるいは立方状の上皮から成る。
　　　ⓑ基底膜を認める。
　　　ⓒ線毛や goblet（杯細胞→ムチン産生）を認める。
　　　ⓓ上皮細胞内に粘液が存在することがある。
　　　ⓔ時に、扁平上皮化生を伴い、軟骨や筋層を伴うこともある。
⓫組織起源の同定
　（ⅰ）組織内に軟骨を含む場合➡respiratory cyst
　（ⅱ）筋層組織を認め、PAS染色やmucicarmine染色で上皮細胞内の空胞に粘液が証明される場合➡enterogenous cyst
⓬免疫組織化学的所見
　（ⅰ）CEA；陽性
　　　　　📖CEAは、内胚葉系由来の組織診断に有用。
　（ⅱ）cytokeratin；陽性
　（ⅲ）EMA（epithelial membrane antigen）；陽性
　（ⅳ）GFAP；陰性
　　　　　📖ependymal cyst では、GFAP は陽性。
⓭合併奇形；椎骨の形成異常（半椎体、二分脊椎）、脊椎破裂や腸管の奇形など。

―(チョット役に立つお話)―

*【神経腸嚢胞 Neurenteric cyst】
①定義・概念
　①呼吸上皮、腸管上皮に類似したムチン産生細胞からなる嚢胞性病変をいう。
　②heterotopic（異所性）な腸管組織から派生した上皮層（epithelial lining）を含んでいる。
②頻度；全中枢神経系腫瘍の0.01％で、極めて稀。
③名称；enterogenous cyst（腸嚢胞）とも呼ばれる。
④発生機序；胎生3週頃の外胚葉（脊索）と内胚葉（前腸）の分離不全により生じるとされている。
⑤特徴
　①東南アジアに多くみられる。
　②左側に多い。
⑥好発部位
　①頭蓋内は稀であるが、頭蓋内での好発部位は、脳幹前面や小脳橋角部の後頭蓋窩（腹側）の硬膜下腔（くも膜下腔）である。
　②因みに、neurenteric cyst の好発部位は下部頸髄〜上部胸髄で、腹側の硬膜下腔。
⑦症状
　①平衡障害
　②頭痛
　③聴力障害
⑧免疫組織化学的所見；CEA が診断に有用で、陽性となる。

3．非上皮性嚢胞 Non-epithelial cyst

　➡くも膜嚢胞（arachnoid cyst）

㉔脳腫瘍と鑑別困難な脱髄疾患
Demyelinating diseases mimicking brain tumors (Brain tumor-like demyelinating lesions)

❶概念
　（ⅰ）脱髄疾患の中に、画像上、脳腫瘍、特に悪性腫瘍と鑑別困難な症例がある。
　（ⅱ）このように（悪性）脳腫瘍と鑑別困難な稀な脱髄疾患は、'**急性限局性脱髄病変（脱髄性偽腫瘍）**'、'myelinoclastic diffuse sclerosis（髄鞘崩壊びまん性硬化症）'、'transitional sclerosis（移行型硬化症）'、あるいは'tumefactive demyelinating lesions（腫大性脱髄病変）'などと呼ばれる。
❷頻度；年間、10万人に0.3人。
❸脱髄疾患の種類
　（ⅰ）急性散在性脳脊髄炎（acute disseminated encephalomylitis；ADEM）
　（ⅱ）多発性硬化症（multiple sclerosis）
❹脳血管造影；脱髄疾患では特徴的な所見を呈さない。
❺脱髄疾患のエックス線 CT（半田, 1988）
　（ⅰ）単純 CT
　　ⓐ局所的、または広範な脳萎縮。
　　ⓑ白質内、特に側脳室周辺の低吸収域。
　　ⓒ占拠性効果を示すことがある。
　（ⅱ）造影 CT
　　ⓐ多発性硬化症
　　　㋐増強効果を示すことが多い（←急性期や活動期に多い）。
　　　㋑増強像の形状；リング状（ring-shaped）、びまん性（diffuse）、辺縁型（marginal）の順にみられる。
　　ⓑ副腎白質ジストロフィー（adrenoleukodystrophy）；辺縁型、あるいは花冠状（garland-shaped）の増強像を呈することが多い。
❻MRI
　（ⅰ）多発性硬化症
　　➡大脳白質、脳幹、小脳や脊髄に多発性の輝度変化を認め、典型例では脳室周囲の白質病変は、横長の形態（ovoid lesion）を示す。
　　ⓐ単純 MRI
　　　㋐T1強調画像；軽度低信号
　　　㋑T2強調画像；高信号
　　ⓑ造影 MRI
　　　㋐活動期には、結節状あるいはリング状に増強される。
　　　㋑急性限局性脱髄病変では、リング状に増強されることが多い。
　（ⅱ）Neuro-Behçet 病*

ⓐ単純 MRI
　　　㋐T1強調画像；低信号
　　　㋑T2強調画像；高信号
　　ⓑ造影 MRI；リング状に増強されることがある。
（ⅲ）急性散在性脳脊髄炎（ADEM）
　　➡大脳白質、基底核、視床、脳幹、小脳や脊髄に、通常両側性に輝度変化を認める。所見は、対称性のことも非対称性のこともある。
　　ⓐ単純 MRI
　　　㋐T1強調画像；軽度低信号
　　　㋑T2強調画像；高信号
　　ⓑ造影 MRI；活動期には増強されることがあるが、そのパターンはさまざま。

――――――――――――――――――――――――――――――（チョット役に立つお話）――
　*Neuro-Behçet 病においても、基底核部、脳幹や大脳白質にリング状に増強される脳腫瘍と鑑別困難な症例の報告がある。特に、皮膚症状がないときには鑑別が困難(Imoto ら，2002)。

❼Proton MR spectroscopy（磁気共鳴スペクトロスコピー）(Saindane ら，2002)
　➡神経膠腫の中心部の NAA(N-acetyl-aspartate)/Cr(creatine)比は、腫大性脱髄病変より有意に低い。
❽脳腫瘍との鑑別
（ⅰ）しばしば困難（図 27）。

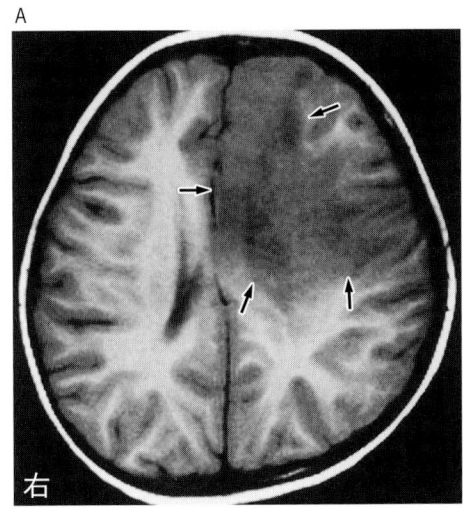

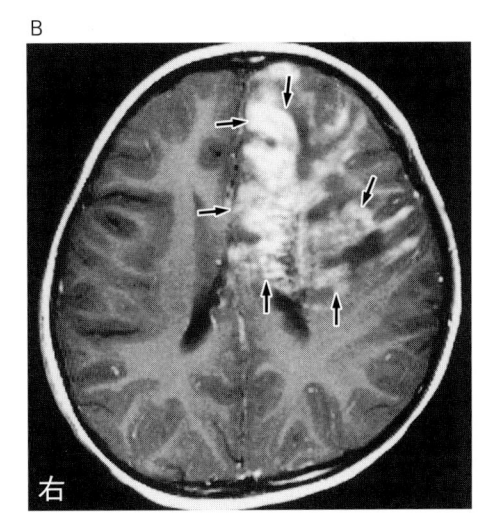

図 27．MRI で脳腫瘍と鑑別困難な急性散在性脳脊髄炎（ADEM）
A（単純 MRI）；T1強調画像で左前頭葉に大きな低信号域（→）、および圧迫所見を認める。
B（造影 MRI）；不均質に増強される（→）。

（ⅱ）脳血管造影所見による鑑別
　　➡悪性脳腫瘍では、early venous filling、A-V shunt や腫瘍陰影がみられる。
（ⅲ）造影 CT や造影 MRI による鑑別
　　ⓐ脱髄疾患では、通常、活動期を過ぎれば造影されなくなる。
　　ⓑ急性限局性脱髄病変では、造影 MRI で不完全なリング型、すなわち「C」型を呈している (Masdeu ら，2000)。すなわち、
　　　㋐リングの開口部は、基底核あるいは灰白質の方に向かっている。
　　　㋑この所見を、"opening ring sign"、あるいは"white matter crescent sign"という。
（ⅳ）生検術

快適空間

★好きなように使ってね！

第4章

便利編

この章は、ベッドサイドや試験勉強の際に
役立つようにとの趣旨から設けました。
第2、3章で取りあげた項目については、
"なまけもの編"にまとめて記載しました。
また、新しく"耳よりな情報編"を設けました。
これは、"なまけもの編"のまとめと
一部重複していますが、
"是非おさえておきたいポイント集"
という意味で設けました。是非ご活用下さい。

I. 重症度および機能評価分類▼

1. 意識レベルの評価法

1）成人の意識障害評価法
❶日本式昏睡尺度 Japan coma scale(JCS)（表1）
❷Glasgow coma scale(GCS)（表2）

表1．Japan coma scale(太田, 2000)

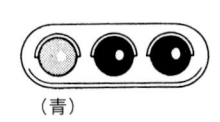

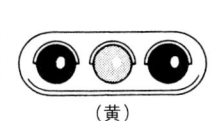

（青）

（黄）

（赤）

Ⅰ．刺激しないでも覚醒している状態（1桁で表現）
　　（delirium, confusion, senselessness）
　　1．大体意識清明だが、今1つはっきりしない。
　　2．見当識障害がある。
　　3．自分の名前、生年月日が言えない。
Ⅱ．刺激すると覚醒する状態―刺激を止めると眠り込む―
　　（2桁で表現）
　　（stupor, lethargy, hypersomnia, somnolence, drowsiness）
　10．普通の呼びかけで容易に開眼する。
　　　｛合目的な運動（例えば、右手を握れ、離せ）｝*
　　　　をするし言葉も出るが間違いが多い。
　20．大きな声または体を揺さぶることにより開眼する。
　　　〔簡単な命令に応ずる。例えば離握手〕*
　30．痛み刺激を加えつつ呼びかけを繰り返すと辛うじて
　　　開眼する。
Ⅲ．刺激をしても覚醒しない状態（3桁で表現）
　　（deep coma, coma, semicoma）
　100．痛み刺激に対し、はらいのけるような動作をする。
　200．痛み刺激で少し手足を動かしたり、顔をしかめる。
　300．痛み刺激に反応しない。
　　註　R：Restlessness；I：Incontinence
　　　　A：Akinetic mutism, apallic state
　　例：100-I；20-R

*なんらかの理由で開眼できない場合

表2．Glasgow coma scale(GCS)(Jennettら, 1977)

A．Eye opening（開眼）		B．Best verbal response（発語）		C．Best motor response（運動機能）	
Spontaneous（自発的に）	4	Orientated（見当識良好）	5	Obeys（命令に従う）	6
To speech（音声により）	3	Confused conversation（会話混乱）	4	Localises（痛み刺激部位に手足をもってくる）	5
To pain（疼痛により）	2	Inappropriate words（言語混乱）	3	Withdraws（逃避） Abnormal Flexion（異常屈曲）	4 3
Nil（開眼せず）	1	Incomprehensible sounds（理解不明の声）	2	Extends（四肢伸展反応）	2
		Nil（発語せず）	1	Nil（まったく動かさない）	1

A、B、C各項の評価の総和をもって意識障害の重症度とする。
すなわち、
　A＋B＋C＝3〜15
　Normal（正常）＝15、Deep coma（深昏睡）＝3

2）乳幼児の日本式昏睡尺度(表3)

表 3．乳幼児の日本式昏睡尺度(坂本，1978)

Ⅰ．刺激しないでも覚醒している状態	
0．正常	
1．あやすと笑う。但し不十分で声を出して笑わない。	（ 1）
2．あやしても笑わないが視線は合う。	（ 2）
3．母親と視線が合わない。	（ 3）
Ⅱ．刺激すると覚醒する状態(刺激を止めると眠り込む)	
1．飲み物を見せると飲もうとする。あるいは、乳首を見せればほしがって吸う。	（ 10）
2．呼びかけると開眼して目を向ける。	（ 20）
3．呼びかけを繰り返すと辛うじて開眼する。	（ 30）
Ⅲ．刺激をしても覚醒しない状態	
1．痛み刺激に対し、はらいのけるような動作をする。	（100）
2．痛み刺激で少し手足を動かしたり顔をしかめたりする。	（200）
3．痛み刺激に反応しない。	（300）

2．体表面積のノモグラム(図1)

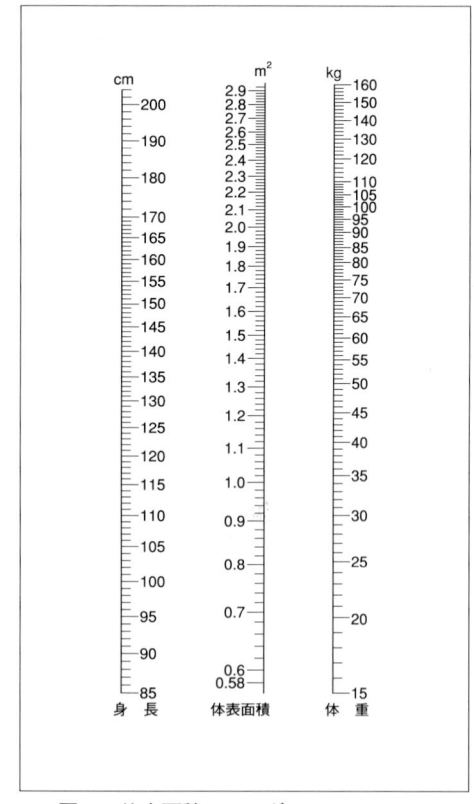

図 1．体表面積のノモグラム(金井ら，2002)

3. 徒手筋力テストの評価法 Grading and recording of muscle strength
（表4）

表4．徒手筋力テストの評価法 (長谷川, 1993)

5（正常；normal）	年齢、性別および体格からみて、健常側の同名筋と比較して正常と考えられるもの（強い抵抗を与えても、完全に運動できる）。
4（優；good）	正常より弱いが、抵抗に打ち勝って運動できる。
3（良；fair）	重力に抗して関節の全可動域の運動は可能であるが、抵抗を加えるとできないもの。
2（不良；poor）	重力を除去した位置で行えば、全領域の運動が可能なもの。
1（痕跡；trace）	関節の動きはないが、筋肉の収縮は認めるもの。
0（ゼロ；zero）	関節の運動はもちろん、筋肉の収縮も全くみられないもの。

①5段階で評価する。
②すなわち、正常の筋力を5/5とし、低下により4/5、3/5、…、0/5と評価、記録する。

4. 髄芽腫の病期分類 (Changら, 1969)

	T_1	腫瘍の直径は3cm未満。腫瘍は小脳虫部および第4脳室天蓋の中心部に限局し、小脳半球に認めることは稀。
	T_2	腫瘍の直径は3cm以上。腫瘍は1カ所の周辺構造へ浸潤しているか、あるいは第4脳室を一部充満している。
T_3		T_{3a}とT_{3b}に細分類される。
	T_{3a}	腫瘍は2つの近接組織へ浸潤しているか、あるいは中脳水道、Magendie孔やLuschka孔への伸展を伴って第4脳室を完全に充満している。したがって著明な水頭症を認める。
	T_{3b}	腫瘍は第4脳室底あるいは脳幹部から発生し、第4脳室を充満している。
	T_4	腫瘍は中脳水道を経て第3脳室や中脳へ拡がっているか、あるいは上位頸髄へ伸展している。
	M_0	くも膜下腔への播種や血行性転移が認められない。
	M_1	髄液中に光頭上腫瘍細胞が認められる。
	M_2	肉眼的にわかる結節性の播種が小脳および大脳のくも膜下腔、あるいは第3脳室や側脳室に認められる。
	M_3	肉眼的にわかる結節性の播種が脊髄くも膜下腔に認められる。
	M_4	神経管外（中枢神経外）転移を認める。

T；原発性腫瘍で、腫瘍の大きさおよび浸潤程度によりT_1、T_2、T_3、およびT_4に再分類する。
M；転移を表す。転移の程度によりM_0、M_1、M_2、M_3、およびM_4に再分類する。

5. 下垂体腺腫の海綿静脈洞浸潤に関する病期分類（図2）

Grade 0	正常で、腫瘍が内頸動脈の内側の接線を越えていないもの。
Grade 1	腫瘍は内頸動脈の内側の接線を越えているが、中心線は越えていないもの。
Grade 2	腫瘍は中心線を越えているが、外側の接線は越えていないもの。
Grade 3	腫瘍が外側の接線を越えているもの。
Grade 4	腫瘍が内頸動脈を巻き込んでいるもの。

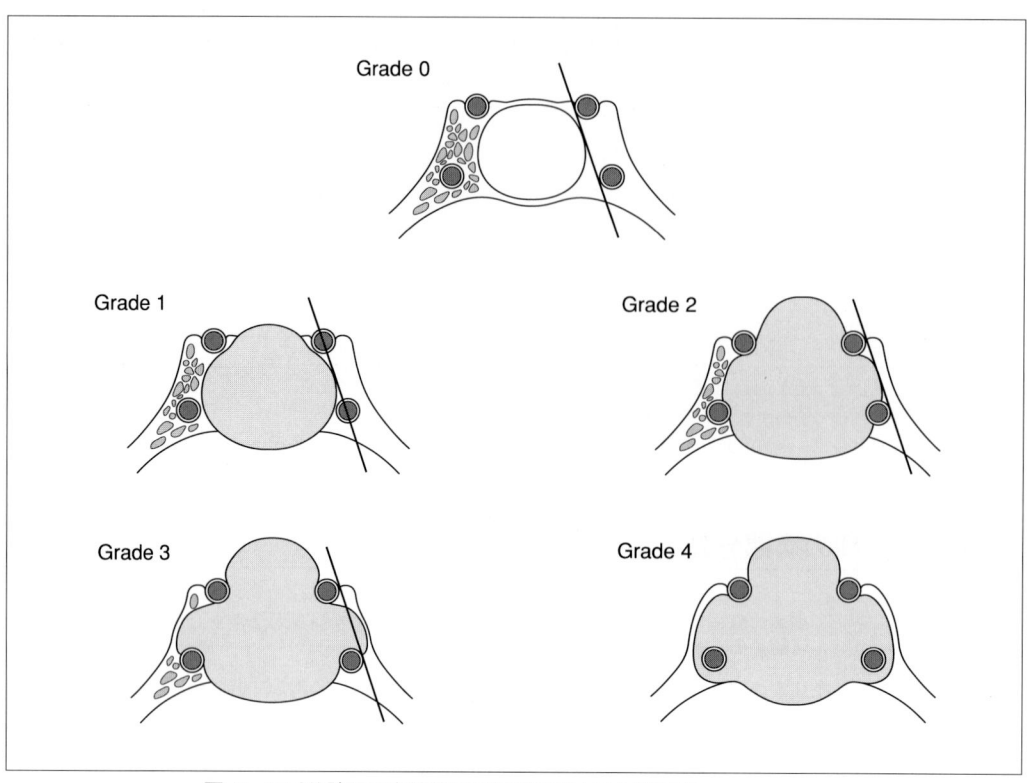

図 2．下垂体腺腫の海綿静脈洞浸潤に関する病期分類(Knosp ら，1993)

6．Performance status

1）Karnofsky's performance scale

A：日常活動を営むことができ、働くこともできる。特別な看護を必要としない。	100%	正常で、訴えはまったくない。病気をまったく認めない。
	90%	疾患による軽い症状や徴候はあるが、日常活動を営むことはできる。
	80%	かなりの症状や徴候はあるが、努力により日常活動は可能。
B：家庭での生活はできるが、働くことはできない。大部分の人は、自分自身に必要なことはできるが、種々の程度の介助が必要。	70%	自分自身の世話はできるが、日常活動や活動的な仕事はできない。
	60%	自分に必要なことはできるが、時々介助が必要である。
	50%	かなりの介助が必要であり、頻回に医学的管理が必要。
C：自分自身に対して世話をすることはできない。施設あるいは病院での管理が必要。病気は急速に進行する可能性がある。	40%	身体が不自由で、特別な管理や介助が必要。
	30%	重篤な身体障害がある。死は差し迫ってはいないが、入院が指示される。
	20%	非常に重症で、入院・積極的な治療が必要。
	10%	瀕死の状態で、致死的な過程が急速に進行している。
	0%	死亡

2）Eastern Cooperative Oncology Group(ECOG)performance status

0	無症状
1	症状はあるが、歩行可能。
2	臥床しているが、臥床時間は1日の半分未満。
3	1日の半分以上、臥床。
4	1日中臥床し、日常の生活に介助が必要。

①ECOGが0あるいは1➡歩行可能(ambulatory)で、Karnofsky score 80％以上に相当。
②ECOGが2、3あるいは4➡歩行不能(not ambulatory)で、Karnofsky score 70％以下に相当。

7．Barthel index（Barthel 指数）(Mahoneyら、1965より引用・翻訳)

❶10項目の評定からなっている。
❷それぞれの項目について、「独力で行うことができる」、「援助が必要」、および「できない」のいずれであるかを判定する。
❸該当する得点を選び、それらを合計する。
　（ⅰ）最高点は100点である。
　（ⅱ）判定(武富、1990)
　　　ⓐ60点以上➡家庭復帰か短期入院。
　　　ⓑ20〜60点まで➡なんらかの介助が必要。
　　　ⓒ20点以下➡全介助

項目	点数 Score		定義 Definition
1．食事 Feeding(if food needs to be cut＝help)	10	自立 (independent)	①盆やテーブルから自分自身で食物をとって、食べることができる。 ②補助具を使ってもよい。 ③食事を妥当な時間内に終える。 The patient can feed himself a meal from a tray or table when someone puts the food within his reach. He must put on an assistive device if this is needed, cut up the food, use salt and pepper, spread butter, etc. He must accomplish this in a reasonable time.
	5	部分介助 (with help)	食物を切ることや上記の事柄に関して、なんらかの介助が必要。 Some help is necessary(with cutting up food, etc., as listed above).
2．車椅子からベッドへの移動およびその逆 Moving from wheelchair to bed and return(includes sitting up in bed)	15	自立 (independent)	以下のすべての動作が可能。すなわち、患者は車椅子を安全にベッドに近づける、車椅子のブレーキをかける、足台を持ち上げる、安全にベッドへ移る、臥位になる、ベッドの脇に腰かける、車椅子の位置を変える、そして以上の動作の逆。 Independent in all phases of this activity. Patient can safely approach the bed in his wheelchair, lock brakes, lift footrests, move safely to bed, lie down, come to a sitting positon on the side of the bed, change the position of the wheelchair, if necessary, to transfer back into it safely, and return to the wheelchair.
	10	最小限の介助 (with help)	上記の動作を1つ以上安全に行うために、最小限の介助、あるいは指示や監視が必要。 Either some minimal help is needed in some step of this activity or the patient needs to be reminded or supervised for safety of one or more parts of this activity.
	5	部分介助 (with help)	①座位は他人の介助なしで可能。 ②立位や車椅子への移乗はかなりの介助が必要。 Patient can come to a sitting position without the help of a second person but needs to be lifted out of bed, or if he transfers with a great deal of help.

3．整容（洗面、整髪、髭剃り、歯磨き） Personal toilet (wash face, comb hair, shave, clean teeth)	5	自立 (independent)	①手や顔を洗う。整髪する。歯を磨く。髭を剃る（どんな種類のかみそりを使ってもよいが、介助なしでかみそりの刃をつけたり、プラグに差し込むことができなければならないし、またかみそりを引き出しや戸棚から取り出すこともできなければならない）。 ②女性は、化粧をしなければならないが、髪を編んだり、整えたりする必要はない。 Patient can wash hands and face, comb hair, clean teeth, and shave. He may use any kind of razor but must put in blade or plug in razor without help as well as get it from drawer or cabinet. Female patients must put on own make-up, if used, but need not braid or style hair.	
	0	介助必要 (with help)		
4．トイレへの出入り（衣服の始末、拭く、水流しを含む） Getting on and off toilet (handling clothes, wipe, flush)	10	自立	①介助なしでトイレへの出入り、着衣の開け締め、衣服が汚れないようにすること、トイレットペーパーの使用が可能。 ②必要ならば支持のための手すりや固定具を使用してもよい。 ③トイレの代わりに差し込み便器を使う場合には、便器の清浄管理ができる。 Patient is able to get on and off toilet, fasten and unfasten clothes, prevent soiling of clothes, and use toilet paper without help. He may use a wall bar or other stable object for support if needed, if it is necessary to use a bed pan instead of a toilet, he must be able to place it on a chair, empty it, and clean it.	
	5	部分介助 (with help)	①バランスが不安定なために介助が必要。 ②衣服の操作やトイレットペーパーの使用に介助が必要。 Patient needs help because of imbalance or in handling clothes or in using toilet papaer.	
5．入浴・洗体 Bathing self	5	自立 (independent)	①浴槽に入る、シャワーを使う、身体を洗う。 ②上記の動作がすべて、他人の介助なしで完全にできなければならない。 Patient may use a bath tub, a shower, or take a complete sponge bath. He must be able to do all the steps involved in whichever method is employed without another person being present.	
	0	介助必要 (with help)		
6．平面歩行（歩行不能の場合は車椅子操作） Walking on level surface (or if unable to walk, propel wheelchair)	15	自立 (independent)	①介助や監視なしで、少なくとも50ヤード（≒46m）歩くことができる。 ②義肢や装具、松葉杖、1本杖や歩行器（キャスター付きは除く）を使用してもよい。 ③装具使用の場合には、立位や座位で装具の着脱ができる。また座位時には、それらを片づけなければならない（装具の装着は'更衣'の項で採点する）。 Patient can walk at least 50 yards without help or supervision. He may wear braces or prostheses and use crutches, canes, or a walkerette but not a rolling walker. He must be able to lock and unlock braces if used, assume the standing position and sit down, get the necessary mechanical aides into position for use, and dispose of them when he sits (Putting on and taking off braces is scored under dressing).	
	10	最小限の介助 (with help)	上記事項に関して介助や監視が必要であるが、わずかな介助で、少なくとも50ヤード（≒46m）歩ける。 Patient needs help or supervision in any of the above but can walk at least 50 yards with a little help.	

6 a. 車椅子操作 *歩行不能の場合のみ採点 Propelling a wheelchair *score only if unable to walk	5*	自立 (independent)	①歩行はできないが、車椅子は自力で操作できる。角を曲がる、回転する、机、ベッドやトイレなどへの移動操作が可能。 ②少なくとも 50 ヤード（≒46 m）車椅子を移動可能。 ③歩行の項で採点した場合には、この項で採点してはならない。 If a patient cannot ambulate but can propel a wheelchair independently. He must be able to go around corners, turn around, maneuver the chair to a table, bed, toilet, etc. He must be able to push a chair at least 50 yards. Do not score this item if the patient gets score for walking.
	0*	介助必要 (with help)	
7．階段昇降 Ascend and descend stairs	10	自立 (independent)	①介助や監視なしで安全に階段の昇降ができる。 ②必要な場合には、手すりや松葉杖、あるいは1本杖を使ってもよい。松葉杖や1本杖を持ったまま階段の昇降が可能。 Patient is able to go up and down a flight of stairs safely without help or supervision. He may and should use handrails, canes, or crutches when needed. He must be able to carry canes or crutches as he ascends or descends stairs.
	5	部分介助 (with help)	上記の項目に関して、介助や監視が必要。 Patient needs help with or supervision of any one of the above items.
8．更衣（靴ひも結び、留め具の使用を含む） Dressing(includes tying shoes, fastening fasteners)	10	自立 (independent)	衣服、靴ひも、コルセットや装具の着脱が可能。 Patient is able to put on and remove and fasten all clothing, and tie shoe laces(unless it is necessary to use adaptations for this). The activity includes putting on and removing and fastening corset or braces when these are prescribed. Such special clothing as suspenders, loafer shoes, dresses that open down the front may be used when necessary.
	5	部分介助 (with help)	上記の項目について、介助を要するが、少なくとも半分は自分で行え、妥当な時間内に終了する。 Patient needs help in putting on and removing or fastening any clothing. He must do at least half the work himself. He must accomplish this in a reasonable time.
			婦人は、ブラジャーやガードルを着ける必要がない場合には、これらの使用に関して採点する必要はない。 Women need not be scored on use of a brassiere or girdle unless these are prescribed garments.
9．排便コントロール Controlling bowels	10	自立 (independent)	①排便の自制ができ、失敗がない。 ②排便訓練を受けた脊髄損傷患者では、必要なときに座薬を使用したり、浣腸したりすることができる。 Patient is able to control his bowels and have no accident. He can use a suppository or take an enema when necessary(as for spinal cord injury patients who have had bowel training).
	5	部分介助 (with help)	座薬の使用や浣腸時に介助を要したり、時々、失敗する。 Patient needs help in using a suppository or taking an enema or has occasional accidents.
10．排尿コントロール Controlling bladder	10	自立 (independent)	①昼も夜も、排尿を自制することができる。 ②脊髄損傷患者では、集尿バッグの装着や清浄管理を自力でできる。 Patient is able to control his bladder day and night. Spinal cord injury patients who wear an external device and leg bag must put them on independently, clean and empty bag, and stay dry day and night.
	5	部分介助 (with help)	時々失敗する。尿器を持ってきてもらうまで、あるいはトイレへ行くまでに間に合わない。集尿バッグの操作に介助が必要。 Patient has occasional accidents or cannot wait for the bed pan or get to the toilet in time or needs help with an external device.

8. 片麻痺機能テスト―Brunnstrom's recovery stage―

❶わが国で、広く用いられている片麻痺回復評価法である。
❷随意性喪失➡協働運動出現➡協働運動➡協働運動逸脱➡分離運動優位➡協調運動、の6段階を基準とする。

1）肩と肘（上肢）の回復段階―Brunnstrom's recovery stage of shoulder and elbow movements― (Brunnstrom, 1966；Brunnstrom, 1970)

Recovery stage 1 (Initial stage)（回復段階1；初期段階）	No voluntary movement of the affected limb. Little or no muscular resistance to movement. （患肢の随意運動なし。受動的運動に対してほとんど、あるいはまったく筋肉の抵抗はない）
Recovery stage 2（回復段階2）	Basic limb synergies or some of their components make their appearance either as weak associated reactions or on voluntary attempt to move by patient. Components of the flexor synergy of the upper limb usually appear before components of the extensor synergy. Spasticity is developing but may not be very marked. （上肢の基本的な協働運動またはその要素が、弱い連合反応としてあるいは患者自身の随意的運動によって出現。上肢屈筋の協働運動の要素が、通常、伸筋の協働運動の要素より先に現れる。痙縮が発現しつつあるが、著明ではない）
Recovery stage 3（回復段階3）	The basic limb synergies or some of their components are performed voluntary and are sufficiently developed to show definite joint movements. Spasticity has increased, and during this stage it may become marked. （上肢の基本的な協働運動またはその要素が随意的に行われ、そして明確な関節運動を示すようになる。痙縮は強くなり、最強となる）
Recovery stage 4（回復段階4）	When the patient progresses beyond Stage 3, spasticity begins to decrease, and some movement combinations that deviate from the basic limb synergies become available. Three movement combinations that are comparatively easy to master have been selected for testing in Stage Four. ①Placing the dorsum of the hand in the lumbar region. ②Elevation of the arm to a forward-horizontal position with the elbow extended. ③A pronation-supination movement with the elbow at 90 degrees. （Stage 3から回復すると痙縮は減少し始め、そして上肢の基本的な協働運動から逸脱した、いくつかの運動の組み合わせができるようになる。比較的容易にマスターしやすい3つの運動の組み合わせが、Stage 4のテストとして選ばれる。 ①手背を腰のところにおく。 ②肘は伸展位で、上腕を前方水平位に挙上する。 ③肘を90°屈曲して、前腕の回内・回外運動を行う）
Recovery stage 5（回復段階5）	A relative independence of the basic limb synergies characterizes this stage, and spasticity is waning. More difficult movement combinations can be performed, and certain individual joint movements may succeed. The borderline between Stages 4 and 5 is difficult to draw. Three movements have been chosen to represent Stage 5. ①Raising the arm to a side-horizontal position with the elbow extended and the forearm pronated. ②Raising the arm forward and overhead, keeping the elbow extended. ③Pronation-supination with the elbow extended. （患肢の基本的な協働運動から比較的独立した運動ができるのが、このstageの特徴。痙縮は減弱している。さらに難しい運動の組み合わせができるようになり、そしてある個別の関節運動もできることもある。Stage 4と5との間に境界線を引くことは困難である。Stage 5の代表的運動として、以下の3つの運動が選ばれる。 ①肘は伸展位、前腕は回内位で、上腕を横水平位まで挙上する。 ②肘は伸展位で、上腕を前方・頭上に挙上する。 ③肘は伸展位で、前腕の回内・回外運動をする）

Recovery stage 6 (回復段階6)	Isolated joint movements are now freely performed, that is, as well on the affected as on the unaffected side. In general, movements are well coordinated and appear normal or near normal. (分離した関節運動は自由に可能。すなわち、健側と同じように患側でもできるようになる。一般に、運動は協調してできるようになり、正常かほぼ正常に近い程度にできる)

〔上肢の屈筋協働運動 Flexor synergy of upper limb〕
　①以下の要素からなる。
　　①肘の鋭角度の屈曲、②前腕の完全な回外、③肩関節の90°外転、④肩関節の外旋、⑤肩甲帯の後退と挙上、またはそのどちらか。
　②肘屈曲は、上肢の屈筋協働運動の最強の要素として出現する。
〔上肢の伸筋協働運動 Extensor synergy of upper limb〕
　①以下の要素からなる。
　　①肘の完全な伸展、②前腕の完全な回内、③体の前面での上腕の内転、④上腕の内旋、⑤やや前方に伸ばした位置での肩甲帯の固定。
　②上肢の伸筋協働運動の最も強い要素は、大胸筋（上腕の内旋と体の前面での上腕の内転を行う）である。

2）手指の回復段階—Brunnstrom's recovery stage of individual finger movements— (Brunnstrom, 1966; Brunnstrom, 1970)

Stage 1 (段階1)	Flaccidity (弛緩性麻痺)
Stage 2 (段階2)	Little or no active finger flexion. (指の屈曲が随意的にわずかに可能か、またはまったく不能)
Stage 3 (段階3)	Mass grasp ; use of hook grasp but no release ; no voluntary finger extension ; possibly, reflex extension of digits. (指の集団屈曲や鉤形握りは可能であるが、離すことはできない。手指の随意的伸展はできないが、反射による手指伸展はおそらく可能)
Stage 4 (段階4)	Lateral prehension, release by thumb movement ; semivoluntary finger extension, small range. (横つかみが可能で、拇指の動きにより離すことも可能。半随意的な手指伸展は、小範囲で可能)
Stage 5 (段階5)	Palmer prehension, possibly cylindrical and spherical grasp, awkwardly performed and with limited functional use ; voluntary mass extension of digits, variable range. (対向つまみは可能で、筒握りや球握りもだいたい可能であるが、不器用で、実用性は制限される。随意的な手指の集団伸展は可能であるが、その範囲は一定しない)
Stage 6 (段階6)	All prehensile types under control ; skills improving ; full-range voluntary extension of digits ; individual finger movements present, less accurate than on opposite side. (すべての握りが、統率よく上手にできる。手指の随意的伸展が全可動域にわたって可能である。個々の手指の運動も、健側よりも正確さは劣るけれども可能)

①握りの種類の困難さを順に挙げると、"spherical grasp（球握り）" が最も難しく、"hook grasp（鉤形握り）" が最も簡単である。
②各握り方の検査法
　①Hook grasp（鉤形握り）；ハンドバック（約900g）を提げて保持できるか否かを検査する。
　②Lateral prehension（横つかみ）；小さな物、例えば拇指と示指の橈側の間でカードをつまめるか否かを検査する。
　③Palmer prehension（対向つまみ）；拇指と他の指との対向運動により、小さい物をつかめるか否かを検査する。手の熟練運動に必要である。
　④Cylindrical grasp（筒握り）；Jar や Mug（取っ手のついた円筒形の大型カップ）のような大きい物を拾い上げたり、握ったりできるか否かを検査する。
　⑤Spherical grasp（球握り）；ボールを握る、離すのに加えて、ボールを受けたり、投げたりできるか否かを検査する。
③鉤形握りのテストには、握った手を開くことは必要とされないが、その他の握りのテストには、握ることと、手を開くことの両方が必要。

3) 下肢の回復段階—Brunnstrom's recovery stage of lower limb movements— (Brunnstrom, 1966; Brunnstrom, 1970)

Stage 1 (段階1)	Flaccidity (弛緩性麻痺)
Stage 2 (段階2)	Minimal voluntary movements of the lower limb. (下肢の随意運動がわずかに可能)
Stage 3 (段階3)	Hip-knee-ankle flexion in sitting and standing. (座位や立位での股・膝・足関節の屈曲が可能)
Stage 4 (段階4)	Sitting, knee flexion beyond 90 degrees with the foot sliding backward on the floor; voluntary dorsiflexion of the ankle without lifting the foot off the floor. (座位で足を床上に滑らせながら、膝の屈曲が90°以上可能。座位で踵を床につけたまま、随意的に足関節の背屈が可能)
Stage 5 (段階5)	Standing, isolated nonweight-bearing knee flexion, hip extended or nearly extended; standing, isolated dorsiflexion of the ankle, knee extended, heel forward in a position of a short step. (立位で股関節伸展位あるいはそれに近い状態で、体重を負荷しないで膝の屈曲が分離運動として可能。立位で膝を伸展したままで踵を少し前方に出して、足関節の背屈が分離運動として可能)
Stage 6 (段階6)	Standing, hip abduction beyond range obtained from elevation of the pelvis; sitting, reciprocal action of the inner and outer hamstring muscles, resulting in inward and outward rotation of the leg at the knee, combined with inversion and eversion of the ankle. (立位で股関節の外転が、骨盤の挙上範囲を越えて可能。座位で半腱膜様筋および大腿二頭筋の交互収縮により、膝で下腿の内旋・外旋が、足関節の内反および外反を伴って可能)

〔下肢の屈筋協働運動 Flexor synergy of lower limb〕
①以下の要素からなる。
　①足趾の背屈、②足関節の背屈と内反、③膝の約90°屈曲、④股関節の屈曲、⑤股関節の外転と外旋。
②股関節屈曲は、下肢の屈筋協働運動の最強の要素として出現する。

〔下肢の伸筋協働運動 Extensor synergy of lower limb〕
①以下の要素からなる。
　①足趾の底屈（一定でなく、母趾は伸展することもある）、②足関節の底屈と内反、③膝の伸展、④股関節の伸展、⑤股関節の内転と内旋。
②下肢の伸筋協働運動は、膝において強く現れる。

9. 日常生活動作 Activity of daily living(ADL) (表5)

表5. 日常生活動作による成績評価判定法
(高血圧性脳出血の外科的治療に関するGrading作製委員会, 1986)

ADL I	ほとんど正常に回復したもの（社会復帰可能）
ADL II	日常生活はほとんど自力で可能（一部社会復帰可能）
ADL III	日常生活は可能だが他人の助けを必要とする（社会復帰は困難）
ADL IV	寝たきり
ADL V	植物状態
死亡	

10. 顔面神経機能の評価法

顔面神経機能の評価 House-Brackmann grade (House ら, 1985 より抜粋・翻訳)		
重症度	障害程度	所見
Grade I	正常	異常なし。
Grade II	軽症	軽度の麻痺を認める。閉眼可能。
Grade III	中等症	明らかな麻痺はある。努力すれば完全に閉眼可能。
Grade IV	中等度重症	明らかな麻痺はある。完全に閉眼することは不可能。
Grade V	重症	認められる動きはほとんどない。 安静時においても顔面は非対称。
Grade VI	完全麻痺	顔面の動きはまったく認められない。

11. 治療効果の判定—有効度の表現法— (脳腫瘍全国統計委員会・日本病理学会, 2002)

著効 Complete response (CR)	測定可能病変または評価可能病変が消失し、かつその状態が4週間以上継続したもの。
有効 Partial response (PR)	①2方向測定可能病変の積の総和が全体として50%以上縮小するとともに、腫瘍による二次的病変の増悪もなく、かつその状態が4週間以上継続したもの。 ②評価可能病変が明らかに50%以上改善し、腫瘍による二次的病変の増悪もなく、かつその状態が4週間以上継続したもの。
不変 No change (NC)	①2方向測定可能病変の積の総和が全体として50%未満の縮小、または25%未満の増大があるが、腫瘍による二次的病変の増悪もなく、かつその状態が4週間以上継続したもの。 ②評価可能病変がPRの条件を満たさないが、腫瘍による二次的病変の増悪もなく、かつその状態が4週間以上継続したもの。
進行 Progressive disease (PD)	①測定可能病変の積の総和が25%以上増大したもの。 ②評価可能病変が明らかに増悪したもの。 ③新病変の出現したもの。

II. なまけもの編

1. 星細胞腫 Astrocytoma

❶成人の大脳半球と小児の脳幹、小脳や視路に好発。
❷浸潤性格を有する。
❸典型的な星細胞腫は、**脳表に露出**している。
❹小脳の星細胞腫
　（ⅰ）神経膠腫の中で最も良性な腫瘍。
　（ⅱ）嚢胞性のものが多く、壁在結節（mural nodule）を形成。
　（ⅲ）視神経膠腫；20〜30％に von Recklinghausen 病を合併。
❺組織亜型
　（ⅰ）原線維性星細胞腫（fibrillary astrocytoma）；最も多い。
　（ⅱ）原形質性星細胞腫（protoplasmic astrocytoma）
　（ⅲ）肥胖細胞性星細胞腫（gemistocytic astrocytoma）

2. 退形成性（悪性）星細胞腫 Anaplastic（Malignant）astrocytoma

❶退形成の明らかな星細胞腫。
❷星細胞腫（良性型）より高齢者に好発する。

3. 膠芽腫 Glioblastoma

❶星状膠細胞（astrocyte）由来の極端に未分化な腫瘍。
❷成人の代表的な原発性の悪性腫瘍。
❸分類
　（ⅰ）原発性膠芽腫（primary glioblastoma＝De novo gliobastoma）
　　ⓐ前駆病変を認めず、初発時に膠芽腫（glioblastoma）の病理像を呈するものをいう。
　　ⓑ高齢者に多い。
　（ⅱ）続発性膠芽腫（secondary glioblastoma）
　　ⓐ星細胞腫の先行性病変が経過中に膠芽腫へと悪性転化するものをいう。
　　ⓑより若年者に多い。
❹発生部位は深部白質であり、脳表に露出することは少ない。
❺浸潤性格が強く、前頭葉から脳梁（corpus　callosum）を介して反対側の大脳半球に蝶型（butterfly shape）に発育する。
❻易出血性で、しばしば腫瘍内出血を認める。
❼肉眼的にも組織学的にも多彩な像を呈する。
❽亜型
　（ⅰ）巨細胞膠芽腫 Giant cell glioblastoma
　　ⓐ奇怪な多核・巨核の巨細胞からなる。

ⓑ成人の大脳半球に好発。
　（ⅱ）膠肉腫 Gliosarcoma
　　　ⓐ悪性神経膠腫の組織に肉腫成分を混在する混合腫瘍。
　　　ⓑ高齢者の男性に多い。
　　　ⓒ側頭葉に好発する。
　　　ⓓ組織学的所見；膠芽腫の成分と肉腫の成分とを認める。

4．毛様細胞性星細胞腫 Pilocytic astrocytoma

❶毛様の細長い突起をもつ双極または単極の紡錘形細胞からなる星細胞腫をいう。
❷分類
　（ⅰ）Juvenile type（若年型）
　　➡毛様の細長い突起をもつ紡錘形の細胞が血管を中心に並列する充実部と、細胞密度の低い嚢胞性の部分との両者の組織像を呈するものをいう。
　（ⅱ）Adult type（成人型）
　　ⓐ毛様の細長い突起をもつ紡錘形の細胞が血管を中心に並列する充実部のみの組織像からなるものをいう。
　　ⓑjuvenile type より少ない。
❸小児の小脳、視神経や視床下部に好発。
❹充実部には、しばしば Rosenthal fiber（ローゼンタール）がみられる。
❺全摘出できれば完治可能。

5．多形黄色星細胞腫 Pleomorphic xanthoastrocytoma

❶大脳半球の表層に発生し、腫瘍細胞の多形性（pleomorphism）が著明で、細胞質内に脂肪滴がみられる星細胞腫をいう。
❷小児と30歳以下の若年者に好発する。
❸大脳半球の脳表に好発する（→側頭葉に最も多い）。
❹腫瘍は表在性で、くも膜下腔に伸展するが、硬膜には浸潤しない。
❺腫瘍細胞は星細胞腫の特徴を有する。
❻しばしば嚢胞を形成し、嚢胞壁に壁在結節を認めることが多い。
❼組織学的所見
　（ⅰ）細胞質内に脂肪滴（lipid droplet）を含んだ xanthoma cell（黄色腫細胞）を認める。
　（ⅱ）しばしば好酸性顆粒小体（eosinophilic granular body）を認める。
　（ⅲ）巨細胞を認める。
　（ⅳ）分裂像、壊死像や血管内皮細胞の増殖像は極めて少ない。
❽組織像は一見悪性にみえるが、比較的良性の臨床経過をとる。

6. 上衣下巨細胞性星細胞腫 Subependymal giant cell astrocytoma

❶脳室壁に発生し、肥胖性星細胞様あるいは神経細胞様の大型細胞や小型の紡錘形細胞の増殖からなる腫瘍をいう。
❷ほとんどが結節性硬化症に合併。
❸水頭症を合併する。
❹発育速度は遅く、大多数は良性。

7. 乏突起膠腫 Oligodendroglioma

❶成人の大脳半球に好発する(→前頭葉が半数を占め、好発部位)。
❷石灰化の頻度が高い。
❸組織学的所見
　（ⅰ）目玉焼き像(fried egg appearance)
　（ⅱ）蜂窩構造(honeycomb appearance)
　（ⅲ）間質のchicken wire pattern(鶏小屋の金網像)。
　（ⅵ）perineuronal satellitosis(衛星形成)

8. 退形成性乏突起膠腫 Anaplastic oliogdentroglioma

❶明らかな退形成変化を示す乏突起膠腫で、悪性。
❷男性に多い。

9. 上衣腫 Ependymoma

❶小児期に多い。
❷好発部位
　（ⅰ）小児；第4脳室
　（ⅱ）成人；テント上
❸石灰化を伴いやすい。
❹第4脳室内発生例では、時に"溶けた蝋"のように第4脳室のLuschka孔やMagendie孔より流れ出ても膜下腔や大槽を埋めていく像がみられる。これをplastic ependymoma(可塑性上衣腫)という。
❺組織学的所見
　（ⅰ）血管周囲性偽ロゼット→無核帯
　（ⅱ）blepharoplast
❻亜型
　（ⅰ）Cellular(細胞性)
　（ⅱ）Papillary(乳頭状)

（ⅲ）Clear cell（明細胞性）
（ⅳ）Tanycytic（伸長細胞性）
　　ⓐ構成細胞が tanycyte を模倣しているかのような形態学的特徴を有する上衣腫。
　　ⓑ毛様細胞性星細胞腫（pilocytic astrocytoma）に類似の像を示す。
　　ⓒ脊髄に好発。
（ⅴ）Myxopapillary（粘液乳頭状）
　　ⓐ立方状あるいは細長い腫瘍細胞が、血管の周囲に乳頭状に配列するもの。
　　ⓑほとんどが馬尾に発生する。
❼髄芽腫との鑑別には、MRIの拡散強調画像が有用。

10. 退形成性上衣腫 Anaplastic（Malignant）ependymoma

❶明らかな退形成変化を示す上衣腫。
❷小児期に多い。
❸女性に多い。
❹テント上の上衣腫に多い。

11. 上衣芽腫 Ependymoblastoma

❶胎生期神経管を覆う細胞が上衣細胞（ependymal cell）への分化を獲得する時期に腫瘍化したもの。
❷退形成性上衣腫（anaplastic ependymoma）と一線を画する。
❸好発年齢；5歳以下の小児に最も多い。
❹性別；男児に多い。
❺好発部位；テント上で、脳室壁とは無関係のことが多い。
❻髄膜浸潤をきたしやすい。
❼髄腔内播種を高頻度にきたす。
❽組織学的所見；真性ロゼットが診断の決め手（←退形成性上衣腫では血管周囲性偽ロゼットが主体）。

12. 上衣下腫 Subependymoma

❶脳室壁から発生し、脳室内に発育する増殖の遅い良性の腫瘍。
❷大多数は、剖検で偶然発見される。
❸中年から初老の男性に好発する。
❹腫瘍は小さく、無症候性のことが多い。
❺第4脳室に最も多い。

13. 脈絡叢乳頭腫 Choroid plexus papilloma

❶小児期に多い。
❷発生部位による分類
　（ⅰ）脳室内脈絡叢乳頭腫
　　　ⓐ小児；左側の側脳室（三角部）。
　　　ⓑ成人；第4脳室
　（ⅱ）脳室外脈絡叢乳頭腫
　　　ⓐ小脳橋角部に最も多い。
　　　ⓑ鞍上部や小脳内に発生するものは、脳室の脈絡叢に付着していない脈絡叢乳頭腫である。
❸第4脳室発生例は、Magendie 孔や Luschka 孔より脳室外へ伸展する傾向がある。
❹側脳室発生例に髄腔内播種をきたしやすい。
❺遠隔部への播種は、通常、術後数カ月後あるいは数年後に生じる。
❻一般に、放射線感受性は低い。

14. 脈絡叢癌 Choroid plexus carcinoma

❶脈絡叢から発生する上皮性腫瘍のうち、明らかな異型性を呈するもの。
❷小児期の男児に多い。

15. 混合神経膠腫 Mixed Glioma

❶1つの腫瘍の中に2種類以上の神経膠腫の組織像からなる。
❷Oligo-astrocytoma（乏突起・星細胞腫）が最も多い。
❸成人の男性に多い。

16. 中枢性神経細胞腫 Central neurocytoma

❶若年成人に好発する腫瘍。
❷好発部位；側脳室前半部（側脳室壁あるいは透明中隔）に圧倒的に多い。
❸石灰化や嚢胞を認めることが多い。
❹放射線に感受性が高い。
❺組織学的には、高分化の良性腫瘍。

17. 髄芽腫 Medulloblastoma

❶小児の代表的な悪性腫瘍。
❷男児に多い。
❸小脳虫部が好発部位。

❹髄腔内播種をきたす頻度が高い。
❺放射線・化学療法への感受性が比較的高い。
❻組織型
　（ⅰ）小児の小脳虫部に発生したものでは、古典的な髄芽腫が大多数。
　（ⅱ）成人の小脳半球に発生したものでは、線維形成性髄芽腫（desmoplastic medulloblastoma）が多い。
❼亜型
　（ⅰ）線維形成性髄芽腫；髄芽腫の中で結合組織（膠原線維 collagen fiber）に富んだ組織型をいう。
　（ⅱ）髄芽筋芽腫；髄芽腫の中に横紋筋や平滑筋組織を認めるもの。
　（ⅲ）メラニン性髄芽腫
　　　ⓐmelanin（黒色素）を産生する上皮様形態の細胞を含む髄芽腫をいう。
　　　ⓑ線維形成性髄芽腫の像をとることが多い。
❽MRI 拡散強調画像；髄芽腫は高信号となり、上衣腫との鑑別可能。

18. 髄上皮腫 Medulloepithelioma

❶神経管あるいは原始髄板を構成する原始髄上皮に類似する組織像を有する腫瘍。
❷好発年齢；10〜24 歳と 35〜64 歳。
❸性別；男性に多い。
❹好発部位；大脳半球の脳室周囲に多い。

19. 大脳の原始神経外胚葉性腫瘍 Cerebral PNET

❶大脳半球に発生する未分化な腫瘍のうち、髄芽腫や松果体芽腫などの旧知の未分化腫瘍群のいずれにも属さないもの。
❷小児に好発する（→ 5 歳以下に多い）。
❸好発部位；前頭葉
❹髄腔内播種をきたしやすい。
❺極めて悪性度が高い。

20. 脳原発性神経芽腫 Primary cerebral neuroblastoma

❶最も未熟な形態である神経芽細胞（neuroblast）より発生し、脳原発のもの。
❷小児に好発（5〜9 歳にピーク）。
❸男性に多い。
❹好発部位；前頭葉や頭頂葉（深部白質で脳室近傍）に多い。
❺半数に、嚢胞を伴う。
❻しばしば、石灰化、出血や壊死巣を認める。

❼髄腔内播種の頻度が高い。
❽組織学的所見；Homer Wright rosette

21. 小脳異形成性神経節細胞腫 Dysplastic cerebellar gangliocytoma（レルミット・ダクロス (Lhermitte-Duclos 病 Lhermitte-Duclos' disease)

❶一側の小脳半球皮質の顆粒層で神経細胞が層構造をつくつて腫瘍様に増生し、小脳半球回が腫大して腫瘤を形成するもの。
❷好発年齢；若年者(20〜39歳がほとんど)
❸好発部位；小脳半球で、左側に多い。
❹症状
　(ⅰ)頭蓋内圧亢進症状が最も多い。
　(ⅱ)小脳症状
❺MRI T1強調画像
　➡線状の等信号の構造物(parallel linear striation)
❻頻度の高い合併奇形
　➡巨頭症(megalocephaly)、巨脳症(megalencephaly)、水頭症、脊髄空洞症や骨格異常(顔面非対称、多指症 polydactylia、合指症 syndactylia)
❼本症の1/3に Cowden 症候群がみられる。

22. 神経節細胞腫 Gangliocytoma

❶成熟、分化しているが、異常な神経細胞からなる腫瘍。
❷好発年齢；30歳以下がほとんど。
❸男性に多い。
❹好発部位；側頭葉が最も多い。
❺症状；難治性てんかん。
❻合併腫瘍
　(ⅰ)円蓋部髄膜腫が多い。
　(ⅱ)トルコ鞍内神経節細胞腫では、下垂体腺腫との合併が多い。

23. 神経節膠腫 Ganglioglioma

❶腫瘍性の神経細胞と腫瘍性のglia細胞の両者からなる混合腫瘍。
❷神経節細胞腫との違いは、神経節膠腫がさまざまな程度の異型性を示すglia細胞の増殖を伴っていることである。
❸好発年齢；小児・青年(10〜29歳)に多い。
❹大脳半球発生例では、正中部発生例(例；第3脳室)より診断時の年齢は高い。
❺男性に多い。

❻好発部位；側頭葉
❼症状；けいれん
❽囊胞性変化を伴い、壁在結節(mural nodule)を有することがある。
❾組織学的所見
　　（ⅰ）神経細胞とglia細胞との比率はさまざまであるが、glia細胞はほとんどが星状膠細胞
　　　　（astrocyte）。
　　（ⅱ）石灰化を半数以上に認める。
　　（ⅲ）稀に悪性変化するが、星状膠細胞の悪性化である。
❿合併奇形；Down症や脳梁形成不全。

24. 線維形成性乳児神経節膠腫 Desmoplastic infantile ganglioglioma

❶乳幼児の大脳に発生し、著明なdesmoplasiaと囊胞を伴い、glia細胞と神経細胞への分化のみられる腫瘍。
❷好発年齢；1歳6カ月以下の乳幼児がほとんど。
❸好発部位；前頭葉と頭頂葉の表面、すなわち髄膜付近。
❹大きな囊胞性腫瘤。
❺造影CTおよびMRI；髄膜腫のように、硬膜に連続する増強効果を認める。
❻予後；良好

25. 胚芽異形成性神経上皮腫瘍 Dysembryoplastic neuroepithelial tumor (DNT)

❶若年者の難治性てんかん患者にみられる腫瘍性病変のうち、特徴的な病理学的組織所見を呈するものをいう。
❷好発年齢；15歳以下が最も多い。
❸性別；男児に多い。
❹好発部位
　　（ⅰ）側頭葉に最も多い。
　　（ⅱ）皮質表面で、深部白質は侵されない。
❺小児期から若年期の複雑部分発作で発症する。
❻治療
　　（ⅰ）外科的治療（摘出）
　　（ⅱ）放射線治療および化学療法は禁忌。
❼組織学的所見
　　（ⅰ）Specific glioneuronal element(oligodendroglia-like cellと神経細胞が、背景の粘液基質の中に存在する所見)を認める。
　　（ⅱ）皮質形成異常(cortical dysplasia)を認める。

26. 嗅神経芽腫 Olfactory neuroblastoma

❶咽頭上部（鼻中隔の上1/3）や篩板近傍の嗅粘膜上皮の感覚神経細胞から発生する悪性腫瘍。
❷好発年齢
　（ⅰ）どの年齢層にも発生する。
　（ⅱ）ピークは、11～20歳と50～60歳。
❸性別；やや男性に多い。
❹症状；鼻閉、反復性の鼻出血や嗅覚脱失。
❺局所浸潤が強く、緩徐ながら周囲組織を破壊しながら発育する。
❻比較的血管に富む腫瘍。
❼蝶形骨洞を侵すことは滅多にない。
❽予後に最も影響を及ぼす因子；組織像（悪性度）。
❾遠隔転移；肺や骨。

27. 星芽腫 Astroblastoma

❶星細胞系の腫瘍細胞が血管周囲性偽ロゼットをつくって増殖する腫瘍。
❷好発年齢；小児・思春期の若年者。
❸好発部位；大脳半球（主座は、脳表の皮質や皮質下）
❹組織学的所見；血管周囲性偽ロゼット

28. 大脳神経膠腫症 Cerebral gliomatosis

❶明瞭な腫瘤形成がなく、腫瘍性glia細胞が複数の脳葉にびまん性に、神経線維に沿って浸潤する神経膠腫。
❷好発年齢；40～50歳にピーク。
❸好発部位；大脳半球白質で、通常、灰白質は保たれる。
❹組織学的所見；星細胞腫が多い。
❺予後；1年以内に半数、2年以内に70％が死亡。

29. 髄膜腫 Meningioma

❶成人、女性に多い。
❷好発部位；大脳円蓋部が最も多い。
❸頭部エックス線単純撮影；血管溝の拡大、石灰化や骨増殖像。
❹栄養血管；大部分は外頸動脈。
❺脳血管造影；腫瘍陰影やサンバースト像。
❻亜型
　（ⅰ）微小嚢胞性髄膜腫 Microcystic meningioma

➡顕微鏡学的に微小嚢胞、あるいは空胞形成が著明な髄膜腫。

(ⅱ)**分泌性髄膜腫** Secretary meningioma
ⓐ円形の好酸性の硝子様封入体を豊富に認める髄膜皮性、あるいは移行性の髄膜腫をいう。
ⓑ著明な脳浮腫像を認める。
ⓒ組織学的所見；好酸性の封入体(偽砂粒体 pseudopsammoma body)を認める。

(ⅲ)**リンパ球・形質細胞豊富性髄膜腫** Lymphoplasmacyte-rich type meningioma
ⓐ髄膜腫細胞の集団に極めて多数のリンパ球や形質細胞が浸潤しているもの。
ⓑ半数に、著明な脳浮腫像を認める。
ⓒ通常、末梢血に異常を伴う(→高γグロブリン血症)。
ⓓ多発性が多い。
ⓔ組織像；髄膜皮型が多い。

(ⅳ)**化生性髄膜腫** Metaplastic meningioma
➡髄膜腫に骨、軟骨、粘液様変性や黄色腫様変性など間葉系への化生変化を伴うもの。

(ⅴ)**脊索腫様髄膜腫** Chordoid meningioma
ⓐ脊索腫に類似した組織像を呈する髄膜腫。
ⓑCastleman 症候群を合併することがあるが、小児発症例に限られる。
ⓒCastleman 症候群は、本疾患(髄膜腫)の治療により消失する。
ⓓ性別；性差はない。
ⓔ腫瘍周囲に強い浮腫を伴う。
ⓕ通常、末梢血液所見の異常を伴う。
　㋐鉄剤抵抗性の低色素性小球性貧血。
　㋑免疫グロブリン異常(dysgammaglobulinemia)

(ⅵ)**明細胞髄膜腫** Clear cell meningioma
ⓐ腫瘍細胞体が明るく抜けている髄膜腫。
ⓑwhorl 形成などの髄膜腫の特徴的な所見を欠く。
ⓒ組織学的には良性であるが、頭蓋内に発生するものは再発することが多い。
ⓓ好発年齢；幅広い年齢層に認められるが、若い年齢層(平均；29歳)にみられる。
ⓔ性別；性差はない。
ⓕ好発部位
　㋐脊髄に最も多い。
　㋑次いで、小脳橋角部。

(ⅶ)**異型性髄膜腫** Atypical meningioma
ⓐ高い分裂能を有する髄膜腫。
ⓑ好発年齢；62歳(平均年齢)
ⓒ男性に多い。

(ⅷ)**乳頭状髄膜腫** Papillary meningioma
ⓐ悪性の細胞密度の高い髄膜腫で、血管周囲に乳頭状構造をもつもの。
ⓑ好発年齢；小児に多い(半数)。
ⓒ性別；女性に多い。

　　　　ⓓ脳や骨など周囲組織への浸潤を認めることが多い。
　（ⅸ）ラブドイド髄膜腫 Rhabdoid meningioma
　　　　ⓐrhabdoid cell（類横紋筋細胞）への変化を示す髄膜腫。
　　　　ⓑ好発年齢；小児に多い。
　　　　ⓒ組織学的所見；好酸性の硝子様封入体を有する。
　（ⅹ）退形成性髄膜腫 Anaplastic meningioma
　　　　➡異型性髄膜腫にみられる異常所見が高度にあり、明らかに悪性の組織像を示すもの。

30. 嚢胞性髄膜腫 Cystic meningioma

❶小児に多い。
❷男児に多い。
❸大脳円蓋部や傍矢状洞部に多い。

31. 悪性髄膜腫 Malignant meningioma

❶組織学的に異型性を示し、臨床的には増殖が速く、摘出後短期間に再発したり、中枢神経系以外へ遠隔転移するなどの像を呈するもの。
❷新 WHO 分類
　（ⅰ）異型性髄膜腫（atypical meningioma）
　（ⅱ）退形成性髄膜腫（anaplastic meningioma）
　（ⅲ）乳頭状髄膜腫（papillary meningioma）
❸好発年齢；65～69 歳がピーク。
❹性別
　（ⅰ）日本脳腫瘍全国集計
　　　　ⓐほぼ性差はない。
　　　　ⓑ良性型の髄膜腫が圧倒的に女性が多いことから、悪性型では相対的には男性が多いことになる。
　（ⅱ）欧米の報告；男性に多い。
❺好発部位；ほとんどがテント上で、半数は大脳円蓋部。
❻造影 CT；mushrooming の像。

32. 特殊な部位の髄膜腫

❶錐体斜台部髄膜腫（petroclival meningioma）
　➡内耳孔、三叉神経および顔面・聴神経群より内側に発生し、錐体骨先端部から斜台上部 2/3 の間に付着部を有する小脳橋角部および斜台部髄膜腫をいう。
❷シルビウス裂深部髄膜腫（deep sylvian meningioma）
❸視神経鞘髄膜腫（optic nerve sheath meningioma）

33. 小児の髄膜腫

❶成人例に比べて、男児に多い。
❷成人例に比して、側脳室発生例が多い
❸成人例に比して、硬膜に付着部をもたない髄膜腫が多い。
❹小児では、dural tail sign をエックス線 CT や MRI で認めることは少ない。
❺嚢胞を形成する頻度が高い。
❻多発性の頻度が高い。

34. 偶発性髄膜腫 Incidental meningioma

❶他の疾患や健康診断において、エックス線 CT や MRI で偶然発見されたもので、腫瘍による症状（局所症状や頭蓋内圧亢進症状）が出現していないもの。
❷発見時の年齢
　（ⅰ）症候性より若干平均年齢は高い。
　（ⅱ）特に、50 mm 以上の髄膜腫が無症候性で発見される場合は、ほとんどが高齢者。
❸性別
　（ⅰ）臨床例では、女性に多い。
　（ⅱ）剖検例では、性差はない。
❹好発部位
　（ⅰ）臨床例では、症候性髄膜腫と発生部位に差はない。
　（ⅱ）剖検例では、傍矢状洞部（parasagittal）に多い。
❺腫瘍の大きさ
　（ⅰ）通常、小さい➡大半は、直径 3 cm 以下。
　（ⅱ）加齢とともに、大きくなる。
❻組織型
　➡一般に、特別な傾向はないとされているが、psammomatous type が多いとの報告もある。

35. 血管外皮腫 Hemangiopericytoma

❶腫瘍細胞間に多数の血管腔が介在する発生母地不明の腫瘍。
❷主として髄膜から発生する悪性の充実性腫瘍。
❸中枢神経系に発生する場合は、髄膜に付着している場合が多い。
❹好発部位；上矢状静脈洞壁および大脳鎌部に発生することが多く、静脈洞に沿って発育する。
❺多発例が多い。
❻細長く枝分かれする血管腔は、**鹿の角状（staghorn appearance）**と呼ばれる。
❼全摘出を行えても再発および転移することが多い。
❽放射線感受性が高いとされている。
❾再発率は極めて高い。

36. 下垂体腺腫 Pituitary adenoma

❶下垂体前葉から発生する。
❷頻度
　（ⅰ）ホルモン非産生腺腫が最も多い。
　（ⅱ）次いで、PRL産生腺腫。
　（ⅲ）GH産生腺腫が第3位。
　（ⅳ）ACTHが第4位。
❸分類
　（ⅰ）ホルモン非産生腺腫
　（ⅱ）ホルモン産生腺腫
　　　ⓐPRL産生腺腫
　　　ⓑGH産生腺腫
　　　ⓒACTH産生腺腫
　　　ⓓTSH産生腺腫
❹性別
　（ⅰ）PRL産生腺腫とACTH産生腺腫➡女性に多い。
　（ⅱ）TSH産生腺腫➡やや女性に多い。
　（ⅲ）ホルモン非産生腺腫とGH産生腺腫➡性差なし。
❺頭部エックス線単純撮影；トルコ鞍の風船様拡大、二重底。
❻種類別の特徴
　（ⅰ）PRL産生腺腫
　　　ⓐ一般に、腺腫の大きさと血中RPL値とは相関する。
　　　ⓑ男性例では
　　　　㋐巨大腺腫で、鞍上伸展を示すものが多い。
　　　　㋑術前の血中prolactin値が高いため、手術成績は悪い。
　（ⅱ）GH産生腺腫
　　　ⓐ65％以上が、浸潤性あるいは巨大腺腫である。
　　　ⓑ血中GH値と腺腫の大きさは、相関しない。
　　　ⓒ早急に減圧を必要とする視力・視野障害をきたすほどの鞍上伸展例は少ない。
　　　ⓓ薬物療法；Octreotide(somatostatin誘導体〈ソマトスタチン〉)、Pegvisomant(GH受容体拮抗薬←註；本邦では、現在市販されていない)。
　　　ⓔ治療により血中GH値が正常化しても骨格に生じた変化は戻らない。
　　　ⓕ治癒基準
　　　　㋐臨床的非活動性
　　　　㋑IGF-I値の正常化（年齢、性別の基準範囲内）。
　　　　㋒ブドウ糖負荷によるGH抑制（$1\mu g/l$以下）。
　（ⅲ）ACTH産生腺腫；ほとんどが微小腺腫。
　（ⅳ）TSH産生腺腫

ⓐほとんどが巨大腺腫。
　　　ⓑ末梢血液中の甲状腺ホルモン値が上昇しているにもかかわらず、TSH が高値。
　　　ⓒ腫瘍より分泌される TSH は、通常 TRH によって影響を受けない。
　　　ⓓ甲状腺機能亢進症状を呈するものが多い。
　　（ⅴ）ゴナドトロピン産生腺腫
　　　ⓐ巨大腺腫が多い。
　　　ⓑ大半は、FSH(follicle stimulating hormone)産生腺腫である。
　　　ⓒ臨床的には、非産生腺腫として発症する。

37. 小児の下垂体腺腫

❶種類(Kunwar らの報告)
　（ⅰ）ほとんどが、ホルモン産生腺腫。
　　ⓐ思春期前(0～11 歳)
　　　㋐ACTH 産生腺腫が最も多い。
　　　㋑次いで、PRL 産生腺腫。
　　ⓑ思春期(12～17 歳)
　　　㋐PRL 産生腺腫が最も多い。
　　　㋑次いで、ACTH 産生腺腫。
　　ⓒ思春期後(18～19 歳)
　　　㋐PRL 産生腺腫が最も多い。
　　　㋑次いで、ACTH 産生腺腫。
　（ⅱ）ホルモン非産生腺腫は少ない。
❷性別(Mindermann らの報告)
　（ⅰ）PRL 産生腺腫；女児に多い。
　（ⅱ）ACTH 産生腺腫；女児に多い。
　（ⅲ）GH 産生腺腫；男児に多い。
❸小児 PRL 産生腺腫の男児例の特徴
　（ⅰ）巨大腺腫が多い。
　（ⅱ）高 prolactin 値のものが多い。
　（ⅲ）術後の prolactin 値のコントロールが困難である。

38. 異所性下垂体腺腫 Ectopic pituitary adenoma

❶トルコ鞍内にある正常下垂体組織と解剖学的に連続せず、かつトルコ鞍外に発生する下垂体腺腫をいう。
❷トルコ鞍内の下垂体前葉は正常である。
❸術後の内分泌機能は正常である。
❹腫瘍の種類

（ⅰ）ACTH産生腺腫とPRL産生腺腫が多い。
　　　（ⅱ）その他、GH産生腺腫。
　❺性別（蝶形骨洞内限局例）；女性に多い。
　❻臨床的診断基準
　　　（ⅰ）トルコ鞍内に腫瘍が存在しないこと。
　　　（ⅱ）正常下垂体組織と腫瘍との間に連続性が認められないこと。
　　　（ⅲ）術前のMRIで、トルコ鞍内に異常な信号域や増強所見がみられないこと。

39. 偶発性下垂体腺腫 Pituitary incidentaloma

　❶脳ドックや他の疾患の精査中に偶然発見された下垂体腺腫。
　❷腺腫の種類；ほとんどが、非産生腺腫。
　❸性別；男性に多い。

40. 下垂体後葉から発生する腫瘍（顆粒細胞腫 Granular cell tumor）

　❶下垂体後葉、あるいは下垂体茎より発生する顆粒細胞を主体とする腫瘍。
　❷性別；男性に多い。
　❸発生部位；下垂体後葉および下垂体茎。

41. 下垂体癌 Pituitary carcinoma

　❶下垂体前葉の腺細胞由来の悪性腫瘍をいう。
　❷骨、肝臓、肺やリンパ節へ転移する。
　　➡ACTH産生癌では、肝転移が多い。
　❸髄腔内播種をする。
　❹種類
　　　（ⅰ）プロラクチン産生下垂体癌が最も多い。
　　　（ⅱ）次いで、ACTH産生下垂体癌。

42. リンパ球性下垂体炎

　❶下垂体に生じる非感染性の慢性炎症性疾患。
　❷種類
　　　（ⅰ）リンパ球性下垂体前葉炎
　　　（ⅱ）リンパ球性漏斗・下垂体後葉炎
　❸各特徴
　　　（ⅰ）**リンパ球性下垂体前葉炎 Lymphocytic adnohypophysitis**
　　　　　ⓐリンパ球性漏斗・下垂体後葉炎より、このタイプが多い。

　　　　ⓑ女性に特有。
　　　　ⓒ妊娠や出産に関係。
　　　　ⓓ尿崩症はみられない。
　　（ⅱ）リンパ球性漏斗・下垂体後葉炎 Lymphocytic infundibulo-neurohypophysitis
　　　　ⓐ前葉は、MRIや組織学的検査で異常を認めない。
　　　　ⓑ女性（更年期の婦人）に好発する。
　　　　ⓒ妊娠や出産に関係しない。
　　　　ⓓ尿崩症で発症し、下垂体機能低下症状は欠く。
　　　　ⓔ神経下垂体と下垂体茎、あるいはそのどちらかに小さな腫瘤を認める。

43. 原発性トルコ鞍空洞症候群 Primary empty sella syndrome

❶鞍隔膜の開口部が先天的に大きくてトルコ鞍内が髄液で満たされ、症状を呈するもの。
❷肥満女性に多い。

44. 頭蓋咽頭腫

❶小児にも成人にもみられる。
❷分類
　　（ⅰ）エナメル上皮腫型（adamantinomatous type）
　　（ⅱ）扁平上皮・乳頭型（squamous-papillary type）
❸症状
　　（ⅰ）小児例
　　　　ⓐ低身長が主訴となる。
　　　　ⓑ頭蓋内圧亢進症状、視障害、内分泌障害の順に多い。
　　（ⅱ）成人例
　　　　ⓐ性不能や無月経が主訴となる。
　　　　ⓑ視障害、内分泌障害の順に多い。
❹頭部エックス線単純撮影
　　（ⅰ）石灰化の頻度が高い（→小児例ではその頻度が高く、成人では頻度は低い）。
　　（ⅱ）トルコ鞍の皿状拡大。
❺内分泌学的所見；成長ホルモンの低下が最も多い。
❻各型の特徴
　　（ⅰ）エナメル上皮腫型の特徴
　　　　ⓐ主として小児期および思春期にみられるが、成人例の半数もこのタイプ。
　　　　ⓑ大部分が囊胞を形成し、石灰化を伴う。
　　　　ⓒ脳実質に浸潤していく傾向がある。
　　（ⅱ）扁平上皮・乳頭型の特徴
　　　　ⓐ主として成人にみられ、小児には稀。

ⓑ充実性成分が主であるが、囊胞も半数にみられる。
ⓒ石灰化の頻度は低い。

45. 頭蓋内胚細胞腫瘍 Intracranial germ cell tumor

❶原始生殖細胞が、成熟した胚細胞になるまでの時期に発生したと考えられる腫瘍の総称。
❷種類と頻度
　（ⅰ）Germinoma：圧倒的に多い。
　（ⅱ）次いで、奇形腫。
　（ⅲ）悪性奇形腫が第3位。
　（ⅳ）胎児性癌
　（ⅴ）絨毛癌
　（ⅵ）卵黄囊腫瘍
❸発症年齢
　（ⅰ）約半数は、10～19歳で発症する。
　（ⅱ）組織型で発症年齢に差はない。
❹性別；男性に多い。
❺発生部位
　（ⅰ）胚細胞腫瘍全体
　　　ⓐ松果体部に最も多い。
　　　ⓑ次いで、神経下垂体部（鞍上部）。
　　　ⓒ基底核・視床
　（ⅱ）組織別
　　　ⓐGerminoma ➡松果体部より鞍上部に多い。
　　　ⓑ成熟奇形腫➡鞍上部にはみられない。
　（ⅲ）部位別；鞍上部や基底核部発生例には、germinoma が多い。
❻2つ以上の組織型を混在している胚細胞腫瘍を**混合胚細胞腫瘍**という。
　　☝Germinoma を混在する率が最も高い。
❼初診時に既に松果体部と神経下垂体部（鞍上部）に胚細胞腫瘍を認めるものを、germ cell tumor with synchronous lesions in the pineal and neurohypophyseal regions という。
❽Germinoma に合胞栄養細胞性巨細胞を伴うものを「合胞栄養細胞性巨細胞を伴う germinoma（STGC）」という。
❾各部位による特徴
　（ⅰ）**松果体部の胚細胞腫瘍**
　　　ⓐ松果体部腫瘍の中で最も多い。
　　　ⓑ性別；男性に多い。
　　　ⓒ種類；Germinoma が最も多い。
　　　ⓓ症状
　　　　㋐思春期早発症；男児にみられ、女児にみられることは極めて稀。

　　　　ⓓ尿崩症
　　　ⓔ腫瘍マーカー；腫瘍量をよく反映し、治療効果や再発の判定の指標となる。
　　　ⓕGerminoma は、神経下垂体部（鞍上部）のものに比べて大きくなるまで囊胞形成を認めない。
　（ⅱ）神経下垂体部（鞍上部）の胚細胞腫瘍
　　　ⓐ性別；比較的女性に多い。
　　　ⓑ症状
　　　　ⓐ尿崩症；初発症状のことが多い。
　　　　ⓑ視力・視野障害
　　　　ⓒ下垂体前葉機能低下
　　　ⓒGerminoma の特徴
　　　　ⓐ松果体部より神経下垂体部（鞍上部）に多い。
　　　　ⓑ石灰化を認めない。
　　　　ⓒ囊胞を伴いやすい。
　　　ⓓ純型成熟奇形腫が発生することはない。
　　　ⓔ絨毛癌は神経下垂体部（鞍上部）には少ない。
　（ⅲ）基底核・視床の胚細胞腫瘍
　　　ⓐ好発年齢；学童期や思春期。
　　　ⓑ症状；頭蓋内圧亢進症状は稀。
　　　ⓒ囊胞を形成しやすい。
　　　ⓓ患側の大脳半球の萎縮を伴いやすい。
　　　ⓔ他の部位のものに比べて、腫瘍内出血をきたしやすい。
　　　ⓕほとんどが、本邦からの報告である。
　　　ⓖ組織型；すべての組織型が発生しうるが、ほとんどが germinoma。
　（ⅳ）小脳橋角部の germinoma with STGC
　　　ⓐ好発年齢（平均）；27 歳で、通常の頭蓋内胚細胞腫瘍より高い。
　　　ⓑ性別；全例、男性。
　　　ⓒ症状；顔面神経麻痺、聴力障害や小脳失調。
　　　ⓓMRI；髄膜腫と類似の所見を呈する。
　（ⅴ）延髄の胚細胞腫瘍
　　　ⓐ性別；ほとんどが女性。
　　　ⓑ組織型；全例、germinoma。
　　　ⓒ合併症候群；男性例では、Klinefelter 症候群。

46. 松果体部腫瘍

　❶種類
　（ⅰ）胚細胞腫瘍
　　　ⓐgerminoma

　　　　　ⓑ奇形腫
　　　　　ⓒ卵黄嚢腫瘍
　　　　　ⓓ絨毛癌
　　　　　ⓔ胎児性癌
　　　（ⅱ）松果体実質より発生する腫瘍
　　　　　ⓐ松果体実質細胞より発生する腫瘍；松果体細胞腫と松果体芽腫。
　　　　　ⓑglioma
　　　（ⅲ）その他；髄膜腫、類表皮嚢胞や松果体嚢胞。
❷好発年齢
　　（ⅰ）胚細胞腫瘍；10～19歳に最も多い。
　　（ⅱ）松果体細胞腫；成人に多い。
　　（ⅲ）松果体芽腫；15歳未満の小児期が約半数を占め最も多い。
❸性別；男性に多い。
❹Germinomaが最も多い。
❺症状
　　（ⅰ）共通の症状
　　　　ⓐ頭蓋内圧亢進症状
　　　　ⓑArgyll Robertson徴候
　　　　ⓒParinaud症候群
　　（ⅱ）その他；思春期早発症など。
❻腫瘍マーカー；各組織型の鑑別点となる。
❼MRI拡散強調画像；松果体芽腫は高信号となり、松果体細胞腫との鑑別可能。

47．神経鞘腫

❶末梢神経線維を覆っているSchwann細胞より発生する腫瘍をいう。
❷好発年齢；成人
❸性別；女性に多い。
❹ほとんどが感覚神経から発生し、運動神経から発生することは稀。
　　（ⅰ）感覚神経から発生する神経鞘腫は、glia-Schwann鞘移行部から発生する。
　　（ⅱ）運動神経から発生する神経鞘腫は、この移行部から離れたSchwann細胞で包まれた部分
　　　　から発生する。
❺種類
　　（ⅰ）聴神経鞘腫；最も多い。
　　（ⅱ）三叉神経鞘腫
　　（ⅲ）顔面神経鞘腫
　　（ⅳ）頸静脈孔神経鞘腫
　　（ⅴ）眼運動神経系の神経鞘腫（動眼神経鞘腫、滑車神経鞘腫および外転神経鞘腫）
　　（ⅵ）舌下神経鞘腫

(ⅶ)頭蓋内神経鞘腫（脳神経に由来しない神経鞘腫）
❻各腫瘍の特徴
（ⅰ）**聴神経鞘腫**
ⓐ小脳橋角部腫瘍の中で最も頻度が高い。
ⓑ前庭神経より発生することが多い。
ⓒ神経耳科学的検査所見
㋐後迷路性感音性難聴
㋑温度眼振試験（caloric test）；反応の低下あるいは消失。
㋒補充現象は陰性。
ⓓ頭部エックス線単純撮影；患側の内耳道の拡大。
（ⅱ）**三叉神経鞘腫**
ⓐ神経根型；三叉神経根より発生し、小脳橋角部腫瘍の形をとる。
ⓑガッセル神経節型
㋐このタイプが多く、半数を占める。
㋑ガッセル神経節から発生し、腫瘍は中頭蓋窩にあり側頭葉腫瘍の形をとる。
ⓒ亜鈴型；Meckel 腔（三叉神経腔）をはさんで、中頭蓋窩と後頭蓋窩の両方にまたがるタイプ。
ⓓ末梢型
㋐三叉神経の分枝から発生するタイプ。
㋑ほとんどが眼神経（ophthalmic nerve）から発生。
（ⅲ）**顔面神経鞘腫**
ⓐ多くは中間神経より発生する。
ⓑほとんどが、側頭骨内に発生している。
ⓒ腫瘍の大きさに比して顔面筋の麻痺が強い。
ⓓ垂直部が最も多い。
（ⅳ）**頸静脈孔神経鞘腫**
ⓐ舌咽・迷走・副神経は頸静脈孔より一緒に出るので、この部に発生する神経鞘腫を一括して頸静脈孔神経鞘腫として取り扱う。
ⓑ発生母地となる脳神経（単独例）
㋐舌咽神経が最も多い。
㋑以下、迷走神経、副神経の順（すなわち、9 → 10 → 11 で、数字の順番どおり）。
ⓒ初発症状；耳鳴や難聴などの第 8 脳神経症状で発症することが多い。
ⓓ下位脳神経障害
㋐迷走神経障害が最も多い。
㋑次いで、舌咽神経障害。
（ⅴ）**動眼神経鞘腫**
ⓐ眼運動神経系の中では、最も発生頻度が高い。
ⓑ脳槽部（脚間窩槽）と海綿静脈洞部（傍鞍部）に多い。
（ⅵ）**滑車神経鞘腫**

　　　　ⓐ発生部位
　　　　　㋐ほとんどが脳槽部を走行する滑車神経より発生。
　　　　　㋑右側に多い。
　　　　ⓑ症状
　　　　　㋐滑車神経麻痺(複視)は意外と少ない。
　　　　　㋑対側の顔面の異常感覚が初発症状となることも稀でない。
　　(ⅶ)**外転神経鞘腫**
　　　　ⓐ眼運動神経系の中では、最も発生頻度が低い。
　　　　ⓑ海綿静脈洞に発生するタイプと、橋前部に発生するタイプとがある。
　　　　ⓒ海綿静脈洞のタイプでは、左側に発生することが多い。
　　(ⅷ)**舌下神経鞘腫**；圧倒的に女性に多い。
　　(ⅸ)**脳神経に由来しない神経鞘腫**
　　　　ⓐ分類
　　　　　㋐頭蓋内・脳実質外発生型
　　　　　㋑脳内発生型
　　　　ⓑ性別；いずれも男性に多い。
　　　　ⓒ好発部位
　　　　　㋐頭蓋内・脳実質外発生型；前頭蓋底
　　　　　㋑脳内発生型
　　　　　　①側頭葉や前頭葉が最も多い。
　　　　　　②次いで、頭頂葉。
　　　　ⓓ脳内発生型では、半数に脳浮腫を伴う。
　　　　ⓔ脳内発生型では、30〜55%の頻度で囊胞を合併。

48. 血管芽腫 Hemangioblastoma

❶組織由来不明の豊富な毛細血管網と間質細胞からなる腫瘍。
❷好発部位；小脳半球
❸症状・徴候
　(ⅰ)頭蓋内圧亢進症状が最も多い。
　(ⅱ)時に赤血球増加症(多血症)を認める。
　　　ⓐ小脳の血管芽腫では、女性よりも男性に圧倒的に多い。
　　　ⓑ小脳の血管芽腫では、囊胞状のものより充実性のものに多い。
❹脳血管造影；壁在結節が腫瘍陰影として描出される。
❺囊胞性が多く、壁在結節(mural nodule)を有する。
　(ⅰ)囊胞性の頻度は、von Hippel-Lindau症候群例でも散発例でも変わらない。
　(ⅱ)小脳(半球および虫部)発生例では囊胞性が多い。
　(ⅲ)延髄や第4脳室発生例では充実性が多い。
❻家族発生(優性遺伝)；10〜20%の頻度でみられる。

❼von Hippel-Lindau 症候群患者の約半数に、小脳に血管芽腫を認める。
❽網膜血管腫、腎癌、褐色細胞腫、膵癌や膵嚢胞などを合併する。
❾テント上に発生することは稀。
❿石灰化を呈することはない。
⓫MRI 拡散強調画像；低信号

49. 脊索腫 Chordoma

❶胎生期の脊索遺残組織から発生する腫瘍。
❷分類
　（ⅰ）トルコ鞍脊索腫
　（ⅱ）傍鞍部脊索腫
　（ⅲ）斜台脊索腫
❸好発部位；斜台が多い。
❹症状・徴候
　（ⅰ）自覚症；複視、頭痛が多い。
　（ⅱ）神経症状；**外転神経麻痺**が最も多い。
❺頭部エックス線単純撮影；斜台やトルコ鞍の骨破壊像。
❻chondroid chordoma（軟骨性脊索腫）は、
　（ⅰ）組織学的に軟骨成分が豊富な脊索腫をいうが、最近ではその存在が疑問視されている。
　（ⅱ）低異型度軟骨肉腫である。

50. 視床下部過誤腫 Hypothalamic hamartoma

❶視床下部に発生する、灰白質様の過形成性の組織よりなる非腫瘍性病変をいう。
❷好発年齢；小児に好発する（2歳前後が多い）。
❸性別；男児に多い。
❹発生部位；灰白隆起（tuber cinereum）や乳頭体（mamillary body）。
❺分類と治療方針（表6）

表 6．視床下部過誤腫の分類と治療方針(Valduezaら，1994)

	Type Ⅰa	Type Ⅰb	Type Ⅱa	Type Ⅱb
大きさ	小～中	小～中	中～大	中～大
付着形態	有茎	有茎	無茎	無茎
付着部位	灰白隆起	乳頭体	灰白隆起/乳頭体	灰白隆起/乳頭体
視床下部の偏位	無	無	軽度	著明
主症状	思春期早発症（または無症状）	思春期早発症（または無症状）	笑いてんかん、全身性および、あるいは他のタイプのてんかん	笑いてんかん、全身性および、あるいは他のタイプのてんかん
治療	●無症状は無治療。 ●思春期早発症例では、長時間作用のLH-RH誘導体の投与。		●抗けいれん薬の投与。 ●薬剤無効例は手術。	

(1) Type ⅠaおよびⅠb
　（ⅰ）視床下部は障害されていない。
　（ⅱ）笑い発作や行動異常はみられない。
　（ⅲ）思春期早発症は、通常、小さい過誤腫(Type Ⅰa、Ⅰb)に生じる。
　（ⅳ）思春期早発症を呈するType Ⅰaの若年者では、LH-RH誘導体の長期連用を避けるため、手術を選択する。
　　　➡灰白隆起より茎をもって発育しているType Ⅰaでは、手術による乳頭体への損傷の危険性が少なく、摘出可能。
(2) Type Ⅱ
　（ⅰ）大きさは、通常、直径1.5cm以上。
　（ⅱ）茎をもたず、第3脳室底や乳頭体に拡く接着しているタイプ。
　　　➡笑い発作やけいれんは、乳頭体に拡く接着しているこのタイプにのみ認められる。
　（ⅲ）Type Ⅱaでは、視床下部底部の明らかな偏位を認めない。
　（ⅳ）Type Ⅱbでは、第3脳室の明らかな変形・偏位を認める。

51．頸静脈小体腫瘍 Glomus jugular tumor

❶頸静脈孔付近にある頸静脈小体から発生する腫瘍。
❷成人の女性に多い。
❸発生部位；頸静脈球の上部から発生する。
❹症状；第7および8脳神経が最も障害されやすい。
❺頭蓋底に存在し、骨を浸潤破壊して発育する。
❻血管に富む腫瘍。
❼組織学的には良性であるが、頭蓋底を浸潤破壊して発育するため治療が困難。

52．大後頭孔(大孔部)腫瘍 Foramen magnum tumor

❶腫瘍が第2頸椎(C2)から大後頭孔レベルにあるものをいう。
❷分類
　（ⅰ）Spinocranial type
　　　ⓐ上位頸椎管内に発生し、大後頭孔の方へ上方・伸展するタイプ。
　　　ⓑ神経鞘腫(neurinoma)に多い。
　（ⅱ）Craniospinal type
　　　ⓐ後頭蓋窩内に発生し、大後頭孔の方へ下方・伸展するタイプ。

ⓑ髄膜腫が多い。
　❸種類
　　（ⅰ）髄膜腫が最も多い。
　　　　ⓐ腫瘍は、脊髄・延髄の前部にあることが多い。
　　　　ⓑ初期症状；頸部痛や手の dysesthesia（異常感覚）。
　　（ⅱ）神経鞘腫が2番目に多い。

53. 類表皮嚢胞 Epidermoid cyst

　❶胎生期遺残組織から発生する非腫瘍性の嚢胞性病変。
　❷表皮に由来し、皮膚付属器（汗腺、皮脂腺、毛嚢など）は含まない。
　❸好発年齢；成人
　❹好発部位
　　（ⅰ）小脳橋角部に最も多い。
　　（ⅱ）次いで、傍トルコ鞍部。
　❺嚢胞を形成し、コレステリン結晶を含み、薄い被膜を有する。
　❻石灰化を呈することは稀。
　❼MRI の拡散強調画像（DWI）；高信号

54. 類皮嚢胞 Dermoid cyst

　❶嚢胞壁が皮膚および皮膚付属器（汗腺、皮脂腺や毛嚢）よりなる非腫瘍性嚢胞性病変。
　❷好発年齢；小児から成人まであらゆる年齢層に発生する。
　❸好発部位
　　（ⅰ）頭蓋内のテント上では、鞍上部、前頭部や側頭部の正中部付近。
　　（ⅱ）テント下では、ほとんどが小脳正中部。
　❹正中部に好発する。
　❺嚢胞を形成する。

55. ラトケ嚢胞 Rathke's cleft cyst

　❶遺残したラトケ裂隙に粘液が貯留し増大したもの。
　❷多くは無症候性。
　❸好発年齢；30 歳代後半〜40 歳代。
　❹性別；女性に多い。
　❺好発部位；ほとんどが下垂体前葉と後葉との間。
　❻症状
　　（ⅰ）下垂体機能障害；成長ホルモンの分泌が最も障害されやすい。
　　（ⅱ）視力・視野障害

❼合併疾患；下垂体腺腫を合併することがある。

56. 第3脳室コロイド囊胞 Colloid cyst of the third ventricle

❶成人の男性に好発する。
❷エックス線 CT
　（ⅰ）単純 CT；高吸収域のことが多い。
　（ⅱ）造影 CT；通常、増強されない。
❸MRI
　（ⅰ）T1強調画像；高信号が多い。
　（ⅱ）T2強調画像；低信号が多い。

57. 神経腸囊胞 Neurenteric cyst

❶呼吸上皮、腸管上皮に類似したムチン産生細胞からなる囊胞性病変。
❷enterogenous cyst（腸囊胞）とも呼ばれる。
❸好発部位
　（ⅰ）脳幹前面や小脳橋角部の後頭蓋窩（腹側）。
　（ⅱ）左側に多い。
❹東南アジアに多くみられる。

58. 脳原発性悪性リンパ腫 Primary cerebral malignant lymphoma

❶成人の男性に好発する。
❷好発部位
　（ⅰ）テント上に多い。
　（ⅱ）大脳の髄液路（髄膜や脳室）に近接して発生。
❸MRI の拡散強調画像；高信号
❹非 Hodgkin 腫で、びまん性大細胞型で、B 細胞由来が多い。
❺中枢神経系外への転移は稀。
❻特殊な悪性リンパ腫
　（ⅰ）T 細胞性非 Hodgkin リンパ腫
　　ⓐどの年齢層にも発生するが、B 細胞性のものより若い年齢層に発生する。
　　ⓑ性別；男性に多い。
　　ⓒ好発部位；小脳に多い。
　（ⅱ）原発性軟膜リンパ腫
　　ⓐ脳内および全身にリンパ腫が存在せず、原発性に脳軟膜にリンパ腫を認めるもの。
　　ⓑ大多数は、非 Hodgkin リンパ腫で、B 細胞由来。
　（ⅲ）血管内悪性リンパ腫

ⓐ脳内の細動脈の血管腔内でリンパ腫細胞が増大して血管を閉塞し、その領域に不規則な虚血病変を形成するもの。
　　ⓑ50～70歳の中高年齢者に好発する。
　　ⓒ血清乳酸脱水素酵素(LDH)や soluble IL-2 receptor の値が高値。
　　ⓓCT および MRI；梗塞巣の所見。
　　ⓔ腫瘍は血管内腔で増殖する。
　　ⓕ大細胞型の非 Hodgkin リンパ腫で、B 細胞由来。
　（ⅳ）AIDS 関連悪性リンパ腫と非 AIDS 悪性リンパ腫（表 7）

表 7．非 AIDS 患者と AIDS 患者の中枢神経系原発性悪性リンパ腫の比較(Fine ら、1993 より作製)

Characteristics & Finding （臨床像と所見）	Immunocompetent patients （非 AIDS 患者）	Patients with AIDS （AIDS 患者）
Male：female（男女比）	1.35：1	7.38：1
Mean age（平均年齢）	55.2 歳	30.8 歳
Initial symptoms（初発症状） 　1．Mental status changes（精神状態の変化）	34.6%	53.3%
2．Seizures（けいれん）	11.2%	26.7%
3．Increased intracranial pressure 　　（頭蓋内圧亢進症状）	32.4%	14.2%
Ring enhancement（造影 CT でリング状に増強）	0%	52%
Multipe lesions（多発性）	25%	52%
High-grade histology（immunoblastic or small non-cleaved cell） （高度悪性の組織像；免疫芽球型や小型非切れ込み核細胞型）	22%	60%
Epstein-Barr virus genomic DNA （Epstein-Barr virus ゲノムの検出）	Few （ほとんどなし）	Almost all （ほとんどすべて）
Survival（生存期間） 　1．no therapy（無治療群）	2.7 カ月	0.9 カ月
2．with treatment（治療群）	18.9 カ月	2.6 カ月

59．原発性悪性黒色腫 Primary malignant melanoma

❶異型性の強い Melanocyte（黒色素細胞）の増殖からなる腫瘍で、頭蓋内に原発するもの。
❷メラニン（黒色素）産生の有無による分類
　（ⅰ）黒色素性黒色腫（melanotic melanoma）
　（ⅱ）無色素性黒色腫（amelanotic melanoma）
❸MRI
　（ⅰ）黒色素性黒色腫；MRI T1 強調画像で著明な高信号。
　（ⅱ）無色素性黒色腫；MRI T1 強調画像で等、あるいは軽度低信号。

60. 第3脳室脊索腫様膠腫 Chordoid glioma of third ventricle

❶上皮様の形態を示す glia 細胞が、脊索腫に類似の構造をつくる腫瘍をいう。
❷WHO 分類では、由来不明の神経上皮性腫瘍に分類。
❸成人の女性に好発する。
❹好発部位；第3脳室前半部および視床下部。

61. 頭蓋内脂肪腫 Intracranial lipoma

❶真の腫瘍ではなく、原始髄膜の迷入、遺残による先天奇形とされている。
❷成人の男性に多い。
❸好発部位；脳梁部が約半数を占め、最も多い。
❹頭部エックス線単純撮影；脳梁発生例では、前後像で正中部に透亮像があり、それを囲むように貝殻状、あるいは三日月状の石灰化が左右対称性にみられる。
❺単純 CT；著明な低吸収域。
❻合併奇形；脳梁脂肪腫では、約半数に脳梁欠損を合併。

62. 家族性脳腫瘍 Familial brain tumor

❶遺伝性疾患に伴う家族性脳腫瘍
　（ⅰ）神経線維腫症(neurofibromatosis)；neurofibromatosis type 1 および type 2。
　　　　➡聴神経鞘腫や髄膜腫。
　（ⅱ）von Hipple-Lindau 症候群➡血管芽腫
　（ⅲ）結節性硬化症(tuberous sclerosis)➡神経膠腫
　（ⅳ）Cowden 病➡髄膜腫や神経鞘腫。
　（ⅴ）Turcot 症候群➡星細胞腫、膠芽腫や髄芽腫。
　（ⅵ）多発性内分泌症候群のⅠ型➡下垂体腺腫
❷遺伝性疾患を伴わない家族性脳腫瘍(familial isolated brain tumor)
　（ⅰ）脳腫瘍の種類；星細胞腫が最も多い。
　（ⅱ）家族間発生；兄弟姉妹(**同胞**)例が最も多い。

63. 転移性脳腫瘍 Metastatic Brain tumor

❶転移部位；ほとんどが大脳。
　（ⅰ）大脳半球では、大部分が灰白質と白質との境界部に発育する。
　（ⅱ）小脳ではプルキンエ細胞層と顆粒細胞層上部に発育しやすい。
❷原発巣；肺癌が断然多く、次いで乳癌。
❸転移巣の数
　（ⅰ）悪性黒色腫では、ほとんどが多発性。

（ⅱ）消化器系、泌尿器系のものでは、半数は単発性。
❹腫瘍内出血や中心壊死もしばしばみられる。
❺前立腺癌は、頭蓋骨や硬膜に転移しやすい。
❻肺癌(小細胞癌)や消化器系の癌は、小脳へ転移しやすい。
❼下垂体への転移は、乳癌が最も多い。

64. 下垂体への転移 Metastatic pituitary tumor

❶原発巣；肺癌、乳癌、前立腺癌が多い。
❷転移部位；後葉に最も多い。
❸症状；尿崩症が最も多い。

65. 脈絡叢への転移 Metastatic choroid plexus tumor

❶原発巣；肺癌や腎癌が多い。
❷転移部位；側脳室の三角部(trigone)に多い。

66. 髄膜癌腫症 Meningeal carcinomatosis

❶癌細胞(悪性腫瘍細胞)が髄膜(くも膜下腔や軟膜)にびまん性に浸潤するもの。
❷原発巣
　（ⅰ）全体
　　　ⓐ本邦；胃癌が最も多く、次いで肺癌。
　　　ⓑ欧米；乳癌が最も多く、次いで肺癌、胃癌の順。
　（ⅱ）組織型；➡腺癌がほとんど。
❸性別；女性に多い。
❹症状
　（ⅰ）髄膜刺激症状
　（ⅱ）頭蓋内圧亢進症状
　（ⅲ）脳神経障害；晩期の症状。
❺髄液検査所見
　（ⅰ）髄液圧の亢進。
　（ⅱ）細胞増多；リンパ球優位
　（ⅲ）蛋白量の増加。
　（ⅳ）糖量の減少。
❻単純CT
　（ⅰ）水頭症による脳室拡大像。
　（ⅱ）脳底槽や脳溝の狭小化。

67. 放射線障害

❶遅発性放射線壊死 Delayed radiation necrosis
（ⅰ）放射線治療終了後6カ月〜3年で生じる。
　　➡発生時期のピークは6カ月〜2年。
（ⅱ）照射野内で、原発腫瘍と異なる部位の正常組織の不可逆的な壊死巣で、病理学的に確認されたものをいう。
（ⅲ）血管病変を主体とした変化（凝固壊死）である。

❷放射線誘発腫瘍 Radiation-induced brain tumor
（ⅰ）照射前になかった腫瘍が、時期を経て、照射部位に一致して発生する腫瘍。
（ⅱ）種類
　　ⓐ髄膜腫が最も多い。
　　　➡低線量照射では髄膜腫が発生しやすく、肉腫は稀。
　　ⓑ次いで、神経膠腫、肉腫の順。
（ⅲ）原疾患；トルコ鞍近傍腫瘍と髄芽腫が大半を占める。
（ⅳ）発生しやすい因子
　　ⓐ照射時の年齢が若い人。
　　ⓑ照射線量の多い人。

快適空間

★好きなように使ってね！

III. 耳よりな情報編

耳よりな話 1　【利き側(lateral dominance)の決定法について】

❶同じ検査項目を 3 回行って、2 回以上使った側を、通常、利き側とする。
❷手、足および目の利き側の検査(市場, 1982)
　（ⅰ）利き手の検査項目
　　　ⓐボールを力一杯投げる。
　　　ⓑボールをバットで打つ。
　　　ⓒ鉛筆、箸を持つ。
　　　ⓓこまを回す。
　　　ⓔ消しゴムで消す。
　（ⅱ）利き足の検査
　　　ⓐボールを強く蹴る。
　　　ⓑ蹴った方の足が利き足。
　（ⅲ）利き目の検査
　　　ⓐ直径 3 cm の円筒をのぞく。
　　　ⓑ使った方の眼が利き眼。
❸利き手の決め方(Kertesz ら, 1981)
　（ⅰ）以下の 6 項目を質問し、そのうち 4 項目で右利きを決定する。
　（ⅱ）質問事項
　　　ⓐ字をどちらで書くか。
　　　ⓑどちらでボールを投げるか。
　　　ⓒどちらの手で物を切るか。
　　　ⓓどちらの手で絵を描くか。
　　　ⓔどちらの手で歯ブラシを使うか。
　　　ⓕどちらの手でスプーンを使うか。

耳よりな話 2　【脳神経が通過しない脳槽】

❶頸動脈槽(carotid cistern)
❷終板槽(cistern of lamina terminalis)
❸脳梁槽(callosal cistern)
❹Sylvius 槽
❺大脳脚槽(crural cistern)
❻中間帆槽(cistern of velum interpositum)
❼上小脳槽(superior cerebellar cistern)
❽大槽(cisterna magna)←但し、頸神経(C 1、C 2)は通る。

耳よりな話3　【上行咽頭動脈 Ascending pharyngeal artery が栄養する脳神経】

❶三叉神経節
❷外転神経
❸舌咽神経
❹迷走神経
❺副神経
❻舌下神経
（その他、脳神経ではないが、第3および第4頸神経）

耳よりな話4　【Broca 領域と Wernicke 領域とを連絡する線維】

❶Broca 領域（運動性言語中枢）と Wernicke 領域（感覚性言語中枢）とを結ぶ線維は弓状束（arcuate fasciculus）である。
❷弓状束が切断されると伝導性失語症を生じる。

耳よりな話5　【小脳脚について】

❶下小脳脚を通る求心路
　（ⅰ）前庭小脳路
　（ⅱ）オリーブ小脳路
　（ⅲ）後脊髄小脳路
　（ⅳ）網様体小脳路
❷中小脳脚を通る求心路➡橋小脳路（pontocerebellar tract）
❸上小脳脚
　（ⅰ）上小脳脚を通って入ってくる求心路➡前脊髄小脳路
　（ⅱ）遠心路➡小脳核から生じた主な遠心性線維は、上小脳脚を通って反対側の赤核や視床へ行く。

耳よりな話6　【補足運動野 Supplementary motor area】

❶運動前野（premotor area；Brodmann's area 6）の一部である。
❷前頭葉内側面の一次運動野下肢領域の前方に位置する。
❸視床前腹側核（ventral anterior nucleus；VA）からの連絡がある。
❹両側の前部帯状回と相互に線維連絡がある。
❺症状
　（ⅰ）一過性の運動無視（麻痺によらない肢の無使用現象）。
　（ⅱ）運動の開始が困難。
　（ⅲ）Alien hand sign
　（ⅳ）一過性の運動保続。
　（ⅴ）発語の減少、自発言語の減少や発語開始困難。

耳よりな話 7　【内包の動脈支配について】

❶前脚；内側線条体動脈(medial striate artery)とHeubner動脈（ホイブナー）。
❷膝および後脚(前1/3)；レンズ核線条体動脈
❸後脚(後部)；前脈絡叢動脈

耳よりな話 8　【Zinn腱輪について】

❶Zinn腱輪の中を通るもの➡動眼神経の上枝と下枝、鼻毛様体神経、外転神経および毛様体神経節に向かう交感神経根。
❷Zinn腱輪の外を通るもの➡涙腺神経、前頭神経、滑車神経および上眼静脈。

耳よりな話 9　【斜台硬膜の栄養血管】

❶上半部；内頸動脈海綿静脈洞部から分枝する髄膜枝。
❷下半部；上行咽頭動脈からの上行枝と椎骨動脈の髄膜枝。

耳よりな話 10　【内耳道内における顔面神経および第8脳神経の位置】

❶後方(頭蓋内)より内耳道をみた場合
　(ⅰ)内耳道の上内側に位置するのが、顔面神経。
　(ⅱ)内耳道の下内側に位置するのが、蝸牛神経。
　(ⅲ)内耳道の上外側に位置するのが、上前庭神経。
　(ⅳ)内耳道の下外側に位置するのが、下前庭神経。
❷内耳道
　(ⅰ)内耳道は、transverse crest(横稜)により上方と下方に分けられる。
　(ⅱ)内耳道の上方の部分は、Bill's bar(垂直稜 vertical crest)により顔面領域(facial area)と上前庭領域(superior vestibular area)とに分けられる。

耳よりな話 11　【脳腫瘍の血管について】

❶星細胞腫、膠芽腫、上衣腫および髄芽腫➡基本的には**無窓血管**であり、形態学的にはBBBを有する正常血管に類似。
❷髄膜腫、聴神経鞘腫、血管芽腫、悪性リンパ腫、悪性黒色腫、卵黄嚢腫瘍および転移性脳腫瘍➡基本的には**有窓血管**。

耳よりな話 12　【脳腫瘍と頭蓋内出血】

❶脳出血の原因となる脳腫瘍
　(ⅰ)原発性脳腫瘍；神経膠腫、髄膜腫、脈絡叢乳頭腫、脊索腫、血管腫や下垂体腺腫。
　(ⅱ)転移性脳腫瘍；気管支癌、絨毛癌や悪性黒色腫。
❷くも膜下出血を初発症状とする脳腫瘍
　(ⅰ)神経膠腫、(ⅱ)下垂体腺腫、(ⅲ)血管性腫瘍

耳よりな話13　【下垂体卒中について】

❶プロラクチン産生腺腫（prolactinoma）が最も多い。
❷腫瘍の大きさ、性別との関係については報告者により異なる。
❸誘因
　➡放射線照射、内分泌負荷試験、頭部外傷、妊娠、エストロゲンや bromocriptine の投与、ピル服用、頭蓋内圧の急激な変化など。
❹発生機序（説）
　（ⅰ）鞍隔膜での門脈系および上下垂体動脈の狭窄。
　（ⅱ）腫瘍血管の脆弱性。
　（ⅲ）腫瘍の虚血性壊死。
❺微小腺腫例での出血は、ピル服用者や妊娠促進ホルモン剤服用者に多い。
❻bromocriptine 服用患者は、非服用者に比して出血をきたす頻度が有意に高い。

耳よりな話14　【脳腫瘍と脳動脈瘤の合併】

❶髄膜腫、下垂体腺腫および神経膠腫に多い。
❷下垂体腺腫では、先端巨大症やプロラクチン産生腺腫に多い傾向がある。
❸合併する脳動脈瘤
　（ⅰ）全体➡内頸動脈瘤が最も多い。
　（ⅱ）髄膜腫➡内頸動脈瘤が最も多く、次いで中大脳動脈瘤。
　（ⅲ）下垂体腺腫➡内頸動脈瘤が最も多く、次いで前大脳動脈瘤。
　（ⅳ）神経膠腫➡中大脳動脈瘤が最も多く、次いで内頸動脈瘤。
　（ⅴ）髄膜腫や膠芽腫などの血管に富む腫瘍➡腫瘍の栄養動脈に多くみられる。
❹動脈瘤は、腫瘍と同側に多い。
❺巨大脳動脈瘤の発生は稀。
❻初発症状；脳腫瘍による症状が最も多い（したがって、未破裂のものが多い）。

耳よりな話15　【Lazarus 徴候（ラザロ）について】

❶人工呼吸器をはずした後にみられる上肢の自動運動（脊髄由来）である。
❷この運動は下肢にはみられない。
❸Lazarus 徴候は、人工呼吸器をはずして4～8分の間にみられる現象である。
❹Lazarus 徴候は、次のような運動からなる。
　（ⅰ）上肢や体幹に鳥肌が出現し、上肢が小刻みに震え始める。
　（ⅱ）30秒以内に両上肢が肘関節で屈曲し、両手は胸骨部の方に動く。
　（ⅲ）次いで手が頸、顎にまで動き、両手を胸の前で合わせ、最後に両手が体幹両脇に戻る。

耳よりな話16　【小脳性無動無言症 Cerebellar mutism】

❶小児の後頭蓋窩腫瘍によることが最も多い。
　（ⅰ）髄芽腫によることが最も多い。

（ⅱ）以下、嚢胞性星細胞腫＞上衣腫。
❷腫瘍の大きさ
　（ⅰ）髄芽腫では、腫瘍が大きいもの（＞直径5cm）に発生しやすい。
　（ⅱ）他の腫瘍では、大きさと相関関係はない。
❸腫瘍の部位➡正中部のものに多い。
❹好発年齢；ほとんどが10歳以下の小児（2歳～10歳）。
❺性別➡性差はない。
❻無言症発生までの期間；手術後0～6日（平均1.7日）。
❼無言症の持続期間；2週間～6カ月（平均；8週）
❽障害部位
　（ⅰ）小脳半球内側、特に左側。
　（ⅱ）上小脳虫部（superior vermis）
　（ⅲ）脳幹➡橋被蓋（pontine tegmentum）
❾症状
　（ⅰ）無言であるが、意識は清明。
　（ⅱ）無言症の回復後、重篤な構語障害を認める。
　（ⅲ）構語障害は一過性で、1～3カ月で完全に回復する。
　（ⅳ）下位脳神経麻痺は認めない。
　（ⅴ）長経路徴候（運動や感覚伝導路などの障害による症状）は認めない。
　（ⅵ）理解力は保持され、意志の表出も可能。
　（ⅶ）症状は、一過性。
❿危険因子
　（ⅰ）小脳虫部、（ⅱ）腫瘍、（ⅲ）小児

耳よりな話17 【Castleman症候群について】

❶Castleman病のplasma cell type（形質細胞型）に、
　（ⅰ）肝脾腫
　（ⅱ）鉄剤抵抗性の低色素性小球性貧血
　（ⅲ）成長遅延および性発達障害
　（ⅳ）免疫グロブリン異常
を伴うものをいう。
❷合併する脳腫瘍➡脊索腫様髄膜腫（chordoid meningioma）

耳よりな話18 【Cerebral salt wasting syndromeとSIADHとの鑑別】

➡両者の決定的は相違は、**循環血漿量**にある。すなわち、
❶Cerebral salt wasting syndrome➡循環血漿量の減少。
❷SIADH➡循環血漿量の増加。

耳よりな話 19　【Cowden 症候群の合併疾患について】

❶悪性腫瘍、特に乳癌（女性）。
❷巨脳症（megalencephaly）
❸その他の中枢神経病変
　➡異所性灰白質、水頭症、くも膜下出血、動静脈奇形、髄膜腫、神経鞘腫や神経線維腫。

耳よりな話 20　【Down 症候群に合併する脳腫瘍】

❶合併する脳腫瘍の中では、**胚細胞腫瘍が最も多い。**
　（ⅰ）頻度；Down 症で脳腫瘍を合併する症例の 43％を占める。
　（ⅱ）人種；発生例は、現在のところ、すべて日本人である。
　（ⅲ）好発年齢；ほとんどが、小児。
　（ⅳ）性別；男児に多い。
　（ⅴ）発生部位
　　通常の胚細胞腫瘍と異なり、
　　　ⓐ**基底核部が最も多い。**
　　　ⓑ次いで、後頭蓋窩。
❷Down 症の合併症としては白血病が有名で、高頻度にみられる。
❸中枢神経系の異常として、しばしば小脳片葉小節葉に異所性灰白質（heterotopia）がみられる。

耳よりな話 21　【非ケトン性高浸透圧性糖尿病性昏睡について】

❶著明な高血糖（600 mg/dl 以上）。
❷著明な高浸透圧血漿（350 mOsm/kg 以上）。
❸高度な脱水。
❹ケトーシスやアシドーシスはないかあっても軽度。
❺血清 Na 値、血中尿素窒素は上昇していることが多い。

耳よりな話 22　【Klinefelter 症候群の合併疾患について】

❶白血病などの血液疾患が多い。
❷生殖腺外（extragonadal）に発生する胚細胞腫瘍。
　（ⅰ）生殖腺外の部位としては、縦隔が最も多く、次いで松果体部。
　（ⅱ）頭蓋内胚細胞腫瘍は、germinoma が多く、松果体部だけでなく、神経下垂体部（鞍上部）、
　　延髄（背側）や脊髄にみられる。
❸乳癌
❹奇形；両眼隔離症、第 5 指弯曲など。

耳よりな話 23　【Li-Fraumeni 症候群に合併する脳腫瘍】

❶髄芽腫
❷脈絡叢癌

❸星細胞腫

耳よりな話 24　【von Hippel-Lindau 症候群の合併病変について】

❶中枢神経系の血管芽腫（hemangioblastoma）
　　（ⅰ）小脳に最も多い。
　　（ⅱ）しばしば、多発性。
❷眼球（網膜の血管芽腫）
　　（ⅰ）網膜血管芽腫は最初に発現する（半数）。
　　（ⅱ）血管芽腫は網膜の周辺にみられる。
　　（ⅲ）放置すると、網膜剥離や出血をきたす。
　　（ⅳ）しばしば、多発性、両側性（半数）で、再発する。
❸腎臓；腎嚢胞と腎細胞癌。
❹副腎および傍神経節（paraganglion）➡褐色細胞腫（pheochromocytoma）
❺膵臓疾患
　　（ⅰ）von Hippel-Lindau 症候群の病変の中で、最も少ない。
　　（ⅱ）膵嚢胞が最も多い
❻副睾丸；嚢腺腫（cystadenoma）

耳よりな話 25　【von Hippel-Lindau 症候群に伴う小脳血管芽腫の特徴】

❶散発性の小脳血管芽腫より若年発症である。
❷多発性の頻度が高い。
❸嚢胞性の頻度は、von Hippel-Lindau 症候群例でも散発例でも変わらない。
❹予後；不良

耳よりな話 26　【播種する脳腫瘍】

❶松果体芽腫（pineoblastoma）；全松果体芽腫の 70％
❷悪性リンパ腫（malignant lymphoma）；全悪性リンパ腫の 30～40％
❸髄芽腫（medulloblastoma）；全髄芽腫の 19％
❹胎児性癌；全胎児性癌の 40％

耳よりな話 27　【脳腫瘍の神経管外転移部位について】

❶全体
　　（ⅰ）肺および胸膜に最も多い。
　　（ⅱ）次いで、種々の部位のリンパ節。
❷疾患別
　　（ⅰ）神経膠腫（膠芽腫や星細胞腫）；肺が最も多く、次いでリンパ節。
　　（ⅱ）髄芽腫；脊椎およびその他の骨が最も多く、次いでリンパ節。

耳よりな話 28 【脳腫瘍マーカーについて(平戸ら, 1991)】

星細胞腫	①通常型；常に、GFAP 陽性。 ②原形質性；ほとんどが、GFAP 陰性。 ③毛様細胞性 　①線維性部の細胞→ GFAP 陽性 　②嚢胞変性部の細胞→ GFAP 陰性 ④上衣下巨細胞性や多形黄色星細胞腫 　①線維性突起→ GFAP 陽性 　②大型の細胞→ GFAP 陽性率は症例により異なる。 　③NFP 陽性
悪性星細胞腫および膠芽腫	GFAP 陰性の細胞が多くなる。
乏突起膠腫	Leu 7、S-100 protein、GFAP、および NSE が陽性。
上衣腫	GFAP、S-100 protein、vimentin、EMA、および keratin が陽性。
脈絡叢乳頭腫瘍	S-100 protein、vimentin、EMA、および keratin が陽性。
神経細胞性腫瘍	分化型では、NF および synaptophysin が陽性であるが、腫瘍細胞の胞体より線維性基質に陽性反応が出ることが多い。
髄芽腫	synaptophysin 陽性
髄膜腫	①EMA と vimentin →高率に陽性。 ②S-100 protein、keratin、Leu 7 →一部の症例で陽性。
神経鞘腫	①S-100 protein、vimentin →陽性 ②GFAP →一部の症例で、陽性。
松果体実質性腫瘍	NFP や synaptophysin が陽性のことが多い。

耳よりな話 29 【脳腫瘍関連遺伝子】

❶星細胞腫(astrocytoma)、膠芽腫(glioblastoma)
　➡EGFR、LOH 10 q、LOH 19 q、LOH 22 q
❷乏突起膠腫(oligodendroglioma)➡LOH 19 q、LOH 1 p
❸髄芽腫(medulloblastoma)➡c-myc、LOH 17 q

耳よりな話 30 【MRI 所見について】

❶T 1 強調画像で高信号を呈する病変
　(ⅰ)亜急性期や慢性期の出血。
　(ⅱ)メラニン
　(ⅲ)脂肪
　(ⅳ)蛋白濃度の高い溶液。
　(ⅴ)石灰化
❷T 2 強調画像で低信号を呈する病変
　(ⅰ)さまざまな時期の出血。
　(ⅱ)石灰化
　(ⅲ)蛋白濃度の高い溶液。

耳よりな話 31 【悪性脳腫瘍の¹H-MRS 所見】

❶NAA(N-acetyl-aspartate)が高度減少～消失。
❷Lactate が中等度増加。
❸Cho(コリン化合物 choline-containing compounds)が高度に増加。
❹したがって、NAA/Cho 比が低下。

耳よりな話 32 【脳腫瘍の SPECT 所見】

❶良性グリオーマ
　➡²⁰¹Tl SPECT では、早期・後期画像とも集積を示さない。
❷悪性グリオーマ
　➡²⁰¹Tl SPECT では、早期・後期画像とも集積を示すが、後期画像の方がより鮮明。
❸転移性脳腫瘍、脳原発性悪性リンパ腫や頭蓋内胚細胞腫瘍
　➡²⁰¹Tl SPECT では、高集積を示す。
❹髄膜腫、下垂体腺腫や聴神経鞘腫の良性腫瘍
　➡²⁰¹Tl SPECT では、高集積を示す。
❺再発腫瘍か放射線壊死かの鑑別
　➡²⁰¹Tl SPECT の後期画像で高集積を認めれば再発。

耳よりな話 33 【脳腫瘍の PET 所見について】

❶神経膠腫の悪性度が高くなると、¹⁸F-FDG の集積が亢進する。
❷¹⁸F-FDG-PET は、腫瘍の再発と放射線壊死との鑑別に有用。
　➡¹⁸F-FDG の集積を認めた場合には、腫瘍の再発。
❸methionine-PET では、比較的低異型度(low grade)の神経膠腫でも集積を認める例が多い。
❹¹¹C-NMSP により、プロラクチン産生腺腫の描出が可能。

耳よりな話 34 【石灰化を呈する脳腫瘍】

❶テント上腫瘍
　（ⅰ）頭蓋咽頭腫が最も多い。
　（ⅱ）次いで、乏突起膠腫。
❷テント下腫瘍
　（ⅰ）脈絡叢乳頭腫が最も多い。
　（ⅱ）次いで、髄膜腫。

耳よりな話 35 【脳腫瘍の放射線感受性について】

❶感受性の高い腫瘍➡Germinoma、髄芽腫、悪性リンパ腫。
❷感受性は低いが有効とされている腫瘍➡膠芽腫、星細胞腫、上衣腫、下垂体腺腫、頭蓋咽頭腫。

耳よりな話36　【化学療法剤について】

❶血液脳関門(BBB)を通る薬剤の方が有効。
　（ⅰ）一般に、脂溶性薬剤はBBBを通過しやすいが、水溶性薬剤は通過し難い。
　（ⅱ）BBBを通過しやすい薬剤
　　　ⓐNitrosourea系の薬剤。
　　　ⓑProcarbazine
　　　ⓒDacarbazine
　　　ⓓVincristine(植物アルカロイド)
❷cell cycle specific drugよりは、cell cycle non-specific drugの方が有効。
　（ⅰ）細胞周期に非特異的な薬剤(cell cycle non-specific drug)は、アルキル化薬(procarbazineやdacarbazineなど)、白金製剤や抗腫瘍性抗生物質など。
　（ⅱ）細胞周期に特異的な薬剤(cell cycle specific drug)
　　　ⓐS期特異的薬剤；cytarabin、6-MP、methotrexateなど。
　　　ⓑM期特異的薬剤；vincristine、vinblastineなど。

耳よりな話37　【抗悪性腫瘍薬の副作用について】

❶ACNU
　（ⅰ）骨髄抑制、（ⅱ）汎血球減少、（ⅲ）間質性肺炎、
　（ⅳ）血管外に漏れると、硬結や壊死をきたす。
❷methotrexate
　（ⅰ）髄腔内投与可能
　（ⅱ）髄腔内投与時の副作用；髄膜炎症状、脊髄症や白質脳症。
❸vincristine
　（ⅰ）末梢神経障害；感覚障害と運動障害を生じる。
　（ⅱ）骨髄抑制は軽度で臨床上問題となることはない。
　（ⅲ）血管外に漏れると、壊死や炎症を起こす。
❹etoposide
　（ⅰ）汎血球減少
　（ⅱ）間質性肺炎
❺bleomycin ➡ 間質性肺炎や肺線維症。
❻cisplatin
　（ⅰ）急性腎不全
　（ⅱ）聴力障害(前庭機能障害は出現しないとされている)
❼fluorouracil(5-FU)
　（ⅰ）脱水症状
　（ⅱ）腸炎(出血性、壊死性、虚血性など)
　（ⅲ）白質脳症(← carmofur脳症が有名)
❽interferon-β

（ⅰ）間質性肺炎
（ⅱ）うつ状態や自殺企図。

耳よりな話 38 【第3脳室内腫瘍のアプローチについて】

❶到達法
　（ⅰ）transcallosal approach（経脳梁到達法）
　（ⅱ）transventricular approach（経脳室到達法）
　（ⅲ）subfrontal approach（前頭下到達法）
　（ⅳ）frontotemporal approach（前頭・側頭到達法）
❷合併症
　➡transcallosal approach や transventricular approach において、Monro 孔の開放に際して脳弓を切断すると健忘症をきたす可能性がある。
　　☞記銘力障害の選択的障害が特徴であるが、一過性のことが多い。

耳よりな話 39 【聴神経鞘腫に対する拡大中頭蓋窩法の利点について(戸谷ら，1993)】

❶内耳道底、小脳橋角部へ最短距離である。
❷経迷路法よりも良好な視野が得られる。
❸内耳道内の手術操作が容易で、聴力の保存も可能。
❹後頭蓋窩での顔面神経と前下小脳動脈の確認、保存が容易である。
❺小脳や脳幹を圧排せずに直視下に、安全に腫瘍を剝離・摘出することが可能。

耳よりな話 40 【経蝶形骨洞手術の合併症について】

❶最も頻度の高い合併症は、尿崩症と髄液鼻漏。
❷その他、視力・視野障害、遅発性低ナトリウム血症、くも膜下出血および脳血管攣縮。

耳よりな話 41 【小児の脳腫瘍】

❶種類
　（ⅰ）全体
　　ⓐ星細胞腫（astrocytoma）が最も多い。
　　ⓑ以下、髄芽腫＞Germinoma＞頭蓋咽頭腫＞退形成性星細胞腫＞上衣腫。
　（ⅱ）乳児（1歳未満）
　　ⓐ星細胞腫が最も多い。
　　ⓑ以下、脈絡叢乳頭腫＞髄芽腫＞退形成性上衣腫＞退形成性星細胞腫。
❷性別
　（ⅰ）全体；やや男児に多い。
　（ⅱ）年齢別
　　ⓐ1歳未満、3歳、6歳、7歳では、性差はない。
　　ⓑ1～2歳、4～5歳、および8歳以上では、男児に多い。
　　　➡最も男児に多い年齢は、10歳。

❸腫瘍の局在
　（ⅰ）全体；テント上に多い（テント上：テント下＝1.5：1）。
　（ⅱ）年齢別
　　　ⓐ1歳未満、3歳および8歳以上➡テント上
　　　ⓑ2歳と6歳➡テント上とテント下の発生頻度は、ほぼ同じ。
　　　ⓒ1歳、4歳、5歳および7歳➡テント下

耳よりな話 42 【新生児脳腫瘍】

❶新生児脳腫瘍は、乳児（1歳未満）脳腫瘍の中で新生児期に発症したものをいい、胎生期に発生した先天性脳腫瘍と考えられる。
❷発症年齢
　（ⅰ）生下時が最も多い。
　（ⅱ）以下、生後8〜28日（15％）＞生後1〜7日（9％）。
❸種類
　（ⅰ）星細胞腫が最も多い。
　（ⅱ）以下、脈絡叢乳頭腫＞髄芽腫＞退形成性上衣腫＞退形成性星細胞腫。
❹先天性脳腫瘍の診断基準
　➡「生下時あるいは生後2週間以内に腫瘍が存在するか発症するもの」は、確実に先天性脳腫瘍と診断できる。

耳よりな話 43 【高齢者の脳腫瘍】

❶髄膜腫が最も多い。
❷次いで、転移性脳腫瘍。
❸以下、膠芽腫＞下垂体腺腫＞神経鞘腫＞悪性リンパ腫。

耳よりな話 44 【WHO grade Ⅰの腫瘍について】

❶毛様細胞性星細胞腫 Pilocytic astrocytoma
❷上衣下巨細胞性星細胞腫 Subependymal giant cell astrocytoma
❸脈絡叢乳頭腫 Choroid plexus papilloma
❹粘液乳頭状上衣腫 Myxopapillary ependymoma
❺上衣下腫 Subependymoma
❻頭蓋咽頭腫 Craniopharyngioma
❼髄膜腫 Meningioma
　（ⅰ）微小嚢胞性髄膜腫 Microcystic meningioma
　（ⅱ）分泌性髄膜腫 Secretary meningioma
　（ⅲ）リンパ球・形質細胞豊富性髄膜腫 Lymphoplasmacyte-rich type meningioma
　（ⅳ）化生性髄膜腫 Metaplastic meningioma
❽顆粒細胞腫 Granular cell tumor
❾神経鞘腫 Neurinoma

❿血管芽腫 Hemangioblastoma
⓫小脳異形成性神経節細胞腫 Dysplastic cerebellar gangliocytoma(Lhermitte-Duclos 病)
　　　　　　　　　　　　　　　　　　　　　　　　　　　　　　　　　レルミット・ダクロス
⓬神経節細胞腫 Gangliocytoma
⓭線維形成性乳児神経節膠腫 Desmoplastic infantile ganglioglioma
⓮胚芽異形成性神経上皮腫瘍 Dysembryoplastic neuroepithelial tumor(DNT)

耳よりな話 45 【女性に多い脳腫瘍および嚢胞性病変】

❶髄膜腫(meningioma)
❷プロラクチン(PRL)産生腺腫
❸ACTH 産生腺腫
❹GH・PRL 産生腺腫
❺異所性下垂体腺腫(ectopic pituitary adenoma)
❻第3脳室脊索腫様膠腫(chordoid glioma of third ventricle)
❼舌下神経鞘腫(hypoglossal schwannoma)
❽頸静脈孔神経鞘腫(jugular foramen schwannoma)
❾頸静脈小体腫瘍(glomus jugular tumor)
❿延髄の胚細胞腫瘍
⓫Lymphocytic adnohypophysitis(リンパ球性下垂体前葉炎)
⓬Lymphocytic infundibulo-neurohypophysitis(リンパ球性漏斗・下垂体後葉炎)
⓭ラトケ嚢胞(Rathke's cleft cyst)
⓮原発性トルコ鞍空洞症候群(primary empty sella syndrome)
⓯松果体嚢胞(pineal cyst)

耳よりな話 46 【小児の頭蓋咽頭腫について】

❶adamantinomatous type(エナメル上皮腫型)が多い。
❷石灰化の頻度が高い。
❸周囲との剥離が容易。
❹重篤な代謝障害は起こしにくい。
❺鞍上部や鞍内発育をきたしやすい。
❻嚢胞が大きい。
❼脳室内発育は少ない。

耳よりな話 47 【脈絡叢乳頭腫の栄養動脈について】

❶側脳室発生例
　（ⅰ）前脈絡叢動脈(anterior choroidal artery)
　（ⅱ）外側後脈絡叢動脈(lateral posterior choroidal artery)
❷第3脳室発生例
　（ⅰ）内側後脈絡叢動脈(medial posterior choroidal artery)
　（ⅱ）時に、外側後脈絡叢動脈(lateral posterior choroidal artery)。

❸第4脳室発生例
　　（ⅰ）後下小脳動脈の虫部枝（vermian branch of posterior inferior cerebellar artery）
　　（ⅱ）時に、上小脳動脈の前中心枝（precentral branch of superior cerebellar artery←上虫部枝 superior vermian branch から分枝）。

耳よりな話 48 【テント髄膜腫の栄養動脈について】

❶テント動脈（Bernasconi-Cassinari's artery）
❷髄膜下垂体動脈（meningohypophyseal artery）
❸後頭動脈（occipital artery）
❹後髄膜動脈（posterior meningeal artery）
❺椎骨動脈硬膜枝

耳よりな話 49 【中枢性神経細胞腫の栄養動脈について】

❶内側および外側レンズ核線条体動脈（medial and lateral lenticulostriate artery）
❷前および後視床穿通動脈（anterior and posterior thalamoperforating artery）
❸視床膝状体動脈（thalamogeniculate artery）
❹前および後脈絡叢動脈（anterior and posterior choroidal artery）

耳よりな話 50 【髄芽腫の神経管外転移部位について】

❶骨転移が最も多い。
　　（ⅰ）骨盤が最も多い。
　　（ⅱ）次いで、大腿骨＞脊椎骨＞肋骨。
　　　　↑剖検例では脊椎骨が最も多く、次いで骨盤。
❷次いで、リンパ節。
　　（ⅰ）頸部リンパ節が最も多い。
　　（ⅱ）次いで、腹腔内リンパ節。

耳よりな話 51 【脳幹部神経膠腫について】

❶小児期に多い。
❷橋（特に、被蓋部）に最も多く発生する。
❸脳幹実質内（intrinsic）の浸潤性発育が主。
❹神経学的所見
　　（ⅰ）脳神経麻痺症状（90～100％）
　　　　ⓐ顔面神経麻痺が最も多い。
　　　　ⓑ以下、外転神経麻痺＞舌咽・迷走神経麻痺＞三叉神経障害。
　　（ⅱ）錐体路症状（90～95％）
　　（ⅲ）小脳症状（70％）
❺予後
　　（ⅰ）発生部位➡中脳発生例が最もよく、次いで橋で、延髄発生例が最も悪い。

（ⅱ）発育形式➡cervicomedullary（頸髄延髄接合部型）、dorsally exophytic（背側髄外型）、およびfocal（局所型）なものは予後良好。

耳よりな話52 【橋神経膠腫の脳神経障害について】

❶顔面神経が最も障害されやすい。
❷以下、外転神経麻痺＞舌咽・迷走神経麻痺＞三叉神経障害。

耳よりな話53 【脳幹部神経膠腫の予後良好因子】

❶小児例
　（ⅰ）症状の持続期間が長い症例。
　（ⅱ）後方に髄外（posterior exophytic）発育している例および限局例。
　（ⅲ）Neurofibromatosis type 1 の脳幹神経膠腫。
　（ⅳ）単純エックス線 CT で石灰化を認める症例。
　（ⅴ）組織学的に低異型度の症例。
❷成人例
　（ⅰ）発症年齢が40歳未満。
　（ⅱ）Karnofsky performance status が70以上。
　（ⅲ）症状の持続期間が3カ月以上。
　（ⅳ）MRI 所見
　　　ⓐ壊死像を認めない症例。
　　　ⓑ増強効果を認めない症例。
　（ⅴ）組織学的に低異型度の症例。

耳よりな話54 【乳頭状髄膜腫 Papillary meningioma】

❶小児に多い。
❷女性に多い。
❸脳や骨など周囲組織への浸潤を認めることが多い。
❹免疫組織化学的所見
　（ⅰ）EMA（epithelial membrane antigen）；陽性
　（ⅱ）vimentin；陽性
　（ⅲ）GFAP；陰性
❺約半数に再発を認めるが、ほとんどが多発性再発。
❻神経管外（頭蓋外）転移；20～30％と頻度が高い。

耳よりな話55 【多形黄色星細胞腫 Pleomorphic xanthoastrocytoma】

❶小児と30歳以下の若年者に好発する。
❷側頭葉に最も多く、表在性である。
❸しばしば囊胞を形成し、囊胞壁に壁在結節を認めることが多い。
❹組織学的所見

（ⅰ）しばしば好酸性顆粒小体（eosinophilic granular body）を認める。
　　（ⅱ）巨細胞を認める。
　　（ⅲ）分裂像や壊死像は極めて少ない。
❺組織像は一見悪性にみえるが、比較的良性の臨床経過をとる。

耳よりな話 56 【胚芽異形成性神経上皮腫瘍 Dysembryoplastic neuroepithelial tumor（DNT）について】

❶小児の男児に多い。
❷側頭葉に最も多い。
❸皮質に主座がある。
❹小児期から若年期の複雑部分発作で発症する。
❺放射線治療および化学療法は禁忌。
❻皮質形成異常（cortical dysplasia）を認める。

耳よりな話 57 【成長ホルモン産生腺腫の内分泌学的所見】

❶血中成長ホルモン
　（ⅰ）空腹時およびブドウ糖負荷後のGH値が10 ng/ml以上。
　（ⅱ）血中GH値が10 ng/ml以下の場合
　　　ⓐブドウ糖75 g経口負荷でGHが2 ng/ml未満に抑制されないこと。
　　　ⓑ夜間睡眠中のGH分泌増加が欠如している。
　（ⅲ）TRHまたはLH-RHに反応して血中GHは増加する（TRH反応型；80％、LH-RH反応型；10～20％）。
❷血中 somatomedin C（IGF-Ⅰ＝insulin-like growth factor-Ⅰ）の高値。
❸高プロラクチン血症（20～40％）

耳よりな話 58 【ACTH産生腺腫の内分泌学的所見】

❶血中 cortisol（コルチゾール）およびACTHの増加、および日内変動の消失。
❷尿中17-OHCSの増加。
❸dexamethazone抑制試験➡Cushing病では、dexamethazone少量（2 mg/day）でcortisol分泌は抑制されないが、大量（8 mg/day）では抑制される。
❹metyrapone試験➡Cushing病では、尿中17-OHCSまたは血中ACTHおよび11-deoxycortisolは正常ないし過大反応を示す。
❺CRH（corticotropin releasing hormone）負荷試験➡Cushing病ではCRHに対してACTHやcortisolは正常～過大反応を示す。
❻海綿静脈洞サンプリング➡海綿静脈洞血/末梢血ACTH値比2.0倍以上の上昇。

耳よりな話 59 【甲状腺ホルモン産生腺腫の内分泌学的所見】

❶甲状腺ホルモン（free T 3＝thyronine、free T 4＝thyroxine）➡高値
❷TSH➡高値

❸TSH 分泌刺激試験および抑制試験➡無反応あるいは低反応。
❹α-subunit/TSH モル比➡1.0 以上

耳よりな話 60【ゴナドトロピン産生腺腫の内分泌学的所見】

❶血中 LH、FSH は高値を示さない場合が多い。
❷血中 FSH 基礎値が LH 基礎値より高値を示す例が多い。
❸LH-RH 負荷テスト
　（ⅰ）FSH の低反応（頻度；63％）。
　（ⅱ）約半数に、FSH 頂値が LH 頂値を超える反応を示す。

耳よりな話 61【リンパ球性下垂体前葉炎 Lymphocytic adnohypophysitis について】

❶女性に特有。
❷妊娠や出産に関係。
❸症状
　（ⅰ）頭痛、視力・視野障害
　（ⅱ）下垂体前葉機能低下症状
　（ⅲ）尿崩症はみられない。
❹好発時期
　（ⅰ）妊娠中期および後期
　　　➡後期に多い。
　（ⅱ）分娩後初期
❺造影 MRI；均質に増強される。
❻組織学的所見
　（ⅰ）リンパ球および形質細胞の浸潤。
　（ⅱ）浸潤リンパ球は、ほとんどが T リンパ球である。
　（ⅲ）巨細胞はみられない。

耳よりな話 62【リンパ球性漏斗・下垂体後葉炎 Lymphocytic infundibulo-neurohypophysitis について】

❶前葉は、MRI や組織学的検査で異常を認めない。
❷女性（更年期の婦人）に好発する。
❸妊娠や出産に関係しない。
❹尿崩症で発症し、下垂体機能低下症状は欠く。
❺MRI
　（ⅰ）単純 MRI（T１強調画像）；後葉の高信号の消失。
　（ⅱ）造影 MRI；均質に増強される。
❻治療；通常、手術は行わないで経過観察。

耳よりな話 63 【嗅神経芽腫 Olfactory neuroblastoma について】

❶どの年齢層にも発生する。
❷組織学的所見；小型の円形細胞をみる。
❸区画された周辺に S-100 protein 陽性の線維細胞（支持細胞 sustentacular cell）がみられる。
❹免疫組織化学的所見
　（ⅰ）synaptophysin；陽性
　（ⅱ）NSE(neuron specific enolase)；陽性
　（ⅲ）NFP(neurofilament protein)；陽性
❺電顕；神経突起の線維や神経内分泌顆粒を認める。
❻5年生存率；50～70％
❼局所再発率が遠隔転移よりも多い。

耳よりな話 64 【ラトケ嚢胞 Rathke's cleft cyst について】

❶女性に多い。
❷尿崩症で発症することは稀。
❸造影 MRI；通常、増強されない。
❹嚢胞の内容物は、髄液様、ゼラチン様、ろう状などさまざま。
❺組織学的所見；嚢胞壁は一層の円柱または立方上皮細胞。

耳よりな話 65 【視床下部過誤腫 Hypothalamic hamartoma について】

❶小児（2歳前後が多い）の男児に多い。
❷内分泌学的検査所見
　（ⅰ）LH、FSH やテストステロンが高値。
　（ⅱ）下垂体前葉の予備能は保たれていることが多い。
❸MRI
　（ⅰ）単純 MRI；T1強調画像で等信号。
　（ⅱ）造影 MRI；増強されない。

耳よりな話 66 【脳悪性リンパ腫の髄液所見について】

❶髄液圧の上昇。
❷蛋白量の増加。
❸細胞数の増加。
❹腫瘍細胞（異型細胞）の証明。
❺β_2-microglobulin 値の上昇。
❻soluble CD 27 高値

耳よりな話 67 【T細胞性非 Hodgkin リンパ腫について】

❶髄膜播種や脳表に接して腫瘤形成をみることが多い。

❷髄液細胞診での陽性率が高い。
❸白血病化しやすく、急速な経過をとりやすい。
❹B細胞性のものより若い年齢に発生する。
❺男性に多い。
❻予後は、B細胞性のものよりややよい。

耳よりな話 68 【小児の悪性リンパ腫について】

❶性差はない。
❷後頭蓋窩に好発する。
❸再発しやすい。
❹予後は不良。

耳よりな話 69 【AIDSについて】

❶全体
　（ⅰ）カンジダ口内炎が最も多い。
　（ⅱ）AIDSに伴う悪性腫瘍の中では、Kaposi(カポジ)肉腫が最も多く、次いで悪性リンパ腫。
❷頭蓋内日和見感染
　（ⅰ）脳トキソプラズマ症が最も多い。
　（ⅱ）次いで、亜急性脳炎。
❸非感染性の頭蓋内占拠性病変では、脳原発性悪性リンパ腫が最も多い。

耳よりな話 70 【AIDSに伴う悪性リンパ腫について】

❶好発年齢；31歳（平均）
❷精神症状で発症することが多い。
❸多発性が多い。
❹高度悪性群(high-grade)の免疫芽球型や小型非切れ込み核細胞型(immunoblastic or small noncleaved cell)が多い。

耳よりな話 71 【髄膜癌腫症について】

❶本邦では胃癌が最も多い。
❷女性に多い。
❸脳神経障害は晩期の症状。
❹髄液検査所見；髄液圧の亢進、細胞増多、蛋白量の増加、糖量の減少。
❺単純CT；水頭症による脳室拡大、脳底槽や脳溝の狭小化。

耳よりな話 72 【家族性脳腫瘍について】

❶遺伝性疾患に伴う脳腫瘍
　（ⅰ）神経線維腫症1型➡視神経の毛様細胞性星細胞腫。
　（ⅱ）神経線維腫症2型

　　　　ⓐ聴神経鞘腫が最も多い。
　　　　ⓑ以下、髄膜腫、三叉神経鞘腫の順。
　　（ⅲ）von Hipple-Lindau 症候群 ➡ 血管芽腫
　　　　　　　（フォン ヒッペル・リンダウ）
　　（ⅳ）結節性硬化症 ➡ 上衣下巨細胞性星細胞腫
　　（ⅴ）Turcot 症候群
　　　　ⓐType 1；星細胞腫や膠芽腫。
　　　　ⓑType 2；髄芽腫
　　（ⅵ）Cowden 症候群 ➡ 髄膜腫や神経鞘腫。
　　（ⅶ）Li-Fraumeni 症候群 ➡ 髄芽腫や脈絡叢癌。
　　（ⅷ）Gorlin-Goltz 症候群 ➡ 髄芽腫
　　（ⅸ）多発性内分泌腫瘍症候群（MEN）の Type Ⅰ ➡ 下垂体腺腫
❷遺伝性疾患を伴わない家族性脳腫瘍
　　（ⅰ）星細胞腫が最も多い。
　　（ⅱ）その他、膠芽腫、乏突起膠腫、髄芽腫や下垂体腺腫（GH 産生腺腫が多い）。
　　（ⅲ）異なる腫瘍の家族内発生は少ない。
　　（ⅳ）家族間の発生
　　　　ⓐ兄弟姉妹（同胞）例が最も多い。
　　　　ⓑ次いで、母親と子ども。

耳よりな話 73 【乳癌の頭蓋内転移について】

❶肺癌に次いで多い。
❷硬膜、軟膜および下垂体へ転移しやすい。
❸多発性の頻度が高い。
❹脳への転移例は、閉経前あるいは閉経直後に好発する。
❺原発巣の診断から中枢神経系への診断までの期間が長い（約 4 年）。
❻中枢神経系に転移を有する症例のほとんどに、他臓器に転移巣を認める。
❼頭蓋内硬膜転移例は、脊椎に転移を伴っていることが多い。

● 主要参考文献

【主要参考文献】

脳腫瘍全体

(1) 青木茂樹（編）：よくわかる MRI．秀潤社，東京，2003．
(2) Burger PC, Scheithauer BW：Tumors of the central nervous system. AFIP, Washington, 1994.
(3) 後藤 稠（編者代表）：最新医学大辞典．医歯薬出版，東京，1988．
(4) 景山直樹，井村裕夫（編）：下垂体腺腫．医学書院，東京，1986．
(5) Kleihues P, Burger PC, Scheithauer BW：The new WHO classification of brain tumours. Brain Path 3：255-268, 1993.
(6) 窪田 惺：脳神経外科ビジュアルノート．金原出版，東京，2003．
(7) Lee KF, Lin S-R, Schatz NJ：Neuroradiology of juxtasellar mass lesions. CRC Crit Rev Radiol Sci 3：105-169, 1972.
(8) 松谷雅生：脳腫瘍．篠原出版，東京，1996．
(9) 中里洋一：改訂された WHO 国際脳腫瘍組織分類［伊藤正男，楢林博太郎（編）：神経科学レビュー6］．175-189 頁，医学書院，東京，1992．
(10) 日本脳腫瘍病理学会（編）：脳腫瘍臨床病理カラーアトラス．医学書院，東京，1999．
(11) 脳腫瘍全国統計委員会・日本病理学会（編）：脳腫瘍取扱い規約；臨床と病理カラーアトラス．金原出版，東京，2002．
(12) 太田富雄，松谷雅生（編）：脳神経外科学．金芳堂，京都，2000．
(13) Takakura K, Sano K, Hojo S, et al：Metastatic tumors of the central nervous system. Igaku-Shoin, Tokyo, 1982.
(14) 田崎義昭，斎藤佳雄：ベッドサイドの神経の診かた．南山堂，東京，2000．
(15) The committee of brain tumor registry of Japan：Report of brain tumor registry of Japan（1969-1993). Neurol Med Chir Vol. 40（Suppl），サイメッド・パブリケーションズ，東京，2000．
(16) The committee of brain tumor registry of Japan：Report of brain tumor registry of Japan（1969-1996). Neurol Med Chir Vol. 43（Suppl），サイメッド・パブリケーションズ，東京，2003．
(17) 戸谷重雄（編）：TEXT 脳神経外科学．南山堂，東京，1996．

脳腫瘍に必要な解剖と機能

(1) Di Chiro G, Fisher RL, Nelson KB：The jugular foramen. J Neurosurg 21：447-460, 1964.
(2) Djindjian R, Merland J-J：Chapter 2；Cervico-cephalic vascular territories［Djindjian R, Merland J-J：Super-selective arteriography of the external carotid artery］. pp 125-149, Springer, Berlin, 1978.
(3) 後藤文男，天野隆弘：臨床のための神経機能解剖学．中外医学社，東京，1998．
(4) 後藤隆洋：脳の血管，脈絡叢，髄液［橋本一成，山本寅男（編）：人体組織学 8 神経］．163-178 頁，朝倉書店，東京，1984．
(5) 宜保浩彦：斜台腫瘍の局在と手術到達法［佐藤 修（監修），大井静雄（編著）：神経疾患データブック］．202-203 頁，中外医学社，東京，1996．
(6) 宜保浩彦，外間政信，大沢道彦，ほか：臨床のための脳局所解剖学．162-163 頁，中外医学社，東京，2002．
(7) 宜保浩彦，大沢道彦，竹前紀樹，ほか：脳下垂体へ分布する血管；まとめ．Clinical Neuroscience 10：4-5, 1991．
(8) 半田 肇（監訳），花北順哉（訳）：脳神経［神経局在診断．その解剖，生理，臨床］．文光堂，東京，1983．
(9) 平山恵造：神経症候学．文光堂，東京，1979．
(10) 半田譲二（訳）：脳室と脳槽［MRI，CT 診断のための頭部・脊椎解剖カラーアトラス］．185-212 頁，南江堂，東京，1993．
(11) 堀 智勝：Subtemporal approach［脳神経外科手術のための解剖学］．18-23 頁，メジカルビュー社，東京，1999．
(12) 堀 映，松村 明：「異所性」下垂体腺腫の起源．No Shinkei Geka 31：1269-1281, 2003．
(13) 金柿光憲，三木幸雄，小西淳二：下垂体・松果体・視床下部．臨床画像 18：830-846, 2002．
(14) 上山博康：Anterior interhemispheric approach のための微小外科解剖；Arachnoid membrane, trabeculae を中心に［山本勇夫（編）：顕微鏡下手術のための脳神経外科解剖Ⅲ；脳槽，脳裂と脳溝］．39-49 頁，サイメッド・パブリケーションズ，東京，1991．
(15) 金子丑之助：日本人体解剖学．第Ⅰ巻，南山堂，東京，1962．
(16) 笠山宗正：間脳下垂体の腫瘍性病変の内分泌学的検査［生塩之敬，山浦 晶（編）：間脳下垂体の腫瘍性病変］．6-18 頁，三輪書店，東京，1998．
(17) 栗坂昌宏，上村賀彦，森 惟明，ほか：Lymphocytic adenohypophysitis の 1 例．Neurol Med Chir（Tokyo）26：167-172, 1986．
(18) Liliequist B：The anatomy of the subarachnoid cisterns. Acta Radiol 46：61-71, 1956.
(19) 松村讓兒：イラスト解剖学．中外医学社，東京，2003．
(20) 松野治雄，松島俊夫，Rhoton AL Jr：脳幹部腹側面の微小外科解剖［山本勇夫（編）：顕微鏡下手術のための脳神経外科解剖Ⅲ；脳槽，脳裂と脳溝］．105-115 頁，サイメッド・パブリケーションズ，東京，1991．
(21) Matsuno H, Rhoton AL Jr, Peace D：Microsurgical anatomy of the posterior fossa cisterns. Neurosurgery 23：58-80, 1988.
(22) 森 悦朗：補足運動野の欠落症状．神経内科 42：107-114, 1995．
(23) 詠田眞治：屍体大脳標本を用いた側脳室・第 3 脳室の解剖［吉本智信（編）：顕微鏡下手術のための脳神経外科解剖Ⅷ］．118-133 頁，サイメッド・パブリケーションズ，東京，1995．

(24)中井康光：終板器官[橋本一成，山本寅男(編)：人体組織学 8 神経]．277-28 頁，朝倉書店，東京，1984．
(25)野手洋治，寺本　明：トルコ鞍・斜台；手術に必要な機能・解剖[高倉公朋，斎藤　勇，佐藤　潔(編)：頭蓋底]．104-114 頁，メジカルビュー社，東京，1997．
(26)越智淳三(訳)：解剖学アトラス．文光堂，東京，1991．
(27)大黒成夫：視床下部；下垂体系の機能的形態学[景山直樹，井村裕夫(編)：下垂体腺腫]．3-39 頁，医学書院，東京，1986．
(28)岡　一成，橋本隆寿，Rhoton AL Jr：Pterional approach と cisterns[山本勇夫(編)：顕微鏡下手術のための脳神経外科解剖Ⅲ；脳槽，脳裂と脳溝]．3-8 頁，サイメッド・パブリケーションズ，東京，1991．
(29)岡村大成，石井鐐二，吉井　致：海綿静脈洞壁と内腔構造の検討[河瀬　斌(編)：顕微鏡下手術のための脳神経外科解剖Ⅹ；頭蓋底手術のための髄膜構造と発生]．79-85 頁，サイメッド・パブリケーションズ，東京，1998．
(30)小野道夫，Yaşargil MG, de Oliveira E, ほか：高位迂回槽への側方経大脳溝・脳室到達法[山本勇夫(編)：顕微鏡下手術のための脳神経外科解剖Ⅲ；脳槽，脳裂と脳溝]．65-74 頁，サイメッド・パブリケーションズ，東京，1991．
(31)小澤幸彦：脳室と脳槽[前原忠行(編著)：頭部画像診断学]．9-12 頁，中外医学社，東京，1998．
(32)Rhoton AL Jr, Buza R：Microsurgical anatomy of the jugular foramen. J Neurosurg 42：541-550, 1975.
(33)佐伯直勝：脳槽と血管・脳神経の微小解剖[佐藤　修(監修)，大井静雄(編著)：神経疾患データブック]．118-119 頁，中外医学社，東京，1996．
(34)瀬口春道：脳の発生[瀬口春道(監訳)：ムーア人体発生学]．488-499 頁，医歯薬出版，東京，2001．
(35)赤土みゆき，井上佑一：脳室と脳槽[前原忠行(編)：脳・脊髄の MRI 正常解剖]．38-45 頁，秀潤社，東京，1997．
(36)嶋井和世(監訳)：カーペンター core text 神経解剖学．廣川書店，東京，1987．
(37)Sumida M, Uozumi T, Mukada K, et al：Rathke cleft cysts；Correlation of enhanced MR and surgical findings. AJNR Am J Neuroradiol 15：525-532, 1994.
(38)Takahashi S, Goto K, Fukasawa H, et al；Computed tomography of cerebral infarction along the distribution of the basal perforating arteries. Radiology 155：119-130, 1985.
(39)武内重二，半田　肇：第 3 脳室近傍腫瘍の臨床と CT．にゅーろん社，東京，1983．
(40)田崎義昭，斎藤佳雄：ベッドサイドの神経の診かた．南山堂，東京，2000．
(41)常木和日子：交連下器官，ライスナー線維[橋本一成，山本寅男(編)：人体組織学 8 神経]．307-314 頁，朝倉書店，東京，1984．
(42)山鳥　崇：上衣細胞[橋本一成，山本寅男(編)：人体組織学 8 神経]．141-149 頁，朝倉書店，東京，1984．
(43)山浦　晶，中村孝雄，佐伯直勝：側頭下到達法とその変法[山本勇夫(編)：顕微鏡下手術のための脳神経外科解剖Ⅲ；脳槽，脳裂と脳溝]．96-102 頁，サイメッド・パブリケーションズ，東京，1991．
(44)Yaşargil MG, Kasdaglis K, Jain KK, et al：Anatomical observations of the subarachnoid cisterns of the brain during surgery. J Neurosurg 44：298-302, 1976.

脳腫瘍に必要な病態生理

(1)Al-Anazi A, Hassounah M, Sheikh B, et al：Cerebellar mutism caused by arteriovenous malformation of the vermis. Brit J Neurosurg 15：47-50, 2001.
(2)Catsman-Berrevoets CE, Van Dongen HR, Mulder PGH, et al：Tumour type and size are high risk factors for the syndrome of "cerebellar" mutism and subsequent dysarthria. J Neurol Neurosurg Psychiatry 67：755-757, 1999.
(3)橋本正明：頭蓋内圧の測定とその今日的意義[山嶋哲盛，木多真也(編)：髄膜をめぐる諸問題]．59-73 頁，サイメッド・パブリケーションズ，東京，1997．
(4)石川三衛：中枢性尿崩症．日本臨床 59(Suppl 8)：51-58, 2001.
(5)亀山元信：脳血流量(CBF)と脳灌流圧(cerebral perfusion pressure, CPP)，$PaCO_2$ および PaO_2 の関係[佐藤　修(監修)，大井静雄(編著)：神経疾患データブック]．66 頁，中外医学社，東京，1996．
(6)川西昭人，平原一穂，下鶴哲郎，ほか：第 4 脳室上衣腫の 4 例；特に，小脳下部虫部の切開例にみられた mutism の発現に関する考察．小児の脳神経 19：379-384, 1994．
(7)黒岩敏彦：Cushing 現象．Clinical Neuroscience 20：720, 2002．
(8)前原忠行，勝俣康史：神経放射線学的検査．Clinical Neuroscience 11：1226-1232, 1993．
(9)南田善弘：尿崩症，SIADH．Brain Nursing 12：403-408, 1996．
(10)森　和夫：尿崩症．Clinical Neuroscience 4：42-43, 1986．
(11)中井義勝：尿崩症[土屋　純，國井　鏡，菊池弘明(編)：コ・メディカルのための病態生理アトラス]．200-201 頁，文光堂，東京，2000．
(12)Nishikawa M, Komiyama M, Sakamoto H, et al：Cerebellar mutism after basilar artery occlusion；Case report. Neurol Med Chir(Tokyo) 38：569-573, 1998.
(13)柴田尚武：脳腫瘍と血液脳関門．脳外 20：1135-1147, 1992．
(14)島　克司：頭蓋内圧と脳灌流圧．Clinical Neuroscience 9：992-994, 2002．
(15)高橋和孝，木内博之，笹嶋寿郎，ほか：視神経路に浮腫を生じた転移性鞍上部腫瘍の 1 例．脳外 31：775-779, 2003．

●主要参考文献

(16)坪川孝志：脳神経外科疾患の特異な病態[戸谷重雄(編)：脳神経外科学]．42-51頁，南山堂，東京，1996．
(17)van Dongen HR, Catsman-Berrevoets CE, van Mourik M：The syndrome of 'cerebellar' mutism and subsequent dysarthria. Neurology 44：2040-2046, 1994.
(18)Wang MC, Winston KR, Breeze RE：Cerebellar mutism associated with a midbrain cavernous malformation ; Case report and review of the literature. J Neurosurg 96：607-610, 2002.

脳腫瘍に関連する症候群・徴候

(1)相川英三：先天異常［遠山正彌，大槻勝紀，中島裕司（編著）：人体発生学］．91-107頁，南山堂，東京，2003．
(2)天野隆弘：電解質異常と意識障害．Clinical Neuroscience 20：441-443，2002．
(3)安藤一也：Foville症候群[現代医療編集委員会（編）：症候群]．39-41頁，現代医療社，東京，1979．
(4)馬場克幸，岩本晃明：Klinefelter症候群．日本臨牀60：614-617，2002．
(5) Berendes E, Walter M, Cullen P, et al：Secretion of brain natriuretic peptide in patients with aneurysmal subarachnoid haemorrhage. Lancet 349：245-249, 1997.
(6) Chik K-W, Li C-K, Shing M M-K, et al：Intracranial germ cell tumors in children with and without Down syndrome. J Pediatr Hematol Onclo 21：149-151, 1999.
(7) Choyke PL, Glenn GM, Walther MM, et al：von Hippel-Lindau disease ; Genetic, clinical, and imaging features. Radiology 194：629-642, 1995.
(8) Conway JE, Chou D, Clatterbuck RE, et al：Hemangioblastomas of the central nervous system in von Hippel-Lindau syndrome and sporadic disease. Neurosurgery 48：55-63, 2001.
(9) Couch V, Lindor NM, Karnes PS, et al：von Hippel-Lindau disease. Mayo Clin Proc 75：265-272, 2000.
(10) Dale AJD：The cerebellopontine angle syndrome. Med Clin North Am 52：789-795, 1968.
(11)江口議八郎，重森稔，杉田保雄，ほか：Turcot症候群（Glioma Polyposis）の1症例．脳外21：247-250，1993．
(12) Evans DGR, Farndon PA, Burnell LD, et al：The incidence of Gorlin syndrome in 173 consecutive cases of medulloblastoma. Br J Cancer 64：959-961, 1991.
(13) Feinberg TE, Schindler RJ, Flanagan NG, et al：Two alien hand syndromes. Neurology 42：19-24, 1992.
(14)藤原広和：浸透圧性髄鞘融解症．臨床医29（増刊号）：778-779，2003．
(15)藤原一枝，竹村信彦，土田富穂：Turcot症候群の一例；脳腫瘍を中心として．小児の脳神経24：35-41，1999．
(16)福井俊哉，遠藤邦彦，杉下守弘，ほか：失書を伴わない左手観念運動失行，左手拮抗失行，左手間欠性運動開始困難症を伴った脳梁損傷の1例．臨床神経27：1073-1080，1987．
(17)福武敏夫：視覚失認と視空間障害．Clinical Neuroscience 21：759-761，2003．
(18)古川哲雄：Bálint症候群．神経内科37：493-498，1992．
(19) Gorlin RJ：Nevoid basal-cell carcinoma syndrome. Medicine 66：98-113, 1987.
(20)後藤文男，福内靖男，田中耕太郎，ほか：Tolosa-Hunt症候群の全国集計；第1報[厚生省ウイリス動脈輪閉塞症研究班：昭和56年度研究報告書（班長：後藤文男）]．51-58頁，1982．
(21)後藤文男（班長）：Tolosa-Hunt症候群診断の手引き［厚生省ウイリス動脈輪閉塞症研究班：昭和56年度研究報告書］．165頁，1982．
(22) Harrigan MR：Cerebral salt wasting syndrome ; A review. Neurosurgery 38：152-160, 1996.
(23)長谷川光広，藤沢弘範，山下純宏：家族性脳腫瘍．Clinical Neuroscience 21：520-522，2003．
(24) Hasle H, Mellemgaard A, Nielsen J, et al：Cancer incidence in men with Klinefelter syndrome. Br J Cancer 71：416-420, 1995.
(25)平山恵造：Benedikt(ベネディクト)症候群．脳神経26：78，1974．
(26)平山恵造：Gerstmann(ゲルストマン)症候群．脳神経27：590，1975．
(27)平山恵造：Millard-Gubler(ミヤール・ギュブレル)症候群．脳神経26：725，1974．
(28)本郷一博，大沢道彦，宜保浩彦，ほか：第3脳室(I)．Clinical Neuroscience 12：：712-713，1994．
(29) Hunt WE：Tolosa-Hunt syndrome ; one cause of painful ophthalmoplegia. J Neurosurg 44：544-549, 1976.
(30) Hunt WE, Meagher JN, LeFever HE, et al：Painful ophthalmoplegia ; Its relation to indolent inflammation of the cavernous sinus. Neurology 11：56-62, 1961.
(31)飯田光男：Gerstmann症候群[現代医療編集委員会（編）：症候群]．42-44頁，現代医療社，東京，1979．
(32)池田学，田辺敬貴：Korsakoff症候群．診断と治療79：1363-1370，1991．
(33)石黒修三，木村明，宗本滋，ほか：尿中ナトリウム排泄過多による低ナトリウム血症；SIADHとの鑑別点と治療法の違い．脳外16：707-711，1988．
(34) Itoh H, Hirata K, Ohsato K：Turcot's syndrome and familial adenomatous polyposis associated with brain tumor ; review of related literature. Int J Colorect Dis 8：87-94, 1993.
(35)伊藤英明，大里敬一，壬生隆一，ほか：Gardner症候群及びTurcot症候群．最新医学36：119-125，1981．
(36) Itoh H, Ohsato K, Yao M, et al：Turcot's syndrome and its mode of inheritance. Gut 20：414-419, 1979.

(37) Jefferson G : The saccular aneurysms of the internal carotid artery in the cavernous sinus. Br J Surg 26 : 267-302, 1938.
(38) 郭　隆璨：脳神経シンドローム．にゅーろん社，東京，1993．
(39) 鴨井久司：中枢性塩喪失症候群．Medical Practice 17：1588-1589，2000．
(40) 加藤　讓：救急を要する内分泌・代謝疾患．日本醫事新報 4125：1-5，2003．
(41) 川井　充：大後頭孔症候群．神経内科 28：128-140，1988．
(42) 河村　満：「他人の手徴候」とその関連徴候．神経内科 36：555-560，1992．
(43) 河野　剛：Schwartz-Bartter 症候群 [現代医療編集委員会 (編)：症候群]．350-352 頁，現代医療社，東京，1979．
(44) 近藤喜代太郎：Millard-Gubler 症候群 [現代医療編集委員会 (編)：症候群]．63 頁，現代医療社，東京，1979．
(45) 小山高敏：播種性血管内凝固．臨床医 27 (増刊号)：797-800，2001．
(46) Lee DK, Kim DG, Choe G, et al : Chordoid meningioma with polyclonal gammanopathy. J Neurosurg 94 : 122-126, 2001.
(47) Leiguarda R, Starkstein S, Berthier M : Anterior callosal haemorrhage ; A partial interhemispheric disconnection syndrome. Brain 112 : 1019-1037, 1989.
(48) 前田行雄，飴谷敏男，谷　栄一：不妊症治療中に"Peillon-Racadot"syndrome を呈した Prolactinoma の 1 例．脳外 7：899-903，1979．
(49) 間中信也：Tolosa-Hunt 症候群 [田村　晃，松谷雅生，清水輝夫 (編)：EBM に基づく脳神経疾患の基本治療方針]．250-252 頁，メジカルビュー社，東京，2002．
(50) 升野光雄：Turcot syndrome．日本臨床領域別症候群シリーズ 34 (part 2)：765-766，2001．
(51) 益沢秀明，早川　勲，斎藤寿一，ほか：ADH 分泌異常症候群；脳腫瘍術後発生した自験例を中心として．脳神経 21：1383-1392，1969．
(52) 百島祐貴：von Hippel-Lindau 病．臨床医 29 (増刊号)：816-817，2003．
(53) 森　悦朗：補足運動野の欠落症状．神経内科 42：107-114，1995．
(54) 森　悦朗，山鳥　重：前頭葉内側面損傷と道具の強迫的使用．精神医学 27：655-660，1985．
(55) 村上千恵子，布村仁一，馬場正之：Klinefelter 症候群を伴った MELAS．日本臨床 60 (Suppl 4)：625-628，2002．
(56) 長島親男，窪田　惺：頸静脈孔症候群 Jugular foramen syndrome．Clinical Neuroscience 5：1310-1311，1987．
(57) 中川原儀三，磨伊正義：Gardner 症候群 [現代医療編集委員会 (編)：症候群]．226-227 頁，現代医療社，東京，1979．
(58) 中村博彦：Hippel-Lindau 病．Clinical Neuroscience 5：1040-1042，1987．
(59) Nakashima T, Nishimuara Y, Sakai N, et al : Germinoma in cerebral hemisphere associated with Down syndrome. Chil'd Nerv Syst 13 : 563-566, 1997.
(60) Nelen MR, Padberg GW, Peeters EAJ, et al : Localization of the gene for Cowden disease to chromosome 10 q 22-23. Nat Genet 13 : 114-116, 1996.
(61) 西本　詮，難波真平，柳生康徳：Diencephalic syndrome．脳外 12：211-219，1984．
(62) 西本　詮，柳生康徳：著明なるいそうと血漿高 GH を呈した小児脳腫瘍の 1 例．脳外 6：121-129，1978．
(63) 能登谷晶子，鈴木重忠，倉知正佳，ほか：右手に物品の強迫的使用を呈した 1 例．失語症研究 5：764-770，1985．
(64) 小田真理：SIADH と cerebral salt wasting syndrome [佐藤　修 (監修)，大井静雄 (著)：神経疾患データブック]．114-115 頁，中外医学社，東京，1996．
(65) 小笠原邦昭，木内博之，長嶺義秀，ほか：くも膜下出血後の低 Na 血症；Cerebral salt wasting syndrome と SIADH．脳外 26：501-505，1998．
(66) 大石　実，高須俊明：Jackson 症候群．日本臨床 45：208，1987．
(67) 大磯ユタカ：SIADH．臨床医 27 (増刊号)：1765-1768，2001．
(68) 大里敬一，伊藤英明：Turcot 症候群．外科診療 25：417-419，1983．
(69) 太田富雄 (監訳)：低 Na 血症 [グリーンバーグ脳神経外科ハンドブック]．580-585 頁，金芳堂，京都，2000．
(70) 太田富雄，松谷雅生 (編)：脳神経外科学．460 頁，金芳堂，京都，2000．
(71) Paraf F, Jothy S, Van Meir EG : Brain tumor-polyposis syndrome ; Two genetic diseases? J Clin Oncol 15 : 2744-2758, 1997.
(72) Poussaint TY, Barnes PD, Nichols K, et al : Diencephalic syndrome ; Clinical features and imaging findings. AJNR Am J Neuroradiol 18 : 1499-1505, 1997.
(73) Rippe DJ, Edwards MK, D'Amour PG, et al : MR imaging of central pontine myelinolysis. J Comput Assist Tomogr 11 : 724-726, 1987.
(74) 坂田英治：小脳橋角部症候群．日本臨床 40：866-867，1982．
(75) 坂田洋一：播種性血管内凝固 disseminated intravascular coagulation (DIC) [高久史麿，尾形悦郎 (監修)：新臨床内科学]．1080-1083 頁，医学書院，東京，1999．
(76) 佐藤　元，木村　格：Vernet 症候群．日本臨床 35 (春期増刊号)：160-161，1977．
(77) 佐藤達夫，佐々木　宏 (共訳)：臨床解剖学ノート．中枢神経編，141-160，161-175，245-277，282，283 頁，中央洋書出版部，東京，1987．
(78) 里見和夫，木下良敏：脳梁離断症候群．神経内科 34：436-444，1991．

●主要参考文献

(79)里見和夫, 木下良敏, 後藤紘司, ほか："自分の手"徴候を示した脳梁損傷の2症例. 臨床神経 29：626-632, 1989.
(80)Smith KR Jr, Weinburg WA, MacAlister WH：Failure to thrive；The diencephalic syndrome of infancy and childhood. J Neurosurg 23：348-351, 1965.
(81)砂原正男, 中川原 章：Turcot 症候群. 日本臨床 58：1484-1489, 2000.
(82)鈴木雅洲, 平野睦男, 和田裕一：Sheehan 症候群［現代医療編集委員会（編）：症候群］. 353-356 頁, 現代医療社, 東京, 1979.
(83)Svien HJ, Baker HL, Rivers MH：Jugular foramen syndrome and allied syndromes. Neurology 13：797-809, 1963.
(84)高倉公朋, 寺本 明：神経皮膚症候群と中枢神経系腫瘍. 脳神経 36：36-48, 1984.
(85)Tanabe M, Mizushima M, Anno Y, et al：Intracranial germinoma with Down's syndrome；A case report and review of the literature. Surg Neurol 47：28-31, 1997.
(86)田中 真, 山口晴保, 小松美鳥, ほか：頸静脈孔症候群ならびにその近縁症候群の臨床研究. 神経内科 18：17-25, 1983.
(87)田中康文：拮抗失行およびその類縁症候. 神経進歩 35：1015-1030, 1991.
(88)田崎義昭, 斎藤佳雄：ベッドサイドの神経の診かた. 256-261 頁, 南山堂, 東京, 2000.
(89)徳川耕一, 阿部 弘, 岩崎喜信, ほか：大後頭孔腫瘍. 脳外 14：271-276, 1986.
(90)徳永 昭, 恩田昌彦, 松倉則夫, ほか：Li-Fraumeni 症候群. 日本臨床 53：2797-2802, 1995.
(91)Turcot J, Després J-P, St Pierre F：Malignant tumors of the central nervous system associated with familial polyposis of the colon；Report of two cases. Dis Colon Rectum 2：465-468, 1959.
(92)宇都宮隆一：von Hippel Lindau 症候群. 日本臨床 40：226-227, 1982.
(93)宇都宮譲二, 鈴木宏文, 南風原英夫, ほか：Gardner 症候群. 癌の臨床 18：79-100, 1972.
(94)Waga S, Shimizu T, Sakakura M：Diencephalic syndrome of emaciation (Russell's syndrome). Surg Neurol 17：141-146, 1982.
(95)山田兼雄, 桝井志保, 伊藤浩信, ほか：DIC の診断と最近の治療. 小児科臨床 43：957-963, 1990.
(96)八坂 如, 篠田宗次, 坂井春男, ほか：乳幼児 diencephalic syndrome の2例. 小児の脳神経 5：7-14, 1980.
(97)柳 務, 亀山 隆, 水野哲也：大後頭孔腫瘍の症候学. 脊椎脊髄 2：17-25, 1989.
(98)安岡庄蔵, 高倉公朋：大孔症候群 (foramen magnum syndrome) の提唱；大後頭孔近傍腫瘍と奇形について. 脳神経 35：1001-1007, 1983.
(99)吉田哲雄：無動無言症と失外套症候群. Clinical Neuroscience 11：72-74, 1993.
(100)Yuasa H, Tokito S, Tokunaga M：Primary carcinoma of the choroid plexus in Li-Fraumeni syndrome. Neurosurgery 32：131-134, 1993.
(101)著者名記載なし：Bruns 症候群. 耳鼻咽喉科 39：1285, 1967.

エントランス
(1)阿部 弘, 澤村 豊：斜台部腫瘍の手術［高倉公朋（編）：頭蓋底部の手術］. 129-148 頁, 現代医療社, 東京, 1991.
(2)姉川繁敬, 林 隆士, 鳥越隆一郎, ほか：卒中発作をきたした脳腫瘍；19症例の臨床的検討. 脳外誌 3：507-514, 1994.
(3)青山英史, 白土博樹：Linac surgery. Clinical Neuroscience 21：570-571, 2003.
(4)Atlas SW, Grossman RI, Gomori JM, et al：Hemorrhagic intracranial malignant neoplasms；Spin-echo MR imaging. Radiology 164：71-77, 1987.
(5)馬場啓至, 笠 伸年, 森 和夫, ほか：Diencephalic syndrome および思春期早発症を呈した視床下部腫瘍の1例. 脳神経 41：1029-1035, 1989.
(6)Bruce DA, Raphaely RC, Goldberg AI, et al：Pathophysiology, treatment and outcome following severe head injury in children. Child's Brain 5：174-191, 1979.
(7)Collins VP, Loeffler RK, Tivey H：Observations on growth rates of human tumors. AJR 76：988-1000, 1956.
(8)Eagan RT, Moertel CG, Hahn RG, et al：Phase I study of a five-day intermittent schedule for 1,2：5,6-dianhydrogalactitol (NSC-132313). J Natl Cancer Inst 56：179-181, 1976.
(9)江口恒良：MRS. Clinical Neuroscience 20：1042-1046, 2002.
(10)Feldman Z, Kanter MJ, Robertson CS, et al：Effect of head elevation on intracranial pressure, cerebral perfusion pressure, and cerebral blood flow in head-injured patients. J Neurosurg 76：207-211, 1992.
(11)Feun LG, Stewart DJ, Leavens ME, et al：A phase II trial of 1-(2-chloroethyl)-3-(2,6-dioxo-3-piperidyl)-1-nitrosourea (PCNU, NSC 95466) in recurrent malignant brain tumors. J Neurooncol 1：45-48, 1983.
(12)藤巻高光, 小粥正博, 北条俊太郎, ほか：Glioma の補助画像診断；PET 検査の有用性. 脳外誌 12：10-15, 2003.
(13)藤田勝三, 松本 悟：脳腫瘍に合併した脳内出血例の臨床病理学的検討. 脳外 8：929-934, 1980.
(14)Glasauer FE, Yuan RHP：Intracranial tumors with extracranial metastases. J Neurosurg 20：474-498, 1963.
(15)Glass B, Abbott KH：Subarachnoid hemorrhage consequent to intracranial tumors；Review of literature and report of seven cases. AMA Arch Neurol Psychiat 73：369-379, 1955.
(16)橋本嘉幸：アポトーシスとは［橋本嘉幸, 山田 武（編）：アポトーシスの分子医学］. 10-23 頁, 羊土社, 東京, 1995.
(17)Hill DL：Microsomal metabolism of triazenylimidazoles. Cancer Res 35：3106-3110, 1975.

(18)平戸純子:最近の分類に基づいたグリオーマ(4)Embryonal glioma. Clinical Neuroscience 20:1096-1097, 2002.
(19)平戸純子, 中里洋一:脳腫瘍の免疫組織化学. 病理と臨床 9:628-634, 1991.
(20)本郷一博:脳浮腫治療剤の比較[佐藤 修(監修), 大井静夫(編著):神経疾患データブック]. 102頁, 中外医学社, 東京, 1996.
(21)堀野正治(編著):内分泌・代謝診断. 21頁, 金芳堂, 京都, 1983.
(22)星野孝夫:脳腫瘍の cell kinetics. 脳外 1:453-459, 1973.
(23)市井忠彦:誤りやすい異常脳波. 医学書院, 東京, 1989.
(24)石井尚登, 安本幸正, 鈴木一成, ほか:脳内出血を繰り返した多発性転移性脳腫瘍の1例. 脳外 28:535-539, 2000.
(25)Jakubowski J, Kendall B:Coincidental aneurysms with tumours of pituitary origin. J Neurol Neurosurg Psychiatry 41:972-979, 1978.
(26)Jennett B, Teasdale G:Aspects of coma after severe head injury. Lancet 1:878-881, 1977.
(27)兜 正則, 林 実, 半田裕二, ほか:脳内出血にて発症した meningioma の2治験例. Neurol Med Chir (Tokyo) 27:451-455, 1987.
(28)菅野 洋, 山本勇夫:脳腫瘍の遺伝子診断. 脳外誌 12:466-476, 2003.
(29)Karnofsky DA, Burchenal JH:The clinical evaluation of chemotherapeutic agents in cancer[MacLeod CM:Evaluation of chemotherapeutic agents]. pp 191-205, Columbia University Press, New York, 1949.
(30)河本俊介, 佐々木富男, 松谷雅生, ほか:Gamma knife による定位的放射線照射療法. 脳神経 44:205-217, 1992.
(31)Kim DG, Paek SH, Chi JG, et al:Mixed tumour of schwannoma and meningioma components in a patient with NF-2. Acta Neurochir (Wien) 139:1061-1065, 1997.
(32)Koch R, Scholz M, Nelen MR, et al:Lhermitte-Duclos disease as a component of Cowden's syndrome;Case report and review of the literature. J Neurosurg 90:776-779, 1999.
(33)Kondziolka D, Bernstein M, Resch L, et al:Significance of hemorrhage into brain tumors;clinicopathological study. J Neurosurg 67:852-857, 1987.
(34)河野勝彦, 絹田祐司, 中谷英幸, ほか:腫瘍の一部が悪性転化したと考えられる大脳鎌髄膜腫の1例. 脳外誌 11:536-541, 2002.
(35)興梠征典, 高橋睦正, 生塩之敬:後頭蓋窩腫瘍性病変の画像診断[生塩之敬, 山浦 晶(編):後頭蓋窩病変1腫瘍性病変]. 6-22頁, 三輪書店, 東京, 1997.
(36)Kothbauer P, Jellinger K, Flament H:Primary brain tumour presenting as spontaneous intracerebral haemorrhage. Acta Neurochir 49:35-45, 1979.
(37)國徳尚亨, 篠山隆司, 中尾光善, ほか:分子生物学実験手法の基礎[生塩之敬, 山浦 晶, 佐谷秀行(編):分子細胞生物学]. 69-84頁, 三輪書店, 東京, 2001.
(38)桑原武夫, 藤津和彦:図説脳神経外科学. 26-29頁, 南山堂, 東京, 1984.
(39)Little JR, Dial B, Bélanger G:Brain hemorrhage from intracranial tumor. Stroke 10:283-288, 1979.
(40)Mandybur TI:Intracranial hemorrhage caused by metastatic tumors. Neurology 27:650-655, 1977.
(41)Martin F Jr, Lemmen LJ:Calcification in intracranial neoplasms. Arch J Path 28:1107-1131, 1952.
(42)丸木 親, 中島啓次, 下地武義, ほか:Brain stone の1症例. 脳外 12:1441-1445, 1984.
(43)松谷雅生:脳腫瘍;神経膠腫. Karkinos 2:753-761, 1989.
(44)松谷雅生:治療方法の意義と合併症[田村 晃, 松谷雅生, 清水輝夫(編):EBMに基づく脳神経疾患の基本治療方針]. 55-60頁, メジカルビュー社, 東京, 2002.
(45)松谷雅生, 藤巻高光:放射線治療・化学療法[松谷雅生, 田村 晃(編):脳神経外科周術期管理のすべて]. 174-198頁, メジカルビュー社, 東京, 2000.
(46)峯浦一喜, 笹島浩泰, 大和田 敬, ほか:PET. Clinical Neuroscience 20:1033-1036, 2002.
(47)水島 裕(編):今日の治療薬(2003年版). 141頁, 南江堂, 東京, 2003.
(48)百瀬敏光:脳腫瘍および脳変性疾患の PET. Clinical Neuroscience 13:939-942, 1995.
(49)永根基雄:細胞死と細胞寿命[生塩之敬, 山浦 晶, 佐谷秀行(編):分子細胞生物学]. 35-47頁, 三輪書店, 東京, 2001.
(50)永根基雄:脳腫瘍関連遺伝子異常. Clinical Neuroscience 21:518-519, 2003.
(51)長島 正:特殊診断法[松谷雅生, 田村 晃(編):脳神経外科周術期管理のすべて]. 199-207頁, メジカルビュー社, 東京, 2000.
(52)Nakaiso M, Uno M, Harada M, et al:Brain abscess and glioblastoma identified by combined proton magnetic resonance spectroscopy and diffusion-weighted magnetic resonance imaging. Neurol Med Chir (Tokyo) 42:346-348, 2002.
(53)中村威彦, 花北順哉, 諏訪英行:石灰化を伴った転移性脳腫瘍の1例. 脳外誌 9:180-184, 2000.
(54)中野善久, 鳥塚莞爾:CT における頭蓋内腫瘍性石灰化. CT研究 4:187-197, 1982.
(55)Nishimura Y, Niiro M, Kanazawa T, et al:Pontine malignant astrocytoma with hemorrhagic onset. Neurol Med Chir (Tokyo) 43:404-408, 2003.
(56)脳腫瘍全国統計委員会・日本病理学会(編):脳腫瘍取扱い規約;臨床と病理カラーアトラス. 61-65頁, 金原出版, 東京, 2002.
(57)岡村知實, 渡辺 豊, 亀田秀樹, ほか:脳腫瘍と脳動脈瘤の合併;自験8例よりの臨床的考察. Neurol Med Chir (Tokyo) 21:601-608, 1981.

●主要参考文献

(58)太田富雄：意識についての生理学と病理解剖学[太田富雄，松谷雅生（編）：脳神経外科学]．174-185頁，金芳堂，京都，2000．
(59)小川敬壽（編）：ステンバース像（図説単純X線撮影法）．8頁，金原出版，東京，1999．
(60)Oldberg E：Hemorrhage into gliomas；A review of eight hundred and thirty-two consecutive verified cases of glioma. Arch Neurol Psychiat 30：1062-1073, 1933.
(61)Pia HW, Obrador S, Martin JG：Association of brain tumours and arterial intracranial aneurysms. Acta Neurochir 27：189-204, 1972.
(62)Plum F, Posner JB：The diagnosis of stupor and coma. Davis, Philadelphia, 1986.
(63)Raimondi AJ, Hirschauer J：Head injury in the infant and toddler. Child's Brain 11：12-35, 1984.
(64)Rosner MJ, Coley IB：Cerebral perfusion pressure, intracranial pressure, and head elevation. J Neurosurg 65：636-641, 1986.
(65)Rubinstein LJ：Morphological problems of brain tumors with mixed cell population. Acta Neurochir（Wien）10（Suppl）：141-158, 1964.
(66)坂本吉正：脳内出血．小児外科/小児内科（昭和53年別冊）：166-170, 1978．
(67)佐野圭司：脳腫瘍の化学・放射線療法．神経外科 16（Pt 2）：379-386, 1976．
(68)佐野圭司：脳腫瘍[佐野圭司（編）：新臨床外科全書第3巻脳神経外科・自律神経外科]．73-145頁，金原出版，東京，1979．
(69)志賀逸夫，牧野利雄，原 一夫，ほか：Glomus Jugulare Tumor；レ線単純撮影による診断．脳神経21：1365-1372, 1969．
(70)塩見浩也，井上武宏，井上俊彦：サイバーナイフ．Clinical Neuroscience 21：568-569, 2003．
(71)塩見浩也，井上武宏，中村聡明，ほか：Cyberknife．医学物理21：11-16, 2001．
(72)Shipp MA, Harrington DP, Anderson JR, et al（The international non-Hodgkin's lymphoma prognostic factors project）：A predictive model for aggressive non-Hodgkin's lymphoma. N Engl J Med 329：987-994, 1993.
(73)Simpson D, Reilly P：Paediatric coma scale. Lancet 2：450, 1982.
(74)Smith DR, Hardman JM, Earle KM：Metastasizing neuroectodermal tumors of the central nervous system. J Neurosurg 31：50-58, 1969.
(75)鈴木 肇（代表）：南山堂医学大辞典．1631頁，南山堂，東京，2002．
(76)田淵和雄：Tumor marker. Clinical Neuroscience 4：22-25, 1986．
(77)田淵和雄：脳腫瘍の細胞生物学的特性．脳外16：919-931, 1988．
(78)高橋 宏：体性感覚誘発電位[高倉公朋（編）：脳神経外科に必要なモニタリング]．51-64頁，現代医療社，東京，1988．
(79)武田文和，半田一郎，相羽 正，ほか：Malignant gliomaのextraneural metastasisの1剖検例．神経進歩15：720-730, 1971．
(80)田村 勝：脳腫瘍のSPECT．Clinical Neuroscience 13：947-950, 1995．
(81)田村 勝，井上 洋，中村 正，ほか：脳出血症状で発症した脳腫瘍例の検討．Neurol Med Chir（Tokyo）25：620-625, 1985．
(82)田中泰明，竹内一夫，前田隆寛：神経膠腫の石灰化；第1報．脳外3：219-225, 1975．
(83)徳田佳生，沖 修一，青山秀行，ほか：脳腫瘍に多発性脳動脈瘤を合併した1例．Neurol Med Chir（Tokyo）25：301-305, 1985．
(84)築城裕正：細胞周期[生塩之敬，山浦 晶，佐谷秀行（編）：分子生物学]．24-34頁，三輪書店，東京，2001．
(85)Wakai S, Fukushima T, Furihara T, et al：Association of cerebral aneurysm with pituitary adenoma. Surg Neurol 12：503-507, 1979.
(86)Wakai S, Yamakawa K, Manaka S, et al：Spontaneous intracranial hemorrhage caused by brain tumor；Its incidence and clinical significance. Neurosurgery 10：437-444, 1982.
(87)鰐渕 博，門脇弘孝，久保長生，ほか：頭蓋内collision tumor；Ganglioglioma と meningioma．Neurol Med Chir（Tokyo）28：195-199, 1988．
(88)Weiss L：A metastasizing ependymoma of the cauda equina. Cancer 8：161-171, 1955.
(89)Wong G, Knuckey NW, Gubbay SS：Subarachnoid haemorrhage in children caused by cerebral tumour. J Neurol Neurosurg Psychiatry 46：449-450, 1983.
(90)山下純宏：脳腫瘍．日本臨床44：538-539, 1986．
(91)善家喜一郎，福本真也，大田信介，ほか：脳腫瘍に対する放射線治療後に発生した巨大な石灰化髄膜腫の1例．脳外21：829-832, 1993．
(92)Zimmerman RA, Bilaniuk LT：Computed tomography of acute intratumoral hemorrhage. Radiology 135：355-359, 1980.

神経膠腫

(1)青木茂樹（編著）：よくわかるMRI．秀潤社，東京，2000．
(2)町田 徹：膠芽腫．臨床画像14：24-28, 1998．
(3)松谷雅生：Brain stem gliomaの治療と予後．小児の脳神経2：411-416, 1978．
(4)Shaw E, Scheihauer AB, O'Fallon J, et al：Prospective randomized trial of low- versus high-dose radiation therapy in adults with supratentorial low-grade glioma；Initial report of a North central cancer treatment group/Radiation therapy oncology group/Eastern cooperative oncology group study. J Clin Oncol 20：2267-2276, 2002.
(5)渋井壯一郎：脳腫瘍全国統計による頻度と治療成績[田村 晃，松谷雅生，清水輝夫（編）：EBMに基づく脳神経疾患の基本治療方針]．50-54頁，メジカルビュー社，東京，2002．
(6)Yamashita T, Kuwabara T：Estimation of rate growth of malignant brain tumors by computed tomography scanning. Surg Neurol 20：464-470, 1983.

■星細胞系腫瘍

(1) 青木茂樹：毛様細胞性星細胞腫．臨床画像 14：29-31，1998．
(2) Batzdorf U, Malamud N：The problem of multicentric gliomas. J Neurosurg 20：122-136, 1963.
(3) Bernard RO, Geddes JF：The incidence of multifocal cerebral gliomas；A histologic study of large hemisphere sections. Cancer 60：1519-1531, 1987.
(4) 武家尾拓司，中村成夫，西本　詮，ほか：Pleomorphic xanthoastrocytoma (Kepes) の1症例．脳外 13：773-777，1985．
(5) Chadduck WM, Roycroft D, Brown MW：Multicentric glioma as a cause of multiple cerebral lesions. Neurosurgery 13：170-175, 1983.
(6) Courville CB：Multiple primary tumors of the brain；Review of the literature and report of twenty-one cases. Am J Cancer 26：703-731, 1936.
(7) 遠藤英徳，隈部俊宏，昆　博之，ほか：小児小脳膠芽腫の1例．脳外 30：1325-1329，2002．
(8) Franzini A, Leocata F, Cajola L, et al：Low-grade glial tumors in basal ganglia and thalamus；Natural history and biological reappraisal. Neurosurgery 35：817-821, 1994.
(9) Forsting M, Albert FK, Kunze S, et al：Extirpation of glioblastomas；MR and CT follow-up of residual tumor and regrowth patterns. AJNR 14：77-87, 1993.
(10) 藤原広和：その他の後頭蓋窩腫瘍．臨床医 29 (増刊号)：747-749，2003．
(11) 船田信顕：最近の分類に基づいたグリオーマ (1) 星細胞系腫瘍．Clinical Neuroscience 20：744-745，2002．
(12) Gillett GR, Symon L：Hypothalamic glioma. Surg Neurol 28：291-300, 1987.
(13) 平戸純子，中里洋一：脳腫瘍の免疫組織化学．病理と臨床 9：628-634，1991．
(14) 井出光信，神保　実，山本昌昭，ほか：Gliosarcoma の1例．脳外 15：49-54，1987．
(15) 川野信之：Pleomorphic xanthoastrocytoma．病理と臨床 9：604-610，1991．
(16) 川崎史朗，山本祐司，角南典生，ほか：結節性硬化症に合併し17年後に急速な再発増大をみた subependymal giant cell astrocytoma (SGCA) の1手術例．脳神経外科 27：550-556，1999．
(17) Kepes JJ, Rubinstein LJ, Eng LF：Pleomorphic xanthoastrocytoma；A distinctive meningocerebral glioma of young subjects with relatively favorable prognosis；A study of 12 cases. Cancer 44：1839-1852, 1979.
(18) 木田義久，小林達也，吉田　純，ほか：Pleomorphic xanthoastrocytoma の1例．Neurol Med Chir (Tokyo) 26：414-419, 1986.
(19) 北原正和，和田徳男，佐藤智彦：多発性神経膠腫の2例．脳外 10：1313-1317，1982．
(20) 北岡憲一，阿部　弘，田代邦雄，ほか：Basal epidermoid と trigeminal neurinoma が合併した原発性異種多発性脳腫瘍の1例．脳外 14：1243-1248，1986．
(21) 小林直紀，豊田昌子：多形黄色星細胞腫．臨床画像 14：32-34，1998．
(22) 合志清隆，撫中正博，山田治行，ほか：von Recklinghausen 病に伴う gliosarcoma の1例．脳外 20：1195-1198，1992．
(23) 久保長生，高倉公朋：グリオーマ (1) Pleomorphic xanthoastrocytoma (PXA)．Clinical Neuroscience 13：638-639，1995．
(24) 久保長生，高倉公朋：Subependymal giant cell astrocytoma．Clinical Neuroscience 13：762-763，1995．
(25) 久保長生，高倉公朋：グリオーマ (3) Giant cell glioblastoma．Clinical Neuroscience 13：890-891，1995．
(26) Lee Y-Y, Van Tassel P, Bruner JM, et al：Juvenile pilocytic astrocytomas；CT and MRI characteristics. AJR 152：1263-1270, 1989.
(27) 町田　徹：退形成性星細胞腫．臨床画像 14：20-23，1998．
(28) 町田　徹：星細胞腫．臨床画像 14：16-19，1998．
(29) 町田　徹：膠芽腫．臨床画像 14：24-28，1998．
(30) Maiuri F, Stella L, Benvenuti D, et al：Cerebral gliosarcomas；Correlation of computed tomographic findings, surgical aspect, pathological features, and prognosis. Neurosurgery 26：261-267, 1990.
(31) 松谷雅生：脳腫瘍．45頁，84頁，篠原出版，東京，1996．
(32) 松谷雅生：星細胞腫群 [田村　晃，松谷雅生，清水輝夫 (編)：EBM に基づく脳神経疾患の基本治療方針]．61-67頁，メジカルビュー社，東京，2002．
(33) 松山純子，森　照明，堀　重昭，ほか：頭蓋外転移をきたした Gliosarcoma の1例．Neurol Med Chir (Tokyo) 29：938-943, 1989.
(34) 宮城　敦，前田浩治，菅原武仁，ほか：三種の原発性脳腫瘍を合併した1例．脳外 23：531-536，1995．
(35) 百島祐貴：上衣下巨細胞性星細胞腫．臨床画像 14：35-36，1998．
(36) Morantz RA, Feigin I, Ransohoff J III：Clinical and pathological study of 24 cases of gliosarcoma. J Neurosurg 45：398-408, 1976.
(37) 中瀬裕之，久永　学，岩永秀昭：異なる組織像を示した multicentric glioma の1剖検例．脳外 15：1073-1077，1987．
(38) 並河　正，楠山洋司：神経管外に転移した gliosarcoma．神経内科 35：522-529，1991．
(39) Nitta H, Hayase H, Moriyama Y, et al：Gliosarcoma of the posterior cranial fossa；MRI findings. Neuroradiology 35：279-280, 1993.
(40) 新田泰三，佐藤　潔：Optico-hypothalamic glioma 16症例の臨床病理学的検討．脳外 23：217-222，1995．
(41) 野中信仁，倉津純一，三浦義一，ほか：Multicentric glioma の1例．Neurol Med Chir (Tokyo) 23：751-754, 1983.
(42) 脳腫瘍全国統計委員会・日本病理学会 (編)：脳腫瘍取扱い規約；臨床と病理カラーアトラス．106頁，金原出版，東京，2002．
(43) 坂本辰夫，榊原陽太郎，林　龍男，ほか：6年間の経過で再発をきたした pleomorphic xanthoastrocytoma の1例．脳外 23：941-

945, 1995.
(44)Sanford RA, Laurent JP：Intraventricular tumors of childhood. Cancer 56：1795-1199, 1985.
(45)渋井壮一郎：脳腫瘍全国統計による頻度と治療成績[田村　晃，松谷雅生，清水輝夫（編）：EBMに基づく脳神経疾患の基本治療方針]．50-54頁，メジカルビュー社，東京，2002．
(46)Sinson G, Sutton LN, Yachnis AT, et al：Subependymal giant cell astrocytomas in children. Pediatr Neurosurg 20：233-239, 1994.
(47)Solomon A, Perret GE, McCormick WF：Multicentric gliomas of the cerebral and cerebellar hemispheres. J Neurosurg 31：87-93, 1969.
(48)田所　衛：Gliosarcoma．Clinical Neuroscience 20：624-625, 2002．
(49)武田文和，田中壮佶，川渕純一，ほか：多発性神経膠腫．神経外科 16：207-214, 1976．
(50)田村和義，上田順二，藤田重一，ほか：De novo glioblastoma（primary glioblastoma）．Clinical Neuroscience 21：517, 2003．
(51)田中隆一：小脳および第4脳室腫瘍[生塩之敬，山浦　晶（編）：後頭蓋窩病変I腫瘍性病変]．66-69頁，三輪書店，東京，1997．
(52)渡辺学郎，小峰千明，横山貴一，ほか：Diffuse astrocytomaの治療成績とその予後因子．脳外 31：767-773, 2003．
(53)渡邊陽祐，沖　修一，右田圭介，ほか：結節性硬化症を伴わないsubependymal giant cell astrocytoma．脳外 31：543-548, 2003．
(54)山田正三，相羽　正，原　満：小脳glioblastoma multiforme．Neurol Med Chir（Tokyo）26：233-239, 1986．
(55)吉田大蔵：Neuorimaging quiz；囊胞内に腫瘍性出血をおこした多形黄色星細胞腫．Clinical Neuroscience 21：1201-1202, 2003．

乏突起膠細胞系腫瘍

(1)石澤圭介，広瀬隆則：最近の分類に基づいたグリオーマ(2)Oligodendroglioma．Clinical Neuroscience 20：864-865, 2002．
(2)Lee Y-Y, Van Tassel P：Intracranial oligodendrogliomas；Imaging findings in 35 untreated cases. AJNR 10：119-127, 1989.
(3)西川　亮：乏突起膠腫[田村　晃，松谷雅生，清水輝夫（編）：EBMに基づく脳神経疾患の基本治療方針]．68-70頁，メジカルビュー社，東京，2002．
(4)脳腫瘍全国統計委員会・日本病理学会（編）：脳腫瘍取扱い規約；臨床と病理カラーアトラス．108-111頁，金原出版，東京，2002．
(5)Reifenberger G, Kros JM, Burger PC, et al：Oligodendroglioma[Kleihues P, Cavenee WK：Pathology and genetics of tumours of the nervous system]. pp 56-61, IARC Press, Lyon, 2000（西川[3]より引用）．
(6)Shaw EG, Scheithauer BW, O'Fallon JR, et al：Oligodendrogliomas；Mayo Clinic experience. J Neurosurg 76：428-434, 1992.

上衣系腫瘍

(1)Afra D, Müller W, Slowik F, et al：Supratentorial lobar ependymomas；Reports on the grading and survival periods in 80 cases, including 46 recurrences. Acta Neurochir（Wien）69：243-251, 1983.
(2)Armington WG, Osborn AG, Cubberley DA, et al：Supratentorial ependymoma；CT appearance. Radiology 157：367-372, 1985.
(3)Bouffet E, Foreman N：Chemotherapy for intracranial ependymomas. Child's Nerv Syst 15：563-570, 1999.
(4)Courville CB, Broussalian SL：Plastic ependymomas of the lateral recess. J Neurosurg 18：792-799, 1961.
(5)Duffner PK, Horowitz ME, Krischer JP, et al：Postoperative chemotherapy and delayed radiation in children less than three years of age with malignant brain tumors. N Engl J Med 328：1725-1731, 1993.
(6)Evans AE, Anderson JR, Lefkowitz-Boudreaux HB, et al：Adjuvant chemotherapy of childhood posterior fossa ependymoma；Craniospinal irradiation with or without adjuvant CCNU, vincristine, and prednisone；A Childrens Cancer Group study. Med Pediatr Oncol 27：8-14, 1996.
(7)Gornet MK, Buckner JC, Marks RS, et al：Chemotherapy for advanced CNS ependymoma. J Neurooncol 45：61-67, 1999.
(8)Grill J, Le Deley MC, Gambarelli D, et al：Postoperative chemotherapy without irradiation for ependymoma in children under 5 years of age；A multicenter trial of the French society of pediatric oncology. J Clin Oncol 19：1288-1296, 2001.
(9)Ikezaki K, Matsushima T, Inoue T, et al：Correlation of microanatomical localization with postoperative survival in posterior fossa ependymoma. Neurosurgery 32：38-44, 1993.
(10)川野信之：最近の分類に基づいたグリオーマ(3)Ependymoma．Clinical Neuroscience 20：980-981, 2002．
(11)川野信之：Clear cell ependymoma[日本脳腫瘍病理学会（編）：脳腫瘍臨床病理カラーアトラス]．41-43頁，，医学書院，東京，1999．
(12)Kawano N, Yagishita S, Hara M, et al：Pathologic features of ependymoma；Histologic patterns and a review of the literature. Neuropathology 18：1-12, 1998.
(13)Kobata H, Kuroiwa T, Isono N, et al：Tanycytic ependymoma in association with neurofibromatosis type 2. Clin Neuropathol 20：93-100, 2001.
(14)小林直紀，豊田昌子：上衣下腫．臨床画像 14：44-45, 1998．
(15)倉津純一，生塩之敬：上衣腫[生塩之敬，山浦　晶（編）：後頭蓋窩病変I腫瘍性病変]．82-85頁，三輪書店，東京，1997．
(16)Lombardi D, Scheithauer BW, Meyer FB, et al：Symptomatic subependymoma；a clinicopathological and flow cytometric study. J Neurosurg 75：583-588, 1991.
(17)Matsumura A, Ahyai A, Hori A, et al：Intracerebral subependymomas. Acta Neurochir（Wien）96：15-25, 1989.
(18)松谷雅生：ependymoma[高倉公朋（監修），山浦　晶（編）：脳腫瘍]．125-133頁，篠原出版，東京，1996．
(19)Naidich TP, Lin JP, Leeds NE, et al：Primary tumors and other masses of the cerebellum and fourth ventricle；Differential diagnosis

by computed tomography. Neuroradiology 14：153-174, 1977.
(20)中井康光：終板器官[橋本一成，山本寅男（編）：人体組織学 8 神経]．277-287 頁，朝倉書店，東京，1984.
(21)Nazar GB, Hoffman HJ, Becker LE, et al：Infratentorial ependymomas in childhood；prognostic factors and treatment. J Neurosurg 72：408-417, 1990.
(22)中城登仁，栗坂昌宏，森　惟明：髄芽腫と上衣腫の画像診断上の鑑別点．CT 研究 14：321-327, 1992.
(23)小川勝士：上衣腫．Clinical Neuroscience 4：8-9, 1986.
(24)大井静夫：小児の脳腫瘍と CT Scan(Part 4)；Ependymoma の特徴．CT 研究 5：96-102, 1983.
(25)岡本浩一郎：拡散強調画像(DWI)による頭蓋内占拠性病変定性診断．脳神経外科速報 14：385-390, 2004.
(26)Sanford RA, Laurent JP：Intraventricular tumors of childhood. Cancer 56：1795-1199, 1985.
(27)澤村　豊：脳室上衣腫[田村　晃，松谷雅生，清水輝夫（編）：EBM に基づく脳神経疾患の基本治療方針]．71-72 頁，メジカルビュー社，東京，2002.
(28)Scheithauer BW：Symptomatic subependymoma. J Neurosurg 49：689-696, 1978.
(29)Smyth MD, Horn BN, Russo C, et al：Intracranial ependymoma of childhood；Current management strategies. Pediatr Neurosurg 33：138-150, 2000.
(30)Spoto GP, Press GA, Hesselink JR, et al：Intracranial ependymoma and subependymoma；MR manifestations. AJNR 11：83-91, 1990.
(31)Swartz JD, Zimmerman RA, Bilaniuk LT：Computed tomography of intracranial ependymomas. Radiology 143：97-101, 1982.
(32)高橋　均：Tanycyte ependymoma. Clinical Neuroscience 21：494-495, 2003.
(33)Tortori-Donati P, Fondelli MP, Cama A, et al：Ependymomas of the posterior cranial fossa；CT and MRI findings. Neuroradiology 37：238-243, 1995.

脈絡叢乳頭腫・脈絡叢癌

(1) Aksoy FG, Gomori JM：Choroid plexus papilloma of foramen of Luschka with multiple recurrences and cystic features. Neuroradiology 41：654-656, 1999.
(2)青木茂樹：脈絡叢乳頭腫．臨床画像 14：48-51, 1998.
(3) Arseni C, Constantinescu AI, Dănăilă L, et al：The choroid plexus papillomas. Neurochirurgia 17：121-129, 1974.
(4) Banna M：Angiography of malignant choroid plexus papilloma. Br J Radiol 44：412-415, 1971.
(5) Bohm E, Strang R：Choroid plexus papillomas. J Neurosurg 18：493-500, 1961.
(6) Burger PC, Scheithauer BW：Tumors of the central nervous system. pp 136-142, AFIP, Washington, 1994.
(7) Carpenter DB, Michelsen WJ, Hays AP：Carcinoma of the choroid plexus；Case report. J Neurosurg 56：722-727, 1982.
(8) Coates TL, Hinshaw DB Jr, Peckman N, et al：Pediatric choroid plexus neoplasms；MR, CT, and pathologic correlation. Radiology 173：81-88, 1989.
(9) Costa JM, Ley L, Claramunt E, et al：Choroid plexus papillomas of the III ventricle in infants. Child's Nerv Syst 13：244-249, 1997.
(10)Dohrmann GJ, Collias JC：Choroid plexus carcinoma. J Neurosurg 43：225-232, 1975.
(11)Eisenberg HM, McComb JG, Lorenzo AV：Cerebrospinal fluid overproduction and hydrocephalus associated with choroid plexus papilloma. J Neurosurg 40：381-385, 1974.
(12)Erman T, Göçer AI, Erdoğan Ş, et al：Choroid plexus papilloma of bilateral lateral ventricle. Acta Neurochir 145：139-143, 2003.
(13)Fortuna A, Celli P, Ferrante L, et al：A review of papillomas of the third ventricle；One case report. J Neurosurg Sci 23：61-76, 1979.
(14)Girardot C, Boukobza M, Lamoureux J-P, et al：Choroid plexus papillomas of the posterior fossa in adults；MR imaging and gadolinium enhancement；Report of four cases and review of the literature. J Neuroradiol 17：303-318, 1990.
(15)Greene RC：Extraventricular and intra-ventricular papilloma of the choroid plexus. J Neuropath exp Neurol 10：204-207, 1951.
(16)Hammock MK, Milhorat TH, Breckbill DL：Primary choroid plexus of the cerebellopontine angle presenting as brain stem tumor in a child. Child's Brain 2：132-142, 1976.
(17)早川　勲，藤原一枝，土田富穂，ほか：脈絡叢癌の 1 例．脳外 7：815-818, 1979.
(18)Herren RY：Papilloma of the choroid plexus. Arch Surg 42：758-774, 1941.
(19)Irsutti M, Thorn-Kany M, Arrué P, et al：Suprasellar seeding of a benign choroid plexus papilloma of the fourth ventricle with local recurrence. Neuroradiology 42：657-661, 2000.
(20)Kimura M, Takayasu M, Suzuki Y, et al：Primary choroid plexus papilloma located in the suprasellar region；Case report. Neurosurgery 31：563-566, 1992.
(21)小林達也：脈絡叢乳頭腫．Clinical Neuroscience 7：12-13, 1989.
(22)Martin N, Pierot L, Sterkers O, et al：Primary choroid plexus papilloma of the cerebellopontine angle；MR imaging. Neuroradiology 31：541-543, 1990.
(23)牧　豊，中田義隆，島崎素吉，ほか：小脳橋角部に発生した原発性脈絡叢乳頭腫．脳神経 18：717-721, 1966.
(24)Matson DD, Crofton FDL：Papilloma of the choroid plexus in childhood. J Neurosurg 17：1002-1027, 1960.
(25)McGirr SJ, Ebersold MJ, Scheithauer BW, et al：Choroid plexus papillomas；long-term follow-up results in a surgically treated series.

J Neurosurg 69：843-849, 1988.
(26)McLendon RE, Enterline DS：Papillomas and carcinomas of the choroid plexus[Bigner DD, McLendon RE, Bruner JM：Russell and Rubinstein's pathology of tumors of the nervous system]. pp 37-50, Arnold, London, 1998.
(27)Morello G, Migliavacca F：Primary choroid papillomas in the cerebellopontine angle. J Neurol Neurosurg Psychiatry 27：445-450, 1964.
(28)Nakano I, Kondo A, Iwasaki K：Choroid plexus papilloma in the posterior third ventricle ; Case report. Neurosurgery 40：1279-1282, 1997.
(29)Nomura H, Momma F, Furuichi S, et al：Primary choroid plexus papilloma of the foramen magnum. Neurol Med Chir(Tokyo)37：685-687, 1997.
(30)Okuyama T, Sohma T, Tsuchita H, et al：Magnetic resonance imaging characteristics of choroid plexus papilloma in the fourth ventricle. Neurol Med Chir(Tokyo)35：442-444, 1995.
(31)Pencalet P, Sainte-Rose C, Lellouch-Tubiana A, et al：Papilloma and carcinomas of the choroid plexus in children. J Neurosurg 88：521-528, 1998.
(32)Picard C, Copty M, Lavoie G, et al：A primary choroid plexus papilloma of the cerebellopontine anlge. Surg Neurol 12：123-127, 1979.
(33)Piguet V, de Tribolet N：Choroid plexus papilloma of the cerebellopontine angle presenting as a subarachnoid hemorrhage ; Case report. Neurosurgery 15：114-116, 1984.
(34)Raimondi AJ, Gutierrez FA：Diagnosis and surgical treatment of choroid plexus papillomas. Child's Brain 1：81-115, 1975.
(35)Robinson RG：Two cerebellar tumours with unusual features. J Neurosurg 12：183-186, 1955.
(36)Rovit RL, Schechter MM, Chodroff P：Choroid plexus papillomas ; Observations on radiographic diagnosis. Am J Roentgenol 110：608-617, 1970.
(37)Scott M：Spontaneous intracerebral hematoma caused by cerebral neoplasms ; Report of eight verified cases. J Neurosurg 42：338-342, 1975.
(38)Shinoda J, Kawaguchi M, Matsuhisa T, et al：Choroid plexus carcinoma in infants ; Report of two cases and review of the literature. Acta Neurochir(Wien)140：557-563, 1998.
(39)杉山一彦，栗栖　薫：脈絡叢腫瘍；脈絡叢乳頭腫と脈絡叢癌腫．日本臨床領域別症候群シリーズ28(part 3)：57-64，2000．
(40)津本智幸，中井易二，上松右二，ほか：第3脳室後半部に発生した乳児脈絡叢乳頭腫の1例．脳外27：673-678，1999．
(41)Vajtai I, Varga Z, Aguzzi A：MIB-1 immunoreactivity reveals different labelling in low-grade and in malignant epithelial neoplasms of the choroid plexus. Histopathology 29：147-151, 1996.
(42)van Swieten JC, Thomeer RTWM, Vielvoye GJ, et al：Choroid plexus papilloma in the posterior fossa. Surg Neurol 28：129-134, 1987.
(43)矢原快太，鯽川哲二，徳田佳生，ほか：Choroid plexus papillomaの1例；CT, MRI所見についての文献的考察．CT研究20：119-125，1998．
(44)米倉正大，上ノ郷真木雄，藤田雄三，ほか：小脳橋角部に発生した脈絡乳頭腫の1症例．脳外6：931-934，1978．
(45)Zhang W：Choroid plexus papilloma of the cerebellopontine angle, with special reference to vertebral angiographic study. Surg Neurol 18：367-371, 1982.

混合神経膠腫
(1)久保長生，高倉公朋：Oligo-astrocytoma(mixed glioma). Clinical Neuroscience 13：1258-1259，1995．
(2)松谷雅生：mixed glioma[高倉公朋(監修)，山浦　晶(編)：脳腫瘍]．134-135頁，篠原出版，東京，1996．
(3)百島祐貴：乏突起星細胞腫．臨床画像14：46-47，1998．
(4)山王直子：Neuroimaging Quiz；乏突起星細胞腫．Clinical Neuroscience 20：1423-1424，2002．
(5)Shaw EG, Scheithauer BW, O'Fallon JR, et al：Mixed oligoastrocytomas ; A survival and prognostic factor analysis. Neurosurgery 34：577-582, 1994.
(6)田代　隆，会田敏光，杉本信志，ほか：思春期早発症を呈した視床下部神経膠腫の1症例．脳外20：61-65，1992．
(7)The committee of brain tumor registry of Japan：Report of brain tumor registry of Japan(1969-1993). Neurol Med Chir(Tokyo)40(suppl), 2000.

由来不明の神経上皮性腫瘍
(1)褚　保成，宮坂和男：大脳膠腫症．臨床画像14：54-57，1998．
(2)del Carpio-O'Donovan R, Korah I, Salazar A, et al：Gliomatosis cerebri. Radiology 198：831-835, 1996.
(3)Jennings MR, Frenchman M, Shehab T, et al：Gliomatosis cerebri presenting as intractable epilepsy during early childhood. J Child Neurol 10：37-45, 1995.
(4)前原忠行：星芽腫．臨床画像14：52-53，1998．
(5)中原章徳，魚住　徹，小笠原英敬，ほか：Glimatosis cerebriのMRI．神経内科41：205-206，1994．
(6)Rippe DJ, Boyko OB, Fuller GN, et al：Gadopentetate-Dimeglumine-enhanced MR imaging of gliomatosis cerebri ; Appearance mimicking leptomeningeal tumor dissemination. AJNR 11：800-801, 1990.

(7) Scheinker IM, Evans JP：Diffuse cerebral glioblastosis. J Neuropathol Exp Neurol 2：178-189, 1943.
(8) Shin YM, Chang KH, Han MH, et al：Gliomatosis cerebri；Comparison of MR and CT features. AJR 161：859-862, 1993.
(9)植木敬介，松谷雅生，中村　治，ほか：画像診断と生検による gliomatosis cerebri の臨床診断．脳外 18：89-93, 1990.
(10)Vates GE, Chang S, Lamborn KR, et al：Gliomatosis cerebri；A review of 22 cases. Neurosurgery 53：261-271, 2003.

上衣芽腫
(1)平戸純子：最近の分類に基づいたグリオーマ(4)Embryonal glioma. Clinical Neuroscience 20：1096-1097, 2002.
(2) Mφrk SJ, Rubinstein LJ：Ependymoblastoma；A reappraisal of a rare embryonal tumor. Cancer 55：1536-1542, 1985.
(3)小川勝士：上衣腫．Clinical Neuroscience 4：8-9, 1986.

髄芽腫
(1) Abacioglu U, Uzel O, Sengoz M, et al：Medulloblastoma in adults；Treatment results and prognostic factors. Int J Radiation Oncology Biol Phys 54：855-860, 2002.
(2)荒川秀樹，山口由太郎，沼él知彦，ほか：非典型的 MRI 所見をとった medulloblastoma の1例．脳外誌 12：534-538, 2003.
(3) Chang AW, Tarbell NJ, Black PM, et al：Adult medulloblastoma；Prognostic factors and patterns of relapse. Neurosurgery 47：623-632, 2000.
(4) Chang CH, Housepian EM, Herbert C Jr：An operative staging system and a megavoltage radiotherapeutic technic for cerebellar medulloblastomas. Radiology 93：1351-1359, 1969.
(5) de Carvalho Neto A, Gasparetto EL, Ono SE, et al：Adult cerebellar medulloblastoma；CT and MRI findings in eight cases. Arq Neuropsiquiatr 61：199-203, 2003.
(6) Di Rocco C, Iannelli A, Papacci F, et al：Prognosis of medulloblastoma in infants. Child's Nerv Syst 13：388-396, 1997.
(7) Dolman CL：Melanotic medulloblastoma. Acta Neuropathol 76：528-531, 1988.
(8)石田陽一，瓦井美津江，田中　卓，ほか：メラニン形成を伴う小脳の髄芽細胞腫様腫瘍．脳神経 31：813-821, 1979.
(9) Kleinman GM, Hochberg FH, Richardson EP Jr：Systemic metastases from medulloblastoma；Report of two cases and review of the literature. Cancer 48：2296-2309, 1981.
(10)Koci TM, Chiang F, Mehringer CM, et al：Adult cerebellar medulloblastoma；Imaging features with emphasis on MR findings. AJNR 14：929-939, 1993.
(11)Leonard JR, Cai DX, Rivet DJ, et al：Large cell/anaplastic medulloblastoma and medullomyoblastomas；clinicopathological and genetic features. J Neurosurg 95：82-88, 2001.
(12)倉津純一，生塩之敬：髄芽腫[生塩之敬，山浦　晶(編)：後頭蓋窩病変Ⅰ腫瘍性病変]．75-81頁，三輪書店，東京，1997.
(13)Maleci A, Cervoni L, Delfini R：Medulloblastoma in children and in adults；a comparative study. Acta Neurochir(Wien)119：62-67, 1992.
(14)Malheiros SMF, Carrete H Jr, Stávale JN, et al：MRI of medulloblastoma in adults. Neuroradiology 45：463-467, 2003.
(15)Naidich TP, Lin JP, Leeds NE, et al：Primary tumors and other masses of the cerebellum and fourth ventricle；Differential diagnosis by computed tomography. Neuroradiology 14：153-174, 1977.
(16)岡本浩一郎：拡散強調像(DWI)による頭蓋内占拠性病変定性診断．脳神経外科速報 14：385-390, 2004.
(17)Rochkind S, Blatt I, Sadeh M, et al：Extracranial metastases of medulloblastoma in adults；literature review. J Neurol Neurosurg Pscyciatry 54：80-86, 1991.
(18)佐谷秀行：髄芽腫および PNET[松本　悟，大井静雄(編)：臨床小児脳神経外科学]．482-490頁，医学書院，東京，1992.
(19)佐藤倫子，佐藤博美：髄芽腫．日本臨床領域別症候群シリーズ 28(part 3)：114-120, 2000.
(20)Sharma MC, Agarwal M, Suri A, et al：A melanotic desmoplastic medulloblastoma；report of a rare case and review of the literature. Brain Tumor Pathol 19：93-96, 2002.
(21)寺江　聡，宮坂和男：髄芽腫．臨床画像 14：88-92, 1998.
(22)von Koch CS, Gulati M, Aldape K, et al：Familial medulloblastoma；Case report of one family and review of the literature. Neurosurgery 51：227-233, 2002.

脳原発性神経芽腫
(1) Berger MS, Edwards MSB, Wara WM, et al：Primary cerebral neuroblastoma；Long-term follow-up review and therapeutic guidelines. J Neurosrug 59：418-423, 1983.
(2) Horten BC, Rubinstein LJ：Primary cerebral neuroblastoma. Brain 99：735-756, 1976.
(3)田村　勝，村田　稔，川淵純一，ほか：脳底部に発生した原発性 cerebral neuroblastoma の1例．Neurol Med Chir(Tokyo)22：668-672, 1982.
(4)土屋一洋：神経芽腫．臨床画像 14：80-81, 1998.

原始神経外胚葉性腫瘍(PNET)
(1)前原忠行：原始神経外胚葉性腫瘍．臨床画像 14：82-87, 1998.
(2)澤村　豊，池田　潤，白土博樹：神経上皮系腫瘍；大脳 PNET[田村　晃，松谷雅生，清水輝夫(編)：EBM に基づく脳神経疾患

●主要参考文献

の基本治療方針]．75-76頁，メジカルビュー社，東京，2002．

脳幹部神経膠腫

(1) Albright AL, Guthkelch AN, Packer RJ, et al：Prognostic factors in pediatric brain-stem gliomas. J Neurosurg 65：751-755, 1986.
(2) Albright AL, Packer RJ, Zimmerman R, et al：Magnetic resonance scans should replace biopsies for the diagnosis of diffuse brain stem gliomas ; A report from the children's cancer group. Neurosurgery 33：1026-1030, 1993.
(3) Barkovich AJ, Krischer J, Kun LE, et al：Brain stem gliomas ; A classification system based on magnetic resonance imaging. Pediatr Neurosurg 16：73-83, 1990-91.
(4) Cohen ME, Duffner PK, Heffner RR, et al：Prognostic factors in brainstem gliomas. Neurology 36：602-605, 1986.
(5) Donahue B, Allen J, Siffert J, et al：Patterns of recurrence in brain stem gliomas ; Evidence for craniospinal dissemination. Int J Radiation Oncology Biol Phys 40：677-680, 1998.
(6) Epstein FJ, Farmer J-P：Brain-stem glioma growth patterns. J Neurosurg 78：408-412, 1993.
(7) Farmer J-P, Montes JL, Freeman CR, et al：Brainstem gliomas. Pediatr Neurosurg 34：206-214, 2001.
(8) Guillamo J-S, Doz F, Delattre J-Y：Brain stem gliomas. Curr Opin Neurol 14：711-715, 2001.
(9) Guillamo J-S, Monjour A, Taillandier L, et al：Brainstem gliomas in adults ; prognostic factors and classification. Brain 124：2528-2539, 2001.
(10) 原　充弘, 竹内一夫：脳幹 glioma の症状．脳神経 27：483-489, 1975．
(11) 市川智継，松本健五，近間正典，ほか：天幕上に発症早期より髄膜播種を呈した脳幹部神経膠腫の1例．脳神経 44：941-945, 1992．
(12) Kaplan AM, Albright AL, Zimmerman RA, et al：Brainstem gliomas in children. Pediatr Neurosurg 24：185-192, 1996.
(13) 黒岩敏彦(監訳)：脳幹部グリオーマ[グリーンバーグ脳神経外科ハンドブック]．550-552頁，金芳堂，京都，2002．
(14) 小林啓志，外山　孚，植木幸明：脳幹グリオーマによる多発性脳神経麻痺．神経内科 3：429-435, 1975．
(15) Landolfi JC, Thaler HT, DeAngelis LM：Adult brainstem gliomas. Neurol 51：1136-1139, 1998.
(16) 松谷雅生：Brain stem glioma の治療と予後．小児の脳神経 2：411-416, 1978．
(17) 松谷雅生，黒岩敏彦，太田富雄：脳幹神経膠腫[太田富雄，松谷雅生(編)：脳神経外科学]．500-505頁，金芳堂，京都，2000．
(18) 根来　真，小林達也，景山直樹，ほか：Brain stem glioma に対する CT scan 及び metrizamide CT cisternography の有用性．CT 研究 2：213-219, 1980．
(19) Pollack IF, Hoffman HJ, Humphreys RP, et al：The long-term outcome after surgical treatment of dorsally exophytic brain-stem gliomas. J Neurosurg 78：859-863, 1993.
(20) Sarwar M, Batnitzky S, Mannie M, et al：Anterior pontomensencephalic vein and basilar artery in exophytic brainstem glioma. Radiology 124：403-407, 1977.
(21) Stroink AR, Hoffman HJ, Hendrick EB, et al：Diagnosis and management of pediatric brain-stem gliomas. J Neurosurg 65：745-750, 1986.
(22) 田村　勝，相羽　正，武田文和，ほか：脳幹原発腫瘍．脳神経 31：913-918, 1979．
(23) 田中隆一：脳幹 glioma[松本　悟，大井静雄(編)：臨床小児脳神経外科学]．520-534頁，医学書院，東京，1992．
(24) Tokuriki Y, Handa H, Yamashita J, et al：Brainstem glioma ; An analysis of 85 cases. Acta Neurochir(Wien) 79：67-73, 1986.
(25) 吉田雄樹，北上　明，菊地康文，ほか：中脳視蓋部グリオーマの2手術例の検討．脳外 23：705-709, 1995．
(26) White HH：Brain stem tumors occurring in adults. Neurology 13：292-300, 1963.

髄膜腫

(1) Alguacil-Garcia A, Pettigrew NM, Sima AAF：Secretory meningioma ; A distinct subtype of meningioma. Am J Surg Pathol 10：102-111, 1986.
(2) Al-Mefty O, Fox JL, Smith RR：Petrosal approach for petroclival meningiomas. Neurosurgery 22：510-517, 1988.
(3) Alper MG：Management of primary optic nerve meningiomas ; Current status-Therapy in controversy. J Clin Neuro-opthalmol 1：101-117, 1981.
(4) Alvarez F, Roda JM, Romero MR, et al：Malignant and atypical meningiomas ; A reappraisal of clinical, histological, and computed tomographic features. Neurosurgery 20：688-694, 1987.
(5) Arai H, Beppu T, Wada T, et al：Pathological analyses of early recurrence and malignant transformation in meningiomas. Brain Tumor Pathol 15：37-40, 1998.
(6) Barbaro NM, Gutin PH, Wilson CB, et al：Radiation therapy in the treatment of partially resected meningiomas. Neurosurgery 20：525-528, 1987.
(7) Bricolo AP, Turazzi S, Talacchi A, et al：Micorsurgical removal of petroclival meningiomas ; A report of 33 patients. Neurosurgery 31：813-828, 1992.
(8) Cabezudo JM, Vaquero J, García-de-Sola R, et al：Meningioma of the anterior part of the third ventricle. Acta Neurochir 56：219-231, 1981.

(9) Carlotti CG Jr, Neder L, Colli BO, et al：Clear cell meningioma of the fourth ventricle. Am J Surg Pathol 27：131-135, 2003.
(10) Carpeggiani P, Crisi G, Trevisan C：MRI of intracranial meningiomas；correlations with histology and physical consistency. Neuroradiology 35：532-536, 1993.
(11) Cerdá-Nicholás M, Lopez-Gines C, Perez-Bacete M, et al：Histologically benign metastatic meningioma；morphological and cytogenetic study. J Neurosurg 98：194-198, 2003.
(12) Chan RC, Thompson GB：Morbidity, mortality, and quality of life following surgery for intracranial meningiomas. J Neurosurg 60：52-60, 1984.
(13) Chen TC, Zee C-S, Miller CA, et al：Magnetic resonance imaging and pathological correlates of meningiomas. Neurosurgery 31：1015-1022, 1992.
(14) Chozick BS, Reinert SE, Greenblatt SH：Incidence of seizures after surgery for supratentorial meningiomas；a modern analysis. J Neurosurg 84：382-386, 1996.
(15) Ciric I, Landau B：Tentorial and posterior cranial fossa meningiomas；Operative results and long-term follow-up；Experience with twenty-six cases. Surg Neurol 39：530-537, 1993.
(16) Connell PP, Macdonald RL, Mansur DB, et al：Tumor size predicts control of benign meningiomas treated with radiotherapy. Neurosurgery 44：1194-1200, 1999.
(17) Couce ME, Aker FV, Scheithauer BW：Choroid meningioma；A clinicopathologic study of 42 cases. Am J Surg Pathol 24：899-905, 2000.
(18) Çolakoǧlu N, Demirtas E, Oktar N, et al：Secretory meningiomas. J Neuro-Oncol 62：233-241, 2003.
(19) Cushing H, Eisenhardt L：Meningiomas. Part one & two, Hafner, New York, 1969.
(20) Domenicucci M, Santoro A, D'Osvaldo DH, et al：Multiple intracranial meningiomas. J Neurosurg 70：41-44, 1989.
(21) Drake JM, Hendrick EB, Becker LE, et al：Intracranial meningiomas in children. Pediat Neurosci 12：134-139, 1985-86.
(22) Elster AD, Challa VR, Gilbert TH, et al：Meningiomas；MR and histopathologic features. Radiology 170：857-862, 1989.
(23) Eustacchio S, Trummer M, Fuchs I, et al：Preservation of cranial nerve function following gamma knife radiosurgery fro benign skull base meningiomas；Experience in 121 patients with follow-up of 5 to 9. 8 years. Acta Neurochir 84(Suppl)：71-76, 2002.
(24) Firsching RP, Fisher A, Peters R, et al：Growth rate of incidental meningiomas. J Neurosurg 73：545-547, 1990.
(25) George AJ, Russell EJ, Kricheff II：White matter buckling；CT sign of extraaxial intracranial mass. AJR 135：1031-1036, 1980.
(26) Goldsher D, Litt AW, Pinto RS, et al：Dural"tail"associated with meningiomas on Gd-DTPA-enhanced MR images；Characteristics, differential diagnostic value, and possible implications for treatment. Radiology 176：447-450, 1990.
(27) Goldsmith BJ, Wara WM, Wilson CB, et al：Postoperative irradiation for subtotally resected meningiomas. J Neurosurg 80：195-201, 1994.
(28) Hakim R, Alexander E III, Loeffler JS, et al：Results of linear accelerator-based radiosurgery for intracranial meningiomas. Neurosurgery 42：446-454, 1998.
(29) Hakuba A, Nishimura S, Mishima Y, et al：Foramen magnum tumors；Report of 21 cases. Neurol Med Chir(Tokyo)22：563-576, 1982.
(30) Helle TL, Conley FK：Haemorrhage associated with meningioma；a case report and review of the literature. J Neurol Neurosurg Psychiatry 43：725-729, 1980.
(31) Herz DA, Shapiro K, Shulman K：Intracranial meningiomas of infancy, childhood and adolescence. Child's brain 7：43-56, 1980.
(32) 平尾正人，岡　伸夫，平島　豊，ほか：Deep sylvian meningioma の1治験例．脳外 14：1471-1478，1986．
(33) 平戸純子：腫瘍(3)髄膜腫．脳外 31：562-569，2003．
(34) Hojo H, Abe M：Rhabdoid papillary meningioma. Am J Surg Pathol 25：964-969, 2001.
(35) 保格宏務，長島梧郎，鈴木龍太，ほか：Sphenoidal ridge clear cell meningioma の1例；増殖能に関する免疫組織学的検討．脳外誌 10：358-363，2001．
(36) Im S-H, Wang K-C, Kim S-K, et al：Childhood meningioma；unusual location, atypical radiological findings, and favorable treatment outcome. Child's Nerv Syst 17：656-662, 2001.
(37) 岩井謙育，山中一浩，森川俊枝，ほか：Radiosurgery 時代の無症候性髄膜腫に対する治療．No Shinkei Geka 31：891-897，2003．
(38) Jääskeläinen J, Haltia M, Laasonen E, et al：The growth rate of intracranial meningiomas and its relation to histology；An analysis of 43 patients. Surg Neurol 24：165-172, 1985.
(39) Jääskeläinen J, Haltia M, Servo A：Atypical and anaplastic meningiomas；Radiology, surgery, radiotherapy, and outcome. Surg Neurol 25：233-242, 1986.
(40) Jellinger K, Slowik F：Histological subtypes and prognostic problems in meningiomas. J Neurol 208：279-298, 1975.
(41) Jakobiec FA, Depot MJ, Kennerdell JS, et al：Combined clinical and computed tomographic diagnosis of orbital glioma and meningioma. Ophthalmology 91：137-155, 1984.
(42) Jung H-W, Yoo H, Paek SH, et al：Long-term outcome and growth rate of subtotally resected petroclival meningiomas；Experience with 38 cases. Neurosurgery 46：567-575, 2000.

● 主要参考文献

(43)兜　正則，林　実，半田裕二，ほか：脳内出血にて発症した meningioma の 2 治験例．Neurol Med Chir (Tokyo) 27：451-455, 1987.
(44)梶原佳則，児玉安紀，堀田卓宏，ほか：Chordoid meningioma の 1 例．脳外 27：947-951, 1999.
(45)Karasick JL, Mullan SF：A survey of metastatic meningioma. J Neurosurg 40：206-212, 1974.
(46)樫村博史，別府高明，和田　司，ほか：Meningioma en plaque の 1 例；73 例の文献的考察．脳外 25：1097-1100, 1997.
(47)Katayama S, Fukuhara T, Wani T, et al：Cystic lymphoplasmacyte-rich meningioma；Case report. Neurol Med Chir (Tokyo) 37：275-278, 1997.
(48)川本行彦，沖　修一，三上貴司，ほか：無症候性髄膜腫の治療方針．脳外誌 8：453-458, 1999.
(49)木田義久，小林達也，田中孝幸，ほか：海綿静脈洞髄膜腫のガンマナイフ治療．脳外 24：529-533, 1996.
(50)Kobayashi T, Kida Y, Mori Y：Long-term results of stereotactic gamma radiosurgery of meningiomas. Surg Neurol 55：325-331, 2001.
(51)河内正人，生塩之敬：髄膜腫［田村　晃，松谷雅生，清水輝夫（編）：EBM に基づく脳神経疾患の基本治療方針］．100-103 頁，メジカルビュー社，東京，2002.
(52)Kepes JJ, Chen W Y-K, Connors MH, et al："Chordoid" meningeal tumors in young individuals with peritumoral lymphoplasmacellular infiltrates causing systemic manifestations of the Castleman syndrome；A report of seven cases. Cancer 62：391-406, 1988.
(53)Kim KS, Rogers LF, Goldblatt D：CT features of hyperostosing meningioma en plaque. AJR 149：1017-1023, 1987.
(54)木野本　均，岩崎喜信，中川　翼，ほか：髄膜腫の頭蓋外転移；2 例報告と文献的考察．脳外 10：319-326, 1982.
(55)Kleihues P, Burger PC, Scheithauer BW：Histologic typing of tumours of the central nervous system［WHO international classification of tumours］. pp 33-42, 90-99, Springer, Berlin, 1993（久保田[61]より引用）．
(56)Kohli CM, Crouch RL：Meningioma with intracerebral hematoma. Neurosurgery 15：237-240, 1984.
(57)小島　精，和賀志郎，伊藤浩二，ほか：悪性髄膜腫の検討．脳外 18：939-946, 1990.
(58)近藤　威，栗原英治，甲村英二：けいれん発作で発見された微小嚢胞性髄膜腫．脳神経 54：624-625, 2002.
(59)Kondziolka D, Levy EI, Niranjan A, et al：Long-term outcomes after meningioma radiosurgery；physician and patient perspectives. J Neurosrug 91：44-50, 1999.
(60)河田勝彦，絹田祐司，中谷英幸，ほか：腫瘍の一部が悪性転化したと考えられる大脳鎌髄膜腫の 1 例．脳外誌 11：536-541, 2002.
(61)久保田紀彦：髄膜腫・髄膜腫瘍の病理と臨床［山嶋哲盛，木多真也（編）：髄膜をめぐる諸問題］．125-137 頁，サイメッド・パブリケーションズ，東京，1997.
(62)Kubota Y, Ueda T, Kagawa Y, et al：Microcystic meningioma without enhancement on neuroimaging；Case report. Neurol Med Chir (Tokyo) 37：407-410, 1997.
(63)Kuratsu J, Kochi M, Ushio Y：Incidence and clinical features of asymptomatic meningiomas. J Neurosurg 92：766-770, 2000.
(64)Lee KF：The diagnostic value of hyperostosis in midline subfrontal meningioma；An analysis of 66 cases. Radiology 119：121-130, 1976.
(65)Lee DK, Kim DG, Choe G, et al：Chordoid meningioma with polyclonal gammanopathy. J Neurosurg 94：122-126, 2001.
(66)Lee KF, Whiteley WH, Schatz NJ, et al：Juxtasellar hyperostosis of non-meningiomatous origin. J Neurosurg 44：571-579, 1976.
(67)Lirng JF, Enterline DS, Tien RD, et al：MRI of papillary meningiomas in children. Pediatr Radiol 25 (Suppl 1)：S 9-S 13, 1995.
(68)Loiseau H, Pedespan J-M, Vital A, et al：Lymphoplasmacyte-rich meningioma in a child. J Neurosurg 83：1075-1079, 1995.
(69)Ludwin SK, Rubinstein LJ, Russell DS：Papillary meningioma；A malignant variant of meningioma. Cancer 36：1363-1373, 1975.
(70)Mahmood A, Qureshi NH, Malik GM：Intracranial meningiomas；Analysis of recurrence after surgical treatment. Acta Neurochir (Wien) 126：53-58, 1994.
(71)Maier H, Wanschitz J, Sedivy R, et al：Proliferation and DNA fragmentation in meningioma subtypes. Neuropathol appl Neurobiol 23：496-506, 1997.
(72)Maroon JC, Kennerdell JS, Brillman J：Tumors of the orbit［Wilkins RH, Rengachary SS：Neurosurgery Vol. 1］. pp 1481-1493, McGraw-Hill, New York, 1996.
(73)Mastronardi L, Ferrante L, Qasho R, et al：Intracranial meningiomas in the 9 th decade of life；A retrospective study of 17 surgical cases. Neurosurgery 36：270-274, 1995.
(74)松本伸治，桑村圭一，上川秀士，ほか：第 4 脳室底下半部に播種した大脳鎌悪性髄膜腫の 1 例．脳外誌 8：670-674, 1999.
(75)松本茂男，山本豊城，伴　貞彦：側頭葉てんかんで発症した deep sylvian meningioma の 1 例．脳神経 47：503-508, 1995.
(76)松野　彰：無症候性脳腫瘍．Clinical Neuroscience 21：523, 2003.
(77)松島俊夫，木下和夫，沼口雄治，ほか：囊胞性髄膜腫の 1 例．脳外 6：167-171, 1978.
(78)松谷雅生：無症候性髄膜腫の手術適応．脳神経 53：327-330, 2001.
(79)Michaud J, Gagné F：Microcystic meningioma；Clinicopathologic report of eight cases. Arch Pathol Lab Med 107：75-80, 1983.
(80)Mirimanoff RO, Dosoretz DE, Linggood RM, et al：Meningioma；analysis of recurrence and progression following neurosurgical resection. J Neurosurg 62：18-24, 1985.
(81)美津島　穣，渡辺高志：無症候性左前頭円蓋部髄膜腫の 1 例；WAIS-R による術前術後評価と改善について．脳神経 52：335-

340, 2000.
(82)宮田伊知郎, 津野和幸, 正岡哲也, ほか：Atypical な CT 像を示した髄膜腫の1例. 脳外 17：297-300, 1989.
(83)森　塁：髄膜腫. 臨床医 29(増刊号)：727-729, 2003.
(84)森 信太郎, 石原博文, 曽我部貴士, ほか：Deep sylvian meningioma の1例. 脳外 5：385-392, 1977.
(85)森 美雅, 渋谷正人, 杉田虔一郎, ほか：Deep sylvian meningioma の1小児例. 脳外 22：1147-1151, 1994.
(86)光山哲滝, 糟谷英俊, 久保長生, ほか：1歳8カ月の左シルビウス裂内髄膜腫. 脳外 28：459-464, 2000.
(87)Molony TB, Brackmann DE, Lo WWM：Meningioma of the jugular foramen. Otolaryngol Head Neck Surg 106：128-136, 1992.
(88)森下暁二, 近藤　威, 江原一雅, ほか：進行性に MIB-1 index の上昇を示した papillary meningioma の1例. 脳外誌 11：530-535, 2002.
(89)Morita A, Coffey RJ, Foote RJ, et al：Risk of injury to cranial nerves after gamma knife radiosurgery for skull base meningiomas ; experience in 88 patients. J Neurosurg 90：42-49, 1999.
(90)中居康展, 谷中清之, 井口雅博, ほか：頭皮下腫瘤を形成した多発性骨髄腫の1例；腫瘍診断における Dural Tail Sign の意義について. 脳外 27：67-71, 1999.
(91)中尾直之, 久保謙二, 森脇　宏：くも膜下出血で発症した蝶形骨縁髄膜腫；その出血機序についての考察. 脳神経 43：589-592, 1991.
(92)Nakasu S, Hirano A, Shimura T, et al：Incidental meningiomas in autopsy study. Surg Neurol 27：319-322, 1987.
(93)Nakasu S, Nakajima M, Matsumura K, et al：Meningioma ; Proliferating potential and clinicoradiological features. Neurosurgery 37：1049-1055, 1995.
(94)中塚博貴, 大上史朗, 大田信介, ほか：初回手術より4カ月の経過で悪性転化した髄膜腫の1例. 脳外 31：181-186, 2003.
(95)Nauta HJW, Tucker WS, Horsey WJ, et al：Xanthochromic cysts associated with meningioma. J Neurol Neurosurg Psychiatry 42：529-535, 1979.
(96)New PFJ, Hasselink JR, O'Carroll CP, et al：Malignant meningiomas ; CT and histologic criteria, including a new CT sign. AJNR 3：267-276, 1982.
(97)Nishio S, Morioka T, Suzuki S, et al：Secretory meningioma ; clinicopathologic features of eight cases. J Clin Neurosci 8：335-339, 2001.
(98)Nishizaki T, Kamiryo T, Fujisawa H, et al：Prognostic implications of meningiomas in the elderly (over 70 years old) in the era of magnetic resonance imaging. Acta Neurochir (Wien) 126：59-62, 1994.
(99)Nutting C, Brada M, Brazil L, et al：Radiotherapy in the treatment of benign meningioma of the skull base. J Neurosurg 90：823-827, 1999.
(100)Olivero WC, Lister JR, Elwood PW：The natural history and growth rate of asymptomatic meningiomas ; a review of 60 patients. J Neurosurg 83：222-224, 1995.
(101)Olmsted WW, McGee TP：Prognosis in meningioma through evaluation of skull bone patterns. Radiology 123：375-377, 1977.
(102)小野田公夫, 今井周治, 若尾теу夫, ほか：頭蓋骨に主座を置き術前に肺転移をきたしていた meningioma の1例. Neurol Med Chir (Tokyo) 25：306-310, 1985.
(103)大畑建治, 原　充弘：錐体斜台部髄膜腫. 脳外 30：1159-1171, 2002.
(104)織田哲至, 阿美古征生, 青木秀夫：Vacuolated component を持った髄膜腫. Neurol Med Chir (Tokyo) 25：479-483, 1985.
(105)Perilongo G, Sutton LN, Goldwein JW, et al：Childhood meningiomas. Pediatr Neurosurg 18：16-23, 1992.
(106)Perry A, Scheithauer BW, Stafford SL, et al："Rhabdoid" meningioma. Am J Surg Pathol 22：1482-1490, 1998.
(107)Probst-Cousin S, Villagran-Lillo R, Lahl R, et al：Secretary meningioma ; Clinical, histologic, and immunohistochemical findings in 31 cases. Cancer 79：2003-2015, 1997.
(108)Rohringer M, Sutherland GR, Louw DE, et al：Incidence and clinicopathological features of meningioma. J Neurosurg 71：665-672, 1989.
(109)Rubinstein AB, Shalit MN, Cohen ML, et al：Radiation-induced cerebral meningioma ; a recognizable entity. J Neurosurg 61：966-971, 1984.
(110)Saito A, Nakazato Y, Yoshii Y, et al：Anaplastic meningioma with papillary, rhabdoid, and epithelial features. Brain Tumor Pathol 18：155-159, 2001.
(111)阪上義雄, 工藤弘志, 河村淳史, ほか：腫瘍内出血で発症した microcystic meningioma の1例. 脳外誌 7：648-652, 1998.
(112)Salpietro FM, Alafaci C, Lucerna S, et al：Peritumoral edema in meningiomas ; Microsurgical observations of different brain tumor interfaces related to computed tomography. Neurosurgery 35：638-642, 1994.
(113)Sanabria EAM, Ehara K, Tamaki N：Surgical experience with skull base approaches for foramen magnum meningioma. Neurol Med Chir (Tokyo) 42：472-480, 2002.
(114)Sano K, Wakai S, Ochiai C, et al：Characteristics of intracranial meningiomas in childhood. Child's Brain 8：98-106, 1981.
(115)佐山一郎, 伊藤善太郎, 大田英則, ほか：Incidental meningioma. 脳外 10：761-767, 1982.

●主要参考文献

(116)関谷徹治, 真鍋 宏, 岩淵 隆, ほか：髄膜腫付着部に連続する硬膜のエンハンスメント；MRI 画像とその組織学的所見について. 脳外 20：1063-1068, 1992.
(117)赤土みゆき, 竹本和正, 井上佑一, ほか：頭蓋内髄膜腫の MRI. 日本医放会誌 47：27-36, 1987.
(118)Sheporaitis LA, Osborn AG, Smirniotopoulos JG, et al：Radiologic-pathologic correlation；Intracranial meningioma. AJNR 13：29-37, 1992.
(119)Shimoji K, Yasuma Y, Mori K, et al：Unique radiological appearance of a microcystic meningoma. Acta Neurochir(Wien)141：1119-1121, 1999.
(120)塩屋 斉, 菊地顕次, 須田良孝, ほか：特異な画像を呈した微小嚢胞性髄膜腫の 1 例. 脳外 27：569-575, 1999.
(121)Simpson D：The recurrence of intracranial meningiomas after surgical treatment. J Neurol Neurosurg Psychiatry 20：22-39, 1957.
(122)Soffer D, Pittaluga S, Feiner M, et al：Intracranial meningiomas following low-dose irradiation to the head. J Neurosurg 59：1048-1053, 1983.
(123)Stafford SL, Perry A, Suman VJ, et al：Primarily resected meningiomas；Outcome and prognostic factors in 581 Mayo Clinic patients, 1978 through 1988. Mayo Clin Proc 73：936-942, 1998.
(124)Subach BR, Lunsford LD, Kondziolka D, et al：Management of petroclival meningiomas by stereotactic radiosurgery. Neurosurgery 42：437-445, 1998.
(125)竹内一夫：頭蓋内石灰化像. 156-168 頁, 医学書院, 東京, 1973.
(126)田村 勝：悪性メニンジオーマとその治療. Clinical Neuroscience 9：327-329, 1991.
(127)田村 勝, 川淵純一, 井上 洋, ほか：髄膜腫の術後遠隔成績；腫瘍悪性変化と再発の関連性について. Neurol Med Chir(Tokyo) 19：411-419, 1979.
(128)田村 勝, 中村 正, 小野伸夫, ほか：髄膜腫遠隔転移例の臨床病理学的検討. 脳腫瘍病理 7：39-47, 1990.
(129)Taylor BW Jr, Marcus RB Jr, Friedman WA, et al：The meningioma controversy；Postoperative radiation therapy. Int J Radiation Oncology Biol Phys 15：299-304, 1988.
(130)Thomas HG, Dolman CL, Berry K：Malignant meningioma；clinical and pathological features. J Neurosurg 55：929-934, 1981.
(131)Tsunoda S, Takeshima T, Sakaki T, et al：Secretary meningioma with elevated serum carcinoembryonic antigen level. Surg Neurol 37：415-418, 1992.
(132)Turgut M, Özcan OE, Bertan V：Meningiomas in childhood and adolescence；a report of 13 cases and review of the literature. Brit J Neurosurg 11：501-507, 1997.
(133)上出廷治, 鰐渕昌彦, 野中 雅, ほか：脳幹実質に浮腫性変化をともなった petroclival meningioma の特殊性. 脳外 24：841-847, 1996.
(134)Valavanis A, Schubiger O, Hayek J, et al：CT of meningiomas on the posterior surface of the petrous bone. Neuroradiology 22：111-121, 1981.
(135)Van Havenbergh, Carvalho G, Tatagiba M, et al：Natural history of petroclival meningiomas. Neurosurgery 52：55-64, 2003.
(136)和賀志郎, 松田昌之, 半田 肇, ほか：多発性髄膜腫 Multiple meningiomas. 脳神経 24：393-402, 1972.
(137)Wakai S, Yamakawa K, Manaka S, et al：Spontaneous intracranial hemorrhage caused by brain tumor；Its incidence and clinical significance. Neurosurgery 10：437-444, 1982.
(138)Wiggli U, Oberson R：Pneumosinus dilatans and hyperostosis；Early signs of meningiomas of the anterior chiasmatic angle. Neuroradiology 8：217-221, 1975.
(139)Wilms G, Lammens M, Marchal G, et al：Prominent dural enhancement adjacent to nonmeningiomatous malignant lesions on contrast-enhanced MR images. AJNR 12：761-764, 1991.
(140)山口文雄：Neuroimaging Quiz；悪性髄膜腫. Clinical Neuroscience 20：1063-1064, 2002.
(141)Yamaki T, Ikeda T, Sakamoto Y, et al：Lymphoplamacyte-rich meningioma with clinical resemblance to inflammatory pseudotumor. J Neurosurg 86：898-904, 1997.
(142)Yano H, Shinoda J, Hara A, et al：Chordoid meningioma. Brain Tumor Pathol 17：153-157, 2000.
(143)横山俊一, 倉津純一：乳頭状髄膜腫. 日本臨床領域別症候群シリーズ 28(pt 3)：137-138, 2000.
(144)米山 琢, 糟谷英俊, 久保長生, ほか：Lymphoplasmacyte-rich meningioma の 3 例. 脳外 27：383-389, 1999.
(145)吉岡宏幸, 鯆川哲二, 加藤幸雄, ほか：脳内出血で発症し急激な転帰をとった髄膜腫の 1 例. 脳外 23：79-84, 1995.
(146)Zee CS, Chen T, Hinton DR, et al：Magnetic resonance imaging of cystic meningiomas and its surgical implications. Neurosurgery 36：482-488, 1995.
(147)Zimmerman RD, Fleming DA, Saint-Loius LA, et al：Magnetic resonance imaging of meningomas. AJNR 6：149-157, 1985.
(148)Zorludemir S, Scheithauer BW, Hirose T, et al：Clear cell meningioma；A clinicopathologic study of a potentially aggressive variant of meningioma. Am J Surg Pathol 19：493-505, 1995.
(149)Zülch KJ, Mennel HD：Malignant meningiomas. Advances in Neurosurgery 2：3-11, 1975.

下垂体疾患

(1) Abe T, Matsumoto K, Sanno N, et al：Lymphocytic hypophysitis；Case report. Neurosurgery 36：1016-1019, 1995.
(2) 足立好司：Granular cell tumor. Clinical Neuroscience 21：510-511, 2003.
(3) Ahmed SR, Aiello DP, Page R, et al：Necrotizing infundibulo-hypophysitis；A unique syndrome of diabetes insipidus and hypopituitarism. J Clin Endocrinol Metab 76：1499-1504, 1993.
(4) 会田敏光, 阿部 弘, 馬渕正二, ほか：分娩後に自然消失した下垂体腫瘤の1例. Neurol Med Chir (Tokyo) 24：789-793, 1984.
(5) 赤嶺壮一, 宮本恒彦, 杉浦康仁, ほか：MIB-1 labeling index 高値を示した小児 prolactinoma の1例. 脳外 28：547-553, 2000.
(6) Arafah BM：Reversible hypopituitarism in patients with large nonfunctioning pituitary adenomas. J Clin Endocrinol Metab 62：1173-1179, 1986.
(7) 青野敏博, 小池浩司, 倉智敬一：Galactorrhea-amenorrhea syndrome の診断. 綜合臨床 29：267-278, 1980.
(8) 青野敏博, 塩路武徳, 倉智敬一：乳汁漏出無月経症候群. 最新医学 32：895-901, 1977.
(9) 有田和徳, 栗栖 薫, 富永 篤：プロラクチノーマ［生塩之敬, 山浦 晶 (編)：間脳下垂体の腫瘍性病変］. 80-91頁, 三輪書店, 東京, 1998.
(10) 有田憲生, 森 信太郎：GH 産生腺腫［生塩之敬, 山浦 晶 (編)：間脳下垂体の腫瘍性病変］. 60-68頁, 三輪書店, 東京, 1998.
(11) 有田和徳, 魚住 徹, 富永 篤：下垂体腫瘍, 非機能性下垂体腺腫［高倉公朋 (編)：間脳・下垂体］. 82-95頁, メジカルビュー社, 東京, 1999.
(12) Beressi N, Cohen R, Beressi J-P, et al：Pseudotumoral lymphocytic hypophysitis successfully treated by corticosteroid alone；First case report. Neurosurgery 35：505-508, 1994.
(13) Breen P, Flickinger JC, Kondziolka D, et al：Radiotherapy for nonfunctional pituitary adenoma：analysis of long-term tumor control. J Neurosurg 89：933-938, 1998.
(14) Cardoso ER, Peterson EW：Pituitary apoplexy；A review. Neurosurgery 14：363-373, 1984.
(15) Cone L, Srinivasan M, Romanul FCA：Granular cell tumor (Choristoma) of the neurohypophysis；Two cases and a review of the literature. AJNR 11：403-406, 1990.
(16) Cosman F, Post KD, Holub DA, et al：Lymphocytic hypophysitis；Report of 3 new cases and review of the literature. Medicine 68：240-256, 1989.
(17) Cusick JF, Haughton VM, Hagen TC：Radiological assessment of intrasellar prolactin-secreting tumors. Neurosurgery 6：376-379, 1980.
(18) De Menis E, Visentin A, Billeci D, et al：Pituitary adenomas in childhood and adolescence；Clinical analysis of 10 cases. J Endocrinol Invest 24：92-97, 2001.
(19) Elster AD：Cranial magnetic resonance imaging. Churchill Livingstone, New York, 1988.
(20) Elster AD：Imaging of the sella；Anatomy and pathology. Semin Ultrasound CT MR 14：182-194, 1993.
(21) Fujisawa I, Asato R, Okumura R, et al：Magnetic resonance imaging of neurohypophyseal germinomas. Cancer 68：1009-1014, 1991.
(22) 船田信顕：腫瘍 (4) 末梢神経腫瘍, 下垂体腫瘍, 頭蓋咽頭腫および上皮性嚢胞性病変. 脳外 31：683-690, 2003.
(23) Giustina A, Barkan A, Casanueva FF, et al：Criteria for cure of acromegaly；A consensus statement. J Clin Endocrinol Metab 85：526-529, 2000.
(24) Hata N, Inoue T, Katsuta T, et al：Ectopic pituitary adenoma in the cavernous sinus causing oculomotor nerve paresis. Neurol Med Chir (Tokyo) 43：399-403, 2003.
(25) 畑山 徹, 岩渕 隆, 石井正三, ほか：Plurihormonal adenoma の1例. 脳外 22：755-760, 1994.
(26) 堀 映, 松村 明：「異所性」下垂体腺腫の起源. No Shinkei Geka 31：1269-1281, 2003.
(27) 池田秀敏：TSH およびゴナドトロピン産生腫瘍［生塩之敬, 山浦 晶 (編)：間脳下垂体の腫瘍性病変］. 92-96頁, 三輪書店, 東京, 1998.
(28) Imura H, Nakao K, Shimatsu A, et al：Lymphocytic infundibulo-neurohypophysitis as a cause of central diabetes insipidus. N Engl J Med 329：683-689, 1993.
(29) Ito K, Mukawa J, Miyagi K, et al：Lymphocytic adenohypophysitis with sudden onset of diabetes insipidus in menopausal female. Neurol Med Chir (Tokyo) 32：346-350, 1992.
(30) 岩井謙育：プロラクチン産生下垂体腺腫の治療成績；その予後決定因子について. 阪市医誌 38：803-818, 1989.
(31) 岩井謙育, 山中一浩, 石黒友也, ほか：男性プロラクチン産生腺腫の治療成績. 脳外 30：1285-1292, 2002.
(32) 景山直樹：下垂体腫瘍の臨床. 協同医書出版社, 東京, 1964.
(33) 景山直樹：下垂体外科の歴史. 脳神経 54：565-573, 2002.
(34) Kanter SL, Mickle JP, Hunter SB, et al：Pituitary adenomas in pediatric patients；Are they more invasive? Pediat Neurosci 12：202-204, 1985-86.
(35) 嘉藤邦彦, 平井伸治, 深谷展行, ほか：小児プロラクチノーマの1例. 小児の脳神経 17：441-445, 1992.
(36) 加藤 譲, 村上宜男, 越村邦夫, ほか：下垂体腫瘍の薬物療法［生塩之敬, 山浦 晶 (編)：間脳下垂体の腫瘍性病変］. 97-105頁,

●主要参考文献

三輪書店,東京,1998.
(37)木村豪雄,福島武雄,相川 博,ほか:小児下垂体卒中の1例.小児の脳神経14:57-62,1989.
(38)Knosp E, Steiner E, Kitz K, et al:Pituitary adenomas with invasion of the cavernous sinus space;A magnetic resonance imaging classification compared with surgical findings. Neurosurgery 33:610-618, 1993.
(39)小林達也:下垂体腺腫に対するガンマナイフ治療[生塩之敬,山浦 晶(編):間脳下垂体の腫瘍性病変].106-116頁,三輪書店,東京,1998.
(40)小松文成,阪元政三郎,林 修司,ほか:石灰化を伴うTSH産生下垂体腺腫の1例.脳外誌13:39-43,2004.
(41)Kunwar S, Wilson CB:Pediatric pituitary adenomas. J Clin Endocrinol Metab 84:4385-4389, 1999.
(42)栗坂昌宏:下垂体後葉に発生する腫瘍[生塩之敬,山浦 晶(編):間脳下垂体の腫瘍性病変].149-166頁,三輪書店,東京,1998.
(43)栗坂昌宏,森 惟明,Tindall GT,ほか:脳下垂体腺腫の石灰沈着.脳神経38:1187-1195, 1986.
(44)栗坂昌宏,上村賀彦,森 惟明,ほか:Lymphocytic adenohypophysitisの1例.Neurol Med Chir (Tokyo) 26:167-172, 1986.
(45)黒崎雅道,渡辺高志,堀 智勝:非機能性腺腫[生塩之敬,山浦 晶(編):間脳下垂体の腫瘍性病変].54-59頁,三輪書店,東京,1998.
(46)桑山明夫:先端巨大症,巨人症(外科から)[景山直樹,井村裕夫(編):下垂体腺腫].187-200頁,医学書院,東京,1986.
(47)Lafferty AR, Chrousos GP:Pituitary tumors in children and adolescents. J Clin Endocrinol Metab 84:4317-4323, 1999.
(48)Landolt AM, Haller D, Lomax N, et al:Stereotactic radiosurgery for recurrent surgically treated acromegaly;comparison with fractionated radiotherapy. J Neurosurg 88:1002-1008, 1998.
(49)Landolt AM, Lomax N:Gamma knife radiosurgery for prolactinomas. J Neurosurg (Suppl 3) 93:14-18, 2000.
(50)Laws ER Jr, Fode NC, Randall RV, et al:Pregnancy following transsphenoidal resection of prolactin-secreting pituitary tumors. J Neurosurg 58:685-688, 1983.
(51)Lee J-H, Laws ER Jr, Guthrie BL, et al:Lymphocytic hypophysitis;Occurrence in two men. Neurosurgery 34:159-163, 1994.
(52)Lee MS, Pless M:Apoplectic lymphocytic hypophysitis;Case report. J Neurosurg 98:183-185, 2003.
(53)Leong KS, Foy PM, Swift AC, et al:CSF rhinorrhoea following treatment with dopamine agonists for massive invasive prolactinomas. Clin Endocrinol 52:43-49, 2000.
(54)Levine SN, Benzel EC, Fowler MR, et al:Lymphocytic adenohypophysitis;Clinical, radiological, and magnetic resonance imaging characterization. Neurosurgery 22:937-941, 1988.
(55)Luse SA, Kernohan JW:Granular-cell tumors of the stalk and posterior lobe of the pituitary gland. Cancer 8:616-622, 1955.
(56)Magyar DM, Marshall JR:Pituitary tumors and pregnancy. Am J Obstet Gynecol 132:739-751, 1978.
(57)Mark L, Pech P, Daniels D, et al:The pituitary fossa;A correlative anatomic and MR study. Radiology 153:453-457, 1984.
(58)松野 彰:無症候性脳腫瘍.Clinical Neuroscience 21:523, 2003.
(59)松谷雅生:脳腫瘍.209-243頁,篠原出版,東京,1996.
(60)松谷雅生,黒岩敏彦,太田富雄:下垂体腺腫[太田富雄,松谷雅生(編):脳神経外科学].574-615頁,金芳堂,京都,2000.
(61)McCutcheon IE, Weintraub BD, Oldfield EH:Surgical treatment of thyrotropin-secreting pituitary adenomas. J Neurosurg 73:674-683, 1990.
(62)Mehta AE, Reyes FI, Faiman C:Primary radiotherapy of prolactinomas;Eight-to 15-year follow-up. Am J Med 83:49-58, 1987.
(63)Melmed S, Jackson I, Kleinberg D, et al:Current treatment guidelines for acromegaly. J Clin Endocrinol Metab 83:2646-2652, 1998.
(64)三上貴司,魚住 徹,山中正美,ほか:Lymphocytic adenohypophysitisと考えられた1例;MRI所見を中心として.脳外17:871-876, 1989.
(65)Miki Y, Matsuo M, Nishizawa S, et al:Pituitary adenomas and normal pituitary tissue;Enhancement patterns on gadopentetate-enhanced MR imaging. Radiology 177:35-38, 1990.
(66)Miki Y, Asato R, Okumura R, et al:Anterior pituitary gland in pregnancy;Hyperintensity at MR. Radiology 187:229-231, 1993.
(67)Mindermann T, Wilson CB:Pediatric pituitary adenomas. Neurosurgery 36:259-269, 1995.
(68)宮城航一,新垣辰也,伊藤壱裕,ほか:新疾患概念としてのlymphocytic infundibulo-hypophysitis with diabetes insipidusの提唱;症例報告と文献的考察.脳外25:169-175, 1997.
(69)宮町敬吉,阿部 弘,金子貞男,ほか:鞍上部進展を示した小児下垂体腺腫の1例.小児の脳神経10:87-91, 1985.
(70)宮之原 修,楠元和博,朝倉哲彦,ほか:若年者男性prolactinomaの1例.脳外21:361-366, 1993.
(71)Mohr G, Hardy J:Hemorrhage, necrosis, and apoplexy in pituitary adenomas. Surg Neurol 18:181-189, 1982.
(72)Molitch ME:Pathologic hyperprolactinemia. Endocrinol Metab Clin North Am 21:877-901, 1992.
(73)Molitch ME:Pituitary incidentalomas. Endocr Metab Clin North Am 26:725-740, 1997.
(74)Morgange-Ramos I, Regis J, Dufour H, et al:Gamma-knife surgery for secreting pituitary adenomas. Acta Neurochir (Wien) 140:437-443, 1998.
(75)中里洋一:間脳・下垂体腫瘍の病理[高倉公朋(編):間脳・下垂体].46-53頁,メジカルビュー社,東京,1999.
(76)西 徹,生塩之敬,三浦正毅:下垂体炎[生塩之敬,山浦 晶(編):間脳下垂体の腫瘍性病変].158-166頁,三輪書店,東京,

1998.

(77)Nishioka H, Ito H, Sano T, et al：Two cases of lymphocytic hypophysitis presenting with diabetes insipidus；A variant of lymphocytic infundibulo-neurohypophysitis. Surg Neurol 46：285-291, 1996.

(78)Nussbaum CE, Okawara S, Jacobs LS：Lymphocytic hypophysitis with involvement of the cavernous sinus and hypothalamus. Neurosurgery 28：440-444, 1991.

(79)Nyquist P, Laws ER Jr, Elliot E：Novel features of tumors that secrete both growth hormone and prolactin in acromegaly. Neurosurgery 35：179-184, 1994.

(80)Onesti ST, Wisniewski T, Post KD：Clinical versus subclinical pituitary apoplexy；Presentation, surgical management, and outcome in 21 patients. Neurosurgery 26：980-986, 1990.

(81)Parent AD, Bebin J, Smith RR：Incidental pituitary adenomas. J Neurosurg 54：228-231, 1981.

(82)Petrovich Z, Yu C, Giannotta SL, et al：Gamma knife radiosurgery for pituitary adenoma；Early results. Neurosurgery 53：51-61, 2003.

(83)Richmond IL, Wilson CB：Pituitary adenomas in childhood and adolescence. J Neurosurg. 49：163-168, 1978.

(84)Ross DA, Wilson CB：Results of transsphenoidal microsurgery for growth hormone-secreting pituitary adenoma in a series of 214 patients. J Neurosurg 68：854-867, 1988.

(85)Roppolo HMN, Latchaw RE, Meyer JD, et al：Normal pituitary gland；I. Microscopic anatomy-CT correlation. AJNR 4：927-935, 1983.

(86)榊原陽太郎，関野宏明，田口芳雄，ほか：片側眼球突出にて発症したプロラクチン産生異所性下垂体腺腫の1例．脳外 30：623-628, 2002.

(87)Sanno N, Oyama K, Tahara S, et al：A survey of pituitary incidentaloma in Japan. Eur J Endocrinol 149：123-127, 2003.

(88)山王直子，寺本　明：ACTH 産生腺腫［生塩之敬，山浦　晶（編）：間脳下垂体の腫瘍性病変］．69-79 頁，三輪書店，東京，1998.

(89)山王直子，寺本　明：下垂体腺腫［田村　晃，松谷雅生，清水輝夫（編）：EBM に基づく脳神経疾患の基本治療方針］．104-109 頁，メジカルビュー社，東京，2002.

(90)山王直子，寺本　明，稲田健一，ほか：Gonadotropin 産生腺腫の免疫組織学的および臨床内分泌学的検討．脳神経 44：745-753, 1992.

(91)山王直子，寺本　明：脳下垂体腫瘍とホルモン．脳神経外科速報 13：951-958, 2003.

(92)Sanno N, Tahara S, Yoshida Y, et al：Ectopic corticotroph adenoma in the cavernous sinus；Case report. Neurosurgery 45：914-918, 1999.

(93)佐々木輝夫，荒井啓史，阿部深雪，ほか：鼻側半盲を呈した鞍上部異所性下垂体腺腫の1例．脳外誌 12：124-128, 2003.

(94)Sato N, Sze G, Endo K：Hypophysitis；Endocrinologic and dynamic MR findings. AJNR Am J Neuroradiol 19：439-444, 1998.

(95)関谷　透，杉本寿美子，福田　安，ほか：下垂体の磁気共鳴像．NMR 医学 4：99-106, 1984.

(96)清水弘行，森　昌朋：下垂体巨大症・末端巨大症．臨床医 27：836(1746)-841(1751), 2001.

(97)Shucart WA：Implications of very high serum prolactin levels associated with pituitary tumors. J Neurosurg 52：226-228, 1980.

(98)志賀逸夫：下垂体腺腫の画像診断．神経内科 24：339-348, 1986.

(99)武内重二：ホルモン非分泌性腺腫およびまれなホルモン産生腺腫［高倉公朋（監修）：下垂体部・第3脳室腫瘍］．133-141 頁，現代医療社，東京，1989.

(100)寺本　明：下垂体 microadenoma とプロラクチン；とくにその外科的対応．臨婦産 41：25-28, 1987.

(101)寺本　明：脳下垂体腺腫 I；プロラクチン産生腺腫［高倉公朋（監修）：下垂体部・第3脳室腫瘍］．95-103 頁，現代医療社，東京，1989.

(102)寺本　明：経蝶形骨手術［阿部　弘，菊池晴彦，田中隆一，ほか（編）：脳神経外科疾患の手術と適応 I］．157-173 頁，朝倉書店，東京，1993.

(103)寺本　明：経蝶形骨下垂体手術の合併症．No Shinkei Geka 31：1165-1176, 2003.

(104)Trainer PJ, Drake WM, Katznelson L, et al：Treatment of acromegaly with the growth hormone-receptor antagonist pegvisomant. N Engl J Med 342：1171-1176, 2000.

(105)坪井雅弘，芦立　久，三好康之，ほか：蝶形骨洞内に限局した異所性下垂体腺腫の1例．脳外 27：1007-1011, 1999.

(106)角田　朗，和田美弦，工藤純夫，ほか：TSH 産生微小下垂体腺腫；1 治験例と 103 文献例．脳外誌 2：249-256, 1993.

(107)Ueda R, Katayama M, Yoshida K, et al：Suprasellar peri-infundibular ectopic prolactinoma. Neurol Med Chir(Tokyo) 43：51-54, 2003.

(108)魚住　徹，森　信太郎：Hyperprolactinemia(1)．神経外科 20：1075-1079, 1980.

(109)魚住　徹，森　信太郎：Hyperprolactinemia(2)．神経外科 20：1173-1182, 1980.

(110)Van Havenbergh T, Robberecht W, Wilms G, et al：Lymphocytic infundibulohypophysitis presenting in the postpartum period；Case report. Surg Neurol 46：280-284, 1996.

(111)Wakai S, Fukushima T, Teramoto A, et al：Pituitary apoplexy；its incidence and clinical significance. J Neurosurg 55：187-193, 1981.

(112)Wiener SN, Rzeszotarski MS, Droege RT, et al：Measurement of pituitary gland height with MR imaging. AJNR 6：717-722, 1985.

(113)Wilson CB：A decade of pituitary microsurgery；The Herbert Olivecrona lecture. J Neurosurg 61：814-833, 1984.

● 主要参考文献

(114)Wolpert SM, Molitch ME, Goldman JA, et al：Size, shape, and appearance of the normal female pituitary gland. AJNR 5：263-267, 1984.
(115)Wolpert SM, Osborne M, Anderson M, et al：The bright pituitary gland-A normal MR appearance in infancy. AJNR 9：1-3, 1988.
(116)Wright RL, Ojemann RG, Drew JH：Hemorrhage into pituitary adenomata；Report of two cases with spontaneous recovery. Arch Neurol 12：326-331, 1965.
(117)山中正美，魚住　徹，迫田勝明，ほか：正常下垂体のMRI；下垂体微小腺腫との鑑別に関して．CT研究 8：543-550, 1986.
(118)柳町徳春：リンパ球性下垂体炎．臨床医 29（増刊号）：766-768, 2003.
(119)吉富健志：empty sella症候群の視野［若倉雅登（編）：新図説臨床眼科講座第8巻．神経眼科］．58-59頁，メジカルビュー社，東京，1999.
(120)Yousem DM, Arrington JA, Zinreich SJ, et al：Pituitary adenomas；Possible role of bromocriptine in intratumoral hemorrhage. Radiology 170：239-243, 1989.

頭蓋咽頭腫

(1) Ahmadi J, Destian S, Apuzzo MLJ, et al：Cystic fluid in craniopharyngiomas；MR imaging and quantitative analysis. Radiology 182：783-785, 1992.
(2) 浅野孝雄：Craniopharyngioma［高倉公朋（編）：間脳・下垂体］．122-133頁，メジカルビュー社，東京，1999.
(3) Chung WY, Pan DHC, Shiau CY, et al：Gamma knife radiosurgery for craniopharyngiomas. J Neurosurg（Suppl 3）93：47-56, 2000.
(4) Fahlbusch R, Honegger J, Paulus W, et al：Surgical treatment of craniopharyngiomas；experience with 168 patients. J Neurosurg 90：237-250, 1990.
(5) 小林達也：頭蓋咽頭腫（含ラトケ囊胞）［高倉公朋（監修）：下垂体部・第3脳室腫瘍］．143-151頁，現代医療社，東京，1989.
(6) 小林達也，中根藤七，景山直樹：頭蓋咽頭腫に対する経蝶形骨洞；頭蓋内合併症．小児の脳神経 11：453-459, 1986.
(7) 前原忠行，若林千恵子：画像診断［高倉公朋（編）：間脳・下垂体］．54-67頁，メジカルビュー社，東京，1999.
(8) Mapstone TB：Craniopharyngiomas in children. Contemporary Neurosurgery 20：1-6, 1998.
(9) 松谷雅生（著）：脳腫瘍．259-265頁，篠原出版，東京，1996.
(10) 長澤史朗，武内重二，山下純宏，ほか：頭蓋咽頭腫33例のCT像．脳外 11：1279-1285, 1983.
(11) 佐伯直勝：頭蓋咽頭腫［田村　晃，松谷雅生，清水輝夫（編）：EBMに基づく脳神経疾患の基本治療方針］．115-116頁，メジカルビュー社，東京，2002.
(12) Sartoretti-Schefer S, Wichmann W, Aguzzi A, et al：MR differentiation of adamantinous and squamous-papillary craniopharyngioma. AJNR Am J Neuroradiol 18：77-87, 1997.
(13) 上村昭博，大内敏宏：その他の傍鞍部腫瘍；頭蓋咽頭腫．臨床医 29（増刊号）：736-737, 2003.
(14) Yaşargil MG, Curcic M, Kis M, et al：Total removal of craniopharyngiomas. J Neurosurg 73：3-11, 1990.

血管芽腫

(1) Constans J-P, Meder F, Maiuri F, et al：Posterior fossa hemangioblastomas. Surg Neurol 25：269-275, 1986.
(2) Elster AD, Arthur DW：Intracranial hemangioblastomas；CT and MR findings. J Comput Assist Tomogr 12：736-739, 1988.
(3) Ganti SR, Silver AJ, Hilal SK, et al：Computed tomography of cerebellar hemangioblastoma. J Comput Assist Tomogr 6：912-919, 1982.
(4) 三浦恭定：多血症．Clinical Neuroscience 6：52-53, 1988.
(5) 西川　亮：血管芽腫［田村　晃，松谷雅生，清水輝夫（編）：EBMに基づく脳神経疾患の基本治療方針］．86-87頁，メジカルビュー社，東京，2002.
(6) 岡本浩一郎：拡散強調像（DWI）による頭蓋内占拠性病変定性診断．脳神経外科速報 14：385-390, 2004.
(7) 浦部晶夫，高久史麿：Hemangioblastomaとerythropoietin．Clinical Neuroscience 5：1044-1045, 1987.
(8) Waldmann TA, Levin EH, Baldwin M：The association of polycythemia with a cerebellar hemangioblastoma. Amer J Med 31：318-324, 1961.

視床下部過誤腫

(1) Albright AL, Lee PA：Neurosurgical treatment of hypothalamic hamartomas causing precoccious puberty. J Neurosurg 78：77-82, 1993.
(2) Arita K, Ikawa F, Kurisu K, et al：The relationship between magnetic resonance imaging findings and clinical manifestations of hypothalamic hamartoma. J Neurosurg 91：212-220, 1999.
(3) 藤巻高光：過誤腫［田村　晃，松谷雅生，清水輝夫（編）：EBMに基づく脳神経疾患の基本治療方針］．93-95頁，メジカルビュー社，東京，2002.
(4) Hibi I, Fujiwara K：Precocious puberty of cerebral origin；A cooperative study in Japan. Prog exp Tumor Res 30：224-238, 1987.
(5) Hochman HI, Judge DM, Reichlin S：Precocious puberty and hypothalamic hamartoma. Pediatrics 67：236-244, 1981.
(6) 金柿光憲，三木幸雄，小西淳二：下垂体・松果体・視床下部．臨床画像 18：830-846, 2002.
(7) 森　和夫：視床下部性思春期早発症；その1．脳外 12：1113-1117, 1984.
(8) 永木　茂，大澤真木子：視床下部過誤腫；てんかん性笑い発作．日本臨床領域別症候群シリーズ 37（part 6）：356-359, 2002.

(9)新多　寿，山下純宏：視床下部過誤腫[生塩之敬，山浦　晶（編）：間脳下垂体の腫瘍性病変]．144-148頁，三輪書店，東京，1998．
(10)Takeuchi J, Handa H, Miki Y, et al：Precocious puberty due to a hypothalamic hamartoma. Surg Neurol 11：456-460, 1979.
(11)田代　隆，会田敏光，杉本信志，ほか：思春期早発症を呈した視床下部神経膠腫の1症例．脳外 20：61-65，1992．
(12)Valdueza JM, Cristante L, Dammann O, et al：Hypothalamic hamartomas；With special reference to gelastic epilepsy and surgery. Neurosurgery 34：949-958, 1994.
(13)渡辺尚志，榎本貴夫，上村和也，ほか：視床下部過誤腫の部分摘出が有効であった笑い発作．脳外 26：923-928，1998．

松果体部腫瘍

(1)Chang SM, Lillis-Hearne PK, Larson DA, et al：Pineoblastoma in adults. Neurosurgery 37：383-391, 1995.
(2)Chiechi MV, Smirniotopoulos JG, Mena H：Pineal parenchymal tumors；CT and MR features. J Comput Assist Tomogr 19：509-517, 1995.
(3)DeMonte F, Zelby AS, Al-Mefty O：Hearing impairment resulting from a pineal region meningioma. Neurosurgery 32：665-668, 1993.
(4)Fujita A, Asada M, Saitoh M, et al：Pineoblastoma showing unusual ventricular extension in a young adult. Neurol Med Chir(Tokyo) 39：612-616, 1999.
(5)Ganti SR, Hilal SK, Stein BM, et al：CT of pineal region tumors. AJNR 7：97-104, 1986.
(6)日比逸郎：真性思春期早発症[井村裕夫，尾形悦郎，高久史麿，ほか（編）：最新内科学大系．第12巻間脳・下垂体疾患]．189-199頁，中山書店，東京，1993．
(7)Hibi I, Fujiwara K：Precocious puberty of cerebral origin；A cooperative study in Japan. Prog exp Tumor Res 30：224-238, 1987.
(8)Jooma R, Kendall BE：Diagnosis and management of pineal tumors. J Neurosurg 58：654-665, 1983.
(9)兜　正則，林　実，河野寛一，ほか：上方注視麻痺を呈した非腫瘍性Pineal cystの1治験例．脳外 15：335-338，1987．
(10)Kilgore DP, Strother CM, Starshak RJ, et al：Pineal germinoma；MR imaging. Radiology 158：435-438, 1986.
(11)熊西敏郎：松果体腫瘍の病理．Clinical Neuroscience 4：60-63，1986．
(12)Kobayashi T, Kida Y, Mori Y：Stereotactic gamma radiosurgery for pineal and related tumors. J Neuro-Oncol 54：301-309, 2001.
(13)Korogi Y, Takahashi M, Ushio Y：MRI of pineal region tumors. J Neuro-Oncol 54：251-261, 2001.
(14)Marmourian AC, Towfighi J：Pineal cysts；MR imaging. AJNR 7：1081-1086, 1986.
(15)松谷雅生：松果体細胞腫[田村　晃，松谷雅生，清水輝夫（編）：EBMに基づく脳神経疾患の基本治療方針]．88-90頁，メジカルビュー社，東京，2002．
(16)森　和夫：視床下部性思春期早発症；そのII．脳外 12：1231-1237，1984．
(17)Nakagawa H, Iwasaki S, Kichikawa K, et al：MR imaging of pineocytoma；Report of two cases. AJNR 11：195-198, 1990.
(18)岡本浩一郎：拡散強調像(DWI)による頭蓋内占拠性病変定性診断．脳神経外科速報 14：385-390，2004．
(19)大久保敏之：松果体（芽）細胞腫．臨床画像 14：76-79，1998．
(20)大久保敏之：松果体細胞腫瘍[青木茂樹（編著）：よくわかる脳MRI]．62-63頁，秀潤社，東京，2000．
(21)劉　清隆，崔　翔栄：松果体部腫瘍．臨床医 29：738-740，2003．
(22)Sakata K, Yamada H, Sakai N, et al：Extraneural metastasis of pineal tumor. Surg Neurol 3：49-54, 1975.
(23)Sartor K：MR imaging of the skull and brain. pp 289-295, Springer, Berlin, 1992.
(24)澤村　豊：囊胞性病変；pineal cyst[田村　晃，松谷雅生，清水輝夫（編）：EBMに基づく脳神経疾患の基本治療方針]．140-141頁，メジカルビュー社，東京，2002．
(25)Sawamura Y, Ikeda J, Ozawa M, et al：Magnetic resonance images reveal a high incidence of asymptomatic pineal cysts in young women. Neurosurgery 37：11-16, 1995.
(26)関谷徹治，鈴木重晴，岩淵　隆：Pineal cyst；その画像診断と治療方針について．脳外 22：715-721，1994．
(27)Smirniotopoulos JG, Rusbing EJ, Mena H：Pineal region masses；Differential diagnosis. RadioGraphics 12：577-596, 1992.
(28)杉山一彦，魚住　徹，木矢克造，ほか：Pineocytoma 4症例の臨床病理学的検討．脳外 20：383-390，1992．
(29)諏訪誠三，立花克彦：中枢性思春期早発症早発症の診断．ホルモンと臨床 32：33-39，1984．
(30)田代　隆，会田敏光，杉本信志，ほか：思春期早発症を呈した視床下部神経膠腫の1症例．脳外 20：61-65，1992．
(31)高橋陸正，新里仁哲：頭蓋単純撮影と脳血管造影．Clinical Neuroscience 4：48-50，1986．
(32)Tien RD, Barkovich AJ, Edwards MSB：MR imaging of pineal tumors. AJNR 11：557-565, 1990.
(33)Zee C-S, Segall H, Apuzzo M, et al：MR imaging of pineal region neoplasms. J Comput Assist Tomogr 15：56-63, 1991.

頭蓋内胚細胞腫瘍

(1)Akai T, Iizuka H, Kadoya S, et al：Extraneural metastasis of intracranial germinoma with syncytiotrophoblastic giant cells. Neurol Med Chir(Tokyo) 38：574-577, 1998.
(2)足立好司：Neuroimaging Quiz；トルコ鞍内発生胚細胞腫 germinoma．Clinical Neuroscience 21：951-952，2003．
(3)有田和徳，魚住　徹，桑原　敏，ほか：下垂体腫瘍との鑑別が困難であったトルコ鞍部Germinomaの1例．脳外 19：1073-1077，1991．
(4)有田憲生，生塩之敬，早川　徹，ほか：頭蓋内原発germ cell tumor．脳外 7：465-474，1979．

●主要参考文献

(5) Fujiwara K, Uenohara H, Suzuki H, et al：Intracranial geminoma with syncytiotrophoblastic giant cells in the cerebellopontine angle；Case report. Neurol Med Chir(Tokyo)42：132-136, 2002.
(6) Higano S, Takahasi S, Ishii K, et al：Germinoma originating in the basal ganglia and thalamus；MR and CT evaluation. AJNR Am J Neuroradiol 15：1435-1441, 1994.
(7) 井原達夫, 小柳　泉, 杉本信志, ほか：頭蓋内原発 endodermal sinus tumor の頭蓋内・脊髄転移例. Neurol Med Chir(Tokyo)26：501-509, 1986.
(8) 稲村孝紀, 西尾俊嗣, 池崎清信, ほか：Germinoma 手術の脊髄播種. 小児の脳神経 25：132-135, 2000.
(9) Jennings MT, Gelman R, Hochberg F：Intracranial germ-cell tumors；natural history and pathogenesis. J Neurosurg 63：155-167, 1985.
(10) 笠毛静也, 朝倉哲彦, 中村克己, ほか：鞍上部胚細胞性腫瘍の CT および MRI 所見. 小児の脳神経 17：179-184, 1992.
(11) Kidooka M, Okada T, Nakajima M, et al：Intra-and suprasellar germinoma mimicking a pituitary adenoma. Neurol Med Chir(Tokyo)35：96-99, 1995.
(12) Kim DI, Yoon PH, Ryu YH, et al：MRI of germinomas arising from the basal ganglia and thalamus. Neuroradiology 40：507-511, 1998.
(13) 小林清市, 古城信人, 宮城　潤, ほか：大脳基底核部に発生した embryonal carcinoma の 1 例. 小児の脳神経 10：283-288, 1985.
(14) 隈部俊宏, 日下康子, 城倉英史, ほか：化学療法単独で治療した頭蓋内胚腫の再発. 脳外 30：935-942, 2002.
(15) 草彅博昭, 池田幸穂, 髙橋　弘, ほか：血中 alpha-fetoprotein 値が高値を示した大脳基底核部 germ cell tumor の 1 例. 小児の脳神経 17：51-54, 1992.
(16) Liang L, Korogi Y, Sugahara T, et al：MRI of intracranial germ-cell tumours. Neuroradiology 44：382-388, 2002.
(17) 松角康彦, 阿部　弘, 田中隆一, ほか：頭蓋内悪性 germ cell tumor に対する cisplatin-vinblastine-bleomycin 3 者併用療法(PVB 療法)；第Ⅱ相試験. 癌の臨床 32：1387-1393, 1986.
(18) 松谷雅生：鞍上部 germ cell tumor の手術. Clinical Neuroscience 7：794-795, 1989.
(19) 松谷雅生：脳腫瘍の組織診断アトラス. 脳外 20：837-841, 1992.
(20) 松谷雅生：脳腫瘍. 281-304 頁, 篠原出版, 東京, 1996.
(21) 松谷雅生：胚細胞腫瘍［生塩之敬, 山浦　晶(編)：間脳下垂体の腫瘍性病変］. 125-133 頁, 三輪書店, 東京, 1998.
(22) Matsutani M, Sano K, Takakura K, et al：Primary intracranial germ cell tumors；a clinical analysis of 153 histologically verified cases. J Neurosurg 86：446-455, 1997.
(23) Nakajima H, Iwai Y, Yamanaka K, et al：Primary intracranial germinoma in the medulla oblongata. Surg Neurol 53：448-451, 2000.
(24) Nakajima T, Nishimura Y, Sakai N, et al：Germinoma in cerebral hemsphere associated with Down syndrome. Child's Nerv Syst 13：563-566, 1997.
(25) Okamoto K, Ito J, Ishikawa K, et al：Atrophy of the basal ganglia as the initial diagnostic sign of germinoma in the basal ganglia. Neuroradiology 44：389-394, 2002.
(26) 奥口　卓, 和田　司, 吉田雄樹, ほか：Intrasellar pure germinoma の 1 例. 脳外 28：263-267, 2000.
(27) 笠　伸年, 安永暁生, 柴田尚武, ほか：基底核部胚細胞腫 3 例の検討；MRI 所見を中心に. 小児の脳神経 24：19-24, 1999.
(28) 佐伯直勝：胚細胞性腫瘍［山浦　晶, 佐伯直勝, 山上岩男, ほか：脳神経外科学, 日本医事新報 4114：37-48］. 42-43 頁, 2003.
(29) 佐藤倫子, 佐藤博美, 中川嘉洋, ほか：腫瘍性出血をきたした頭蓋内原発 choriocarcinoma の 1 例. Neurol Med Chir(Tokyo)23：896-901, 1993.
(30) Soejima T, Takeshita I, Yamamoto H, et al：Computed tomography of germinomas in basal ganglia and thalamus. Neuroradiology 29：366-370, 1987.
(31) 杉山一彦, 有田和徳, 栗栖　薫：頭蓋内胚細胞性腫瘍の今；1990 年以降の文献を中心とした考察. 脳神経外科速報 13：31-40, 2003.
(32) Sugiyama K, Uozumi T, Goishi J, et al：Germinoma of the medulla oblongata. Neurol Med Chir(Tokyo)34：291-294, 1994.
(33) Sugiyama K, Uozumi T, Kiya K, et al：Intracranial germ-cell tumor with synchronous lesions in the pineal and suprasellar regions；Report of six cases and review of the literature. Surg Neurol 38：114-120, 1992.
(34) 田鹿妙子, 青木信彦, 水谷　弘, ほか：小脳半球 endodermal sinus tumor の 1 例. 小児の脳神経 13：225-228, 1988.
(35) Tamaki N, Lin T, Shirataki K, et al：Germ cell tumors of the thalamus and the basal ganglia. Child's Nerv Syst 6：3-7, 1990.
(36) Tanabe M, Mizushima M, Anno Y, et al：Intracranial germinoma with Down's syndrome；a case report and review of the literature. Surg Neurol 47：28-31, 1997.
(37) Tashiro T, Yoshida J, Wakabayashi T, et al：Primary intracranial germinoma involving the medulla oblongata. Neurol Med Chir(Tokyo) 33：251-254, 1993.
(38) 田副　誠, 宮上光祐, 坪川孝志：腫瘍発生部位よりみた胚細胞性腫瘍の CT 上の特異性. CT 研究 13：471-478, 1991.
(39) Tomura N, Takahashi S, Kato K, et al：Germ cell tumors of the central nervous system originating from non-pineal regions；CT and MR features. Comput Med Imaging Graph 24：269-276, 2000.
(40) 山田　弘, 今村　健, 坂井　昇, ほか：大脳基底核部原発 germinoma. 脳神経 32：387-392, 1980.

(41)山下正文, 高木忠博, 平川俊彦, ほか：Intrasellar germinoma の 1 例. 小児の脳神経 10：275-281, 1985.
(42)Yasue M, Tanaka H, Nakajima M, et al：Germ cell tumors of the basal ganglia and thalamus. Pediatr Neurosurg 19：121-126, 1993.
(43)由良茂貫, 代田 剛, 苫米地正之, ほか：肺転移をきたした頭蓋内原発 embryonal carcinoma の 1 例；Cisplatin を含む化学療法の検討. 小児の脳神経 11：207-213, 1986.

神経鞘腫

(1)阿部琢巳, 岩田隆信, 嶋津基彦, ほか：滑車神経麻痺の 2 例. 脳外 22：371-375, 1994.
(2)Asaoka K, Sawamura Y, Murai H, et al：Schwannoma of the oculomotor nerve；A case report with consideration of the surgical treatment. Neurosurgery 45：630-634, 1999.
(3)Bederson JB, von Ammon K, Wichmann WW, et al：Conservative treatment of patients with acoustic tumors. Neurosurgery 28：646-651, 1991.
(4)Beskonakli E, Çayli S, Turgut M, et al：Intraparenchymal schwannomas of the central nervous system；an additional case report and review. Neurosurg Rev 20：139-144, 1997.
(5)Bridger MWM, Farkashidy J：The distribution of neuroglia and schwann cells in the 8 th nerve of man. J Laryngol Otol 94：1353-1362, 1980.
(6)Casadei GP, Komori T, Scheithauer BW, et al：Intracranial parenchymal schwannoma；A clinicopathological and neuroimaging study of nine cases. J Neurosurg 79：217-222, 1993.
(7)Celli P, Ferrante L, Acqui M, et al：Neurinoma of the third, fourth, and sixth cranial nerves；A survey and report of a new fourth nerve case. Surg Neurol 38：216-224, 1992.
(8)Christoferson LA, Leech RW, Grossman M：Intracranial neurilemoma of the spinal accessory nerve. Surg Neurol 18：18-20, 1982.
(9)Chung SY, Kim DI, Lee BH, et al：Facial nerve schwannoma；CT and MR findings. Yonsei Med J 39：148-153, 1998.
(10)Ezura M, Ikeda H, Ogawa A, et al：Intracerebral schwannoma；Case report. Neurosurgery 30：97-100, 1992.
(11)Frerebeau Ph, Benezech J, Uziel A, et al：Hearing preservation after acoustic neurinoma operation. Neurosurgery 21：197-200, 1987.
(12)藤田晃司, 野崎和彦, 永田 泉, ほか：舌下神経鞘腫の 1 例. 脳外 22：775-779, 1994.
(13)舟生勇人, 嘉山孝正, 櫻井 香, ほか：中頭蓋窩硬膜より発生した intracranial schwannoma の稀な 1 例. 脳外 31：789-793, 2003.
(14)Gardner G, Robertson JH：Hearing preservation in unilateral acoustic neuroma surgery. Ann Otol Rhinol Laryngol 97：55-66, 1988.
(15)宜保浩彦, 小林茂昭, 横尾 昭：小脳橋角部腫瘍；聴神経鞘腫を中心にして［高倉公朋（監修）：頭蓋底部の手術］. 83-96 頁, 現代医療社, 東京, 1991.
(16)Ginsberg F, Peyster RG, Rose WS, et al：Sixth nerve schwannoma；MR and CT demonstration. J Comput Assist Tomogr 12：482-484, 1988.
(17)Haga Y, Shoji H, Oguro K, et al：Intracerebral schwannoma；Case report. Neurol Med Chir(Tokyo) 37：551-555, 1997.
(18)Hakuba A, Hashi K, Fujitani K, et al：Jugular foramen neurinomas. Surg Neurol 11：83-94, 1979.
(19)Hatakeyama H, Saito K, Nagatani T, et al：Schwannoma in the crural cistern removal without permanent functional deficits. Neurol Med Chir(Tokyo) 43：95-99, 2003.
(20)Ho KL：Schwannoma of the trochlear nerve. J Neurosurg 55：132-135, 1981.
(21)Hoshi M, Yoshida K, Ogawa K, et al：Hypoglossal neurinoma；Two case reports. Neurol Med Chir(Tokyo) 40：489-493, 2000.
(22)House JW, Brackmann DE：Facial nerve grading system. Otolaryngol Head Neck Surg 93：146-147, 1985.
(23)Huang C-F, Kondziolka D, Flickinger JC, et al：Stereotactic radiosurgery for trigeminal schwannomas. Neurosurgery 45：11-16, 1999.
(24)Huang PP, Zagzag D, Benjamin V：Intracranial schwannoma presenting as a subfrontal tumor；Case report. Neurosurgery 40：194-197, 1997.
(25)Isamat F, Bartumeus F, Miranda AM, et al：Neurinomas of the facial nerve. J Neurosurg 43：608-613, 1975.
(26)石山隆三, 坂井春男, 岡崎亘裕, ほか：頸静脈孔神経鞘腫の 1 例. 脳外 3：1015-1021, 1975.
(27)磯野直史, 田村陽史, 黒岩敏彦, ほか：顔面神経鞘腫に対する手術・定位放射線外科の併用療法. 脳外 30：735-739, 2002.
(28)Jackowski A, Weiner G, O'Reilly G：Trochlear nerve schwannomas；a case report and literature review. Brit J Neurosurg 8：219-223, 1994.
(29)小松伸郎, 桜井芳明, 森 照明, ほか：Trigeminal neurinoma の 10 例. Neurol Med Chir(Tokyo) 19：187-193, 1979.
(30)Kondziolka D, Lunsford LD, McLaughlin MR, et al：Long-term outcomes after radiosurgery for acoustic neuromas. N Engl J Med 339：1426-1433, 1998.
(31)倉光 徹, 清水義勝, 柴田家門, ほか：頭蓋内舌下神経鞘腫の 1 例. 脳外 14：1463-1469, 1986.
(32)堀本長治, 馬場啓至, 河野輝昭, ほか：中頭蓋窩に進展し, 特徴ある CT 所見を示した顔面神経鞘腫の 1 例. 脳外 15：1133-1138, 1987.
(33)市川昭道, 田中隆一, 松村健一郎, ほか：中頭蓋窩に発育・進展した顔面神経鞘腫の 3 例. CT 研究 8：209-218, 1986.
(34)神崎 仁, 小川 郁, 松永達雄：聴神経鞘腫における聴力保存の基礎と臨床. 耳鼻臨床 89：285-295, 1996.
(35)Katsumata Y, Maehara T, Noda M, et al：Neurinoma of the oculomotor nerve；CT and MR features. J Comput Assist Tomogr 14：658-

●主要参考文献

661, 1990.
(36)Lesoin F, Rousseaux M, Villette L, et al：Neurinomas of the trigeminal nerve. Acta Neurochir(Wien)82：118-122, 1986.
(37)Lingawi SS：Oculomotor nerve schwannoma；MRI appearance. Clin Imag 24：86-88, 2000.
(38)Martinez R, Vaquero J, Cabezudo J, et al：Neurinomas of the jugular foramen in children；Report of two cases. J Neurosurg 54：693-695, 1981.
(39)Matthies C, Samii M：Management of 1000 vestibular schwannomas(Acoustic neuromas)；Clinical presentation. Neurosurgery 40：1-10, 1997.
(40)McCormick PC, Bello JA, Post KD：Trigeminal schwannoma；Surgical series of 14 cases with review of the literature. J Neurosurg 69：850-860, 1988.
(41)Muthukumar N, Kondziolka D, Lunsfold LD, et al：Stereotactic radiosurgery for jugular foramen schwannomas. Surg Neurol 52：172-179, 1999.
(42)Nakamura M, Carvalho GA, Samii M：Abducens nerve schwannoma；A case report and review of the literature. Surg Neurol 57：183-189, 2002.
(43)新村眞人：Recklinghausen 病；自験 150 例および本邦報告例について(4)．皮膚臨床 15：973-982, 1973.
(44)Odake G：Intracranial hypoglossal neurinoma with extracranial extension；Review and case report. Neurosurgery 24：583-587, 1989.
(45)大畑建治：斜台錐体部髄外腫瘍[生塩之敬, 山浦　晶(編)：後頭蓋窩病変Ⅰ腫瘍性病変]. 32-45 頁, 三輪書店, 東京, 1997.
(46)Ono N, Inoue H, Naganuma H, et al：Germ cell tumor in the basal ganglia；Immunohistochemical demonstration of α-fetoprotein, human chorionic gonadotropin, and carcinoembryonic antigen. Surg Neurol 25：495-500, 1986.
(47)小野田恵介, 土本正治, 勝間田　篤, ほか：外転神経シュワン細胞腫の1手術例. 脳外誌 12：637-641, 2003.
(48)大吉達樹, 平原一穂, 新納正毅, ほか：腫瘍内出血で発症した海綿静脈洞部三叉神経鞘腫の1例. 脳外 22：175-178, 1994.
(49)Rosenblum B, Davis R, Camins M：Middle fossa facial schwannoma removed via the intracranial extradural approach；Case report and review of the literature. Neurosurgery 21：739-741, 1987.
(50)Saito H, Boxter A：Undiagnosed intratemporal facial nerve neurilemomas. Arch Otolaryngol 95：415-419, 1972.
(51)Samii M, Migliori MM, Tatagiba M, et al：Surgical treatment of trigeminal schwannomas. J Neurosurg 82：711-718, 1995.
(52)Samii M, Babu RP, Tatagiba M, et al：Surgical treatment of jugular foramen schwannomas. J Neurosurg 82：924-932, 1995.
(53)Samii M, Matthies C：Management of 1000 vestibular schwannomas(acoustic neuromas)；The facial nerve-preservation and restitution of function. Neurosurgery 40：684-695, 1997.
(54)Sampath P, Holliday MJ, Brem H, et al：Facial nerve injury in acoustic neuroma(vestibular schwannoma)surgery；etiology and prevention. J Neurosurg 87：60-66, 1997.
(55)Santoreneos S, Hanieh A, Jorgensen RE：Trochlear nerve schwannomas occurring in patients without neurofibromatosis；Case report and review of the literature. Neurosurgery 41：282-287, 1997.
(56)Sarma S, Sekhar LN, Schessel DA：Nonvestibular schwannomas of the brain；A 7-year experience. Neurosurgery 50：437-449, 2002.
(57)Sato M, Kanai N, Fukushima Y, et al：Hypoglossal neurinoma extending intra-and extracranially；Case report. Surg Neurol 45：172-175, 1996.
(58)佐藤晴彦, 財津　寧, 山本清二：Intracranial subfrontal schwannoma の1例；放射線学的特徴について. 脳外誌 8：539-543, 1999.
(59)Schisano G, Olivecrona H：Neurinomas of the Gasserian ganglion and trigeminal root. J Neurosurg 17：306-322, 1960.
(60)嶋田守男, 林　三進：頸静脈孔神経鞘腫. 臨床画像 14：1183-1184, 1998.
(61)城山雄二郎, 阿美古征生, 青木秀夫, ほか：頸静脈孔近傍神経鞘腫の4例. 脳外 16：313-319, 1988.
(62)Silverstein H, McDaniel A, Norrell H, et al：Hearing preservation after acoustic neuroma surgery with intraoperative direct eighth cranial nerve monitoring；Part Ⅱ；A classification of resuts. Otolaryngol Head Neck Surg 95：285-291, 1986.
(63)Slattery WH Ⅲ, Brackmann DE：Hearing preservation and restoration in CPA tumor surgery. Neurosurgery Quarterly 7：169-182, 1997.
(64)申　正樹, 入江恵子, 藤原　敬, ほか：副神経神経鞘腫の1例. 脳外 23：723-726, 1995.
(65)菅原　厚, 古和田正悦, 西野克寛, ほか：頸静脈孔神経鞘腫の1手術例. 脳外 9：829-833, 1981.
(66)Symon L, Cheesman AD, Kawauchi M, et al：Neurinomas of the facial nerve；a report of 12 cases. Brit J Neurosurg 7：13-22, 1993.
(67)Tatebayashi K, Tanaka Y, Numata H, et al：Schwannoma of the spinal accessory nerve in the cisterna magna. Surg Neurol 59：217-222, 2003.
(68)Tung H, Chen T, Weiss MH：Sixth nerve schwannomas. J Neurosurg 75：638-641, 1991.
(69)卯津羅雅彦, 篠宮秀友, 古屋　優, ほか：原因不明のくも膜下出血後に腫瘍増大を観察し得た pineocytoma の1例. 脳外誌 6：119-123, 1997.
(70)渡辺克成, 佐々木富雄：神経鞘腫[田村　晃, 松谷雅生, 清水輝夫(編)：EBM に基づく脳神経疾患の基本治療方針]. 110-114 頁, メジカルビュー社, 東京, 2002.
(71)吉田一成, 河瀬　斌：三叉神経鞘腫. 脳外 27：407-416, 1999.

脊索腫

(1) Al-Mefty O, Borba LAB：Skull base chordoma；a management challenge. J Neurosurg 86：182-189, 1997.
(2) Dahlin DC, MacCarty C：Chordoma. Cancer 5：1170-1178, 1952.
(3) Danziger J, Allen KL, Bloch S：Intracranial chordomas. Clin Radiol 25：309-316, 1974.
(4) Falconer MA, Bailey IC, Duchen LW：Surgical treatment of chordoma and chondroma of the skull base. J Neurosurg 29：261-275, 1968.
(5) Favre J, Deruaz J-P, Uske A, et al：Skull base chordomas；presentation of six cases and review of the literature. J Clin Neuroscience 1：7-18, 1994.
(6) Forsyth PA, Cascino TL, Shaw EG, et al：Intracranial chordomas；Clinicopathological and prognostic study of 51 cases. J Neurosurg 78：741-747, 1993.
(7) 藤巻高光：脊索腫［田村　晃, 松谷雅生, 清水輝夫（編）：EBMに基づく脳神経疾患の基本治療方針］. 121-125頁, メジカルビュー社, 東京, 2002.
(8) Gay E, Sekhar LN, Rubinstein E, et al：Chordoma and chondrosarcomas of the cranial base；Results and follow-up of 60 patients. Neurosurgery 36：887-897, 1995.
(9) Heffelfinger MJ, Dahlin DC, MacCarty CS, et al：Chordomas and cartilaginous tumors at the skull base. Cancer 32：410-420, 1973.
(10) 稲垣裕敬, 阿武雄一, 堀　智勝, ほか：斜台部脊索腫の1幼児例；症例および文献的考察. 脳外 20：809-813, 1992.
(11) 門田紘輝, 笹平正廣, 浜田博文, ほか：頭蓋内脊索腫の1例. 脳外 8：173-179, 1980.
(12) Kaneko Y, Sato Y, Iwaki T, et al：Chordoma in early childhood；A clinicopathological study. Neurosurgery 29：442-446, 1991.
(13) Kendall BE, Lee BCP：Cranial chordomas. Br J Radiol 50：687-698, 1977.
(14) Krayenbühl H, Yasargil MG：Cranial chordomas. Progr neurol Surg 6：380-434, 1975.
(15) 久保田紀彦：髄膜腫・髄膜腫瘍の病理と臨床［山嶋哲盛, 木多真也（編）：髄膜をめぐる諸問題］. 125-137頁, サイメッド・パブリケーションズ, 東京, 1997.
(16) Mapstone TB, Kaufman B, Ratcheson RA：Intradural chordoma without bone involvement：nuclear magnetic resonance (NMR) appearance. J Neurosurg 59：535-537, 1983.
(17) Muthukumar N, Kondziolka D, Lunsford LD, et al：Stereotactic radiosurgery for chordoma and chondrosarcoma；Further experiences. Int J Radiation Oncology Biol Phys 41：387-392, 1998.
(18) Sze G, Uichanco LS III, Brant-Zawadzki MN, et al：Chordomas；MR imaging. Radiology 166：187-191, 1988.
(19) 高橋立夫, 桑山明夫, 小林達也, ほか：トルコ鞍部および傍鞍部脊索腫に対する経蝶形骨洞手術. Neurol Med Chir (Tokyo) 22：141-146, 1982.
(20) Tomlinson FH, Scheithauer BW, Forsythe PA, et al：Sarcomatous transformation in cranial chordoma. Neurosurgery 31：13-18, 1992.
(21) Utne JR, Pugh DG：The roentgenologic aspects of chordoma. Amer J Roentgenol 74：593-608, 1955.
(22) Wolfman NT, Boehnke M：The use of coronal sections in evaluating lesions of the sellar and parasellar regions. J Comput Assist Tomogr 2：308-313, 1978.
(23) 山家健一, 金沢敬之介, 上島　治, ほか：頭蓋底に発生せる脊索腫の1例と本邦の文献的観察. 奈良医誌 14：241-248, 1963.
(24) 由比文顕, 朝倉哲彦, 友杉哲三, ほか：骨破壊を伴わない斜台部脊索腫の1例. 脳外 14：547-552, 1986.

悪性黒色腫

(1) Atlas SW, Grossman RI, Gomori JM, et al：MR imaging of intracranial metastatic melanoma. J Comput Assist Tomogr 11：577-582, 1987.
(2) Bär H, Schlote W：Malignant melanoma in the CNS, subtyping and immunocytochemistry. Clin Neuropathol 16：337-345, 1997.
(3) Berman C, Reintgen D：Radiologic imaging in malignant melanoma；A review. Seminars Surg Oncol 9：232-238, 1993.
(4) 松本健五, 小野恭祐, 伊藤隆彦, ほか：脳転移をきたした悪性黒色腫の1例；CT, MRI像の検討. CT研究 14：183-188, 1992.
(5) 砂田壮一, 伊達裕昭, 佐藤政教, ほか：原発巣不明の頭蓋内無色素性黒色腫の1例. 脳神経 33：201-205, 1986.
(6) 田渕和雄：頭蓋内黒色腫. Clinical Neuroscience 8：366-367, 1990.
(7) 高野尚治, 斎藤元良, 村田晃一郎, ほか：原発性頭蓋内悪性黒色腫の1例. 脳外 20：1211-1215, 1992.

類表皮嚢胞・類皮嚢胞

(1) Bitar SR, Selhorst JB, Archer CR：Epidermoid-induced pulsating eye. Ann Ophthalmol 25：45-49, 1993.
(2) Davidson SI, Small JM：Malignant change in an intracranial epidermoid. J Neurol Neurosurg Psychiatry 23：176-178, 1960.
(3) De Klerk DJJ, Spence J：Chemical meningitis with intracranial tumours. S Afr Med J 48：131-135, 1974.
(4) Fleming JFR, Botterell EH：Cranial dermoid and epidermoid tumors. Surg Gynec Obst 109：403-411, 1959.
(5) 藤巻高光：類皮腫・類上皮腫［田村　晃, 松谷雅生, 清水輝夫（編）：EBMに基づく脳神経疾患の基本治療方針］. 117-120頁, メジカルビュー社, 東京, 2002.
(6) Horowitz BL, Chari MV, James R, et al：MR of intracranial epidermoid tumors；correlation of *in vivo* imaging with *in vitro* ^{13}C spectroscopy. AJNR 11：299-302, 1990.

●主要参考文献

(7)伊藤義広, 賀来素之, 児玉万典, ほか：CT scanにて high density を示す epidermoid とその化学組成. 脳外 8：645-648, 1980.
(8)Lunardi P, Missori P, Gagliardi FM, et al：Dermoid cysts of the posterior cranial fossa in children ; Report of nine cases and review of the literature. Surg Neurol 34：39-42, 1990.
(9)松田 功, 菊池晴彦, 古瀬清次, ほか：左小脳半球外側に発生した dermoid の I 例. 脳外 4：597-604, 1976.
(10)長島親男, 坂口 新, 高浜素秀, ほか：CT で diffuse high density と一過性反復性動揺視を示した小脳橋角部類上皮腫. 脳外 9：851-859, 1981.
(11)Konovalov AN, Spallone A, Pitzkhelauri DI：Pineal epidermoid cysts ; diagnosis and management. J Neurosurg 91：370-374, 1999.
(12)大橋威雄, 島村 裕, 三宅幾男, ほか：中枢神経系の類表皮腫, 類皮腫. 脳外 5：585-592, 1977.
(13)岡本浩一郎：拡散強調像(DWI)による頭蓋内占拠性病変定性診断. 脳神経外科速報 14：385-390, 2004.
(14)Samii M, Tatagiba M, Piquer J, et al：Surgical treatment of epidermoid cysts of the cerebellopontine angle. J Neurosurg 84：14-19, 1996.
(15)鈴木 肇(代表)：南山堂医学大辞典. 1315 頁, 南山堂, 東京, 2002.
(16)Tampieri D, Melanson D, Ethier R：MR imaging of epidermoid cysts. AJNR 10：351-356, 1989.
(17)Tsuruda JS, Chew WM, Mosele ME, et al：Diffusion-weighted MR imaging of the brain ; value of differentiating between extraaxial cysts and epidermoid tumors. AJNR 11：925-931, 1990.
(18)Tytus JS, Pennybacker J：Pearly tumours in relation to the central nervous system. J Neurol Neurosurg Psychiatry 19：241-259, 1956.
(19)Vion-Dury J, Vincentelli F, Jiddane M, et al：MR imaging of epidermoid cysts. Neuroradiology 29：333-338, 1987.
(20)山本正昭, 岡 一成, 福島武雄, ほか：頭蓋内 epidermoid の CT および MRI. CT 研究 14：217-224, 1992.
(21)山下純宏：Epidermoid and dermoid cyst[日本脳腫瘍病理研究会(編)：脳腫瘍臨床病理カラーアトラス]. 120-121 頁, 医学書院, 東京, 1988.
(22)吉岡直紀：類上皮腫(類表皮嚢腫)[青木茂樹(編)：よくわかる MRI]. 24-125 頁, 秀潤社, 東京, 2003.
(23)Yuh WTC, Barloon TJ, Jacoby CG, et al：MR of fourth-ventricular epidermoid tumors. AJNR 9：794-796, 1988.

血管外皮腫
(1)Ecker RD, March WR, Pollock BE, et al：Hemangiopericytoma in the central nervous system ; treatment, pathological features, and long-term follow up in 38 patients. J Neurosurg 98：1182-1187, 2003.
(2)Guthrie BL, Ebersold MJ, Scheithauer BW, et al：Meningeal hemangiopericytoma ; Hisotpathological features, treatment, and long-term follow-up of 44 cases. Neurosurgery 25：514-522, 1989.
(3)Jääskeläinen J, Servo A, Haltia M, et al：Intracranial hemangiopericytoma ; Radiology, surgery, radiotherapy, and outcome in 21 patients. Surg Neurol 23：227-236, 1985.
(4)久保田紀彦：髄膜腫・髄膜腫瘍の病理と臨床[山嶋哲盛, 木多真也(編)：髄膜をめぐる諸問題]. 125-137 頁, サイメッド・パブリケーションズ, 東京, 1997.
(5)志村俊郎：Neuroimaging Quiz ; Hemangiopericytoma. Clinical Neuroscinece 19：1187-1188, 2001.
(6)Suzuki H, Haga Y, Oguro K, et al：Intracranial hemangiopericytoma with extracranial metastasis occurring after 22 years. Neurol Med Chir(Tokyo)42：297-300, 2002.

頭蓋内脂肪腫
(1)Donati F, Vassella F, Kaiser G, et al：Intracranial lipomas. Neuropediatrics 23：32-38, 1992.
(2)藤巻高光：頭蓋内脂肪腫[田村 晃, 松谷雅生, 清水輝夫(編)：EBM に基づく脳神経疾患の基本治療方針]. 91-92 頁, メジカルビュー社, 東京, 2002.
(3)林 隆士, 倉本進賢, 高木繁幸：前頭部皮下脂肪腫を伴う脳梁脂肪腫の I 例. 脳と発達 13：369-373, 1981.
(4)Nikaido Y, Imanishi M, Monobe T：Lipoma in the quadrigeminal cistern ; Case report. Neurol Med Chir(Tokyo)35：175-178, 1995.
(5)清水恵司, 近藤 孝, 岩田吉一, ほか：脳梁脂肪腫の I 手術例. 脳外 7：1179-1183, 1979.
(6)Yock DH Jr：Choroid plexus lipomas associated with lipoma of the corpus callosum. J Comput Assist Tomogr 4：678-682, 1980.

悪性リンパ腫
(1)Abrey LE, DeAngelis LM, Yahalom J：Long-term survival in primary CNS lymphoma. J Clin Oncol 16：859-863, 1998.
(2)Alves ÓL：Current management of primary cerebral lymphoma. Neurosurgery Quarterly 8：71-87, 1998.
(3)Blay J-Y, Conroy T, Chevreau C, et al：High-dose methotrexate for the treatment of primary cerebral lymphomas ; Analysis of survival and late neurologic toxicity in a retrospective series. J Clin Oncol 16：864-871, 1998.
(4)Cheson BD, Horning SJ, Coiffier B, et al：Report of an international workshop to standardize response criteria for non-Hodgkin's lymphomas. J Clin Oncol 17：1244-1253, 1999.
(5)Choi JS, Nam D-H, Ko YH, et al：Primary central nervous system lymphoma in Korea ; Comparison of B-and T-cell lymphoma. Am J Surg Pathol 27：919-928, 2003.
(6)DeAngelis LM, Yahalom J, Thaler HT, et al：Combined modality therapy for primary CNS lymphoma. J Clin Oncol 10：635-643, 1992.
(7)Fine HA, Mayer RJ：Primary central nervous system lymphoma. Ann Intern Med 119：1093-1104, 1993.

(8) Fredericks RK, Walker FO, Elster A, et al：Angiotropic intravascular large-cell lymphoma (malignant angioendotheliomatosis)；Report of a case and review of the literature. Surg Neurol 35：218-223, 1991.
(9) Gabbai AA, Hochberg FH, Linggood RM, et al：High-dose methotrexate for non-AIDS primary central nervous system lymphoma；Report of 13 cases. J Neurosurg 70：190-194, 1989.
(10)Glass J, Gruber ML, Cher L, et al：Preirradiation methotrexate chemotherapy of primary central nervous system lymphoma；long-term outcome. J Neurosurg 81：188-195, 1994.
(11)Harris NL, Jaffe ES, Stein H, et al：A revised European-American classification of lymphoid neoplasms；A proposal from the international lymphoma study group. Blood 84：1361-1392, 1994.
(12)Hasenclever D, Diehl V：A prognostic score for advanced Hodgkin's disease. N Engl J Med 339：1506-1514, 1998.
(13)早川　徹，平賀章壽，青笹克之：CNS 悪性リンパ腫の CT と MRI；症例呈示[高倉公朋(監修)，山浦　晶(編)：中枢神経系悪性リンパ腫]．141-157 頁，篠原出版，東京，1994.
(14)林　英樹，角田圭司，寳子丸　稔：Intravascular lymphomatosis の 1 例．脳外誌 13：545-549, 2004.
(15)Helweg-Larsen S, Jakobsen J, Boesen F, et al：Neurological complications and concomitants of AIDS. Acta Neurol Scand 74：467-474, 1986.
(16)Hiraga S, Arita N, Ohnishi T, et al：Rapid infusion of high-dose methotrexate resulting in enhanced penetration into cerebrospinal fluid and intensified tumor response in primary central nervous system lymphomas. J Neurosurg 91：221-230, 1999.
(17)平野朝雄，水澤英洋：AIDS の神経病理．Clinical Neuroscience 6：44-47, 1988.
(18)Hochberg FH, Miller DC：Primary central nervous system lymphoma. J Neurosurg 68：835-853, 1988.
(19)堀田知光：悪性リンパ腫の最近の治療．日本醫事新報 4104：1-11, 2002.
(20)伊豆津宏二：悪性リンパ腫診療の基本事項．内科 90：403-407, 2002.
(21)菊池昌弘：新しい WHO 分類による悪性リンパ腫分類について．日本リンパ網内系学会雑誌 38：281-289, 1999.
(22)Kim H-J, Ha C-H, Jeon BS：Primary leptomeningeal lymphoma with long-term survival；a case report. J Neuro-Oncol 48：47-49, 2000.
(23)木下朝博：予後因子・予後予測モデル．日内会誌 90：988-991, 2001.
(24)北島弘之，福原資郎：病期診断および全身状態(performance status)の評価[平野正美，飛内賢正(編)：悪性リンパ腫治療マニュアル]．22-26 頁，南江堂，東京，1998.
(25)喜多嶋康一：悪性リンパ腫[高久史麿，尾形悦郎(監修)：新臨床内科学，第 7 版]．1041-1051 頁，医学書院，東京，1999.
(26)久保長生：頭蓋内原発性悪性リンパ腫．Clinical Neuroscience 20：12-13, 2002.
(27)鍬先なな子，庄司紘史：AIDS と中枢神経系の日和見感染．Clinical Neuroscience 6：58-61, 1988.
(28)Lachance DH, O'Neill BP, Macdonald DR, et al：Primary leptomeningeal lymphoma；Report of 9 cases, diagnosis with immunocytochemical analysis, and review of the literature. Neurology 41：95-100, 1991.
(29)Lee Y-Y, Bruner JM, Van Tassel P, et al：Primary central nervous system lymphoma；CT and pathologic correlation. AJR 147：747-752, 1986.
(30)Liow K, Asmar P, Liow M, et al：Intravascular lymphomatosis；Contribution of cerebral MRI findings to diagnosis. J Neuroimaging 10：116-118, 2000.
(31)Lister TA, Crowther D, Sutcliffe SB, et al：Report of a Committee convened to discuss the evaluation and staging of patients with Hodgkin's disease；Cotswolds meeting. J Clin Oncol 7：1630-1636, 1989.
(32)Liu D, Schelper RL, Carter DA, et al：Primary central nervous system cytotoxic/suppressor T-cell lymphoma；Report of a unique case and review of the literature. Am J Surg Pathol 27：682-688, 2003.
(33)三方淳男：中枢神経系の悪性リンパ腫．病理と臨床 4：506-513, 1986.
(34)三浦偉久男：悪性リンパ腫．臨床医 27：1685-1695, 2001.
(35)森　墾：悪性リンパ腫．臨床医 29(増刊号)：730-731, 2003.
(36)Murase S, Saio M, Takenaka K, et al：Increased levels of CSF soluble CD 27 in patients with primary central nervous system lymphoma. Cancer Lett 132：181-186, 1998.
(37)村瀬卓平，中村栄男：Intravascular lymphoma と Asian variant．内科 90：517-521, 2002.
(38)Murray K, Kun L, Cox J：Primary malignant lymphoma of the central nervous system；Results of treatment of 11 cases and review of the literature. J Neurosurg 65：600-607, 1986.
(39)中村栄男，鈴木律朗，梶本和義，ほか：B 細胞悪性リンパ腫の病理と分子病態．内科 90：394-402, 2002.
(40)難波紘二，板垣哲朗：非ホジキンリンパ腫の国際分類[阿部正和，尾前照雄，河合忠一(編集主幹)：内科 Mook. No. 17, 悪性リンパ腫]．32-44 頁，金原出版，東京，1982.
(41)成瀬昭二，小竹源也，藤本正人，ほか：頭蓋内悪性リンパ腫の CT．CT 研究 1：101-110, 1978.
(42)新田泰三，春日千夏，安本幸正，ほか：頭蓋内原発悪性リンパ腫(CNS-NHL)21 症例の臨床病理学的検討．脳外 22：827-832, 1994.
(43)小椋美知則：Hodgkin 病．臨床医 25：1836-1840, 1999.

●主要参考文献

(44)大西丘倫：中枢神経系原発悪性リンパ腫．内科 90：478-482，2002．
(45)大西丘倫：悪性リンパ腫[田村 晃，松谷雅生，清水輝夫(編)：EBM に基づく脳神経疾患の基本治療方針]．77-80 頁，メジカルビュー社，東京，2002．
(46)大島孝一：新 WHO 分類の特徴と問題点．内科 90：409-415，2002．
(47)尾山 淳，太田和雄：予後を左右する因子[阿部正和，尾前照雄，河合忠一(編集主幹)：内科 Mook. No. 17，悪性リンパ腫]．207-214 頁，金原出版，東京，1982．
(48)Sawataishi J, Mineura K, Sasajima T, et al：Effects of radiotherapy determined by ^{11}C-methyl-L-methionine positron emission tomography in patients with primary cerebral malignant lymphoma. Neuroradiology 34：517-519, 1992.
(49)Shipp MA, Harrington DP, Anderson JR, et al (The international non-Hodgkin's lymphoma prognostic factors project)：A predictive model for aggressive non-Hodgkin's lymphoma. N Engl J Med 329：987-994, 1993.
(50)須知泰山：非ホジキンリンパ腫の新病理組織分類[阿部正和，尾前照雄，河合忠一(編集主幹)：内科 Mook. No. 17，悪性リンパ腫]．21-31 頁，金原出版，東京，1982．
(51)須知泰山，本告 匡，長谷川かをり，ほか：節外性リンパ腫の病理学的特徴．病理と臨床 4：475-479，1986．
(52)高橋浩文，松本孝夫：AIDS の臨床症状．Clinical Neuroscience 6：24-27，1988．
(53)Takeshita M, Kubo O, Tajika Y, et al：Primary central nervous system T-cell lymphoma. Neurol Med Chir (Tokyo) 39：452-458, 1999.
(54)飛内賢正：予後推測および治療選択指針としての病理分類[平野正美，飛内賢正(編)：悪性リンパ腫治療マニュアル]．16-21 頁，南江堂，東京，1998．
(55)土屋一洋：脳原発悪性リンパ腫の画像診断．臨床画像 18：726-735，2002．
(56)Williams RL, Meltzer CC, Smirniotopoulos JG, et al：Cerebral MR imaging in intravascular lymphomatosis. AJNR Am J Neuroradiol 19：427-431, 1998.
(57)山口光晴，上田行彦，金井秀樹，ほか：多彩な症状を呈し，脳梗塞様画像の出現・消退を繰り返した例．脳神経外科速報 13：141-142，2003．
(58)山口素子，北 堅吉：悪性リンパ腫[井村裕夫(編集主幹)：わかりやすい内科学]．277-280 頁，文光堂，東京，2002．
(59)頼高朝子，岸田修二：Acquired immunodeficiency syndrome (AIDS) にみられる脳疾患．臨床医 29(増刊号)：758-761，2003．
(60)Ziegler JL, Beckstead JA, Volberding PA, et al：Non-Hodgkin's lymphoma in 90 homosexual men；Relation to generalized lymphadenopathy and the acquired immunodeficiency syndrome. N Engl J Med 311：565-570, 1984.

小脳異形成性神経節細胞腫(Lhermitte-Duclos 病)

(1) Ambler M, Pogacar S, Sidman R：Lhermitte-Duclos disease (granule cell hypertrophy of the cerebellum)；Pathological analysis of the first familial cases. J Neuropathol Exp Neurol 28：622-647, 1969.
(2) 青木 樹：小脳の異形成性神経節細胞腫．臨床画像 14：61-62，1988．
(3) 堀口英久，廣瀬隆則：Dysplastic gangliocytoma of the cerebellum (Lhermitte-Duclos 病)．Clinical Neurocience 21：496-497，2003．
(4) Koch R, Scholz M, Nelen MR, et al：Lhermitte-Duclos disease as a component of Cowden's syndrome；Case report and review of the literature. J Neurosurg 90：776-779, 1999.
(5) Milbouw G, Born JD, Martin M, et al：Clinical and radiological aspects of dysplastic gangliocytoma (Lhermitte-Duclos disease)；A report of two cases with review of the literature. Neurosurgery 22：124-128, 1988.
(6) Nowak DA, Trost HA：Lhermitte-Duclos disease (dysplastic cerebellar gangliocytoma)；a malformation, hamartoma or neoplasm？ Acta Neurol Scand 105：137-145, 2002.
(7) 太田富雄，松谷雅生(編)：脳神経外科学．534-535 頁，金芳堂，京都，2000．
(8) Vantomme N, Van Calenbergh F, Goffin J, et al：Lhermitte-Duclos disease is a clinical manifestation of Cowden's syndrome. Surg Neurol 56：201-205, 2001.
(9) Wells GB, Lasner TM, Yousem DM, et al：Lhermitte-Duclos disease and Cowden's syndrome in an adolescent patient. J Neurosurg 81：133-136, 1994.
(10) Williams DW III, Elster AD, Ginsberg LE, et al：Recurrent Lhermitte-Duclos disease；Report of two cases and association with Cowden's disease. AJNR 13：287-290, 1992.

神経節細胞腫

(1) 小森隆司：最近の分類に基づいたグリオーマ(5) Glioneuronal tumor. Clinical Neuroscience 20：1224-1225，2002．
(2) 小阪英幸，和田秀隆，不破 功，ほか：神経節細胞腫．Neurol Med Chir (Tokyo) 24：257-264，1984．
(3) 水野正明：神経節細胞腫．日本臨床領域別症候群シリーズ 28(Pt 3)：71-72，2000．
(4) 白尾敏之，藤井正美，秋村龍夫，ほか：難治性てんかん発作を呈した gangliocytoma の 1 手術例．脳外誌 9：190-195，2000．
(5) Sherazi ZA：Gangliocytoma-Magnetic resonance imaging characteristic. Singapore Med J 39：373-375, 1998.
(6) 田鹿安彦，久保長生，竹下幹彦，ほか：Intrasellar gangliocytoma と pituitary adenoma の合併例．脳外 17：1181-1186，1989．

神経節膠腫

(1) Castillo M, Davis PC, Takei Y, et al：Intracranial ganglioglioma；MR, CT, and clinical findings in 18 patients. AJNR 11：109-114, 1990.

(2) Haddad SF, Moore SA, Menezes AH, et al：Ganglioglioma；13 years of experience. Neurosurgery 31：171-178, 1992.
(3) 木下康之, 木矢克造, 佐藤秀樹, ほか：囊胞成分を主体とした小脳ganglioglioma の1例. 脳外 30：503-507, 2002.
(4) Krouwer HGJ, Davis RL, McDermott MW, et al：Gangliogliomas；a clinicopathological study of 25 cases and review of the literature. J Neuro-Oncol 17：139-154, 1993.
(5) 百島祐貴：神経節細胞腫と神経節膠腫. 臨床画像 14：58-60, 1998.
(6) Shin JH, Lee HK, Khang SK, et al：Neuronal tumors of the central nervous system；Radiologic findings and pathologic correlation. RadioGraphics 22：1177-1189, 2002.
(7) Silver JM, Rawlings CE III, Rossitch E Jr, et al：Ganglioglioma；A clinical study with long-term follow-up. Surg Neurol 35：261-266, 1991.

線維形成性乳児神経節膠腫

(1) 青木茂樹：線維形成性乳児神経節膠腫. 臨床画像 14：63-64, 1998.
(2) 中里洋一：Desmoplastic infantile astrocytoma. Clinical Neuroscience 21：500-501, 2003.
(3) 田所 衛, 小澤智子, 阿部光文, ほか：Desmoplastic infantile ganglioglioma の1例. 脳腫瘍病理 11：93-98, 1994.
(4) 戸村則昭：比較的まれな脳腫瘍の画像診断. 日本医放会誌 62：463-470, 2002.
(5) VandenBerg SR, May EE, Rubinstein LJ, et al：Desmoplastic supratentorial neuroepithelial tumors of infancy with divergent differentiation potential ("desmoplastic infantile gangliogliomas"). J Neurosurg 66：58-71, 1987.
(6) Zuccaro G, Taratuto AL, Monges J：Intracranial neoplasms during the first year of life. Surg Neurol 26：29-36, 1986.

胚芽異形成性神経上皮腫瘍（DNT）

(1) 浅野英司, 鈴木博義, 社本 博, ほか：Dysembryoplastic neuroepithelial tumor (DNT) の病理像；難治性てんかん手術5例における検討. 脳外 27：541-547, 1999.
(2) Daumas-Duport C, Scheithauer BW, Chodkiewicz J-P, et al：Dysembryoplastic neuroepithelial tumor；A surgically curable tumor of young patients with intractable partial seizures；Report of thirty-nine cases. Neurosurgery 23：545-556, 1988.
(3) 橋詰清隆, 田中達也, 代田 剛, ほか：Dysembryoplastic neuroepithelial tumor (DNT) の画像所見, 病理所見の特徴. 脳外 22：743-748, 1994.
(4) 関貫聖二, 坂東一彦, 曽我哲郎, ほか：Neurofibromatosis type I を合併した dysembryoplastic nuroepithelial tumor の1例. 脳外 24：183-188, 1996.
(5) 小森隆司：最近の分類に基づいたグリオーマ(5) Glioneuronal tumor. Clinical Neuroscience 20：1224-1225, 2002.
(6) Ostertun B, Wolf HK, Campos MG, et al：Dysembryoplastic neuroepithelial tumors；MR and CT evaluation. AJNR Am J Neuroradiol 17：419-430, 1996.
(7) 寺江 聡, 宮坂和男：胚芽異形成性神経上皮腫瘍. 臨床画像 14：65-68, 1998.

中枢性神経細胞腫

(1) Cobery ST, Noren G, Friehs GM, et al：Gamma knife surgery for treatment of central neurocytoma. J Neurosurg 94：327-330, 2001.
(2) Eng DY, DeMonte R, Ginsberg L, et al：Craniospinal dissemination of central neurocytoma. J Neurosurg 86：547-552, 1997.
(3) 藤巻高光：Central neurocytoma [田村 晃, 松谷雅生, 清水輝夫 (編)：EBM に基づく脳神経疾患の基本治療方針]. 96-99頁, メジカルビュー社, 東京, 2002.
(4) Goergen SK, Gonzales MF, McLean CA：Intraventricular neurocytoma；Radiologic features and review of the literature. Radiology 182：787-792, 1992.
(5) Kim DG, Chi JG, Park SH, et al：Intraventricular neurocytoma；clinicopathological analysis of seven cases. J Neurosurg 76：759-765, 1992.
(6) 峯浦一喜：Central neurocytoma. 脳外 28：583-597, 2000.
(7) Nishio S, Takeshita I, Kaneko Y：Cerebral neurocytoma；A new subset of benign neuronal tumors of the cerebrum. Cancer 70：529-537, 1992.
(8) Nishio S, Tashima T, Takeshita I, et al：Intraventricular neurocytoma；clinicopathological features of six cases. J Neurosurg 68：665-670, 1988.
(9) 大久保敏之：正中部神経細胞腫. 臨床画像 14：69-72, 1998.
(10) 杉田保雄, 重森 稔, 田口 明, ほか：Central neurocytoma の MRI 所見. CT 研究 15：139-146, 1993.
(11) Tortori-Donati P, Fondelli MP, Rossi A, et al：Extraventricular neurocytoma with ganglionic differentiation associated with complex partial seizures. AJNR Am J Neuroradiol 20：724-727, 1999.
(12) 辻田喜比古, 長嶋和郎, 高倉公朋：Central neurocytoma (primary intraventricular differentiated neuroblastoma) の臨床病理学的研究. 脳神経 41：547-558, 1989.
(13) Yaşargil MG, von Ammon K, von Deimling A, et al：Central neurocytoma；histopathological variants and therapeutic approaches. J Neurosurg 76：32-37, 1992.

●主要参考文献

嗅神経芽腫

(1) Elkon D, Hightower SI, Lim ML, et al：Esthesioneuroblastoma. Cancer 44：1087-1094, 1979.
(2) Kadish S, Goodman M, Wang CC：Olfactory neuroblastoma；A clinical analysis of 17 cases. Cancer 37：1571-1576, 1976.
(3) Li C, Yousem DM, Hayden RE, et al：Olfactory neuroblastoma；MR evaluation. AJNR 14：1167-1171, 1993.
(4) Morita A, Ebersold MJ, Olsen KD, et al：Esthesioneuroblastoma；Prognosis and management. Neurosurgery 32：706-715, 1993.
(5) 脳腫瘍全国統計委員会・日本病理学会（編）：脳腫瘍取扱い規約；臨床と病理カラーアトラス．171-172頁，金原出版，東京，2002．
(6) 大久保敏之：嗅神経芽細胞腫．臨床画像 14：72-74，1998．
(7) 富永悌二，藤原　悟，小田辺一紀，ほか：頭蓋内転移により発症した嗅神経芽腫の1例．脳外 13：735-740，1985．
(8) Woodhead P, Lloyd GAS：Olfactory neuroblastoma；imaging by magnetic resonance, CT and conventional techniques. Clin Otolaryngol 13：387-394, 1988.

家族性脳腫瘍

(1) Aita JA：Genetic aspects of tumors of the nervous system. Nebraska State Med J 53：121-124, 1968.
(2) 藍沢茂雄，菊地　泰，二階堂　孝：腎病変と結節性硬化症．病理と臨床 15：112-117，1997．
(3) Aoyama I, Kondo A, Ogawa H, et al：Germinoma in siblings. Surg Neurol 41：313-317, 1994.
(4) Benlian P, Giraud S, Lahlou N, et al：Familial acromegaly；a specific clinical entity-Further evidence from the genetic study of a three-generation family. Eur J Endocrinol 133：451-456, 1995.
(5) DiPaolo DP, Zimmerman RA, Rorke LB, et al：Neurofibromatosis type 1；Pathologic substrate of high-signal-intensity foci in the brain. Radiology 195：721-724, 1995.
(6) 船田信顕：腫瘍(4)末梢神経腫瘍，下垂体腫瘍，頭蓋咽頭腫および上皮性嚢胞性病変．脳外 31：683-690，2003．
(7) Gutmann DH, Aylsworth A, Carey JC, et al：The diagnostic evaluation and multidisciplinary management of neurofibromatosis 1 and neurofibromatosis 2. JAMA 278：51-57, 1997.
(8) 半田譲二，小山素麿：神経線維腫症．脳外 9：439-452，1981．
(9) 原　徹男，岡本幸一郎，近藤達也，ほか：3. 神経線維腫症(Neurofibromatosis). 脳神経 51：17-31，1999．
(10) 早野敏郎，酒井文和，藤村香織，ほか：多発性内分泌腫瘍症およびカルチノイド腫瘍．臨床画像 18：898-907，2002．
(11) 樋野興夫：phacomatosisの研究の現状．病理と臨床 15：96-99，1997．
(12) 氷室　博，小林栄喜，河野　宏，ほか：下垂体腺腫の家族発生．脳外 4：371-377，1976．
(13) 堀野正治（編著）：内分泌・代謝診断．67頁，金芳堂，京都，1983．
(14) 金田真理，吉川邦彦：皮膚病変と結節性硬化症．病理と臨床 15：118-123，1997．
(15) 加存貴久，若林俊彦，吉田　純，ほか；急速な腫瘍増大を観察した subependymal giant cell astrocytoma の 1 例．脳外誌 3：335-338，1994．
(16) 久保俊朗：神経皮膚症候群［高倉公朋（監修）：小児脳神経外科］．59-68頁，現代医療社，東京，1992．
(17) 倉田清子：神経線維腫症2型．日本臨床 59（増刊号 8）：660-665，2001．
(18) 黒住和彦，田淵　章，小野恭裕，ほか：Neurofibromatosis type 1 に合併した下垂体腺腫の1例．脳外 30：741-745，2002．
(19) Linskey ME, Lunsford LD, Flickinger JC：Tumor control after stereotactic radiosurgery in neurofibromatosis patients with bilateral acoustic tumors. Neurosurgery 31：829-839, 1992.
(20) Malmer B, Henriksson R, Grönberg H：Familial brain tumours-Genetics or environment? A nationwide cohort study of cancer risk in spouses and first-degree relatives of brain tumour patients. Int J Cancer 106：260-263, 2003.
(21) 松谷雅生，黒岩敏彦，太田富雄：遺伝性脳腫瘍［太田富雄，松谷雅生（編）：脳神経外科学］．457-460頁，金芳堂，京都，2000．
(22) 松谷雅生：遺伝性脳腫瘍［高倉公朋（監修），山浦　晶（編）：脳腫瘍］．386-391頁，篠原出版，東京，1996．
(23) 水口　雅：結節性硬化症(TS). 日本臨床（別冊）領域別症候群シリーズ 28（神経症候群Ⅲ）：495-497，2000．
(24) 水口　雅，高嶋幸男：中枢神経病変と結節性硬化症．病理と臨床 15：100-104，1997．
(25) Moschovi M, Sotiris Y, Prodromou N, et al：Familial medulloblastoma. Pediatr Hematol Oncol 15：421-424, 1998.
(26) Nabbout R, Santos M, Rolland Y, et al：Early diagnosis of subependymal giant cell astrocytoma in children with tuberous sclerosis. J Neurol Neurosurg Psychiatry 66：370-375, 1999.
(27) 内藤春子，二瓶健次：神経線維腫症Ⅰ型．日本臨床（別冊）領域別症候群シリーズ 28（神経症候群Ⅲ）：488-491，2000．
(28) National Institutes of Health consensus development conference：Neurofibromatosis；Conference statement. Arch Neurol 45：575-578, 1988.
(29) National Institutes of Health consensus development conference statement on acoustic neuroma, December 11-13, 1991. Arch Neurol 51：201-207, 1994.
(30) 新村眞人：Recklinghausen病．日本臨床 50（増刊号）：168-175，1992．
(31) 西川　亮：neurofibromatosis［田村　晃，松谷雅生，清水輝夫（編）：EBMに基づく脳神経疾患の基本治療方針］．126-127頁，メジカルビュー社，東京，2002．
(32) 西川　亮：von Hippel-Lindau病［田村　晃，松谷雅生，清水輝夫（編）：EBMに基づく脳神経疾患の基本治療方針］．128-129頁，

メジカルビュー社,東京,2002.
(33)西川　亮：tuberous sclerosis［田村　晃,松谷雅生,清水輝夫（編）：EBMに基づく脳神経疾患の基本治療方針］. 130-131頁,メジカルビュー社,東京,2002.
(34)太田浩嗣,橋本昌典,浦崎永一郎,ほか：頸部内頸動脈低形成を伴った neurofibromatosis type Iの1例. 脳神経54：1003-1006, 2002.
(35)Riccardi VM：Von Recklinghausen neurofibromatosis. N Engl J Med 305：1617-1627, 1981.
(36)Roach ES, Gomez MR, Northrup H：Tuberous sclerosis complex consensus conference；Revised clinical diagnostic criteria. J Child Neurol 13：624-628, 1998.
(37)酒井昭典：神経線維腫症Ⅰ型（Recklinghausen病）. 日本臨床58：1426-1429, 2000.
(38)佐谷秀行,竹島秀雄,荒木令江,ほか：髄膜腫の分子生物学的研究［山嶋哲盛,木多真也（編）：髄膜をめぐる諸問題］. 138-142頁,サイメッド・パブリケーションズ,東京,1997.
(39)設楽信行：脳腫瘍と遺伝形質；脳腫瘍と phakomatoses. 脳神経40：825-832, 1988.
(40)高倉公朋,寺本　明：神経皮膚症候群と中枢神経系腫瘍. 脳神経36：36-48, 1984.
(41)高安正和,渋谷正人,金森雅彦,ほか：結節性硬化症に伴う subependymal giant cell tumor の免疫組織学的研究. 脳外14：975-979, 1986.
(42)田嶋公子：母斑症［井村裕夫,尾形悦郎,高久史麿,ほか（編）：最新内科学大系第72巻；脳脊髄の腫瘍,外傷,奇形,脊椎異常］. 263-277頁,中山書店,東京,1996.
(43)寺本　明：Recklinghausen病と脳腫瘍. Clinical Neuroscience 5：64-67, 1987.
(44)堤　義之：結節性硬化症. 臨床医29（増刊号）：812-813, 2003.
(45)生塩之敬,吉峰俊樹：Tuberous sclerosis と脳腫瘍. Clinical Neuroscience 5：1046-1048, 1987.
(46)Yamamoto K, Yamada K, Nakahara T, et al：Rapid regrowth of solitary subependymal giant cell astrocytoma. Neurol Med Chir（Tokyo）42：224-227, 2002.
(47)山中千恵,藤岡敬己,岡田芳和,ほか：髄膜腫と聴神経腫瘍が兄弟姉妹に発生した2家系. 脳神経36：957-968, 1984.
(48)吉本勝彦,斎藤史郎：家族性下垂体腫瘍. 日本臨床53：2691-2696, 1995.

無症候性脳腫瘍

(1)松野　彰：無症候性脳腫瘍. Clinical Neuroscience 21：523, 2003.
(2)Onizuka M, Suyama K, Shibayama A, et al：Asymptomatic brain tumor detected at brain check-up. Neurol Med Chir（Tokyo）41：431-435, 2001.

小児の脳腫瘍

(1)Borba LAB, Al-Mefty O, Mrak RE, et al：Cranial chordomas in children and adolescents. J Neurosurg 84：584-591, 1996.
(2)Gold EB, Leviton A, Lopez R, et al：The role of family history in risk of childhood brain tumors. Cancer 73：1302-1311, 1994.
(3)Jellinger K, Sunder-Plassmann M：Connatal intracranial tumours. Neuropädiatrie 4：46-63, 1973.
(4)賀川幸英,宮上光祐,坪川孝志,ほか：生後2歳までに発症した乳幼児脳腫瘍；12例のCT像の分析を中心に. CT研究8：173-182, 1986.
(5)Lapras C, Patet JD, Lapras Ch Jr, et al：Cerebellar astrocytomas in childhood. Child's Nerv Syst 2：55-59, 1986.
(6)松澤和人,大井静雄：小児 low-grade astrocytoma に対する放射線療法. 小児の脳神経21：215-223, 1996.
(7)中村博彦,高倉公朋：新生児の先天性脳腫瘍. Clinical Neuroscience 5：323-325, 1987.
(8)佐藤倫子,坂本敬三：新生児脳腫瘍の1治験例. 脳外6：1225-1230, 1978.

高齢者の脳腫瘍

(1)小林　秀：悪性リンパ腫. Clinical Neuroscience 19：1051-1053, 2001.
(2)河内正人,生塩之敬：高齢者の特徴. Clinical Neuroscience 19：1034-1036, 2001.
(3)Kuratsu J, Ushio Y：Epidemiological study of primary intracranial tumors；a regional survey in Kumamoto Prefecture in the southern part of Japan. J Neurosurg 84：946-950, 1996.
(4)野村和弘,渋井壮一郎：グリオーマ. Clinical Neuroscience 19：1042-1044, 2001.
(5)Nishizawa S, Yokoyama T, Yokota N, et al：Preoperative hyponatremia as a clinical characteristic in elderly patients with large pituitary tumor. Neurol Med Chir（Tokyo）40：249-255, 2000.
(6)田原重志,山王直子,寺本　明：下垂体腺腫. Clinical Neuroscience 19：1048-1050, 2001.

部位別の脳腫瘍

(1)阿部　弘：大後頭孔腫瘍の手術. 脊椎脊髄2：219-228, 1989.
(2)Al-Mefty O, Teixeira A：Complex tumors of the glomus jugulare；criteria, treatment, and outcome. J Neurosurg 97：1356-1366, 2002.
(3)Alper MG：Management of primary optic nerve meningioma；Current status-Therapy in controversy. J Clin Neuro-ophthalmol 1：101-117, 1981.
(4)Beutler AS, Hsiang JK, Moorhouse DF, et al：Pilocytic astrocytoma presenting as an extra-axial tumor in the cerebellopontine angle；

● 主要参考文献

Case report. Neurosurgery 37：125-128, 1995.
(5) El-Kalliny M, van Loveren H, Keller JT, et al：Tumors of the lateral wall of the cavernous sinus. J Neurosurg 77：508-514, 1992.
(6) Eustacchio S, Trummer M, Unger F, et al：The role of gamma knife radiosurgery in the management of glomus jugulare tumours. Acta Neurochir 84(Suppl)：91-97, 2002.
(7) Franzini A, Leocata F, Cajola L, et al：Low-grade glial tumors in basal ganglia and thalamus；Natural history and biological reappraisal. Neurosurgery 35：817-821, 1994.
(8)福井伸二, 宮澤隆仁, 大川英徳, ほか：頸静脈孔神経鞘腫の1例；95例の文献的考察. 脳外 25：47-51, 1997.
(9) Galloway M, Afshar F, Geddes JF：Chordoid glioma；an uncommon tumour of the third ventricle. Brit J Neurosurg 15：147-150, 2001.
(10)花北順哉：大孔部腫瘍[生塩之敬, 山浦 晶(編)：後頭蓋窩病変Ⅰ腫瘍性病変]. 56-65頁, 三輪書店, 東京, 1997.
(11)日山博文, 久保長生, 中島 宏, ほか：視交叉から両側の後方視神経路にかけて発生したcystを伴う視神経膠腫の1例. 脳外 20：1199-1204, 1992.
(12)堀野正治(編著)：MIL内分泌・代謝診断. 164-168頁, 金芳堂, 京都, 1983.
(13)石井 清, 松橋俊夫, 高橋昭喜：頭蓋底腫瘍. 画像診断 18：510-519, 1998.
(14) Iwasaki K, Kondo A, Takahashi JB, et al：Intraventricular craniopharyngioma；Report of two cases and review of the literature. Surg Neurol 38：294-301, 1992.
(15) Jakobiec FA, Depot MJ, Kennerdell JS, et al：Combined clinical and computed tomographic diagnosis of orbital glioma and meningioma. Ophthalmology 91：137-155, 1984.
(16) Jelinek J, Smirniotopoulos JG, Parisi JE, et al：Lateral ventricular neoplasms of the brain；Differential diagnosis based on clinical, CT, and MR findings. AJNR 11：567-574, 1990.
(17)景山甚郷：褐色細胞腫[土屋 純, 國井 鏡, 菊地弘明(編)：コ・メディカルのための病態生理アトラス]. 212頁, 文光堂, 東京, 2000.
(18) Kanamalla US：The optic nerve tram-track sign. Radiology 227：718-719, 2003.
(19)木田義久, 小林達也, 田中孝幸, ほか：Radiosurgeryを併用した, 頸静脈孔腫瘍の新しい治療戦略. 脳外 23：671-675, 1995.
(20)切替一郎, 野村恭也：新耳鼻咽喉科学. 145-146頁, 東京, 南山堂, 1983.
(21) Kramer W：Glomus jugulare tumours[Vinken PJ, Bruyn GW：Handbook Clinical Neurology. Vol. 18 Tumors of the brain and skull, Part Ⅲ]. pp 435-455, North-Holland Publishing Company, Amsterdam, 1975.
(22) Liang L, Korogi Y, Sugahara T, et al：MRI of intracranial germ-cell tumours. Neuroradiology 44：382-388, 2002.
(23) Maroon JC and Abla AA：Tumors of the orbit[Youmans JR：Neurological Surgery. Vol. 4]. pp 2882-2892, WB Saunders, Philadelphia, 1996.
(24)中村博彦：脳腫瘍5；視神経グリオーマ[高倉公朋(監修)：小児脳神経外科]. 49-56頁, 現代医療社, 東京, 1992.
(25)中州 敏：Chordoid glioma of the 3rd ventricle. Clinical Neuroscience 21：498-499, 2003.
(26)西尾俊嗣, 森岡隆人, 福井仁士：Glioma[高倉公朋(編)：間脳・下垂体]. 140-149頁, メジカルビュー社, 東京, 1999.
(27) Nishio S, Morioka T, Suzuki S, et al：Thalamic gliomas；A clinicopathologic analysis of 20 cases with reference to patient age. Acta Neurochir(Wien) 139：336-342, 1997.
(28)小田正哉, 笹嶋寿郎, 木内博之, ほか：Third ventricular chordoid gliomaの1手術例. 脳外 30：973-979, 2002.
(29)恩田 清, 田中隆一：グリオーマ[生塩之敬, 山浦 晶(編)：間脳下垂体の腫瘍性病変]. 134-143頁, 三輪書店, 東京, 1998.
(30)太田富男(監訳)：グリーンバーグ脳神経外科ハンドブック. 367-372頁, 金芳堂, 京都, 2000.
(31) Özek MM, Türe U：Surgical approach to thalamic tumors. Child's Nerv Syst 18：450-456, 2002.
(32) Pomper MG, Passe TJ, Burger PC, et al：Chordoid glioma；A neoplasm unique to the hypothalamus and anterior third ventricle. AJNR Am J Neuroradiol 22：464-469, 2001.
(33)坂倉 正, 牧田泰正, 鍋島祥男, ほか：多発性転移をきたしたglomus jugulare chemodectomaの1例. Neurol Med Chir(Tokyo) 26：701-705, 1986.
(34)佐々木富男：頸静脈孔近傍部腫瘍の手術. 脳外 22：1111-1118, 1994.
(35)佐々木富男：頸静脈孔腫瘍[生塩之敬, 山浦 晶(編)：後頭蓋窩病変Ⅰ腫瘍性病変]. 46-55頁, 三輪書店, 東京, 1997.
(36) Savoiardo M, Harwood-Nash DC, Tadmor R, et al：Gliomas of the intracranial anterior optic pathways in children. Radiology 138：601-610, 1981.
(37)城倉英史, 吉本高志：海綿静脈洞部腫瘍に対するガンマナイフ療法の意義. 脳外誌 8：403-412, 1999.
(38) Steinbok P：Optic pathway tumors in children. J Chin Med Assoc 66：4-12, 2003.
(39)杉田虔一郎, 景山直樹：視神経視交叉膠腫の長期予後；幼児型と小児型の分類. 小児の脳神経 2：97-103, 1977.
(40) Takada Y, Ohno K, Tamaki M, et al：Cerebellopontine angle pilocytic astrocytoma mimicking acoustic schwannoma. Neuroradiology 41：949-950, 1999.
(41) Taphoorn MJB, de Vries-Knoppert WAEJ, Ponssen H, et al：Malignant optic glioma in adults. J Neurosurg 70：277-279, 1989.
(42) Tien RD：Intraventricular mass lesions of the brain；CT and MR findings. AJR 157：1283-1290, 1991.

(43)上田晃之，清水和朗，高桑　浩，ほか：カテコラミン産生グロムス腫瘍の1例．日内会誌 91：731-733, 2002.
(44)卯津羅雅彦，篠宮秀友，古屋　優，ほか：原因不明のくも膜下出血後に腫瘍増大を観察し得た pineocytoma の1例．脳外誌 6：119-123, 1997.
(45)Yamamoto M, Fukushima T, Sakamoto S, et al：Cerebellar gliomas with exophytic growth；Three case reports. Neurol Med Chir (Tokyo) 37：411-415, 1997.
(46)Yasuoka S, Okazaki H, Daube JR, et al：Foramen magnum tumors；Analysis of 57 cases of benign extramedullary tumors. J Neurosurg 49：828-838, 1978.
(47)吉田和秀，前田一彦，鈴木正志，ほか：頸動脈小体腫瘍の3症例．日耳鼻 105：759-762：2002.
(48)吉岡健啓：頸静脈糸球体腫瘍［青木茂樹（編）：よくわかる MRI］．126-127 頁，秀潤社，東京，2003.
(49)Zhang N, Pan L, Dai JZ, et al：Gamma knife radiosurgery for jugular foramen schwannomas. J Neurosurg (Suppl 5) 97：456-458, 2002.
(50)Zuccaro G, Sosa F, Cuccia V, et al：Lateral ventricle tumors in children；a series of 54 cases. Child's Nerv Syst 15：774-785, 1999.

嚢胞および腫瘍類似病変

(1) Abe K, Oyama K, Mori K, et al：Neurenteric cyst of the craniocervical junction. Neurol Med Chir (Tokyo) 39：875-880, 1999.
(2) 有田和徳，富永　篤，栗栖　薫：ラトケ嚢胞．脳神経外科速報 13：1163-1171, 2003.
(3) 朝本俊司，杉山弘行，土居　浩，ほか：左前頭葉 endodermal cyst の1例．脳神経 51：520-523, 1999.
(4) Bejjani GK, Wright DC, Schessel D, et al：Endodermal cysts of the posterior fossa. J Neurosurg 89：326-335, 1998.
(5) Desai KI, Nadkarni TD, Muzumdar DP, et al：Surgical management of colloid cyst of the third ventricle；A study of 105 cases. Surg Neurol 57：295-304, 2002.
(6) Eynon-Lewis NJ, Kitchen N, Scaravilli F, et al：Nuerenteric cyst of the cerebellopontine angle. Neurosurgery 42：655-658, 1998.
(7) Friede RL, Yaşargil MG：Supratentorial intracerebral epithelial (ependymal) cysts；review, case reports, and fine structure. J Neurol Neurosurg Psychiat 40：127-137, 1977.
(8) 札場博義，阿美古征正，山下哲男，ほか：Symptomatic Rathke's cleft cyst の CT 像．CT 研究 8：189-194, 1986.
(9) Graziani N, Dufour H, Figarella-Branger D, et al：Do the suprasellar neurenteric cyst, the Rathke cleft cyst and the colloid cyst constitute a same entity? Acta Neurochir (Wien) 133：174-180, 1995.
(10) Hayashi Y, Tachibana O, Muramatsu N, et al：Rathke cleft cyst；MR and biomedical analysis of cyst content. J Comput Assist Tomogr 23：34-38, 1999.
(11) 池田直廉，若林伸一，鳥山英之，ほか：後頭蓋窩に発生した neurenteric cyst の1例．脳外誌 12：617-622, 2003.
(12) 石井　喬，山崎達輔，田中順一，ほか：Rathke's cleft cyst の3例．脳外 15：451-456, 1987.
(13) 欅　篤，平野朝雄，Llena JF：中枢神経系内に発生した上皮性嚢腫の鑑別とその組織起源について．脳神経 41：411-418, 1989.
(14) 小林達也，吉田　純，景山直樹：短期間に再発した Rathke's cleft cyst. 脳外 6：437-444, 1978.
(15) Kucharczyk W, Peck WW, Kelly WM, et al：Rathke cleft cysts；CT, MR imaging, and pathologic features. Radiology 165：491-495, 1987.
(16) 丸岩　光，寺崎瑞彦，宮城知也，ほか：四丘体部 choroidal epithelial cyst の1例．脳外 24：1113-1117, 1996.
(17) 宮上光祐，笠原英司，宮崎修平，ほか：Arachnoid cyst と epithelial cyst；光顕，電子顕微鏡的検討．脳神経 43：545-553, 1991.
(18) Miyagi A, Iwasaki M, Shibuya T, et al：Pituitary adenoma combined with Rathke's cleft cyst. Neurol Med Chir (Tokyo) 33：643-650, 1993.
(19) 森本　正，金子美紀子，西川　亮，ほか：Ependymal cyst の1例．脳外 14：351-356, 1986.
(20) 本橋　蔵，亀山元信，今泉茂樹，ほか：右前頭円蓋部 epithelial cyst の1例；名称の混乱と統一への考察．脳外 29：857-862, 2001.
(21) 中川摂子，川口正二郎，阿部雅光，ほか：術前診断に diffusion image が有用であった小脳橋角部 endodermal cyst の1症例．脳外 27：475-480, 1999.
(22) Naylor MF, Scheithauer BW, Forbes GS, et al：Rathke cleft cysts；CT, MR, and pathology of 23 cases. J Comput Assist Tomogr 19：853-859, 1995.
(23) Nitta M, Symon L：Colloid cysts of the third ventricle；A review of 36 cases. Acta Neurochir 76：99-104, 1985.
(24) 丹羽　潤，田邊純嘉，伊林至洋，ほか：ラトケ嚢胞の臨床病理学的検討；MRIにおける嚢胞壁のエンハンス効果と病理組織所見の関連について．脳外 24：125-133, 1996.
(25) Pollock BE, Huston J III：Natural history of asymptomatic colloid cysts of the third ventricle. J Neurosurg 91：364-369, 1999.
(26) 齋藤　清：頭蓋咽頭腫とラトケ嚢胞［生塩之敬，山浦　晶（編）：間脳下垂体の腫瘍性病変］．117-124 頁，三輪書店，東京，1998.
(27) Sanford RA, Laurent JP：Intraventricular tumors of childhood. Cancer 56：1795-1199, 1985.
(28) 澤村　豊：嚢胞性病変；Rathke's Cleft［田村　晃，松谷雅生，清水輝夫（編）：EBM に基づく脳神経疾患の基本治療方針］．138 頁，メジカルビュー社，東京，2002.
(29) 澤村　豊，白土博樹：嚢胞性病変；colloid cyst of the third ventricle［田村　晃，松谷雅生，清水輝夫（編）：EBM に基づく脳神経疾患の基本治療方針］．139 頁，メジカルビュー社，東京，2002.
(30) 清水匡一，丹羽　潤，松村茂樹，ほか：脳幹部前面に発生した endodermal cyst の1症例．脳外 24：1135-1138, 1996.

(31)塩川芳昭, 寺本　明, 真柳佳昭, ほか：Rathke's cleft cyst の CT. CT 研究 8：45-51, 1986.
(32)Steinberg GK, Koenig GH, Golden JB：Symptomatic Rathke's cleft cysts. J Neurosurg 56：290-295, 1982.
(33)Sumida M, Arita K, Migita K, et al：Concomitant pituitary adenoma and Rathke's cleft cyst. Neuroradiology 43：755-759, 2001.
(34)Sumida M, Uozumi T, Mukada K, et al：Rathke cleft cysts；Correlation of enhanced MR and surgical findings. AJNR Am J Neuroradiol 15：525-532, 1994.
(35)田邊純嘉, 上出廷治, 端　和夫：ラトケ嚢胞の MRI 所見；嚢胞内容液と MR 信号強度との関係. CT 研究 17：27-32, 1995.
(36)Voelker JL, Campbell RL, Muller J：Clinical, radiographic, and pathological features of symptomatic Rathke's cleft cysts. J Neurosurg 74：535-544, 1991.

転移性腫瘍

(1) Alva NS, Alva S：Brain metastasis from prostate carcinoma；Antemortem recognition and outcome after treatment. Cancer 89：706-707, 2000.
(2) Arbit E, Wronski M：The treatment of brain metastasis. Neurosurgery Quarterly 5：1-17, 1995.
(3) Carrier DA, Mawad ME, Kirkpatrick, et al：Metastatic adenocarcinoma to the brain；MR with pathologic correlation. AJNR Am J Neuroradiol 15：155-159, 1994.
(4) Chang S-C, Lai P-H, Chen W-L, et al：Diffusion-weighted MRI features of brain abscess and cystic or necrotic brain tumors comparison with conventional MRI. J Clin Imaging 26：227-236, 2002.
(5) Diener-West M, Dobbins TM, Phillips TL, et al：Identification of an optimal subgroup for treatment evaluation of patients with brain metastases using RTOG study 7916. Int J Radiation Oncology Biol Phys 16：669-673, 1989.
(6) Egelhoff JC, Ross JS, Modic MT, et al：MR imaging of metastatic GI adenocarcinoma in brain. AJNR 13：1221-1224, 1992.
(7) Fervenza FC, Wolanskyj AP, Eklund HE, et al：Brain metastasis；An unusual complication from prostatic adenocarcinoma. Mayo Clin Proc 75：79-82, 2000.
(8) Flickinger JC, Kondziolka D, Lunsford LD, et al：A multi-institutional experience with stereotactic radiosurgery for solitary brain metastasis. Int J Radiation Oncology Biol Phys 28：797-802, 1994.
(9) 平野朝雄, 北条俊太郎：中枢神経における転移性腫瘍について；第 1 部. 脳外 8：509-518, 1980.
(10) 平野朝雄, 北条俊太郎：中枢神経における転移性腫瘍について；第 2 部. 脳外 8：599-603, 1980.
(11) 石川幹男, 山本悌司：乳がんと神経障害. Clinical Neuroscience 15：868-871, 1997.
(12) 井澤正博：転移性脳腫瘍. Clinical Neuroscience 19：1039-1041, 2001.
(13) 唐澤秀治, 内藤博道, 杉山　健, ほか：腎癌摘出後 11 年を経て発症した脳転移の 1 例. 脳外誌 3：446-450, 1994.
(14) 加藤　功, 白土博樹, 鈴木恵士郎, ほか：転移性脳腫瘍に対する直線加速器による定位的放射線照射. 脳外 24：1003-1009, 1996.
(15) Kilpatrick TR Jr, Pankey GA：Low spinal fluid sugar in meningeal carcinomatosis. Arch Intern Med 117：658-660, 1966.
(16) 小林達也, 木田義久, 吉田　純, ほか：CT 時代における肺癌脳転移の診断と治療. Neurol Med Chir (Tokyo) 22：446-452, 1982.
(17) 倉津純一, 松角彦彦, 野中信仁, ほか：大腸癌の脳転移に関する検討. CT 研究 6：543-547, 1984.
(18) 黒木一彦, 田口治義, 隅田昌之, ほか：腎摘出後 10 年以上を経て脳転移した腎細胞癌の 2 例. 脳外 27：89-93, 1999.
(19) 松原光伸, 大生定義, 西崎　統, ほか：直腸癌の下垂体転移. 神経内科 25：379-386, 1986.
(20) 松谷雅生：脳転移の治療；肺癌脳転移を中心として. 外科治療 63：150-154, 1990.
(21) 松谷雅生：脳腫瘍. 333-347 頁, 篠原出版, 東京, 1996.
(22) McCutcheon IE, Eng DY, Logothetis CJ：Brain metastasis from prostate carcinoma. Cancer 86：2301-2311, 1999.
(23) 南　英利, 金川賢司, 渡邊美博, ほか：前立腺癌の脳転移に対してガンマナイフが有効であった 1 症例. 泌尿紀要 47：333-336, 2001.
(24) 水野　誠, 朝倉　健, 中島重良, ほか：脈絡叢に限局性転移を示した腎細胞癌の 1 症例. 脳外 20：469-474, 1992.
(25) 森田明夫, 福島孝徳, 宮崎伸一郎, ほか：転移性下垂体腫瘍. Neurol Med Chir (Tokyo) 27：436-442, 1987.
(26) 中原　荘, 野中信仁, 木下和夫, ほか：絨毛上皮腫脳転移による脳動脈瘤形成とくも膜下出血. 脳外 3：777-782, 1975.
(27) 中島弘之, 安達淳一, 西川　亮, ほか：MRI の T 2 強調画像にて低信号を示した転移性脳腫瘍. 脳外誌 11：695-698, 2002.
(28) 中村博彦：転移性脳腫瘍. Clinical Neuroscience 19：596, 2001.
(29) 西川　亮：転移性脳腫瘍［田村　晃, 松谷雅生, 清水輝夫 (編)：EBM に基づく脳神経疾患の基本治療方針］. 132-137 頁, メジカルビュー社, 東京, 2002.
(30) 野村和弘：転移性腫瘍［高倉公朋 (編)：間脳・下垂体］. 150-153 頁, メジカルビュー社, 東京, 1999.
(31) 野村和弘：転移性脳腫瘍の疫学. 脳外誌 12：323-329, 2003.
(32) 大越教夫：癌性髄膜炎. Clinical Neuroscience 21：913-916, 2003.
(33) Patchell RA, Tibbs PA, Walsh JW, et al：A randomized trial of surgery in the treatment of single metastases to the brain. N Engl J Med 322：494-500, 1990.
(34) 坂田隆一, 大岩泰之, 新村富士夫, ほか：食道癌の脳転移. 脳外 13：647-651, 1985.
(35) 里見佳昭：腎癌の治療の現況と今後の課題. 日泌尿会誌 81：1-13, 1990.

(36)渋井壮一郎，西川　亮，野村和弘：腎癌脳転移の治療成績の検討．脳外 18：935-938, 1990.
(37)Stadnik TW, Chaskis C, Michotte A, et al：Diffusion-weighted MR imaging of intracerebral masses；Comparison with conventional MR imaging and histologic findings. AJNR Am J Neuroraiol 22：969-976, 2001.
(38)末武敬司，新谷俊幸，竹田正之：腎細胞癌の脈絡叢転移．脳外誌 3：436-441, 1994.
(39)杉山　聡，佐藤智彦，小川　彰，ほか：Choriocarcinoma 脳転移例の1手術例．脳外 11：439-443, 1983.
(40)高橋　昭，西垣恵光，臼井孝則，ほか：Diffuse metastatic leptomeningeal carcinomatosis；Bronchiolo-alveolar carcinoma を原発とする1例と本邦 93 例の分析．最新医学 25：2212-2222, 1970.
(41)Tanimoto M, Tatsumi S, Tominaga S, et al：Choroid plexus metastasis of lung carcinoma. Neurol Med Chir(Tokyo)31：152-155, 1991.
(42)藤堂具紀，野口　信，間中信也，ほか：頭蓋内出血で発症した転移性肝癌の 2 例．脳神経 40：919-924, 1988.
(43)Tsukada Y, Fouad A, Pickren JW, et al：Central nervous system metastasis from breast carcinoma. Cancer 52：2349-2354, 1983.
(44)津坂和文，田代邦雄：髄膜癌腫症．Clinical Neuroscience 15：852-853, 1997.
(45)上村昭博，大内敏宏：転移性脳腫瘍．臨床医 29（増刊号）：732-733, 2003.
(46)臼井孝則：絨毛上皮腫の脳転移に関する研究．臨床神経 11：462-469, 1971.
(47)Vaughan HG Jr, Howard RG：Intracranial hemorrhage due to metastatic chorionepithelioma. Neurology 12：771-777, 1962.
(48)渡辺孝男，森　照明，北原正和，ほか：転移性脳腫瘍および転移性頭蓋骨腫瘍の CT 像．Neurol Med Chir(Tokyo)22：283-290, 1982.
(49)Wroński M, Arbit E, Burt M, et al：Survival after surgical treatment of brain metastases from lung cancer；a follow-up study of 231 patients treated between 1976 and 1991. J Neurosurg 83：605-616, 1995.
(50)八幡訓史，井上佑一：脳転移．臨床画像 11：8-16, 1995.
(51)山本繊子：胃・大腸のがんと神経障害．Clinical Neuroscience 15：861-864, 1997.
(52)山崎信吾，伊藤梅男，富田博樹，ほか：腫瘍細胞髄腔播種の CT 像．CT 研究 8：53-58, 1986.
(53)淀縄昌彦，田中壮佶，河野和幸，ほか：甲状腺癌の脳転移．Neurol Med Chir(Tokyo)27：995-999, 1987.
(54)Yokoyama T, Yoshino A, Katayama Y, et al：Metastatic pituitary tumor from renal cell carcinoma treated by fractionated stereotactic radiotherapy. Neurol Med Chir(Tokyo)44：47-52, 2004.

放射線障害

(1) Al-Mefty O, Kersh JE, Routh A, et al：The long-term side effects of radiation therapy for benign brain tumors in adults. J Neurosurg 73：502-512, 1990.
(2) Beyer RA, Paden P, Sobel DF, et al：Moyamoya pattern of vascular occlusion after radiotherapy for glioma of the optic chiasm. Neurology 36：1173-1178, 1986.
(3) Brada M, Ford D, Ashley S, et al：Risk of second brain tumour after conservative surgery and radiotherapy for pituitary adenoma. Br Med J 304：1343-1346, 1992.
(4) Buchpiguel CA, Alavi JB, Alavi A, et al：PET versus SPECT in distinguishing radiation necrosis from tumor recurrence in the brain. J Nucl Med 36：159-164, 1995.
(5) Cahan WG, Woodard HQ, Higinbotham NL, et al：Sarcoma arising in irradiated bone；Report of eleven cases. Cancer 1：3-29, 1948.
(6) Cantini R, Burchianti M, Fabrini MG, et al：Postirradiation meningioma. Child's Nerv Syst 3：382-384, 1987.
(7) Curnes JT, Laster DW, Ball MR, et al：MRI of radiation injury to the brain. AJR 147：119-124, 1986.
(8) Duffner PK, Cohen ME, Thomas PRM, et al：The long-term effects of cranial irradiation on the central nervous system. Cancer 56：1841-1846, 1985.
(9) 藤井　卓，三隅修三，柴崎　尚，ほか：遅発性放射線障害の治療；下垂体腺腫症例に対する長期ステロイド療法の検討から．脳外 16：241-247, 1988.
(10) Guy J, Mancuso A, Beck R, et al：Radiation-induced optic neuropathy；a magnetic resonance imaging study. J Neurosurg 74：426-432, 1991.
(11) Harrison MJ, Wolfe DE, Lau T-S, et al：Radiation-induced meningiomas；experience at the Mount Sinai hospital and review of the literature. J Neurosurg 75：564-574, 1991.
(12) 池田宏也，金井信博，神川喜代男：脳腫瘍を疑わせた放射線脳壊死の 2 症例．脳外 4：1205-1211, 1976.
(13) 石橋安彦，岡田　仁，峯浦一喜，ほか：脳主幹動脈の血管変化を伴った radiation necrosis の 1 例．脳外 10：337-341, 1982.
(14) Kamada K, Houkin K, Abe H, et al：Differentiation of cerebral radiation necrosis from tumor recurrence by proton magnetic resonance spectroscopy. Neurol Med Chir(Tokyo)37：250-256, 1997.
(15) 川崎　剛：放射線障害対策［端　和夫（監修）：脳神経外科臨床マニュアル］．917-926 頁，シュプリンガー・フェアラーク東京，東京，2001.
(16) Kestle JRW, Hoffman HJ, Mock AR：Moyamoya phenomenon after radiation for optic glioma. J Neurosurg 79：32-35, 1993.
(17) Kline LB, Kim JY, Ceballos R：Radiation optic neuropathy. Ophthalmology 92：1118-1126, 1985.
(18) 京井喜久男，桐野義則，榊　寿右，ほか：脳腫瘍の放射線治療と cerebrovasculopathy．脳外 17：163-170, 1989.

●主要参考文献

(19)Lampert PW, Davis RL：Delayed effects of radiation on the human central nervous system；"Early" and "late" delayed reactions. Neurology 14：912-917, 1964.
(20)Leber KA, Berglöff J, Pendl G：Dose-response tolerance of the visual pathways and cranial nerves of the cavernous sinus to stereotactic radiosurgery. J Neurosurg 88：43-50, 1998.
(21)Mack EE, Wilson CB：Meningioma induced by high-dose cranial irradiation. J Neurosurg 79：28-31, 1993.
(22)松谷雅生：脳の放射線障害．脳神経 39：694-696, 1987.
(22)松谷雅生：脳の放射線障害．医学のあゆみ 144：714-716, 1988.
(23)松谷雅生, 黒岩敏彦, 太田富雄：脳腫瘍放射線治療後の脳障害[太田富雄, 松谷雅生（編）：脳神経外科学]．540-542頁, 金芳堂, 京都, 2000.
(24)村上信哉, 森岡隆人, 西尾俊嗣, ほか：硬膜より発生した放射線誘発平滑筋肉腫の1例．脳外 25：1049-1053, 1997.
(25)内藤春子, 小泉信彦, 二瓶健次, ほか：放射線照射による脳血管障害；悪性リンパ腫の中大脳動脈閉塞例．小児科臨床 35：97-101, 1982.
(26)中里洋一：遅発性放射線壊死．Clinical Neuroscience 17：484-485, 1999.
(27)Nishizawa S, Ryu H, Yokoyama T, et al：Post-irradiation vasculopathy of intracranial major arteries in children；Report of two cases. Neurol Med Chir（Tokyo）31：336-341, 1991.
(28)Norwood CW, Kelly DL Jr, Davis CH Jr, et al：Irradiation-induced mesodermal tumors of the central nervous system；Report of two meningiomas following X-ray treatment for gliomas. Surg Neruol 2：161-164, 1974.
(29)越智淳三：解剖学アトラス．464-465頁, 文光堂, 東京, 1991.
(30)小川 彰, 和田徳男, 手戸 透, ほか：脳の放射線壊死．Neurol Med Chir（Tokyo）19：367-372, 1979.
(31)Okamoto S, Handa H, Yamashita J, et al：Post-irradiation brain tumors. Neurol Med Chir（Tokyo）25：528-533, 1985.
(32)Piatt JH Jr, Blue JM, Schold SC Jr, et al：Glioblastoma multiforme after radiotherapy for acromegaly. Neurosurgery 13：85-89, 1983.
(33)Radcliffe J, Packer RJ, Atkins TE, et al：Three-and four-year cognitive outcome in children with noncortical brain tumors treated with whole-brain radiotherapy. Ann Neurol 32：551-554, 1992.
(34)Rappaport ZH, Loven D, Ben-Aharon U：Radiation-induced cerebellar glioblastoma multiforme subsequent to treatment of an astrocytoma of the cervical spinal cord. Neurosurgery 29：606-608, 1991.
(35)Rizzoli H, Pagnanelli DM：Treatment of delayed radiation necrosis of the brain；A clinical observation. J Neurosurg 60：589-594, 1984.
(36)Ron E, Modan B, Boice JD Jr, et al：Tumors of the brain and nervous system after radiotherapy in childhood. N Engl J Med 319：1033-1039, 1988.
(37)佐山節子, 中野今治：放射線治療と神経障害．Clinical Neuroscience 15：885-887, 1997.
(38)Schwartz RB, Carvalho PA, Alexander III E, et al：Radiation necrosis vs high-grade recurrent glioma；Differentiation by using dual-isotope SPECT with ^{201}Tl and ^{99m}Tc-HMPAO. AJNR 12：1187-1192, 1991.
(39)白井敏雄：小脳の組織発生[小川和朗, 鈴木昭男, 清寺 眞, ほか（編）：人体組織学8 神経]．315-325頁, 朝倉書店, 東京, 1984.
(40)城山雄二郎, 秋村康夫, 井原 博, ほか：放射線治療後にCT所見上, 興味深い変化を呈した1例；特にradiation necrosis について．CT研究 7：457-463, 1985.
(41)Snyder PJ, Fowble BF, Schatz NJ, et al：Hypopituitarism following radiation therapy of pituitary adenomas. Am J Med 81：457-462, 1986.
(42)Takeuchi J, Hanakita J, Abe M, et al：Brain necrosis after repeated radiotherapy. Surg Neurol 5：89-93, 1976.
(43)Tsang RW, Laperriere NJ, Simpson WJ, et al：Glioma arising after radiation therapy for pituitary adenoma. Cancer 72：2227-2233, 1993.
(44)辻山義光：星状細胞[辻山義光（編）：神経グリア]．141-152頁, 医学書院, 東京, 1977.
(45)山田 猛, 吉良潤一：放射線白質脳症．日本臨床（別冊）領域別症候群シリーズ27（神経症候群II）：434-437, 1999.
(46)八巻稔明, 佟 志男：脳腫瘍の性質診断[端 和夫（監修）：脳神経外科臨床マニュアル]．849-864頁, シュプリンガー・フェアラーク東京, 東京, 2001.
(47)山下純宏, 半田 肇, 宗光博文, ほか：放射線治療後にみられる両側大脳基底核石灰化について．Neurol Med Chir（Tokyo）18（Part II）：851-856, 1978.

脳腫瘍と鑑別困難な脱髄疾患

(1)半田譲二：症例54 痴呆, けいれんを示した中年男性[長島親男, 濱口勝彦, 高倉公朋（編）：脳神経外科ケーススタディー]．308-312頁, 医学書院, 東京, 1988.
(2)長谷川 洋, 尾藤昭二, 越野兼太郎, ほか：側頭部腫瘍と鑑別が困難であった急性再発性散在性脳脊髄炎の1例．脳外 22：185-188, 1994.
(3)Imoto H, Nishizaki T, Nogami K, et al：Neuro-Behçet's disease manifesting as a neoplasm-like lesion；Case report. Neurol Med Chir（Tokyo）42：406-409, 2002.

(4) Masdeu JC, Quinto C, Olivera C, et al：Open-ring imaging sign；Highly specific for atypical brain demyelination. Neurology 54：1427-1433, 2000.
(5) 岡本浩昌, 高瀬幸徳, 吉田光一, ほか：悪性脳腫瘍と鑑別を要した急性限局性脱髄病変. 脳外誌 13：54-59, 2004.
(6) Otsuka S, Nakatsu S, Matsumoto S, et al：Multiple sclerosis simulating brain tumor on computed tomography. J Comput Assist Tomogr 13：674-678, 1989.
(7) Saindane AM, Cha S, Law M, et al：Proton MR spectroscopy of tumefactive demyelinating lesions. AJNR Am J Neuroradiol 23：1378-1386, 2002.
(8) 土屋一洋：多発性硬化症. 日本医師会雑誌特別号 121：S 96-S 97, 1999.
(9) 土屋一洋：急性散在性脳脊髄炎. 日本医師会雑誌特別号 121：S 98-S 99, 1999.

便利編

(1) Brunnstrom S：Motor testing procedures in hemplegia. Phys Ther 46：357-375, 1966.
(2) Brunnstrom S：Movement therapy in hemplegia. pp 7-55, Harper & Row, Philadelphia, 1970.
(3) 千葉康洋：片麻痺機能テスト(Brunnstrom)[佐藤　修(監修), 大井静雄(編著)：神経疾患データブック]. 135-136 頁, 中外医学社, 東京, 1996.
(4) 宜保浩彦, 外間政信, 大沢道彦, ほか：臨床のための脳局所解剖. 中外医学社, 東京, 2002.
(5) 長谷川恒雄：脳梗塞患者のリハビリテーション；機能評価とリハビリテーションの進め方. 日本臨床 51(上巻)：505-515, 1993.
(6) 平井信義, 佐々木綾子, 原田冨士子：「利き手」など lateral dominance に関する文献的考察. 小児の精神と神経 2：113-125, 1962.
(7) 平戸純子, 中里洋一：脳腫瘍の免疫組織化学. 病理と臨床 9：628-634, 1991.
(8) 堀　智勝, 井上幸哉：第 3 脳室内腫瘍[阿部　弘, 菊池晴彦, 田中隆一, ほか(編)：脳神経外科疾患の手術と適応Ⅰ]. 251-265 頁, 朝倉書店, 東京, 1993.
(9) 市場尚文：小児における手・足・目の利き側に関する研究；脳障害との関連について. 脳と発達 14：370-378, 1982.
(10) 金井　泉, 金井正光：臨床検査法提要. 金原出版, 東京, 2002.
(11) Kertesz A, Sheppard A：The epidemiology of aphasic and cognitive impairment in stroke；Age, sex, aphasia type and laterality differences. Brain 104：117-128, 1981.
(12) 高血圧性脳出血の外科的治療に関する Grading 作製委員会：高血圧性脳出血の外科的治療に関する Grading 作製委員会からの報告[半田　肇, 佐野圭司(監修), 端　和夫, 斉藤　勇(編)：高血圧性脳内血腫の外科治療. 第 4 回 The Mt. Fuji Workshop on CVD 講演集]. 153 頁, 小玉株式会社出版部, 東京, 1986.
(13) Mahoney FI, Barthel DW：Functional evaluation；The Barthel index. Maryland St Med J 14：61-65, 1965.
(14) 佐久間穰爾, 松村　秩(訳)：Signe Brunnstrom 片麻痺の運動療法. 7-62 頁, 医歯薬出版, 東京, 1988.
(15) 高久史麿, 矢崎義雄(監修)：治療薬マニュアル 2003. 医学書院, 東京, 2003.
(16) 武富由雄：Barthel index. 理学療法 7：134-135, 1990.
(17) 戸谷重雄, 塩原隆造：中頭蓋窩法および拡大中頭蓋窩法[阿部　弘, 菊池晴彦, 田中隆一, ほか(編)：脳神経外科疾患の手術と適応Ⅰ]. 364-382 頁, 朝倉書店, 東京, 1993.

和文索引

あ

アーガイル　ロバートソン徴候　44
アポトーシス　117
アルゴン・デ・カスティーヨ症候群　242
亜急性障害　564
悪性下垂体腺腫　255
悪性奇形腫　317
悪性黒色腫　359, 433
悪性上衣腫　373
悪性髄膜腫　411
悪性星細胞腫　143
悪性脳幹内神経膠腫　398
悪性乏突起膠腫　162
悪性脈絡叢乳頭腫　382
悪性リンパ腫　337, 479, 508
　──, AIDS 関連　490
　──, 血管内　487
　──, 脳原発性　491
　── 新 WHO 分類　480
圧波　31
　──, A 波　31
　──, B 波　31
　──, C 波　31
鞍外伸展　229
鞍結節部髄膜腫　217
鞍上槽　9
鞍上部　262
　── ジャーミノーマ　262
　── 髄膜腫　197, 217
　── 脈絡叢乳頭腫　382

い

インスリン様成長因子　21
胃癌　355
異型性髄膜腫　428
異種多発性脳腫瘍　148
異所性下垂体腺腫　438
移行型硬化症　582

遺伝子　115
一次障害　564

う

ウエーバー症候群　92
迂回槽　10
渦巻き形成　193
運動野の同定　123

え

エカルディー症候群　44
壊死　117
壊死性リンパ球性漏斗・下垂体炎　446
栄養細胞, 合胞　320
栄養膜細胞, 細胞　320
衛星形成　161
延髄槽　11
延髄胚細胞腫瘍　463

お

オリーブ小脳路　29
温度眼振試験　300

か

カーテン徴候　88
カーノハン圧痕　37
カポジ肉腫　489
ガードナー症候群　54
ガッセル神経節型　307
ガルサン症候群　53
ガレン大静脈槽　10
下垂体　17
　──, 神経性　19
　──, 腺性　18
　── の血管支配　20
　── の後葉　19, 20
　── の生理的肥大　20
　── の前葉　18, 20

　── の中間葉　18
　── への転移　559
下垂体癌　255
下垂体近傍腫瘍　519
下垂体細胞腫　441
下垂体腺腫　508
　──, 悪性　255
　──, 異所性　438
　──, 偶発性　440
　──, 無症候性　440
　──, 洞様型　238
　──, 乳頭型　238
　── の病期分類　235
　── びまん型　237
下垂体前葉の障害　569
下垂体前葉ホルモン　21
下垂体卒中　231
下垂体門脈血管　20
化学感受体腫　529
化生性髄膜腫　425
火焔状母斑　79
家族性腫瘍症候群　66
家族性脳腫瘍　542
過誤腫　500
蝸牛神経　5
顆粒細胞筋芽腫　441
顆粒細胞腫　441
海綿静脈洞　13
　── 外壁症候群　64
　── 症候群　64
　── 部腫瘍　521
解剖学的障壁　390, 391
外転神経鞘腫　454
核間性眼筋麻痺　73
滑車神経鞘腫　454
褐色細胞腫　530
肝癌　356
間質性浮腫　34
間脳症候群　65
眼窩尖端症候群　53
眼筋麻痺
　──, 核間性　73
　──, 有痛性　83

癌性髄膜炎　560
顔面神経　4
　　── 機能の評価　304
顔面神経鞘腫　450

き

きのこ様　414
キャッスルマン症候群　46
　　── 形質細胞型　47
　　── 硝子化・血管型　46
利き側　627
奇形腫　310, 317
　　──，悪性　317
　　──，成熟　317
　　──，未熟　317
基底核・視床の胚細胞腫瘍　460
基底細胞母斑症候群　57
偽砂粒体　194, 424
偽柵状配列　151
偽ロゼット　170
拮抗失行　81
弓状束　628
急性限局性脱髄病変　582
急性障害　564
救援療法
　　──，folinate　343
球状核　29
嗅溝髄膜腫　217
嗅神経芽腫　474
嗅槽　9
巨細胞膠芽腫　365
巨人症　245
巨大腺腫　228
虚血性浮腫　34
橋外髄鞘融解症　71
橋小脳　28
橋小脳路　29
橋神経膠腫　400
橋槽　11
橋中心髄鞘崩壊　70
橋の星細胞腫　142

く

くも膜下槽　8

クラインフェルター症候群　67
クルーケ硝子様変性　252
グリオーマ　133
　　──，中脳蓋　402
グリセオール　130
グロムス腫瘍　529
偶発性下垂体腺腫　440
偶発性髄膜腫　416
偶発性脳腫瘍　558
群発性呼吸　103

け

ゲルストマン症候群　56
頸静脈孔　14
　　── 撮影　119, 527
　　── 腫瘍　525
　　── 症候群　526
　　── 神経鞘腫　525
　　── 髄膜腫　421
　　── の静脈部　15
　　── の神経部　15
頸静脈小体腫瘍　531
頸髄・延髄神経膠腫　397, 399
頸動脈小体腫瘍　530
頸動脈槽　9
血液脳関門　34
血管外皮腫　224
血管芽腫　322
　　──，網膜　322
血管原性浮腫　33
血管腫症
　　──，脳顔面　79
　　──，脳三叉神経　79
血管腫性髄膜腫　194
血管周囲性偽ロゼット　170
血管内悪性リンパ腫　487
結節性硬化症　549
嫌色素性腺腫　229
限局性脳幹部神経膠腫　397
原形質性星細胞腫　136, 363
原始神経外胚葉性腫瘍　189, 404
原小脳　27
原線維性星細胞腫　135, 363

原発性悪性脈絡叢乳頭腫　382
原発性膠芽腫　146
原発性トルコ鞍空洞症候群　55
原発性軟膜リンパ腫　487

こ

コーデン症候群　49
コルサコフ症候群　71
コレ・シカール症候群　48
コロイド嚢胞　279
ゴーリン・ゴルツ症候群　56
ゴナドトロピン産生腺腫　254
古小脳　27
固有性頸静脈小体腫瘍　531
鼓室小体腫瘍　530
五角槽　9
後葉細胞　17
甲状腺癌　356
甲状腺機能亢進症状　252
甲状腺刺激ホルモン　22
　　── 産生腺腫　252
好塩基性腺腫　228
好酸性
　　── 顆粒小体　154, 156
　　── 幹細胞腺腫　228
　　── 球状体　321
　　── 硝子様封入体　430
　　── 線維性無細胞野　181
　　── 腺腫　228
　　── 封入体　424
好色素性腺腫　228
抗利尿ホルモン　22
　　── 分泌異常症候群　68
後天性免疫不全症候群　489
後頭蓋窩髄膜腫　219
後方髄外型神経膠腫　397
高プロラクチン血症　242
高齢者脳腫瘍　506
硬膜内脊索腫　333
鉤ヘルニア　36, 37
膠芽腫　146, 364
　　──，巨細胞　365
　　──，原発性　146

——，小脳の 364
——，続発性 146
膠肉腫 366
合胞栄養細胞 320
　　——性巨細胞 315
合胞体 206
国際分類 339
国際予後指数 482
国際予後点数 485
国際ワークショップ判定基準 486
黒色素性黒色腫 433, 434
骨形成性髄膜腫 194, 425
混合細胞型 433
混合腫瘍 113, 366
混合神経膠腫 376
混合胚細胞腫瘍 310

[さ]

サイバーナイフ 126
サイフォン部の開大 232
サンバースト像 200
左右識別障害 56
砂粒状石灰化小体 193
挫傷性浮腫 34
細胞栄養膜細胞 320
細胞周期 116
細胞性上衣腫 369
細胞毒性浮腫 34
最小組織耐容線量 125
最大組織耐容線量 125
酢酸オクトレオチド 247, 248, 253
皿状拡大 118
三叉神経 4
三叉神経鞘腫 306
　　—— Gasser 神経節型 307
　　——亜鈴型 307
　　——神経根型 307
　　——末梢型 307
産生腺腫
　　——，FSH 254
　　——，GH 245
　　——，GH・PRL 249
　　——，glycoprotein 252, 254

——，gonadotropin 254
——，TSH 252
——，ゴナドトロピン 254
——，プロラクチン 241
——，甲状腺刺激ホルモン 252
——，性腺刺激ホルモン 254
——，成長ホルモン 245
——，乳腺刺激ホルモン 241
——，副腎皮質刺激ホルモン 249

[し]

シーハン症候群 76
シュヴァルツ・バーター症候群 68
ジャーミノーマ 288, 310, 315
　　——，鞍上部 262
　　——，神経下垂体部 262
ジャクソン症候群 62
支持細胞 477
四丘体槽 10
使用現象 81
思春期早発症 282, 286, 502, 503
　　——，視床下部性 287
　　——偽性型 286, 287
　　——真性型 286
脂肪腫 334
視覚性運動失調 45
視覚性注意障害 45
視交叉腫瘍 510
視交叉症候群 77
視交叉槽 9
視床 25
視床下部 26
　　——過誤腫 500
　　——腫瘍 518
　　——性思春期早発症 287
　　——の星細胞腫 142
視床・基底核の星細胞腫 142
視床腫瘍 516

視障害 570
視神経膠腫 510
視神経鞘髄膜腫 514
視路の神経膠腫 510
視路の星細胞腫 142
歯状核 29
自動調節能 32
自分の手徴候 83
持続性吸息呼吸 103
磁気共鳴スペクトロスコピー 120
鹿の角状 225
失外套症候群 77
失計算 56
失書 56
失調性呼吸 103
室頂核 28
斜台 16
　　——脊索腫 327, 328
　　——部髄膜腫 222
手指失認 56
腫大性脱髄病変 582
腫瘍
　　——，下垂体近傍 519
　　——，海綿静脈洞部 521
　　——，頸静脈孔 525
　　——，混合 113
　　——，視床 516
　　——，視床下部 518
　　——，重複 113
　　——，小脳橋角部 522
　　——，衝突 113
　　——，側脳室内 536
　　——，大後頭孔 534
　　——，大孔部 534
　　——，転移性 559
　　——，トルコ鞍近傍 519
　　——，脳幹部 522
　　——，脳室内 535
　　——，周囲浮腫 33
　　——，性脳浮腫 33
　　——摘出率 130
　　——内出血 104, 347
　　——倍加時間 134
　　——マーカー 113, 312
終板槽 9
重複腫瘍 113

絨毛癌　310, 319, 358
小体腫瘍
　　——，頸静脈　531
　　——，頸動脈　530
　　——，固有性頸静脈　531
　　——，鼓室　530
小児
　　——昏睡尺度　100
　　——脳腫瘍　494
　　——の下垂体腺腫　436
　　——の髄膜腫　407
小脳　27
　　——のPurkinje細胞層　28
　　——の顆粒層　28
　　——の膠芽腫　364
　　——の星細胞腫　140
　　——の分子層　28
小脳異形成性神経節細胞腫　465
小脳円蓋部髄膜腫　219
小脳核　28
小脳橋角槽　11
小脳橋角部　78, 522
　　——腫瘍　522
　　——症候群　78
　　——髄膜腫　220
　　——胚細胞腫瘍　463
　　——脈絡叢乳頭腫　380
　　——類表皮嚢胞　271
小脳性無動無言症　40
小脳星細胞腫　496
小脳虫部　27
小脳内脈絡叢乳頭腫　382
小脳胚細胞腫瘍　463
小脳扁桃ヘルニア　37
松果体　27
　　——芽腫　291
　　——細胞腫　290
　　——嚢胞　293
　　——部腫瘍　281
　　——部類表皮嚢胞　272
衝突腫瘍　113
上衣下巨細胞性星細胞腫　157, 551
上衣下腫　371
上衣芽腫　405

上衣管　170
上衣細管　170
上衣腫　165
　　——，悪性　373
　　——，細胞性　369
　　——，伸長細胞性　370
　　——，退形成性　373
　　——，粘液乳頭状　371
　　——，明細胞　369
上衣嚢胞　578
上衣ロゼット　170
上眼窩裂　63
　　——症候群　63
上行性テント切痕ヘルニア　37
上皮性嚢胞　576, 578
情動・知能障害　569
食道癌　355
植物状態　40
伸長細胞　370
　　——性上衣腫　370
神経下垂体部　262
　　——ジャーミノーマ　262
神経芽細胞腫　474
神経芽腫　191
　　——，嗅　474
神経管外転移　111, 431
神経膠腫　133, 293, 508, 539
　　——，悪性脳幹内　398
　　——，橋　400
　　——，頸髄・延髄部　397, 399
　　——，限局性脳幹部　397
　　——，後方髄外型　397
　　——，視路の　510
　　——，中脳蓋限局性　397, 398
　　——，脳幹部　389
　　——，びまん性脳幹内　396
　　——，びまん性脳幹内低異型度　398
神経膠腫症　387
神経細胞・膠細胞腫瘍　465
神経障害
　　——，晩発性　343, 344
神経鞘腫　296

　　——，外転　454
　　——，滑車　454
　　——，顔面　450
　　——，頸静脈孔　525
　　——，三叉　306
　　——，舌咽・迷走　452
　　——，舌下　456
　　——，前庭　298
　　——，第8脳　298
　　——，聴　298
　　——，頭蓋内　449
　　——，頭蓋内・脳実質外　457
　　——，動眼　453
　　——，脳実質内　457
　　——，副　455
神経性下垂体　19
神経節膠腫　468
神経節細胞腫　467
　　——，小脳異形成性　465
神経線維腫　296, 544
　　——，蔓状　544
神経線維腫症　542
　　——1型　543
　　——2型　546
神経腸嚢胞　581
浸潤性腺腫　227
真性ロゼット　170
新小脳　28
新生児脳腫瘍　495
腎癌　357

す

スタージ・ウエーバー症候群　79
ステンバース撮影　118
水頭症性浮腫　34
水疱状骨変化　199
錐体斜台部髄膜腫　220, 222, 419
錐体内耳道撮影　118
錐体路　23
髄芽筋芽腫　403
髄芽腫　182
　　——，成人の　188
　　——，線維形成性　403

——, メラニン性 404
——の病期分類 183
髄腔内播種 111, 394, 414
髄鞘
　——, 中枢性 298
　——, 末梢性 298
髄鞘崩壊びまん性硬化症 582
髄上皮腫 406
髄膜癌腫症 560
髄膜腫 193, 407, 507, 539
　——, 悪性 411
　——, 鞍結節部 217
　——, 鞍上部 197, 217
　——, 異型性 195, 428
　——, 化生性 194, 425
　——, 嗅溝 217
　——, 偶発性 416
　——, 頸静脈孔 421
　——, 血管腫性 194
　——, 後頭蓋窩 219
　——, 骨形成性 194, 425
　——, 視神経鞘 514
　——, 斜台部 222
　——, 小児の 407
　——, 小脳円蓋部 219
　——, 小脳橋角部 220
　——, 錐体斜台部 220, 222, 419
　——, 脊索腫様 194, 425
　——, 前床突起型 214
　——, 退形成性 195, 430
　——, 大後頭孔 222
　——, 大脳円蓋部 212
　——, 大脳鎌 213
　——, 多発性 409
　——, 蝶形骨縁 214
　——, 蝶形骨翼型 214
　——, テリオール type 214
　——, テント 221
　——, 軟骨形成性 194, 425
　——, 乳頭状 195, 429
　——, 脳室内 218
　——, 嚢胞性 410
　——, 微小嚢胞性 194, 422
　——, 分泌性 194, 423
　——, 傍矢状洞 213
　——, 放射線誘発 574
　——, 無症候性 416
　——, 明細胞 194, 427
　——, ラブドイド 195, 430
　——, リンパ球・形質細胞豊富性 194, 424
　——, 類粘液性 194, 425
　——移行型 194
　——合胞体型 193
　——砂粒腫型 194
　——髄膜皮型 193
　——線維型 194
　——の栄養血管 407
　——の頭蓋外転移 431
　——の頭蓋内出血 211

【せ】

正常下垂体 236
生命徴候 99
成熟奇形腫 289, 317
成人男性のプロラクチン産生腺腫 438
成人の髄芽腫 188
成長ホルモン 21
　——産生腺腫 245
性腺刺激ホルモン 22
　——産生腺腫 254
性早熟徴候 286
星芽腫 386
星細胞腫
　——, 悪性 143
　——, 橋の 142
　——, 原形質性 136, 363
　——, 原線維性 135, 363
　——, 視床・基底核の 142
　——, 視床下部の 142
　——, 視路の 142
　——, 小脳 140, 496
　——, 上衣下巨細胞性 157, 551
　——, 小脳の 140
　——, 退形成性 143
　——, 大脳の 139
　——, 多形黄色 155
　——, 肥胖細胞性 136, 363
　——, びまん性 135
　——, 毛様細胞性 153
精神性注視麻痺 45
赤核症候群 45
脊索 327
脊索腫 327, 328
　——, 硬膜内 333
　——, 斜台 327, 328
　——, トルコ鞍 327
　——, 軟骨性 331
　——, 傍鞍部 327
　——様髄膜腫 425
脊髄小脳 28
脊髄小脳路 29
石灰化 110
赤血球増加症 323
節外性リンパ腫 337
舌咽・迷走神経鞘腫 452
舌咽神経 6
舌下神経 7
舌下神経鞘腫 456
先端巨大症 245
先天性脳腫瘍 495, 496
栓状核 29
腺腫
　——, 巨大 228
　——, 嫌色素性 229
　——, 好塩基性 228
　——, 好酸性 228
　——, 好酸性幹細胞 228
　——, 好色素性 228
　——, 浸潤性 227
　——, 線維性 255
　——, 多構造 228
　——, 多ホルモン産生 227
　——, 単一構造 228
　——, 乳腺成長ホルモン分泌細胞 228
　——, 微小 228
　——, ホルモン産生 228
　——, ホルモン非産生

228, 239
腺性下垂体　18
線維形成性髄芽腫　403
線維形成性乳児神経節膠腫
　　　470
線維性腺腫　255
前床突起型髄膜腫　214
前庭小脳　27
前庭小脳路　29
前庭神経　6
前庭神経鞘腫　298
前立腺癌　358

【そ】

早期遅発性障害　564
早朝頭痛　104
総腱輪　63
側脳室　12
側脳室内腫瘍　536
続発性膠芽腫　146

【た】

ターコット症候群　86
ダウン症候群　51
ダビデの星　9
他人の手徴候　80
多形δ波　123
多形黄色星細胞腫　155
多形細胞型　433
多血症　323
多構造腺腫　228
多発性髄膜腫　409
多発性内分泌腫瘍症候群
　　　554
　──Ⅰ型　555
　──Ⅱ型　555
多分化能　266
多ホルモン産生腺腫　227
対光近見反射解離　44
耐容線量　125
胎児性癌　290, 310, 318
胎児性腫瘍　403
胎盤性アルカリフォスファ
　　　ターゼ　312
退形成性

──上衣腫　373
──髄膜腫　430
──星細胞腫　143
──乏突起・星細胞腫
　　　378
──乏突起膠腫　162
大孔部腫瘍　534
大孔ヘルニア　37
大後頭孔
　──腫瘍　534
　──症候群　50
　──髄膜腫　222
　──脈絡叢乳頭腫　381
大腸癌　355
大腸癌腫性ポリープ症　54,
　　　86
大脳円蓋部髄膜腫　212
大脳外側窩槽　10
大脳鎌髄膜腫　213
大脳鎌テント接合部型　221
大脳脚槽　10
大脳神経細胞腫　478
大脳の星細胞腫　139
第3脳室　12
第3脳室脊索腫様膠腫　537
第4脳室　13
第4脳室内腫瘍　540
第8脳神経　5
第8脳神経鞘腫　298
脱髄疾患　582
脱髄性偽腫瘍　582
担空胞細胞　331
単一構造腺腫　228
単一フォトン断層撮影　120
単一律動δ波　123

【ち】

チェーン・ストークス呼吸
　　　103
遅発性障害　564
遅発性放射線壊死　565
中間帆槽　10
中心性経テント切痕ヘルニア
　　　36
中枢性塩分喪失症候群　47
中枢性過呼吸　103

中枢性神経細胞腫　178
　──，脳室外　478
中枢性髄鞘　298
中枢性難聴　282
中枢性尿崩症　42
中脳蓋グリオーマ　402
中脳蓋限局性神経膠腫　397,
　　　398
虫食い像　532
腸嚢胞　581
蝶形骨縁髄膜腫　214
蝶形骨翼型髄膜腫　214
聴神経　5
聴神経鞘腫　298
聴力の評価分類　305

【て】

テリオナール type　214
テリオン　214
テント髄膜腫　221
デュレー出血　37
低造影域　233
低ナトリウム血症　70
定位放射線外科療法　126
定位放射線照射　126
転移　111
転移性脳腫瘍　347, 509, 559

【と】

トキソプラズマ症　492
トラウトマン三角　125
トリソミー症候群　51
トルコ鞍　15
　──，近傍腫瘍　519
　──，空洞症候群　55, 447
　──，脊索腫　327
　──の皿状拡大　258
　──の風船状拡大　230
トルコ鞍内ジャーミノーマ
　　　462
トロサ・ハント症候群　83
頭蓋咽頭管　17
頭蓋咽頭腫　255, 540
　──エナメル上皮腫型
　　　256, 260

索引

―― 乳頭型　260
―― 扁平上皮・乳頭型　256, 260
頭蓋外転移　111
頭蓋底腫瘍　540
頭蓋内・脳実質外神経鞘腫　457
頭蓋内圧　30
―― 亢進　30, 129
―― 亢進症状　103
頭蓋内出血　104, 211
頭蓋内神経鞘腫　449
頭蓋内脊索腫　498
動眼神経鞘腫　453
道具の強迫的使用　81

な

内側縦束症候群　73
内胚葉洞腫瘍　310, 320
内胚葉嚢胞　579
内包　24
軟骨形成性髄膜腫　194, 425
軟骨性脊索腫　331
軟膜癌腫症　560
―― ，びまん性転移性　560

に

二重陰影　230
二重底　118
二重輪郭曲線石灰化　79
二相性組織像　154
日本式昏睡尺度　100
―― ，乳幼児の　102
日常生活動作　596
乳癌　353
乳児脳腫瘍　495
乳汁漏出・無月経症候群　242
乳腺刺激ホルモン　21
―― 産生腺腫　241
乳腺成長ホルモン分泌細胞腺腫　228
乳頭状上衣腫　369
乳頭状髄膜腫　429

乳幼児の日本式昏睡尺度　102
鶏小屋の金網像　161
人形の目試験　75

ね

ネルソン症候群　74
年齢調整予後指数　484
粘液乳頭状上衣腫　371

の

脳幹部腫瘍　522
脳幹部神経膠腫　389
脳灌流圧　32
脳顔面血管腫症　79
脳血管障害　571
脳原発性悪性リンパ腫　491
脳三叉神経血管腫症　79
脳死　38
脳室　12
―― 外中枢性神経細胞腫　478
―― 外脈絡叢乳頭腫　379
―― 周囲器官群　35
―― 内腫瘍　535
―― 内髄膜腫　218
―― 内類表皮嚢胞　272
脳実質内神経鞘腫　457
脳腫瘍
―― ，異種多発性　148
―― ，家族性　542
―― ，偶発性　558
―― ，高齢者　506
―― ，小児　494
―― ，新生児　495
―― ，先天性　495, 496
―― ，転移性　509
―― ，乳児　495
―― ，無症候性　558
―― と脳動脈瘤の合併　108
―― の多中心性　147
―― の多発性　147
脳神経　3
脳神経汎半側麻痺症候群　53

脳石　200
脳槽　8
脳底槽　8
脳ヘルニア　36
脳梁脂肪腫　334
脳梁周囲槽　9
脳梁槽　9
囊胞性髄膜腫　410

は

バーネット症候群　88
バーリント症候群　45
バイタル　サイン　99
パリノー症候群　74
パンヌス状　414
播種性壊死性脳症　568
播種性血管内凝固症候群　57
杯細胞　278
肺癌　352
胚芽異形成性神経上皮腫瘍　472
胚細胞腫瘍　265, 281, 310, 460
―― ，延髄　463
―― ，基底核・視床の　460
―― ，混合　310
―― ，小脳　463
―― ，小脳橋角部　463
倍加時間　418
白質脳症　568
花輪型　148
反跳現象　130
半球間離断症候群　76
半球内離断症候群　76
晩発性神経障害　343, 346

ひ

びまん性
―― 星細胞腫　135
―― 転移性軟膜癌腫症　560
―― 脳幹内神経膠腫　396
―― 脳幹内低異型度神経膠腫　398

ビラレ症候群　89
ピアノ演奏様指　50
皮膚洞　274
肥胖細胞性星細胞腫　136, 363
非 Hodgkin リンパ腫　338
非クロム親和性傍神経節腫　529
非ケトン性高浸透圧性糖尿病性昏睡　59
微小腺腫　228
微小囊胞性髄膜腫　422
鼻腔神経芽細胞腫　474

ふ

ぶどう酒様母斑　79
フォア症候群　64
フォーブズ・オールブライト症候群　242
フォスター　ケネディー症候群　52
フォビュ症候群　52
フォン・ヒッペル・リンダウ症候群　89
フレーリッヒ症候群　53
ブルンス眼振　299
ブルンス症候群　46
ブルンストローム recovery stage　594
プラトー波　31
プログラム細胞死　117
プロラクチン　21
プロラクチン産生腺腫　241, 437
　──，成人男性の　438
　──と妊娠　245
浮腫
　──，間質性　34
　──，虚血性　34
　──，血管原性　33
　──，細胞毒性　34
　──，挫傷性　34
　──，腫瘍周囲　33
　──，水頭症性　34
風船状拡大　118
副神経　7

副神経鞘腫　455
副腎皮質刺激ホルモン　22
　──産生腺腫　249
噴射性嘔吐　104
分泌性髄膜腫　423
分離腫　441

へ

ベネディクト症候群　45
ペーロン・ラカド症候群　75
ペイプスの回路　72
ペグビソマント　247,248
ペンタゴン　9
閉鎖帯　34
米国がん研究所分類　481
壁在結節　136,140,497
片葉小節葉　27
辺縁線　118

ほ

ホリナート救援療法　343
ホルネル症候群　61
ホルモン産生腺腫　228
ホルモン非産生腺腫　228, 239
ポケット形成　232
ポジトロン断層撮影　121
補充現象　299
補足運動野　24,628
母斑
　──，ぶどう酒様　79
　──，火焔状　79
放射線壊死と再発腫瘍との鑑別　567
放射線障害　563
放射線誘発腫瘍　572
放射線誘発髄膜腫　574
蜂窩構造　161
蜂巣状構造　181
乏突起・上衣腫　378
乏突起・星細胞腫　376
乏突起膠腫　159
　──，悪性　162
　──，退形成性　162
紡錘形細胞型悪性黒色腫

　433
傍鞍部脊索腫　327
傍三叉神経症候群　76
傍神経節腫　529
傍トルコ鞍部類表皮囊胞　272
傍矢状洞髄膜腫　213
膨大細胞腫　240

ま

マンニトール　130
末梢性髄鞘　298
蔓状神経線維腫　544

み

ミヤール・ギュブレール症候群　73
未熟奇形腫　317
未分化型　433
密着帯　34
脈絡叢癌　382
脈絡叢乳頭腫　173
　──，悪性　382
　──，鞍上部　382
　──，小脳橋角部　380
　──，小脳内　382
　──，大後頭孔　381
　──，脳室外　379
脈絡叢への転移　384,559

む

無核帯　170
無色素性黒色腫　433,434
無症候性
　── 下垂体腺腫　440
　── 髄膜腫　416
　── 脳腫瘍　558
無窓血管　35
無動性無言症　78
　──，小脳性　40

め

メラニン性髄芽腫　404

索 引

目玉焼き像　161
明細胞腫瘍　369
明細胞上衣腫　369
明細胞髄膜腫　427
迷走神経　6

も

もやもや現象　572
毛様細胞性星細胞腫　153
　　――　若年型　153
　　――　成人型　153
蒙古症　51
網膜血管芽腫　322

や

ヤコブレフの回路　72

ゆ

有窓血管　35
有痛性眼筋麻痺　83
有尾上衣細胞　36，370

ら

ラザロ徴候　39

ラッセル症候群　65
ラトケ嚢　17
ラトケ嚢胞　18，275
ラトケ裂隙　18
ラブドイド髄膜腫　430
卵黄嚢腫瘍　310，320

り

リ・フロメニ症候群　72
リリキスト膜　8
リング状増強効果　119
リンパ球・形質細胞豊富性髄膜腫　424
リンパ球性下垂体炎　442
リンパ球性下垂体前葉炎　443
リンパ球性漏斗・下垂体後葉炎　445
離断症候群　76

る

類横紋筋細胞　430
類上皮細胞型悪性黒色腫　433
類粘液性髄膜腫　194，425
類皮腫　273

類皮嚢胞　273
類表皮腫　266
類表皮嚢胞　266
　　――，小脳橋角部　271
　　――，傍トルコ鞍部　272

れ

レーダー症候群　76
レール様石灰化　79
レルミット・ダクロス病　465
連合暗点　77

ろ

ローゼンタール fiber　154
ロゼット　170
　　――，偽　170
　　――，上衣　170
　　――，真性　170
漏斗腫　441
六角槽　9

わ

ワニの涙症候群　91
笑い発作　502

欧文索引

2語音同時聴取テスト　76
¹⁸F-FDG　121，122

ω型トルコ鞍　118
ω-shaped sella　118

A

abducens nerve schwannoma　454
acalculia　56
accessory nerve　7
　　―― schwannoma　455
acidophil stem cell adenoma　228

acoustic nerve　5
acoustic schwannoma　298
acquired immunodeficiency syndrome　489
acromegaly　245
ACTH　22
activity of daily living　596
acute reaction　564
adenohypophysis　18
adenoma
　　――，acidophil stem cell　228
　　――，chromophobe　229
　　――，clinically silent corticotroph　249
　　――，fibrous　255
　　――，functioning　228
　　――，invasive　227
　　――，macro　228
　　――，mammosomatotroph cell　228
　　――，micro　228
　　――，monomorphous　228
　　――，non-functioning　228，239
　　――，null-cell　240
　　――，plurihormonal　227

―, plurimorphous 228
―, prolactin-producing 241
―, unclassified plurihormonal 228
adenomatous polyposis 54, 86
ADH 22
ADL 596
adrenocorticotropic hormone 22
――producing adenoma 249
adult medulloblastoma 188
AFP 312
age-adjusted international index 484
agraphia 56
Aicardi 症候群 44
AIDS 489
―― -related cerebral malignant lymphoma 491
―― -related malignant lymphoma 490
akinetic mutism 78
alar type 214
alien hand sign 80
alpha-fetoprotein 312
ambient cistern 10
amelanotic melanoma 433, 434
anaplastic
―― astrocytoma 143
―― ependymoma 373
―― meningioma 430
―― oligo-astrocytoma 378
―― oliogdentroglioma 162
anatomical barrier 390, 391
angiomatosis
―, encephalofacial 79
―, encephalotrigeminal 79
angiotropic large-cell lymphoma 488

Ann Arbor 病期分類 481
annulus tendines of Zinn 63
anterior lobe 18
antidiuretic hormone 22
Antoni A 型 297
Antoni B 型 297
apallic syndorme 77
apneustic breathing 103
apoptosis 117
archeocerebellum 27
arcuate fasciculus 628
Argonz-del Castillo 症候群 242
Argyll Robertson 徴候 44
astroblastoma 386
astroctytoma
―, gemistocytic 363
―, anaplastic 143
―, cerebellar 140, 496
―, cerebral 139
―, diffuse 135
―, fibrillary 135, 363
―, gemistocytic 136
―, malignant 143
―, monstrocellular 365
―, pediatric 496
―, pilocytic 153
―, protoplasmic 136, 363
―, subependymal 371
―, subependymal giant cell 157, 551
―― in hypothalamus 142
―― in pons 142
―― in thalamus and basal ganglia 142
―― in visual pathway 142
asymptomatic
―― brain tumor 558
―― meningioma 416
―― pituitary adenoma 440
ataxic breathing 103

atypical meningioma 428
autoregulation 32

B

Bálint 症候群 45
ballooning 118
―― sella 230
Barthel index 591
basal cell nevus syndrome 57
basal cistern 8
bat wing 71
BBB 34
Benedikt 症候群 45
Bergmann's glia 564
biphasic pattern 154
black epidermoid 269
blistering 199
blood-brain barrier 34
Bourneville-Pringle 母斑症 549
Bourneville 病 549
brain death 38
brain stem
―― glioma 389
―― tumor 522
brain stone 200
brain tumor
―, asymptomatic 558
―, congenital 496
―, connatal 496
―, familial 542
―, incidental 558
―― in children 494
―― in elderly 506
BrdU 115
breast cancer 353
broad base sign 329
bromocriptine 243, 244
bromodeoxyuridine 115
Brunnstrom's recovery stage 594
Bruns 眼振 299
Bruns 症候群 46

C

callosal alien hand syndrome 82
callosal cistern 9
caloric test 300
candle guttering 549
cape distribution 50
capping fourth ventricle 168
capping sign 329
carotid body tumor 530
carotid cistern 9
cartilaginous meningioma 194, 425
Castleman 症候群 46, 426
―――, hyaline-vascular type 46
―――, plasma cell type 47
cavernous sinus 13
――― syndrome 64
――― tumor 521
CCS 102
CD 445
cell cycle 116
――― non-specific drug 127
――― specific drug 127
cell death, programmed 117
cellular ependymoma 369
central
――― deafness 282
――― diabetes insipidus 42
――― neurocytoma 178
――― neurogenic hyperventilation 103
――― pontine myelinolysis 70
――― transtentorial herniation 36
cerebellar
――― astrocytoma 140, 496
――― convexity meningioma 219
――― glioblastoma 364
――― mutism 40
――― vermis 27
cerebello-pontine angle 78, 522
――― meingioma 220
――― tumor 522
――― cistern 11
――― syndrome 78
cerebellum 27
cerebral
――― astrocytoma 139
――― convexity meningioma 212
――― herniation 36
――― malignant lymphoma, AIDS-related 491
――― neurocytoma 478
――― perfusion pressure 32
――― salt wasting syndrome 47
cervicomedullary glioma 397, 399
Chang らの分類 187
chemodectoma 529
Cheyne-Stokes 呼吸 103
chiasmatic cistern 9
chicken wire pattern 161
children's coma score 102
chondroid chordoma 331
CHOP 療法 343
chordoid glioma of third ventricle 537
chordoid meningioma 425
chordoma 327
―――, chondroid 331
―――, clival 327
―――, cranial 498
―――, intradural 333
―――, parasellar 327
―――, pediatric 498
―――, sellar 327
choriocarcinoma 310, 319, 358
choristoma 441
choroidal epithelial cyst 576
choroid plexus carcinoma 382
choroid plexus papilloma 173
―――, extraventricular 379
―――, intracerebellar 382
―――, primary malignant 382
――― in suprasellar region 382
――― in the cerebello-pontine angle 380
――― of foramen magnum 381
chromophobe adenoma 229
circumventricular organ 35
cistern 8
――― of great vein of Galen 10
――― of velum interpositum 10
clear cell 326
――― ependymoma 369
――― meningioma 427
――― tumor 369
cleft sign 204
clinically silent corticotroph adenoma 249
clinoidal type 214
clival chordoma 327
clival meingioma 222
closing siphon 258
cluster breathing 103
cluster of differentiation 445
cochlear nerve 5
cold dysesthesia 50
Collet-Sicard 症候群 48
Collins 132
collision tumor 113
colloid cyst 279
common tendinous ring 63

compulsive manipulation of tool 81
congenital brain tumor 496
connatal brain tumor 496
corticotropin releasing hormone 22
Cotswolds 分類 482
Cowden 症候群 49,465
CPP 32
cranial chordoma 498
cranial nerve 3
craniopharyngioma 255, 540
——, adamantinomatous type 256,260
——, papillary type 260
——, squamous-papillary type 256,260
craniospinal type 534
CRH 22
crocodile tears syndrome 91
crooke hyaline change 252
crural cistern 10
CSF cleft sign 203
Cushing response 32
Cushing 三徴 32
Cushing 反応 32
Cushing 病 249
cyberknife 126
cystic meningioma 410
cytokeratin 114
cytotoxic edema 34
cytotrophoblastic cell 320
C-P angle 78,522

D

delayed radiation necrosis 565
delayed reaction 564
demyelinating disease 582
de novo gliobastoma 146
dentate nucleus 29
dermal sinus 274
dermoid 273
—— cyst 273
desmoplastic infantile ganglioglioma 470
desmoplastic medulloblastoma 403
diagonistic dyspraxia 81
DIC 57
dichotic listening test 76
diencephalic leaf 8
diencephalic syndrome 65
diffuse astrocytoma 135
diffuse intrinsic
—— brain stem glioma 396
—— low-grade glioma 398
diffuse metastatic leptomeningeal carcinomatosis 560
disconnection syndrome 76
disseminated intravascular coagulation 57
disseminated necrotizing leukoencephalopathy 568
dissemination 111
DMLC 560
DNA polymerase α 115
DNT 472
doll's eye test 75
double contoured curvilinear calcification 79
double floor 118,230
double tumor 113
doubling time 134,418
Down 症候群 51
dural tail sign 203
Durêt 出血 37
dysembryoplastic neuroepithelial tumor 472
Dysplastic cerebellar gangliocytoma 465

E

early delayed reaction 564

Eastern Cooperative Oncology Group performance status 124
ECOG 483
ectodermal cyst 577
ectopic pituitary adenoma 438
edema
——, cytotoxic 34
——, hydrocephalic 34
——, interstitial 34
——, peritumoral 33
——, vasogenic 33
EMA 114
emboliform nucleus 29
embryonal carcinoma 290,310,318
embryonal tumor 403
empty sella syndrome 55, 447
——, primary 55
encephalofacial angiomatosis 79
encephalotrigeminal angiomatosis 79
endodermal cyst 577,579
endodermal sinus tumor 310,320
en plaque meningioma 216
enterogenous cyst 580,581
eosinophilic globular body 321
eosinophilic granular body 154,156
ependymal
—— canal 170
—— cyst 578
—— rosette 170
—— tubule 170
ependymoblastoma 405
ependymoma 165
——, anaplastic 373
——, cellular 369
——, clear cell 369
——, extraventricular 166
——, malignant 373

――, myxopapillary 371
――, papillary 369
――, plastic 166
――, supratentorial lobar 166
――, tanycytic 370
epidermoid 266
epidermoid cyst 266
――, intraventricular 272
――, pineal 272
――in cerebellopontine angle 271
―― in parasellar region 272
epithelial cyst 576,578
epithelial membrane antigen 114
epithelioid subtype 433
erythrocytemia 323
erythrocytosis 323
esophageal carcinoma 355
esthesioneuroblastoma 474
extra-axial schwannoma 457
extracranial metastasis 111
―― of meningioma 431
extraneural metastasis 111
extranodular lymphoma 337
extrapontine myelinolysis 70, 71
extrasellar extension 229
extraventricular
―― central neurocytoma 478
―― choroid plexus papilloma 379
―― ependymoma 166

[F]

facial nerve 4
facial neurinoma 450
falcotentorial type 221

falx meningioma 213
familial
―― isolated brain tumor 556
―― brain tumor 542
―― tumor syndrome 66
fastigial nucleus 28
FDG-PET 122
fibrillary astrocytoma 135, 363
fibrous adenoma 255
finger agnosia 56
finger-like hypodensity 201
FIRDA 123
flare sign 203
floating neuron 473
flocculonodular lobe 27
focal tectal glioma 397, 398
Foix 症候群 64
folinate 救援療法 343
foramen magnum meningioma 222
――, craniospinal type 222
――, spinocranial type 222
foramen magnum syndrome 50
foramen magnum tumor 534
foraminal herniation 37
Forbes-Albright 症候群 242
Foster Kennedy 症候群 52
fourth ventricle 13
fourth ventricular tumor 540
Foville 症候群 52
fried egg appearance 161
Fröhlich 症候群 53
frontal alien hand syndrome 82
frontal extension 229
frontal intermittent rhythmic delta activity 123

FSH 産生腺腫 254
functioning adenoma 228

[G]

G 0 期 116
G 1 phase 116
G 2 phase 116
galactorrhea-amenorrhea syndrome 242
gangliocytoma 467
ganglioglioblastoma 365
ganglioglioma 468
ganglioneuroma 365
Garcin 症候群 53
Gardner type 546
Gardner 症候群 54
garland shape 148
gastric cancer 355
GCS 100
gelastic seizure 502
gemistocytic astrocytoma 136, 363
germ cell tumor 281, 310, 460
――, mixed 310
―― in cerebellum cerebello-pontine angle 463
―― in basal ganglia and thalamus 460
―― medulla oblongata 463
germinoma 288, 310, 315
――, intrasellar 462
――, neurohypophyseal 262
――, suprasellar 262
Gerstmann 症候群 56
GFAP 114
GH 21
GH and PRL producing adenoma 249
GHIH 21
GH inhibiting hormone 21
GH・PRL 産生腺腫 249
GH releasing hormone 21
GHRH 21

GH 産生腺腫　245
giant cell glioblastoma　365
gigantism　245
Glasgow coma scale　100
glial fibrillary acidic protein　114
glioblastoma　146, 364
── , cerebellar　364
── , de novo　146
── , giant cell　365
── , primary　146
── , secondary　146
glioma　133, 293, 508, 539
── , brain stem　389
── , cervicomedullary　397, 399
── , diffuse intrinsic brain stem　396
── , diffuse intrinsic low-grade　398
── , focal tectal　397, 398
── , malignant brainstem　398
── , optic pathway　510
── , pontine　400
── , tectal　402
── , posterior exophytic　397
── -polyposis 症候群　86
gliomatosis　387
gliosarcoma　366
globose nucleus　29
glomus
── auricularis tumor　531
── body　531
── jugular tumor　531
── tumor　529
── tympanicum tumor　530
glossopharyngeal nerve　6
glyceol　130
glycogen-rich meningioma　427
glycoprotein 産生腺腫　252, 254

Gn-RH　22
goblet cell　278
gonadotropic hormone producing adenoma　254
gonadotropin　22
── releasing hormone　22
── 産生腺腫　254
Gorlin-Goltz 症候群　56
granular cell myoblastoma　441
granular cell tumor　441
granular layer　28
grm cell tumor　265
growth hormone　21
── -producing adenoma　245

H

halo-like hypodensity　201
hamartoma　500
── , hypothalamic　500
HCG　312, 315
hemangioblastoma　322
hemangiopericytoma　224
hemicranial distribution　409
hepatoma　356
HIV　489
HMB-45　404, 435
Hodgkin's disease　338
Hodgkin 細胞　338, 339
Homer Wright rosette　186
honeycomb appearance　161, 181
Horner 症候群　61
House-Brackmann　304
human chorionic gonadotropin　312, 315
human immunodeficiency virus　489
humid meningioma　422
hydrocephalic edema　34
hyperthyroidism　252
hypoglossal nerve　7
── schwannoma　456

hypophyseal portal vessel　20
hypophysis　17
hypothalamic
── extension　229
── hamartoma　500
── tumor　518
hypothalamus　26

I

ICP　30
IGF-1　21
IICP　30
immature teratoma　317
inappropriate secretion of TSH　253
incidental brain tumor　558
incidental meningioma　416
increased intracranial pressure　30
infundibuloma　441
insulin-like growth factor 1　21
intermittent rhythmic delta activity　123
internal capsule　24
international prognostic index　482
international prognostic score　485
internuclear ophthalmoplegia　73
interstitial edema　34
intra-axial schwannoma　457
intracerebellar choroid plexus papilloma　382
intracranial pressure　30
intradural chordoma　333
intrasellar germinoma　462
intravascular malignant lymphoma　487
intraventricular
── epidermoid cyst　272
── meningioma　218
── tumor　535

invasive adenoma　227
IPI　482
IPS　485
IRDA　123
ischemic edema　34

J

J-shaped sella　118
Jackson 症候群　62
Japan coma scale　100
JCS　100
jugular foramen　14
──── schwannoma　525
──── tumor　525
Junction scotoma　77

K

Kaposi 肉腫　489
Karnofsky's performance scale　124
Kernohan 圧痕　37
Klinefelter 症候群　67
Korsakoff 症候群　71

L

lamina terminalis cistern　9
large bowel cancer　355
late neurologic toxicity　344
lateral dominance　627
lateral ventricle　12
lateral ventricular tumor　536
laughing seizure　502
Lazarus 徴候　39
Lee-Abbott type　546
leptomeningeal carcinomatosis　560
less enhanced area　233
Leu 7　114
leukoencephalopathy　568
Lhermitte-Duclos' disease　465
Li-Fraumeni 症候群　72

light-near dissociation　44
Liliequist membrane　8
Lindau 病　322
lipoma　334
Lisch nodule　544
LSG 分類　338
lung cancer　352
lymphocytic adnohypophysitis　443
lymphocytic hypophysitis　442
lymphocytic infundibulo-neurohypophysitis　445
lymphoma-leukemia study group 分類　338
lymphoplasmacyte-rich type meningioma　424

M

macroadenoma　228
magnetic resonance spectroscopy　120
male prolactinoma in adult　438
malignant astrocytoma　143
malignant brainstem glioma　398
malignant ependymoma　373
malignant lymphoma　337, 479, 508
────, AIDS-related　490
────, intravascular　487
malignant melanoma　359, 433
malignant meningioma　411, 430
malignant oliogdentroglioma　162
malignant pituitary adenoma　255
malignant teratoma　317
mammosomatotroph cell adenoma　228
mannitol　130

mature teratoma　289, 317
medial longitudinal fasciculus syndrome　73
medullary cistern　11
medulloblastoma　182
────, adult　188
────, desmoplastic　403
────, melanotic　402
medulloepithelioma　406
medullomyoblastoma　403
melanotic medulloblastoma　404
melanotic melanoma　433, 434
meningeal carcinomatosis　560
meningeal tail sign　203
meningioma　193, 407, 507, 539
────, alar type　214
────, anaplastic　195, 430
────, angiomatous type　194
────, asymptomatic　416
────, atypical　195, 428
────, cartilaginous　194, 425
────, cerebellar convexity　219
────, cerebello-pontine angle　220
────, cerebral convexity　212
────, chordoid　194, 425
────, clear cell　194, 427
────, clinodial type　214
────, clival　222
────, cystic　410
────, en plaque　216
────, extracranial metastasis　431
────, falx　213
────, fibrous or fibroblastic type　194
────, foramen magnum　222
────, glycogen-rich　427

―, humid 422
―, incidental 416
―, intraventricular 218
―, jugular foramen 421
―, lymphoplasmacyte-rich type 194, 424
―, malignant 411, 430
―, meningothelial or syncytial type 193
―, metaplastic 194, 425
―, microcystic 194, 422
―, mixed type 194
―, multiple 409
―, myxoid 194, 425
―, olfactory groove 217
―, optic nerve sheath 514
―, osseous 194, 425
―, papillary 195, 429
―, parasagittal 213
―, petroclival 220, 222, 419
―, posterior fossa 219
―, premeatal 220
―, psammomatous type 194
―, pterional type 214
―, radiation-induced 574
―, rhabdoid 195, 430
―, secretary 194, 423
―, sphenoidal ridge 214
―, suprasellar 197, 217
―, syncytial type 193
―, tentorial 221
―, tentorial edge 221
―, transitional type 194
―, vacuolated 422
―, retromeatal 220

MEN syndrome 554
merlin 547
mesencephalic leaf 8
metaplastic meningioma 425
metastasis 111
metastatic brain tumor 347, 559
metastatic choroid plexus tumor 559
metastatic pituitary tumor 559
methionine-PET 122
MIB-1 115
microadenoma 228
microcystic meningioma 422
middle lobe 18
Millard-Gubler 症候群 73
mitosis phase 116
mixed germ cell tumor 310
mixed glioma 376
mixed tumor 113, 366
MLF 症候群 73
molecular layer 28
mongolism 51
monomorphous adenoma 228
monorhythmic delta wave 123
Monro-Kellie-Burrows hypothesis 33
Monro-Kellie doctorine 33
monstrocellular astrocytoma 365
morning headache 104
mosaic pattern 289, 316
moth eaten appearance 532
moyamoya phenomenon 572
MRS 120
multicentric 147
multiple endocrine neoplasia syndrome 554
multiple meningioma 409
multipotency 266

mural nodule 136, 140, 497
mushrooming 414
mutism, cerebellar 40
myelinoclastic diffuse sclerosis 582
my hand sign 83
myxoid meningioma 194, 425
myxopapillary ependymoma 371
M 期 116

N

nasopharyngeal extension 229
National Cancer Institute 分類 481
NBO 545
NCI 分類 481
necrosis 117
necrotizing infundibulo-hypophysitis 446
Nelson 症候群 74
neocerebellum 28
nerve schwannoma
 ―, abducens 454
 ―, accessory 455
 ―, hypoglossal 456
 ―, oculomotor 453
 ―, trochlear 454
neurenteric cyst 581
neurinoma 296
neuroblastoma 191
 ―, esthesio 474
 ―, olfactory 474
neurofibroma 296
neurofibromatosis 542
 ― bright object 545
 ― type 1 543
 ― type 2 546
neurofibromin 543
neurofilament 114
neurofilament protein 114
neurohypophyseal germinoma 262
neurohypophysis 19

neuronal-glial tumor 465
neuron-specific enolase 114
nevoid basal cell carcinoma syndrome 57
nevus flammeus 79
NF 114
NFP 114
nonchromaffin paraganglioma 529
non-functioning adenoma 228, 239
non-Hodgkin's lymphoma 338
nonketotic hyperosmolar diabetic coma 59
NSE 114
nuclear free zone 170
null-cell adenoma 240

O

octreotide 247, 248, 253
oculomotor foramen 64
oculomotor nerve schwannoma 453
olfactory cistern 9
olfactory groove meningioma 217
olfactory neuroblastoma 474
oligo-astrocytoma 376
oligo-ependymoma 378
oligodendroglia-like cell 473
oligodendroglioma 159
―――, anaplastic 162
―――, malignant 162
olivocerebellar tract 29
oncocytoma 240
opening ring sign 584
opening siphon 232
ophthalmoplegia
―――, internuclear 73
―――, painful 83
optic chiasm syndrome 77
optic chiasm tumor 510

optic glioma 510
optic nerve sheath meningioma 514
optic pathway glioma 510
optociliary shunt vein 515
orbital apex syndrome 53
osseous meningioma 194, 425
oxytocin 22

P

paediatric coma scale 100
painful ophthalmoplegia 83
paleocerebellum 27
pannus 414
Papezの回路 72
papillary ependymoma 369
papillary meningioma 429
paraganglioma 529
―――, nonchromaffin 529
parallel linear striation 466
parasagittal meningioma 213
parasellar chordoma 327
parasellar extension 229
paratrigeminal syndrome 76
parenchymal schwannoma 457
Parinaud症候群 74
pars nervosa 15
pars venosa 15
pediatric
――― astrocytoma 496
――― chordoma 498
――― pituitary adenoma 436
pegvisomant 247, 248
Peillon-Racadot症候群 75
pentagon 9
performance status 124
pericallosal cistern 9
perineuronal satellitosis 161

perinuclear halo 161
peritumoral edema 33
peritumoral halo 168
perivascular pseudorosette 170
PET 121
petroclival meningioma 220, 222, 419
pheochromocytoma 530
physaliphorous cell 331
piano-playing finger 50
PIF 21
pilocytic astrocytoma 153
―――, adult type 153
―――, juvenile type 153
pineal body 27
pineal cyst 293
pineal epidermoid cyst 272
pineal region tumor 281
pineoblastoma 291
pineocytoma 290
pituicyte 17
pituicytoma 441
pituitary adenoma 508
―――, asymptomatic 440
―――, diffuse type 237
―――, ectopic 438
―――, malignant 255
―――, papillary type 238
―――, pediatric 436
―――, sinusoid type 238
pituitary apoplexy 231
pituitary carcinoma 255
pituitary gland 17
pituitary incidentaloma 440
pituitary stone 230
placental alkaline phosphatase 312
PLAP 312
plastic ependymoma 166
plateau波 31
pleomorphic subtype 433
pleomorphic xanthoastrocytoma 155
plexus neurofibroma 544
plurihormonal adenoma

227
plurimorphous adenoma 228
PNET 189, 404
pocket formation 232
polycytemia 323
polymorphous delta wave 123
pontine cistern 11
pontine glioma 400
pontocerebellar tract 29
Porcher 撮影 119
portwine nevus 79
positron emission computed tomography 121
posterior exophytic glioma 397
posterior extension 229
posterior fossa meningioma 219
posterior lobe 19
precocious puberty 282, 286, 502, 503
―, pseudo type 286, 287
―, true type 286
premeatal meningioma 220
pressure wave 31
primary
―― empty sella syndrome 55
―― glioblastoma 146
―― leptomeningeal lymphoma 487
―― malignant choroid plexus papilloma 382
primitive neuroectodermal tumor 189, 404
Pringle 病 549
PRL 21
producing adenoma
――, adrenocorticotropic hormone 249
――, GH and PRL 249
――, gonadotropic hormone 254
――, growth hormone-

245
―, thyroid stimulating hormone 252
programmed cell death 117
projectile vomiting 104
prolactin 21
―― inhibiting factor 21
―― -producing adenoma 241
prolactinoma 241
―― in adult 438
―― in children 437
proper glomus jugular tumor 531
prostate carcinoma 358
protoplasmic astrocytoma 136, 363
psammoma body 193
pseudopalisading 151
pseudopsammoma body 194, 424
pseudorosette, perivascular 170
pterion 214
pterional type 214
pubertas praecox 502
Purkinje 28
PVB 療法 314
pyramidal tract 23

Q

quadrigeminal cistern 10

R

radiation cerebrovasculopathy 571
radiation-induced
―― brain injury 563
―― brain tumor 572
―― meningioma 574
―― optic neuropathy 570
Raeder 症候群 76
rail-road track calcification

79
Rathke's cleft 18
―― cyst 18, 275
Rathke's pouch 17
REAL 分類 479
rebound phenomenon 130
recruitment phenomenon 299
Reed-Sternberg 細胞 338
renal carcinoma 357
respiratory cyst 580
retromeatal meningioma 220
Revised European American Lymphoma 分類 479
rhabdoid cell 430
rhabdoid meningioma 430
right-left disorientation 56
ring enhancement 119
Rinne 試験 300
Rosenthal fiber 154
rosette 170
――, ependymal 170
――, true 170
Russell's syndrome 65

S

salt and pepper appearance 421, 529, 532
salt wasting syndrome 47
saucer-like configuration 118
saucer-like sella 258
Scherer's secondary structure 152
Schiller-Duval body 321
schwannoma 296
――, extra-axial 457
――, intra-axial 457
――, parenchymal 457
schwannomin 547
Schwartz-Bartter 症候群 68

secondary glioblastoma 146
secretary meningioma 423
sellar chordoma 327
sella turcica 15
Sheehan 症候群 76
SIADH 68
signe de la main étrangère 80
single photon emission computed tomography 120
Sipple 症候群 554, 556
skull base tumor 540
soap bubble 180
soluble CD 27 644
somatomedin C 21
somatostatin 21
specific glioneuronal element 473
SPECT 120
sphenoidal ridge meningioma 214
spindle-shaped cell subtype 433
spinocerebellar tract 29
spinocranial type 534
staghorn appearance 225
stellate cell process 423
Stenvers 撮影 118
stereoanesthesia 50
stereotactic
　――irradiation 126
　――radiosurgery 126
　――radiotheraphy 126
STGC 315
stromal cell 326
Sturge-Weber 症候群 79
subacute reaction 564
subarachnoidal cistern 8
subependymal astrocytoma 371
subependymal giant cell astrocytoma 157, 551
subependymoma 371
sun-burst appearance 200
superior orbital fissure 63
　――syndrome 63

supplementary motor area 24, 628
suprasellar 262
　――cistern 9
　――germinoma 262
　――meningioma 197, 217
supratentorial lobar ependymoma 166
sustentacular cell 477
Sylvian cistern 10
synaptophysin 114
synchronous lesion 311
syncytiotrophoblastic cell 320
syncytio-trophoblastic giant cell 315
syncytium 206
S-100 protein 113

T

tanycyte 36, 370
tanycytic ependymoma 370
target sign 492
tectal glioma 402
temporal extension 229
tentorial edge meningioma 221
tentorial meningioma 221
teratocarcinoma 318
teratoma 310, 317
　――, immature 317
　――, malignant 317
　――, mature 317
thalamic tumor 516
thalamus 25
third ventricle 12
thyroid cancer 356
thyroid stimulating hormone 22
　――producing adenoma 252
thyrotropin releasing hormone 22
tight junction 34
tissue tolerance dose 125

Tl SPECT 121
tolerance dose, tissue 125
Tolosa-Hunt 症候群 83
tonsillar herniation 37
toxoplasmosis 492
tram-line track calcification 79
tram-track sign 515
transitional sclerosis 582
transthyretin 177
Trautmann's triangle 125
TRH 22
trigeminal nerve 4
trigeminal neurinoma 306
　――, dumbbell or Hourglass type 307
　――, ganglion type 307
　――, peripheral type 307
　――, root type 307
trisomy syndrome 51
trochlear nerve schwannoma 454
true rosette 170
TSC 1 549
TSC 2 549
TSH 22
　――産生腺腫 252
　――不均衡分泌症候群 253
TTD 125
TTR 177
tuberculum sellae meningioma 217
tuberous sclerosis 549
tumefactive demyelinating lesion 582
tumor
　――, collision 113
　――, double 113
　――, mixed 113
　――marker 113
Turcot 症候群 86
two-cell pattern 289, 316
tyrosinase 435
T-cell non-Hodgkin lymphoma 486

U

UCHL-1　487
uncal herniation　36
unclassified plurihormonal adenoma　228
undifferentiated subtype　433
unidentified bright object　545
upward tentorial herniation　37
utilization behavior　81

V

vacuolated meningioma　422
vagal nerve　6
vasogenic edema　33
vasopressin　22
vegetative state　40
VENP療法　343
ventricle　12
Vernet症候群　88,526
vestibular nerve　6
vestibular schwannoma　298
vestibulocerebellar tract　29
Villaret症候群　89
vimentin　114
vital sign　99
von Hippel-Lindau症候群　89,322
von Hippel病　322
von Recklinghausen病　542,543

W

Weber試験　300
Weber症候群　92
Wermer症候群　554,555
WF分類　339
white epidermoid　269
white matter buckling sign　201
white matter crescent sign　584
whorl formation　193
WHO分類　97
Wishart type　546

X

xanthoma cell　326

Y

Yakovlevの回路　72
york sac tumor　310,320

Z

Zinn腱輪　63
zona occluda　34

脳神経外科バイブルIV　脳腫瘍を究める
ISBN4-8159-1697-7 C3047

平成16年10月1日　第1版発行

著　者	窪　田　　　　惺
発行者	松　浦　三　男
印刷所	三報社印刷株式会社
発行所	株式会社　永井書店

〒553-0003　大阪市福島区福島8丁目21番15号
電話(06)6452-1881(代表)/Fax(06)6452-1882

東京店
〒101-0062　東京都千代田区神田駿河台2-10-6(7F)
電話(03)3291-9717(代表)/Fax(03)3291-9710

Printed in Japan　　　　　　　　　© KUBOTA Satoru, 2004

- 本書の複製権・翻訳権・上映権・譲渡権・公衆送信権（送信可能化権を含む）は株式会社永井書店が保有します．
- [JCLS] <㈱日本著作出版権管理システム委託出版物>
  本書の無断複写は著作権法上での例外を除き禁じられています．複写される場合には，その都度事前に㈱日本著作出版権管理システム(電話03-3817-5670, FAX 03-3815-8199)の許諾を得て下さい．